瑜伽与冥想

袁元　编著

天津出版传媒集团
天津科学技术出版社

图书在版编目（CIP）数据

瑜伽与冥想 / 袁元编著 . -- 天津 : 天津科学技术出版社 , 2018.8

ISBN 978-7-5576-5462-7

Ⅰ . ①瑜… Ⅱ . ①袁… Ⅲ . ①瑜伽—基本知识 Ⅳ . ① R161.1

中国版本图书馆 CIP 数据核字（2018）第 142672 号

责任编辑：张　萍
责任印制：兰　毅

天津出版传媒集团
天津科学技术出版社 出版

出版人：蔡　颢
天津市西康路 35 号　　邮编：300051
电话：（022）23332490
网址：www.tjkjcbs.com.cn
新华书店经销
北京德富泰印务有限公司印刷

开本 720 × 1 020　1/16　印张 26.5　字数 500 000
2018 年 8 月第 1 版第 1 次印刷
定价：48.00 元

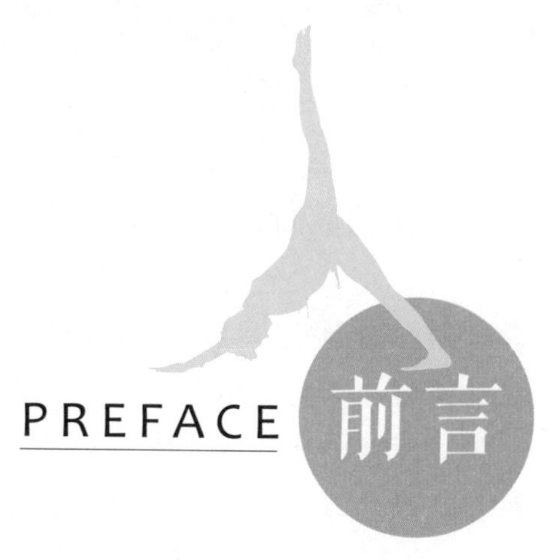

PREFACE 前言

瑜伽起源于5000多年前的印度，原本是印度僧人的一种修行方法，如今已成为风靡全球的健身方式。它是一种将姿势、呼吸技巧和冥想结合起来的修习方法，经常练习不但可增强体力，锻炼身体的柔韧性和平衡性，塑身美体，还能改善身体各大器官的功能，甚至收获防病治病、延缓衰老、增长寿命的功效。同时，瑜伽姿势练习需要配合规律的呼吸和意识的集中，因此它有助于改善人们心理、情感和精神方面的能力，是一种能达到身体、心灵与精神和谐统一的，既修身又养性的锻炼方式。

瑜伽有很多分支，其中经典的便是哈他瑜伽、阿斯汤加瑜伽和艾扬格瑜伽，这三种分支各有其独特的锻炼益处。哈他瑜伽还分为许多流派，有些流派注重身体塑形训练，有些流派注重心灵训练。阿斯汤加瑜伽是一种与呼吸同步的运动，是所有分支中最讲究体力的，注重力量、柔韧性和元气三者的同等重要性。艾扬格瑜伽旨在放慢并加深呼吸，促使能量在全身自由流动，使身体感到愉悦，让精神得到彻底的休息和放松。

瑜珈练习的终极目的是冥想，冥想的最终目的则是迅速消除内心烦躁，回到精神饱满、思维清晰的状态。冥想属于精神层面的修习，用于调心，它能够帮助练习者集中注意力，平静心神，调节情绪，消除内心障碍，缓解压力，消除因压力带来的不良影响如偏头痛、神经衰弱等。《瑜伽经》中则说："冥想是练习瑜伽的终极目的，通过冥想训练，帮助深陷重重压力之下的现代人释压，定心，重获身心自由，找寻到爱、快乐和幸福的真谛。"现代人把冥想当作一种心灵养生术，其本质是一种想象性的心理治疗方法，通过集中地观想一个对象，而使人心智专注，并通过积极的想象，将健康、开放的意识注入我们的精神之中。

若想实现身、心、灵的和谐统一，练习者必须了解瑜伽的体式、理论、流派特点和冥想方法，将所有练习融会贯通，才能体会到瑜伽的本质，收获瑜伽带来的巨大益处。《瑜伽与冥想》涵盖了瑜伽的方方面面，系统介绍了瑜伽的含义和流派；瑜伽的体位法、呼吸法、凝视法、冥想法，全面收录哈他瑜伽、阿斯汤加瑜伽和艾扬格瑜伽三大分支的练习套路，将普拉提和健身球与瑜伽相结合，形成两种全新的锻炼体系，使读者获得更好的练习益处；传授利用瑜伽来防病治病的练习方法；详细阐释冥想的原理、准备工作、坐姿、各种练习方式和功效，使读者达到身心俱修、超越自我的境界。

瑜伽与冥想，一种神奇的健身和疗法，它让浮躁的心灵静止下来，恢复纯净和澄澈，让你找到真正的自我。本书全面、实用、专业，涉及范围十分广泛，各个层次的人都能在其中找到适合自己的练习。一册在手，可令读者尽情畅游瑜伽世界。

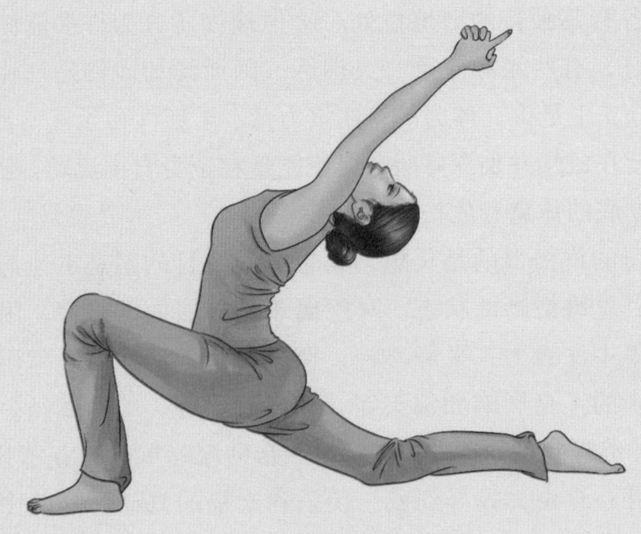

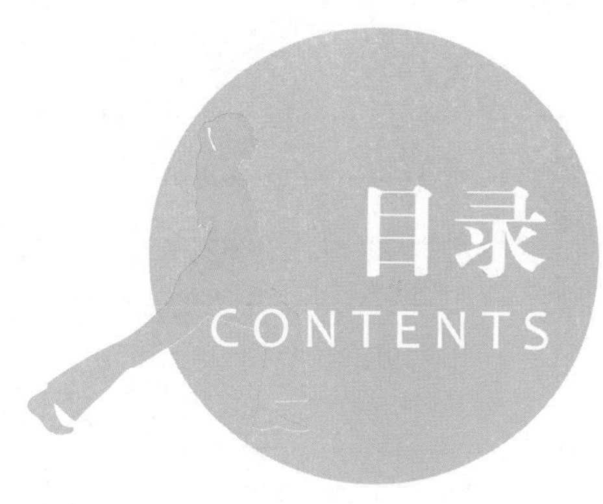

目录

CONTENTS

第一篇 瑜伽

第一章 走近瑜伽

第二章 哈他瑜伽

第三章　阿斯汤加瑜伽

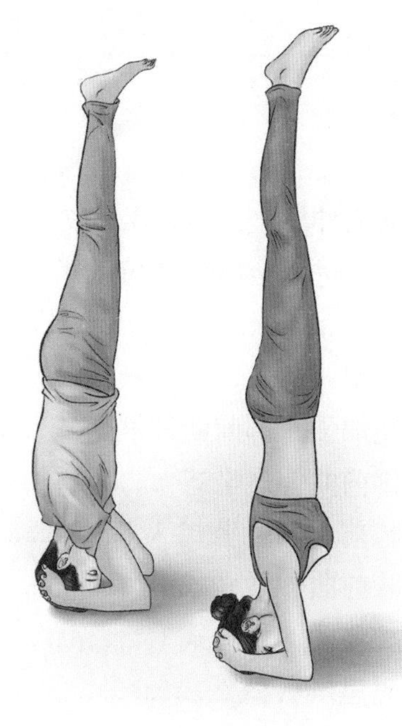

第二篇 瑜伽与冥想

第一章 什么是冥想

第二章 冥想的身心准备工作

第三章 动用五官感觉

第四章 日常冥想练习

第三篇　神奇的瑜伽疗法

第一章　呼吸系统疾病的瑜伽疗法

第二章　脊柱疾病的瑜伽疗法

第三章 心血管系统疾病的瑜伽疗法

第四章 消化系统疾病的瑜伽疗法

第五章 生殖泌尿系统疾病的瑜伽疗法

第一篇

瑜伽

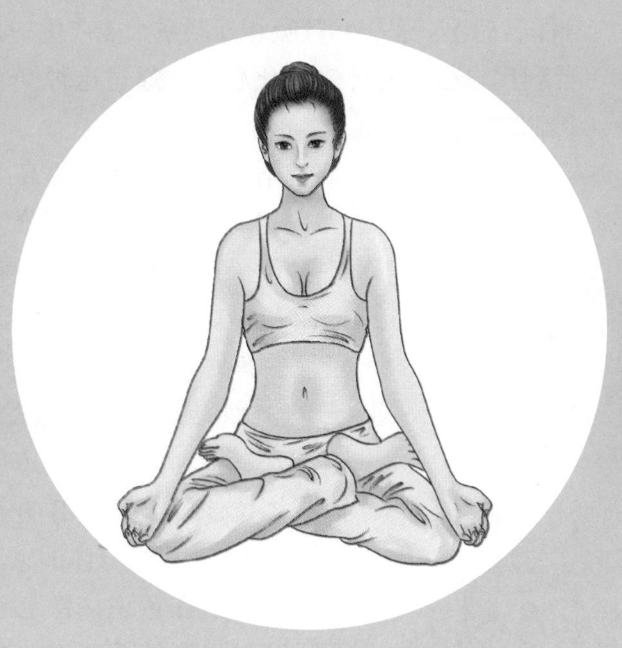

第一章　走近瑜伽

什么是瑜伽

瑜伽是一门现实哲学，而不是宗教信仰，不需要练习者对某个特定的信念理论体系忠贞不贰。“瑜伽”(yoga) 这个词来自梵语“yug”，意思是加入、连接或结合。这是一种传统的印度哲学，以身心结合获取健康和幸福意识（古代印度人相信天人合一，他们将瑜伽修炼方法融入日常生活，奉行不渝）。这种肉体与心灵的紧密联系和高度统一，与个人意识的关系更为密切。

练习瑜伽时，身体、动作、思想和呼吸相互联系，能产生一种平衡、放松、和谐的感觉。练习者利用自己的身体来净化思想。通过这种彻底的身心训练，肉体和灵魂的每一个细胞都会被唤醒。

肢体姿势的练习能够治疗多种疾病，增强肌肉力量，提高柔韧性。姿势中的各种动作能使血液达到饱和状态，并流遍身体最细微的部分，使之获得充分的营养。从心理学的角度来说，瑜伽还可以使人集中注意力，镇定心灵，并产生平衡、宁静、满足的感觉。

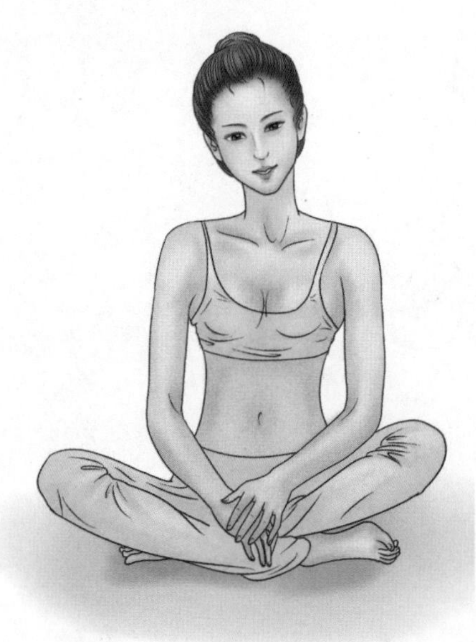

▲有规律地练习瑜伽能够使身心各方面都获益——增强体质，补充体能，平和心态，焕发活力。

瑜伽和其他体育运动的不同之处在于，瑜伽既有生理的因素，又有心理的因素，而肢体拉伸仅仅是外部的。瑜伽姿势不仅能锻炼肌肉，提高身体的感知力和柔韧性，还能生成内在意识，稳定心态。一般的体育运动只强调外部动作的准确性，而瑜伽在关注准确性的同时，更呼唤深层次的感知，以带来身心的全面平衡。

由于对细节的关注，瑜伽对身心两方面同时提出了挑战，也使练习者得到了控制和规范生活各方面的锻炼机会。每天练习当然很好，但是人们往往更愿意改变计划来适应自己的可支配时间。最好的办法就是每天早晨或晚上腾出一段时间，用来做瑜伽，使之成为日常生活的一部分。若能坚持，不仅能使身姿更挺拔，肢体更柔软，更能增强体质，使心智冷静平和。

如果你以前没有练过瑜伽，希望本篇的这些建议能成为教练指导的补充和辅助。不妨报个班来学习瑜伽，因为课堂学习既有趣，又能激发练习的热情，并保证每个姿势的准确性。

每个人都能从瑜伽中获益，包括老人、儿童，以及有各种小病痛及身心健康问题的人群。开始时，他们的身体比较僵硬，思想也很顽固，但是，他们会进步飞快，整个身心都呈现出一种平和安详的状态。

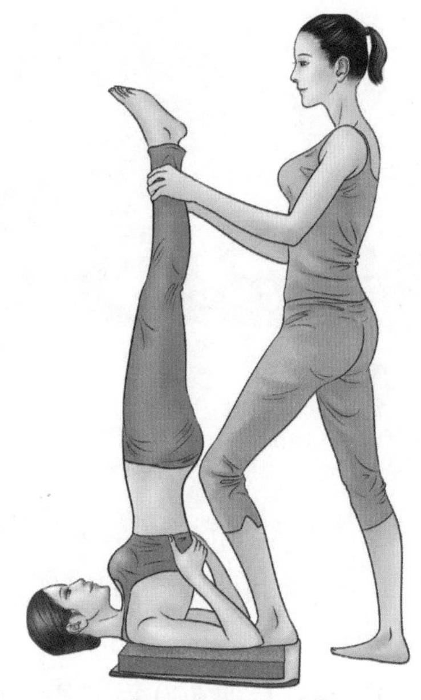

▲初次练习具有挑战性的动作时，最好有位经验丰富的教练在一旁协助。

真诚、勤奋、理智而有意识地练习瑜伽体位法和调息法（pranayama，也叫呼吸控制法），能使生活更加明澈、静谧，也更具活力。本章介绍的姿势和动作对初学者和经验丰富的练习者都适用，应该竭尽所能，勤加练习。时间可以从每周 1 小时到每天数小时不等，只要坚持练习，你将在踏上觉悟之路的同时，体会到瑜伽带来的无限乐趣和极大幸福。

瑜伽的起源与流派

瑜伽的起源

早期的瑜伽（yoga）是一种内省和冥想练习，主要用于祭祀仪式。它最早出现在印度教古老的《吠陀经》（一部由 4 章组成的最古老、最宝贵的印度教经文）里。在《吠陀经》里，yoga 第一次出现，这便是瑜伽的起源，然而，在当时，瑜伽还没有形成系统。

许多学者认为《吠陀经》是由使用梵语的人们创作的，他们于公元前 1800 至前 1500 年来到印度河流域，也就是现在的印度。现在我们还不清楚这些自称

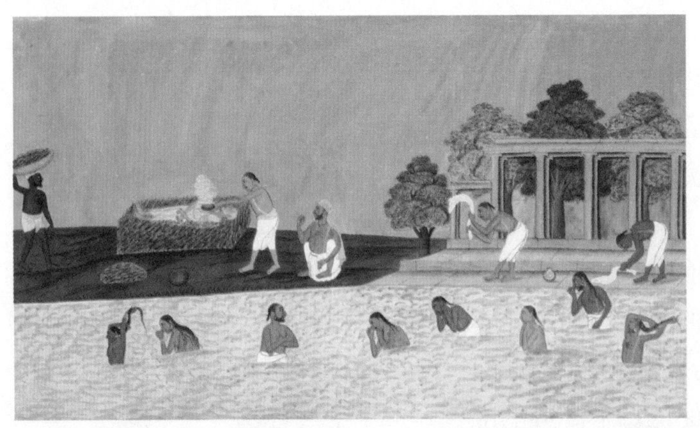

◀这幅来自印度特里奇的绘图是瑜伽修行者进行水浴（varuna snana）的场景。水浴在瑜伽中是遵行（niyama）的一部分，来清洗、净化瑜伽修行者的身体。圣水浴、灰烬浴、泥土油浴、日光浴和祈神浴等都是沐浴的各种形式。

为雅利安人（Arya）的人，是以何种方式将当时流行的文化吸收进他们自己的文化中，从而创造出最初的瑜伽。

“吠陀”的意思是“知识”“智慧”，最初是4章。之后又增加了《梵书》（公元前1000至前800年）和《森林书》（公元前800年）两章。

在后吠陀时代（公元前600至前550年），随着《奥义书》的出现，瑜伽思想有了质的飞越。《奥义书》详细说明了瑜伽的发展之路，数世纪以来，它一直是所有瑜伽教义的最初根源。

在《奥义书》创作的同时或稍后，印度圣哲帕坦伽利的《瑜伽经》也在编纂中。“经”的梵文是sutras，它是由“su（线）”和“tra（超越）”组成的，意为经书是将老师、教学方法和学生联系在一起的线，能够帮助学生获得超越。《瑜伽经》将瑜伽的智慧融入简洁的语句中，就像谚语一样朗朗上口，便于记忆，这使得它一直流传至今。帕坦伽利的《瑜伽经》是现代经典瑜伽系统的奠基石。

瑜伽的流派

如同宗教有很多不同的哲学体系和经书教义一样，瑜伽也有不同的哲学体系。因此，经过几个世纪的发展，现存的瑜伽形成了不同的流派。毫无疑问，思想及情感各不相同的人们都能在瑜伽王国中找到适合自己的提升精神、完善自我的途径。正所谓“条条大路通罗马”，所有的流派都有一个共同的目标。许多人发现，随着他们生命进程的不断推进，会有不同的瑜伽流派适合他们不同时期的精神需要。其实，最吸引你的就是最适合你的。

印度历史上有很多公认的瑜伽流派，其中有六大流派最为突出。

至尊瑜伽（Bhakti yoga），是强调对神的热爱的瑜伽，它强调神圣的爱敞开心扉，强调神和瑜伽修习者的结合。这种热爱通常以歌曲或赞美诗的形式来表达。

至尊瑜伽修习者还经常入迷地重复神的名字。

智慧瑜伽（Jnana yoga），“jnana”是“知识”的意思。这派瑜伽倡导通过分辨真实与虚幻的修习获得自我认识。它是区别本性和超我的修习，直到真我得到认识，得到自由。这是严格的一元论（吠檀多非二元哲学），需要修习者将真实从虚幻中分离出来，将本我从非本我中分离出来。它的基本技巧是冥想、沉思。

实践瑜伽（Karma yoga），“karma”是“行动”的意思。实践瑜伽是不计个人得失，将所有的行动都奉献给神的瑜伽流派。为他人服务，也就是无私地为神服务。甘地就是实践瑜伽的修习者。

王瑜伽（Raja yoga），“raja”就是“王”的意思。王瑜伽是古老的瑜伽流派，常与帕坦伽利的经典瑜伽——阿斯汤加瑜伽联系在一起。对王瑜伽修习者来说，《瑜伽经》是一个人现实经历的指导。

梵咒瑜伽（Mantra yoga），它是声音瑜伽。“Mantra”的词根是“man（思考）”，后缀“tra”的意思是“表达工具”。“Mantra”的意思就是用声音表达思考，即梵咒。修习者利用梵咒达到冥想的更高境界，意识的更深层次。他们认为梵咒表达了神性的某些方面，从而有助于唤醒某些意识。例如，献给扫清障碍的象鼻神（Ganesha）的梵咒，就用来帮助唤醒我们克服困难的力量。公认的最著名的梵咒是“奥姆（OM）”。

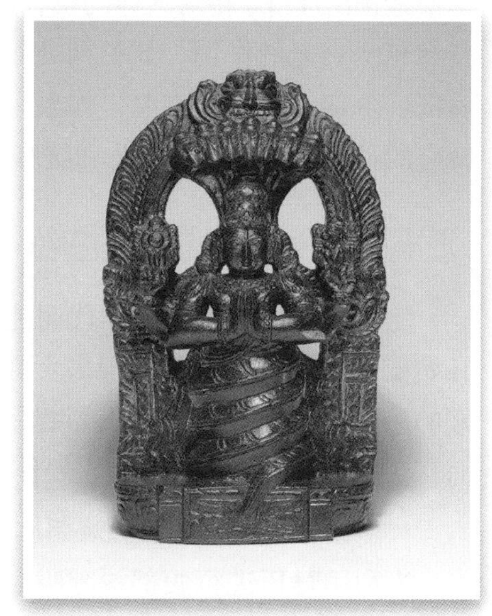

▲帕坦伽利的雕像

哈他瑜伽（Hatha yoga）又称力量瑜伽。哈他瑜伽有许多流派，它们扎根于不同的哲学传统。哈他瑜伽的诸多风格在西方都广为流行，有些流派注重具体的身体塑形训练，有些流派注重心灵训练。你可以在有空调的房间里练习，也可以在温度为38℃的场地练习。哈他瑜伽有多种变化，总会有令你满意的选择。

练习瑜伽给身心带来的好处

现如今，瑜伽已成一种深受大众青睐的健康运动，究其原因自然是它能给人们的身、心带来无限的益处，让现代忙碌的人们在心灵上得到释放，在身体上获得健康。那么，瑜伽究竟是怎样做到的呢？以下内容会为你揭开真相。

平衡代谢，调理身体

人的身体可以说是一个复杂的“气场”，人如果按照正确而规律的习惯生活，身体也会按照正常的轨迹运转。但当人因为各种外在原因，如生活、饮食、起居等打乱了这一“气场”的正常运行时，身体便会逐渐发出不良的信号，甚至出现“故障”，这时就需要休息或者运动，更甚者则需要通过药物进行治疗。而修习瑜伽恰恰是一种调理身体混乱、平衡身体系统的时尚运动。

在日常生活中，坚持练习瑜伽可以调节身体的新陈代谢，促进体内的毒素尽快地排出体外，将对人体的伤害降到最低。此外，瑜伽还可以增加肌肤的弹性，具有延缓衰老的作用。如长期处于坐姿状态的上班族，他们或多或少都会出现肩部、背部、腰部的酸痛，如果得不到运动，久而久之就会积劳成疾，而瑜伽特有的柔韧体位动作对预防和缓解这样的情况是十分有益的。

塑形减肥，成就完美曲线

随着年龄的增长，身体代谢能力的降低，身体变得越来越胖、身材也逐渐开始变形，这些问题都是很多女性朋友的烦恼，那么该怎么办呢？瑜伽是非常好的一种选择，它是一种不需要特殊器材，在家就可以做的运动。而且就减肥而言，它有非常好的效果，主要体现在以下几个方面：

1. 瑜伽呼吸法有助于燃烧脂肪

当利用丹田进行腹部深呼吸时，不仅能够为身体提供充足的氧气，增加体内细胞的氧气吸收量，而且还能增强身体的氧化作用，燃烧更多的脂肪细胞。同时，在进行腹部深呼吸时，腹部会呈现一种波浪式的运动，能够按摩到腹腔内的多种脏器，尤其是能增强胃肠蠕动和增强胰脏功能，促进溶解脂肪的消化酶素分泌，有助于减少脂肪的生长、分解，并促进排便，减少宿便在体内的堆积。

2. 调节内分泌，控制体重

在练习瑜伽时，通过身体的挤压、拧转，还能按摩和刺激到松弛的内分泌腺体，帮助人体调节内分泌，尤其是与身体新陈代谢有直接关系的甲状腺，通过一些瑜伽姿势，能够按摩甲状腺，刺激甲状腺素的分泌，增加脂肪代谢，并且能够帮助脂肪转换为肌肉与能量，帮助修饰肌肉线条，从而达到塑形的目的。

3. 加速身体代谢，净化身体

练习瑜伽能够加速身体的新陈代谢，消耗体内的能量，减少脂肪的生成，燃烧脂肪。练习瑜伽还能加速人体的血液循环，净化血液，并能通过出汗，排出体内废水和毒素，通过呼吸法和放屁法能够减少体内的废弃物，净化身体。

4. 消除多余赘肉，修饰全身线条

瑜伽各种不同的姿势，能够消除腰腹部、臀部、后背、腿部等部位多余的脂肪，同时还能通过各种体位，充分伸展身体的肌肉与韧带，脊柱、骨盆及各部位的骨骼，从而帮助修饰人体的肌肉线条，纠正骨骼畸形、变形，让身体挺拔有型。

平静内心，改善不良情绪

社会在进步，人们也需要不断充电以便跟上时代的步伐，因此人们逐渐变得浮躁而匆忙，最明显地体现在情绪上，变得烦躁、不安、紧张。很多人往往通过喝酒、唱歌、旅行等方式进行释放，其实修习瑜伽也是非常不错和值得推崇的调节不良情绪的方式。因为瑜伽具有调节身心的特点，一方面它可以调理身体，增加新陈代谢，来达到身体健康的修复，而另一方面可净化心灵，平静内心世界，达到心平气和的状态。

所以，都市忙碌的人们，可以利用闲暇的时光，花一些时间修习瑜伽，体会其中的奥妙，进而平静自己的内心，改善久久不能平复的情绪。

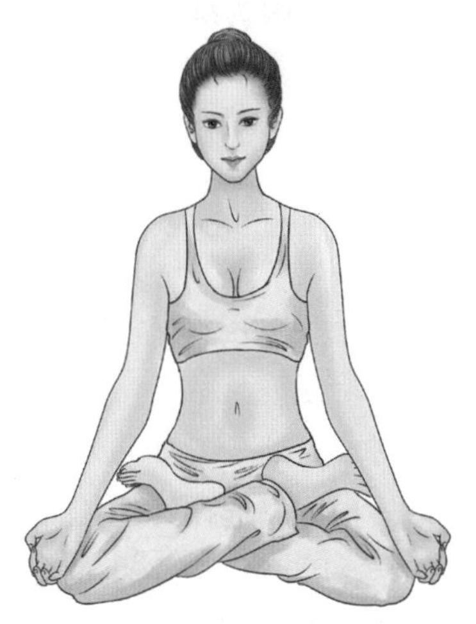

▲以“莲花坐”姿势练习瑜伽，能够使身心集中、头脑平静。

修身养性，摒除不良习性

有句俗话说得好：“金无足赤，人无完人。”身为凡夫的我们，相信没有人敢夸口说自己毫无不足之处、没有任何不良习惯，比如注意力不够集中、害羞、自卑；习惯熬夜、抽烟、喝酒；暴饮暴食或过度节食，等等。这些缺点和不良的习性影响我们的生活和身体，如果长时间不加处理，很可能引发重大问题，因此我们需要

找到一种切实可行的解决办法，来改变我们身上的不良习惯。大量的理论资料及实例证实，瑜伽便是我们苦苦追寻的最佳方法，它可以由内而外逐渐地改变人们身上所携带的不良习性，不过效果可能会因人而异，这完全取决于个人的毅力以及修习瑜伽的态度。

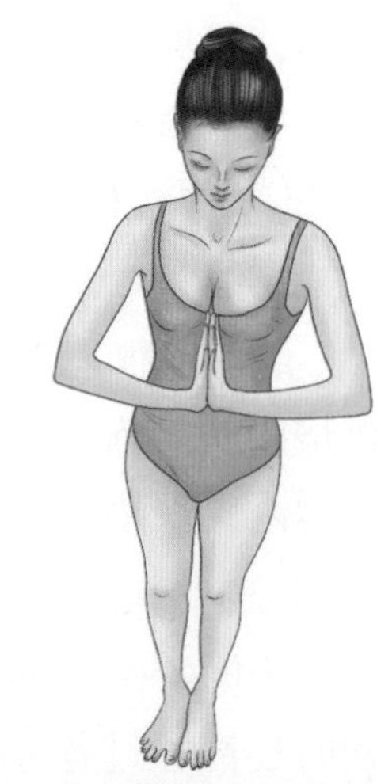

▲瑜伽可以由内而外改变人的不良习惯，使人身心健康。

为什么说瑜伽对摒除不良习性有帮助呢？这是因为它是一种非常柔和而亲近自然的运动，要求内心清净，尤其是修炼静坐时更是要求全身心投入，而且人们进入瑜伽静坐的状态时就会逐渐给自己一个意识，即放松自己，全身心投入，保证一个健康的身心，久而久之这个意识就会潜移默化到自己的生活中，比如有规律的睡眠、健康饮食等，而且练习一段时间的瑜伽后，你还会发现自己有了自信，不再那么害羞和自卑。

其实，这些都是练习瑜伽时身体和心灵的调整，十分有益。

练习瑜伽的准备工作

让瑜伽成为你日常生活的一部分。但如果某些日子你抽不出时间来练习也不必担心，因为练习本身是为了提高你的生活质量，而不是给生活施压。不过，坚持有规律地每天练习一小会儿，要比断断续续地一次性练习很长时间对身体益处更大。

何时练习

- 从传统上来看，日出日落会让空气中充满灵气，所以清晨和黄昏被视为一天中练习瑜伽的最佳时间。然而，如果对于你来说这些时间不方便，你也可以选择其他任何时间进行练习。
- 饭后至少 3 个小时后才能开始练习。练习前后最好喝水补充水分，以防身体脱水，但练习中尽量避免喝水，因为你的注意力可能会因此受到干扰，影响动作的连贯性。

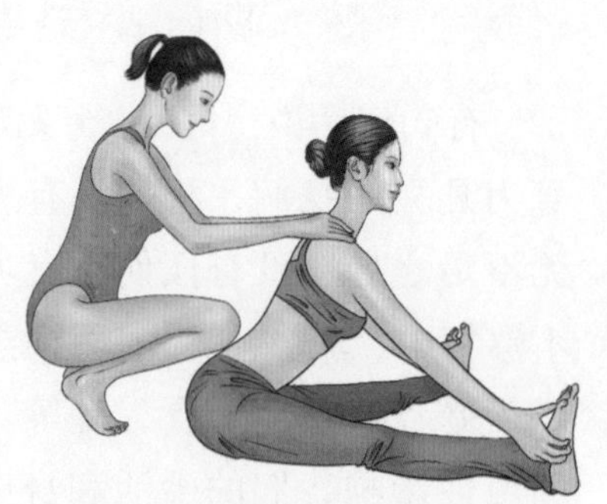

▲柔和而有力的手把手调整可以帮助身体快速进入各种姿势。

●在日常生活中安排固定的时间进行瑜伽练习。即使每天只能练习15分钟，也总比完全不练好。练习时间长了，身心变得越来越有活力，你可能也会愿意花更多的时间来练习。

如何练习

●切忌保持一个姿势不动——每一个姿势都是一个伴随着呼吸自然流动的过程，是打开、释放和锻炼身心的探索之旅。瑜伽练习的目标并非姿势本身，而在于唤醒沉睡的心灵。

●练习时需专心、细致、有耐性，不但要关注呼吸和身体运动，还应留心思想和感觉。既要吸收积极的想法和感觉，也要接纳消极的想法和感觉，且不带任何偏见和杂念，对两者一视同仁。呼气时，再把所有的想法和感觉统统排出体外，让瑜伽修行成为洁净身体的过程。

●不要强迫身体去完成某个姿势，这样容易对身体造成伤害。要让身体屈从于重力，随着重心的移动而移动。自然的重力比我们自身的力量要大很多，屈从于重力可以让我们不用花蛮力就能将动作做到位，从而能发挥更大的作用。

●赤脚练习。选择柔软、舒适、宽松、自然面料的衣服，让皮肤更好地呼吸。

●腾出干净整洁的空间进行练习，练习场所的整洁有利于保持思维的清晰。

●从拜日式开始进行系统练习。每一次练习都可以增加一个新的姿势，且记在脑中，这样你就可以随时随地练习了。

●练习时牢记的三大准则：

1. 瑜伽练习的精髓——呼吸。通过呼吸能知道何时用力过度，何时注意力被分散。另外，呼吸还是联结身心的纽带，是身体状态的晴雨表。

2. 练习者的底座——双脚。打开脚掌，踩在地上，这样可以吸收来自大地的能量。

3. 脊柱的拉伸——练习中背部的拉伸可以扩展体内的空间，让更多的生命能量流进来。

●动作的流畅不等于匆忙。流畅、平稳地从一个姿势过渡到另一个姿势可以在体内生成一股动态能量，让身体更敏捷，意识更敏锐。而

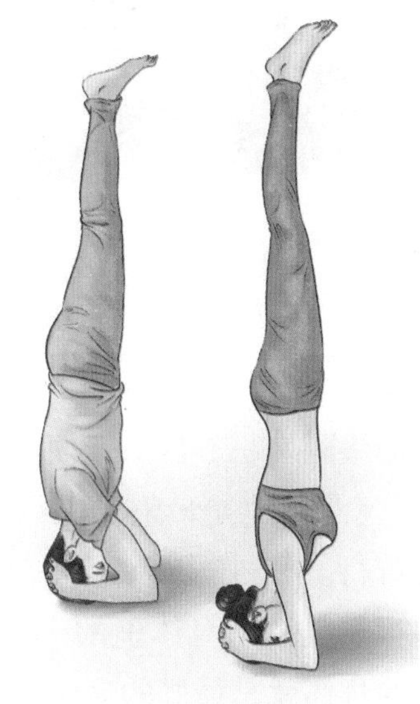

▲随着练习的深入，你的身体会变得越来越强壮、柔韧和灵活。

匆忙的练习只会造成肌肉紧张、心神不安。

●熟悉自己身体的各个部位，特别是足部、尾骨、坐骨、耻骨、背部肋骨、骶骨、锁骨、肩胛骨、颈部以及头顶。在练习中始终贯穿 3 种收束法——收颌收束法、收腹收束法和会阴收束法。

●每个姿势至少保证 5 次平稳的深呼吸。随着体力、精力和注意力的增强，你可能会希望呼吸更多次来将姿势保持更长的时间。同样，随着呼吸越来越深入和缓慢，你也可以有更多的时间和空间充分探索每一个姿势。

●在练习每个姿势之前，仔细研读练习指南并观察相关图示，这样不仅能更好地理解每个姿势的内涵，还能形成视觉上的直观印象。要特别注意脚的位置，因为脚位是每个姿势的基础，也是身体协调性的根本。

练习的安全性

●患者在伤口复原期或妇女处于月经期间，应尽量避免练习倒立、跳跃或其他高强度的姿势。同样，高血压患者、疝气病人、心脏病患者、脊椎病患者如腰椎间盘突出的患者等在练习时也应注意这个问题。

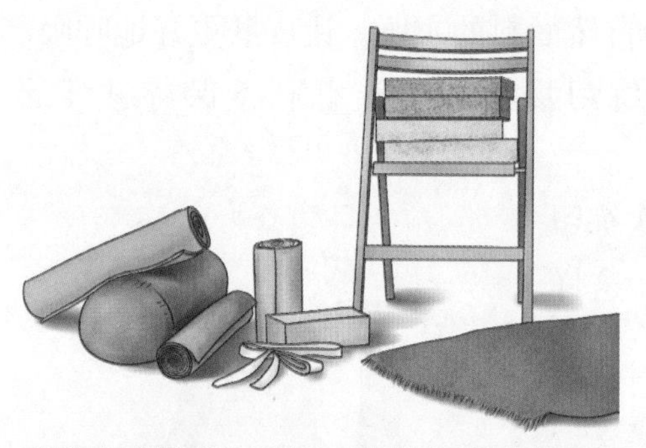

▲椅子、泡沫砖、木砖、瑜伽带、长枕、瑜伽垫等都可以辅助瑜伽姿势练习，以降低练习强度。

●本书大多数瑜伽姿势不但不会对孕妇造成伤害，还能有利于其分娩，但孕妇还是不适合进行整套的阿斯汤加瑜伽初级姿势练习。孕妇应适当降低瑜伽练习的强度，最好去参加一些产前瑜伽课程的训练。

●初学瑜伽或处于疗伤期间时，适当地使用瑜伽带、瑜伽砖或瑜伽垫十分有用，但应避免对这些辅助用具形成依赖性。它们只是在练习初期起一些支撑作用，并不能成为你永久的“拐杖”。当然，这其中瑜伽垫除外，瑜伽垫轻便易携，是唯一可以长期使用的工具。

●最后也是最重要的一点：一定要把瑜伽当作一种享受，而非一项不得不做的苦行。在进行瑜伽练习时，应该创造性地去探索身体的奥妙以及内在的能量和智慧。倾听身体里的声音，尊重自己的身体，让它引导你完成练习。其实自己的身体就是最好的老师，而瑜伽则是你心灵的圣地。

体位法

大体而言，体位法组合以及每个组合中的个体姿势都已排成一定的顺序，必须照着学习和练习。

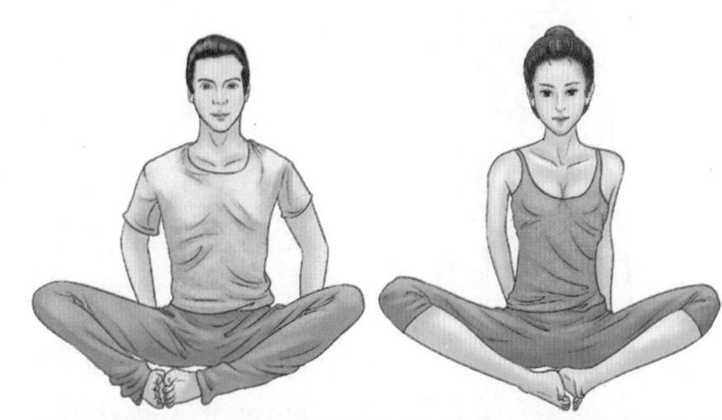

▲束角式，一种坐式。和同伴一起，或在组织有序的课堂上跟随教练学习瑜伽，能够鼓励练习者坚持下去。

每个姿势都附有文字说明，并配有一系列的照片，演示了完成姿势的整个过程。对已有经验的练习者而言，这些照片会起到很好的提示作用；而对初学者来说，清晰准确的文字说明是其仿照的基准。此外，书中还有针对柔韧性较差的练习者的提示，指导他们如何改进姿势，如何巧妙地利用工具。

走近瑜伽练习

瑜伽体位不是你所想象的机械动作，而是融入了思想，并达到运动与静止的最终平衡的状态。

——B.K.S. 艾扬格

勤加练习对改善身心状态是至关重要的。练习瑜伽没有时间、频率等方面的硬性规定，但是显而易见，越是有规律地持久练习，获益就越大。值得注意的是，练习必须符合自身的状况，并且在每一阶段的强度和难度上有所反应。比如，在办公室工作一整天后，可以练习轻松、宁静的姿势；如果觉得困倦或肢体僵硬，可以练习站式。以下是一些总体的指导原则：

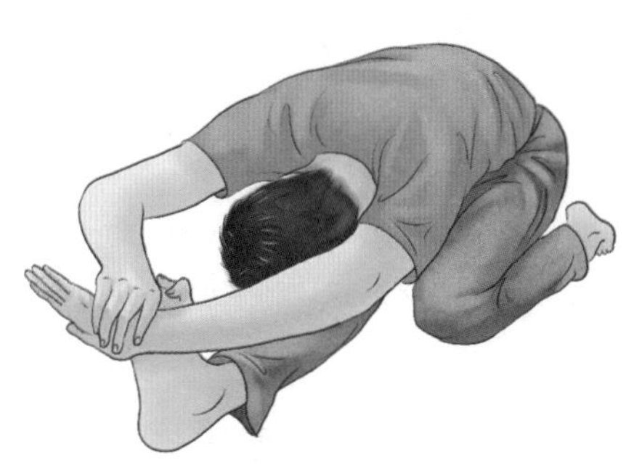

▲5个基本的前曲姿势之一，半英雄前曲伸展坐式。

- 本书只可作为课堂学习的辅导用书，无法替代课堂学习。老师的指导和更正非常重要。
- 衣着必须轻便、宽松、舒适，以便完成自由、流畅的无拘束动作。
- 在防滑垫或地板上赤脚练习。不要在

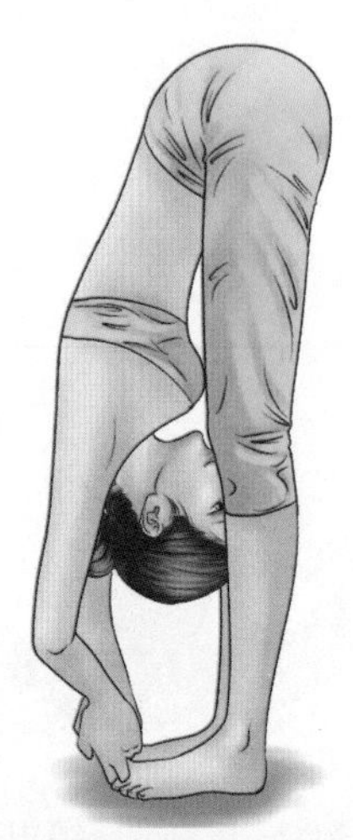

▲鸵鸟式可增强腿部肌肉力量，提高脊柱的柔韧性。站着前曲和坐着前曲都能促进消化，调节腹腔内脏器的功能。

地毯上练习，因为脚掌很难抓紧地毯，容易打滑或滑倒。

- 最好是空腹练习，可能的话，饭后 4 ~ 5 小时，或在小餐后 2 ~ 3 小时进行练习。
- 在温暖、通风的房间里练习，但要避免阳光直射。
- 练习时取下隐形眼镜。
- 练习任何一组体位法时，应从最简单的姿势开始，然后逐步加大难度。
- 练习时必须聚精会神，关注各个姿势所涉及的身体部位。练习者应在深刻理解的基础上，缓慢、平稳地完成这些姿势。
- 注意准确性和协调性。当肢体摆放正确时，能量流动才会畅通无阻。
- 完成姿势时必须注意呼吸方式。没有特殊说明时，就正常呼吸。一般来说，动作上升时，胸腔和腹腔处于扩张状态，应该吸气；动作下降或向前时，胸腔和腹腔处于收缩状态，应该呼气。
- 在不导致身心疲劳的情况下，应尽可能长时间地保持姿势，并放松眼、嘴、喉、腹等部位。
- 除非另有说明，否则应该保持睁眼、闭口。
- 如果练习中或练习后出现不适反应（包括生理的和心理的），请向教练咨询意见。
- 做完一个阶段的练习之后，应该做 5 分钟的仰尸式，用来放松身心。

呼吸法

呼吸将人的内在意图与外在的肉体紧密结合，是联结精神和身体的纽带。

——约翰·弗兰德，阿努萨拉瑜伽的创立者

呼吸始终伴随着我们的生命，它是如此自然、无意识，以至于很多人从未注意过它，除非因某些原因使之变得急促或困难。人一出生就开始呼吸，呼吸停止即意味着死亡。呼吸，是人类生命的象征。呼吸启发的活力被认为是能量

（shakti）女神的游戏，能量是激活宇宙万物的神圣创造力。实际上，我们就是用这种神力进行呼吸的，当我们吸气时，能量女神把能量呼出，当我们呼气时，能量女神把能量吸入。

对于瑜伽而言，呼吸就是生命力（prana）的扩展，是这种能量自然流动的外在表现，是我们表达心中意见并将其转变为外部表现的媒介。通过呼吸，可以增强我们对能量流的敏感性，随着敏感性的增强，我们会更加接近真我。在瑜伽练习中，呼吸能帮助我们打开身体，使我们的能量在体内更自由地流动。呼吸意识的增强使姿势练习变得更认真、更庄重。

瑜伽是连接我们内在精神的练习，它的第一课就要学习如何正确使用呼吸法。瑜伽可以调整我们的思想和愿望，并且通过我们的身体来快乐地将其表达出来，而呼吸法则是我们建立这种连接的媒介。

自然呼吸法

我们出生时，呼吸是流畅的、不受抑制的。我们不必有意识地去呼吸，因为我们的身体能在无意识的状态下自然地呼吸。阿努萨拉瑜伽的创立者——约翰·弗兰德将这种呼吸法称为“自然呼吸法”，并总结出 3 个主要特点。

1. 吸气时，骨盆底扩张、下降；呼气时，骨盆底收缩、上升。

2. 吸气时，锁骨上升；呼气时，锁骨下降。

3. 吸气时，上臂向外旋转；呼气时，上臂向内旋转。

在婴儿身上你会更清楚地看到这种呼吸过程，每次呼吸时，他的腹部会随之而起伏。婴儿似乎是用整个身体进行呼吸，好像身体的每部分都随着呼吸扩张、收缩。仰卧时你可以观察自己的横膈膜式呼吸，同时注意随着呼吸你腹部的自然起伏。

自然呼吸法是能量在体内流动的最好表达。然而，如果精神或情绪受到创伤了，我们就会不由自主抑制自然呼吸从而限制了能量的自然流动。例如，当我们受伤或沮丧时，我们的生存本能就减少了——胃绷紧了，受限制的横膈膜式呼吸法和又快又浅的胸式呼吸法产生了，这对于走在一辆公交车之前的行人来说是有益的，但长期暴露在这种会引起“战或逃”反应的环境下会使人养成长期受限呼吸习惯。快节奏生活所带来的情感压力使我们丧失了完全呼吸的习惯，我们只用了呼吸量的一小部分。因此自然呼吸的回归有助于恢复我们健康的呼吸习惯。

不受限呼吸能引起腹部的自然起伏，这是因为横膈膜（负责呼吸活动的主要肌肉）的移动造成的。我们的躯干中包括胸腔和腹腔。在胸腔的底部有一块肌肉膜叫作横膈膜，它将胸腔和腹腔完全分隔。就像沿着胸腔的底部伸展的一块鼓面一样，横膈膜的轮廓与胸腔底部的轮廓基本一致，它连接着胸骨的底部，沿着肋骨的最底线回到腰椎，经由腱组织相连。横膈膜的“鼓面”上有3个开口，以便血液流动、养分输送。心脏位于横膈膜的上方，消化器官位于它的下面，肺的下缘接触着横膈膜的上表面。

当横膈膜大幅度地移动时，它充分改变了胸腔的容量。胸廓和上胸腔的肌肉也会改变胸腔的容量，但没横膈膜改变得多。

当我们自然吸气时，横膈膜下降，胸腔的容积增大，空气被吸入肺部。由于横膈膜挤占了腹部器官的位置，腹部自然扩大了，而呼气时又复原了。可以在腹部的肋骨和肚脐间放一小袋大米或豆子，以提高对横膈膜的认识。当吸气时，注意观察为了承载袋子额外的重量，横膈膜是怎样工作的；当呼气时，让腹部在袋子的重量下缓缓收回。增强对自然呼吸的意识，不要试图操纵或控制呼吸，使自己放松、平静。

横膈膜呼吸法

在瑜伽练习中，有意识地使用横膈膜的呼吸方法被称为横膈膜呼吸法。下面的练习就是横膈膜呼吸的形式，以应对会扰乱自然呼吸的一些问题。

开始练习时仰卧在毯子上。将3块毯子折成宽度比肩稍窄、长度略长于肚脐到头顶的距离的长方形。将2块毯子堆叠在一起，第3条毯子横着放在它们的一头。坐在毯子前面的地板上，躺下，将头枕在第3块毯子上，这样头部就略微抬高了。用这样的姿势，你可以很容易地做下面3个动作。

下腹部 / 腹式呼吸 将双手放在下腹部肚脐正上方的位置，双手中指尖互相触碰，这样当你的腹部升起时，你的指尖就稍微分离。让吸进来的空气充盈整个下腹部和两侧，这样腹部会得到全方位的扩展。当你呼气时，下腹部收缩，指尖复位了。多做几次练习。

腹部 / 胸式呼吸 将手放在胸廓的侧面，轻压肋骨。吸气时，除了下腹部升高了，胸廓也要向两侧扩展，这样就为呼吸创造出了更大的空间。注意观察你的胸廓扩展是如何使你的双手慢慢相互分离开的。多做几次练习。

上胸部 / 肩式呼吸 将手放在上胸部，食指放在锁骨上。吸气时，上胸部充气并抬升。你会注意到即使你非常努力地呼吸，这个部位的活动也是很细微的。

瑜伽完全呼吸法

瑜伽呼吸练习的下一步是学习瑜伽完全呼吸法，该方法也应用到了躯干的3部位：腹、胸、喉。它与横膈膜呼吸法有两个显著的不同：一是吸气时，收紧下腹部的肌肉，这样躯干就向身体侧面扩展了，不会引起腹部上升；二是呼气时，胸廓仍是扩展的（好像在吸气）。就是这两点不同，使得完全呼吸得以实现。

躺着练习瑜伽完全呼吸法与练习横膈膜呼吸法的3步骤是一样的。吸气时，收紧下腹部的肌肉，这样腹部就不会鼓起了。呼气时，保持胸部扩展，将空气慢慢排出。在呼吸中，保持呼吸的顺畅和稳定，使呼气、吸气的时间一样。初学时，可用手感受，掌握了以后，就可以站着练习了，手也不必放在身上了。注意吸气时保持骨盆下沉，气息就可以顺利通过腹、胸、喉；呼气时，要保持肋骨上升、扩张。

其他呼吸方法

数千年以来，瑜伽修习者已经意识到呼吸的力量可以改变我们的意识境界，并形成了许多呼吸方法，来创造所期望达到的境界。这些方法统称为调息法（pranayama）。

主要瑜伽流派对于呼吸法的应用和解释是相当有趣的。一些经典瑜伽修习者认为：Pranayama是由梵文Prana和Yama二字所组成，Prana意为生命之气，Yama为控制。这种解释源于经典瑜伽的观点，认为肉体次于精神，通过控制肉体使之屈从，我们能认清自己的真实本性。另有观点认为肉体和呼吸都是神性的表现，相应地Pranayama可被解释为Prana和ayama（无控制）的组合。该观点认为呼吸的方法即是熟练地参与呼吸，与神圣的能量女神共舞的一种方式。

喉呼吸法 这种呼吸法又称胜利呼吸法（Ujjayi Breathing），是最普通的瑜伽呼吸法。Ujjayi，意为“胜利地上升”，在所有的瑜伽班中你几乎都会听到这个名词。通过有意识地收紧会厌，使气流通过喉头后端时发出声音。吸气时你会发出“沙”的音，呼气时发出“哈”的音，有节律地呼吸时，这种声音就像海浪一样。这样，瑜伽修习者通过它来控制呼吸气流的流动时，可以得到一个直接的反馈。呼吸的质量与意识境界直接相关，当意识到呼吸时就能意识到真我。

练习喉式呼吸时，先深吸气——使气体充满肺部、胸部和腹部——然后深呼气。用鼻子吸气时你轻微地收紧喉头后面的肌肉就会发出“沙”的音，呼气时发出“哈”的音。你要自始至终都保持均匀而平静的吸气和呼气，因为很多人通常在开始时，呼气和吸气都很快，到后来呼吸就逐渐减弱了。在喉式呼吸中，由始至终都要保持呼吸气流的节奏一致，这就要求后半段的呼吸要更用力，以保证气流平衡。你要像完全呼吸法一样让全身充满气息，提起脊骨和躯干，呼气时也如此；通畅而平稳地呼吸，保持吸气和呼气的时间一致。该方法有助于镇定神经系统，使情绪平静下来。

鼻孔交替呼吸法 该方法是用来净化能量经脉的。前面已经提到人体有 3 条主经脉以供生命之气运行，包括左脉、右脉和中脉。一天中左右脉的能量流动是循环往复的，你留意一下呼吸时左右鼻孔就会注意到了，它们轮流工作。鼻孔交替呼吸法能净化并平衡左右脉的能量流动。

你需要一些小技巧来控制鼻孔的呼吸：伸出右手，掌心向上，食指和中指弯曲，拇指伸出，这样就可以用拇指来控制右鼻孔的呼吸，无名指和小手指来控制左鼻孔了。

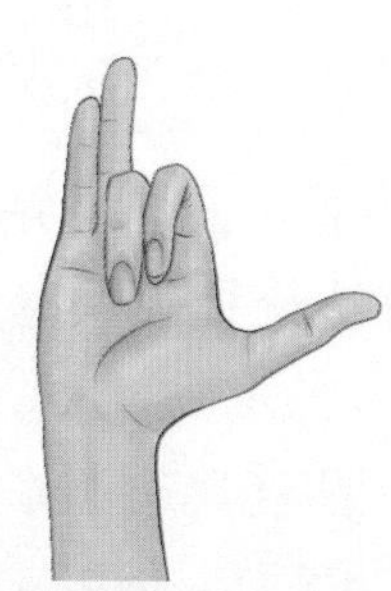

① 深吸气，右手手势如图。

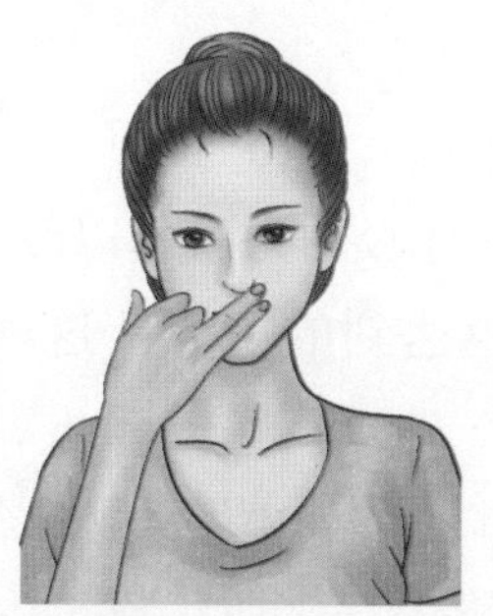

② 用无名指压住左鼻孔，用右鼻孔深呼气。

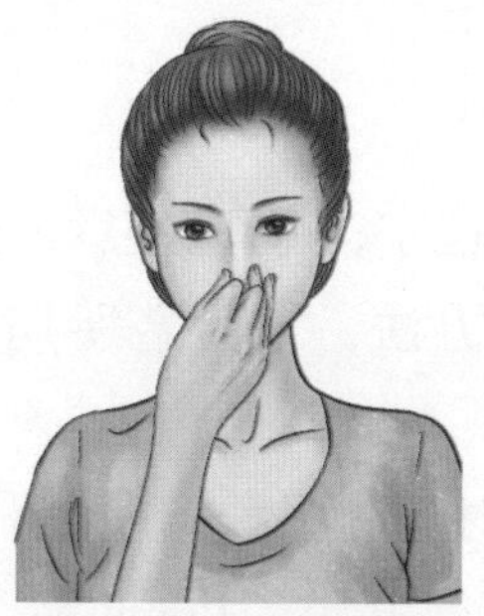

③ 用右鼻孔深吸气，然后用大拇指压住右鼻孔，屏住呼吸。

⑤ 用左鼻孔深吸气，再用无名指压住左鼻孔，屏住呼吸；松开大拇指用右鼻孔深呼气。

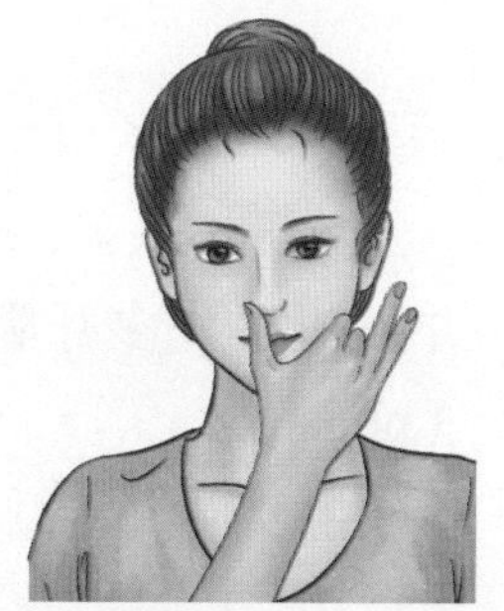

④ 放开左鼻孔，用左鼻孔深呼气，屏住呼吸。

⑥ 反复练习几分钟，然后用右鼻孔吸气，放下手，用两鼻孔深呼气，结束练习。恢复自然呼吸。

收束法

梵语中的“收束法”（bandha）意为“结合、握住或锁住”，指出了收束法练习过程中的身体动作要点。

收束法主要有 3 种：收颔收束法、收腹收束法和会阴收束法。这些收束法通过幅度小但力度大地收缩身体的特定部位，锁住呼吸中的普拉纳（prana，生命之气），将其引入中脉（susumna nadi）——脊柱中的细微通道。一旦普拉纳开始顺着中脉流动，灵魂也就开始苏醒了。

每一种收束法都能帮助我们消散灵体内阻碍普拉纳顺着中脉自由流动的结点（granthis），使我们更快地进入冥想状态，实现心灵的解放。就身体层面上说，收束法构成了身体的轴心力量，在整个练习过程中为我们提供内在支撑。

收颌收束法

收颌收束法（jalandhara bandha）一词中的“jala”意思是“网、网状物”，这种收束法要求下巴向下紧贴锁骨中心的V形口处，这样就锁住了喉前部，可以起到调节普拉纳向心脏和心轮流动的作用。在许多种瑜伽姿势中都会自然地用到收颌收束法，如肩倒立式、犁式和胎儿式。在坐姿如半莲花坐、莲花坐中，也可练习该收束法。

- 双手放在双膝上，背部挺直，但不能绷紧，保持身体放松。
- 缓慢、充分地吸气。
- 头向前伸，下巴朝下，紧贴锁骨中心V形口。双臂拉直，手掌紧贴膝盖并下压。这样双肩才能挺立。
- 保持收颌姿势片刻，然后抬起下巴，放松手掌，弯曲双肘，肩放松。缓慢、充分地呼气。重复4次。
- 在整个姿势练习过程中，声门应始终保持微收状态，喉呼吸也应一直进行。

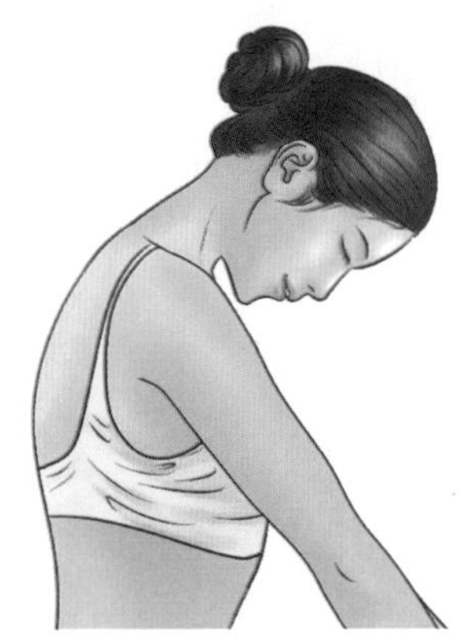

▲收颌收束法。

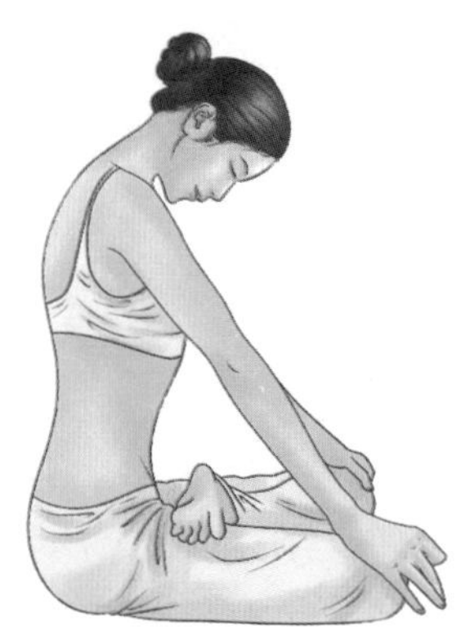

▲收腹法加收颌法。

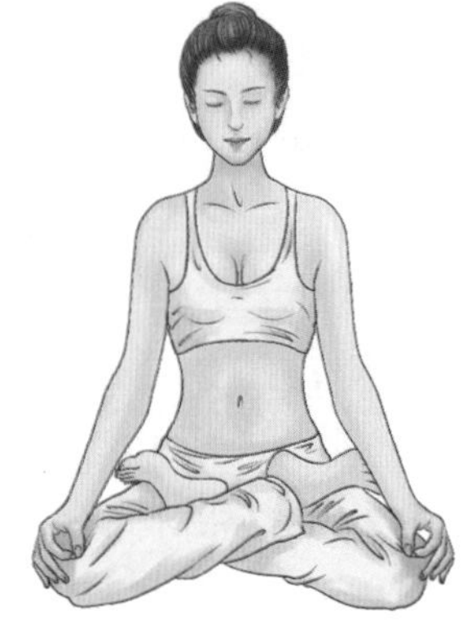

▲会阴收束法。

收腹收束法

收腹收束法（uddiyana bandha）一词中的“uddiyana”意为“上扬”，它是指腹肌的收缩会引起横膈膜的向上运动。在我们的灵体里，收腹可以使生命能量像一只大鸟一样沿着中脉往上飞，进入顶轮，带来觉悟和最终的合一。练习收腹收束法时可以盘腿，也可以至善坐、半莲花坐或莲花坐等坐式练习。

- 脊柱挺直，双手置于膝盖上。放松身体，目光向下或闭上双眼，注意力转向内心。
- 通过鼻孔缓慢、充分地吸气。
- 然后用嘴大口呼气，完全排出肺部空气。
- 继续呼气，收缩腹部，往内往上收缩腹部肌肉，同时，将下巴紧贴在锁骨中心 V 形口处（即收颌收束法）。手掌轻压在双膝上，双肩微耸，尽量伸直双臂。但应避免过于用力，拉伸手臂的同时保持身体舒适。
- 腹部放松，弯曲双肘，肩部放下。抬起下巴，缓慢而轻柔地吸气。在开始新一轮收腹收束练习之前先正常呼吸几次。

以上介绍的步骤是最标准的收腹收束法，但在实际的姿势练习中可能很难做到这个程度，因为这样可能会限制你的呼吸。练习时可稍微柔和一些，即腹部稍微向上向内收缩就能加深呼吸，使空气深入到背部和侧肋骨，而不是进入到腹腔。收腹收束法的练习可以增大肺活量，使身体变得更加强壮。需注意的是，进行收腹练习时不能过于紧张，随着吸入的氧气流到背部，腹肌只稍微地往里收缩即可。

会阴收束法

会阴收束法（mula bandha）一词中的“mula”意为“根，原因，缘由”。会阴收束的部位在会阴肌肉处，即肛门与外生殖器之间的肌肉。然而女性这部位的收缩往往可以更深入，所以也可收缩子宫颈处。

- 以舒适坐姿（简易坐、至善坐、半莲花坐或莲花坐）坐好。
- 伸展脊柱，放松双肩。
- 目光焦点向下，或完全闭上双眼，将意识放到呼吸的自然流动上。
- 继续稳定呼吸，注意力放在会阴肌肉或子宫颈上。将这个部位上提收缩，然后放松。重复该过程 4 ~ 5 次，每次收缩适当延长时间，在充分呼吸时可增强会阴部肌肉收缩的力量。

练习初期，你可能会发现自己收缩的其实是肛门括约肌和尿道括约肌，但经过反复练习，往往能找准会阴肌肉或子宫颈的具体位置。同时，在练习过程中应避免收紧臀部。

会阴收束法可以将普拉纳从下体骨盆处往上牵引，激活整个身体，减轻性挫折感、负疚感和性压抑。

凝视法

目光凝视点——即梵语中的“dristi”——对我们的练习十分重要，主要体现在4个层面上：实用层面、肉体层面、心理层面和精神层面。

在人类所有的感官中，视觉和听觉是最能激发感官刺激的，它们总是不断地分散我们的注意力，将我们的思想吸引到外部世界。尽管两眼看到的总是外面的世界，但是我们也可以把注意力转向内心，去探索真正的自我。当我们通过睁开的双眼将注意力向外，这种持续地凝视看到的景象就是一种内省的方法。外部的关注点反映出内心，清晰、坚定、柔和地集中注意力，这样我们睁开的双眼就不会注意到凝视点以外的世界了。

凝视点一共有9个，每一个凝视点都在姿势中完成身体的定位，它们分别是：

眉心（Bhru madhya，两眉之间第三只眼，也称眉心轮、额轮或凝视第三眼穴位契合法）

鼻尖（Nasagrai，也称凝视鼻尖契合法）

肚脐（Nabi Chakra）

脚趾（Padhayoragrai）

拇指（Angustha Ma Dyai）

手（Hastagrai）

向右（Parsva）

向左（Parsva）

向上，向天空（Urdhva）

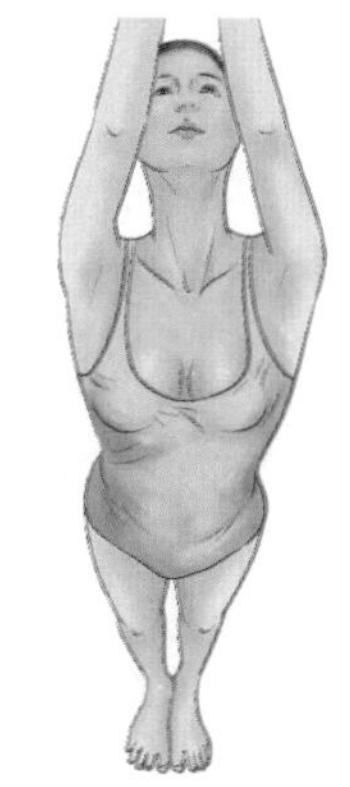

▲目光凝视拇指，这是拜日式的第一个凝视点。

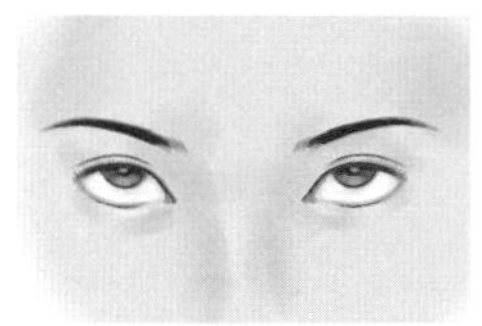

▲向上凝视。

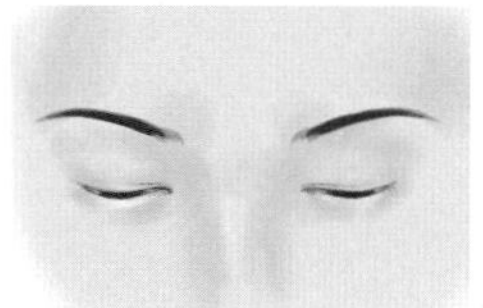

▲凝视鼻尖。

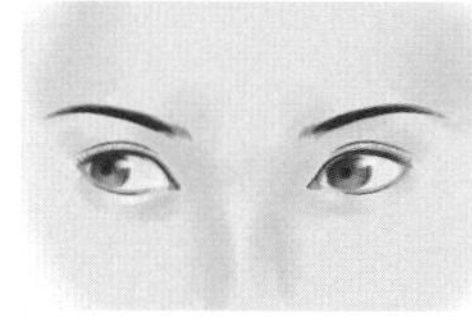

▲向右凝视。

保持平衡和聚焦的各种凝视法

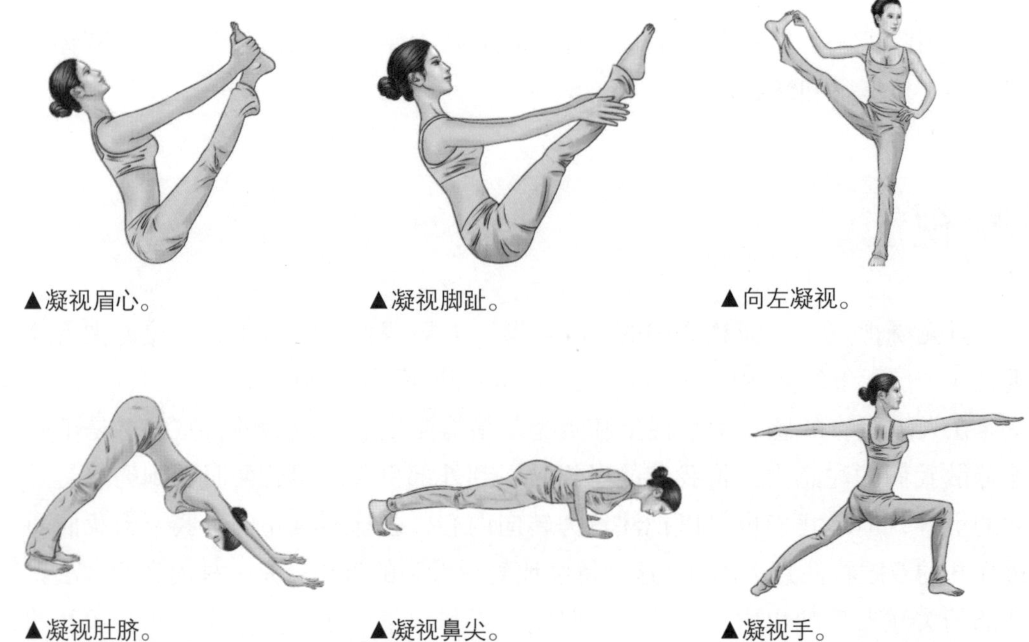

▲凝视眉心。 ▲凝视脚趾。 ▲向左凝视。

▲凝视肚脐。 ▲凝视鼻尖。 ▲凝视手。

上述凝视点可以让我们的眼睛停留在一点，有助于精神焦点在瑜伽练习中不被其他的视觉刺激和相关的联想分散。它还可以帮助我们培养专注的习惯——即注意力只集中在一点上。经过这样的练习，注意力可以达到高度集中，精神能量、意识和自省也可得到进一步的提高。

鉴于以上原因，凝视法常常被用作个人冥想的手段。我们利用这种冥想状态可以营造心灵的宁静和内心世界的纯净，以便在瑜伽姿势的变换中思考自己的真我本性。

在姿势练习中，凝视固定的聚焦点可以保持身体的平衡性和方向感，也有利于协调头部和颈部保持在一条直线上。而在练习拜日式时，凝视点的转移有利于调整身体的移动，培养身心的纯净。同时，凝视法还有一个益处，即可锻炼眼部肌肉，改善视力。

第二章　哈他瑜伽

哈他瑜伽（Hatha Yoga）又称力量瑜伽。哈他瑜伽有许多流派，它们扎根于不同的哲学传统。哈他瑜伽的诸多风格在西方都广为流行，有些流派注重具体的身体塑形训练，有些流派注重心灵训练。你可以在有空调的房间里练习，也可以在温度为 38℃的场地练习。哈他瑜伽有多种变化，总会有令你满意的选择。

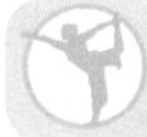

第一节 站式

站式是所有瑜伽姿势中最基本的姿势，是许多高级动作的基础。站式有助于增强腿部的力量和稳定性，此外还能强化消化系统、循环系统、身体的灵活性以及空间意识。在练习站式时，心脏和肺能有效地净化血液，使神经系统得到滋养，因此会有神清气爽、精神集中、心情平静的感觉。

战士一式

凝视点

◇向前
◇向上

生理功效

◇增强足弓、脚腕、膝部和大腿的力量
◇舒展髋部和肩部
◇扩张胸腔
◇改善消化系统和循环系统的功能
◇增强肌肉耐力
◇缓解坐骨神经痛

心理功效

◇集中精神
◇增强意志力
◇促进思维

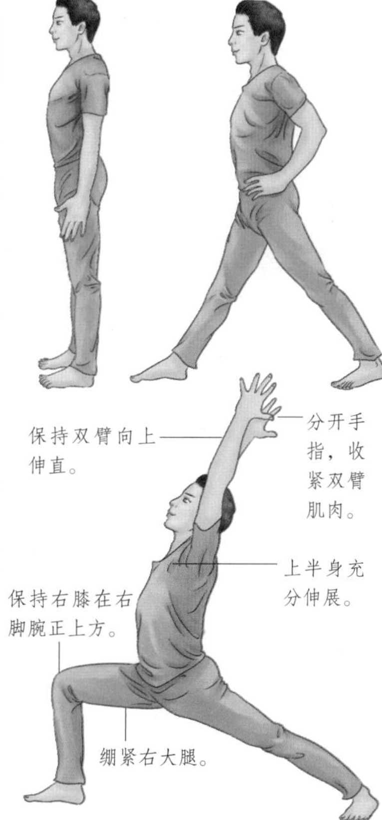

1. 山式站立。
2. 右脚向前迈出一大步。左脚跟稍向内转，使脚尖以一个很小的角度向外伸出。
3. 保持双腿绷紧，呼气并弯曲右膝呈 90°。双手置于髋部并使双手平行向前。按照需要调节双脚间的距离，当右大腿平行于地面的同时，使右小腿垂直于地面。吸气并伸展双臂越过头顶。尾骨向下内收，后腿充分伸直。
4. 保持几秒钟的时间。然后放松，双脚立稳，吸气，前腿伸直，还原站立姿势。在身体的另一侧重复动作。

下犬式

凝视点

◇地面
◇双脚之间

生理功效

◇改善消化系统的功能
◇缓解失眠、生理期和更年期不适及下背部疼痛
◇增强手臂、腿部、躯干的力量
◇伸展手掌、胸部、背部、腘绳肌腱、小腿和双脚
◇使全身充满能量

心理功效

◇集中精神
◇增强意志力
◇促进思维
◇缓解压力，舒缓焦虑

不适宜人群

◇腕关节综合征患者
◇高血压患者
◇头痛患者

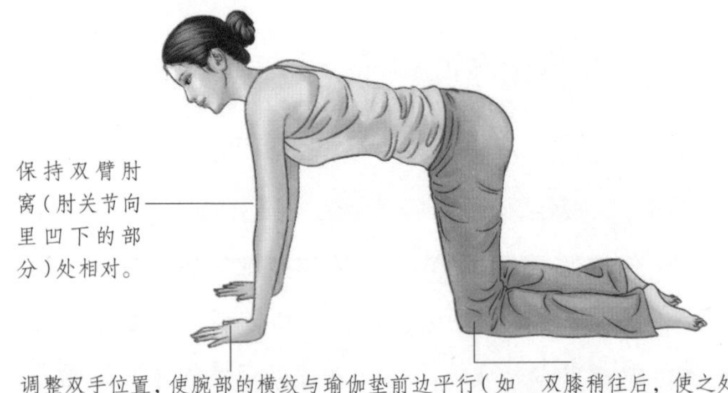

❶ 双手双脚撑地，把双手置于肩部正下方。均匀张开手指，使手掌面及各个手指紧贴地面，努力向下伸展，就像一棵树把根牢牢地扎进泥土。吸气并由手部至肩部拉紧肌肉。保持你的手臂稳固和直立，呼气并收拢肩胛骨。

保持双臂伸直，由腕部至肩部收紧肌肉。
双膝分开，与双脚同宽。
双手向下紧压地面。

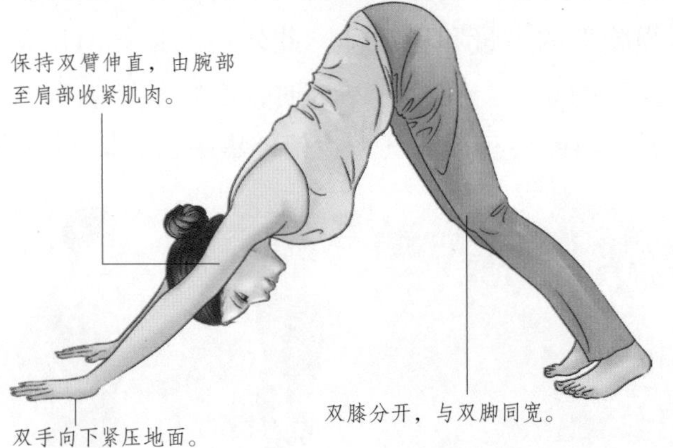

❷ 保持第一步的姿势，吸气，提臀，通过脊柱和臀部拉伸背部。

初级姿势

只完成1～3步，并可使膝盖弯曲，脚后跟离地。

高级姿势

双腿挺直。
上身挺直。
伸开脚趾，脚后跟紧压地面。

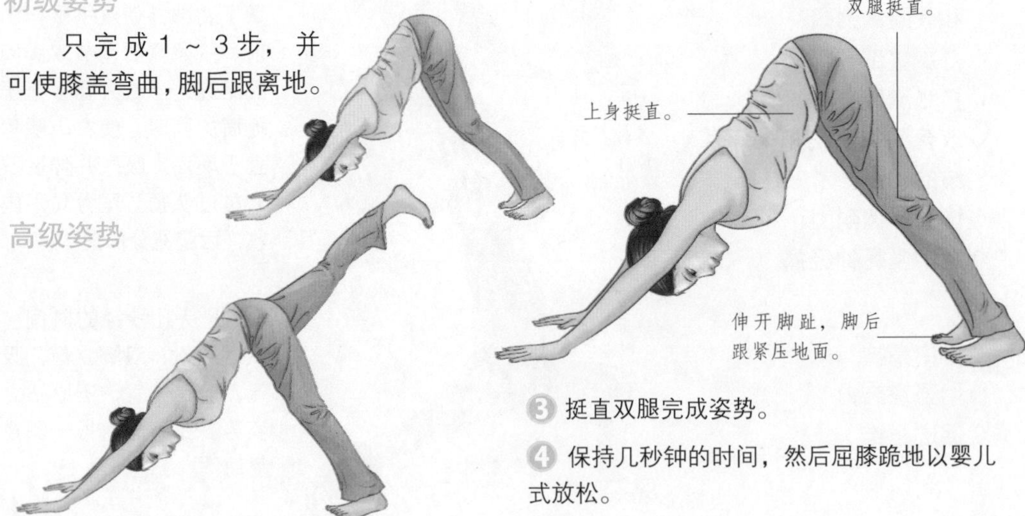

❸ 挺直双腿完成姿势。

❹ 保持几秒钟的时间，然后屈膝跪地以婴儿式放松。

三角伸展式

凝视点

◇向上
◇向前
◇向下

生理功效

◇改善消化系统、循环系统的功能
◇缓解更年期不适
◇缓解坐骨神经痛
◇舒展脚弓、小腿、腘绳肌腱和腹股沟
◇打开咽喉、胸腔、肩部及髋部
◇拉伸脊柱
◇增强腿部和躯干的力量及稳定性
◇增强肌肉的耐力

心理功效

◇集中精神
◇增强意志力
◇促进思维
◇缓解压力

不适宜人群

◇颈部受伤者
◇低血压患者
◇充血性心脏病患者

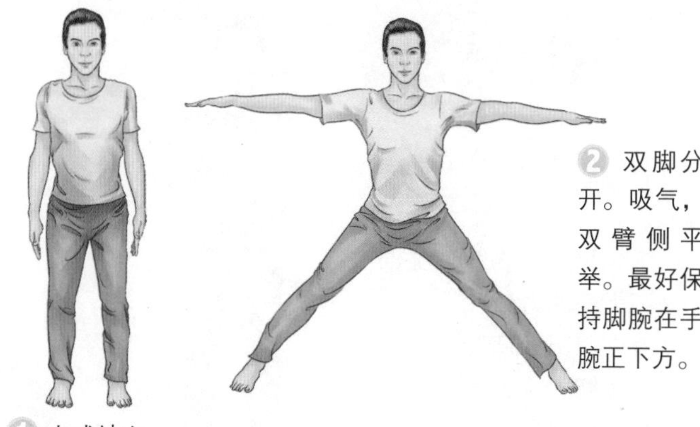

1 山式站立。

2 双脚分开。吸气，双臂侧平举。最好保持脚腕在手腕正下方。

左腿充分伸直，并向上收紧肌肉。
保持右脚跟与左脚弓在同一直线上。
向上伸直左臂。
保持腰部左右两侧的均匀伸展。
向下伸直右臂，并使右手接触地面。

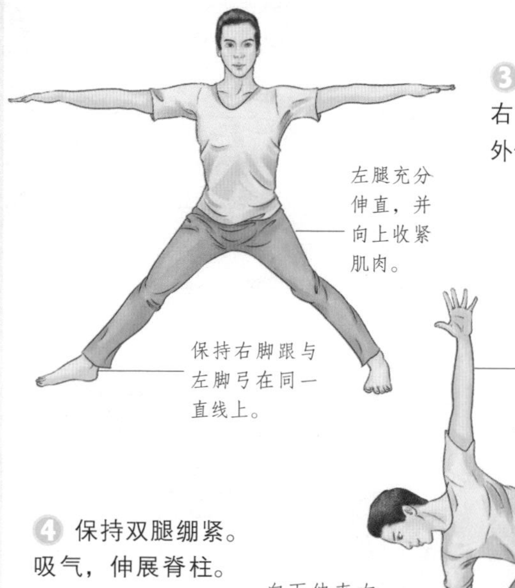

3 左脚稍向内转；右脚向外转，并向外侧伸出。

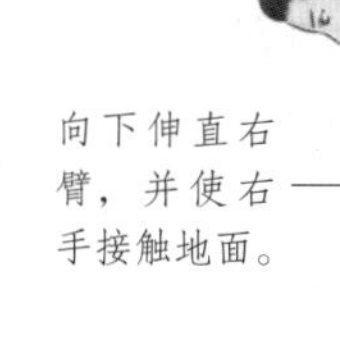

4 保持双腿绷紧。吸气，伸展脊柱。呼气，身体从腰部向右侧弯曲。右手指尖接触地面。

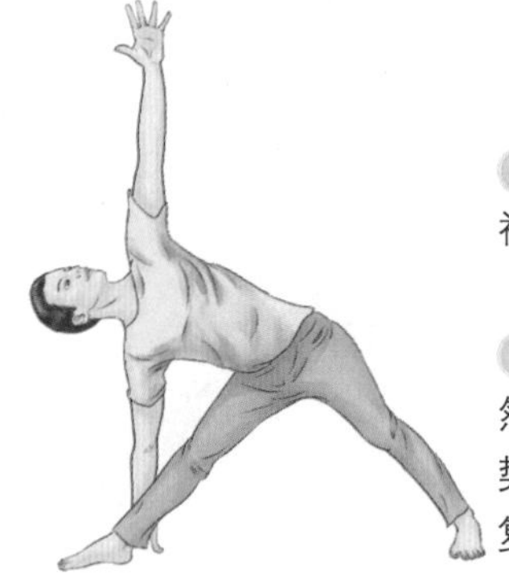

5 转动头部，眼睛仰视左手拇指。

6 保持几秒钟的时间，然后双脚靠近，收回姿势。在身体的另一侧重复动作。

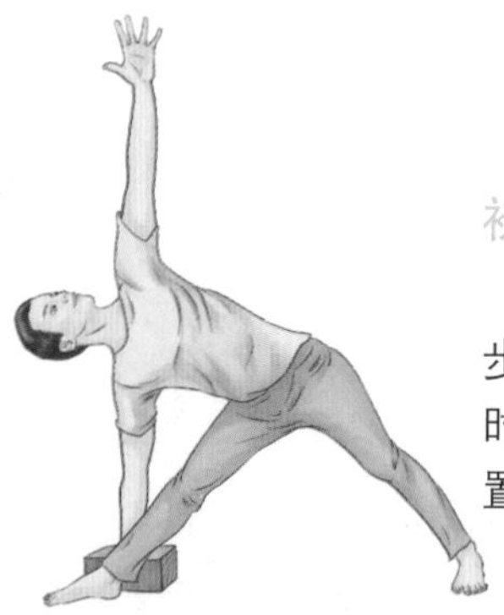

初级姿势

完成 1 ~ 5 步，但在第 4 步时，在右手下放置一个木块。

战士二式

凝视点

◇向上伸直的手指上

生理功效

◇增强足弓、脚腕、膝部和大腿的力量
◇舒展髋部和肩部
◇扩张胸腔
◇增加肺活量
◇改善消化系统和循环系统的功能
◇增强肌肉的耐力
◇拉伸脊柱

心理功效

◇集中精神
◇增强意志力
◇促进思维

不适宜人群

◇高血压患者
◇颈部受伤者

双腿充分伸直，并向上收紧肌肉。
保持右脚跟与左脚弓在同一直线上。
躯干与地面垂直。
左大腿向后转，并向上提。
右大腿与地平行。
高级姿势

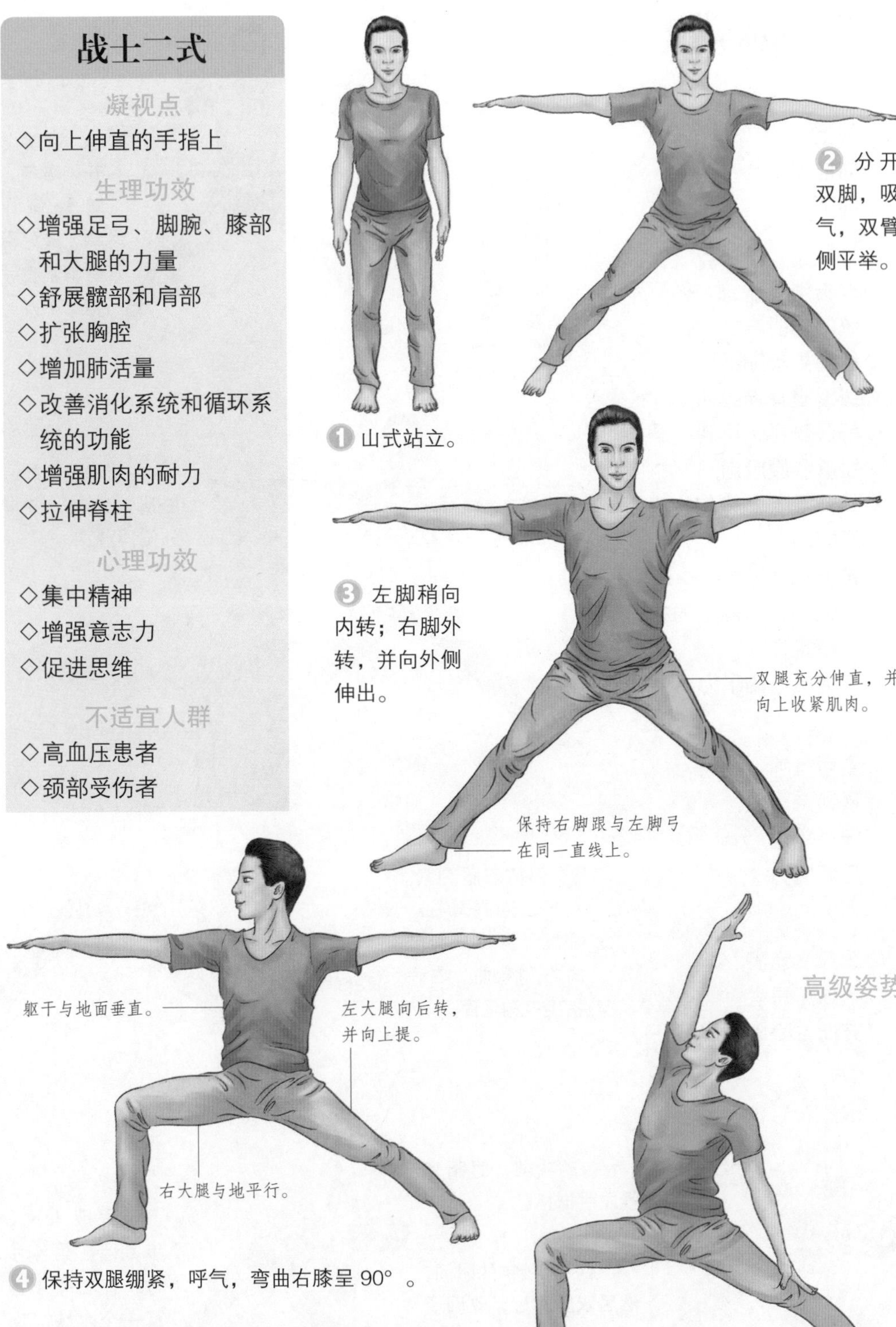

1 山式站立。

2 分开双脚，吸气，双臂侧平举。

3 左脚稍向内转；右脚外转，并向外侧伸出。

4 保持双腿绷紧，呼气，弯曲右膝呈 90°。

5 保持几秒钟的时间。放松，双腿靠近并松弛肌肉，吸气，收回姿势。在身体的另一侧重复动作。

新月式

凝视点

◇向前
◇向上，仰视指尖

生理功效

◇增强足弓、脚腕、膝部和大腿的力量
◇舒展髋部和肩部
◇扩张胸腔
◇增加肺活量
◇促进消化
◇增强肌肉耐力
◇缓解坐骨神经痛

心理功效

◇集中精神
◇增强意志力
◇促进思维

不适宜人群

◇颈部受伤者
◇膝部损伤者

保持双腿肌肉收紧，后脚弯曲。
使左脚腕与双手手腕成一直线。
坐骨向后并分开，从而扩大骨盆底，然后将尾骨向下内收，小腹内收上提。
右大腿轻轻上提，脚跟向后压。

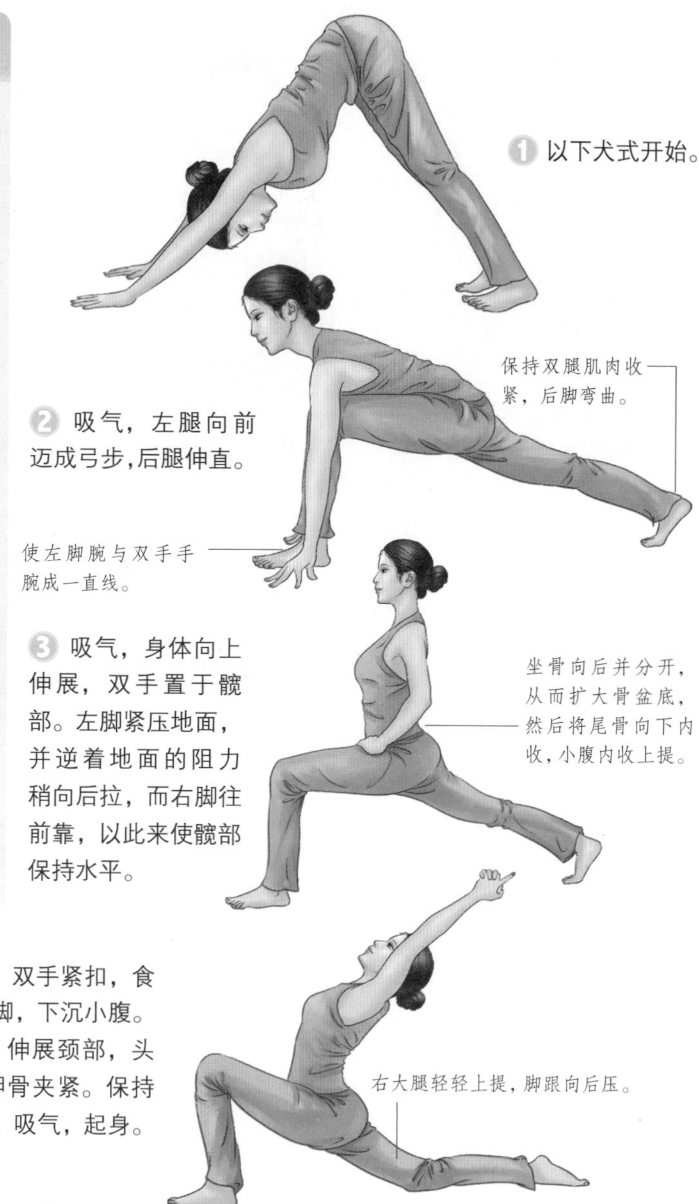

1 以下犬式开始。

2 吸气，左腿向前迈成弓步，后腿伸直。

3 吸气，身体向上伸展，双手置于髋部。左脚紧压地面，并逆着地面的阻力稍向后拉，而右脚往前靠，以此来使髋部保持水平。

4 吸气，伸直双臂举过头顶，双手紧扣，食指并拢向上指。呼气，稳固双脚，下沉小腹。吸气，伸展双臂，小腹提起。伸展颈部，头部后仰，背部向后弯曲，肩胛骨夹紧。保持几秒钟的时间。然后收拢双腿，吸气，起身。在身体的另一侧重复动作。

初级姿势

完成第 4 步时，可将后膝接触地面，双手无须紧扣，分开与肩同宽。

高级姿势

山式

凝视点

◇向前

生理功效

◇拉伸脊柱
◇锻炼腹部和臀部的肌肉
◇扩张胸腔
◇改善体形
◇增强足弓、脚腕、膝部和大腿的力量

心理功效

◇集中精神
◇增强意志力
◇缓解焦虑情绪

1 双脚平行站立，想象从你每只脚的第二个脚趾到你脚腕中心有两条平行线。

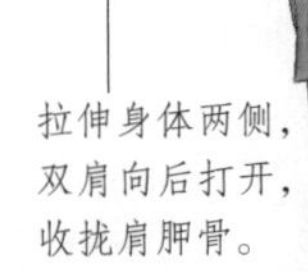

向内、向上收紧双腿肌肉。

膝盖朝前，必要时可稍微调整脚的位置。

2 吸气，向后挺起大腿并使臀部突出于背部。呼气，伸直双腿来协调大腿绷紧向后的动作。该动作使臀部肌肉向下，肚脐上升。吸气，伸展上半身，保持扩胸。

高级姿势

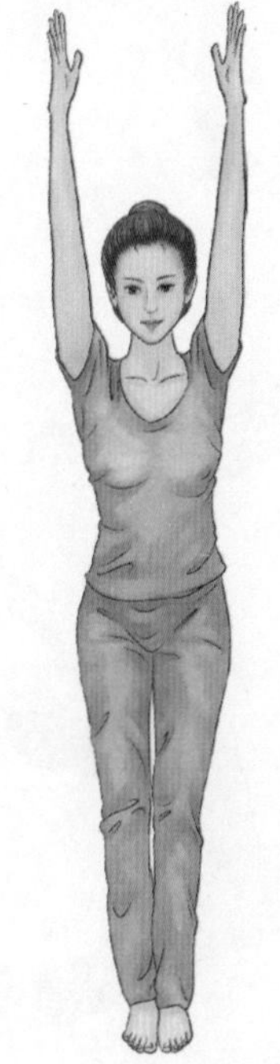

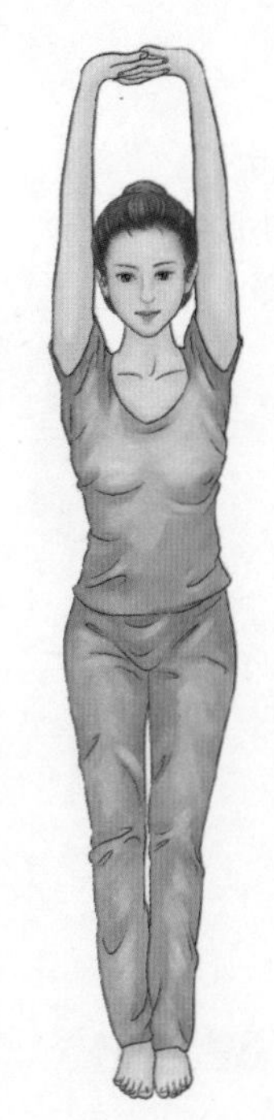

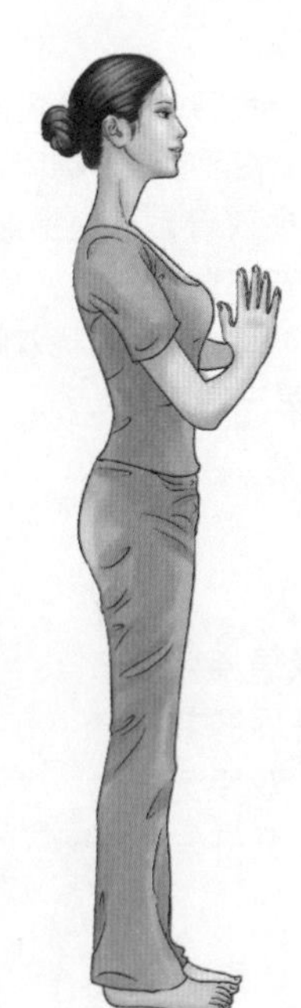

侧角转动式

凝视点

◇向上
◇向前
◇地面

生理功效

◇增强脚腕、小腿、膝部和大腿的力量
◇缓解坐骨神经痛
◇舒展髋关节和腹股沟
◇增大肺活量
◇减轻关节炎症状
◇拉伸脊柱
◇促进消化
◇提高平衡能力
◇改善循环系统和淋巴系统的功能

心理功效

◇集中精神
◇增强意志力
◇促进思维
◇缓解压力

不适宜人群

◇膝部受伤者
◇低血压患者
◇偏头痛患者

左臀向后，右髋向前，以使臀部保持在同一平面上。
收紧右腿肌肉，以保持稳定。
从小腹开始扭转。
后腿伸直，保持有力、稳定。
左手推动左大腿来促进扭转。

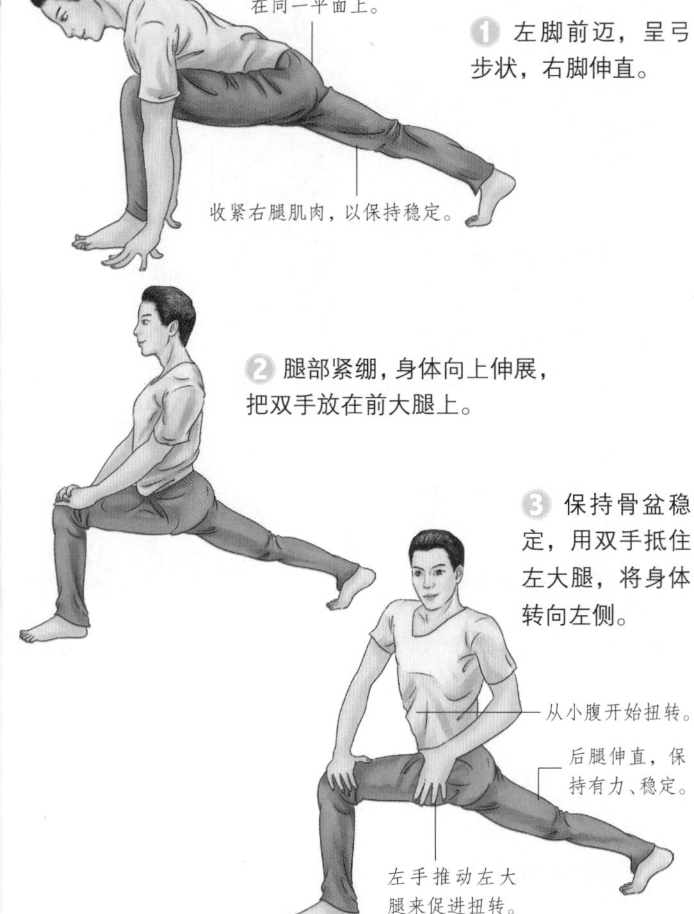

1 左脚前迈，呈弓步状，右脚伸直。

2 腿部紧绷，身体向上伸展，把双手放在前大腿上。

3 保持骨盆稳定，用双手抵住左大腿，将身体转向左侧。

4 右臂尽量向下伸展，右腋位于左膝正上方，右手掌平贴地面。转动右腿使右脚平贴地面。把左臂伸展至左耳上方，掌心向下。

左肩向后转。
从臂下往上看。
左大腿上提。

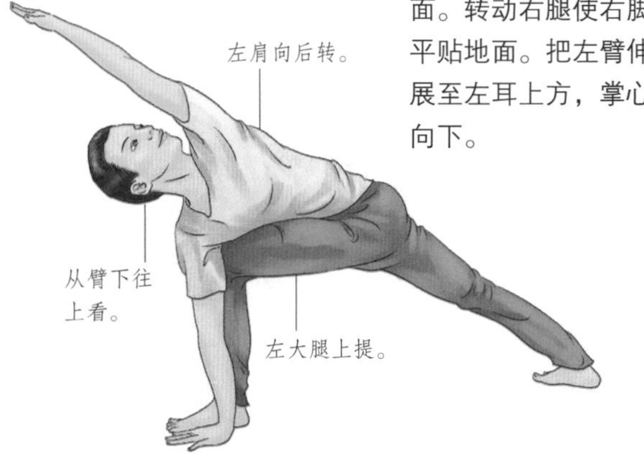

5 保持几秒钟的时间。然后合拢双腿，收回姿势。在身体的另一侧重复动作。

初级姿势

完成 1 ~ 4 步，然后双掌合十。如有需要可以将后膝落于地面。

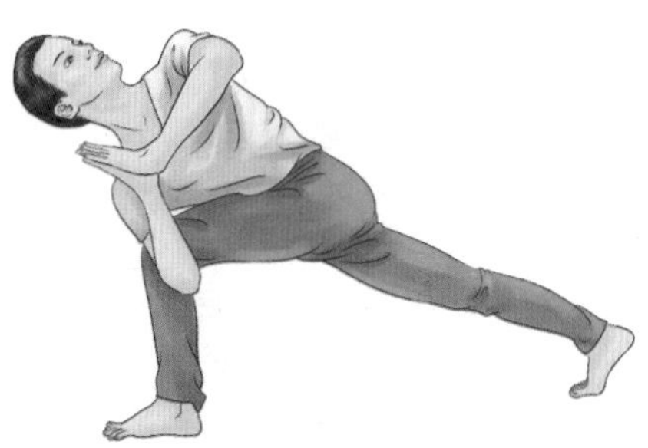

三角转动式

凝视点

◇向上
◇向前
◇地面

生理功效

◇改善消化系统、循环系统的功能
◇锻炼并伸展小腿、大腿、腘绳肌腱和腹部肌肉
◇拉伸脊柱
◇打开咽喉、胸部和肩部
◇加强臀部肌肉，舒展腹股沟
◇提高平衡能力

心理功效

◇集中精神
◇增强意志力
◇促进思维
◇缓解压力和焦虑

不适宜人群

◇偏头痛患者
◇失眠患者
◇低血压患者

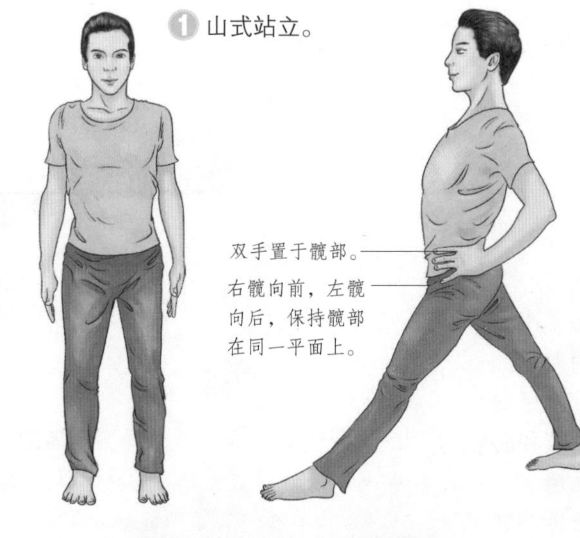

1 山式站立。

2 左脚向前迈一大步，右脚向外转动一个小角度。如果你不能够保持髋部在同一平面上，可将右脚向右伸出一点。

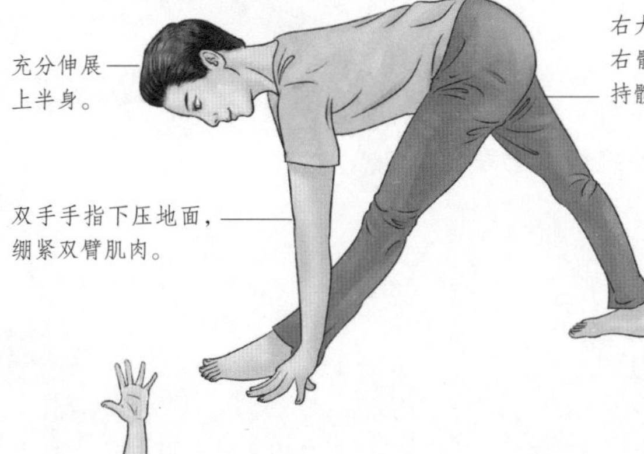

3 吸气，伸展上半身。呼气，身体前曲，双手手指接触地面。

伸展上半身，拉伸脊柱。
收紧腿部肌肉，并使大腿上挺。
右手手指触地，置于左脚内侧，并向下紧压地面。

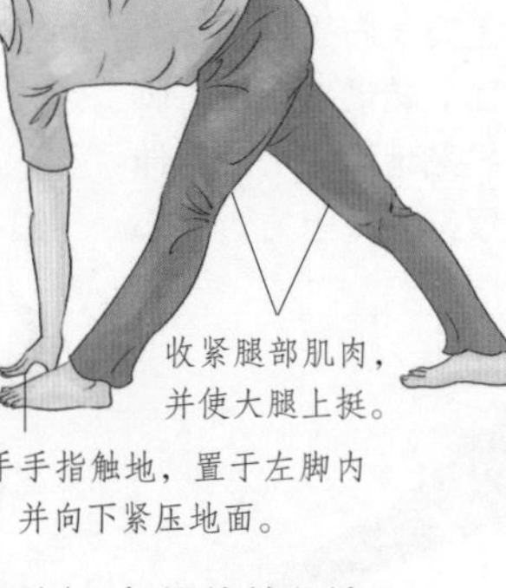

初级姿势

完成1～5步，在第4步中，在手下放置一个木块。

4 左手伸向髋部。吸气，伸展上半身，拉伸脊柱。呼气，先从小腹处向左扭转身体，然后依次是胸部、肩部、头部，并向上举起左臂。

5 保持几秒钟的时间。然后左手置于髋部，把视线转向地面。右手置于髋部另一侧。伸展上半身，拉伸脊柱。脚紧踩地面，吸气，起身。在身体的另一侧重复动作。

幻椅式

凝视点

◇向前

◇向上

生理功效

◇拉伸脊柱

◇强化双脚、脚腕、小腿、膝部、髋部及大腿

◇扩张胸腔

◇改善消化系统、循环系统及生殖系统的功能

心理功效

◇集中精神

◇增强意志力

◇促进思维

◇缓解压力

不适宜人群

◇低血压患者

◇失眠患者

◇膝部受伤者

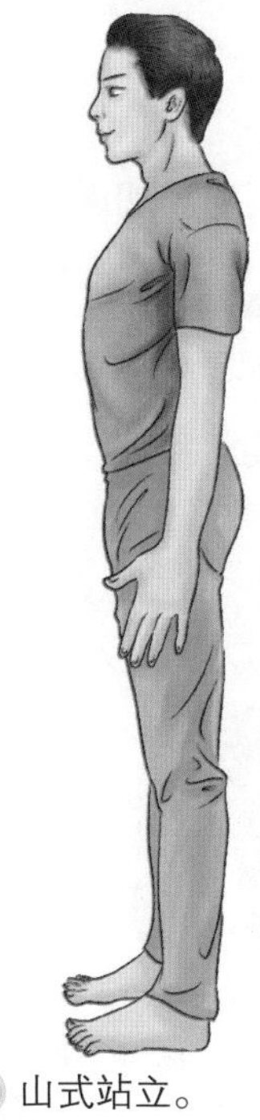

1 山式站立。

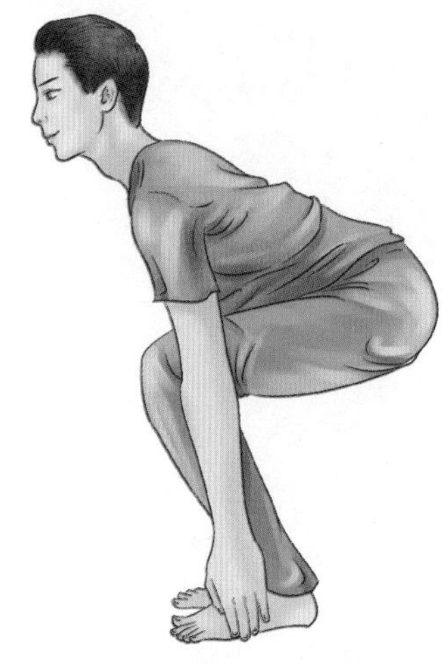

2 呼气，屈膝 90° ，指尖触地。

初级姿势

完成 1 ~ 3 步，但双膝可微微弯曲，且保持一会儿即可。

手臂上举，尽量保持垂直。
腰部后挺。
保持双腿和双脚平行。

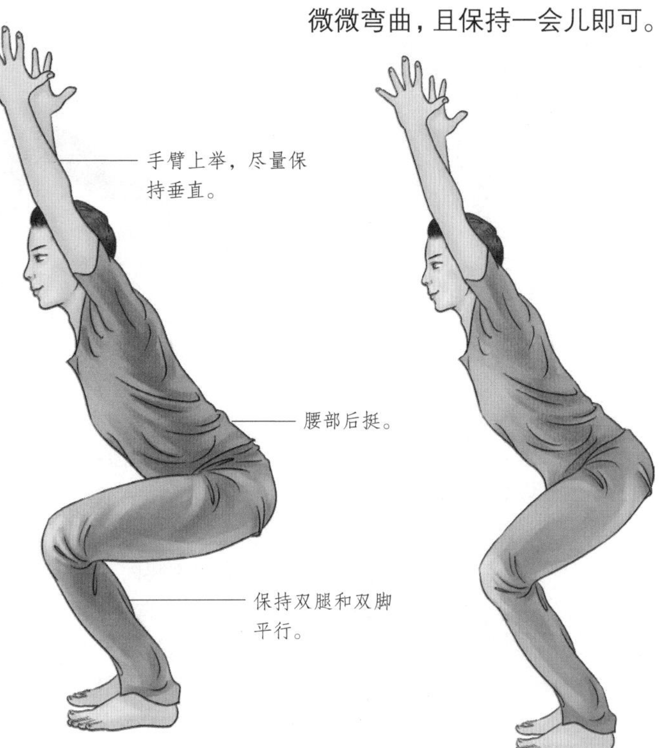

3 吸气，手臂高举过头，绷紧手臂肌肉。

4 保持 15 ~ 30 秒的时间。然后放松，吸气，双腿伸直，起身。呼气，向身体两侧放下双臂。

叭喇狗 A 式

具体动作见第一篇“瑜伽”第三章“阿斯汤加瑜伽”第二节“站式”之“叭喇狗 A 式”。

门闩式

凝视点

◇向上
◇向前

生理功效

◇拉伸体侧
◇扩张胸腔
◇锻炼腹腔脏器
◇强化腕关节、膝关节及髋关节
◇伸展足弓、小腿、大腿及腹部肌肉

心理功效

◇提神
◇缓解压力

不适宜人群

◇高血压患者
◇髋部、膝部及腹股沟受伤者
◇坐骨神经痛患者

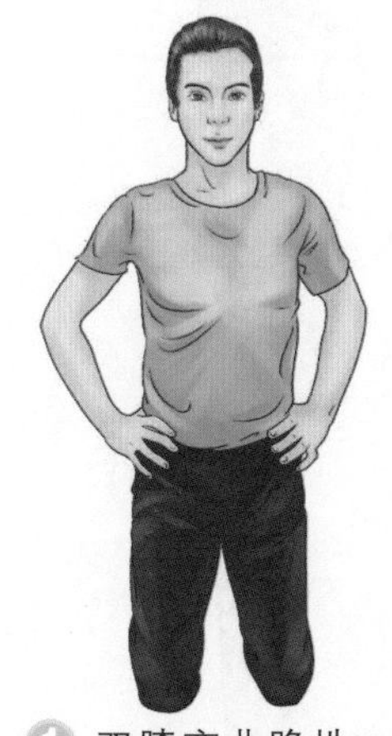

1 双膝弯曲跪地，双手置于髋部，脚部弯曲。

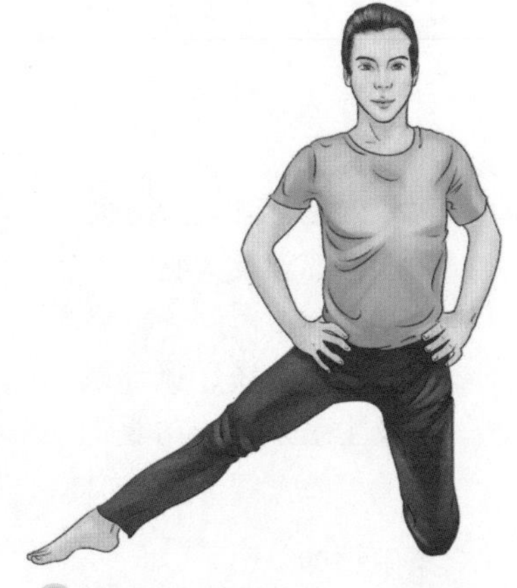

2 右腿向右侧伸出，右脚与左膝成一直线，右脚跟稍向内转。

向上伸展身体双侧。
绷紧右大腿肌肉并伸直右腿。

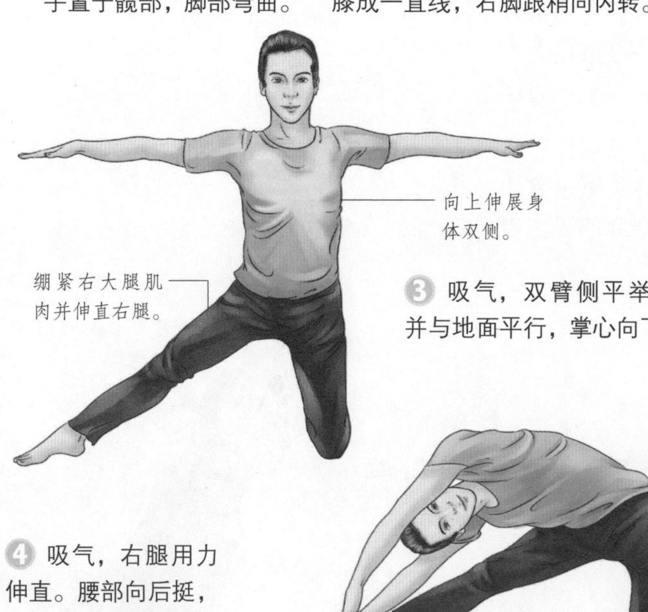

3 吸气，双臂侧平举，并与地面平行，掌心向下。

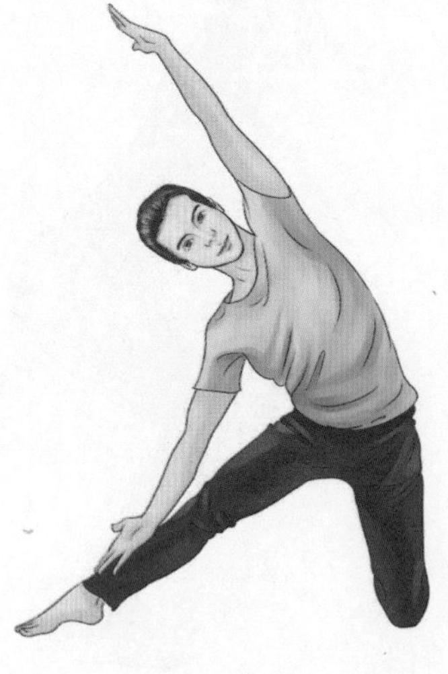

4 吸气，右腿用力伸直。腰部向后挺，尾骨向下内收，背部拱起，使身体稍向前曲。呼气，向右弯曲身体，顺着右腿向下滑动右手，掌心向上。左臂伸直向上举起，越过耳部，眼睛看向左手指尖。

5 保持背部弯曲，呼气，左臂伸向右侧，双掌合拢。保持几秒钟的时间。然后放松，拉回右腿，吸气，还原跪姿。在身体的另一侧重复动作。

初级姿势

只需完成 1 ~ 4 步。

谦卑战士式

凝视点

◇向前
◇地面

生理功效

◇伸展体侧
◇扩张胸腔
◇锻炼腹腔脏器
◇强化踝关节、膝关节及髋关节
◇舒展髋部
◇改善甲状腺、甲状旁腺功能
◇拉伸脊柱
◇缓解手腕和前臂的腕管综合征
◇提高平衡性
◇强化大腿、小腿和足部肌肉

心理功效

◇提神
◇缓解压力、轻度抑郁与焦虑

不适宜人群

◇低血压患者
◇膝盖受伤者
◇孕妇（怀孕 3 个月之后）

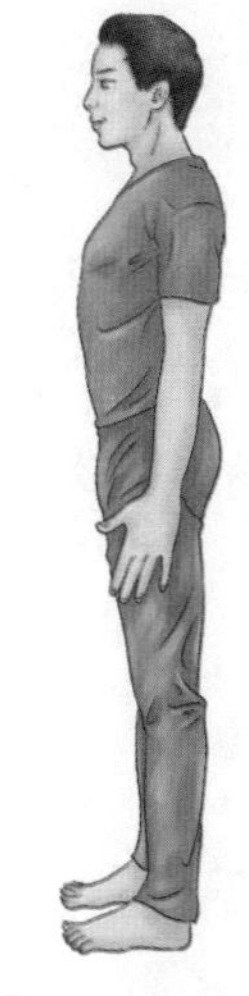

① 山式站立，双脚平行分开与髋同宽。

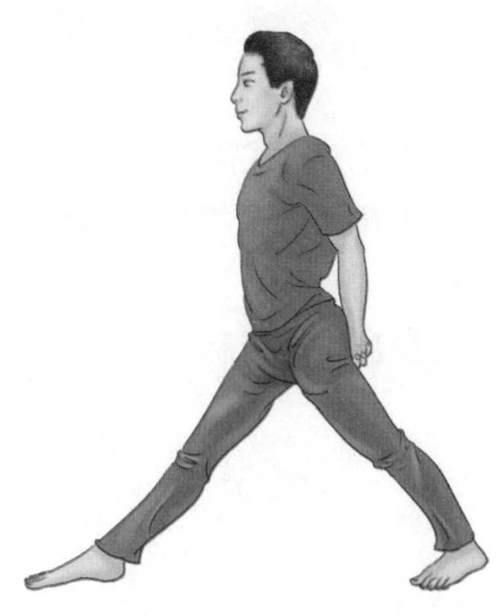

② 右脚迈出一大步，双腿打开，左脚跟内转，右脚跟外转，身体右转，保持髋部在同一平面上，双手在体后紧握。

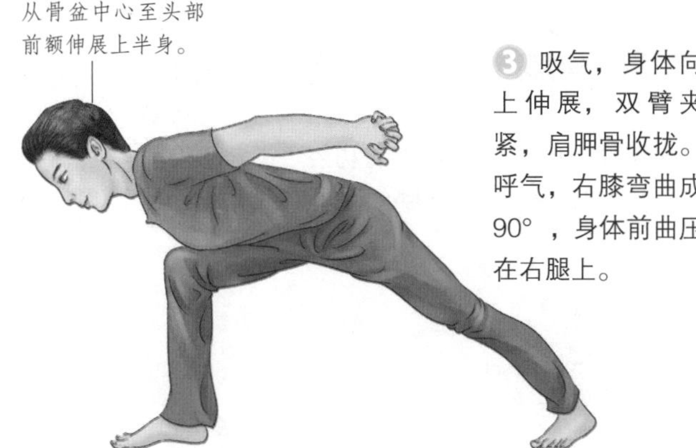

③ 吸气，身体向上伸展，双臂夹紧，肩胛骨收拢。呼气，右膝弯曲成 90°，身体前曲压在右腿上。

④ 呼气，身体前曲，置于双腿间。头尽量伸向地面。

⑤ 放松，双腿并拢。吸气，恢复站姿。在身体的另一侧重复动作。

保持肩胛骨收紧，
双臂笔直向上举起。

左腿充分伸直，
保持身体稳定。

右脚紧压地面，
绷紧右腿肌肉。

初级姿势

后膝贴地，做弓步动作。

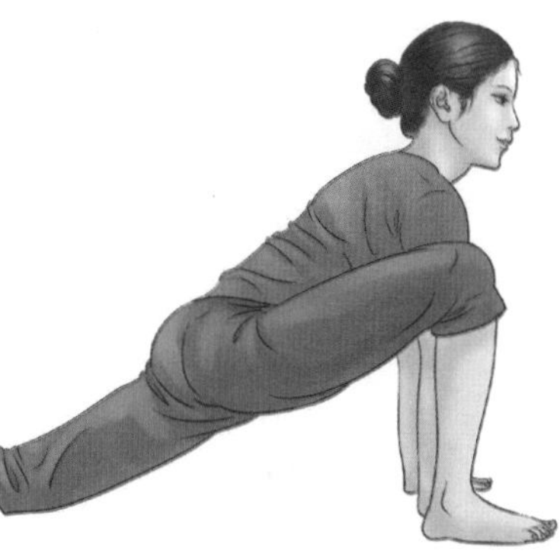

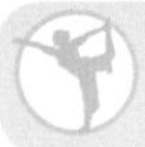

第二节 平衡式

练习平衡式需要精神高度集中，且需要很好的体力和耐力。平衡式能提高身体的平衡性、灵敏性、协调性及集中注意力的能力。它需要你调动主要的肌肉和内在的意识。这些强化性姿势能锻炼肌肉、塑造体形。有规律地练习平衡式能增强身体的控制力。

鹰式

凝视点

◇向前

生理功效

◇提高平衡性

◇强化双脚、脚腕、小腿和大腿的力量

◇舒展胸部、肩部、背部和髋部

◇改善消化和循环系统的功能

◇促进脑垂体和甲状腺的功能

心理功效

◇集中精神

◇增强意志力

◇促进思维

不适宜人群

◇膝部受伤者

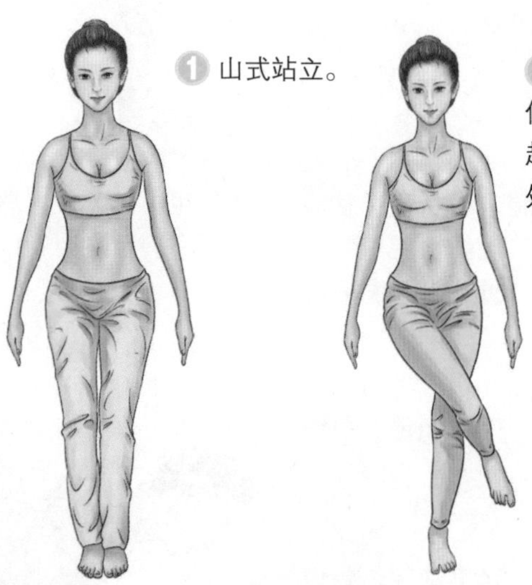

1 山式站立。

2 左膝微弯并保持平衡，抬起右腿在膝盖处与左腿交叉。

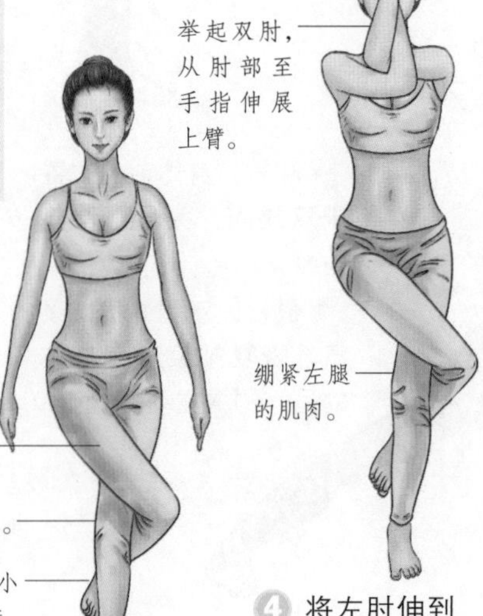

3 右脚从后面钩住左小腿，双腿夹紧。

4 将左肘伸到右肘上部，双掌交叉。

5 保持几秒钟的时间。收回姿势。在身体的另一侧重复动作。

树式

凝视点

◇向前
◇向上

生理功效

◇治疗平足
◇强化足弓、脚腕、小腿和大腿的力量
◇拉伸脊柱
◇提高平衡性
◇舒展胸部、肩部、大腿和髋部
◇改善循环系统的功能

心理功效

◇镇定心神
◇培养自信心和集中精神

不适宜人群

◇头痛患者
◇高血压患者

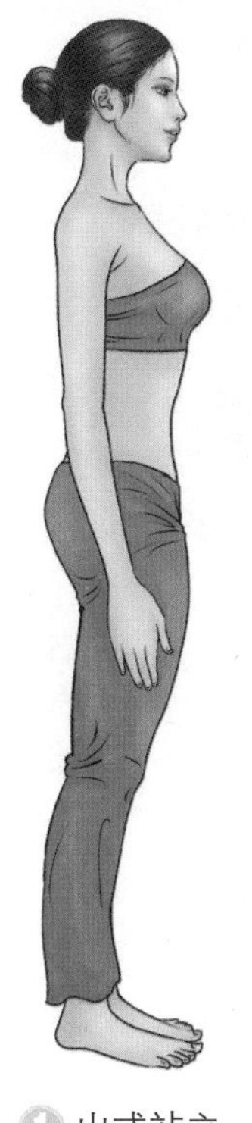

① 山式站立。

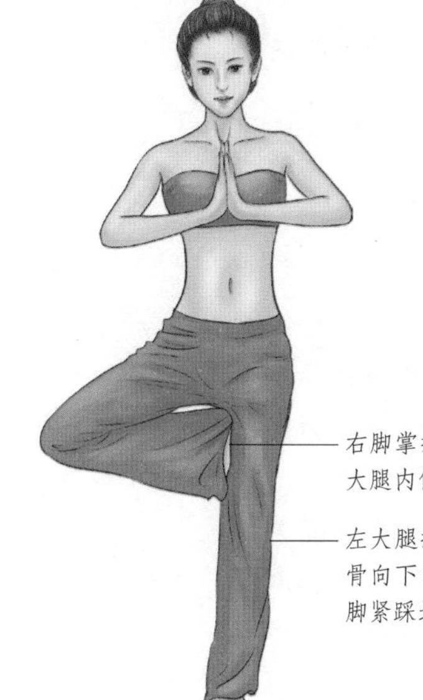

② 脚趾张开，左脚紧踩地面。吸气，从脚部向上收紧肌肉，双腿夹紧。双眼凝视前方不远处的某一点。保持左腿有力、稳定，吸气，右腿自膝盖处弯曲，把右脚掌贴住左大腿内侧。双手在胸前合十。

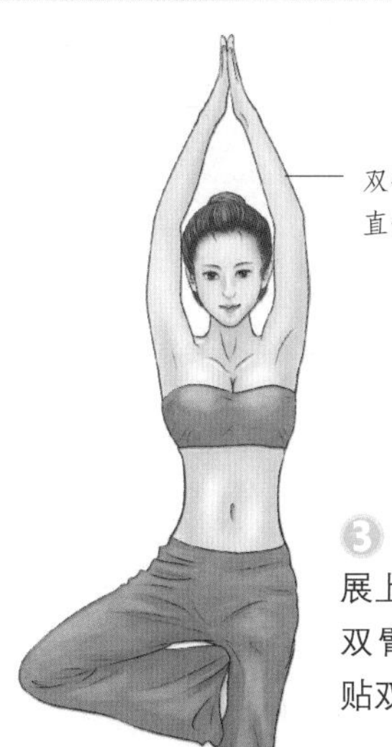

③ 呼气，从髋部向上伸展上半身，肩胛骨收拢。双臂伸过头顶，上臂紧贴双耳，保持双手合十。

④ 保持几秒钟的时间。然后将手脚同时放下，收回姿势。在身体的另一侧重复动作。

初级姿势

完成1、2步，但仅将右脚抬至左脚腕的位置。

高级姿势

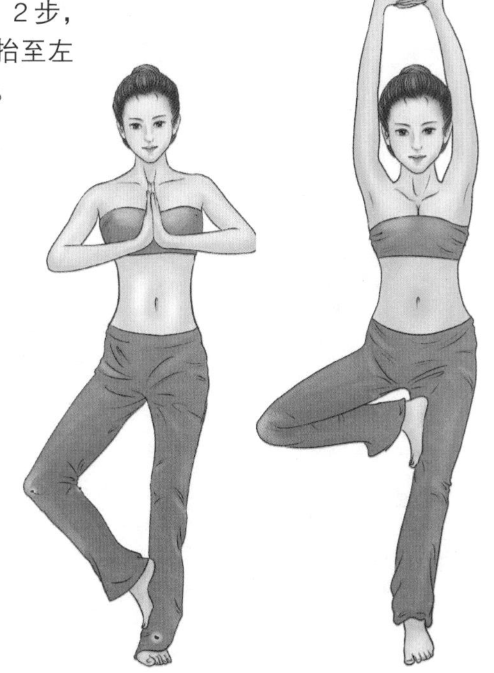

脚尖式

凝视点

◇指尖
◇向前
◇闭眼

生理功效

◇强化足弓、脚腕、小腿和大腿的力量
◇拉伸脊柱
◇提高平衡能力
◇舒展胸部、肩部、大腿和髋部
◇改善消化系统和循环系统的功能
◇缓解坐骨神经痛

心理功效

◇集中精神
◇增强意志力
◇镇定心神
◇培养自信心

不适宜人群

◇头痛患者
◇高血压患者
◇低血压患者

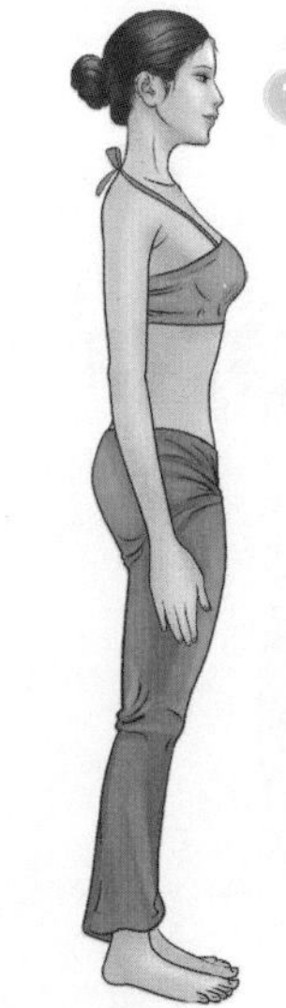

1 山式站立。

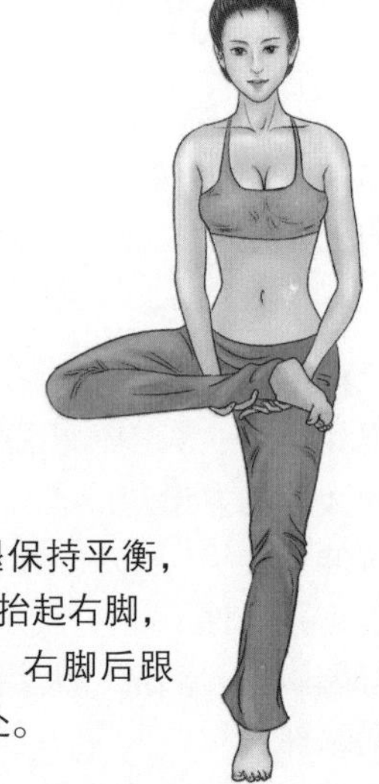

2 用左腿保持平衡，右膝弯曲，抬起右脚，右膝外伸，右脚后跟抬向肚脐处。

将右脚趾紧贴左大腿上。

左大腿后挺。

3 将右脚和右腿向下向内转，将脚放在左大腿上方腹股沟处。

右脚紧贴住左腿腹股沟。

左腿向上挺直。

脚趾张开，紧踩地面。

4 向前弯腰，双手触地。

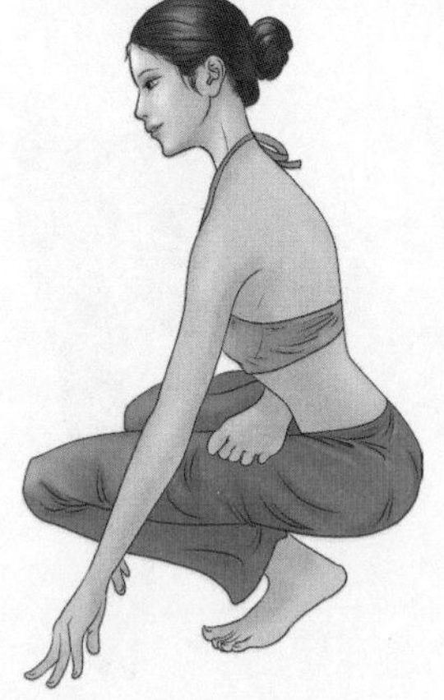

5 保持双手触地，左膝弯曲，坐在左脚后跟上。左脚后跟抬起靠在会阴处。

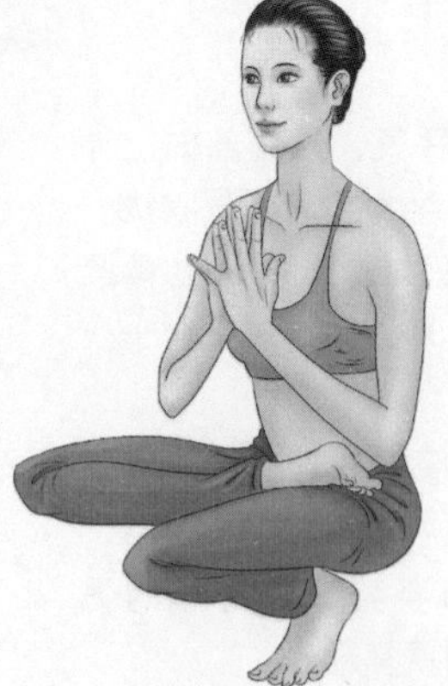

6 用左脚保持平衡，双手抬起做祈祷姿势。保持几秒钟的时间，然后收回姿势，在身体的另一侧重复动作。

船式

凝视点

◇向前，大脚趾处

生理功效

◇增强轴心力量
◇改善消化系统和循环系统的功能，提高平衡性
◇强化腿部、髋部、腹股沟、腹部和手臂的力量
◇拉伸脊柱和颈部
◇舒展胸部、肩部和咽喉
◇改善体形

心理功效

◇集中精神

不适宜人群

◇孕妇
◇颈部或下背部疼痛者
◇低血压患者
◇处于生理期的女性

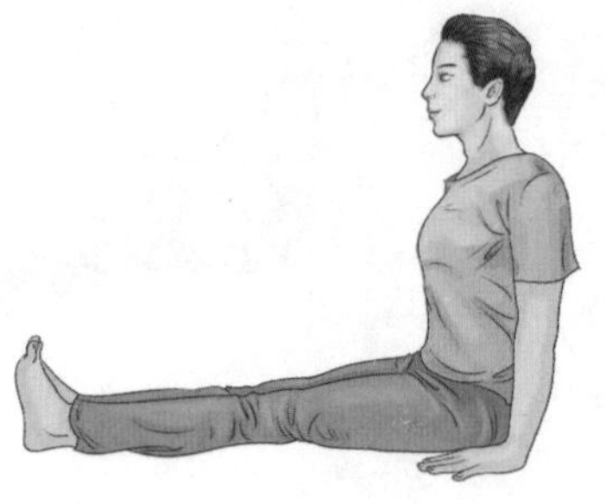

1 手杖式坐直。

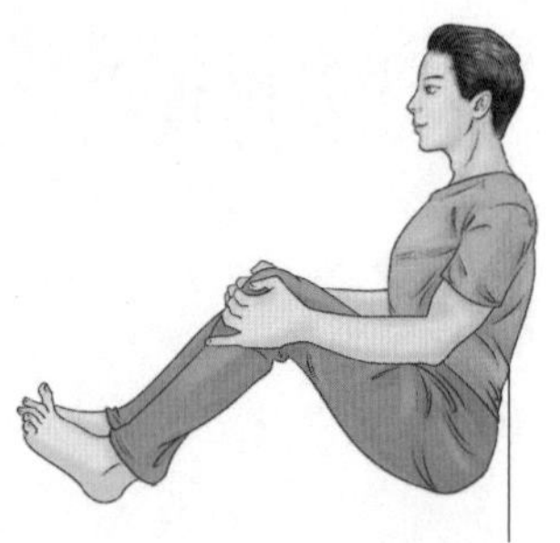

2 双膝弯曲，双手放在膝盖上。吸气，充分伸展上半身，双手紧绷，肩胛骨收拢。

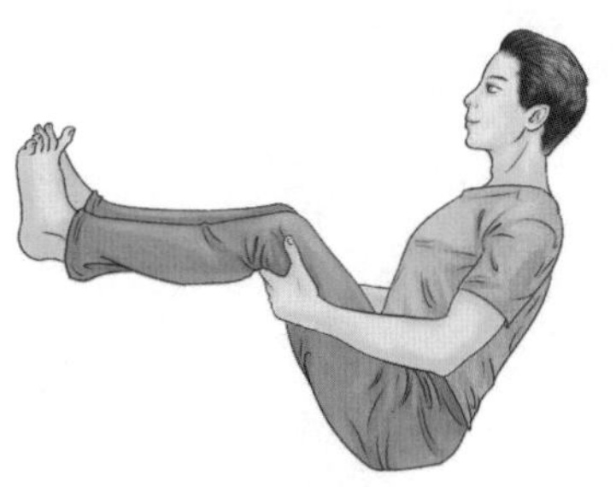

3 保持第二步的所有动作。身体稍向后倾，以坐骨与尾骨之间的髋部部分作为身体平衡的支撑。

脚弯曲，张开脚趾，双脚并拢。
掌心相对，双臂与地面保持平行。
下背部保持弯曲。

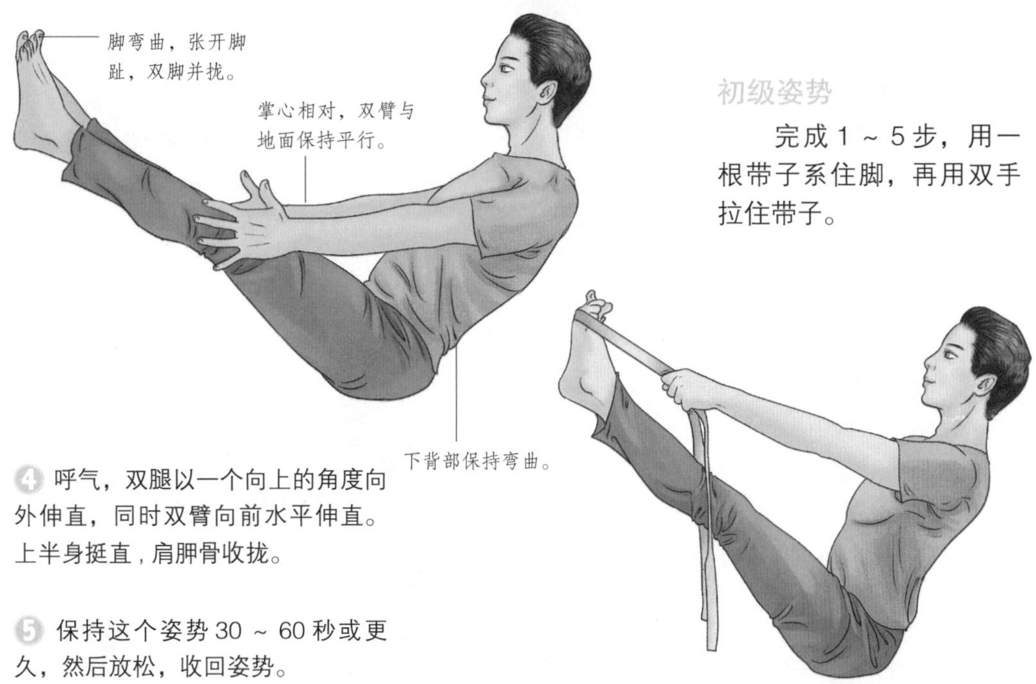

4 呼气，双腿以一个向上的角度向外伸直，同时双臂向前水平伸直。上半身挺直，肩胛骨收拢。

5 保持这个姿势 30 ~ 60 秒或更久，然后放松，收回姿势。

初级姿势

完成 1 ~ 5 步，用一根带子系住脚，再用双手拉住带子。

半月扭转式

凝视点

◇向前
◇向上
◇地面

生理功效

◇锻炼腹部肌肉
◇强化脚部、脚腕、膝部和大腿的力量
◇伸展胭绳肌腱
◇扩张胸肺
◇改善消化系统和循环系统的功能
◇提高平衡性

心理功效

◇集中精神
◇增强意志力
◇促进思维

不适宜人群

◇膝部受伤者
◇颈部受伤者
◇低血压患者
◇头痛患者

左腿与髋部
保持水平。
绷紧右腿
肌肉。
左手放在左
肩正下方。

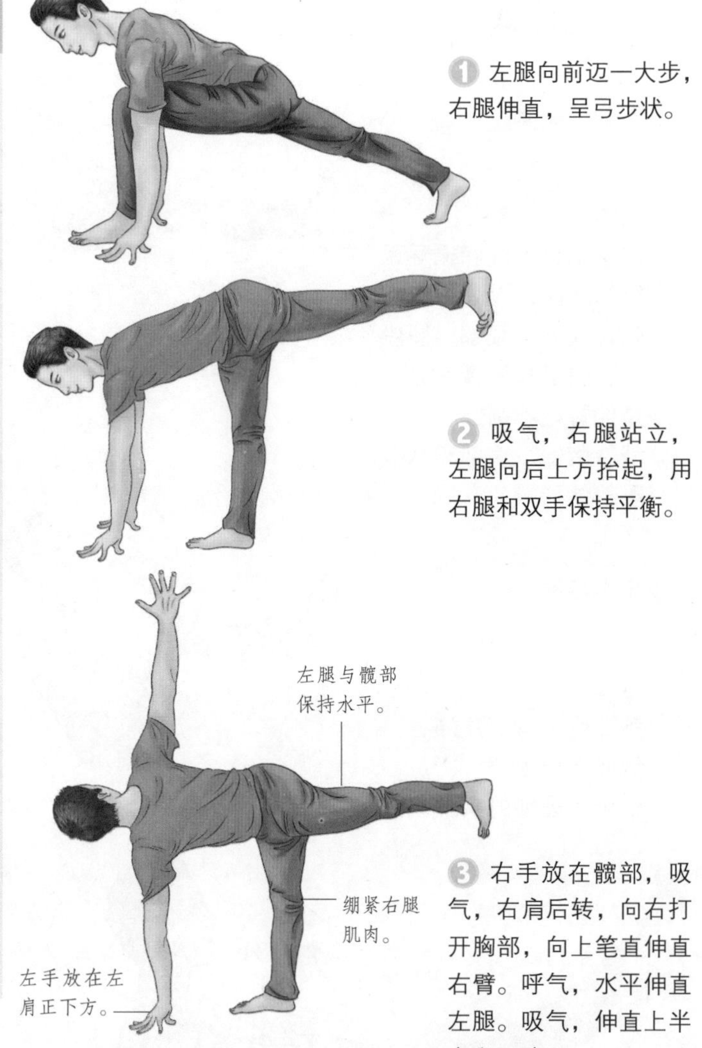

1 左腿向前迈一大步，右腿伸直，呈弓步状。

2 吸气，右腿站立，左腿向后上方抬起，用右腿和双手保持平衡。

3 右手放在髋部，吸气，右肩后转，向右打开胸部，向上笔直伸直右臂。呼气，水平伸直左腿。吸气，伸直上半身和双臂。

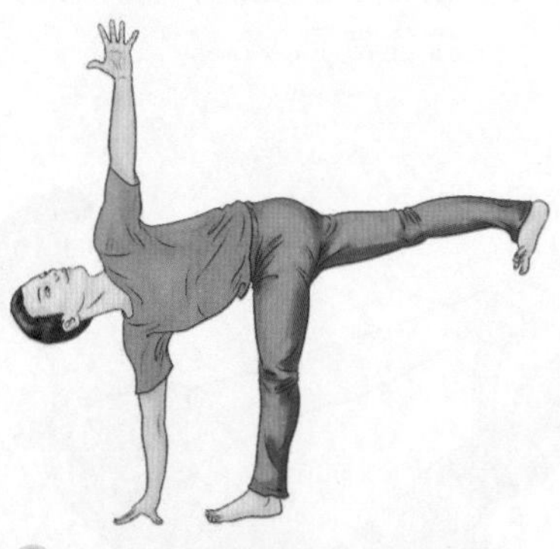

4 保持几秒钟的时间，然后转头向下看，双手触地。呼气，放低左腿。双手置于髋部，吸气，双腿并拢站立。在身体的另一侧重复动作。

高级姿势

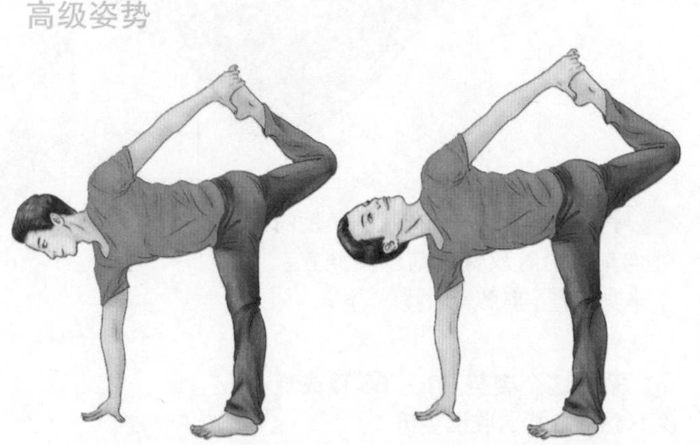

手抓脚趾单腿站立侧伸展式 A，B，C

具体动作见第一篇“瑜伽”第三章“阿斯汤加瑜伽”第二节“站式”之“手抓脚趾单腿站立侧伸展式 A，B，C”。

战士三式

凝视点

◇正前方

◇地面

生理功效

◇强化双脚、脚腕、小腿、膝部和大腿的力量

◇促进循环系统的功能

◇增强肌肉耐力

◇提高平衡能力

◇舒展髋部和腹股沟

心理功效

◇集中精神

◇增强意志力

◇促进思维

不适宜人群

◇膝部受伤者

◇脚腕受伤者

双臂紧贴耳朵。
降低右臂，使臂部的左右两边位于相同高度。
以骨盆为中心保持身体伸展。
左大腿肌肉收紧，站直。

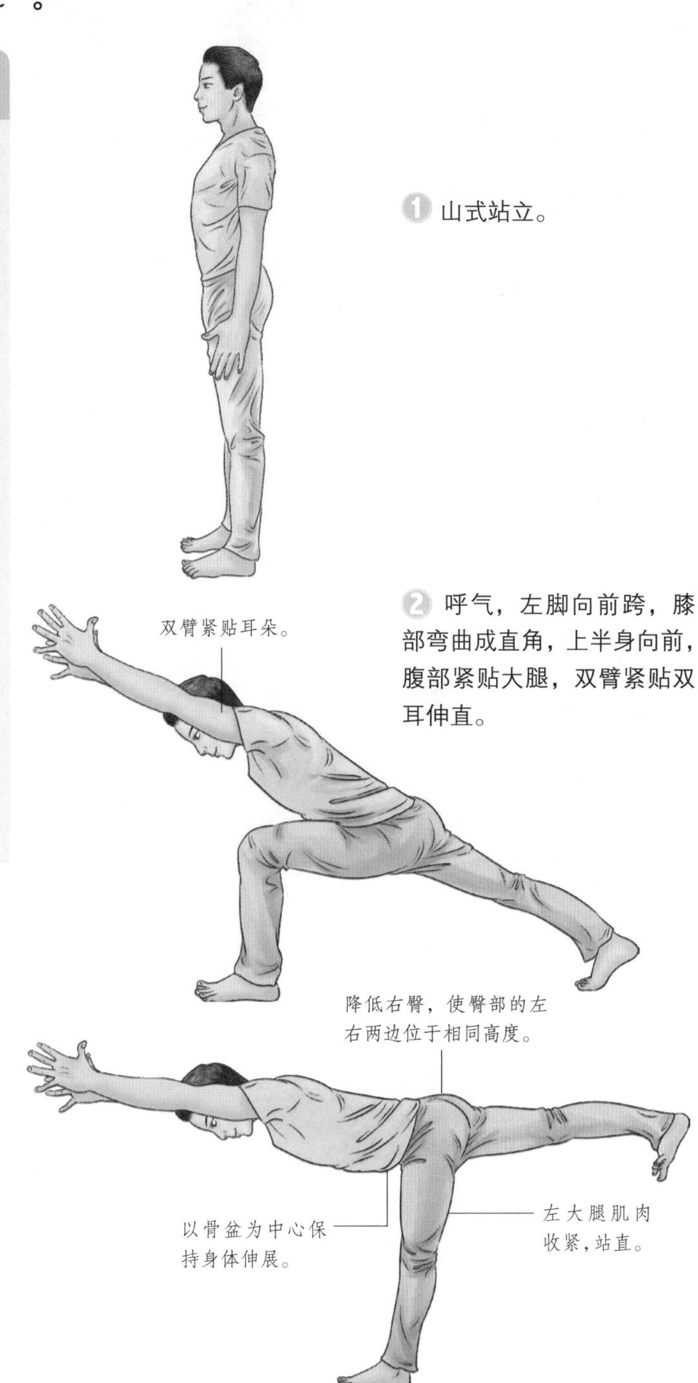

1 山式站立。

2 呼气，左脚向前跨，膝部弯曲成直角，上半身向前，腹部紧贴大腿，双臂紧贴双耳伸直。

3 吸气，将身体轻轻抬起，左腿站直保持平衡，右腿向后伸直。右腿微转使膝盖和脚尖向下。

4 保持几秒钟的时间，绷紧双腿，慢慢还原为双手触地的弓步状。在身体的另一侧重复动作。

舞者式

凝视点

◇正前方
◇手指尖

生理功效

◇缓解生理期不适
◇提高平衡性
◇强化腿部肌肉和双脚的力量
◇舒展胸部与肩部
◇增大肺活量
◇拉伸脊柱

心理功效

◇提神
◇缓解轻微抑郁、焦虑
◇缓解压力

不适宜人群

◇膝部受伤者
◇眩晕症患者
◇高血压患者

1 山式站立。面朝前方，右腿往后弯起，直到接近臀部，然后用右手抓住右脚内侧。

2 吸气，左臂向上伸直。

用手拉右脚，使右膝向后与左膝平行。

尾骨向下内收，左腿伸直。

3 呼气，右腿向后伸，左手向前上方伸直。

伸展右侧身体，右肩后转。

继续用手扳住脚，扳紧。

上半身从髋关节处稍向前倾，保持髋的高度不变，伸展脊柱。

4 呼气，上半身继续向下弯曲，右腿向上伸。

5 保持几秒钟的时间，然后呼气。收回姿势，在身体的另一侧重复动作。

吸气，伸展上半身。
向下内收尾骨，双腿充分伸展。
绷紧左腿尤其是左膝以上的肌肉。

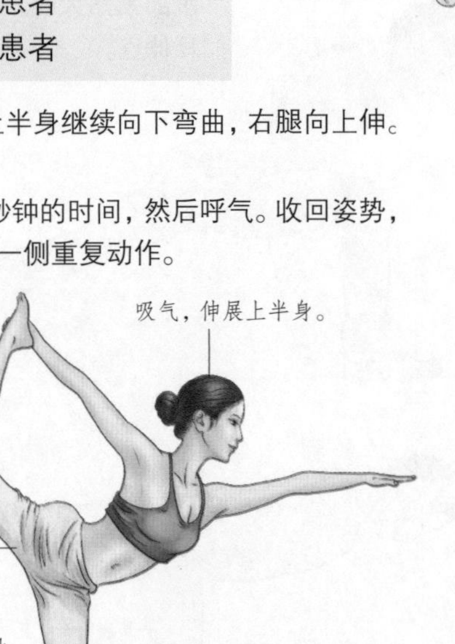

初级姿势

用带子拉住脚，以辅助完成动作。

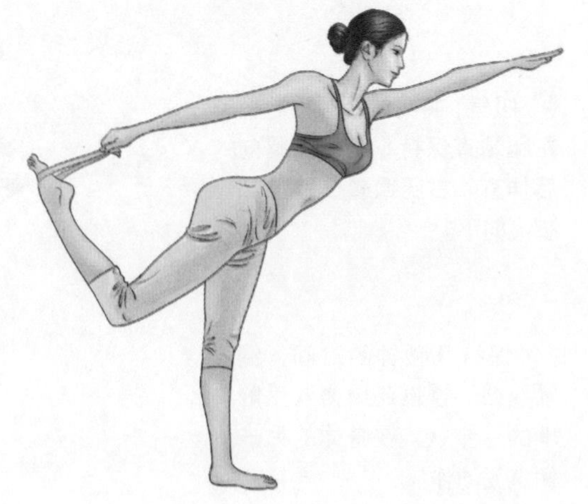

半月式

凝视点

◇手指上方
◇前方
◇地面

生理功效

◇促进循环系统的功能
◇拉伸脊柱和下背部
◇强化足弓、脚腕、膝部和大腿的力量
◇舒展腘绳肌腱
◇舒展胸部与髋部
◇缓解生理期不适和坐骨神经痛
◇提高平衡性和协调性

心理功效

◇集中精神
◇增强意志力
◇促进思维
◇缓解压力

不适宜人群

◇膝部受伤者
◇颈部受伤者
◇低血压患者
◇眩晕症患者

右脚、右膝向外转。
双腿充分伸直。
右脚后跟与左脚弓在同一直线上。

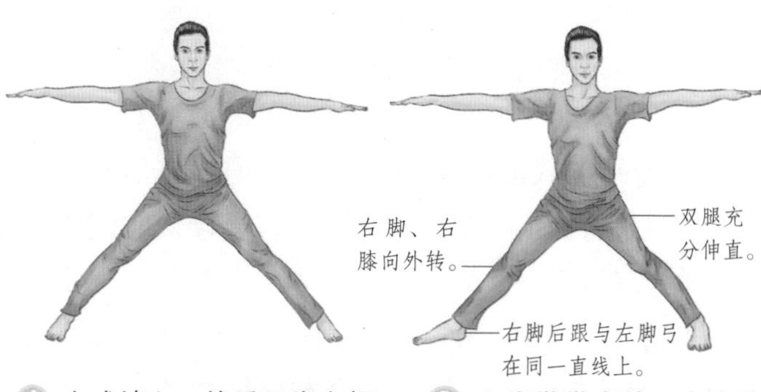

1 山式站立，然后双脚大幅度分开，吸气，双臂侧平举。

2 左脚微微内转，右脚外转 90° 。

左手放在髋部处。
直视右手。
腿部肌肉绷紧。
左腿向上抬起并伸直。
右腿充分伸直。
右手位于右肩的正下方。

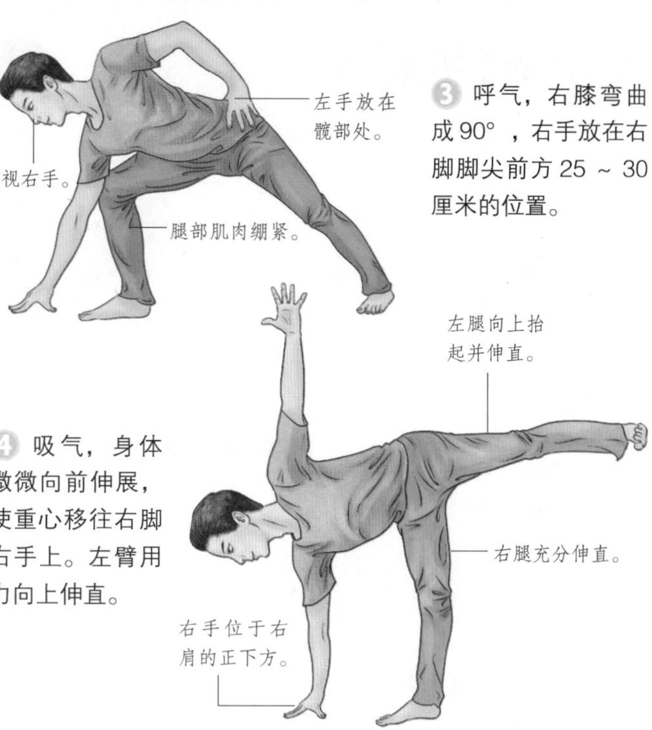

3 呼气，右膝弯曲成 90° ，右手放在右脚脚尖前方 25 ~ 30 厘米的位置。

4 吸气，身体微微向前伸展，使重心移往右脚右手上。左臂用力向上伸直。

双腿肌肉绷紧。

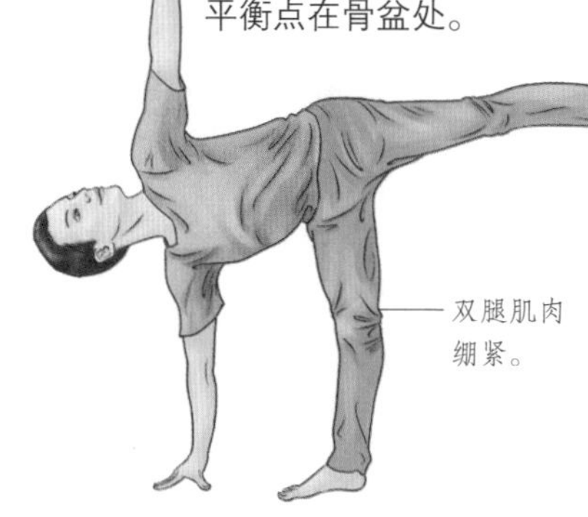

5 把头转向上方，眼望左手。身体平衡点在骨盆处。

6 保持几秒钟的时间，左手放在髋部，视线转向地面。呼气，右膝弯曲，左腿慢慢放下，双手放在髋部，收回姿势。在身体的另一侧重复动作。

初级姿势

完成 1 ~ 5 步，在第 4 步中，在地上放一块木块来辅助平衡，左手放在髋部。

第三节 手臂平衡式

手臂平衡式能锻炼轴心力量，增强自信心和勇气。与站式一样，手臂平衡式能增强活力和灵敏性；和平衡式一样，它们也需要体力和耐力。这些具有挑战性的姿势能锻炼人的整个身体，尤其是手、手腕、手臂、肩部和腹部。想要在手臂平衡式上取得成功，并不需要很快就掌握所有的姿势，你可以慢慢练习。通过练习这些姿势，你的肌肉和体能都能得到很大的改善。通过反复地练习，最终，你能练到最高境界，获得最大益处。

后仰支架式

凝视点

◇正前方
◇手指尖

生理功效

◇缓解生理期不适
◇提高平衡性
◇强化腿部肌肉和双脚的力量
◇舒展胸部与肩部
◇增大肺活量
◇拉伸脊柱

心理功效

◇提神
◇缓解轻微抑郁、焦虑
◇缓解压力

不适宜人群

◇膝部受伤者
◇眩晕症患者
◇高血压患者

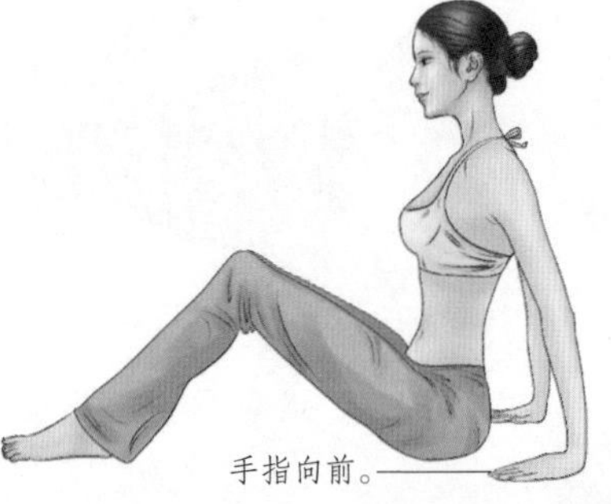

1 双腿向前伸直坐在地上。屈膝，双脚分开，与髋同宽，双手放在髋后地面上。屈肘，吸气，充分伸展上半身。呼气，肩胛骨收拢，背部微曲，双臂伸直 。

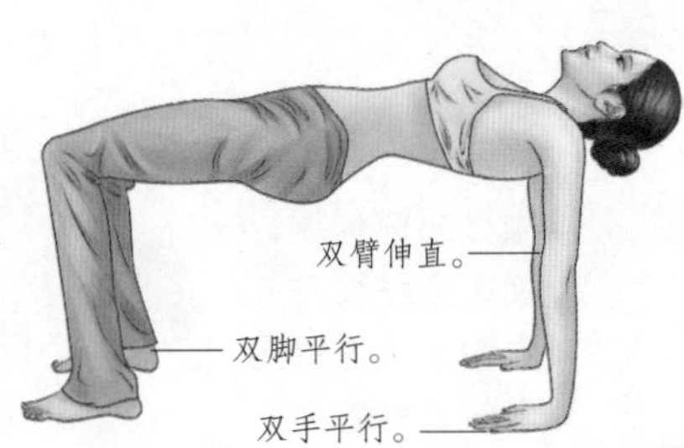

2 吸气，双手双脚紧压地面，髋部挺起，身体挺直，大腿与小腿成 90° 。

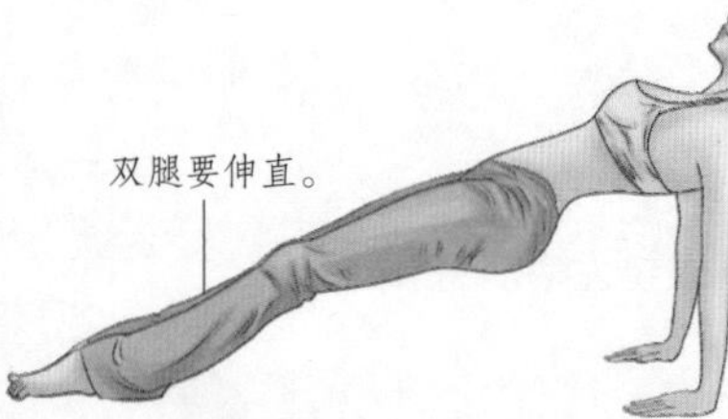

3 先将右腿伸直，然后伸直左腿，脚掌贴地，双腿肌肉收紧，臀部抬起。

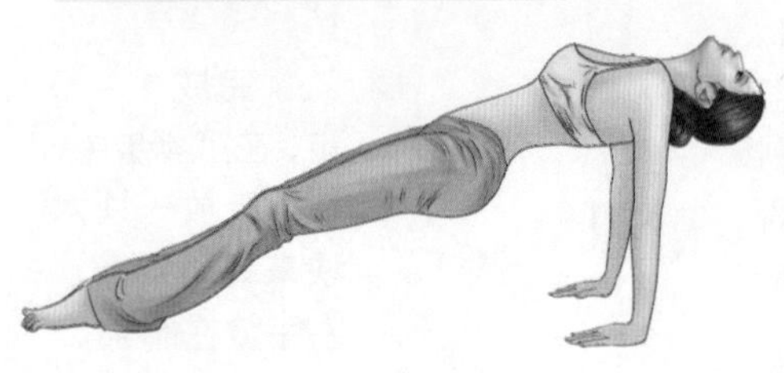

4 呼气，充分伸展上半身，头向后仰，喉部伸长。保持几秒钟的时间。然后呼气，弯曲双膝和双臂，臀部放低贴地。

初级姿势

在第 2 步中，将臀部尽可能抬起即可。

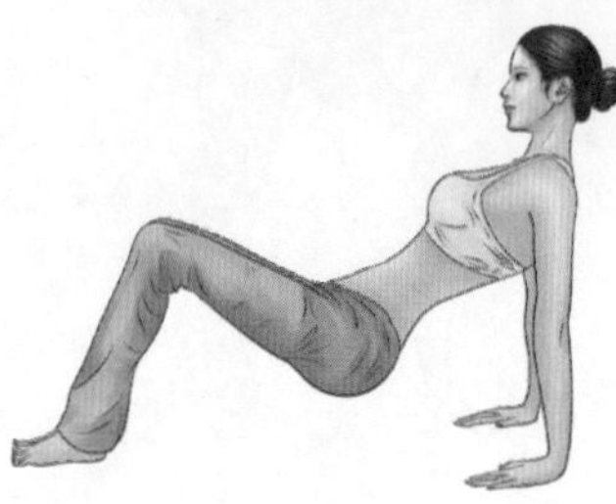

侧斜面式

凝视点

◇上方

◇前方

◇下方

生理功效

◇提高平衡性

◇锻炼轴心力量

◇强化双腿、双臂、肩部和手腕的力量

◇伸展腕关节

◇拉伸脊柱

心理功效

◇集中精神

不适宜人群

◇腕管综合征患者

◇手腕、手肘或肩部受伤者

◇肌腱受伤者

1 以下犬式开始。

2 左手放在髋部，右手向左移，并紧压地面支起整个身体。然后身体向右转动，用右脚外侧保持平衡。左膝弯曲，左脚放在右脚前的地面上。

右腿肌肉绷紧，臀部抬起。

脚趾张开，脚腕处成直角。

右臂与身体成一定的角度，手指分开，手掌下压，右臂充分伸直。

双腿肌肉绷紧，
大腿抬起。
双腿绷紧，脚
外侧背向膝盖。
充分伸展上半身。

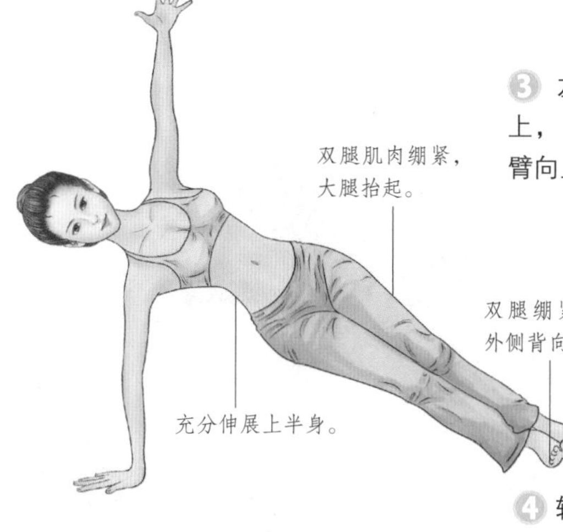

3 左脚叠在右脚上，脚跟并拢，左臂向上伸直。

4 转头朝上，看着左手。保持几秒钟的时间。然后呼气，左臂放下，还原成下犬式。在身体的另一侧重复动作。

初级姿势

只做1、2步即可，保持几秒钟的时间，然后还原为下犬式。在身体的另一侧重复动作。

高级姿势

鹤式

凝视点

◇下方
◇手指前方

生理功效

◇提高平衡性和协调性
◇改善消化系统的功能
◇强化腹部肌肉，锻炼轴心力量
◇舒展髋部和背部
◇强化手臂和手腕
◇伸展腕关节

心理功效

◇集中精神

不适宜人群

◇腕管综合征患者
◇孕妇
◇手腕或肩部受伤者

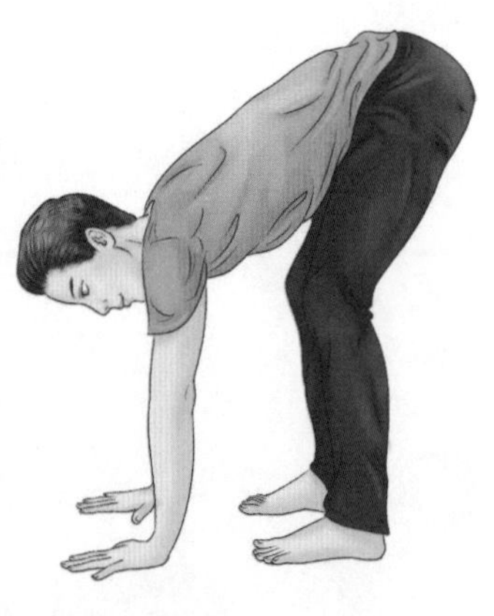

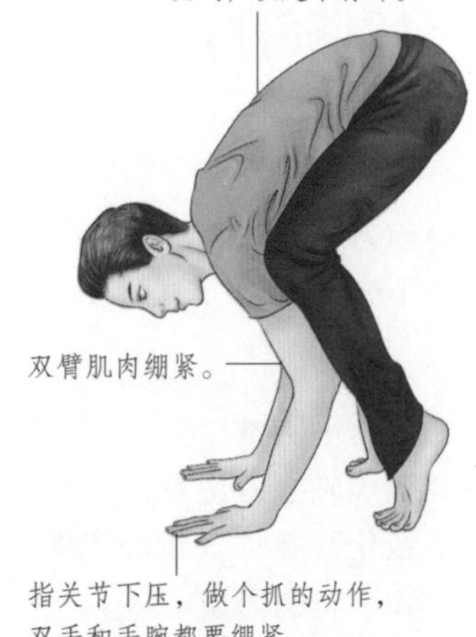

1 双脚分立与髋同宽，屈膝，双手平放在地上。

2 屈肘，膝盖抵住上臂后侧，踮起脚，将重心转至手上。

3 两条腿相继向上举起。

4 双脚并拢，小腿与地面平行。

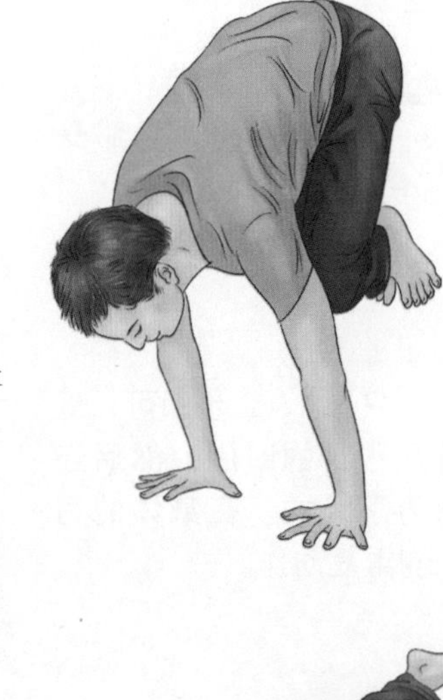

呼吸时，背部要始终拱着。

收紧双脚和大腿内侧肌肉。

手臂伸直。

初级姿势

完成1～4步，在脚下垫一块木块，来辅助抬起背部和臀部。

高级姿势

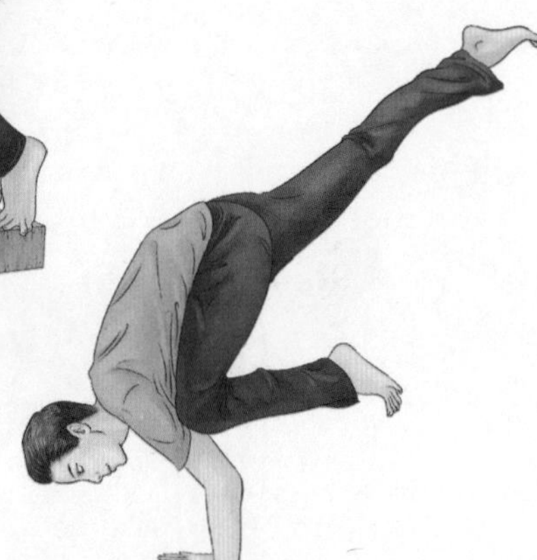

孔雀式

凝视点

◇下方
◇手腕前方

生理功效

◇提高平衡性和协调性
◇改善消化系统的功能
◇强化腹部肌肉，锻炼轴心力量
◇舒展髋部和背部
◇强化手臂和手腕
◇伸展腕关节

心理功效

◇集中精神

不适宜人群

◇腕管综合征患者
◇孕妇
◇手腕或肩部受伤者

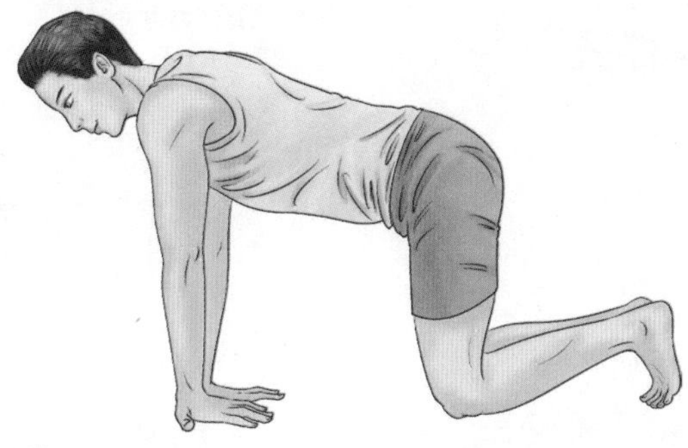

1 双膝分开跪在地上，指尖指向脚的方向，两小指靠拢。

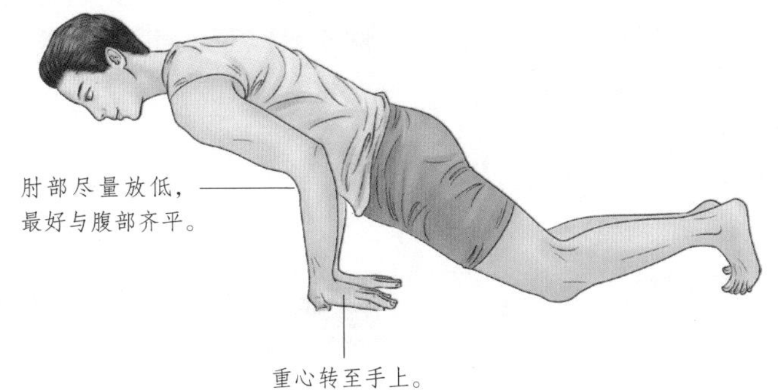

2 屈肘，保持双手靠拢，身体前曲，两肘抵住腹部。女士则需分开上臂，以免挤压胸部。

上半身肌肉都绷紧。
脚趾张开，以帮助
绷紧腿部肌肉。
双腿肌肉充分绷紧。

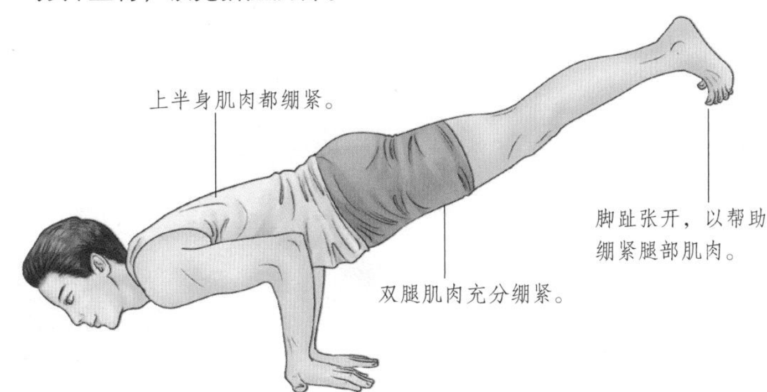

3 双腿向上抬起伸直，重心前移，用手臂保持平衡。

初级姿势

保持膝部和脚触地，只需把躯干抬起。

高级姿势

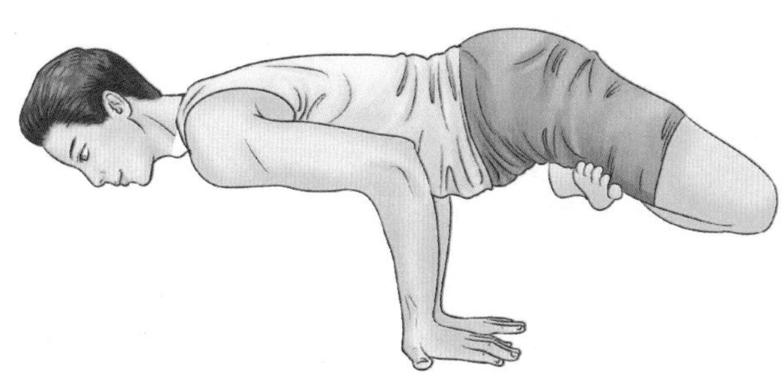

四肢支撑式

凝视点

◇地面
◇前方

生理功效

◇强化腿部、髋部、背部、腹部、肩部、手臂和手腕的力量
◇改善消化系统和循环系统的功能
◇缓解肌腱炎和疲劳
◇增强体力
◇锻炼轴心力量

心理功效

◇集中精神

不适宜人群

◇腕管综合征患者
◇孕妇

保持颈部与脊柱在同一直线上。
尾骨向下内收，双腿绷紧伸直。
手指分开，双掌下压。

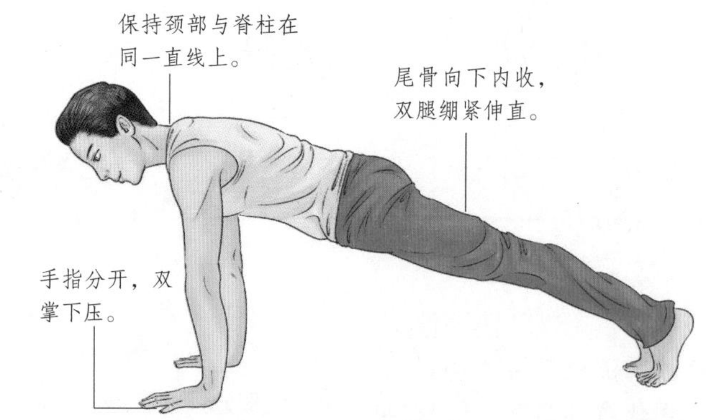

1 身体呈直板式，双臂伸直置于肩下。双腿后伸，脚腕弯曲。腰侧保持上提，肩胛骨收拢。

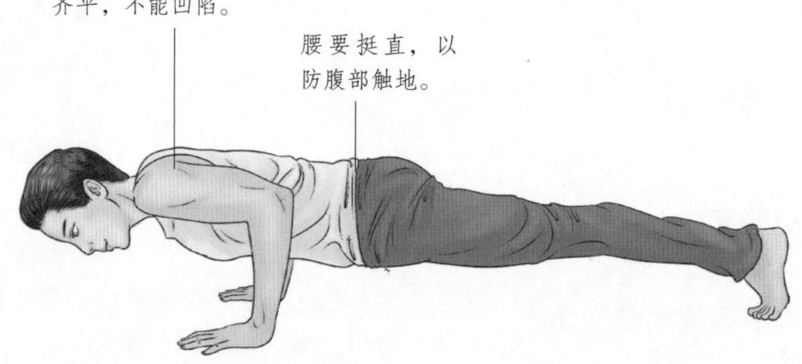

2 保持姿势，呼气，身体下压，直至上臂与地面平行。

3 保持几秒钟的时间。然后放低身体趴下来，放松。

初级姿势

完成 1、2 步，但膝盖可以放在地上。

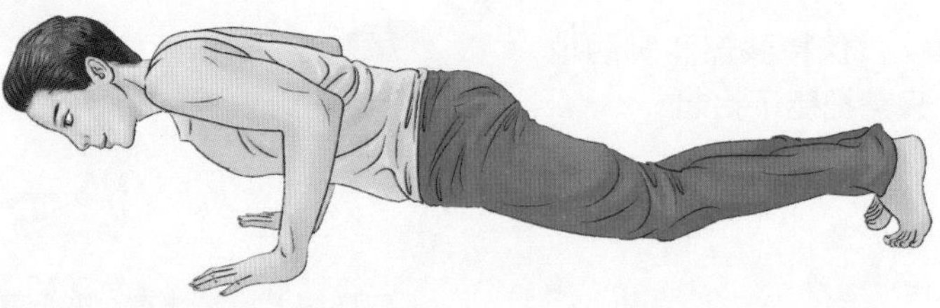

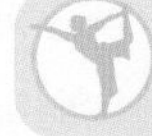

第四节 倒立式

倒立式对抗重心引力，使人的整个身体获得新生。通过使血液和淋巴液倒流，可以给大脑补充营养，促进器官和腺体系统的功能。倒立后，正常的循环系统获得了新的活力。倒立能强化上半身和神经系统，改善消化功能和排毒功能。练习时需要精神集中，而且能使人更加理智、平静。但在孕期和生理期则不适合练习。

肩倒立式

凝视点

◇足尖

生理功效

◇锻炼并伸展颈部、肩部肌肉

◇治疗失眠

◇缓解窦压

◇促进循环系统的功能

◇缓解更年期不适

◇改善甲状腺、甲状旁腺和前列腺的功能

◇缓解静脉曲张

心理功效

◇缓解轻度抑郁和压力

◇镇定心神

不适宜人群

◇关节炎患者

◇颈部受伤者

◇处于生理期的女性

◇孕妇（怀孕前3个月）

◇高血压患者

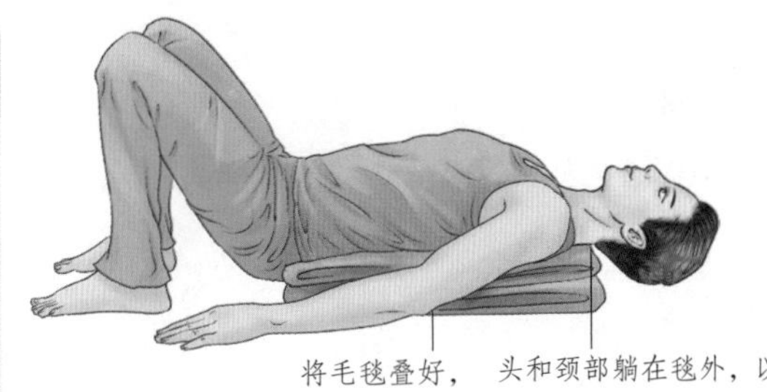

① 仰卧在地上。将两块叠好的毛毯垫在身下。屈膝，双脚平放在地上。

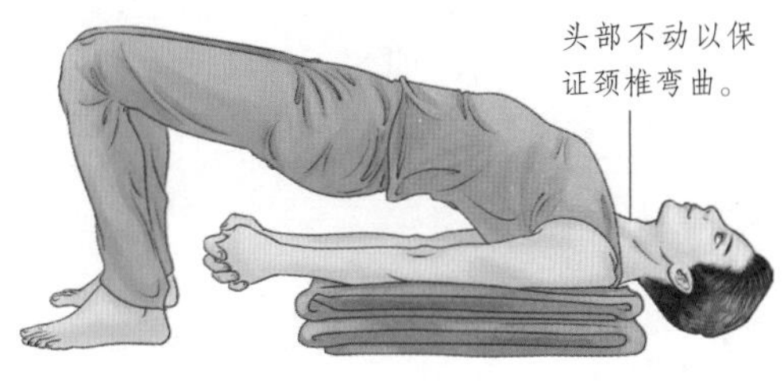

② 臀部从毯子上抬起，双手在身下紧握。两侧肩部相继向脊柱靠近，并向头部移动。这样，颈部和肩胛骨就稍微抬起了。

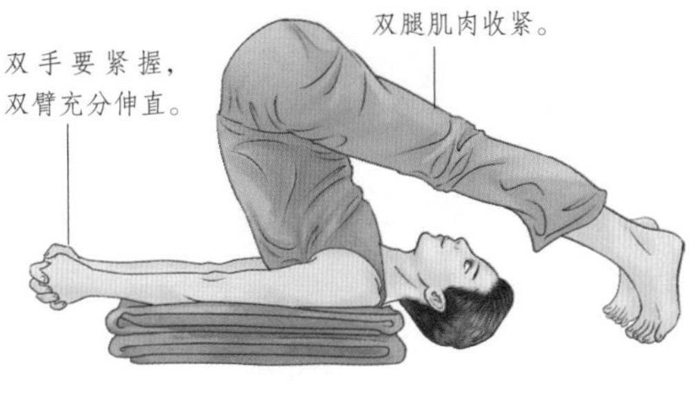

③ 双腿翻过头部，脚趾触地。

双脚弯曲，双腿充分伸直，脚趾张开。

手从背部下移向肩胛骨，双肘保持肩宽的距离。

髋部重量向后移至手上。

轻轻地将后脑勺紧压地面。

④ 手放在背部，双腿上抬并伸直。

初级姿势

做靠墙倒立式，靠墙举起双腿，髋部垫个软枕或叠好的毯子。

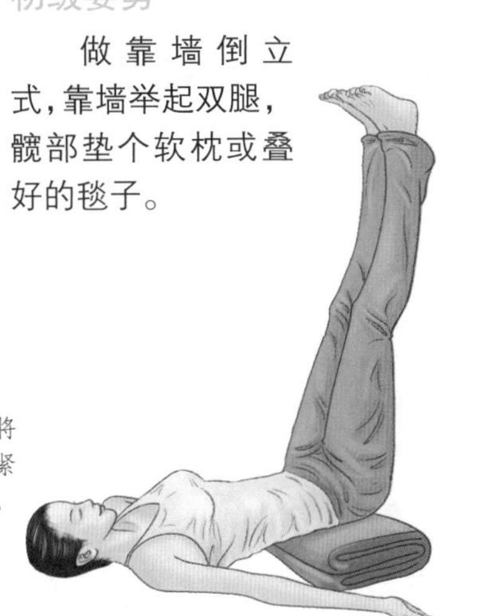

高级姿势

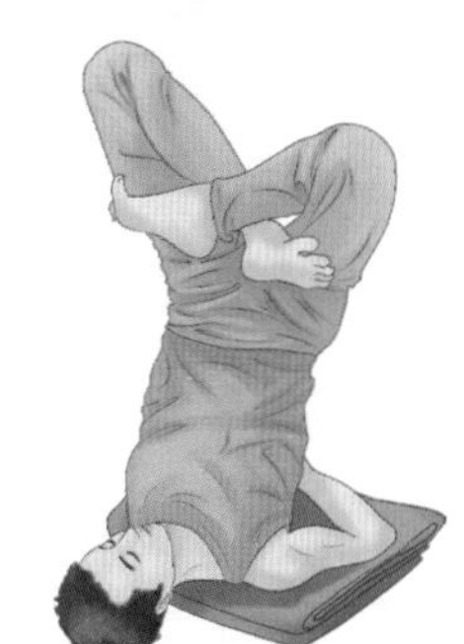

犁式

凝视点

◇大腿根部

生理功效

◇缓解背痛
◇改善甲状腺和甲状旁腺的功能
◇伸展肩部
◇拉伸脊柱
◇治疗失眠
◇缓解更年期不适

心理功效

◇缓解轻度焦虑和压力
◇镇定心神

不适宜人群

◇颈部受伤者
◇处于生理期的女性
◇孕妇
◇高血压患者
◇哮喘患者

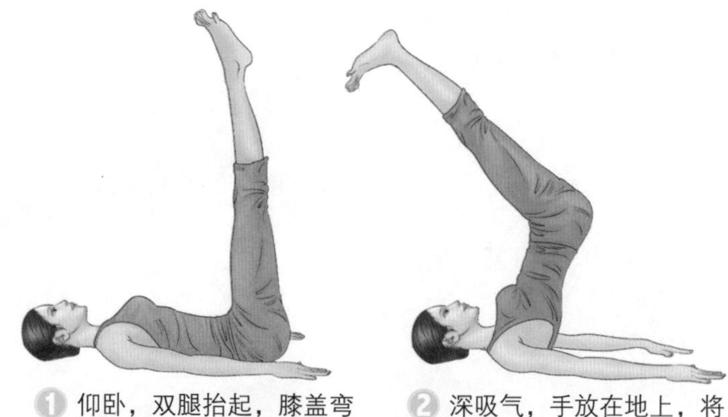

❶ 仰卧，双腿抬起，膝盖弯向胸部，然后向上伸直。

❷ 深吸气，手放在地上，将腿翻过头部。

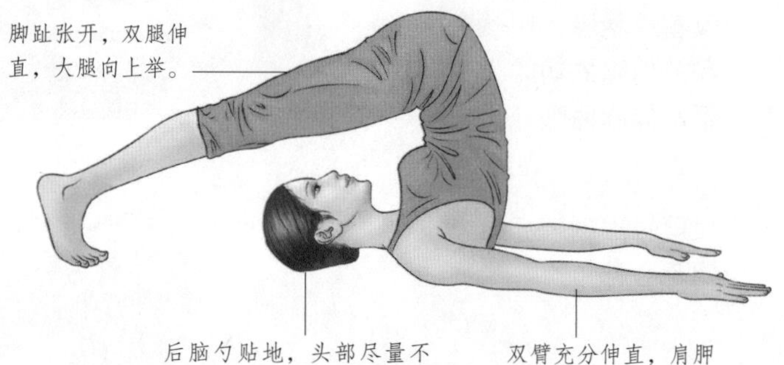

❸ 放低双脚，直到脚尖触地，髋部位于肩部上方，保持几秒钟的时间。用双手做支撑，背部下放，还原动作。

初级姿势

完成1～3步，可在肩下放2块叠好的毯子，头颈部放在地上以保证颈椎的自然弯曲。

高级姿势

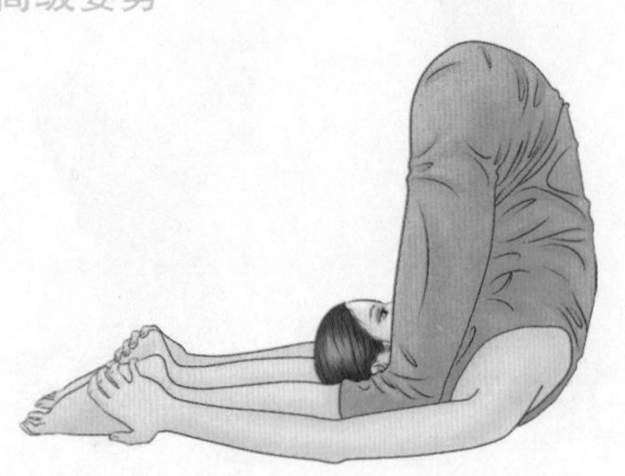

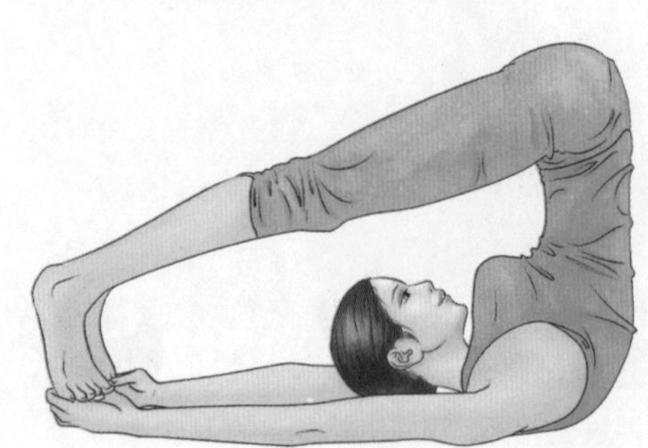

靠墙倒立式

凝视点

◇闭眼

生理功效

◇缓解腿脚疲劳
◇预防水肿和静脉曲张
◇镇定神经系统
◇缓解轻度背痛、头痛和失眠
◇缓解关节炎
◇减轻泌尿系统、呼吸系统紊乱
◇促进血液循环

心理功效

◇缓解轻度抑郁、焦虑和压力
◇镇定心神

不适宜人群

◇颈部或背部受伤严重者
◇青光眼患者

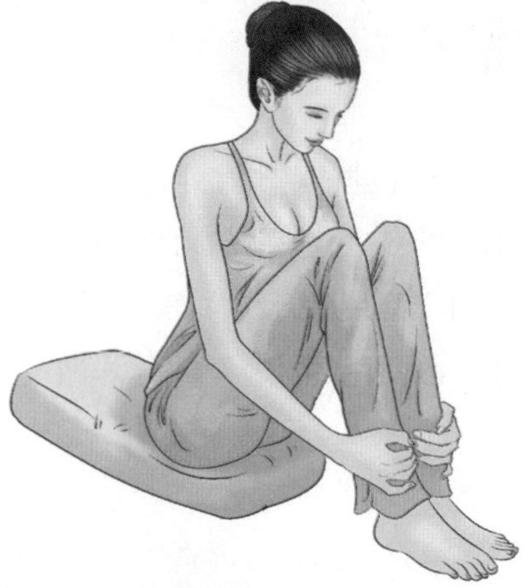

1 靠墙而坐，毯子或软枕垫在臀部下，屈膝。

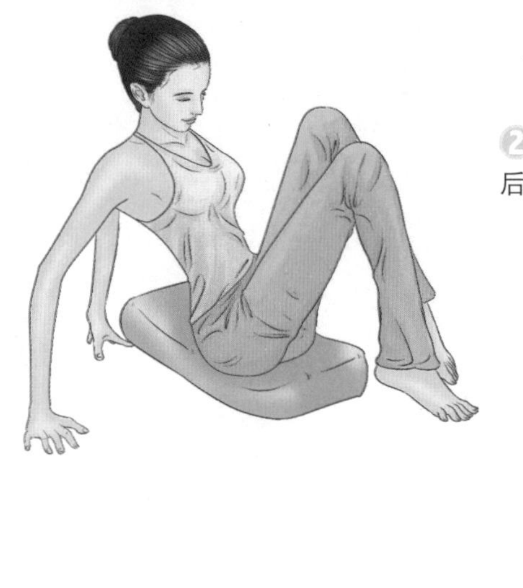

2 手放在身后，身体后仰。

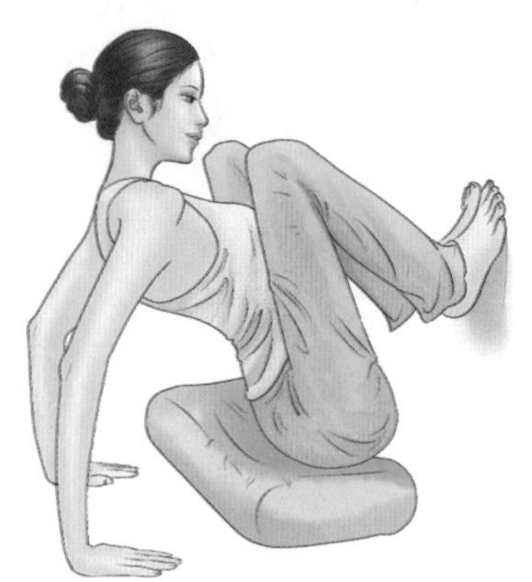

3 身体向后仰，双手撑地，双脚抬起贴在墙上。

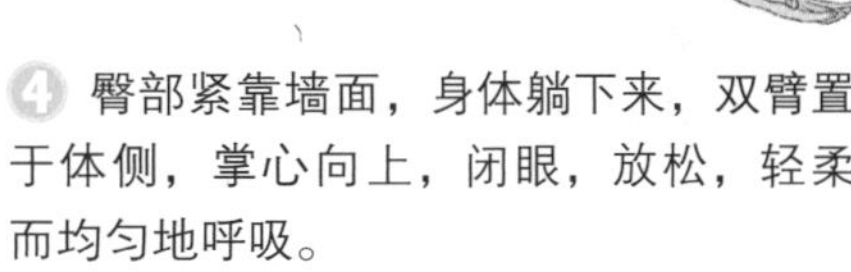

4 臀部紧靠墙面，身体躺下来，双臂置于体侧，掌心向上，闭眼，放松，轻柔而均匀地呼吸。

头倒立式

具体动作见第一篇“瑜伽”第三章“阿斯汤加瑜伽”第四节“结束姿势”之“头倒立式”。

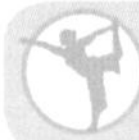

第五节 后仰式

后仰式能恢复活力、强身健体、提神醒脑。它在舒展上背部、胸部、肩部、前腹股沟，以及增加脊柱的灵活性等方面极为有效。与其他姿势相比，后仰式更能放松紧张的精神。它们能保持脊柱柔软，同时增强背部、腿部及肩部力量。后仰式不宜在睡前练习，因为它会使人兴奋，做完后仰式后要做一些放松练习如扭转式或前屈式以放松脊柱。

眼镜蛇式

凝视点

◇上方

◇前方

生理功效

◇改善体形

◇改善消化系统、循环系统和淋巴系统的功能

◇舒展胸部、肩部和喉部

◇拉伸脊柱，提高其灵活性

◇增强下背部、肩部和腿部肌肉的力量

◇缓解疲劳

心理功效

◇缓解轻度抑郁、焦虑和压力

◇提神

不适宜人群

◇孕妇

◇颈部或脊柱受伤严重者

◇高血压患者

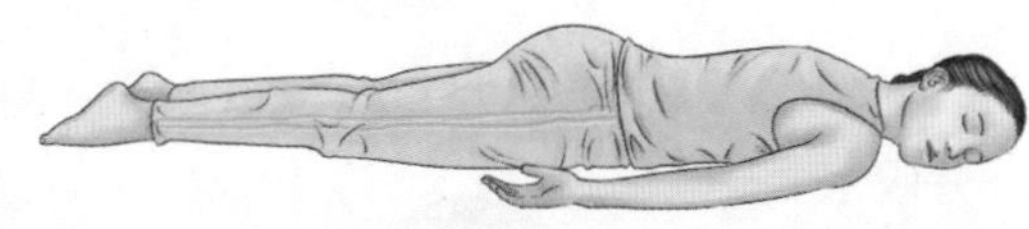

① 俯卧。

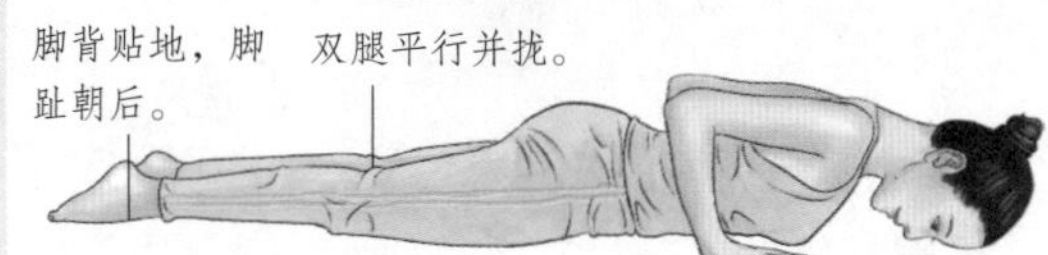

② 前额贴地，屈肘，手掌置于胸部两侧，使前臂与地面垂直。呼气，双手下压，伸展体侧，双臂夹紧身体，肩胛骨收拢。

充分伸展上半身。
胸部挺起，肩胛骨收拢。
双手下压，支撑身体。

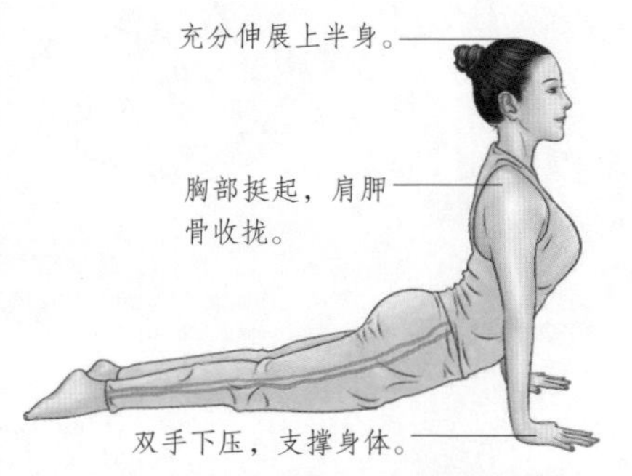

③ 十个脚趾向下紧压地面，双腿充分伸展。尾骨向下内收。再吸气时，双手下压，伸展上半身，身体抬起，肩胛骨保持收拢。

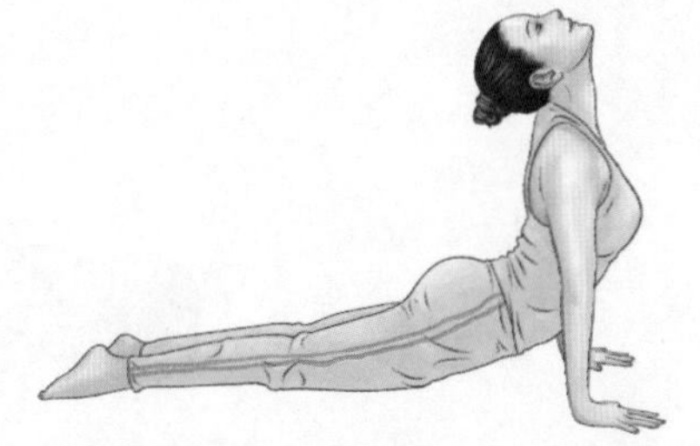

④ 伸长脖子，屈颈向上看，头向后仰。

初级姿势

完成1～3步，前臂放在地上即可。

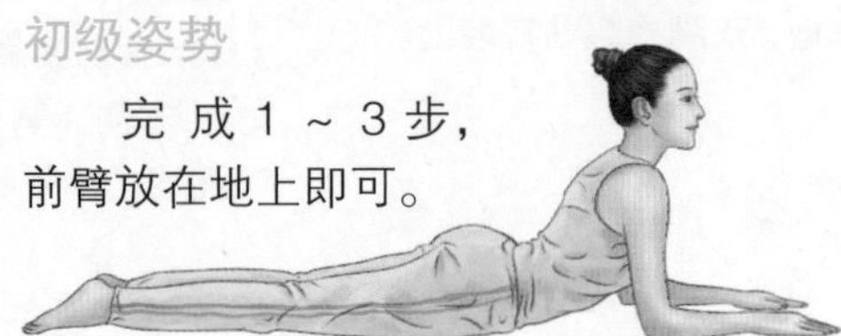

⑤ 保持几秒钟的时间。然后呼气，放松，俯卧。

上犬式

凝视点

◇上方
◇前方

生理功效

◇加强腿部、躯干、肩部、手臂和腕部的力量
◇扩张胸部，增大肺活量
◇舒展肩部与背部
◇拉伸脊柱，打开腹腔
◇促进消化系统和淋巴系统的功能
◇改善体形

心理功效

◇缓解轻度抑郁、焦虑
◇提神
◇集中精神

不适宜人群

◇孕妇（怀孕3个月之后）
◇颈部或背部受伤者
◇腕管综合征患者

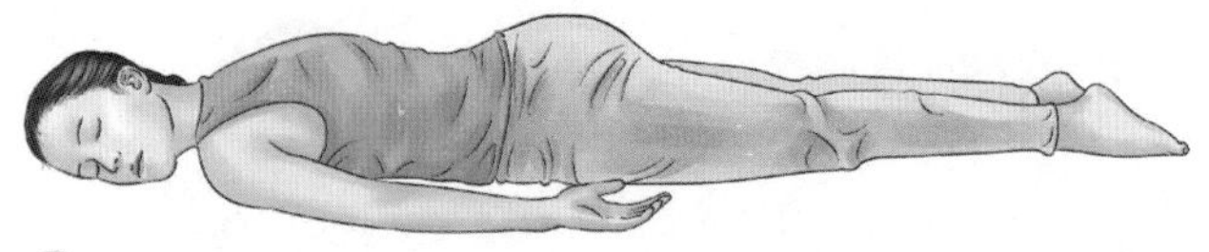

1 俯卧。

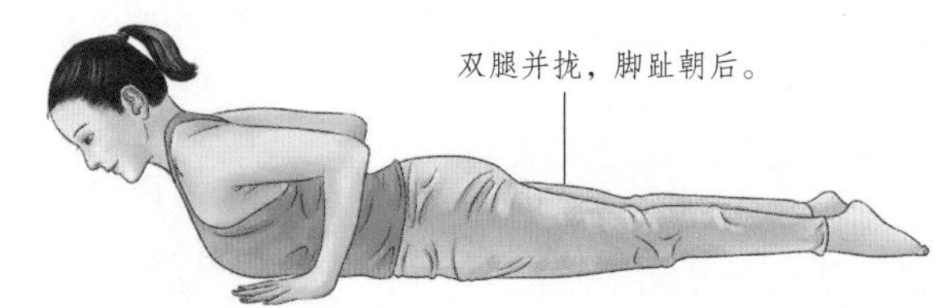

2 屈臂，手掌向后移，直到前臂与地面垂直。吸气，伸展体侧，肩部抬离地面，肩胛骨收拢。

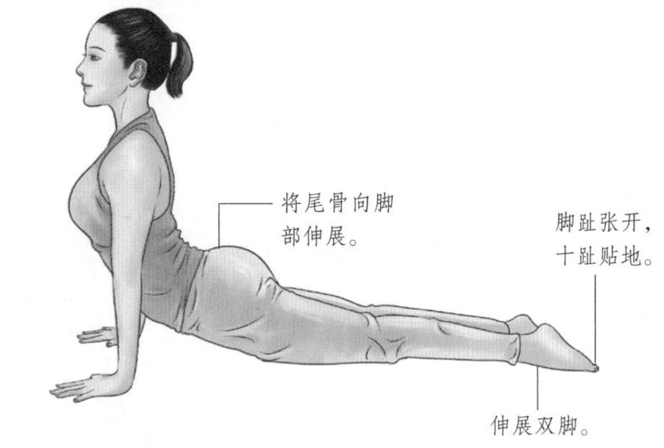

3 呼气，双手下压，伸展体侧，双臂夹紧身体，肩胛骨收拢，双臂伸直，上身抬离地面。绷紧大腿肌肉，将大腿微微抬起。

颈部伸长，头向后仰。
肩胛骨收拢，胸部挺起。
保持肩胛骨与颈部后侧平行。
双手下压，双臂伸直。

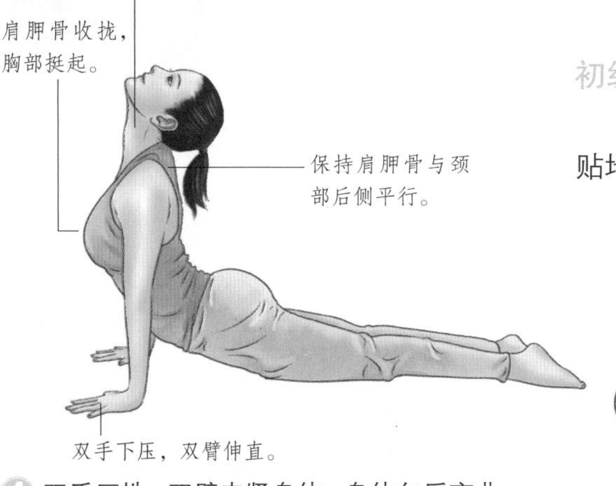

4 双手压地，双臂夹紧身体。身体向后弯曲，充分伸展上半身。伸长颈部，头部后仰。保持几秒钟的时间。然后慢慢还原俯卧姿势。

初级姿势

按以上步骤做，只是大腿不用抬起，贴地即可。

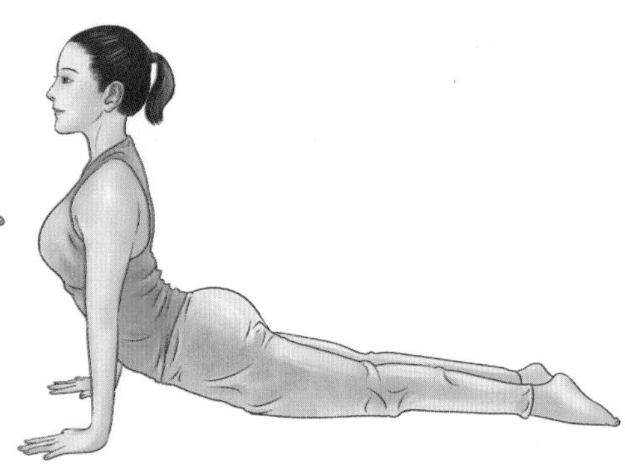

骆驼式

凝视点

◇上方
◇闭眼

生理功效

◇拉伸大腿、躯干、胸部、肩部和喉部
◇锻炼腿、骨盆和下背部肌肉
◇舒展髋部和屈肌
◇改善消化系统和循环系统的功能
◇提高脊柱柔韧性
◇改善体形

心理功效

◇缓解轻度抑郁、焦虑和压力
◇提神

不适宜人群

◇脊柱或颈部受伤者
◇低血压患者

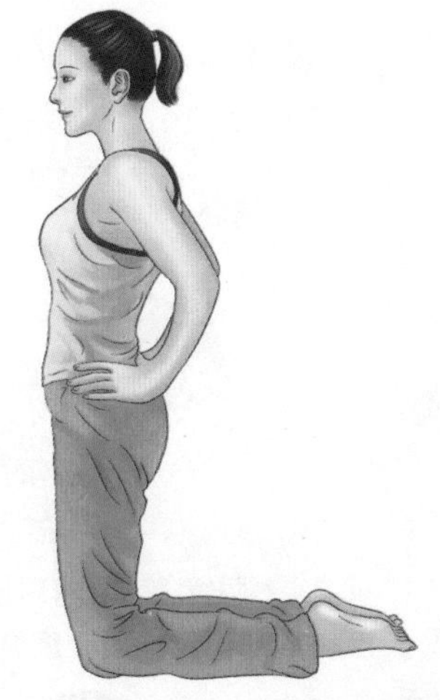

1 跪在地上，大腿垂直于地面，双手放在髋部。双脚向后，十趾贴地，吸气，大腿向后移。下一次呼气时，尾骨内收来伸展下背部。

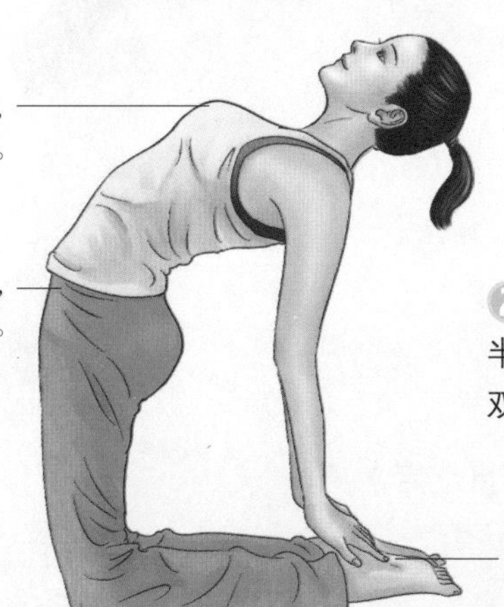

2 吸气，充分伸展上半身；呼气，后仰使双手触到脚后跟。

初级姿势

完成1 ~ 4步，在脚腕的两侧各放一块木块，将手放在木块上辅助完成动作。

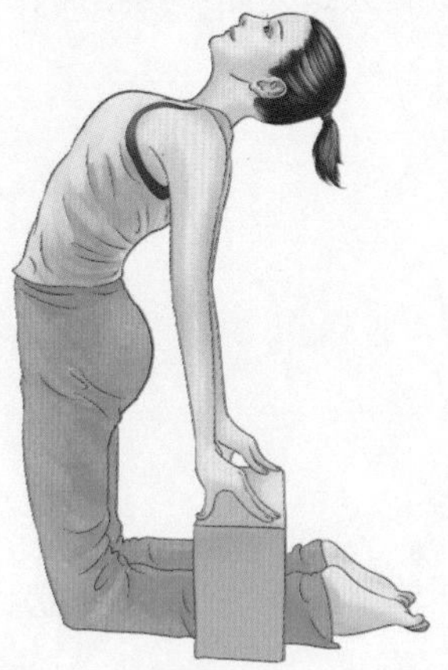

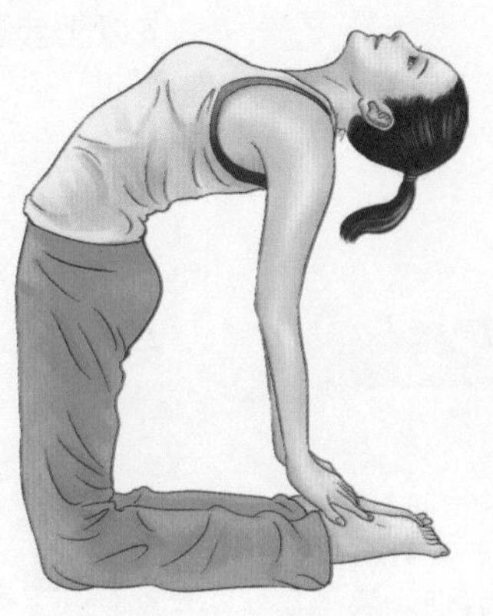

3 颈部伸长，头后仰。

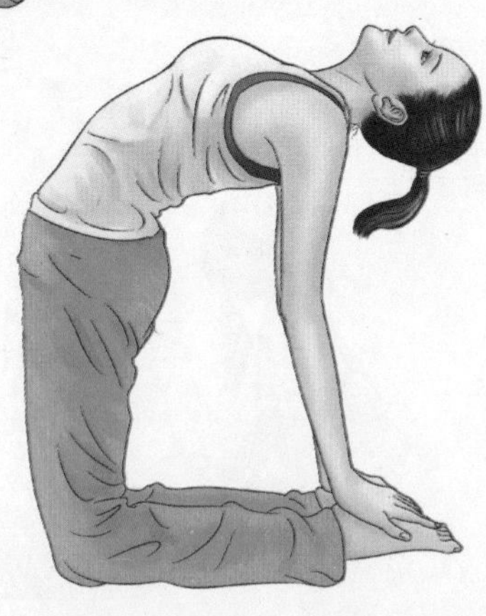

4 手滑到脚掌上。保持几秒钟的时间。然后呼气，小腿用力压地，挺胸，伸直上半身时保持头后仰，最后向后坐在脚后跟上放松一会儿。

桥式

凝视点

◇上方
◇闭眼

生理功效

◇提高脊柱和肩部的柔韧性
◇刺激神经系统
◇促进消化
◇舒展胸部、颈部和肩部
◇促进甲状腺和甲状旁腺的功能
◇提高肺活量
◇缓解生理期和更年期不适
◇缓解高血压、哮喘和窦炎
◇减轻疲劳

心理功效

◇缓解轻度抑郁、焦虑和压力
◇提神

不适宜人群

◇肩部或颈部受伤者
◇手腕受伤者

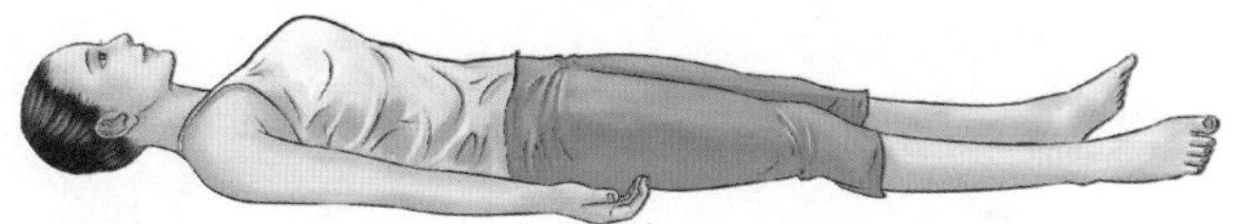

1 仰卧。

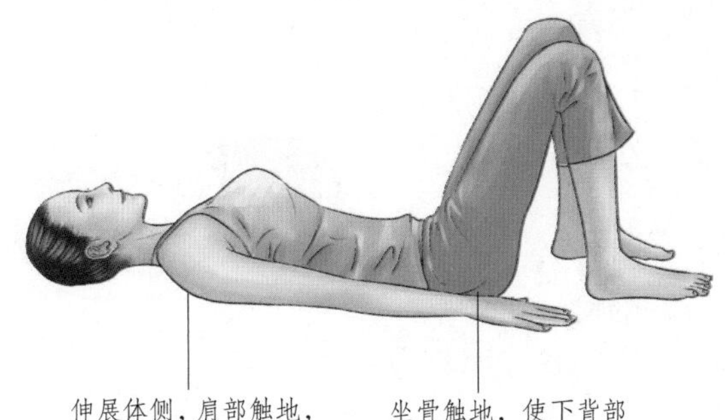

2 屈膝，双脚平行，打开与髋同宽。

脚后跟下压地面，双脚朝肩部方向移动，舒活脚筋。
伸展体侧，肩部触地，肩胛骨收拢。
下压双手、双臂，以提起臀部。

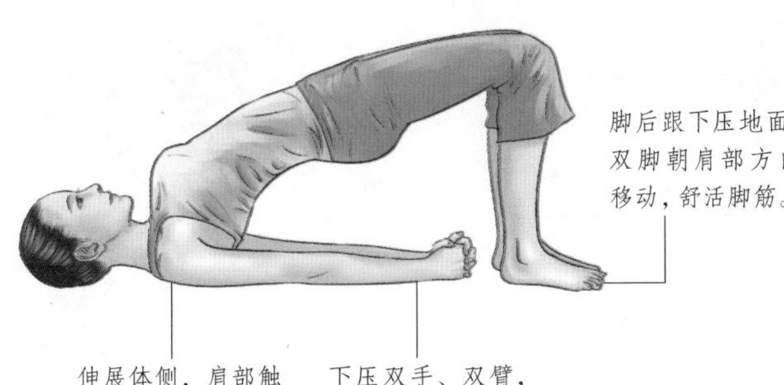

3 吸气，双脚压地，同时抬起臀部。尾骨拉伸，同时伸展大腿。双手在背后紧握，扭转双肩使之靠近，肩胛骨收拢。

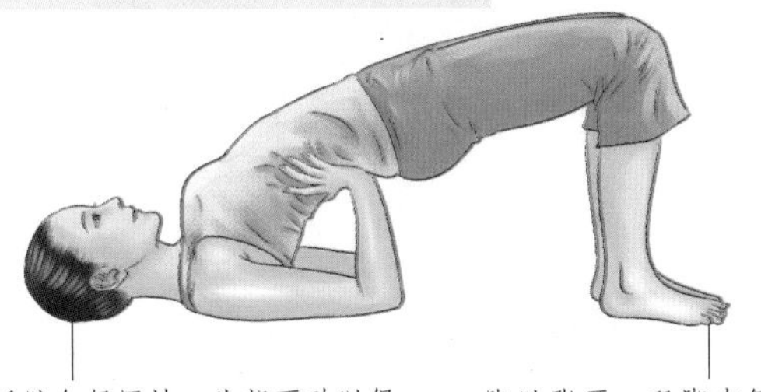

4 脚紧压地面，吸气，将臀部抬得更高，双手松开，重心轻微右移，左手托住背部肋骨。之后把重心偏向左边，用右手托住背部肋骨。保持几秒钟的时间，然后手放下，慢慢将臀部放到地上。

初级姿势

完成 1 ~ 4 步，双臂放在体侧，掌心向下。如有必要，可以用毯子支撑肩部。

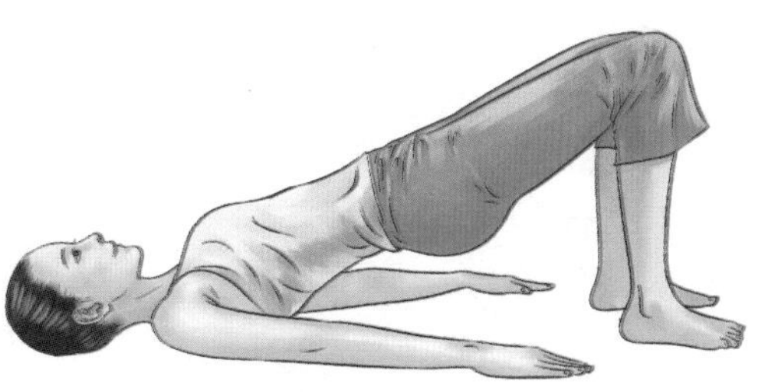

弓式

凝视点

◇前方
◇地面，鼻尖下方

生理功效

◇伸展脚腕、小腿、大腿和脊柱
◇强化脊柱的力量
◇舒展胸部和咽喉
◇促进消化
◇恢复体力

心理功效

◇缓解轻度抑郁、焦虑和压力
◇提神

不适宜人群

◇膝部或背部受伤者
◇颈部受伤者
◇孕妇

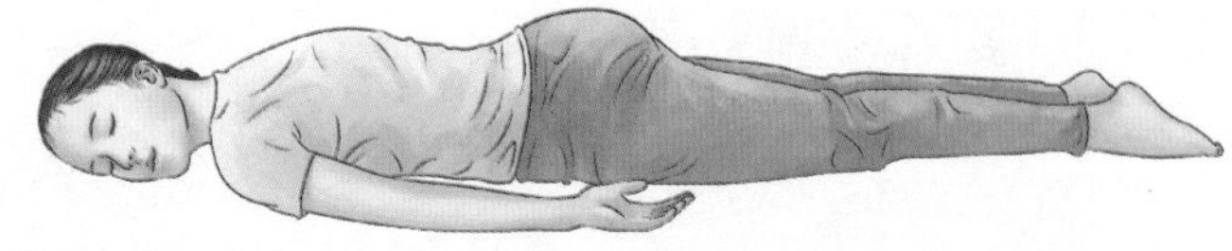

1 俯卧。

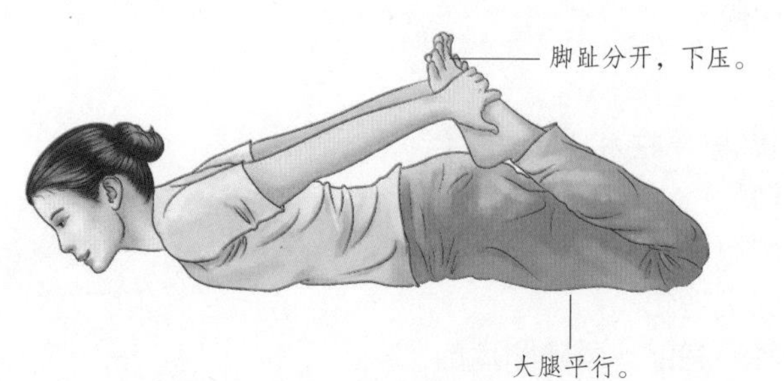

2 下巴贴地，吸气，屈膝，双手抓住双脚脚背。

充分伸展上半身，拉伸脊柱。
拉动小腿，保持大腿平行。
只能腹部贴地。

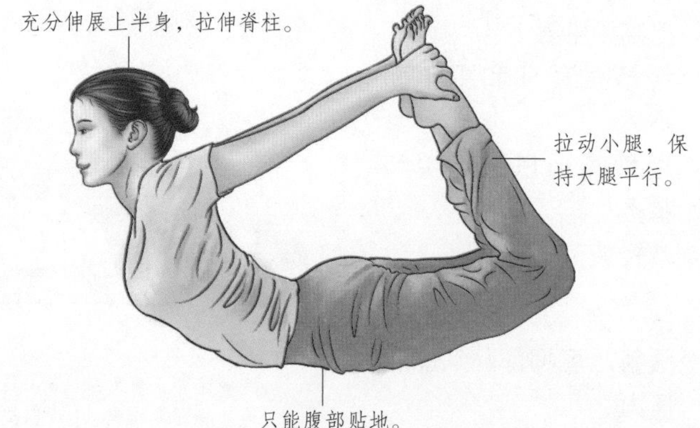

3 吸气，膝盖压地，向上抬起臀部。呼气，尾骨向双膝方向伸展。再吸气，充分伸展上半身。呼气，肩胛骨收拢，手用力拉住脚背，将脊柱和腿抬高。保持几秒钟的时间。然后呼气，手松开，放下膝盖，俯卧。

初级姿势

在第 2 步中，吸气，手臂、腿部、胸部和头部离地即可。

高级姿势

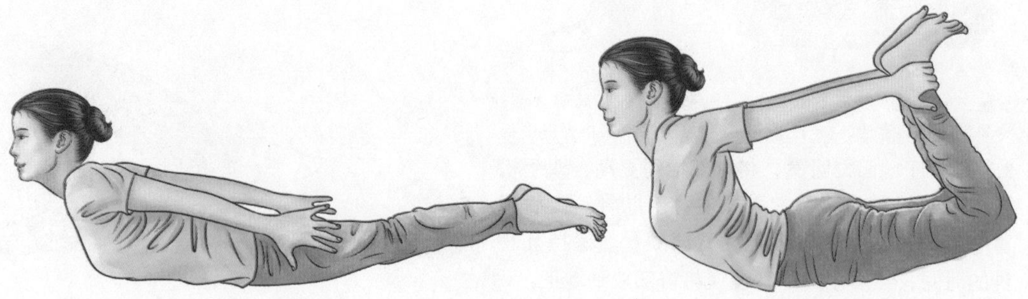

向上弓式

具体动作见第一篇“瑜伽”第三章“阿斯汤加瑜伽”第三节“坐式”之“向上弓式”。

鱼式

凝视点

◇前方

◇闭眼

生理功效

◇舒展髋部、腹部、胸部和咽喉

◇伸展屈肌

◇促进消化

◇缓解哮喘

◇改善体形

◇锻炼上背部、颈部、肩部肌肉

心理功效

◇缓解轻度抑郁、焦虑和压力

◇提神

不适宜人群

◇颈部受伤者

◇偏头痛患者

◇高血压或低血压患者

◇失眠患者

◇下背部受伤者

◇膝部或髋部受伤者

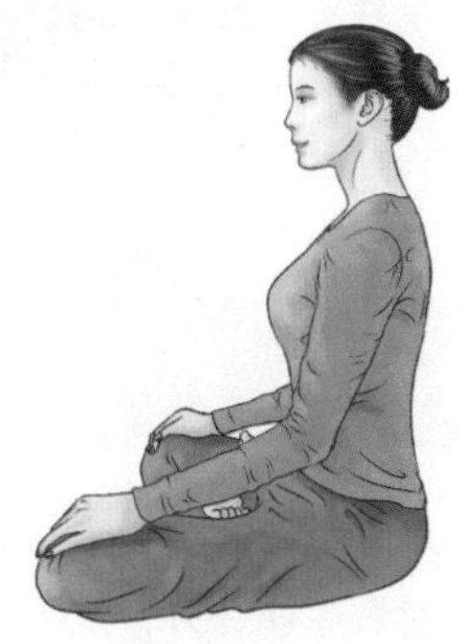

1 以莲花式坐好。

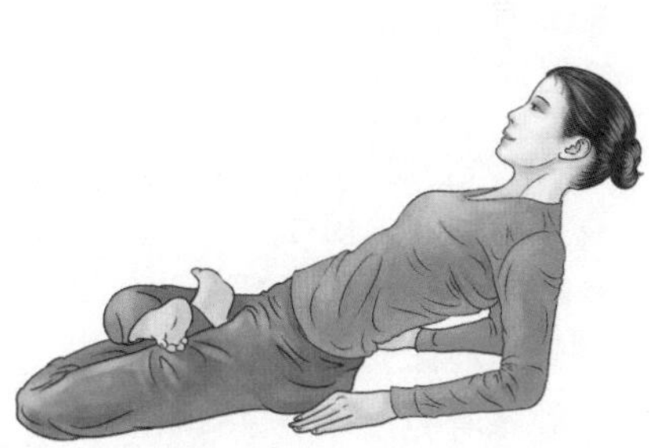

2 身体向后仰，用双肘支撑。

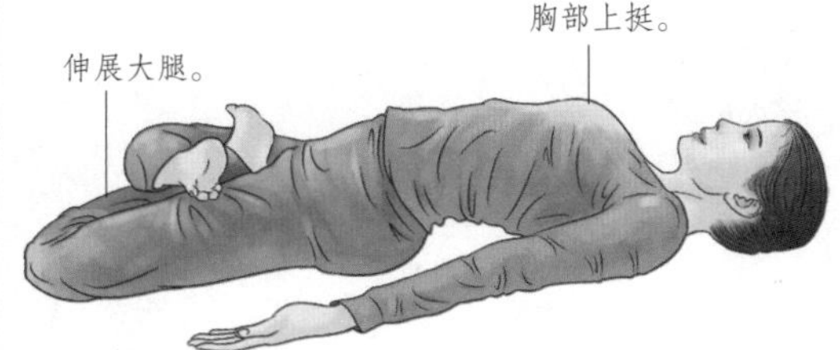

3 降低肩部和后脑勺使之着地，双臂平放于体侧。

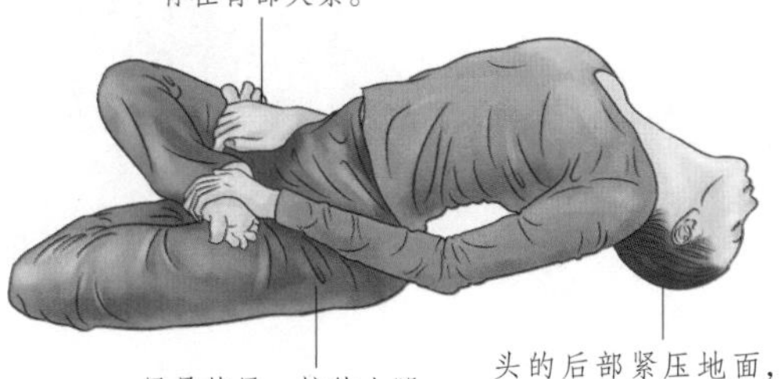

4 吸气，双肘下压，胸部挺起，颈部后曲，头顶着地。双手抓住脚背，保持几秒钟的时间。用肘部支持，背部下放着地，再用肘部支撑还原成坐式，腿放松。

初级姿势

完成 2 ~ 4 步时，双腿伸直，双手放在大腿下用作支撑就可以了。

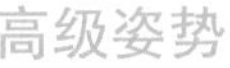

高级姿势

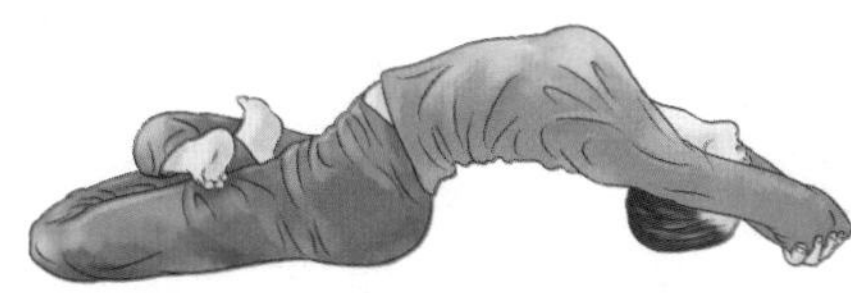

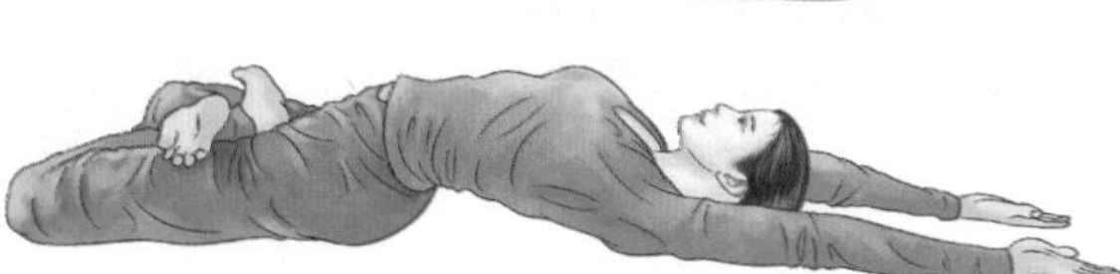

猫式

凝视点

◇前方
◇上方
◇肚脐

生理功效

◇提高脊柱柔韧性
◇舒展下背部和腹部
◇帮助消化
◇舒展肩部、胸部和咽喉
◇促进循环系统的功能
◇促进甲状腺和甲状旁腺的功能
◇治疗轻微的腕管综合征、肌腱痛、坐骨神经痛及下背伤痛

心理功效

◇缓解轻度抑郁、焦虑和压力
◇提神

不适宜人群

◇严重的腕管综合征患者

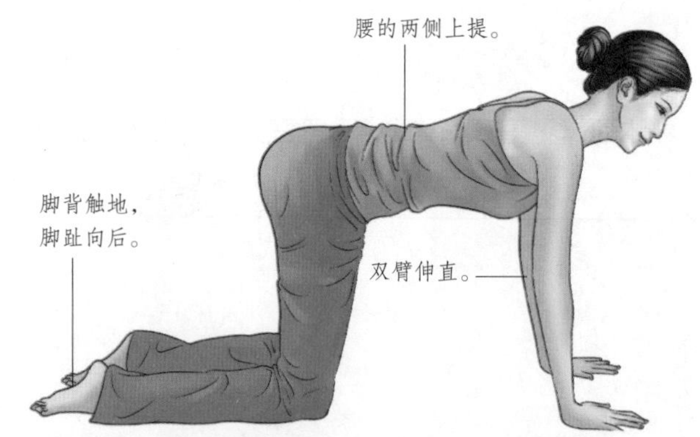

1 手腕在肩部的正下方，膝部在臀部下方，趴在地板上。吸气，充分伸展脊柱，手指分开，双手紧压地面，双臂伸直，肩胛骨收拢。

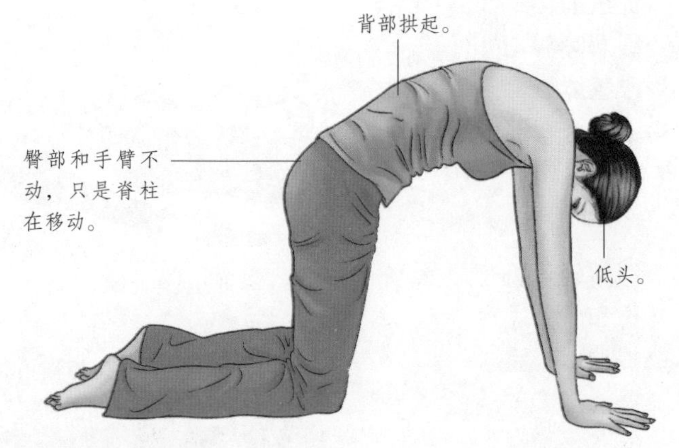

2 呼气，双手压地，脊柱向上挺起，骨盆下沉，尾骨向下内收。

3 吸气，脊柱反方向运动，形成凹形，骨盆上翘，同时抬头。

4 重复做2、3步5 ~ 10次。然后向后坐在脚跟上成婴儿式，休息一会儿。

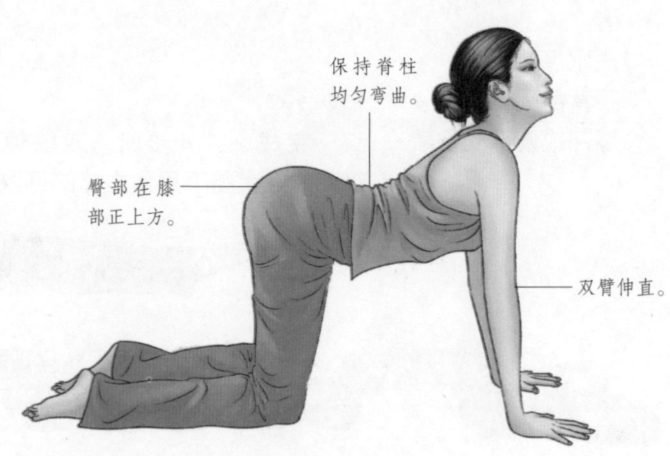

单腿鸽王式

凝视点

◇前方

◇上方

◇闭眼

生理功效

◇增强体力

◇舒展屈肌、大腿、胸部及肩部肌肉

◇促进腹部及下背部的血液循环

◇促进消化系统和生殖系统的功能

◇缓解生理期和更年期不适

◇促进甲状腺、甲状旁腺和肾上腺的功能

◇治疗低血压、不育症及头痛症状

心理功效

◇缓解轻度抑郁、焦虑和压力

◇提神

不适宜人群

◇膝部或髋部受伤者

◇背部或肩部受伤者

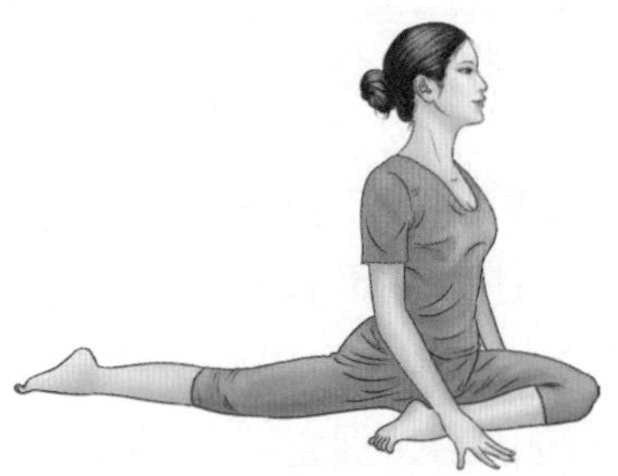

❶ 屈左膝，将左脚放在右腹股沟处，脚趾外指，右腿向后伸直，大腿前侧、膝盖、小腿前侧和脚背触地。右髋向右转，左髋前挺。

右脚外转，右手紧抓脚背。

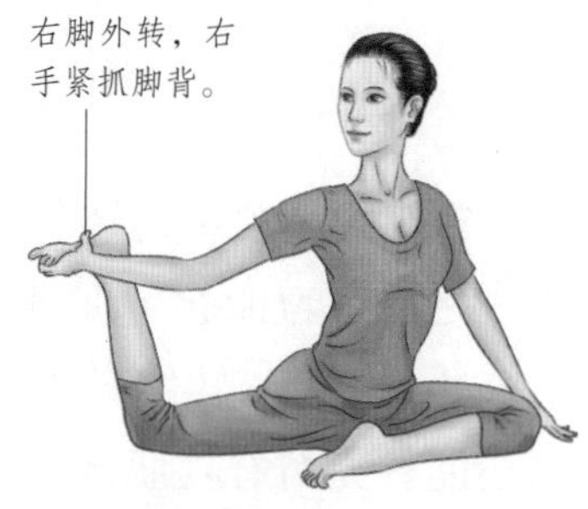

❷ 右手向后伸，掌心向上。吸气，拉伸体侧。呼气，头、肩部、胸部都右转。右腿向上弯曲，用右手抓住右脚。

右肘上抬，呼气，身体右侧和肩部前倾。

左手下压，将重心均匀分布于左髋和右大腿前端上。

收紧右大腿肌肉，以保持平衡。

❸ 保持上半身转向右侧，把右肘拉向身体一侧。吸气，右肘上举，右手紧抓右脚，右手旋转，掌心向下。

双肘靠紧，上臂平行，用力收紧上臂肌肉使腋窝凹陷。
肩胛骨收拢，胸部挺起。
右脚后压以伸展肩部。

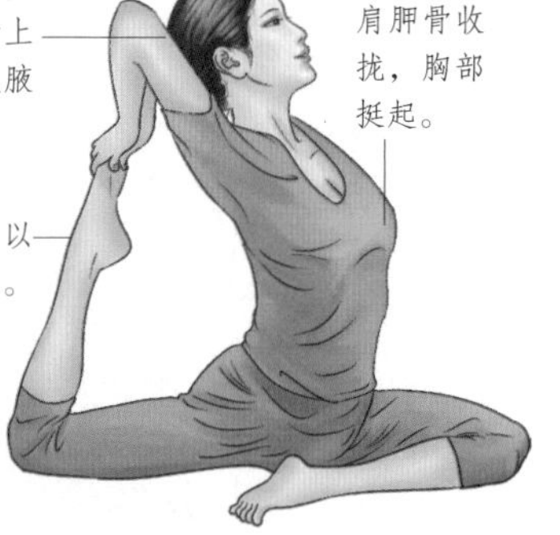

❹ 吸气，左手下压，充分伸展上半身。呼气，左手也向后伸，抓住脚。

❺ 头向后仰，触到右脚。保持几秒钟的时间。然后呼气，手放松，放下脚。在身体的另一侧重复动作。

初级姿势

完成 1 ~ 4 步，用带子系住脚来辅助完成动作。

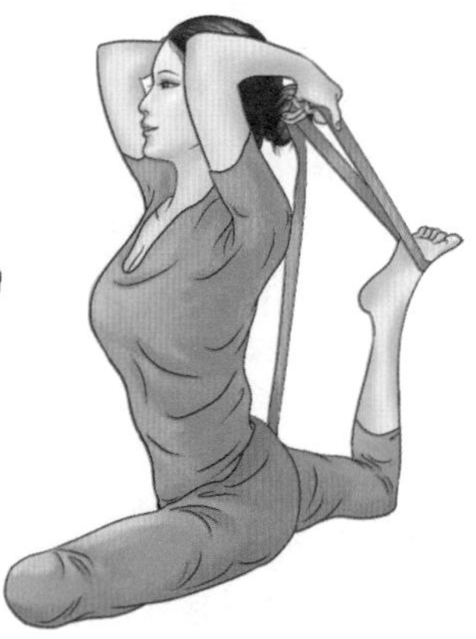

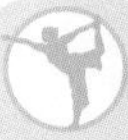

第六节　转体式

转体式是独特的姿势，在后仰式之后练习能起到镇定舒缓的作用，而在前曲式之后练习能起到促进的作用。它又被称作“敏捷姿势”，因为它能使体内系统达到平衡。转体式能按摩、协调全身内脏系统，给腺体和器官解毒。而且，它还能补充对脊柱肌肉的血液供给，促进机体的水合作用和身体的灵活性。在转体时还能挤压腹部器官，并使新鲜血液进入器官。孕妇要采用初级姿势。

脊柱扭转式

凝视点

◇前方
◇肩部上方
◇闭眼

生理功效

◇促进消化系统和循环系统的功能
◇减轻背痛、颈痛和坐骨神经痛
◇伸展和强化脊柱、肩部和髋部
◇缓解生理期不适
◇促进淋巴系统的功能

心理功效

◇缓解压力、轻度抑郁和焦虑

不适宜人群

◇消化不良患者
◇高血压或低血压患者
◇头痛患者

① 以手杖式开始。

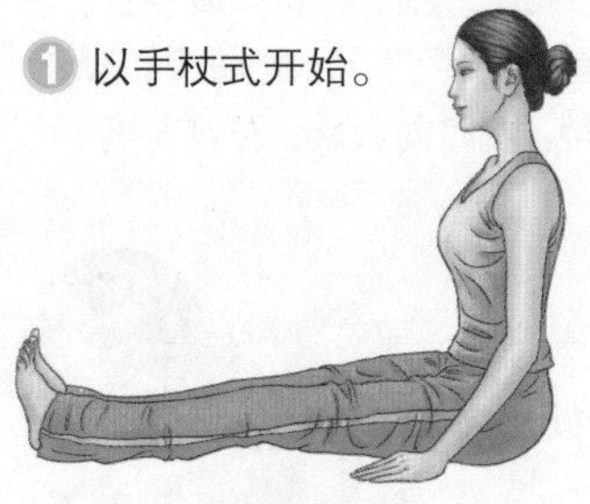

② 屈左腿，左脚靠近会阴处。

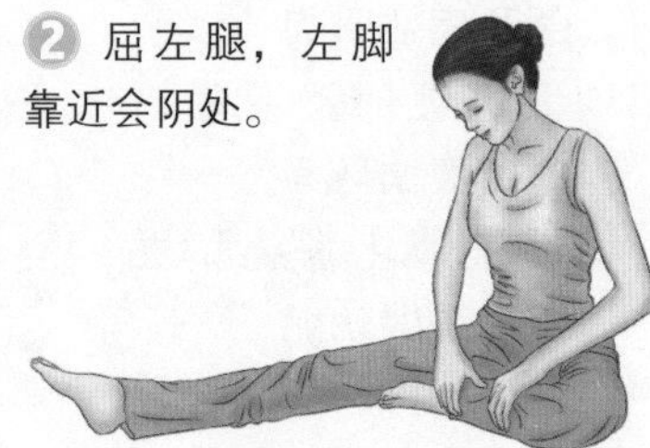

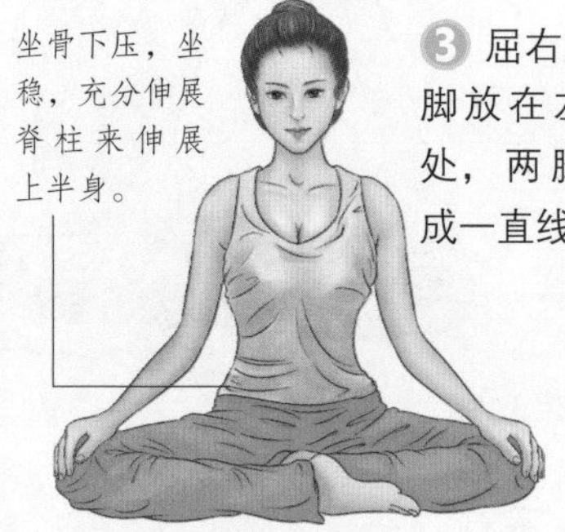

坐骨下压，坐稳，充分伸展脊柱来伸展上半身。

③ 屈右腿，右脚放在左脚腕处，两脚后跟成一直线。

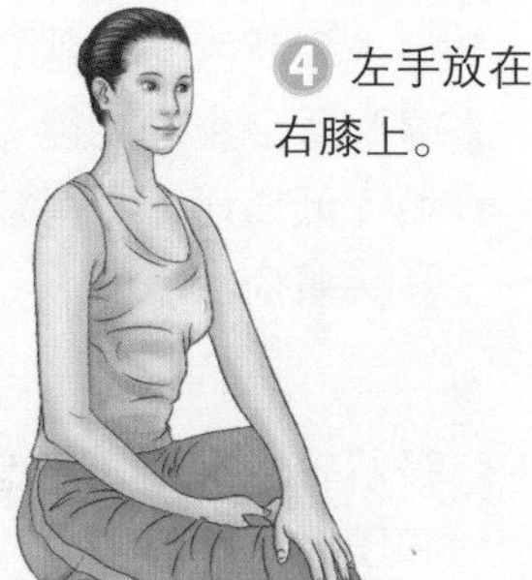

④ 左手放在右膝上。

从骨盆处开始扭转，然后沿着脊柱螺旋式上升，头右转是最后一步。

左手按压右膝，以建立一种杠杆作用。

⑤ 右手放在身后地面上。坐骨下压坐稳，收紧大腿肌肉以保持骨盆不动。吸气，伸展脊柱。呼气，身体右转。平稳地呼吸，尽量长时间地保持该姿势。回到第3步，在身体的另一侧重复动作。

初级姿势

完成1～5步，但可以坐在毯子上以抬起臀部，如果需要背部挺直则用右手指触地来支撑上半身的重量。

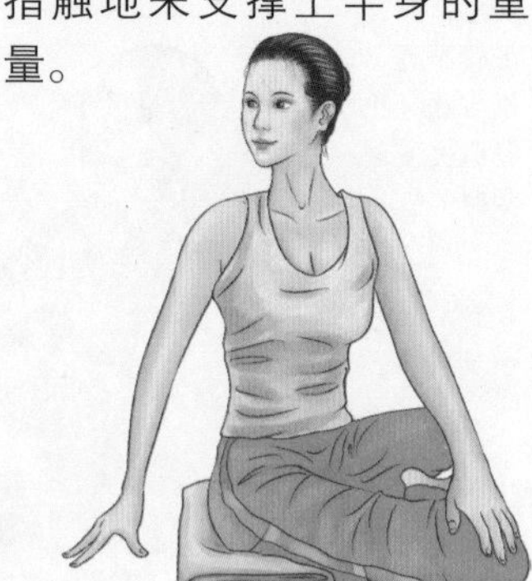

仰卧脊柱扭转式

凝视点

◇前方
◇上方

生理功效

◇伸展脊柱和肩部
◇改善消化系统和循环系统的功能
◇强化下背部的力量
◇减轻下背部疼痛、颈痛和坐骨神经痛
◇舒展胸部及髋部

心理功效

◇有助于缓解轻度抑郁、压力及焦虑

不适宜人群

◇高血压或低血压患者
◇头痛患者
◇处于生理期的女性
◇腹泻患者

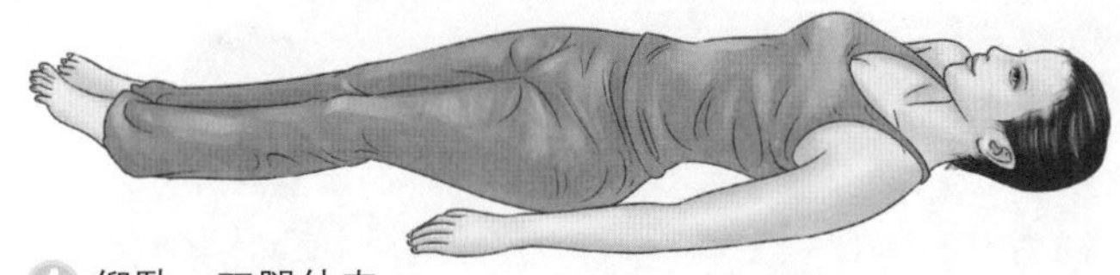

❶ 仰卧，双腿伸直。

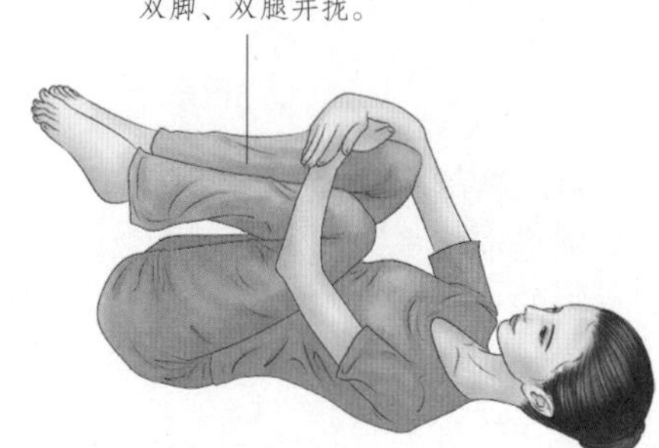

❷ 膝盖屈至胸部，双手抱腿。

坐骨触地，保持下背部的自然弯曲。
手臂伸直。
掌心向上。

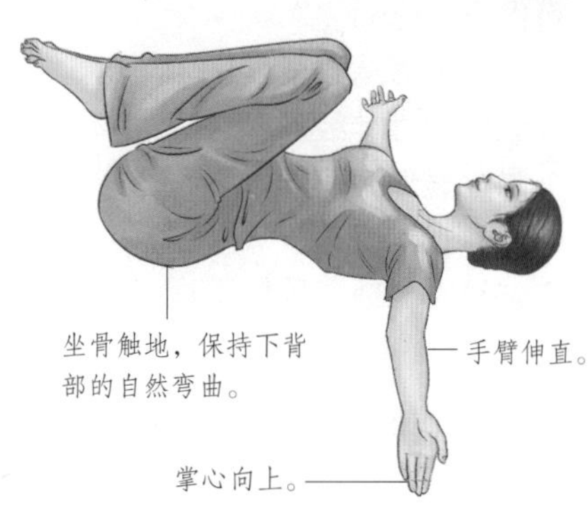

❸ 膝盖在胸部上方，双手张开置于体侧。

高级姿势

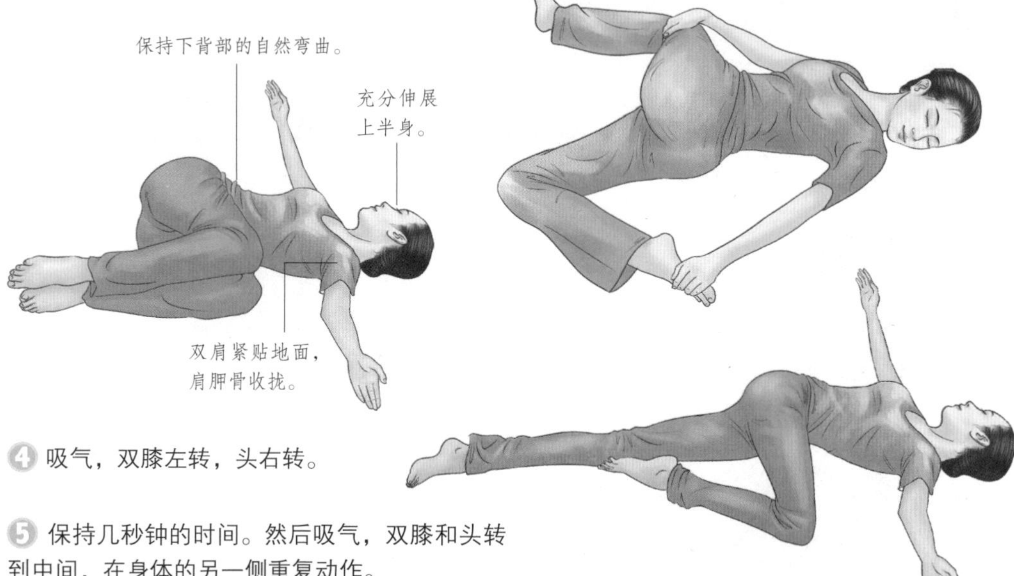

❹ 吸气，双膝左转，头右转。

❺ 保持几秒钟的时间。然后吸气，双膝和头转到中间，在身体的另一侧重复动作。

简单坐转体一式

凝视点

◇前方
◇肩部上方
◇闭眼

生理功效

◇舒展胸部及颈部
◇促进消化系统和淋巴系统的功能
◇增加脊柱和下腹部的血液循环
◇促进消化
◇减轻腕管综合征
◇缓解坐骨神经痛
◇强化髋部、肩部和脊柱的力量
◇减轻下背部和颈部不适

心理功效

◇有助于缓解轻度焦虑及压力

不适宜人群

◇高血压或低血压患者
◇头痛患者
◇脚腕或膝部受伤患者

初级姿势

做脊柱扭转式。

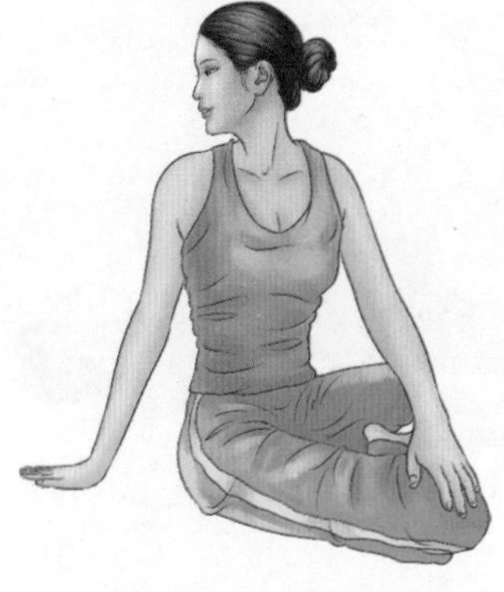

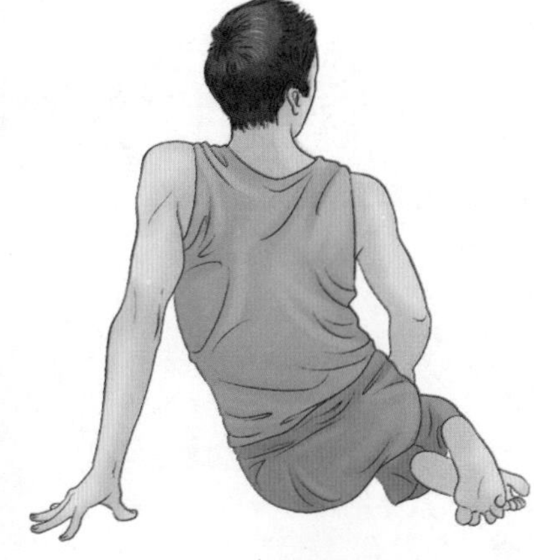

1 坐在左臀上，屈膝，双腿置于臀部右侧。右脚放在左脚上面。

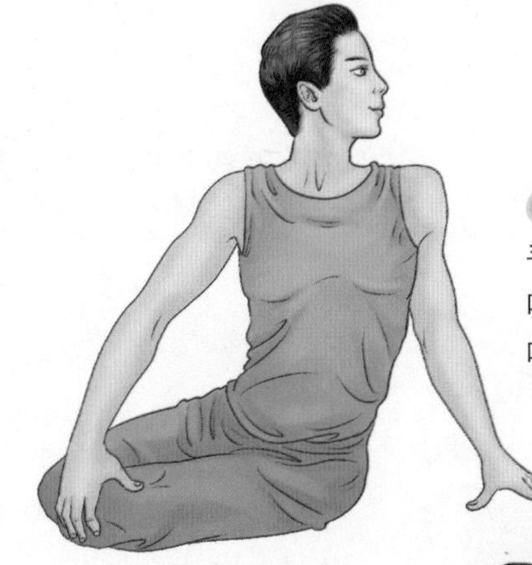

2 右手放在左膝上，左手置于身后，手指分开。吸气，充分伸展上半身，呼气，身体向左转。

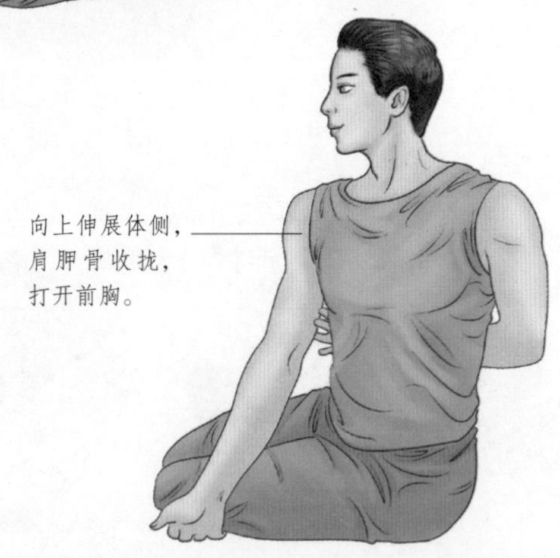

3 左手绕背，抓住右上臂内侧。右手插在左膝下，掌心向下。吸气，充分伸展上半身。呼气，向右转，转头，眼睛从右肩上方看过去。

4 保持几秒钟的时间。然后还原，在身体的另一侧重复动作。

半莲花坐转体式

凝视点

◇前方

◇肩部上方

生理功效

◇舒展胸部及颈部

◇强化脊柱、腿部和手臂的力量

◇锻炼腹部肌肉

◇改善消化系统和循环系统的功能

◇缓解坐骨神经痛、背痛

心理功效

◇有助于缓解压力及焦虑

不适宜人群

◇高血压或低血压患者

◇头痛患者

◇髋部、脚腕或膝部受伤者

◇失眠患者

① 手杖式坐姿，右腿后曲，使脚腕位于臀侧，双手放在身后，手指朝前，紧压地面。伸展体侧，下背部向上挺。

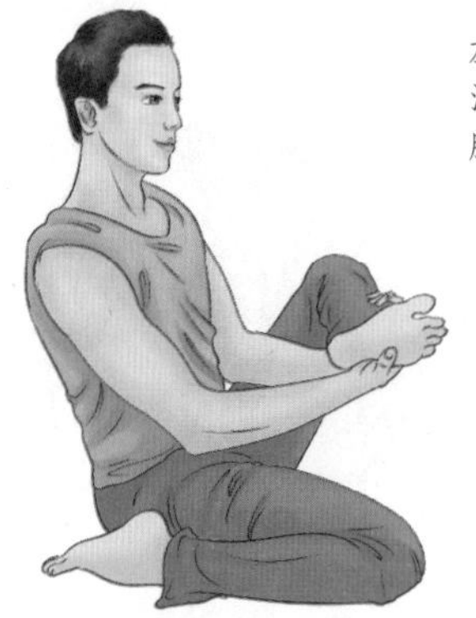

② 屈左腿，双手抓紧左脚腕和脚，使腿抬离地面。左脚腕弯曲，脚趾张开。

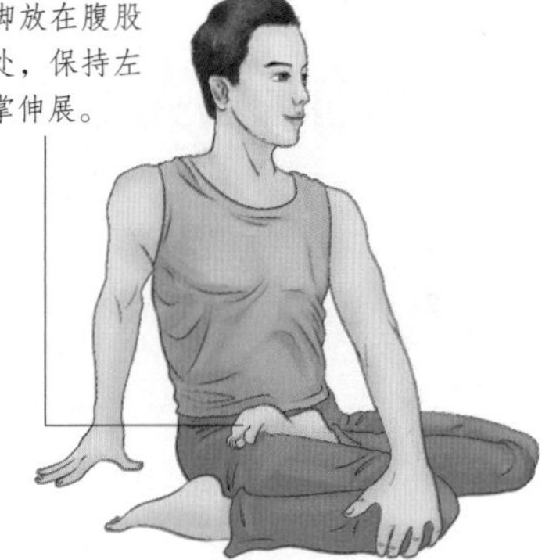

③ 左腿呈半莲花坐——将左脚后跟放在肚脐处，脚背放在右大腿上。右手放到背后，左手放到右膝上。

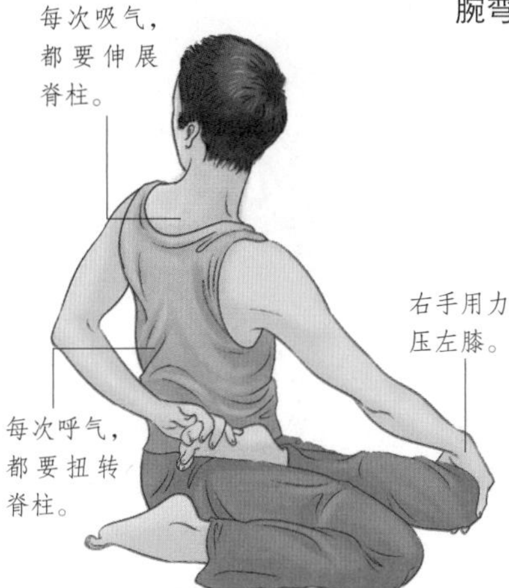

④ 左手从背后抓住左脚，右手放在左膝上，吸气，充分伸展上半身，呼气，从下腹部通过脊柱扭转上半身。

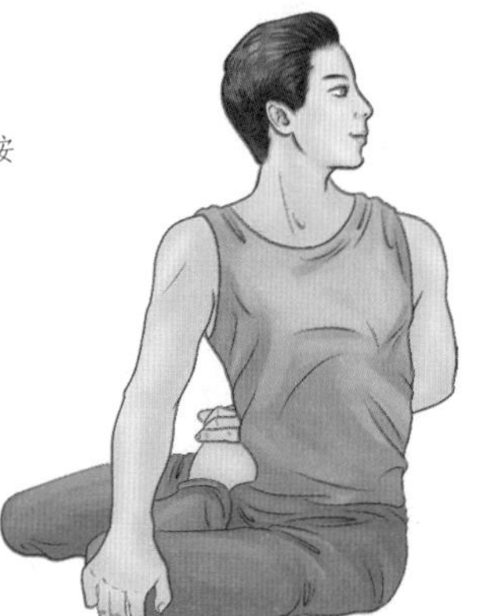

⑤ 保持几秒钟的时间。然后还原，在身体的另一侧重复动作。

初级姿势

做简单坐转体式即可。

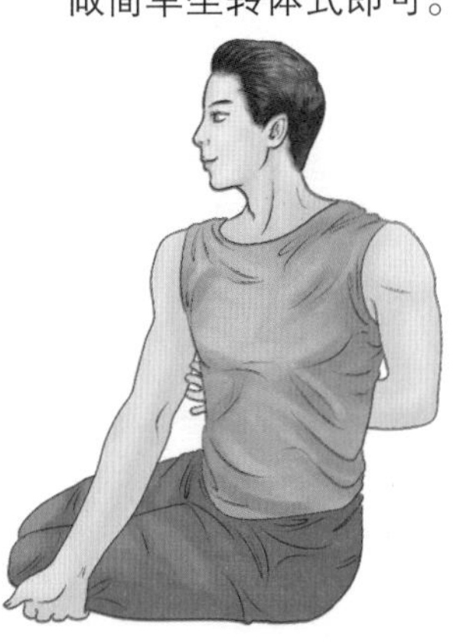

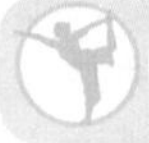

第七节 前曲式

前曲式能镇定精神、舒缓神经系统，唤醒深层意识。它能舒展身体背部，伸展腘绳肌腱、髋部及下背部，还能够缓解压力，促进消化，按摩腹腔脏器，净化肝肠。坐前曲式能加强微循环、提高对脑部的供血供氧。

背部前曲伸展坐式 A，B，C，D

具体动作见第一篇“瑜伽”第三章“阿斯汤加瑜伽”第三节“坐式”之“背部前曲伸展坐式 A，B，C，D”。

前曲伸展式

凝视点

◇闭眼

◇小腿处

生理功效

◇强化双脚、膝部和大腿的力量

◇伸展腘绳肌腱和小腿

◇改善消化系统和生殖系统的功能

◇舒展髋部和腹股沟

◇促进肝脏和肾脏的功能

◇缓解生理期不适、头痛、失眠和疲劳

◇缓解窦炎不适

心理功效

◇缓解轻度抑郁、压力与焦虑

◇镇定精神

不适宜人群

◇背部受伤者

◇低血压患者

◇孕妇

脚趾分开，双脚紧压地面，双腿伸直，下腹部与大腿间留有空隙。
手指触地。

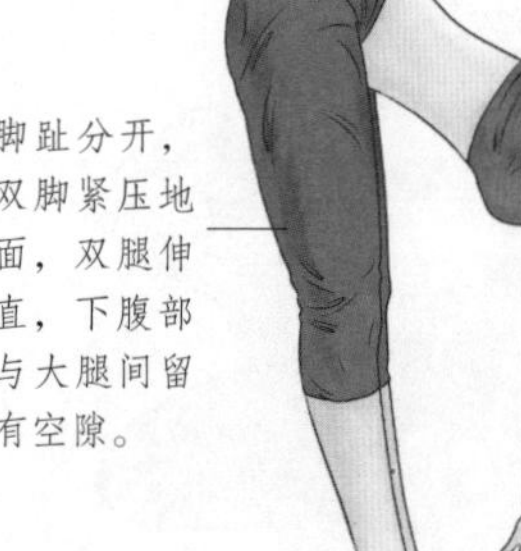

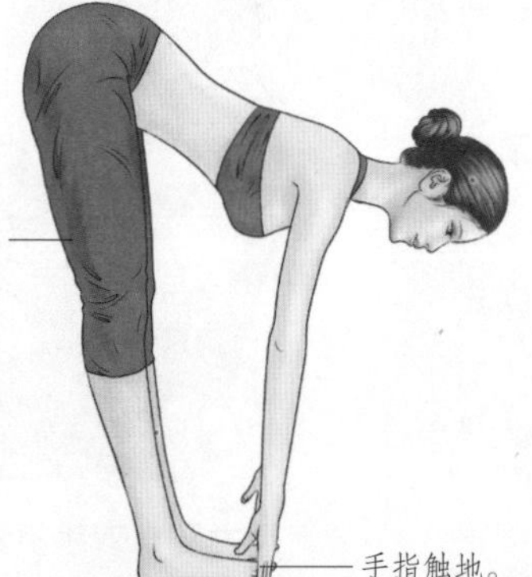

1 双脚平行，山式站立。

2 吸气，双臂上举，充分伸展上半身。保持身体伸直，呼气，身体前曲，手指触地。

双腿肌肉收紧，臀部在脚腕正上方。
绷紧双臂肌肉，肩胛骨收拢。
绷紧双臂肌肉，肩胛骨收拢。
手放在小腿上，大腿后挺。
脚趾分开，双脚紧压地面。

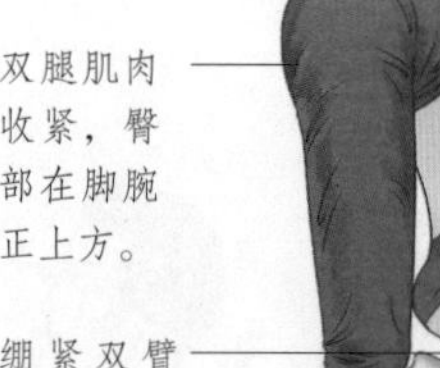

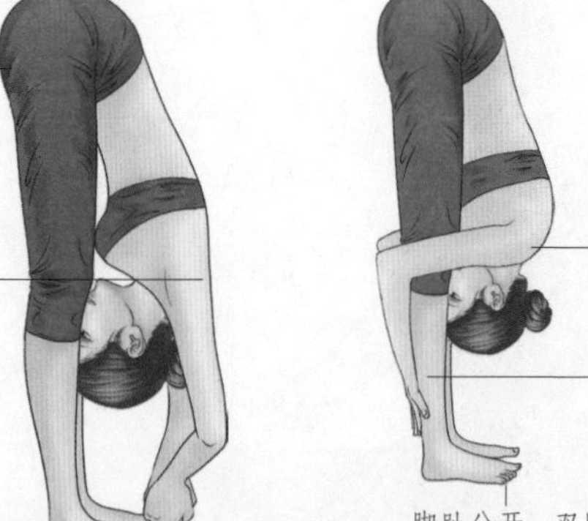

3 下腹部与大腿间保持空隙，用手指钩住大脚趾。用大腿内侧的力量打开坐骨。吸气，腰部上提，尾骨向下。呼气，脊柱进一步向下弯曲，脸靠近腿部。保持几秒钟的时间。

4 双手抱住小腿肚。

高级姿势

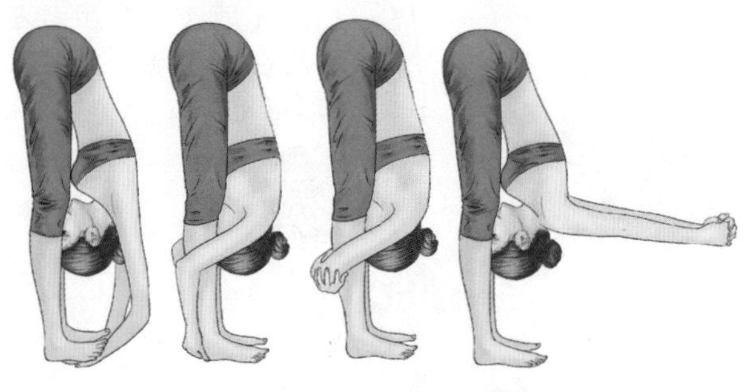

初级姿势

完成 1 ~ 3 步，手下放一木块，辅助双腿伸直并保持下背部的弧度。

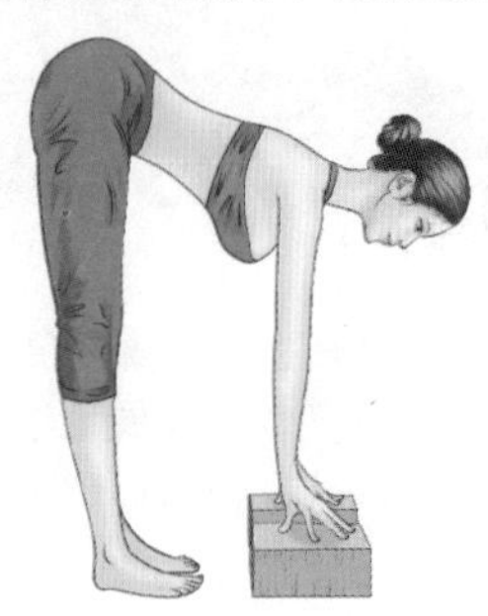

头碰膝前曲伸展坐式 A，B，C

具体动作见第一篇“瑜伽”第三章“阿斯汤加瑜伽”第三节“坐式”之“头碰膝前曲伸展坐式 A，B，C”。

头碰膝扭转前曲式

凝视点

◇闭眼
◇上方
◇前方

生理功效

◇促进消化
◇伸展下背部、腘绳肌腱和小腿
◇舒展髋部、腹股沟和肩部
◇舒展腰部、肋部和胸部的肌肉组织和韧带
◇促进生殖系统的功能
◇促进肝、肾、肠处的血液循环

心理功效

◇缓解轻度抑郁、压力与焦虑
◇镇定精神

右膝尽可能向外打开。
右脚后跟放在右大腿内侧，靠近会阴。

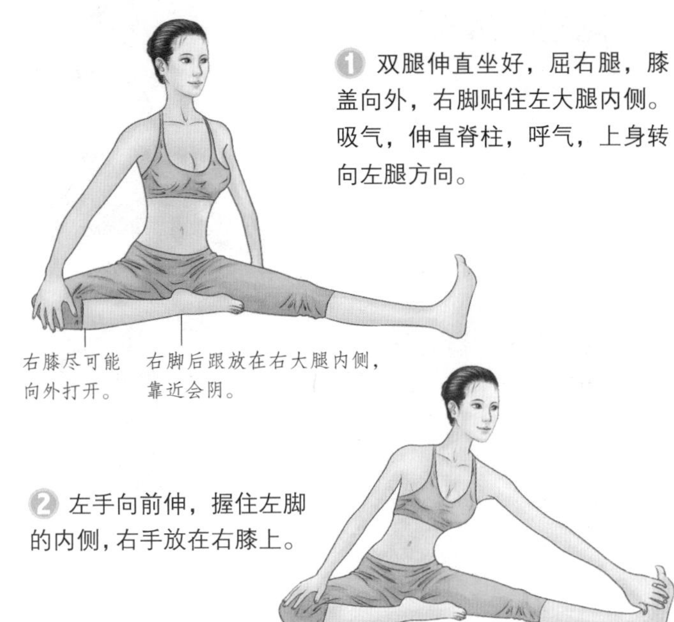

❶ 双腿伸直坐好，屈右腿，膝盖向外，右脚贴住左大腿内侧。吸气，伸直脊柱，呼气，上身转向左腿方向。

❷ 左手向前伸，握住左脚的内侧，右手放在右膝上。

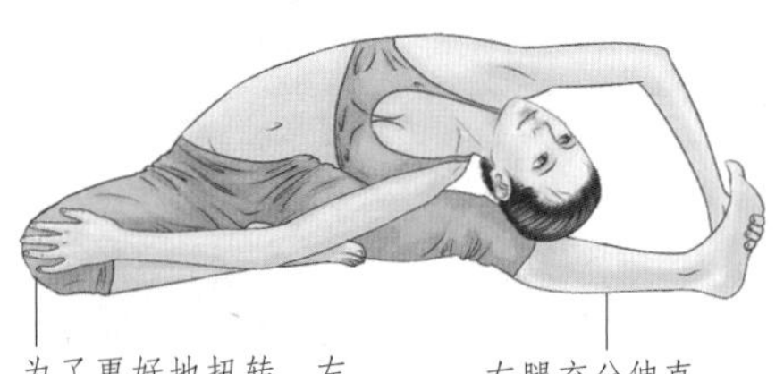

❸ 吸气，充分伸展上半身。呼气，将身体向左倾斜，左肩靠在左大腿上。伸展右手抓住左脚外侧。

向上扭转身体，把
头靠在左腿上。
双肘打开。
左手旋转，
使左手拇
指向下。

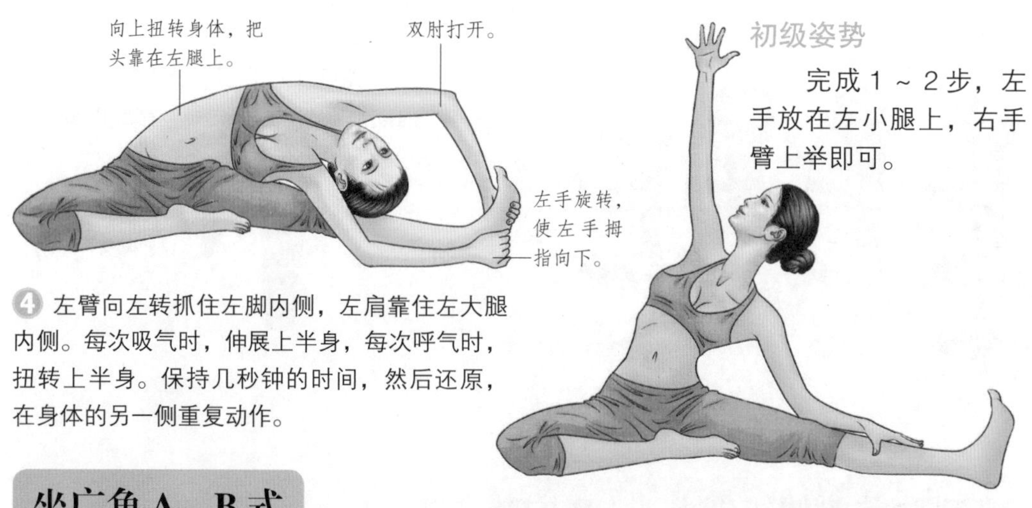

初级姿势

完成1～2步，左手放在左小腿上，右手臂上举即可。

④ 左臂向左转抓住左脚内侧，左肩靠住左大腿内侧。每次吸气时，伸展上半身，每次呼气时，扭转上半身。保持几秒钟的时间，然后还原，在身体的另一侧重复动作。

坐广角A，B式

具体动作见第一篇“瑜伽”第三章“阿斯汤加瑜伽”第三节“坐式”之“坐广角A，B式”。

侧坐广角式

凝视点

◇前方
◇膝盖或小腿

生理功效

◇促进消化系统和生殖系统的功能
◇伸展下背部、胭绳肌腱和小腿肌肉
◇锻炼下背部肌肉
◇提高脊柱柔韧性
◇舒展腰部和肋骨的肌肉组织及韧带
◇舒展髋部、腹股沟和肩部
◇促进肝、肾处的血液循环

心理功效

◇缓解轻度抑郁、压力与焦虑
◇镇定精神

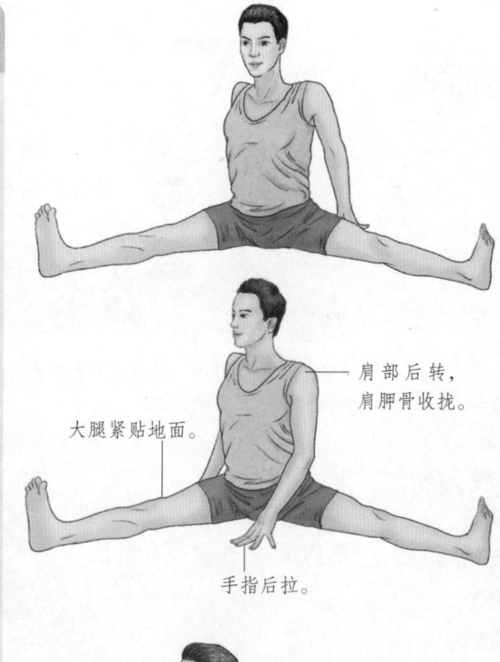

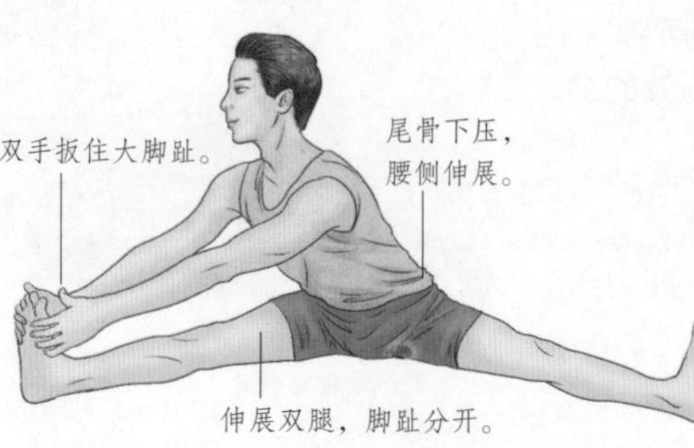

① 坐在地上，两腿向前伸直。双腿打开约90°，并向内旋转使脚尖和膝盖朝上。将大腿肌肉向内转，将髋部肌肉向后侧转以打开骨盆底，脚趾分开。双手置于身后，手指下压，骨盆向前移，保持下背部自然弯曲。

② 双手放在右腿的两边，脊柱右转。呼气，大腿和坐骨紧贴地面。吸气，充分伸展上半身，腹部、胸部右转，手后拉回身体旁边。

③ 呼气，右腿向前伸直，用双手抓住右脚。

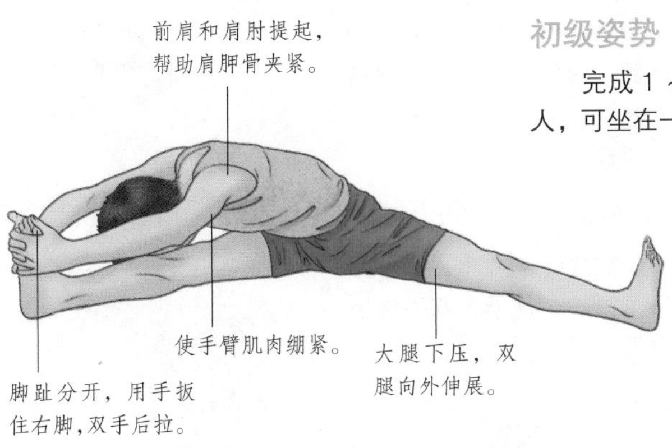

④ 吸气，充分伸展上半身。呼气，身体向前曲，胸部在前。如果能保持脊柱挺直，可将前额贴住小腿。保持几秒钟的时间。然后还原，在身体的另一侧重复动作。

初级姿势

完成 1 ~ 3 步，腘绳肌腱和下背部柔韧性不够的人，可坐在一块叠好的毯子上，用带子辅助完成动作。

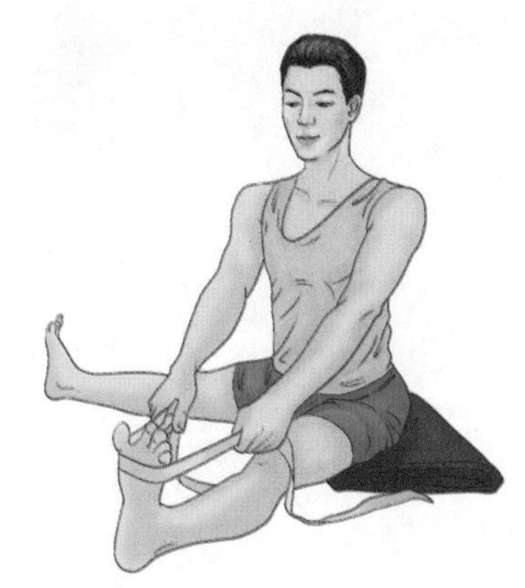

半英雄前曲伸展坐式

具体动作见第一篇“瑜伽”第三章“阿斯汤加瑜伽”第三节“坐式”之“半英雄前曲伸展坐式”。

花环式

凝视点

◇前方

生理功效

◇促进消化系统内的血液循环
◇舒展髋部
◇缓解坐骨神经痛
◇提高平衡性
◇伸展足弓和脚腕
◇缓解生理期不适
◇缓解下背部疼痛
◇缓解便秘

心理功效

◇缓解轻度抑郁、压力与焦虑
◇镇定精神
◇集中注意力

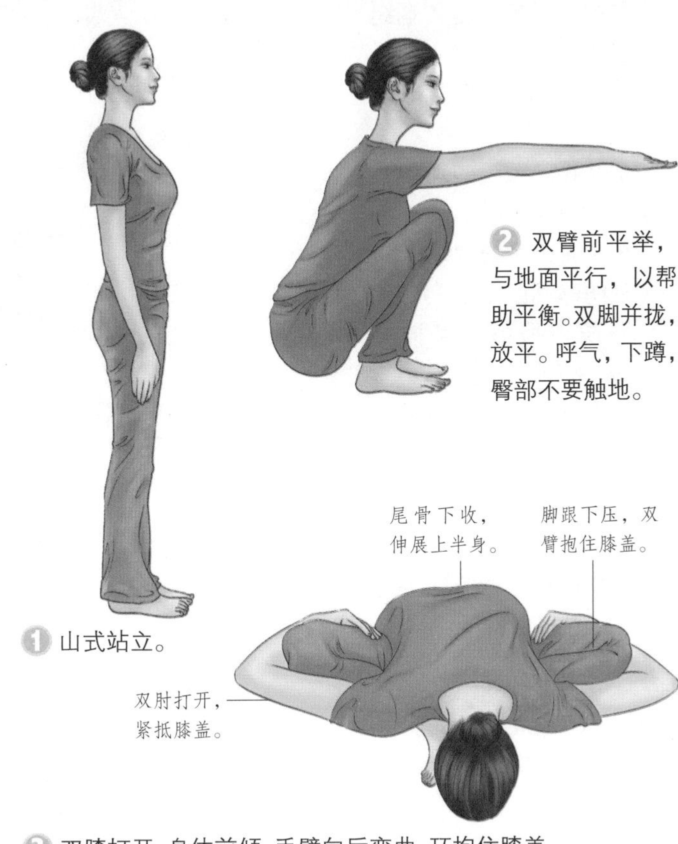

① 山式站立。

② 双臂前平举，与地面平行，以帮助平衡。双脚并拢，放平。呼气，下蹲，臀部不要触地。

③ 双膝打开，身体前倾。手臂向后弯曲，环抱住膝盖。

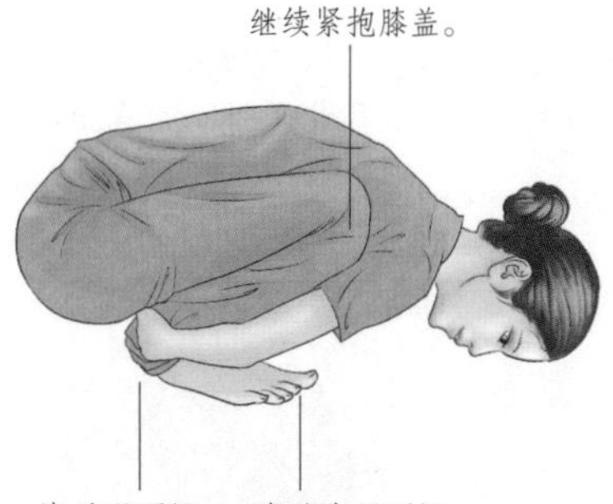

4 吸气，手下伸，抓住脚后跟。呼气，头触地。保持几秒钟的时间，然后放松，还原动作。

初级姿势

完成 1 ~ 3 步，脚后跟下可以垫个毯子，双手做祈祷姿势。

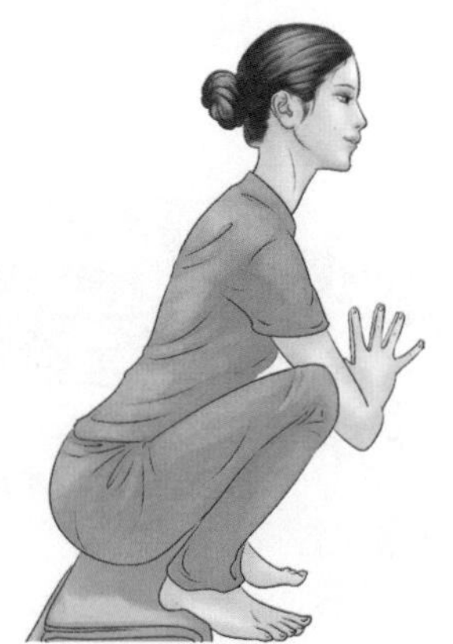

劈叉式

凝视点

◇前方
◇上方

生理功效

◇伸展与锻炼大腿和腘绳肌腱
◇打开髋部、腹股沟和腰肌
◇增强循环系统的功能
◇促进消化系统、淋巴系统和生殖系统的功能
◇预防静脉曲张
◇预防与缓解坐骨神经痛、疝气
◇提高平衡性

心理功效

◇缓解轻度抑郁、压力与焦虑
◇镇定精神

不适宜人群

◇腹股沟受伤者
◇膝部或腘绳肌腱受伤者
◇高血压或低血压患者

1 单膝跪地，左腿前迈一大步，后脚脚趾向下弯曲。

2 手指触地，上身伸直。

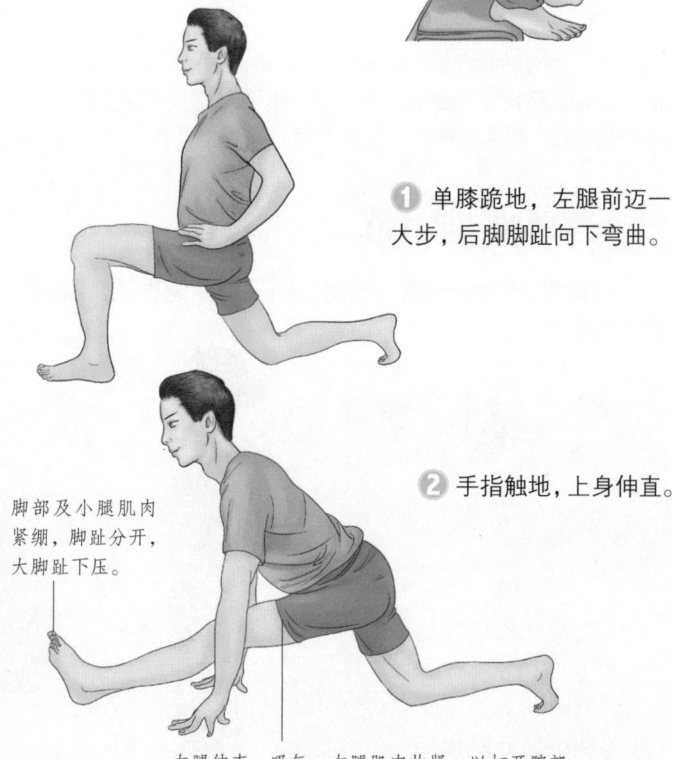

3 双手后移放在髋部两侧。呼气，尾骨下压，从骨盆中心到双脚伸展双腿。

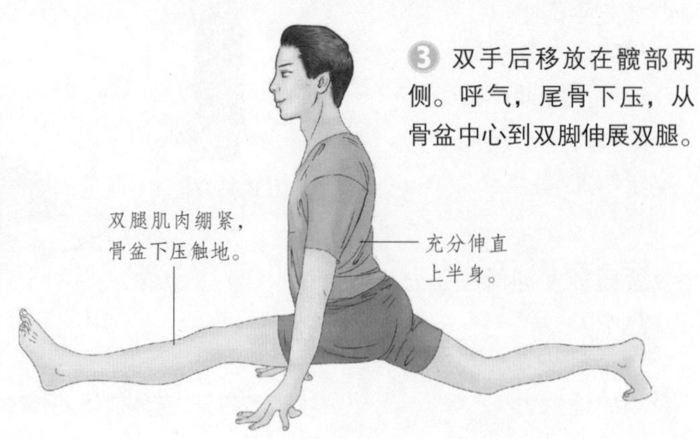

手臂上举，手指分开。
后腿向内旋转，脚趾向下压。身体重心应分布于右大腿前侧。
大腿贴地，以助于身体伸展。

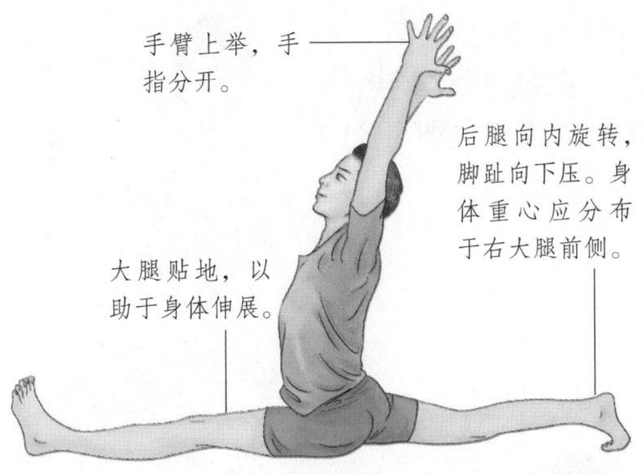

4 吸气，双腿肌肉收紧。呼气，尾骨再次下压，伸展双腿，双腿完全打开。双手举过头顶。

5 还原，在身体的另一侧重复动作。

初级姿势

完成 1 ~ 4 步，左大腿两侧放两块砖，手撑在砖上，以保证脊柱挺直，上半身提起。

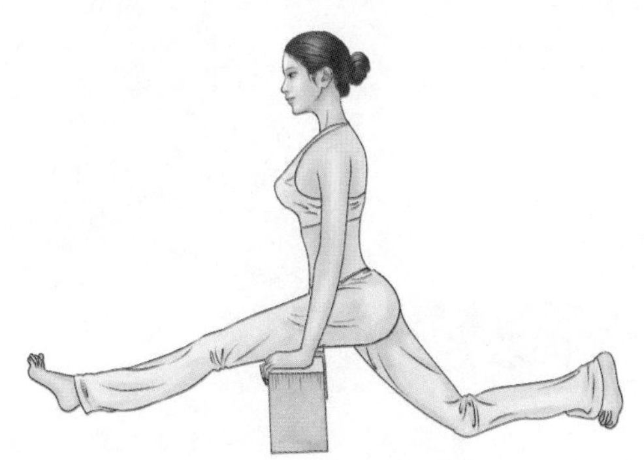

第八节 坐 式

坐式通常具有镇定和调养身体的作用。通过将脊柱和骨盆结合起来练习，它们能提升活力。坐式能促进循环、减轻疲劳、集中注意力、镇定精神。坐式随时都可以进行。

莲花式

凝视点

◇前方
◇闭眼

生理功效

◇舒展髋部
◇提高膝部柔韧性，舒展膝关节
◇预防关节炎和骨质疏松症
◇锻炼腹腔器官
◇改善消化系统的功能

心理功效

◇缓解压力
◇集中精力
◇提神醒脑

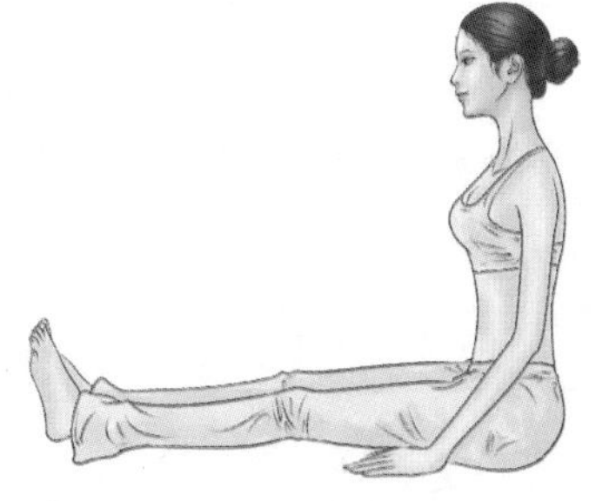

1 坐下，双腿伸直，向上伸展脊柱。

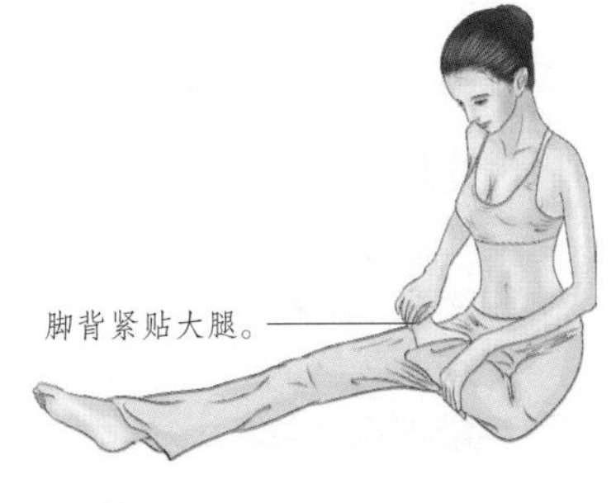

2 弯曲左腿，脚放在右腿腹股沟处，脚心朝上左膝触地。

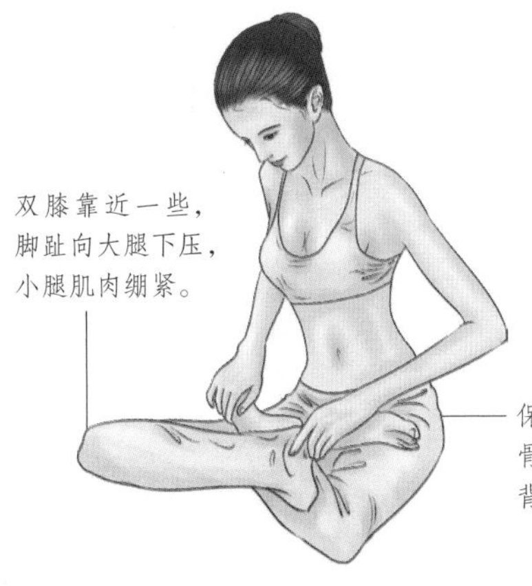

3 右脚也放在左腿腹股沟处，脚心朝上，右膝触地。把大腿和臀部向内旋转。

④ 深吸气，充分向上伸展脊柱，肩部向后，肩胛骨收拢。放松呼吸。

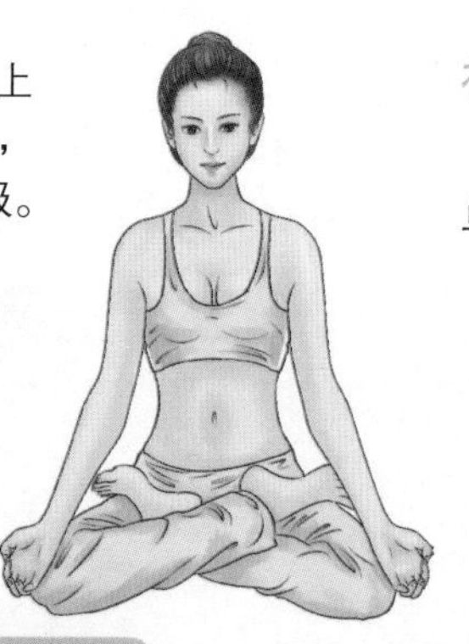

初级姿势

完成 1 ~ 4 步，单脚成莲花式即可。

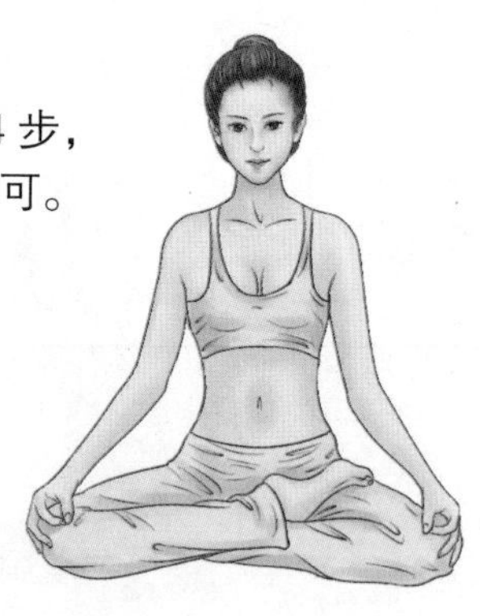

内收莲花坐式

凝视点

◇闭眼

生理功效

◇舒缓神经系统

心理功效

◇缓解压力
◇集中注意力
◇提神醒脑
◇阻断感官介入，消除外界干扰

不适宜人群

◇青光眼患者
◇使用助听器的人
◇角膜疾病患者

充分伸展上半身。

保持骨盆的宽度，尾骨向下，臀部肌肉挤向背部。

肩部向后，肩胛骨收拢。

① 莲花式。

面部肌肉放松。

坐骨紧贴地面，重心均匀地分布在坐骨上。

伸展体侧。

② 手指放在眼睑上，轻压；持续用鼻子做均匀的深呼吸。

初级姿势

用至善坐，完成 2 ~ 4 步动作即可。

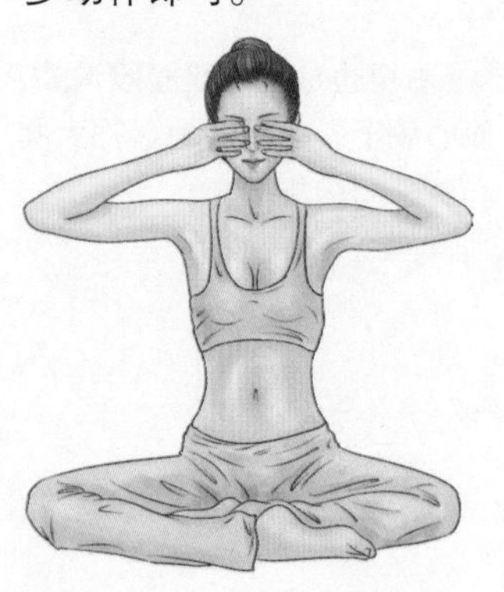

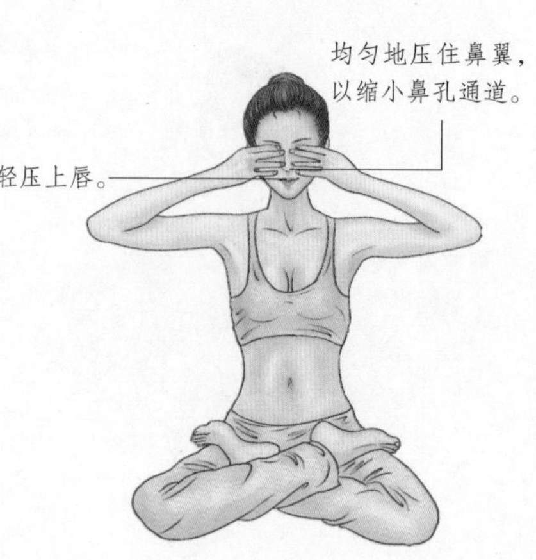

③ 如果需要，逐一关闭感觉器官，入定。大拇指放在耳朵上，切断外面的声音。食指和中指放在眼睑上，均匀轻压；食指轻轻地将眼睑拉向眉毛的方向，而中指将眼睑向下拉。眼睛闭上。无名指轻压鼻翼，小手指放在上唇处测量呼吸节奏。

④ 双手放下，双腿放松。

摇篮式

凝视点

◇前方

生理功效

◇伸展大腿和小腿肌肉
◇伸展腘绳肌腱
◇促进消化
◇按摩腹部肌肉
◇促进肠、肝、肾的功能
◇打开骨盆
◇刺激生殖系统和消化系统的功能

心理功效

◇镇定精神
◇集中注意力

不适宜人群

◇膝部或髋部受伤者

1 双腿伸直坐好，双手按压地上，脊柱挺直。

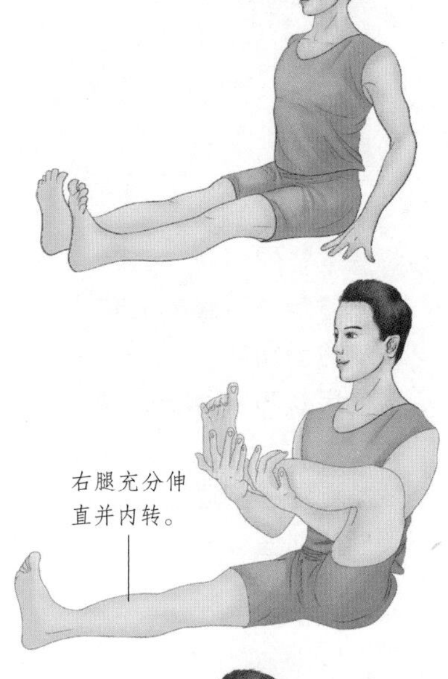

2 屈左腿，膝盖向外转。双手抱住左脚和左小腿。

3 将左腿向上抬，小腿与地面平行。

左脚趾张开，伸展脚腕两侧使其成直角。

右腿紧贴地面。

下背部成凹形。

初级姿势

原本要伸直的那条腿屈膝，脚靠近臀部。

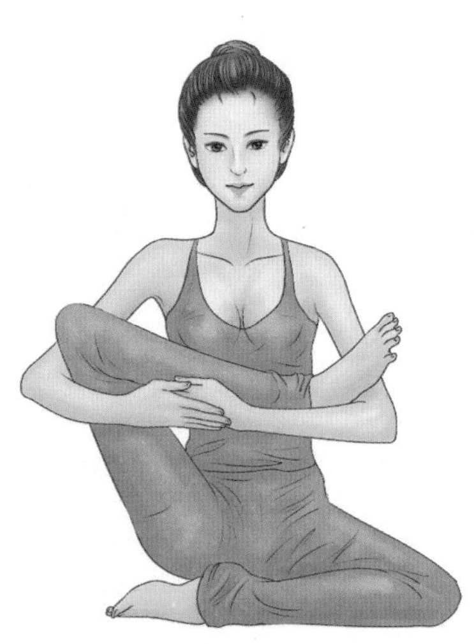

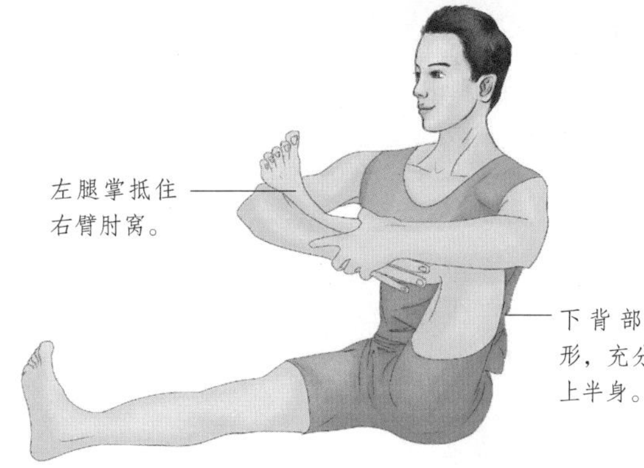

4 左脚掌抵住右臂肘窝处，左膝抵住左臂肘窝，左手抓住右手腕。吸气，将左膝稍推离胸部。呼气，收回。

5 还原，在身体的另一侧重复动作。

英雄式

凝视点

◇前方
◇地板

生理功效

◇舒展下背部
◇改善髋关节、膝关节和腕关节的功能
◇促进甲状腺和甲状旁腺的功能
◇缓解更年期不适
◇缓解高血压

心理功效

◇镇定心神
◇创造一种踏实稳定的感觉

不适宜人群

◇膝部或脚腕受伤者
◇心脏病患者
◇关节炎患者

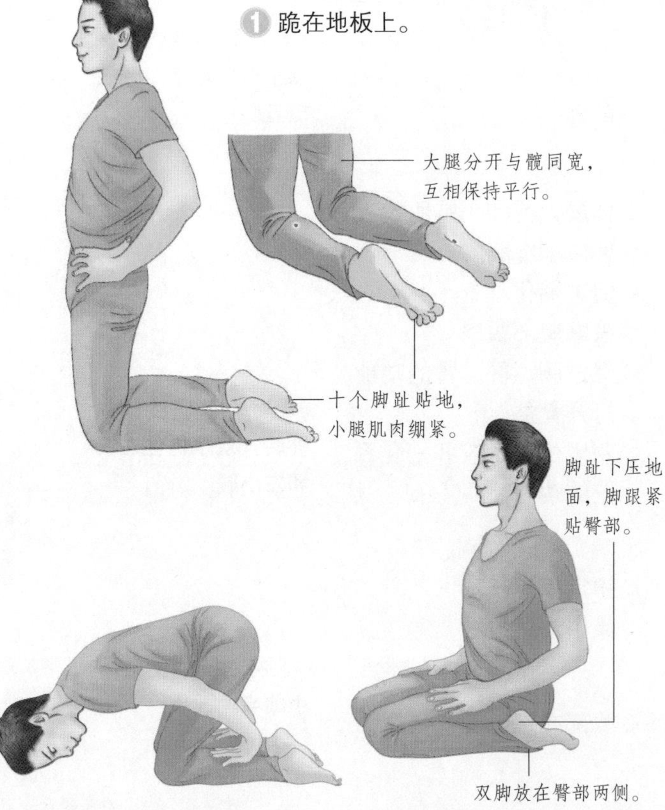

1. 跪在地板上。
2. 前额触地，手放在膝后的小腿肚上。手指按压小腿，然后慢慢滑到脚腕处。
3. 臀部落在两脚之间的地面上，手放在大腿上。坐骨向下坐好，充分伸展上半身，保持脊柱的自然弯曲。

初级姿势

完成第 3 步时，可坐在毯子上或长枕上以抬高臀部。

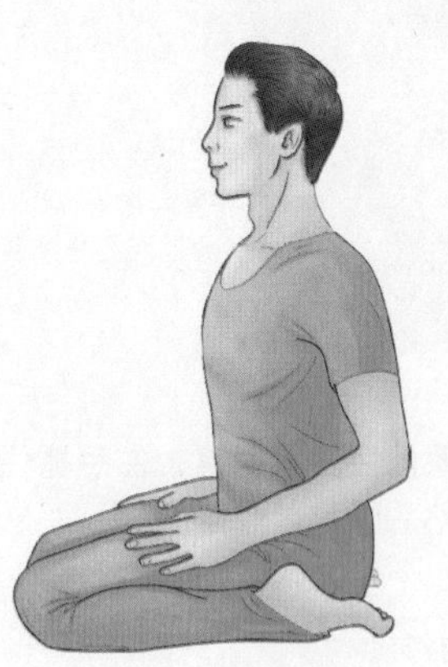

高级姿势

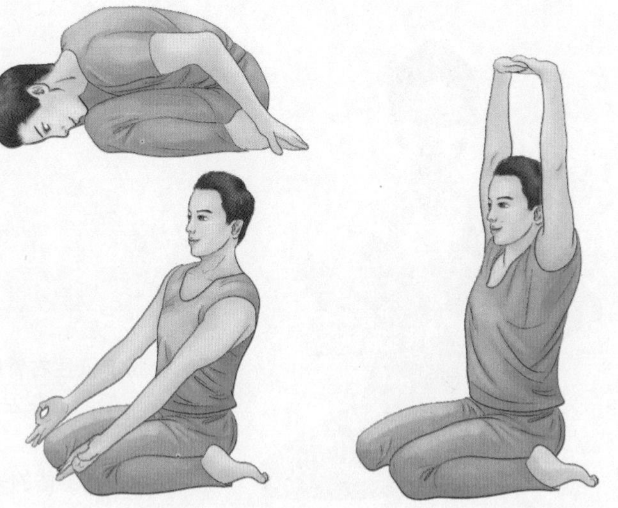

跪坐式

凝视点

◇前方

生理功效

◇促进循环系统的功能

◇强化大腿、小腿和脚腕的力量

◇拉伸脊柱

◇伸展股四头肌

◇舒展踝关节、膝关节和髋关节

心理功效

◇镇定心神

不适宜人群

◇膝部受伤者

◇脚腕受伤者

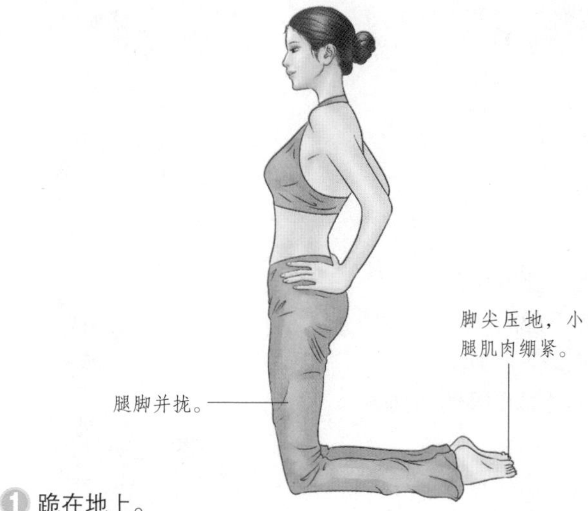

❶ 跪在地上。

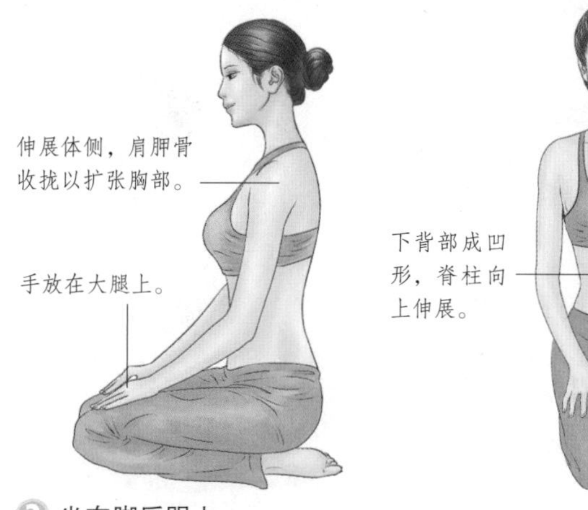

❷ 坐在脚后跟上。

高级姿势

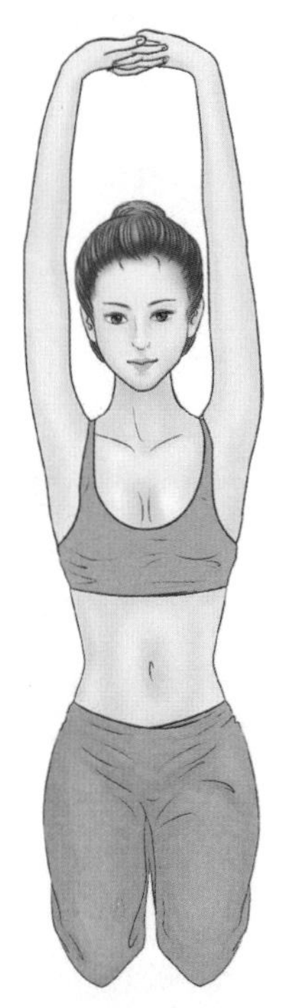

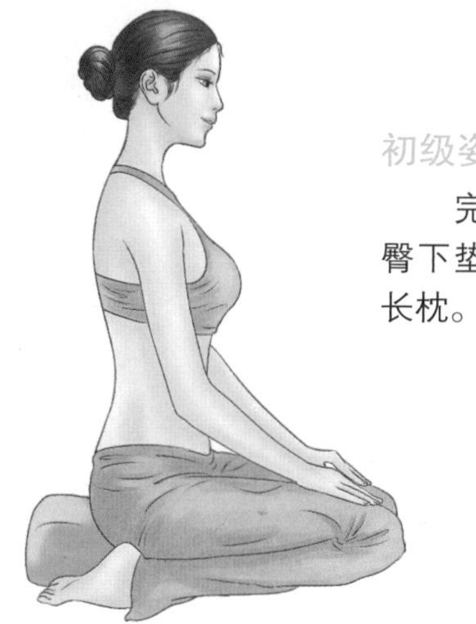

初级姿势

完成第2步时，臀下垫一块毯子或长枕。

狮子式

凝视点

◇前方
◇上方

生理功效

◇缓解颌部紧张
◇锻炼面部肌肉
◇增加脑部供血量
◇促进眼部和喉部的血液循环
◇清洁鼻孔和耳朵
◇缓解窦炎
◇增大肺活量
◇缓解咽喉干燥与疼痛

心理功效

◇缓解压力、轻度抑郁及焦虑

不适宜人群

◇膝部或脚腕受伤者
◇哮喘患者
◇青光眼患者
◇颞颌关节综合征患者

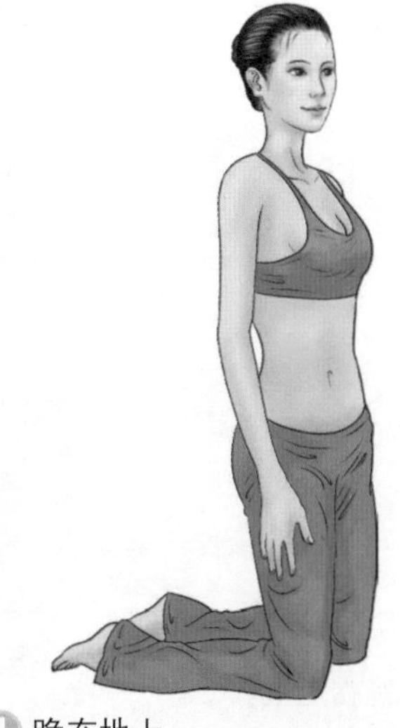

❶ 跪在地上。

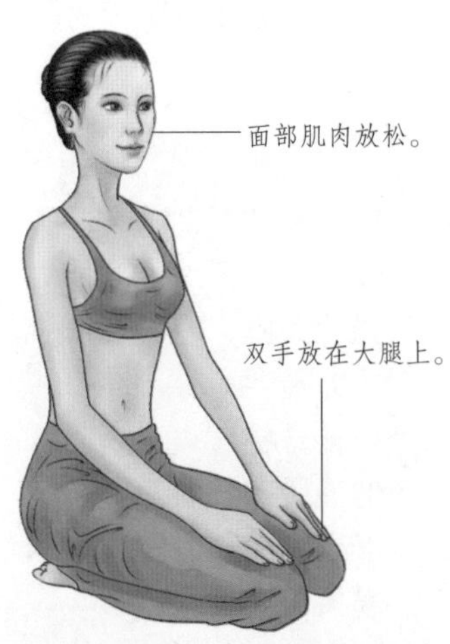

❷ 双手放在大腿上，坐在脚后跟上。

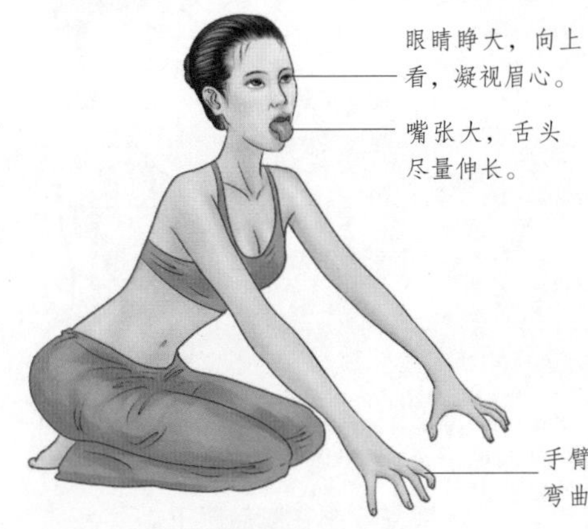

❸ 身体前倾，双手撑地。深吸气，下一次呼气时，发出长啸声。重复3次，然后放松。

初级姿势

以双腿交叉的姿势坐着，然后做第3步。

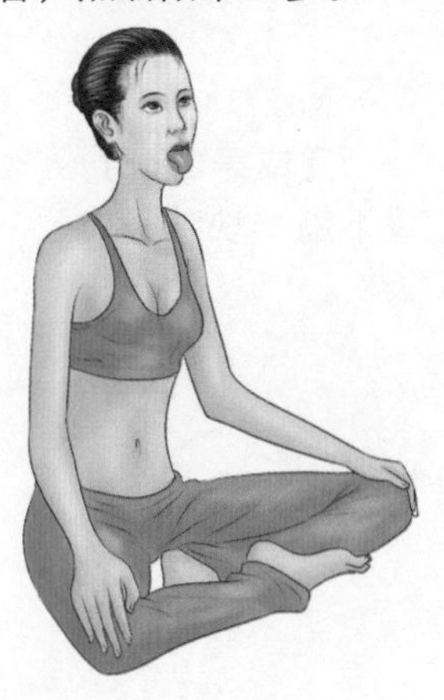

高级姿势

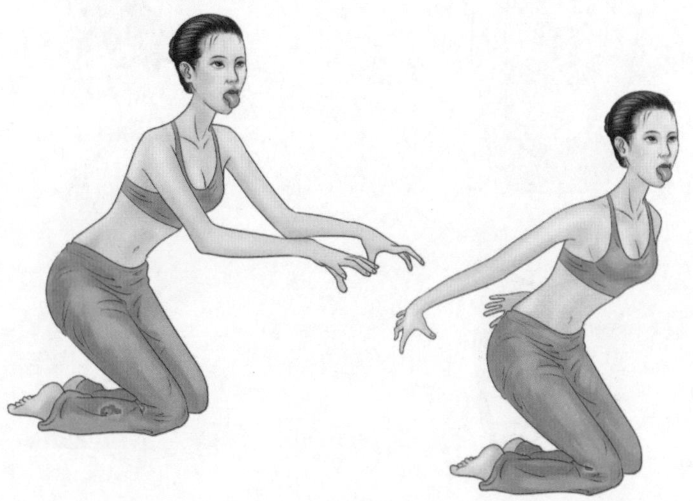

牛面式

凝视点

◇前方

生理功效

◇舒展膝关节、踝关节及肩关节

◇伸展大腿、胸部和手臂

◇扩胸，有利于深呼吸

◇伸展整个背部

◇锻炼腹肌和下背部肌肉

心理功效

◇缓解压力、轻度抑郁及焦虑

◇集中精神

不适宜人群

◇髋关节、膝关节或脚腕关节受伤者

◇肩部受伤者

初级姿势

完成1～3步，第3步中，在臀下垫个长枕或毯子，并用带子辅助完成动作。

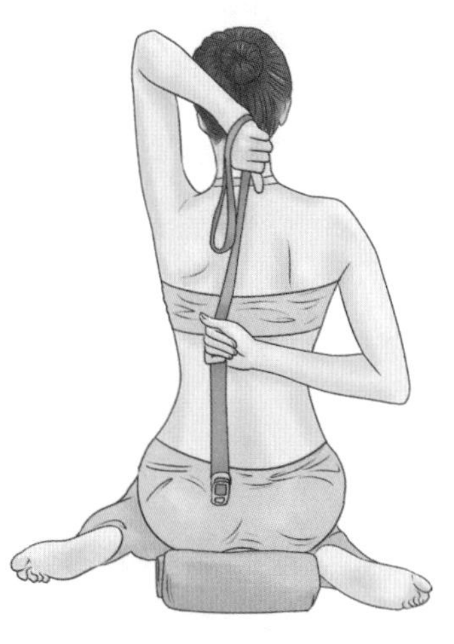

❶ 双腿伸直坐好，双手按压地面，抬起臀部。左腿后曲，坐在左脚上。

❷ 屈右腿，右脚放在左臀外侧，右大腿位于左大腿上。

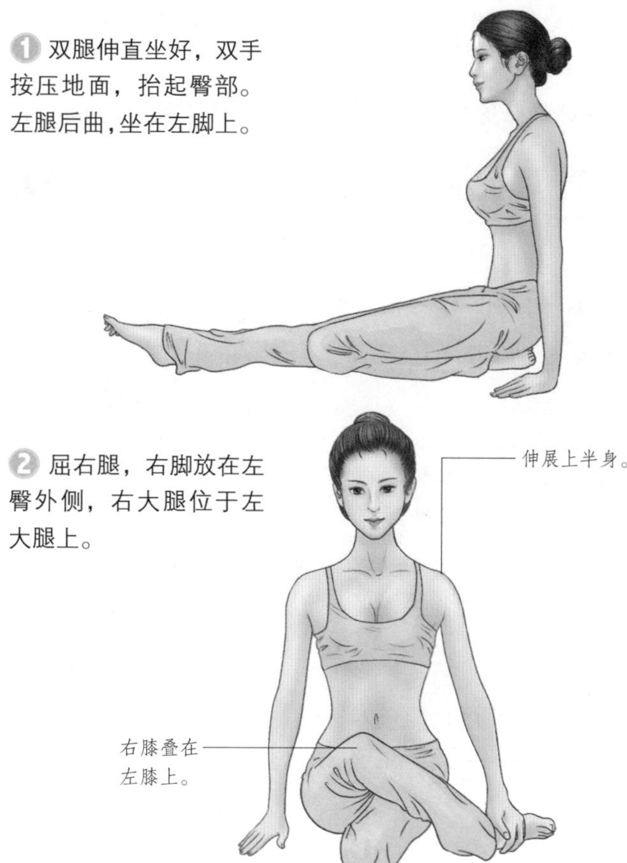

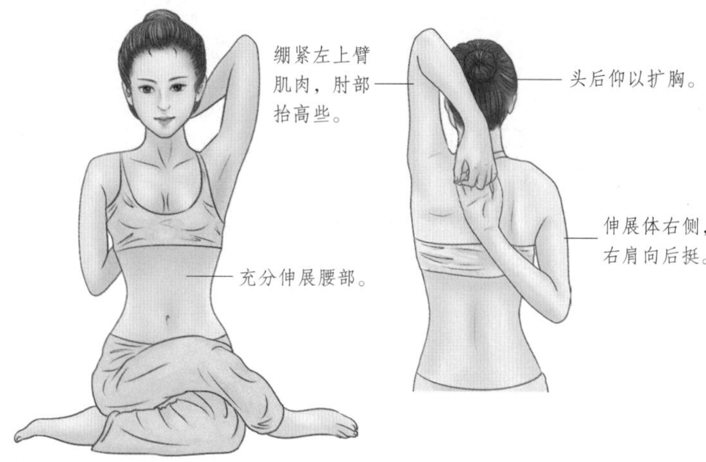

❸ 保持左脚的姿势，或抬起右臀部，将左脚移出，使臀部贴地。左臂举过头，曲肘，左手放在上背处。屈右臂，两手手指在后背相扣。

❹ 还原，在身体的另一侧重复动作。

手杖式

具体动作见第一篇“瑜伽”第三章“阿斯汤加瑜伽”第三节“坐式”之“手杖式”。

身印式

凝视点

◇前方
◇上方

生理功效

◇舒展髋部和胸部
◇提高膝关节柔韧性
◇预防关节炎和骨质疏松症
◇促进消化系统和生殖系统的功能
◇伸展肩部
◇促进肠与肝的功能
◇缓解坐骨神经痛与生理期不适

心理功效

◇减轻压力
◇镇定心神

不适宜人群

◇高血压或低血压患者
◇孕妇(怀孕3个月之后)
◇腹股沟或肩部受伤者
◇膝部或髋部受伤者

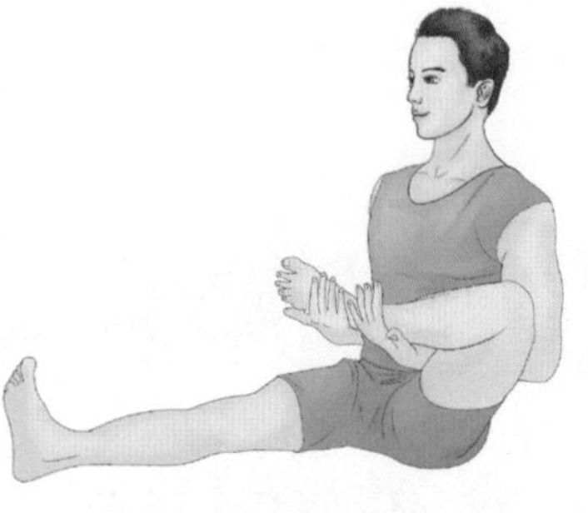

① 双腿伸直坐好。屈左腿，双手抱住左脚和左小腿。

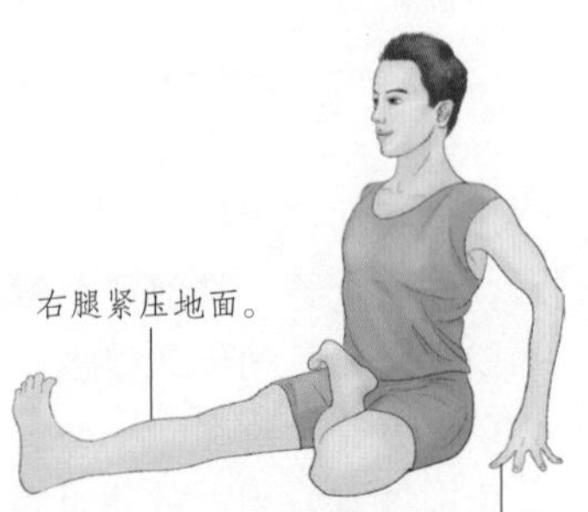

② 左脚放在右大腿腹股沟处，成半莲花坐式。

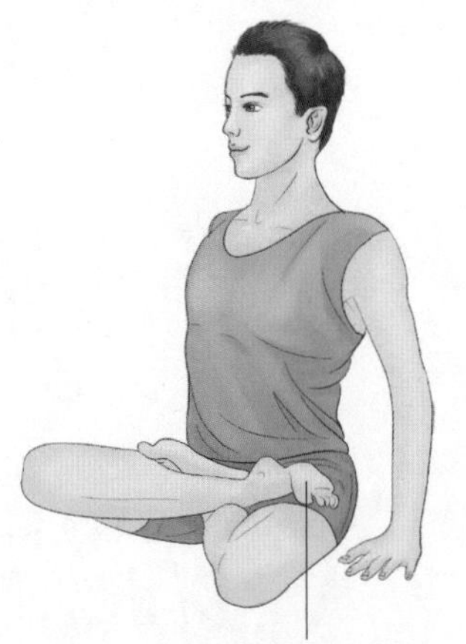

③ 屈右腿，抓住右脚和脚腕。右脚放在左大腿的腹股沟处，成莲花坐式。呼气，双手下压，充分伸展上半身，保持脊柱的自然弯曲。

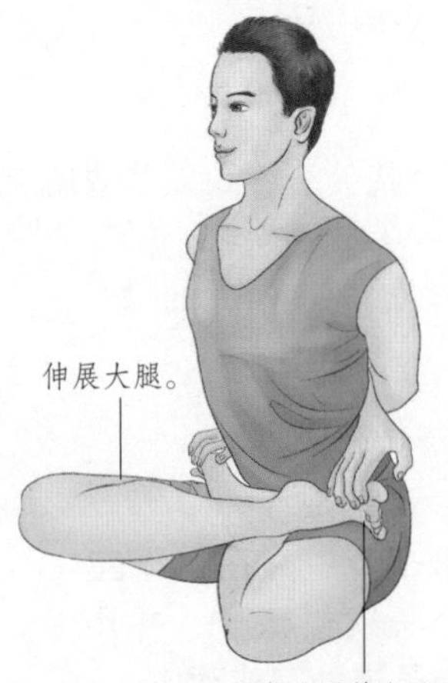

④ 呼气，右手绕到背后，抓住右脚大脚趾。深吸一口气，身体前曲，呼气，左手绕到背后，抓住左脚大脚趾。

高级姿势

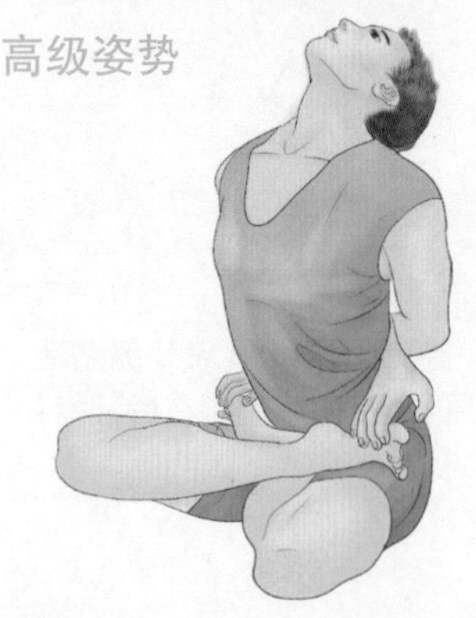

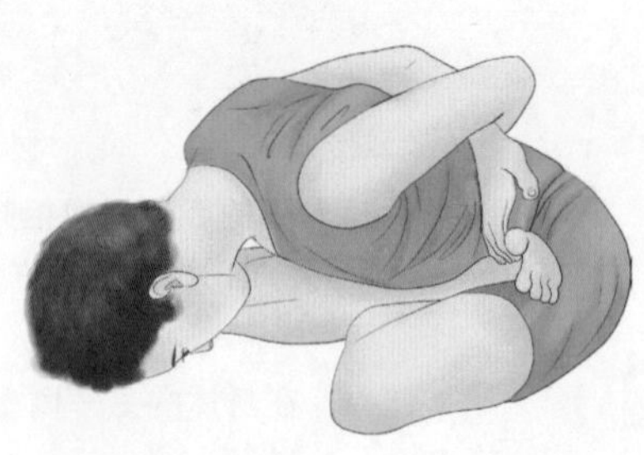

⑤ 前曲，前额触地。

至善坐

凝视点

◇前方

◇闭眼

生理功效

◇增加下背部血液循环

◇通过呼吸动作锻炼腹腔器官

◇伸展脊柱

◇舒展髋部

◇强化中下背部肌肉的力量

心理功效

◇减轻压力

◇集中注意力

◇提神醒脑

不适宜人群

◇下背部、髋部、膝部或脚腕受伤者

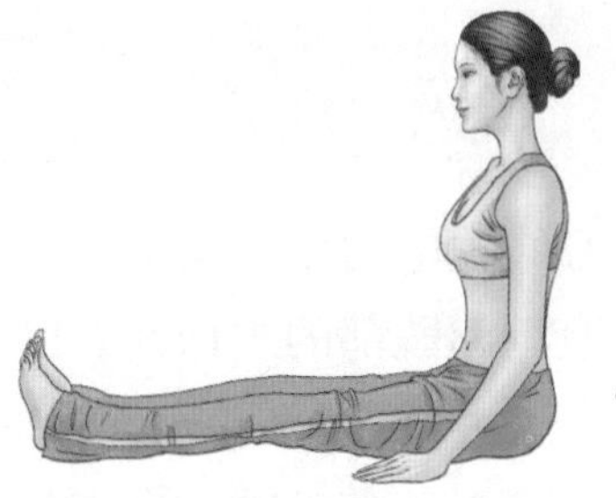

❶ 从手杖式开始，向上伸展脊柱。

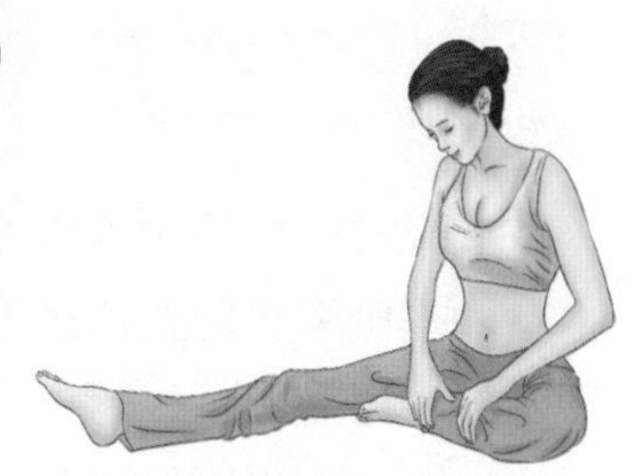

❷ 左脚掌紧贴右大腿内侧，脚后跟置于会阴处。

骨盆打开，尾骨向下，
臀部肌肉挤到背部。

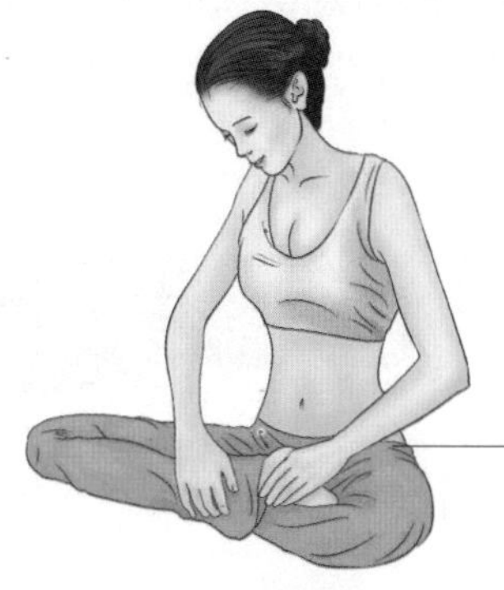

❸ 轻弯右腿，脚后跟靠近身体。右脚背和脚腕放在左小腿肚上。大腿肌肉、臀部依次内旋，以扩大骨盆底。

眼睛闭上，呼吸柔和，
注意力集中于内心。
伸展体侧，肩胛骨
收拢并向下移。
尾骨下压，
肚脐内收。

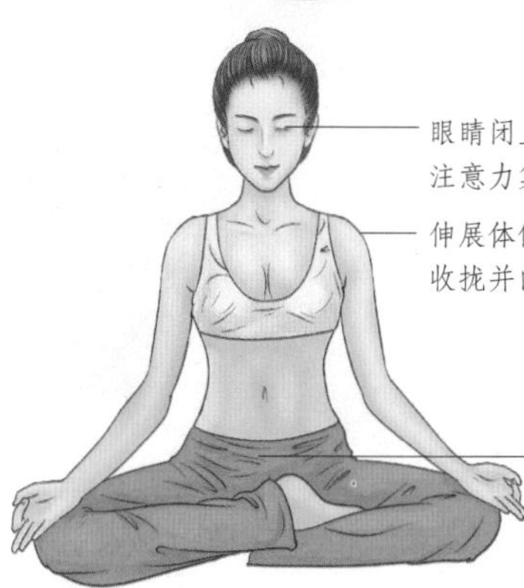

❹ 手掌放松，拇指扣住食指，掌心向上，置于大腿上。呼气，坐骨贴地坐稳，双腿、骨盆下沉。吸气，充分伸展上半身，多保持一会儿。

初级姿势

完成1～4步，下背部柔韧性不够的人，可在臀下垫个毯子。

高级姿势——手印瑜伽

手印瑜伽是完成身体和精神的能量循环的一种手势，有助于镇定精神，集中注意力。

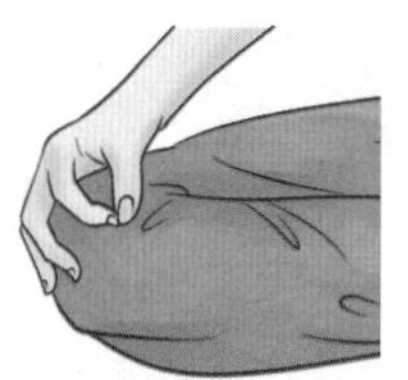

▲智慧手印。

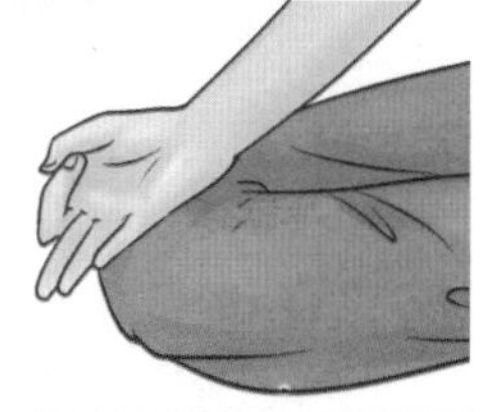

▲智慧手印。

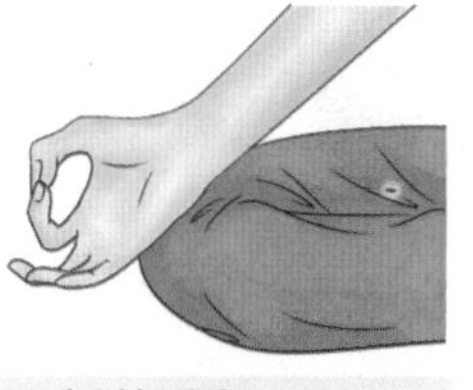

▲智慧手印。

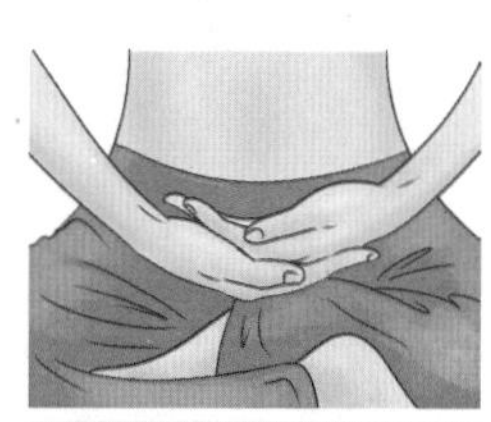

▲禅定手印。

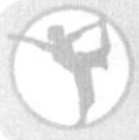

第九节　平躺放松式

平躺式通常是瑜伽练习的收尾动作，能减轻疲劳、提神醒脑、放松身体。本节的平躺姿势能提高腹股沟和髋部的柔韧性，促进消化和排毒，锻炼并伸展下背部和腿部。

放松式能镇定并平衡神经系统，使运动后的身体得到放松。需要放松时可以随时练习婴儿式。仰尸式是经典的放松姿势，在练习之后可用来做深度放松并恢复活力；因为它需要身体保持不动，同时意识保持警觉，通常被认为是最困难的动作。

练习时最重要的是要慢慢呼吸并享受这种放松的感觉。

双膝到胸式

凝视点

◇前方

◇闭眼

生理功效

◇伸展脊柱与肩部

◇促进消化

◇按摩腹腔脏器与背部

◇缓解下背部疼痛

◇舒展髋部

心理功效

◇减轻压力

不适宜人群

◇膝部受伤者

◇疝气患者

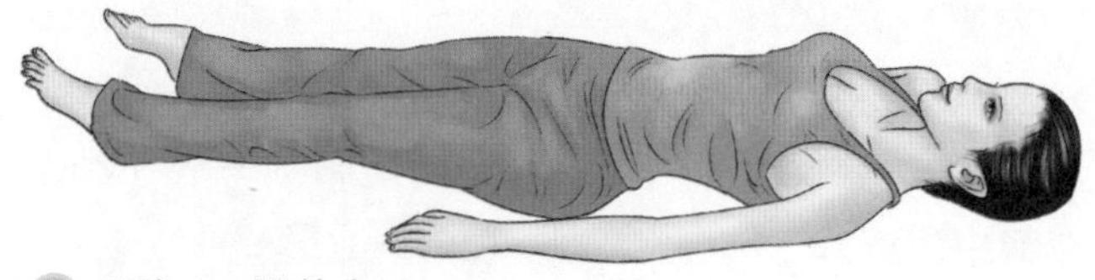

1 仰卧，双腿伸直。

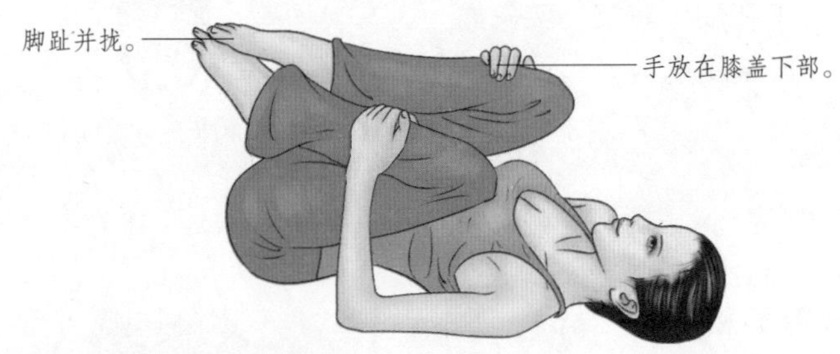

2 屈膝至胸部，双膝分开。

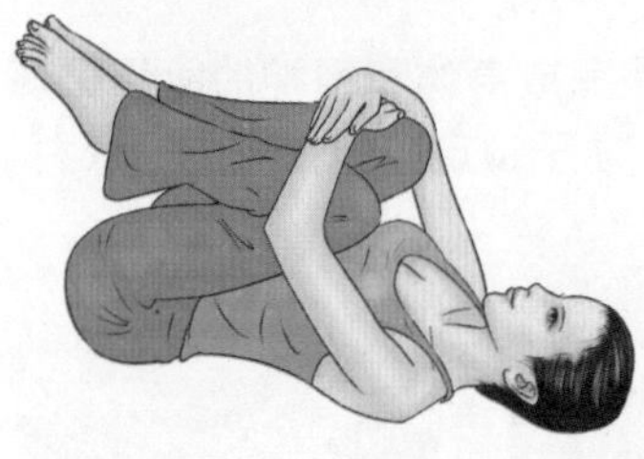

3 双膝并拢，两手抱膝。

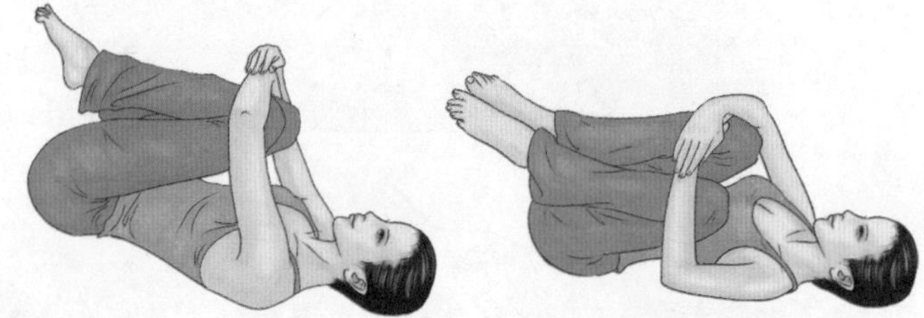

4 右转。

5 左转。

6 重复几次，然后还原为仰尸式。

仰卧英雄式

凝视点

◇上方
◇闭眼

生理功效

◇舒展和放松下背部
◇扩胸，增大肺活量
◇提高及改善髋关节、膝关节及腕关节的功能
◇促进甲状腺与甲状旁腺的功能
◇缓解更年期不适
◇降低高血压

心理功效

◇创造一种踏实稳定的感觉
◇提神醒脑
◇镇定心神

不适宜人群

◇膝部或脚腕受伤者
◇关节炎患者
◇心脏病患者
◇孕妇（怀孕3个月之后）

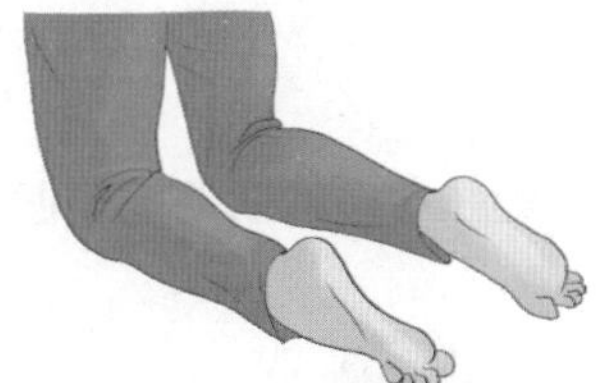

1 双膝跪地，双脚平行，脚腕与膝部成直线。

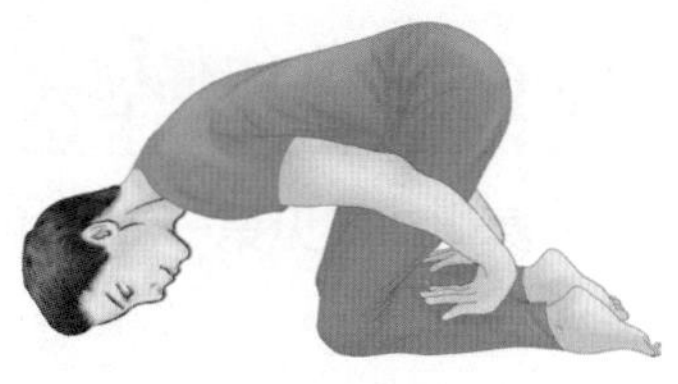

2 用手均匀地抚平小腿肌肉，需要的话，前额触地。

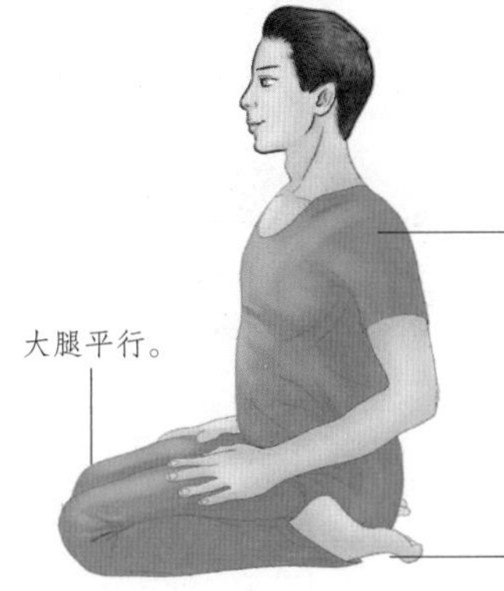

3 坐在双脚之间，充分伸展上半身，双脚腕内侧紧贴臀部。

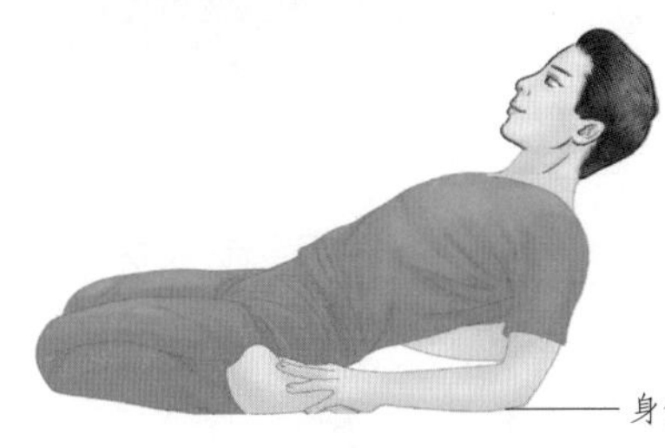

4 手向后移，慢慢地将身体后靠在前臂上。

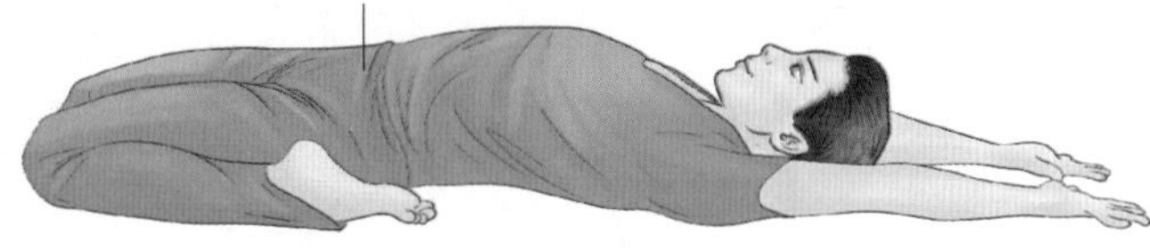

5 放低身体躺下来，手臂举过头顶伸直，肩部下压触地。多保持一会儿。然后将手臂放在体侧，肘撑起，身体重心移至肘上。下巴内收，肘部下压，身体抬起，变成下犬式。

初级姿势

做支撑仰卧英雄式，完成1～5步，如果你无法躺到地上，可在背下垫个长枕。如果不能坐在地上，可将毯子放在臀部与背部之下。

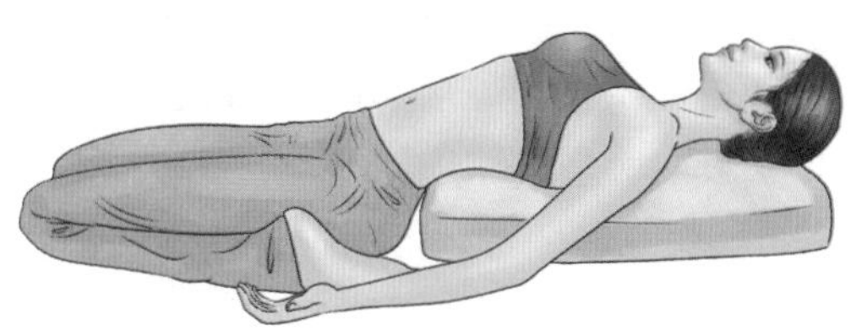

高级姿势

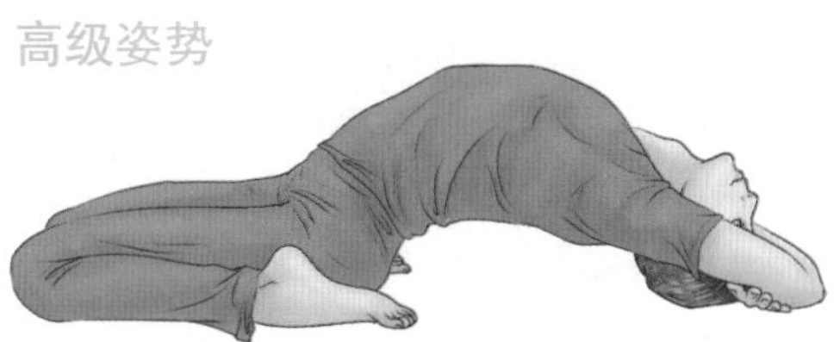

卧手抓脚趾腿伸展式

具体动作见第一篇“瑜伽”第三章“阿斯汤加瑜伽”第三节“坐式”之“卧手抓脚趾腿伸展式”。

仰卧束角式

凝视点

◇闭眼

生理功效

◇改善消化系统和循环系统的功能

◇保持前列腺、肾脏和泌尿系统的健康

◇预防静脉曲张

◇促进生殖系统的功能

◇扩张胸部

◇减轻疲劳和头痛

心理功效

◇缓解压力、焦虑和轻度抑郁

◇帮助入定（意识集中于内心）

不适宜人群

◇膝部或腹股沟受伤者

◇下背部疼痛患者

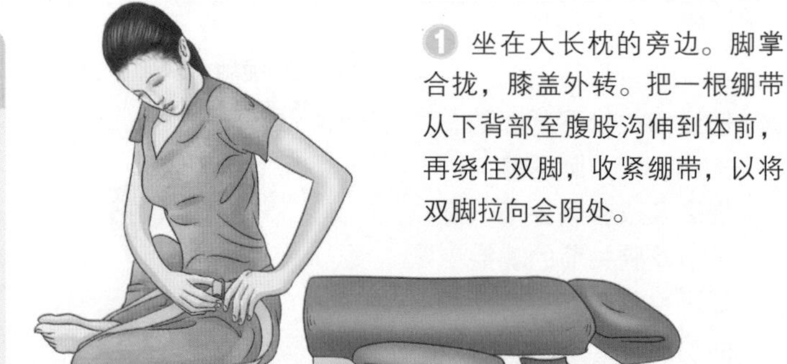

❶ 坐在大长枕的旁边。脚掌合拢，膝盖外转。把一根绷带从下背部至腹股沟伸到体前，再绕住双脚，收紧绷带，以将双脚拉向会阴处。

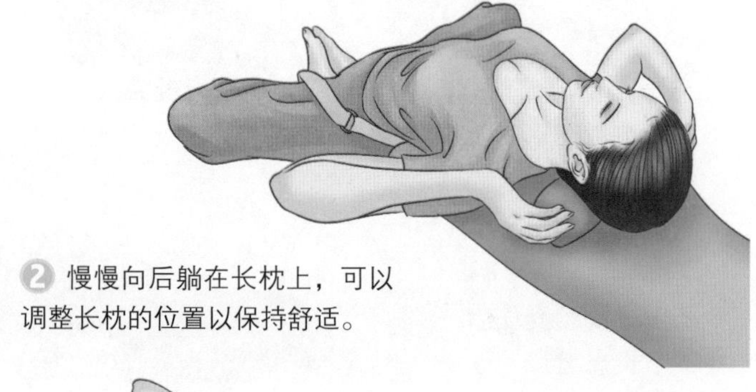

❷ 慢慢向后躺在长枕上，可以调整长枕的位置以保持舒适。

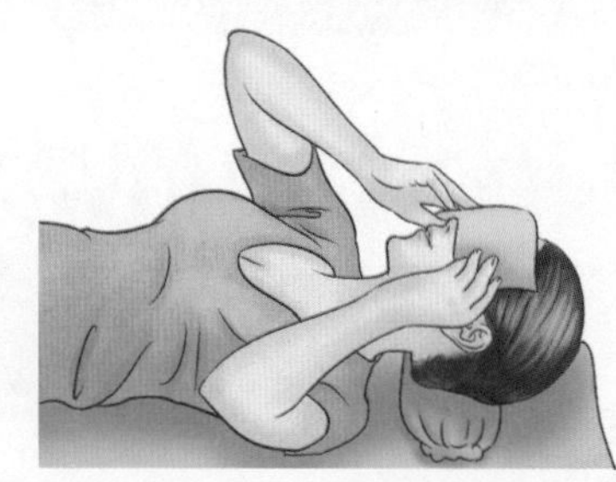

❸ 可以在颈下放枕头或一块卷好的毛巾，眼上放个眼罩。

❹ 放松，缓慢均匀地呼吸。

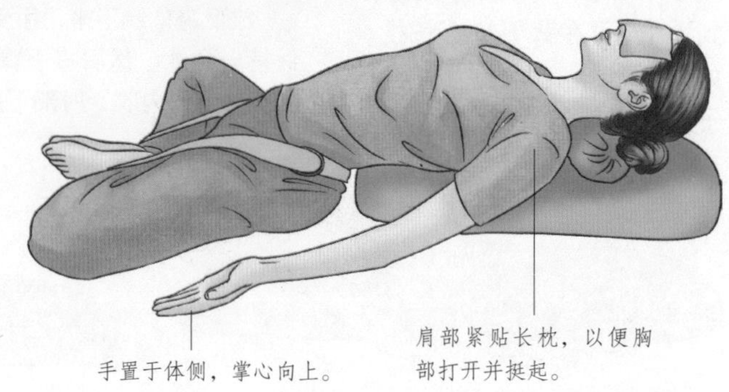

手置于体侧，掌心向上。

肩部紧贴长枕，以便胸部打开并挺起。

初级姿势

完成1～4步，可在膝盖或大腿下放两块叠好的毯子，以缓解张力。

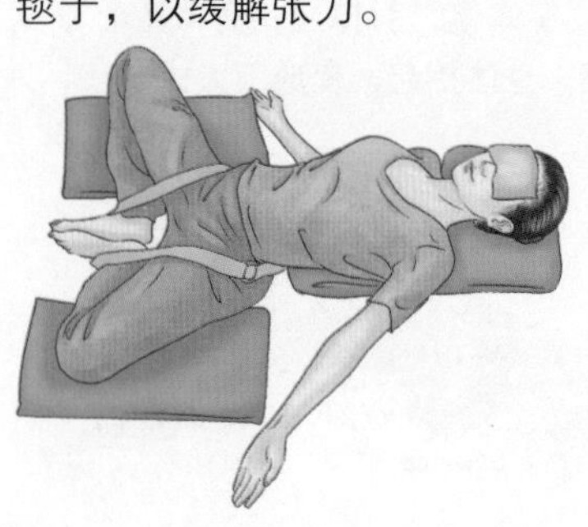

仰卧开腿脊柱扭转式

凝视点

◇闭眼
◇伸直的手指处

生理功效

◇伸展脊柱和肩部
◇促进消化系统和循环系统的功能
◇按摩腹腔脏器
◇强化下背部肌肉的力量
◇缓解轻微头痛、颈痛及坐骨神经痛
◇舒展髋部

心理功效

◇缓解压力、焦虑和轻度抑郁

不适宜人群

◇低血压患者
◇处于生理期的女性

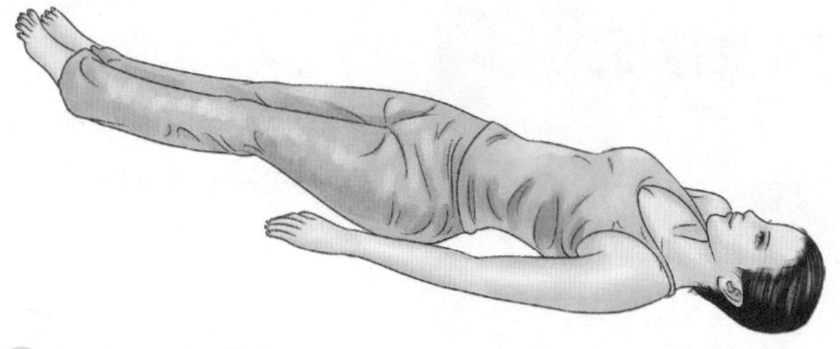

1 仰卧，双腿伸直。

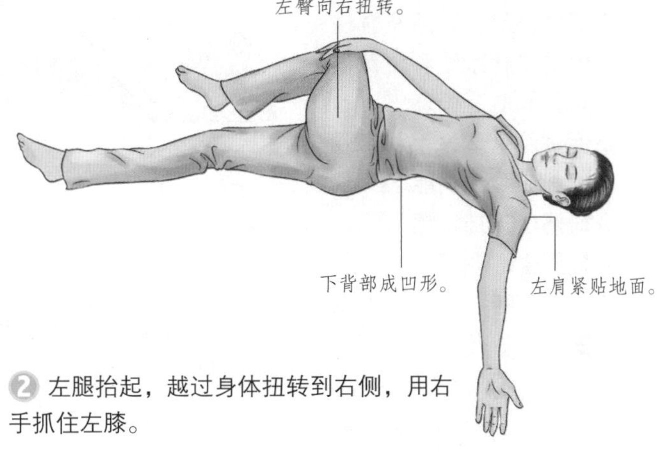

2 左腿抬起，越过身体扭转到右侧，用右手抓住左膝。

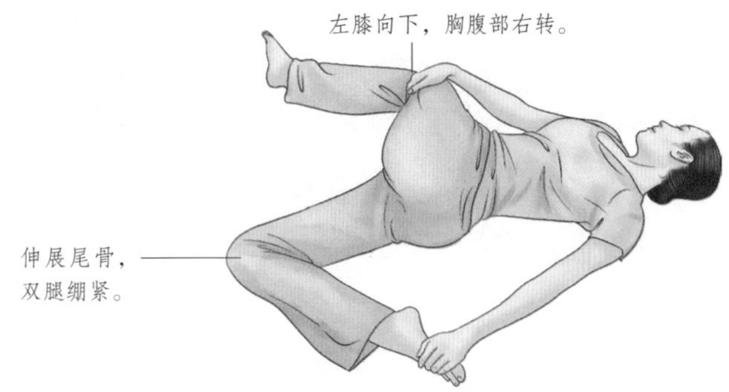

3 为了更好地扭转，右腿弯曲，用左手抓住右脚，脚后跟靠近臀部，用右手抓住左腘窝。

初级姿势

双腿在身体的同侧即可。

高级姿势

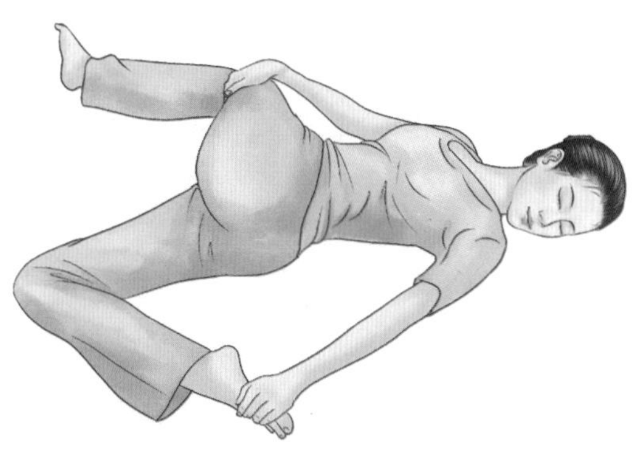

支撑桥式

凝视点

◇闭眼
◇上方

生理功效

◇缓解下背部不适
◇舒展胸部、颈部及脊柱
◇促进消化系统和生殖器官处的血液循环
◇促进脑垂体、甲状腺及甲状旁腺的功能
◇缓解坐骨神经痛
◇缓解生理期不适
◇缓解哮喘、高血压及窦炎

心理功效

◇减轻压力、焦虑和轻度抑郁

不适宜人群

◇孕妇(怀孕6个月之后)
◇颈部或脊柱受伤者

1 坐在2块叠好的毯子与长枕的中间,脊柱挺直。

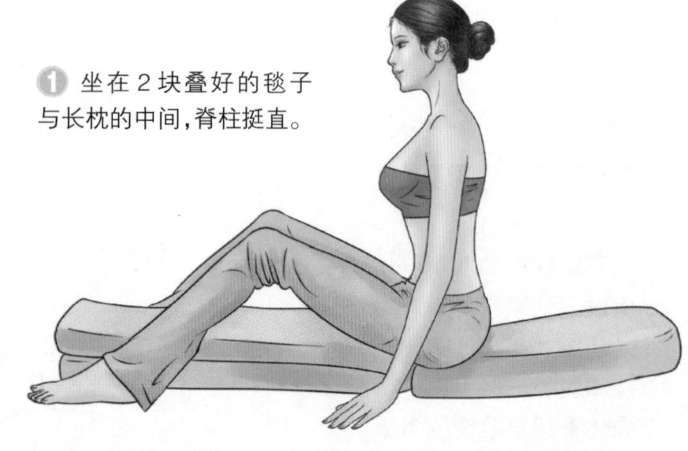

2 双手做支撑,身体慢慢后仰到长枕上。

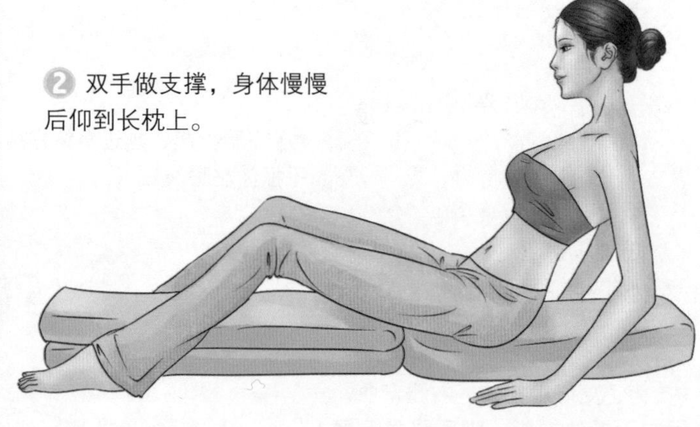

3 双手置于体侧,身体慢慢向后躺,肩、颈、头部着地。

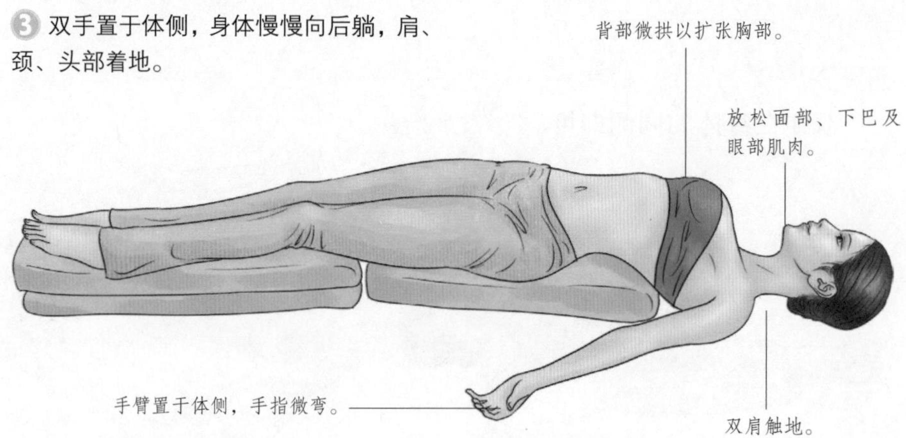

支撑仰卧英雄式

凝视点

◇闭眼
◇上方

生理功效

◇舒展并放松下背部
◇改善髋关节、膝关节和腕关节的健康及功能
◇促进甲状腺及甲状旁腺的功能
◇缓解更年期不适
◇治疗高血压

心理功效

◇缓解压力、焦虑和轻度抑郁
◇创造一种踏实稳定的感觉
◇镇定精神

不适宜人群

◇孕妇（怀孕前3个月可用适当的支撑物，3个月之后不能做）
◇膝部或脚腕受伤者
◇关节炎患者
◇心脏病患者

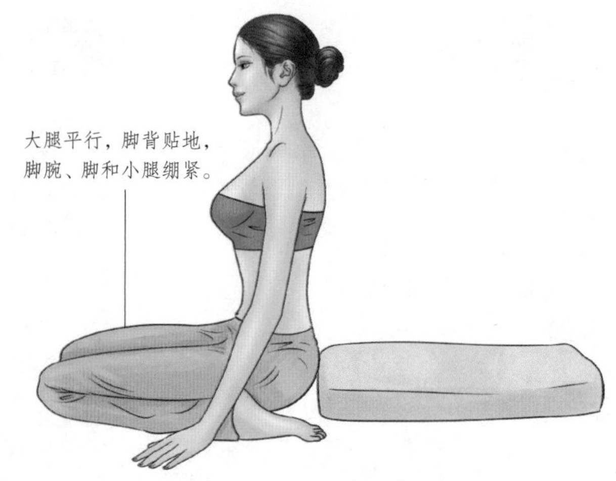

1 屈膝坐在地上，脚后跟位于臀部两侧，臀后放一个大长枕。

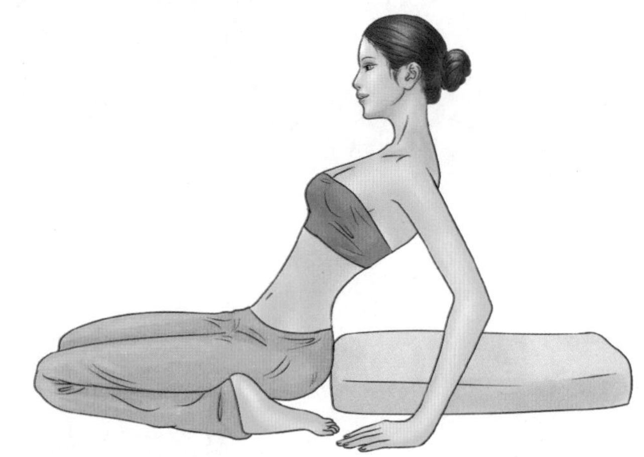

2 屈肘，身体慢慢向长枕上后仰，脊柱挺直。

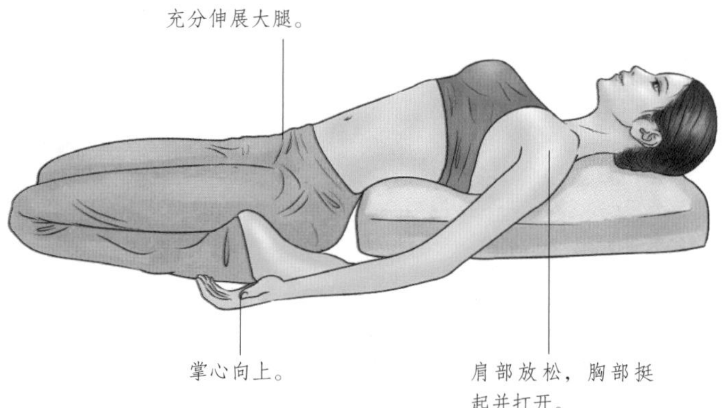

3 双手放在体侧，身体躺在长枕上，肩部与长枕要紧贴。

4 放松，注意调节呼吸。

初级姿势

完成1～3步，将长枕放在臀部下面。

婴儿式

凝视点

◇闭眼

生理功效

◇缓解头痛、颈痛及胸痛

◇舒展骨盆、髋部和下背部

◇伸展髋部、膝部与脚腕

◇舒展上背部

心理功效

◇缓解压力

◇减轻疲劳

◇镇定心神

不适宜人群

◇孕妇

◇膝部、脚腕或髋部受伤者

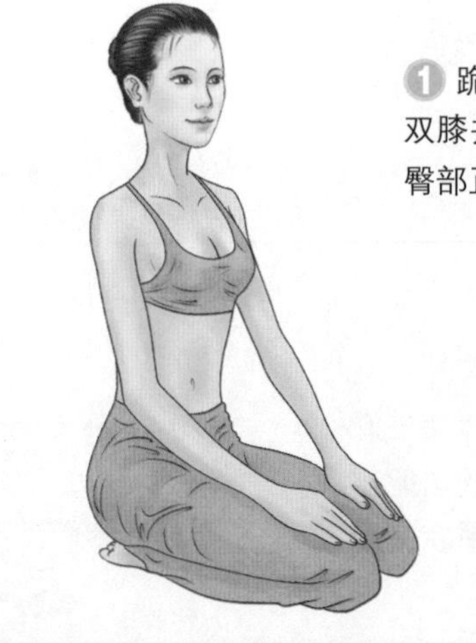

1 跪坐在脚后跟上，双膝并拢，肩部位于臀部正上方。

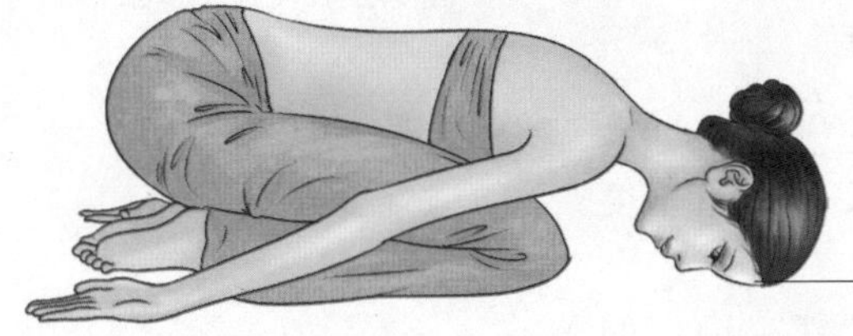

2 上半身向前曲，胸部紧贴大腿，双手向身后伸直。

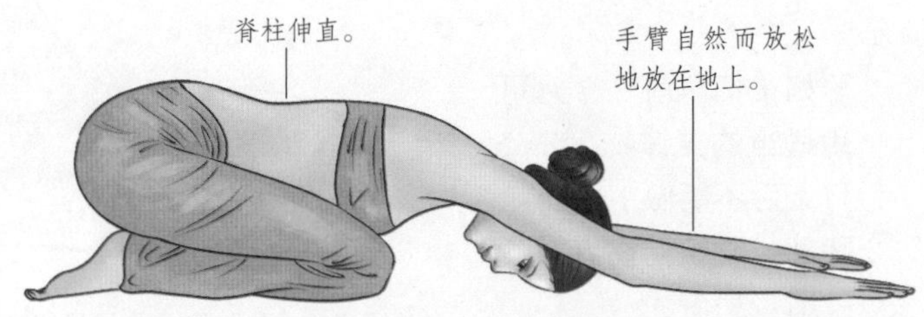

3 手臂前伸，手指向前，前臂和手心贴地。

初级姿势

完成 1 ~ 4 步，需要的话怀里抱个长枕以支撑身体，双膝也可适当分开。

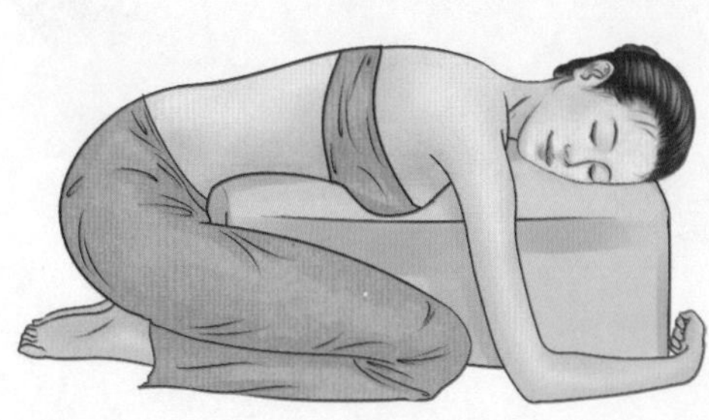

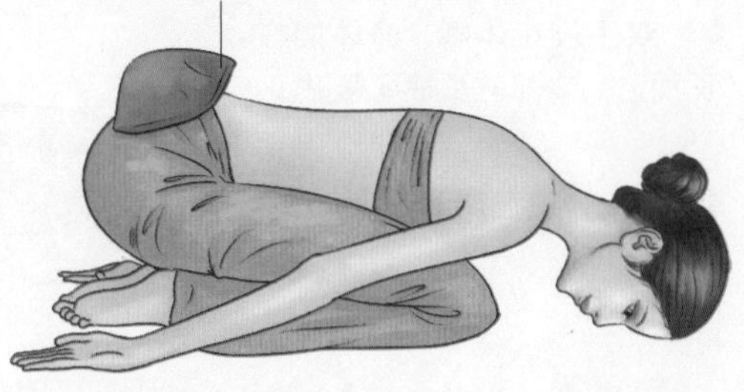

4 或者，在下背部放个小沙包或长枕，可放松下背部肌肉。

仰尸式

具体动作见第一篇“瑜伽”第三章“阿斯汤加瑜伽”第四节“结束姿势”之“仰尸式”。

第十节 瑜伽套路

当你对单个的瑜伽姿势熟悉之后就可以整套地做。本节介绍了在瑜伽班里你能见到的一系列套路。这些套路提供了一系列随着动作调整呼吸的瑜伽练习。随着有意识的呼吸和动作的练习，你的身心会更加健康并充满活力。

瑜伽不仅仅是一个接一个的姿势，而且注意姿势之间的过渡。本节的套路就是有意识地从一个动作过渡到另一个动作，从而帮助你集中精神，使瑜伽练习成为移动的冥想。

注意套路中有一些姿势本书中并没有介绍，因此，建议你要掌握书中相近的姿势来完成套路练习。

轻柔瑜伽 I

本套路中的姿势最适宜放松，适合各个水平的瑜伽学习者练习。要在一个安静的、无干扰的房间练习这套瑜伽。本套瑜伽以舒适为前提，你可在每个姿势上保持尽可能长的时间。注意你的呼吸和思想，让思想在你的意识中保持自然地流动，如同天空中飘浮的云彩。如果在练习时受到干扰而分心了，请将注意力重新集中到呼吸上。最后以 10 分钟左右的仰尸式动作结束练习。在你练习轻柔瑜伽 II 之前，先以仰尸式或婴儿式放松。

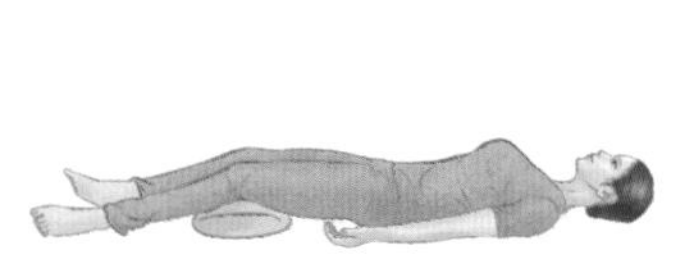

▲仰尸式(初级姿势)。

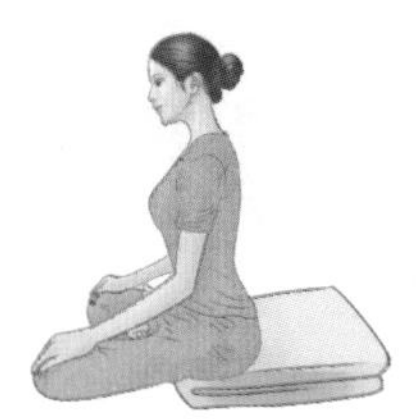

▲至善坐。

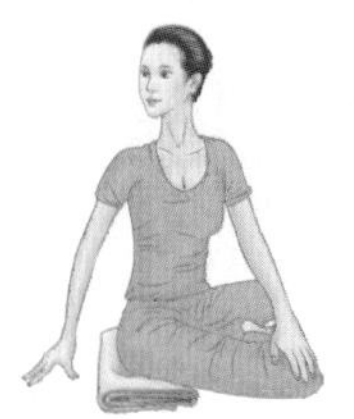

▲脊柱扭转式（初级姿势）。

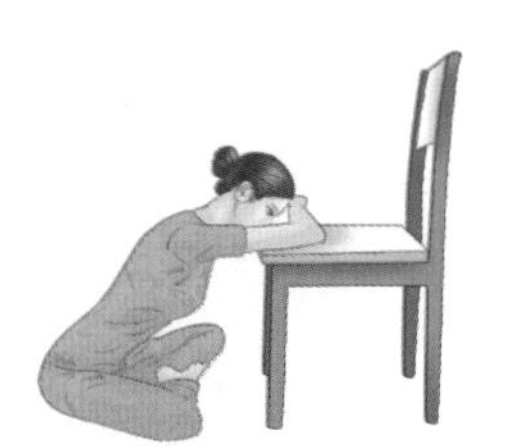

▲支撑前曲式。

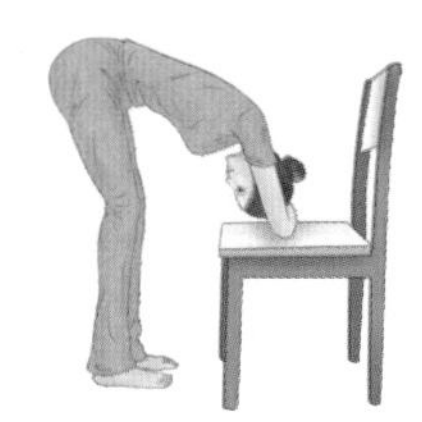

▲前曲伸展式。

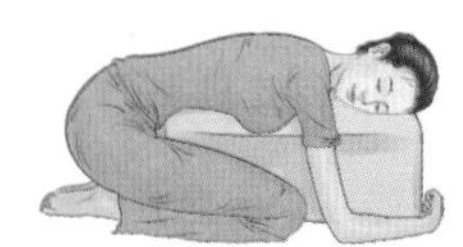

▲婴儿式(初级姿势)。

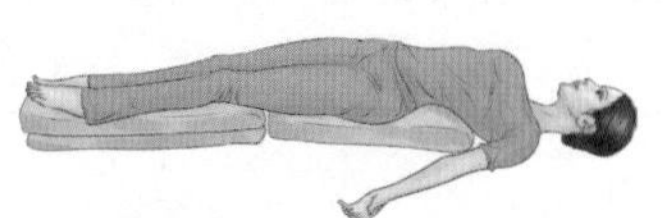

▲支撑桥式。

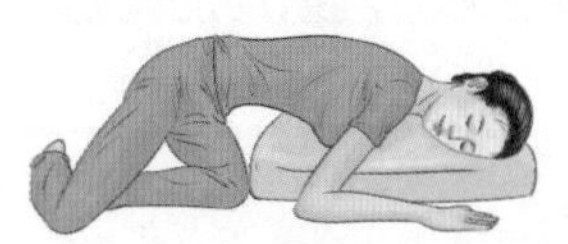

▲支撑脊柱扭转式。

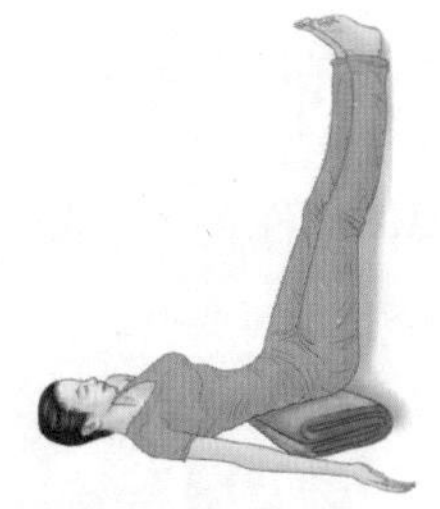

▲靠墙倒立式。

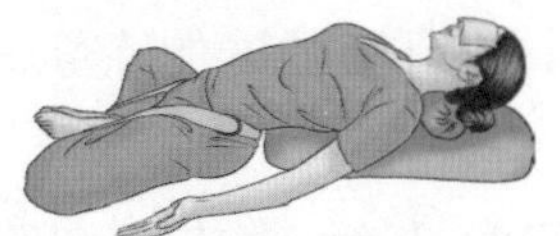

▲仰卧束角式。

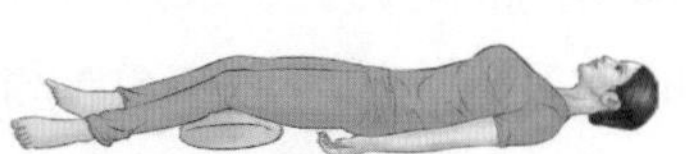

▲仰尸式（初级姿势）。

轻柔瑜伽 II

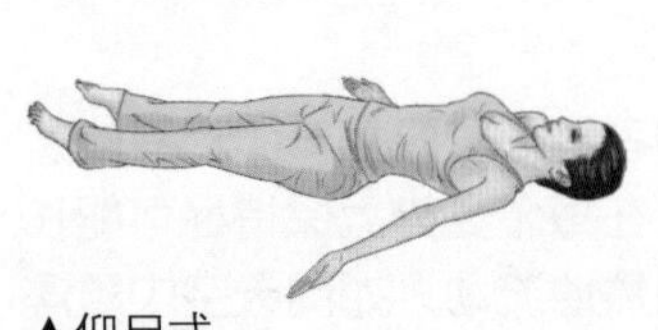

▲仰尸式。

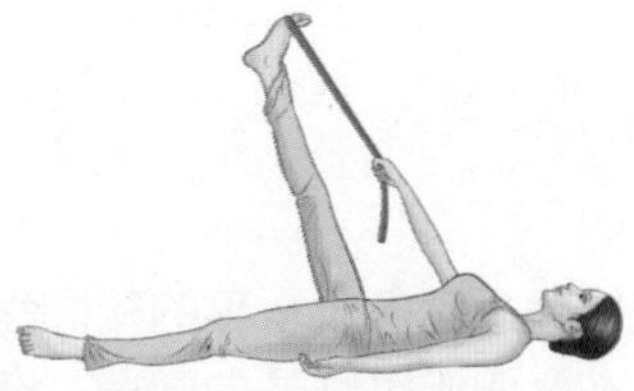

▲卧手抓脚趾腿伸展式。

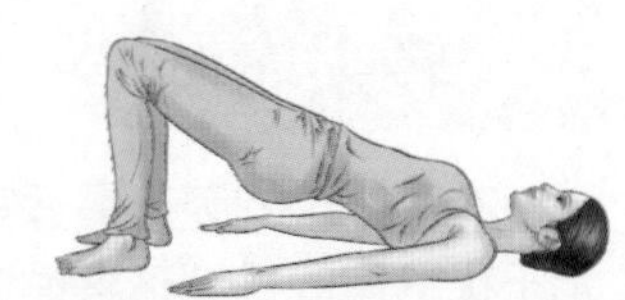

▲桥式。

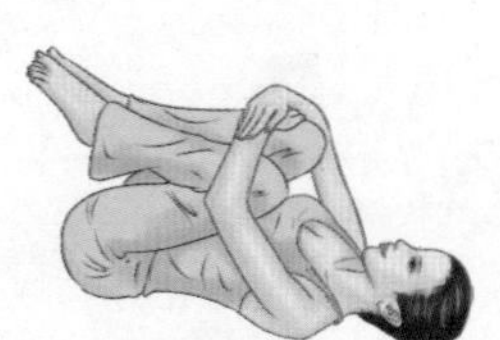

▲双膝到胸式。

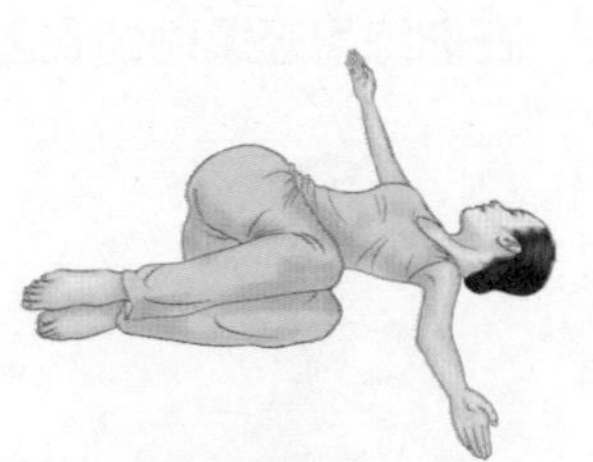

▲仰卧脊柱扭转式。

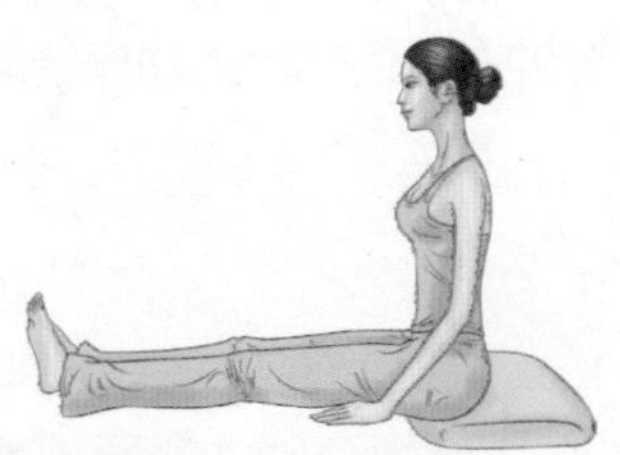

▲手杖式。

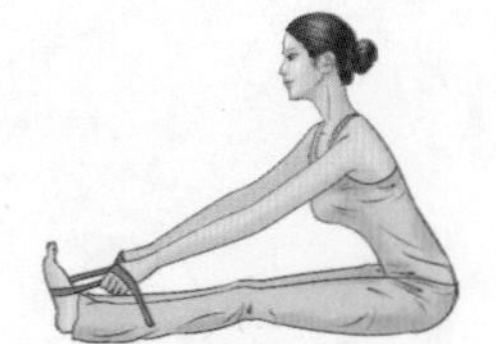

▲背部前曲伸展坐式。

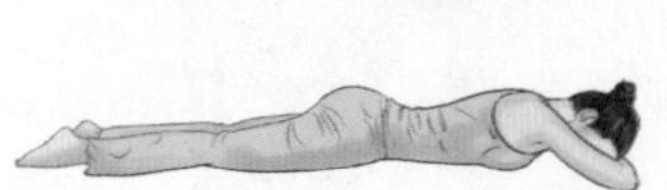

▲俯卧式。

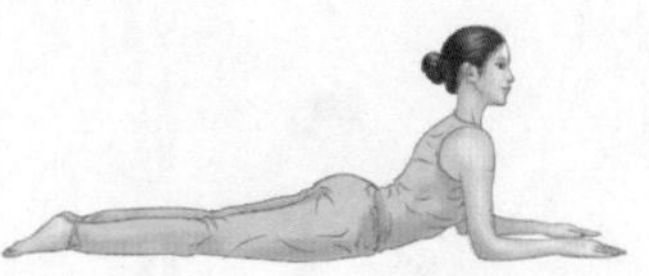

▲眼镜蛇式（初级姿势）。

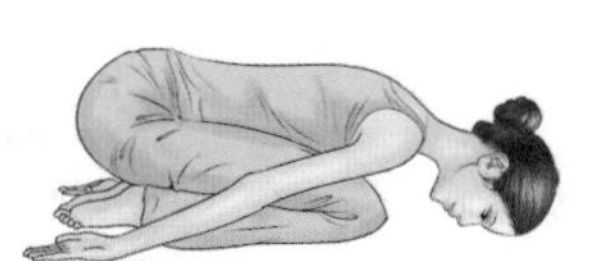

▲婴儿式。

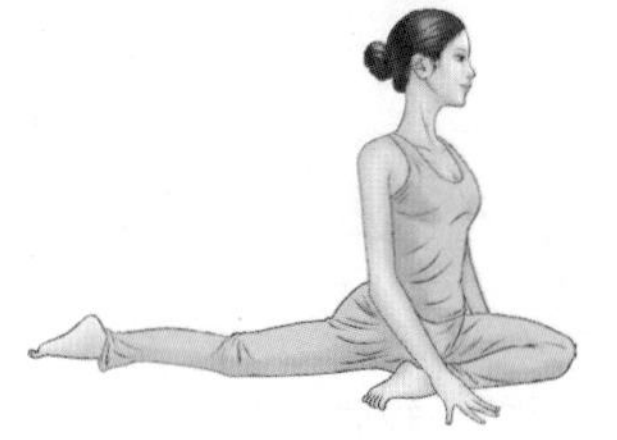

▲单腿鸽王式。

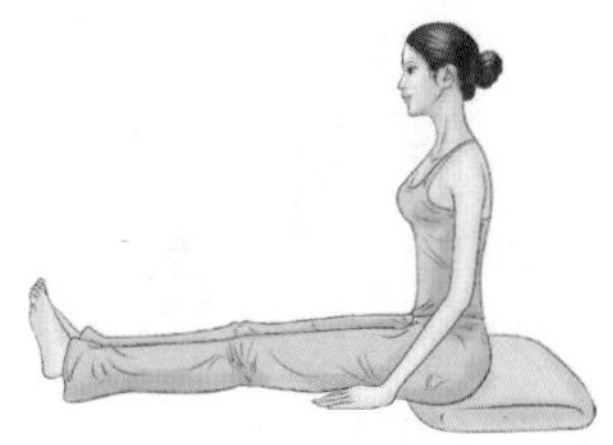

▲手杖式。

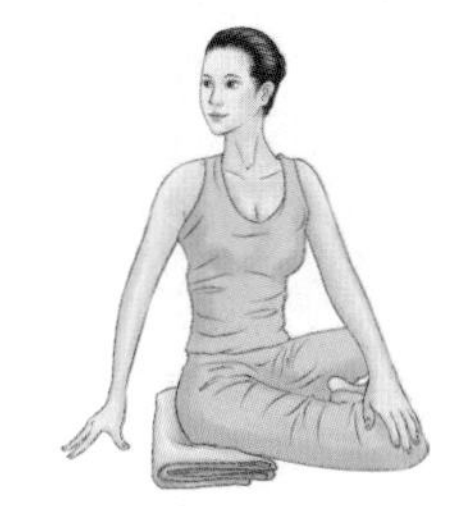

▲脊柱扭转式（初级姿势）。

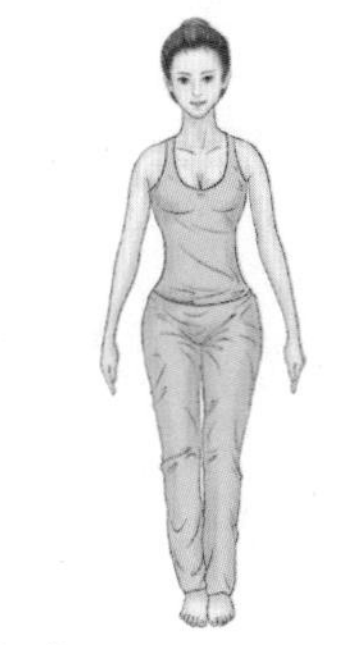

▲山式。

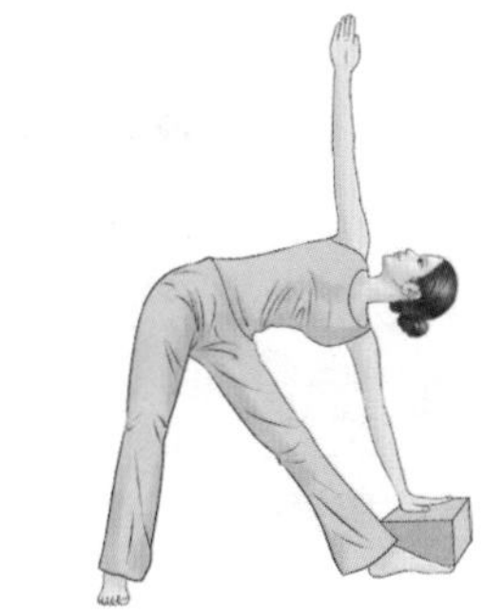

▲三角伸展式。

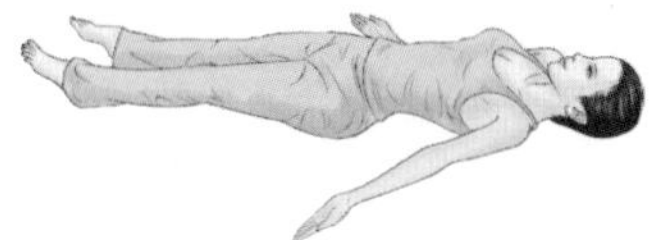

▲仰尸式。

柔韧瑜伽

本套路包含增强与锻炼柔韧性的姿势。从强度较小的姿势开始，最难的是具挑战性的后曲式，最后以镇定式姿势结束练习。练习中注意应用拜月式和拜日式中的呼吸法。

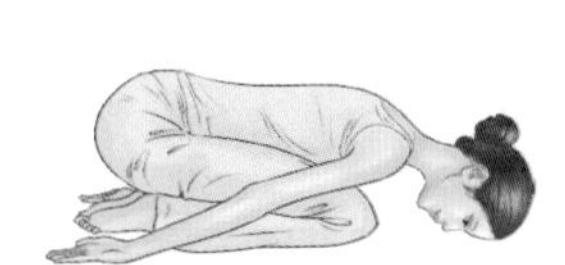

▲婴儿式。

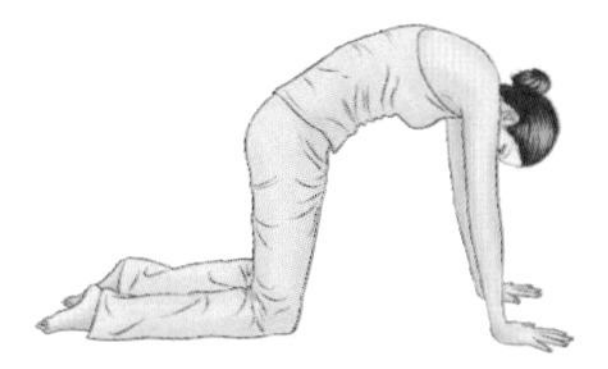

▲呼气，猫式（第 2 步）。

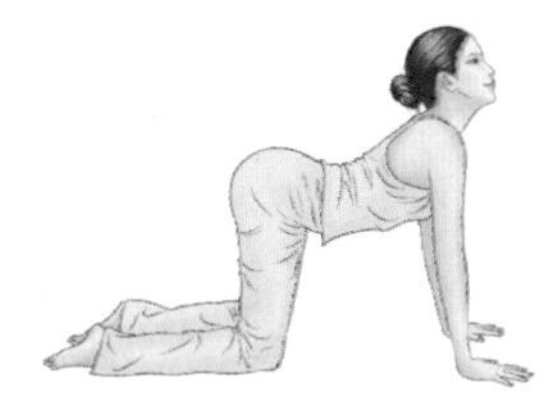

▲吸气，猫式（第 3 步）。

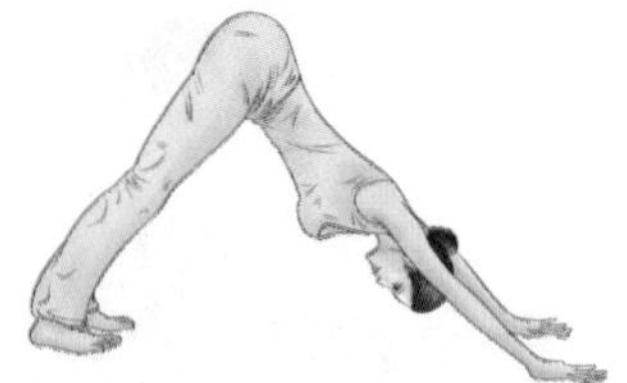
▲呼气，下犬式。

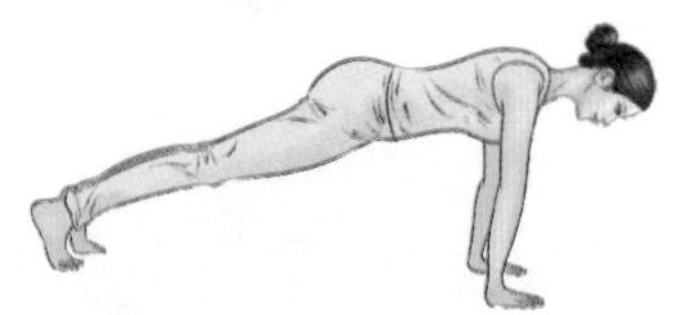
▲ 吸气，板式。

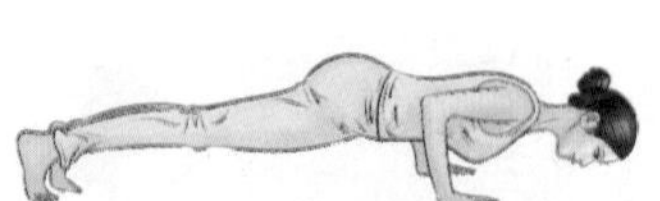
▲呼气， 四肢支撑式，吸气。

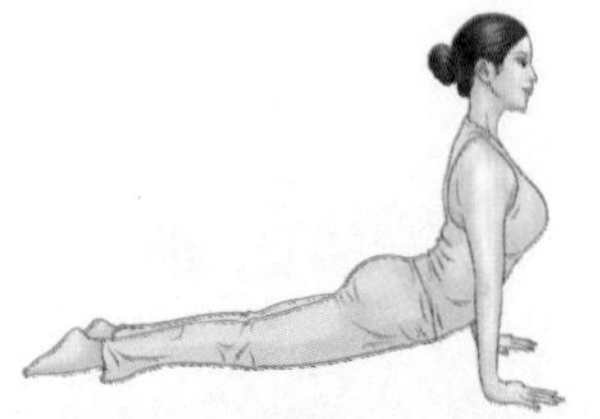
▲呼气， 眼镜蛇式，吸气。

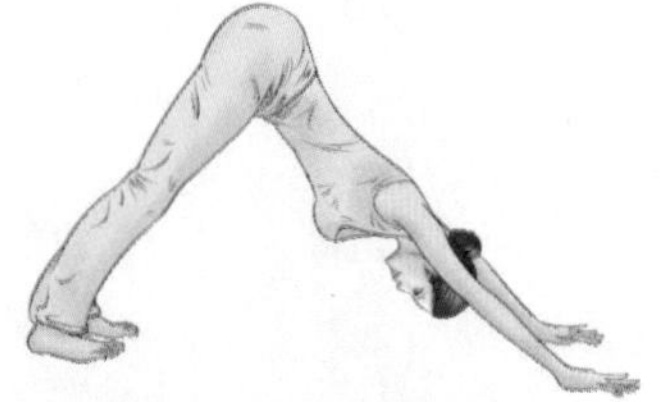
▲呼气，下犬式。

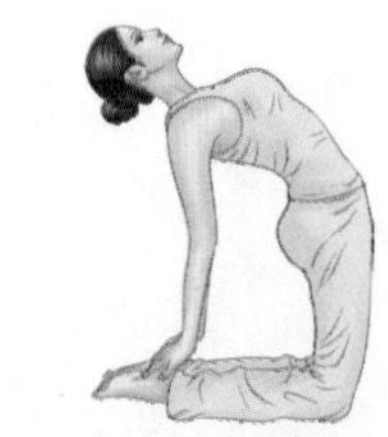
▲吸气，骆驼式，呼气。

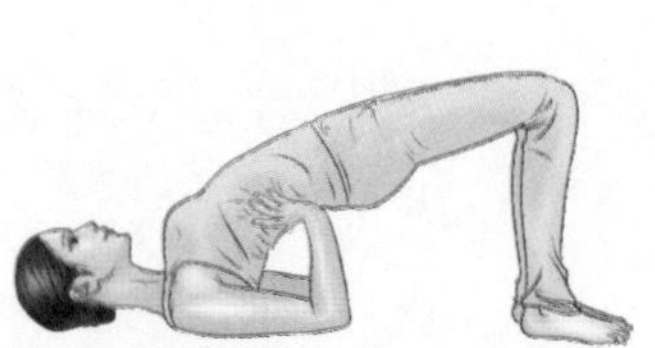
▲吸气，桥式，呼气。

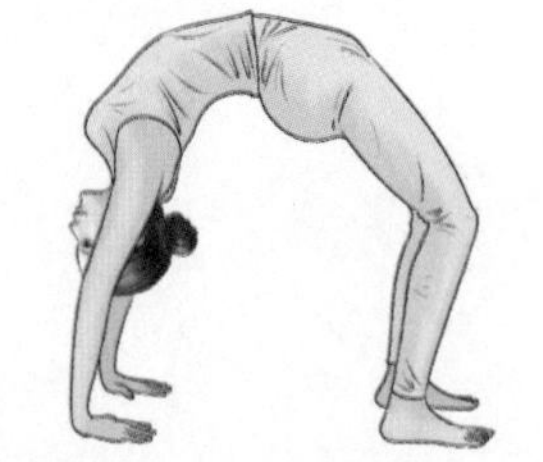
▲吸气， 向上弓式，呼气。

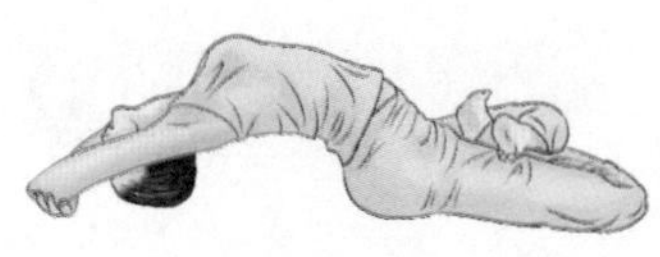
▲吸气， 鱼式。

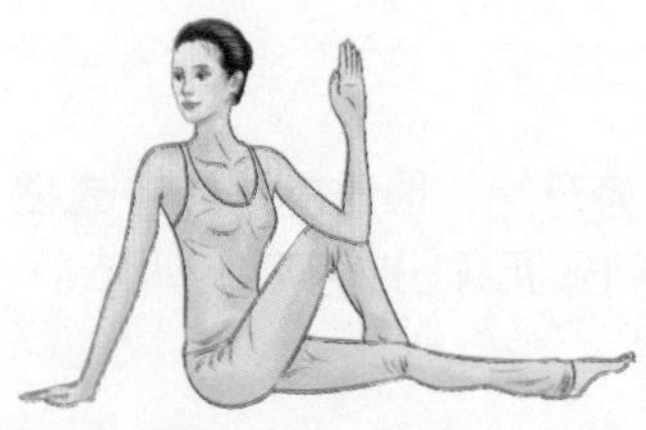
▲呼气，圣哲玛里琪 A 式（初级姿势）。

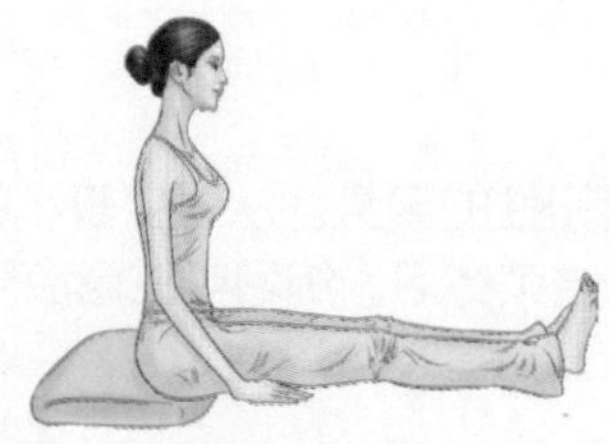
▲吸气，手杖式。

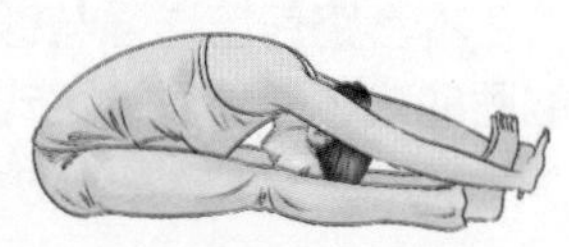
▲呼气，背部前曲伸展坐式，吸气。

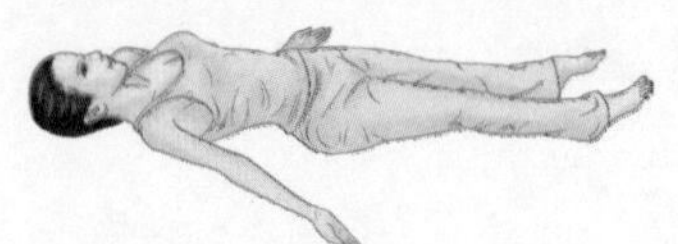
▲呼气，仰尸式。

流瑜伽 I

流瑜伽是锻炼体力和耐力的最佳套路。注意用喉呼吸法（ujjayi breathing）集中精神、连接姿势。做的顺序是先从右侧做，再从左侧做。

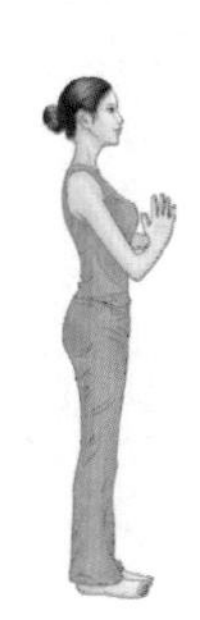

▲山式（双手合十礼）。

▲吸气，山式（双臂上举）。

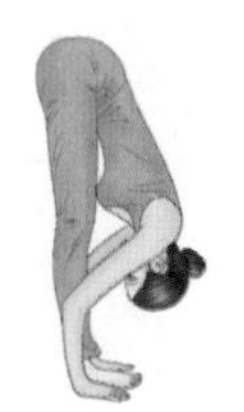

▲呼气，前曲伸展式。

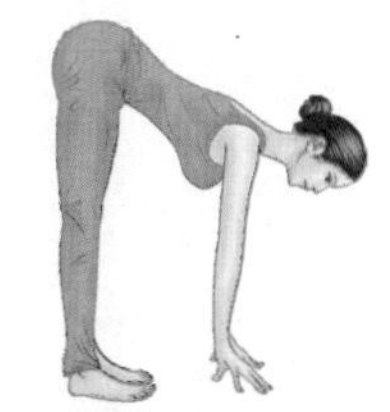

▲吸气，伸展脊柱。

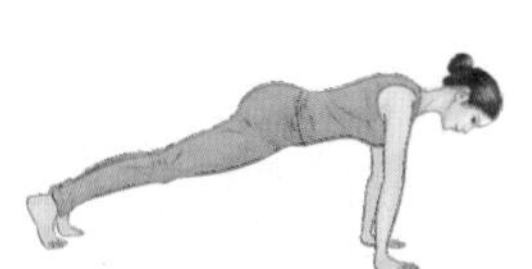

▲呼气，四肢支撑式。

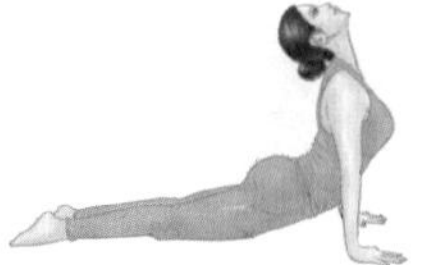

▲吸气，上犬式。

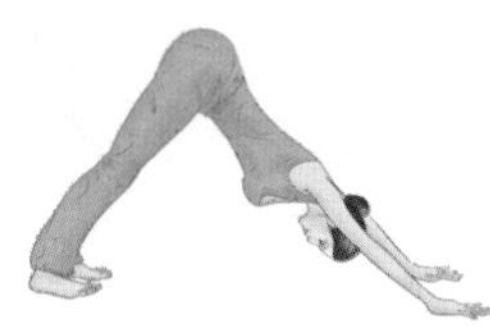

▲呼气，下犬式。

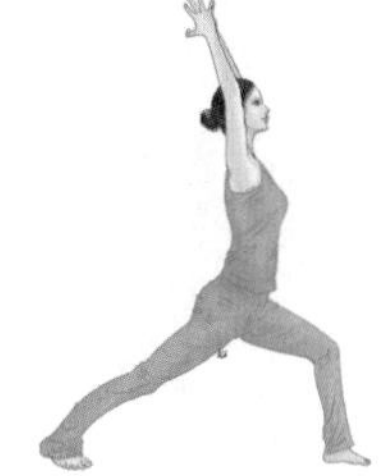

▲吸气，战士一式。

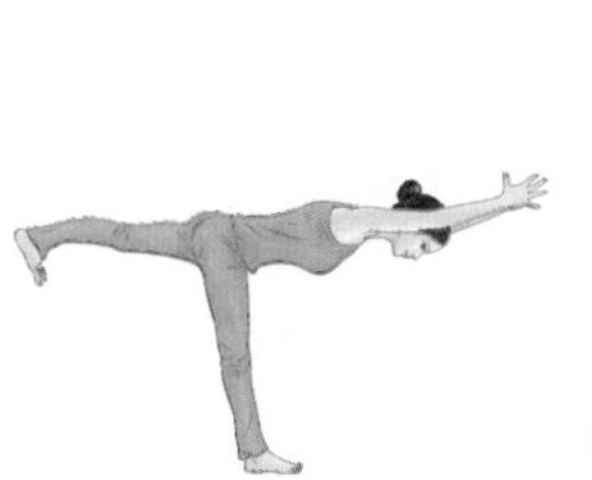

▲呼气，战士三式。

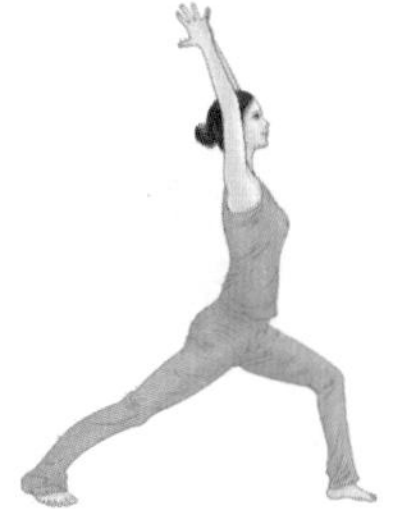

▲吸气，战士一式。

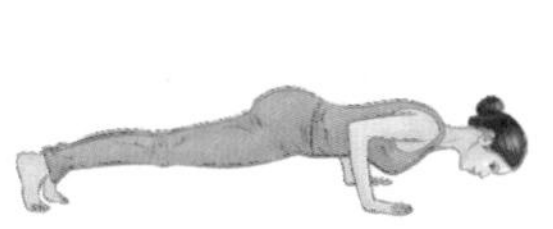

▲呼气，四肢支撑式。

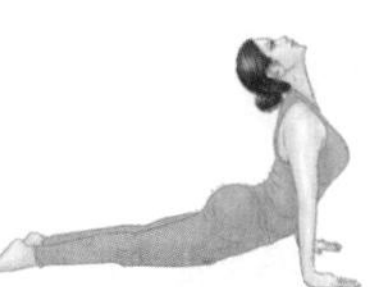

▲吸气，上犬式。

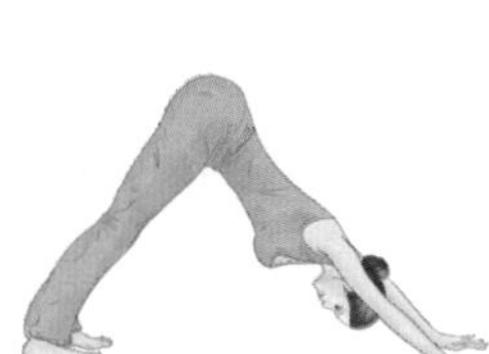

▲呼气，下犬式。

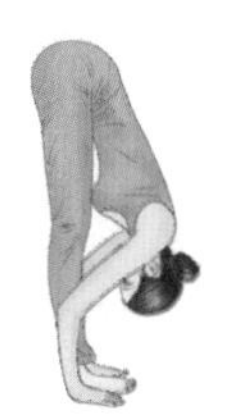

▲呼气，前曲伸展式。

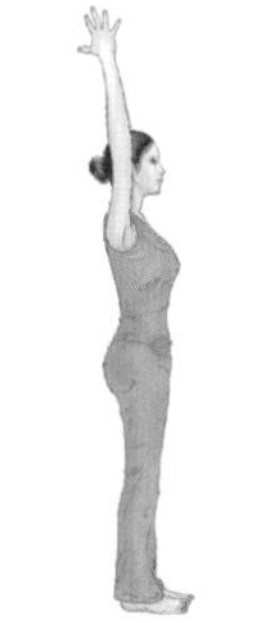

▲吸气，山式（双臂上举）。

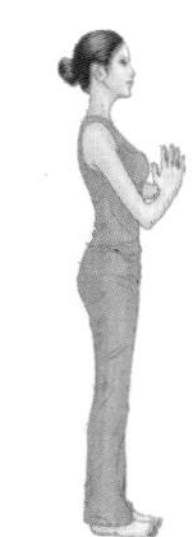

▲呼气，山式（双手合十礼）。

流瑜伽 II

流瑜伽套路 II 中主要融入了转体式，是锻炼体力和耐力的理想套路。应用喉呼吸法来连接姿势。做的顺序是先从右侧做，再从左侧做。

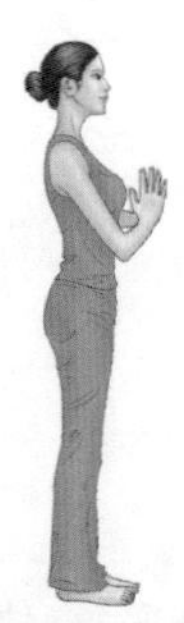

▲吸气，山式(双手成合十礼)。

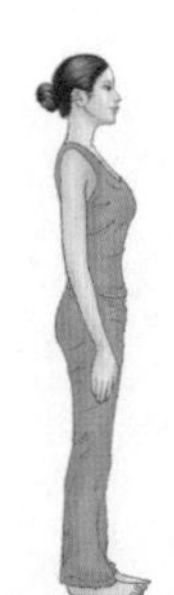

▲呼气，山式(双手置于体侧)。

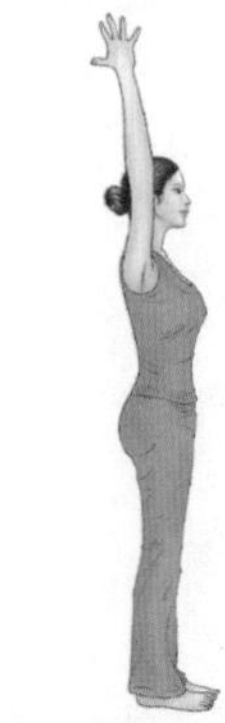

▲吸气，山式（双臂上举）。

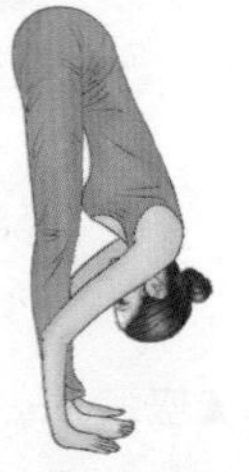

▲呼气，前曲伸展式。

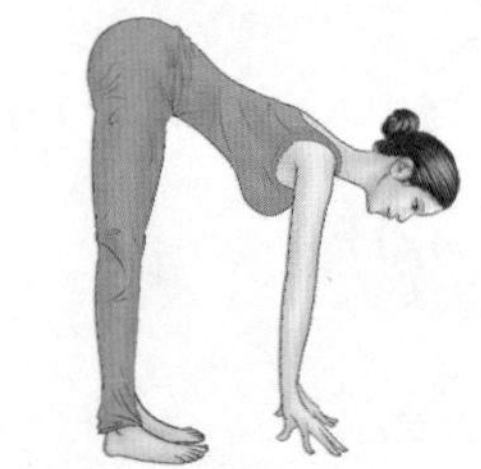

▲吸气，伸展脊柱。

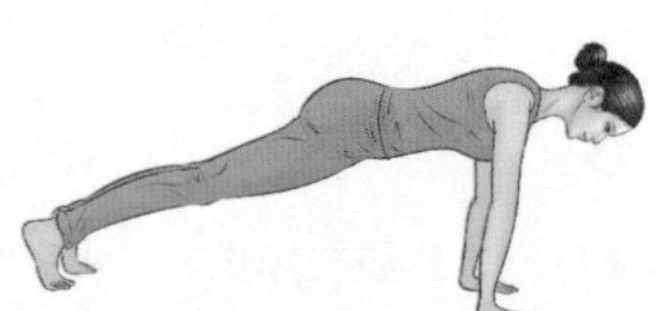

▲呼气，板式，吸气。

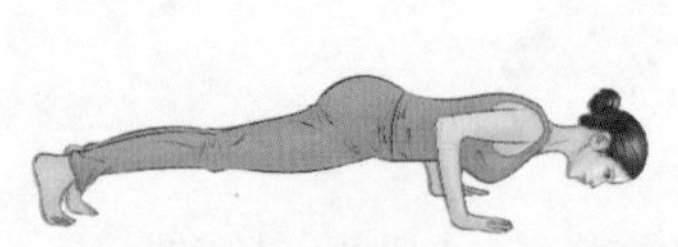

▲呼气，四肢支撑式。

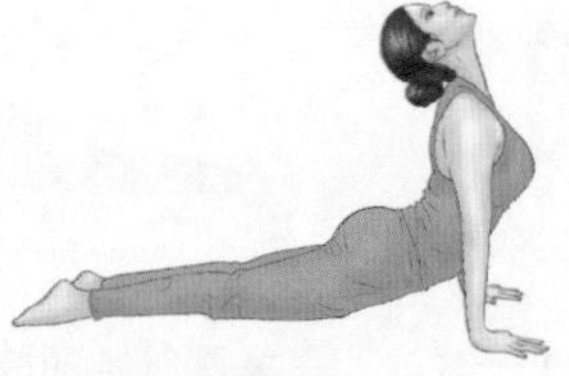

▲吸气，上犬式。

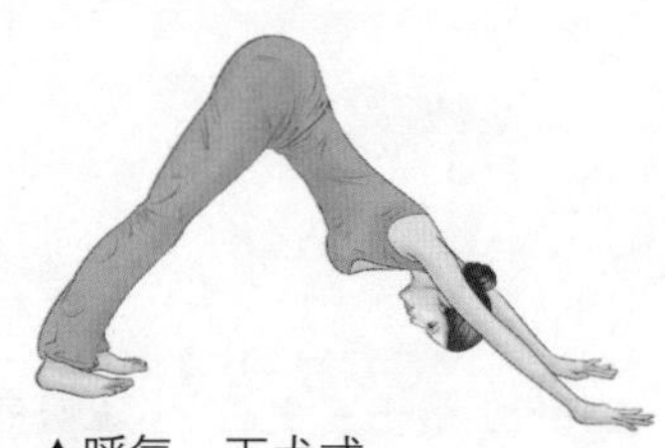

▲呼气，下犬式。

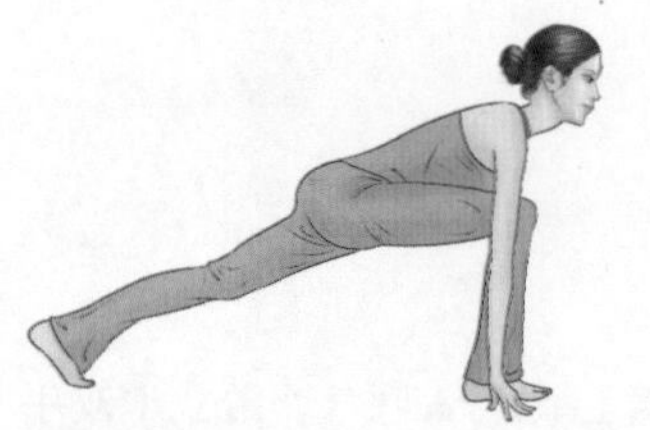

▲吸气，弓步式。

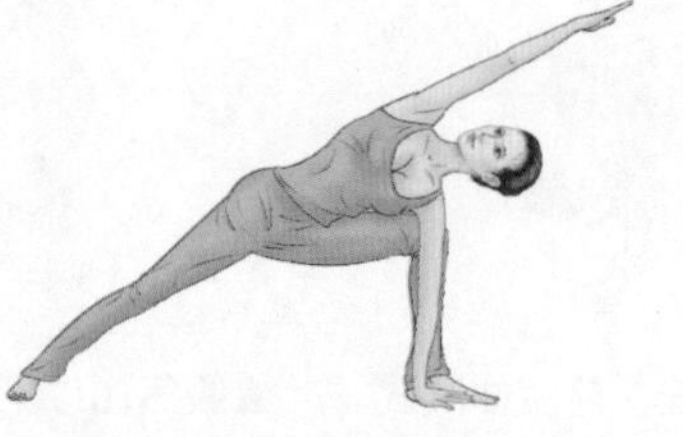

▲吸气，侧角伸展式。

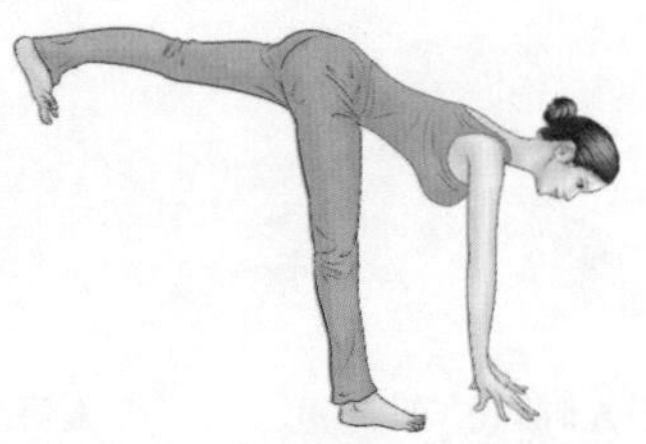

▲吸气，双手撑地，抬起后腿。

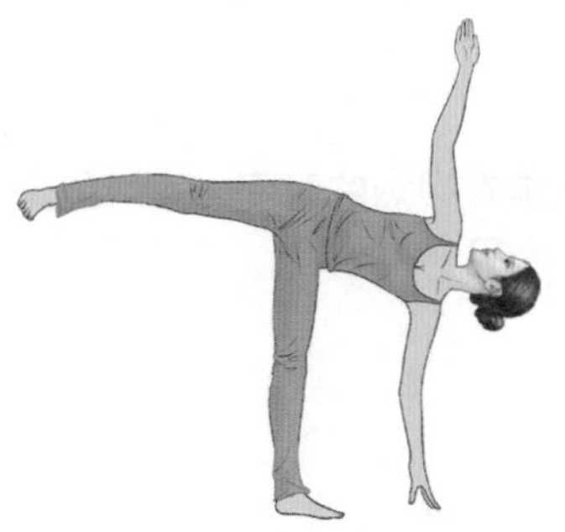

▲呼气，吸气，半月扭转式。

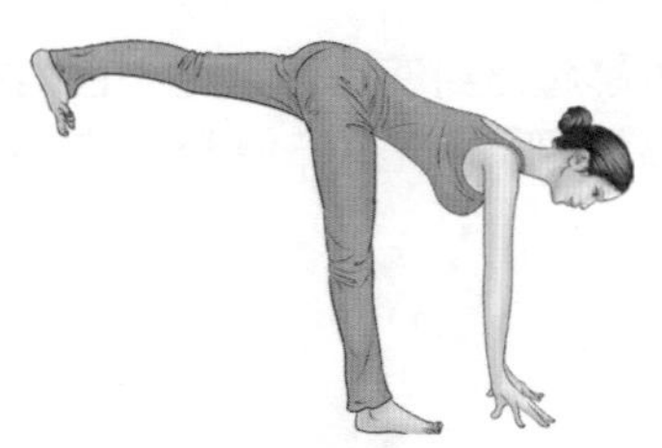

▲呼气，双手置于肩部正下方。

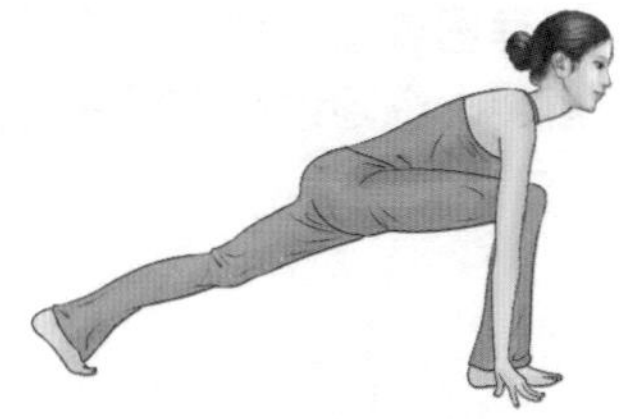

▲吸气，呼气，弓步式。

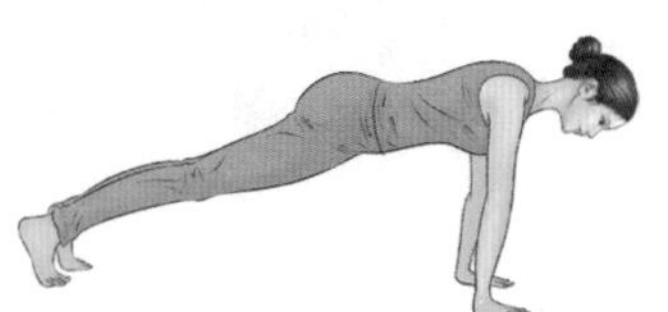

▲吸气，板式。

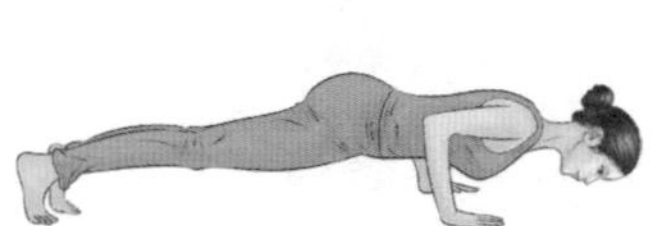

▲呼气，四肢支撑式。

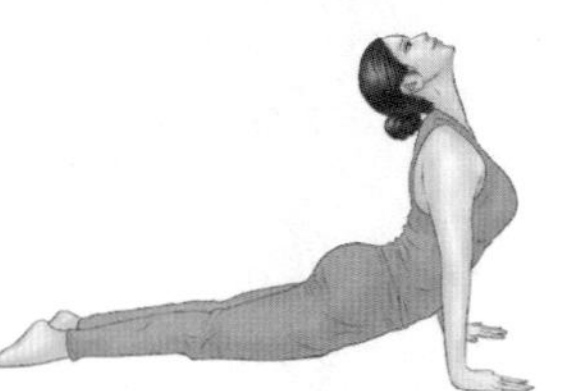

▲吸气，上犬式。

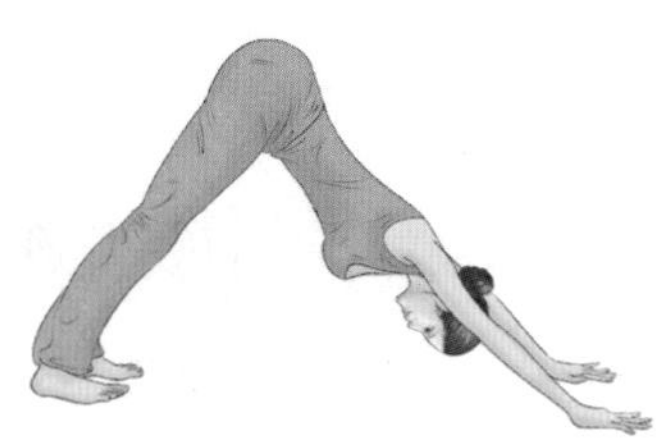

▲呼气，下犬式。

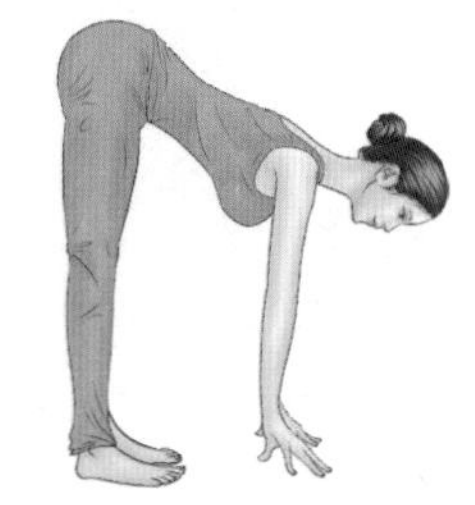

▲吸气，双脚向手迈进并伸展脊柱。

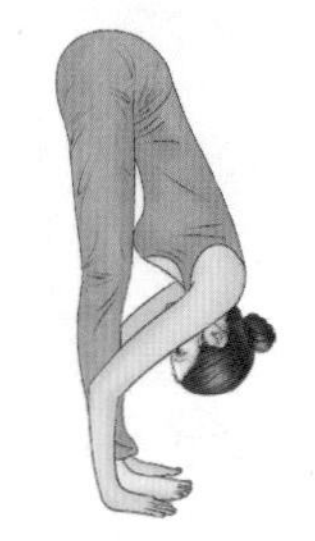

▲呼气，前曲伸展式。

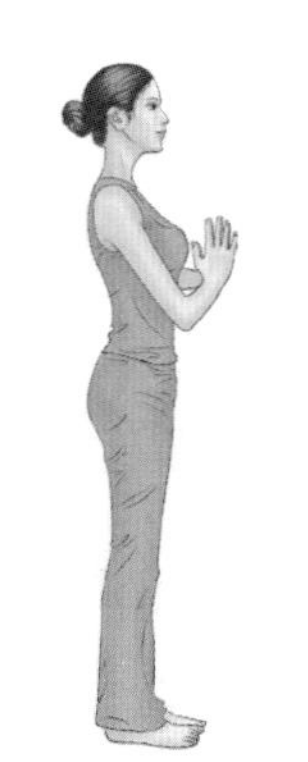

▲吸气，山式（双臂上举）。

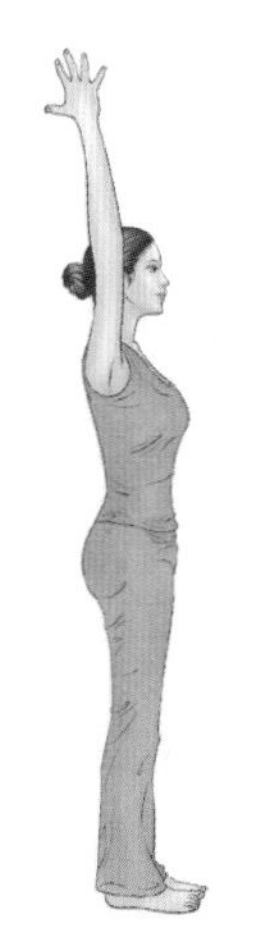

▲呼气，山式（双手合十礼）。

拜日式 I

拜日式是多数瑜伽修习者晨起热身的理想套路，它也是能在很短的时间内完成的理想套路。练习过程中要注意调节呼吸，先从一侧开始做，再换另一侧练习。

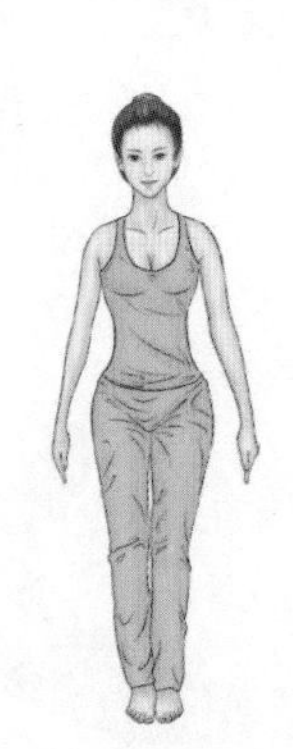

▲山式。

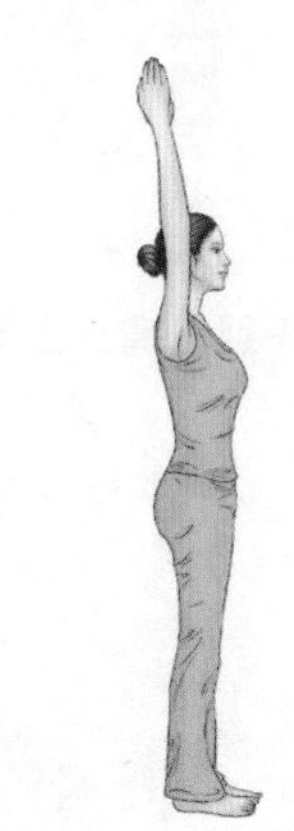

▲吸气，山式（双臂上举）。

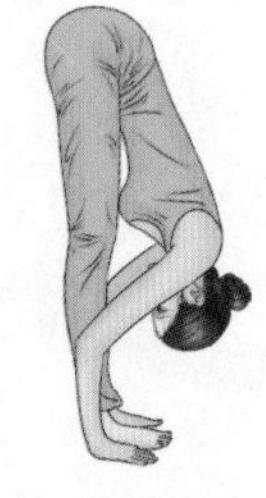

▲呼气，前曲伸展式，吸气。

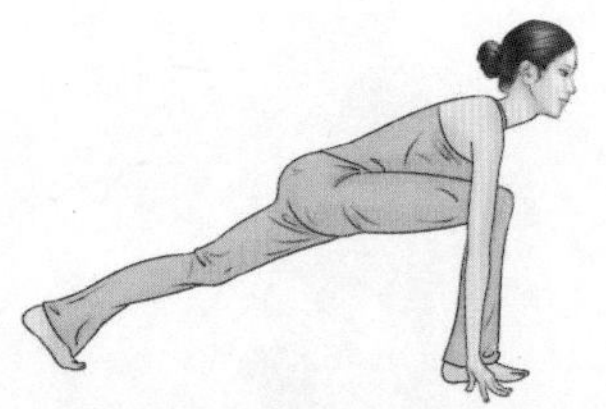

▲呼气，弓步式。

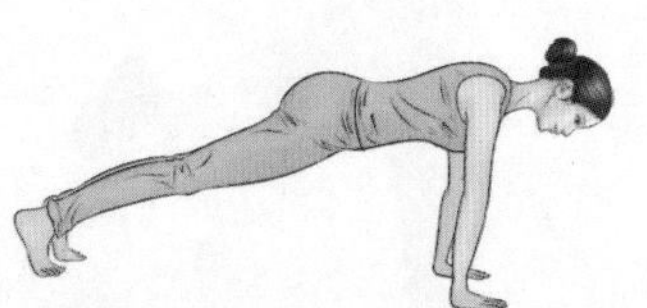

▲吸气，板式。

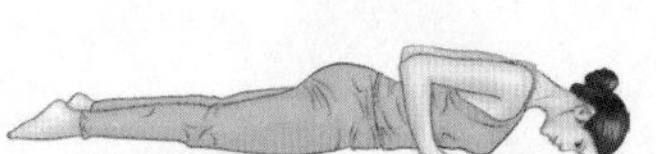

▲呼气，眼镜蛇式，吸气。

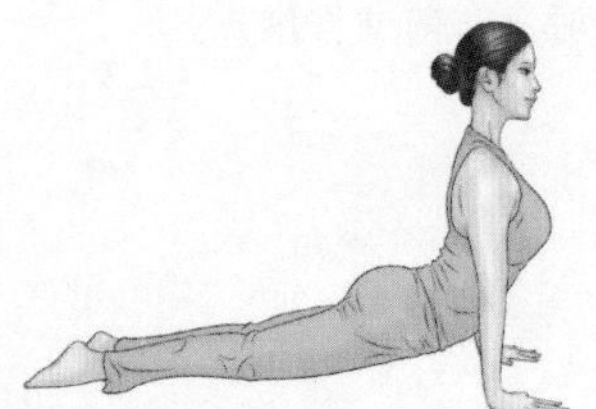

▲呼气，眼镜蛇式。

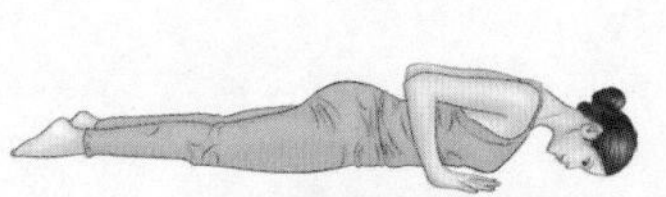

▲吸气，呼气，眼镜蛇式。

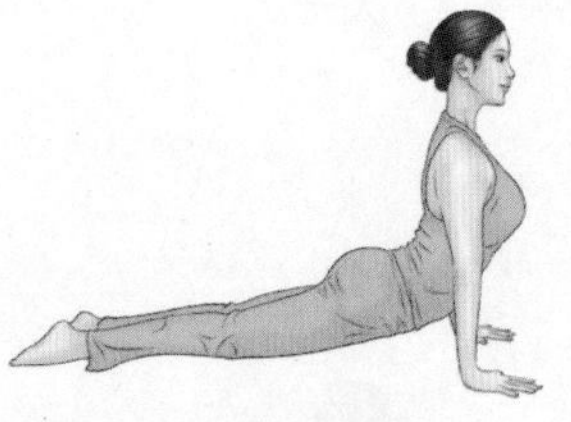

▲吸气，眼镜蛇式。

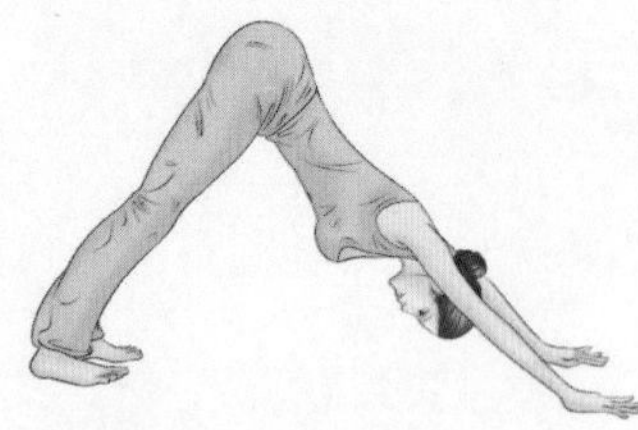

▲呼气，下犬式。

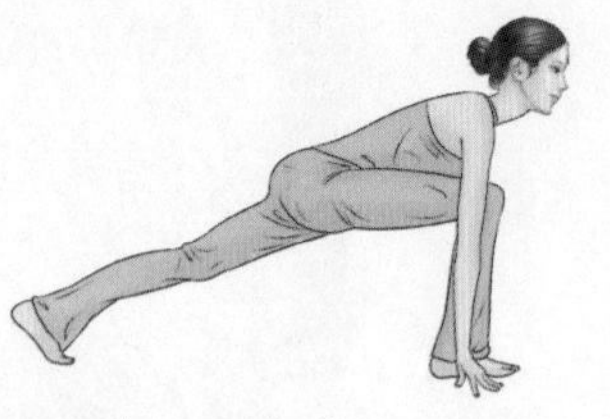

▲吸气，弓步式。

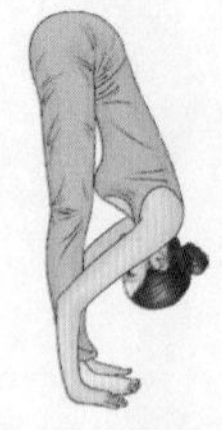

▲呼气，前曲伸展式。

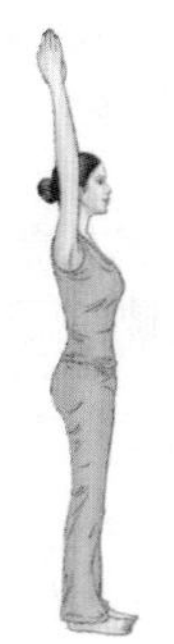
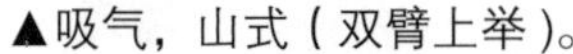

▲吸气，山式（双臂上举）。

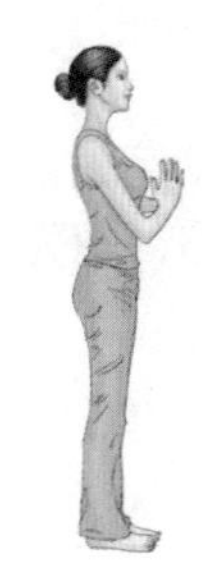

▲呼气，山式（双手合十礼）。

拜日式Ⅱ

拜日式Ⅱ也是多数瑜伽修习者晨起热身的理想套路，它也是锻炼耐力、体力及柔韧性的理想套路，在很短的时间内就能完成。练习过程中要注意调节呼吸，以衔接动作。

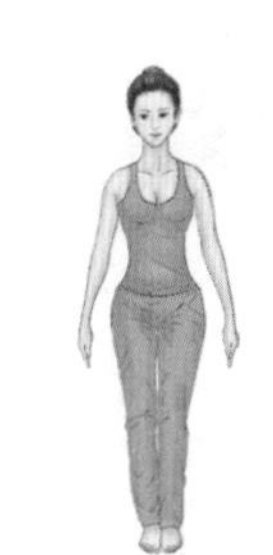

▲呼气，山式。

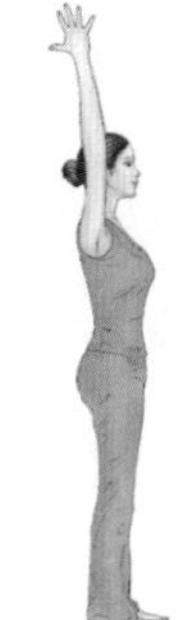

▲吸气，山式（双臂上举）。

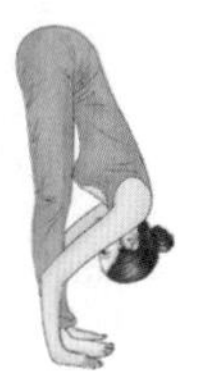

▲呼气，前曲伸展式。

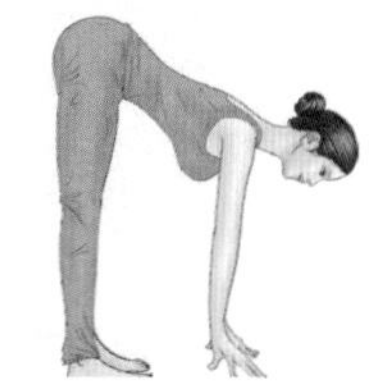

▲吸气，伸展脊柱。

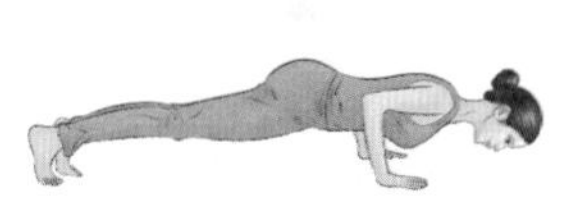

▲呼气，四肢支撑式。

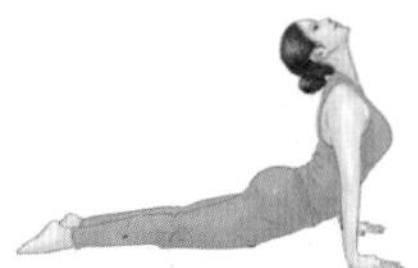

▲吸气，上犬式。

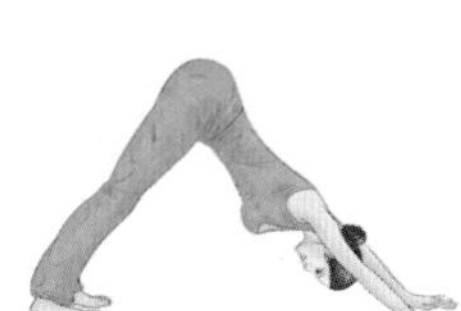

▲呼气，下犬式。

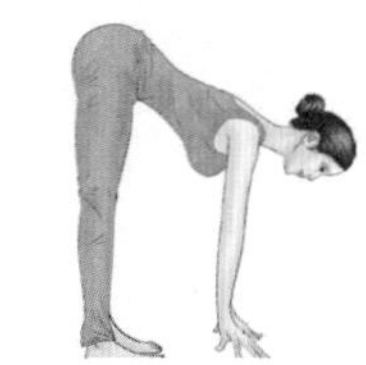

▲吸气，伸展脊柱。

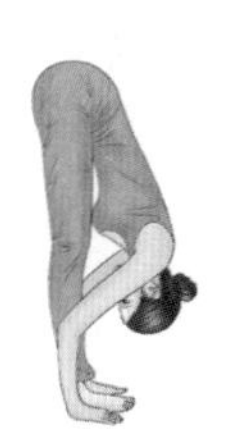

▲呼气，前曲伸展式。

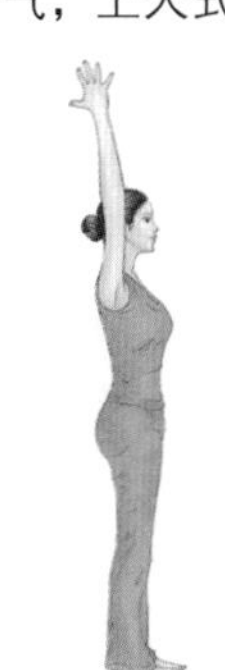

▲吸气，山式（双臂上举）。

▲呼气，山式（双手合十礼）。

拜月式 I

这是基本的后仰姿势，呼吸要与运动结合。需要的话，可以婴儿式休息几秒钟，然后再继续练习。该套路要从右侧开始练习，做完所有动作后，再换左侧练习。

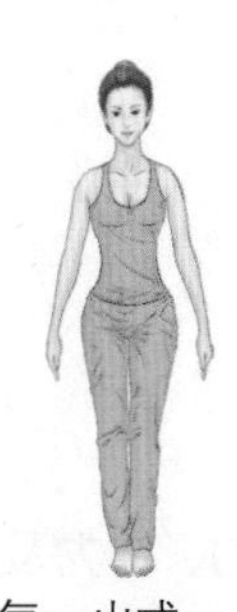

▲呼气，山式。

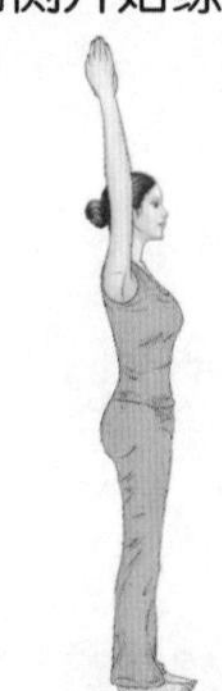

▲吸气，山式（双臂上举）。

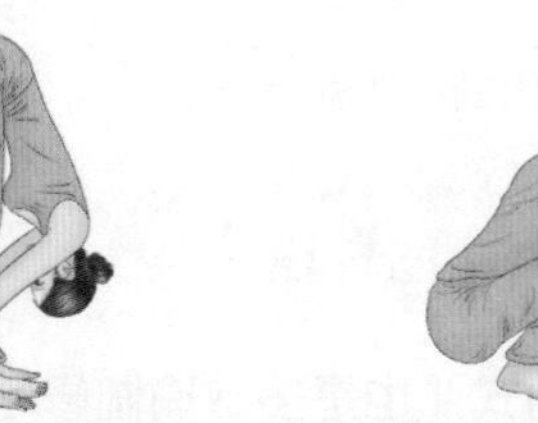

▲呼气，前曲伸展式。

▲吸气，花环式（初级姿势）。

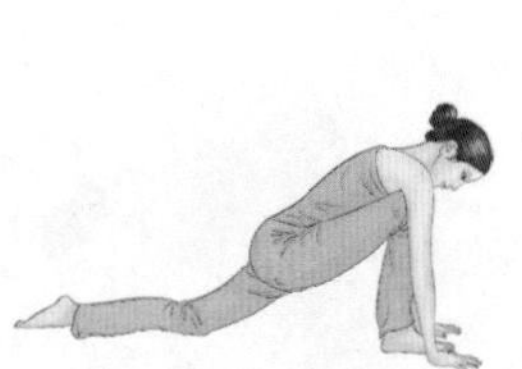

▲呼气，双手触地弓步式。

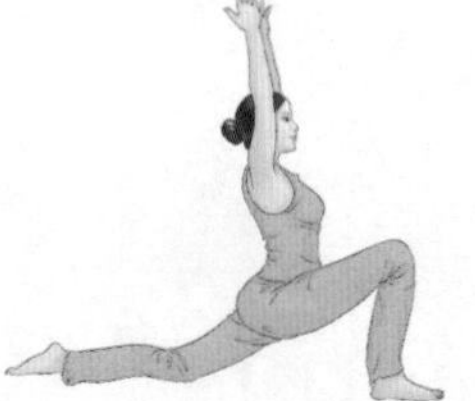

▲吸气，新月式（初级姿势）。

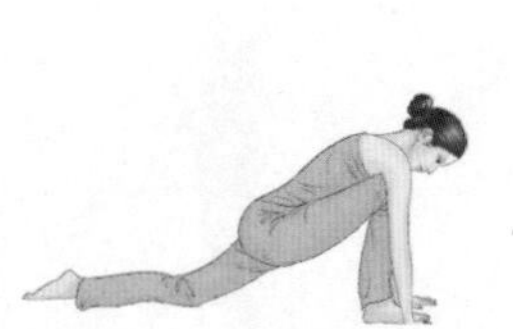

▲呼气，弓步式。

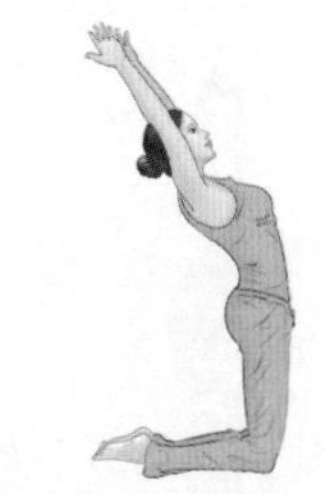

▲吸气，骆驼式（初级姿势）。

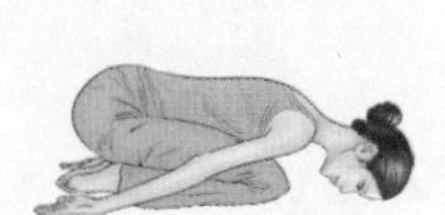

▲呼气，婴儿式。

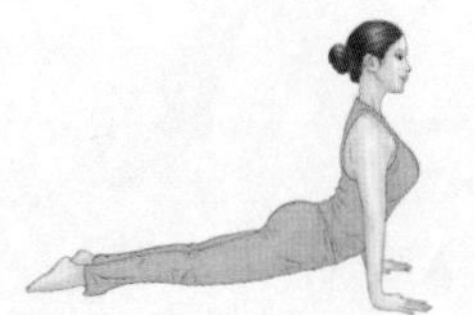

▲吸气，眼镜蛇式。

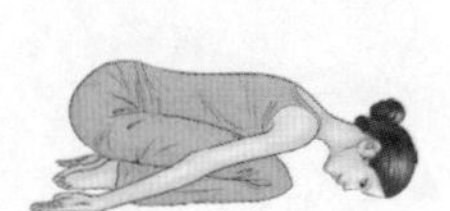

▲呼气，婴儿式。

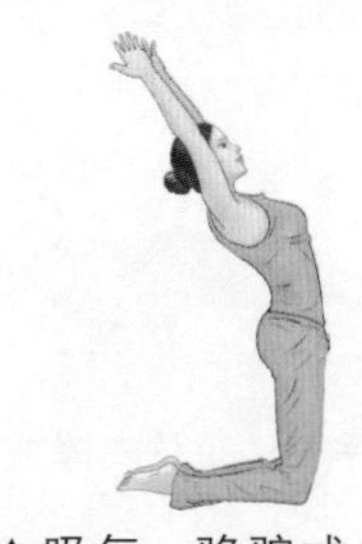

▲吸气，骆驼式（初级姿势）。呼气。

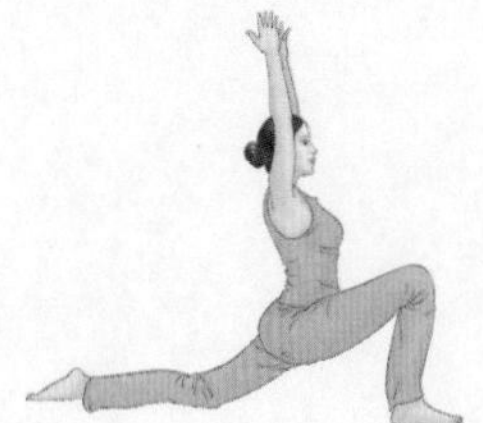

▲吸气，新月式（初级姿势）。

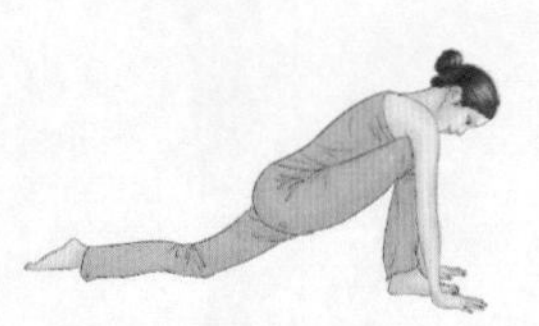

▲呼气，弓步式。

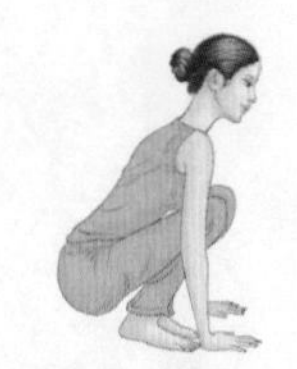

▲吸气，花环式（初级姿势）。

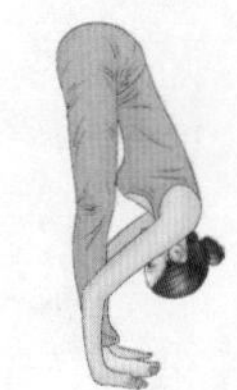

▲呼气，前曲伸展式。

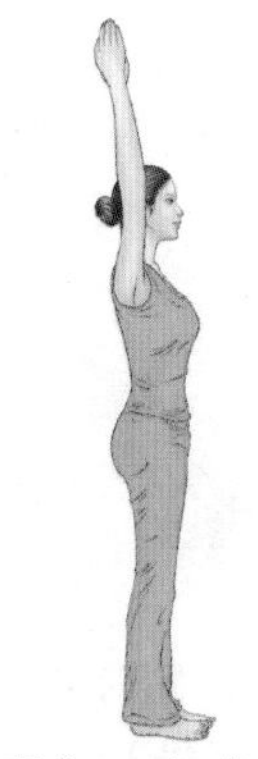
▲吸气，山式（双臂上举）。

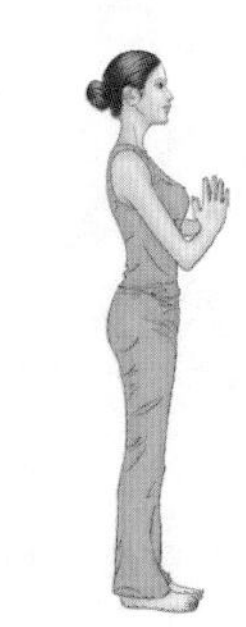
▲呼气，山式（双手合十礼）。

拜月式Ⅱ

这是包含了前曲、侧弯、后仰姿势的全方位锻炼套路。练习中用喉呼吸法，需要的话，以婴儿式休息几秒钟，然后再开始练习。

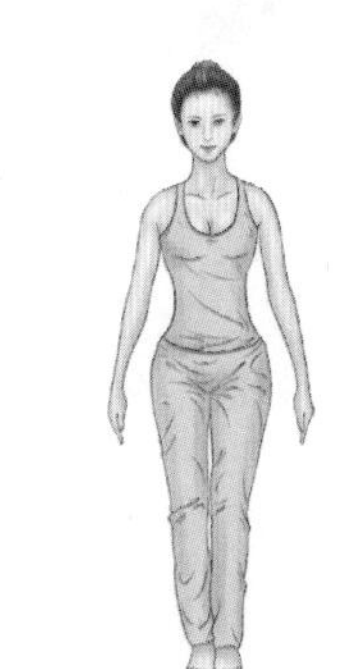
▲呼气，山式。

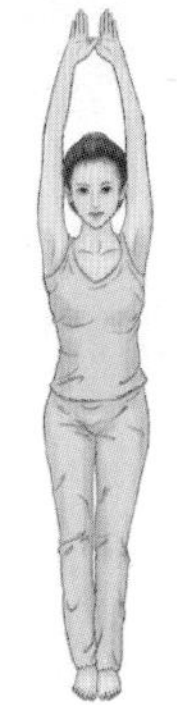
▲吸气，山式（拇指并拢，双臂上举）。

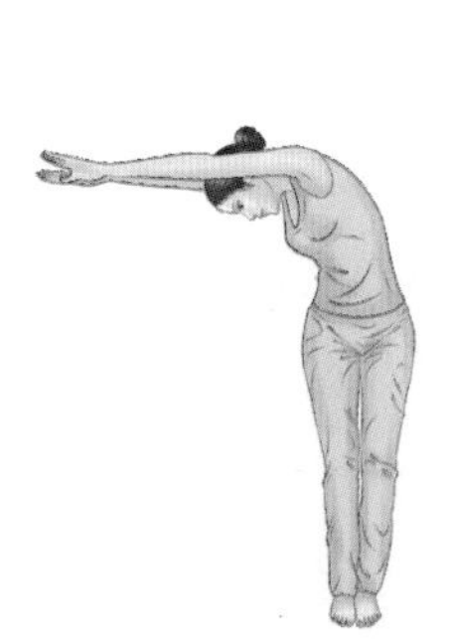
▲呼气，向体侧弯腰并稍微向前伸屈。

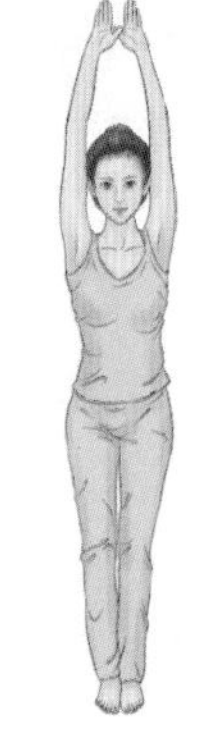
▲吸气，山式（拇指并拢，双臂上举）。

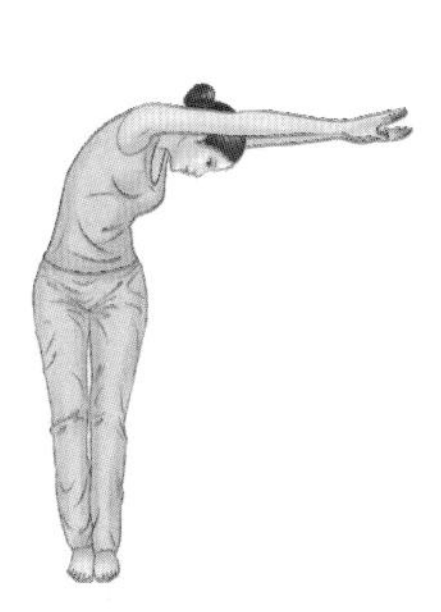
▲呼气，向另一侧弯腰并稍微向前伸屈。

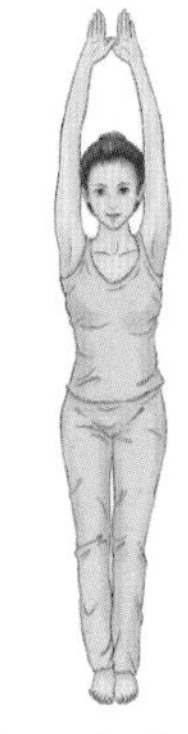
▲吸气，山式（拇指并拢，双臂上举）。

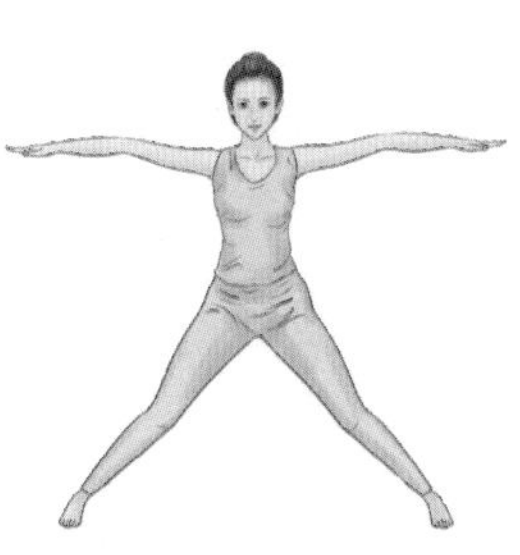
▲呼气，双脚大幅度分开，双臂侧平举。

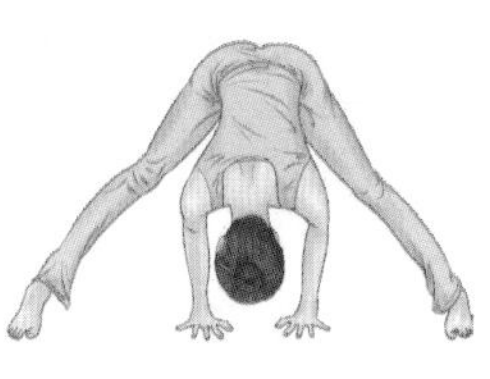
▲吸气，呼气，叭喇狗A式。

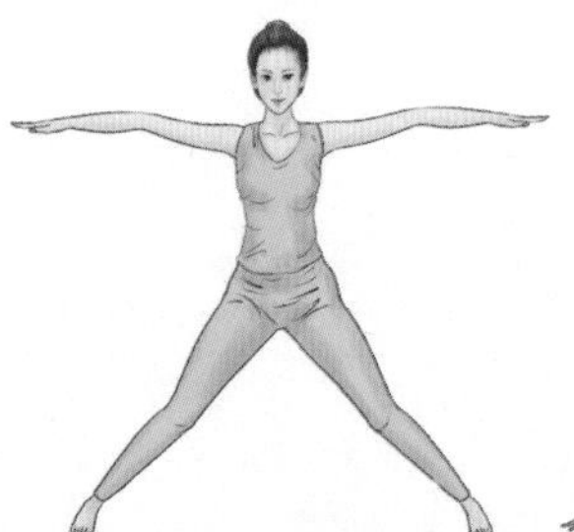
▲吸气，身体直起。

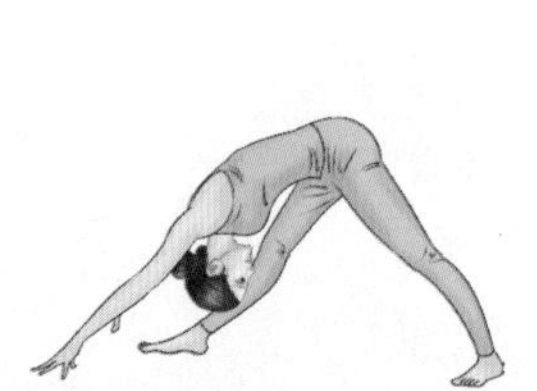
▲呼气，侧前伸展式（高级姿势）。

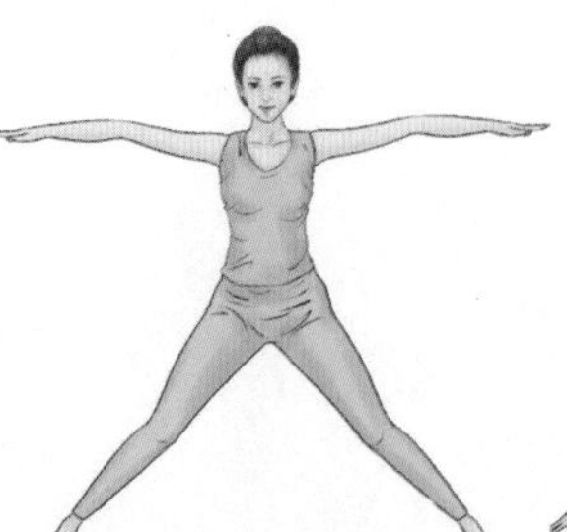
▲吸气，身体直起。

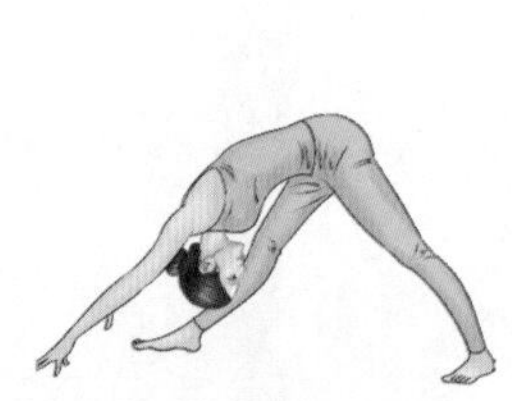
▲呼气，侧前伸展式（高级姿势）。

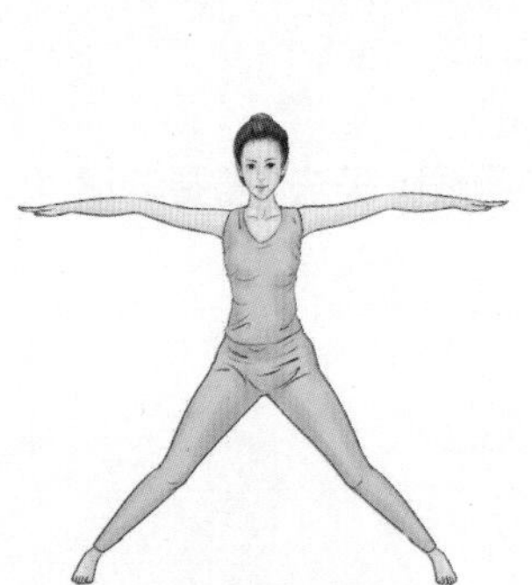
▲吸气，身体直起，呼气。

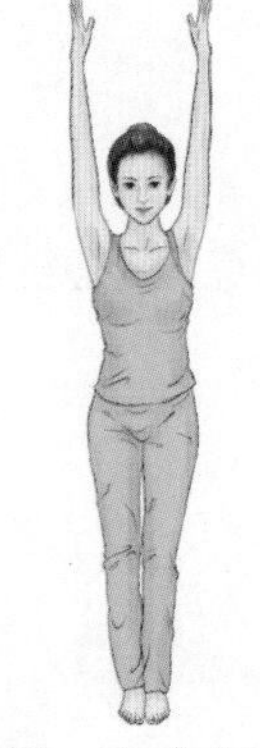
▲吸气，山式（双臂上举）。

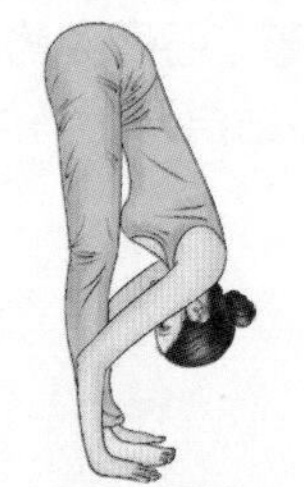
▲呼气，前曲伸展式，吸气。

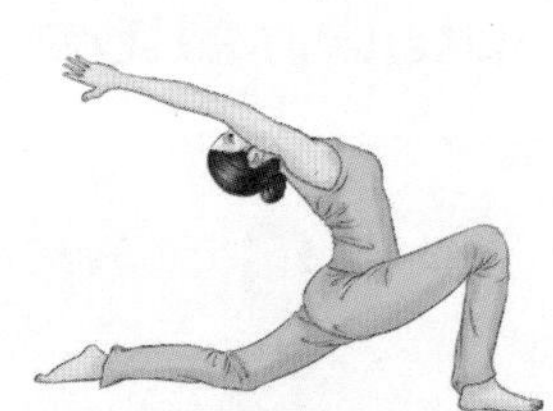
▲呼气，腿后伸，吸气，双臂上举。

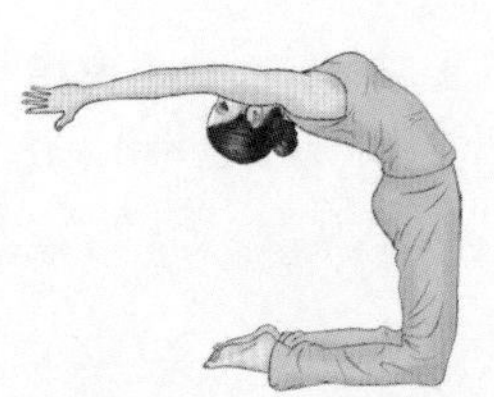
▲呼气，左腿前伸，跪在地上，吸气，挺身，弓背，骆驼式（初级姿势）。

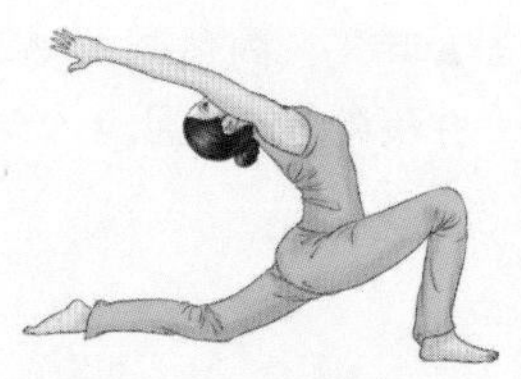
▲呼气，右腿向前，吸气，双臂上举。

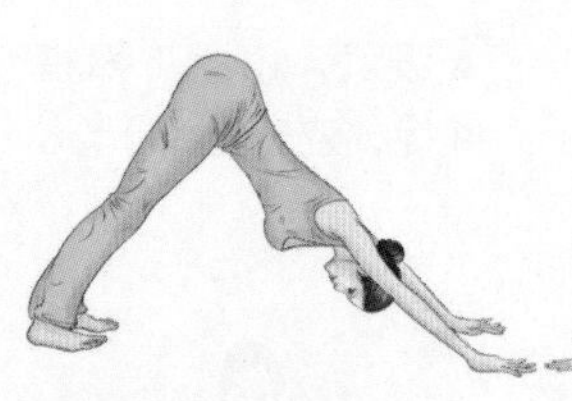
▲呼气，下犬式。

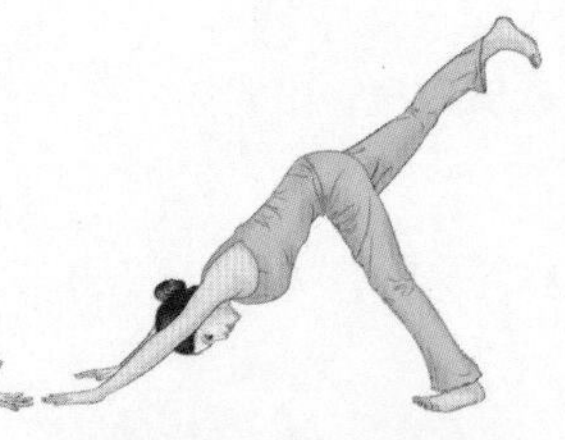
▲吸气，向上抬起右腿，保持与脊柱成一条直线，下犬式（抬起右腿）。

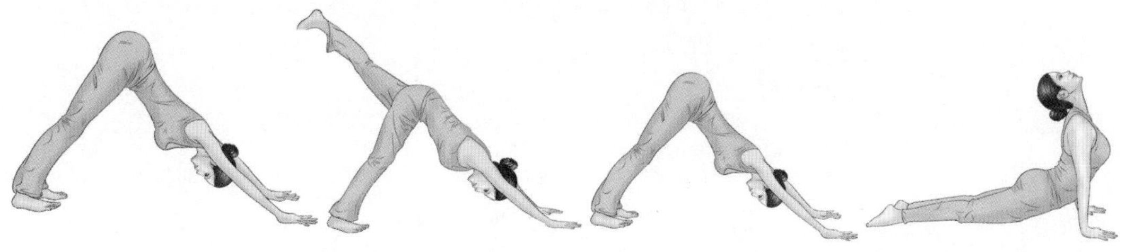

▲呼气，下犬式。

▲吸气，向上抬起左腿保持与脊柱成一条直线，下犬式（初级姿势）。

▲呼气，下犬式。

▲吸气，上犬式。

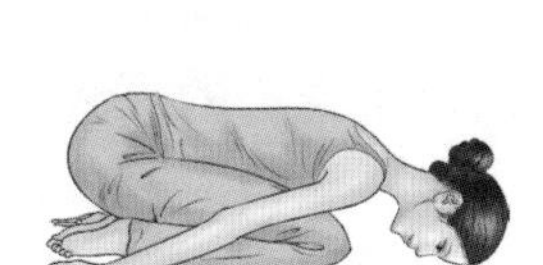

▲呼气，婴儿式。

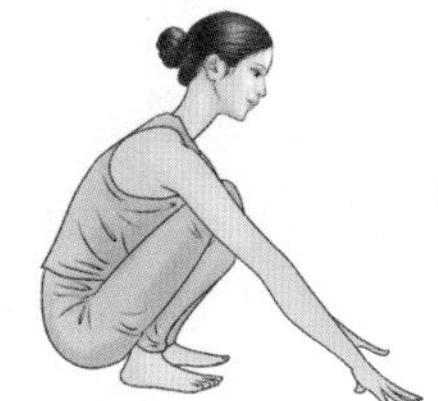

▲吸气，花环式（初级姿势），呼气。

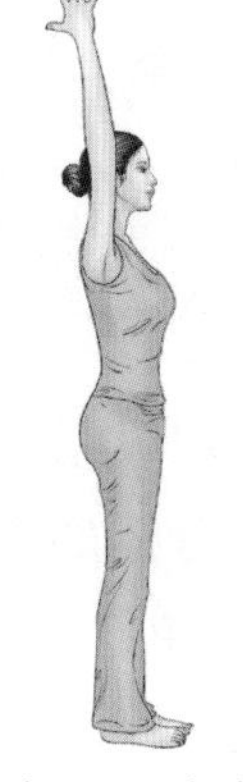

▲吸气，山式（双臂上举）。

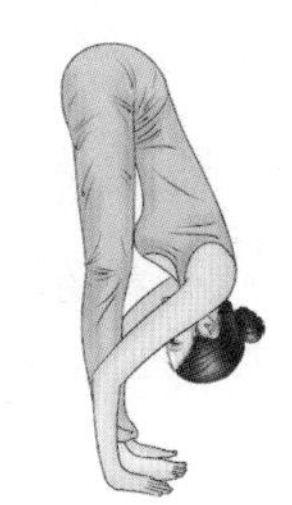

▲呼气，前曲伸展式。

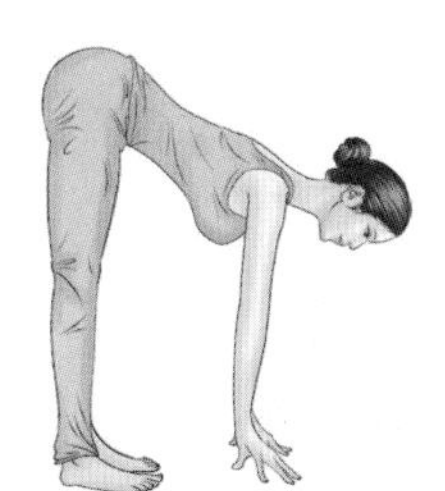

▲吸气，伸展脊柱。

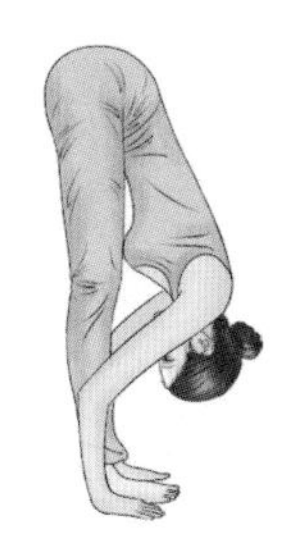

▲呼气，前曲伸展式。

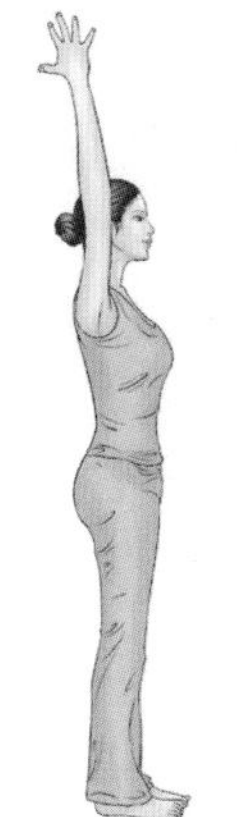

▲吸气，山式（双臂上举）。

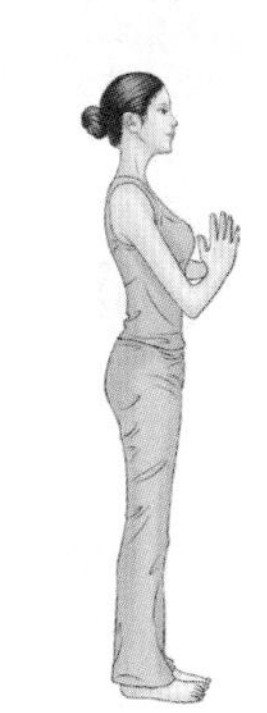

▲呼气，山式（双手合十礼）。

第三章 阿斯汤加瑜伽

阿斯汤加瑜伽是一种独特的身体瑜伽，它强调呼吸、身体和意念中流动的能量，以培养内在的轴心力量，它所需要的主要“工具”就是身体，通过一系列姿势来引导身体活动。

本章将集中介绍阿斯汤加瑜伽的第一个系列(前文提到《瑜伽合集》由6个系列组成，本章介绍的是其初级系列)，即瑜伽疗法。拜日A式和拜日B式可以唤醒身体－呼吸－思想的相通；站式可以集中注意力，增强体力；坐式使身体变得柔韧，恢复内心的平静；而结束姿势可以使大脑慢慢放松下来，思维渐渐清晰，进入冥想状态。

第一节 瑜伽初级系列

本节将完整展现瑜伽初级系列的全过程，指导你按正确的顺序进行姿势练习。随着练习的推进，你身体的力量和灵活性都会得到加强，对于身心的理解也会进一步深入，这些都有助于引导你一步步走上瑜伽之旅。

一旦你掌握了初级系列，就能自然地进入中级系列和高级系列。瑜伽是一种随着时间的推移和练习程度的加深渐入佳境的探索之旅。因为各种姿势和系列都是到达内心灵魂的媒介，因此应避免速度太快，要一步步地进行。

拜日A式

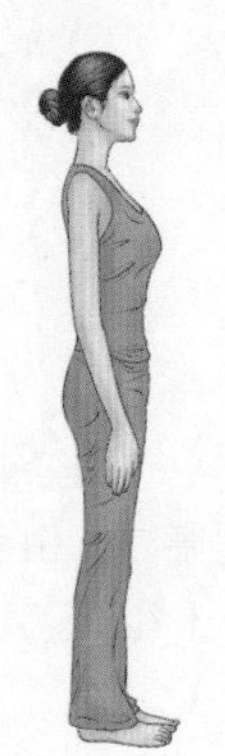

▲山式。

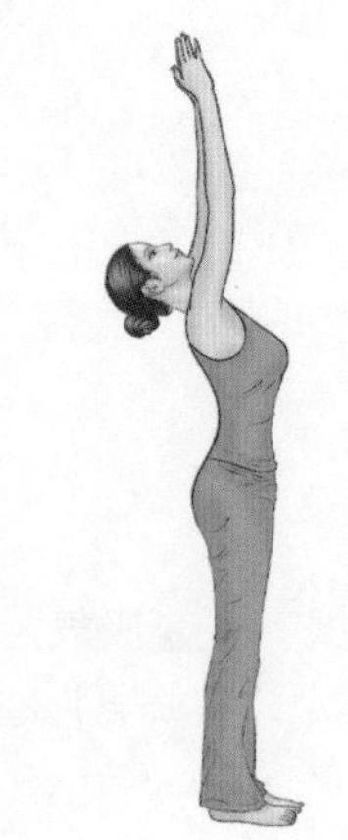

▲上山式。

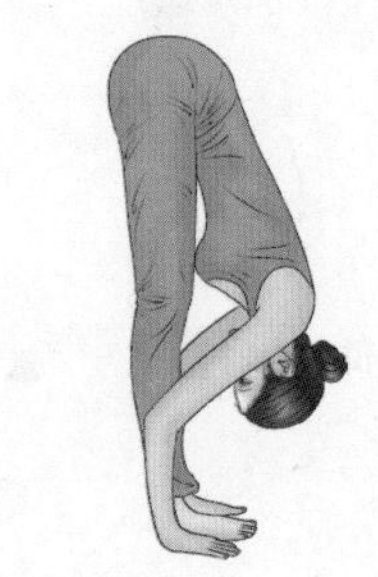

▲前曲伸展式。

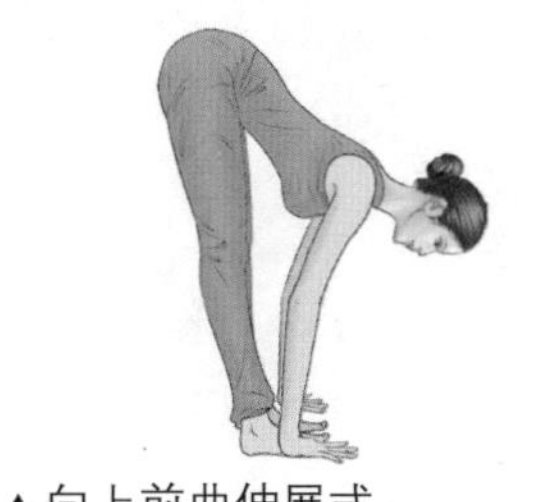

▲向上前曲伸展式。

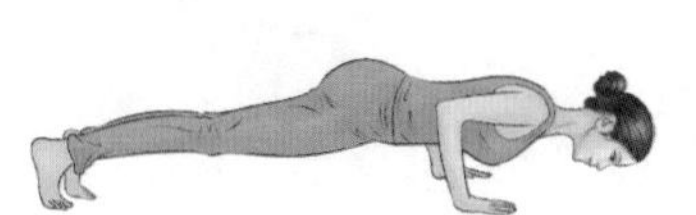

▲四肢支撑式。

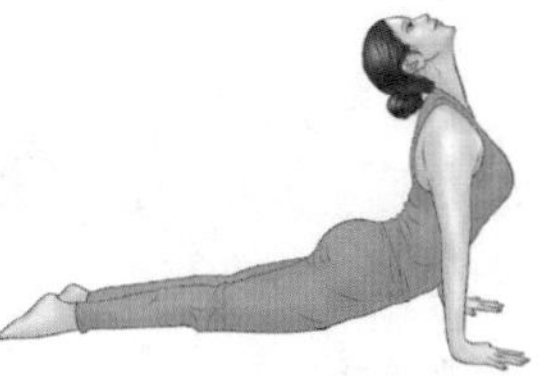

▲上犬式。

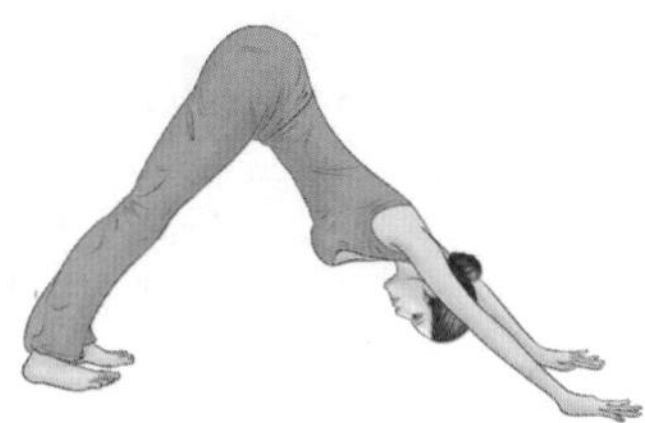

▲下犬式。

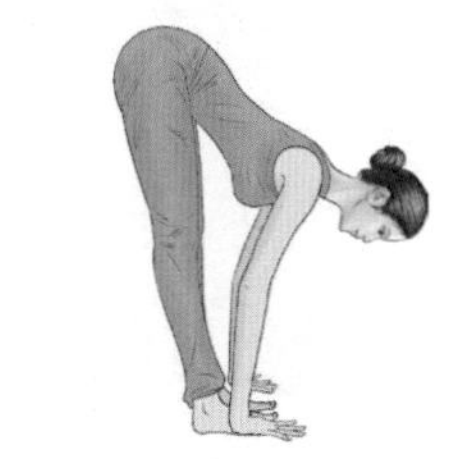

▲向上前曲伸展式。

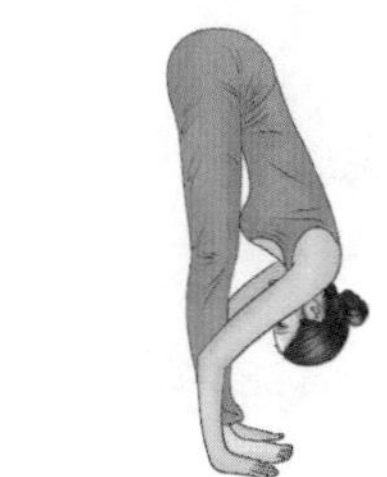

▲前曲伸展式。

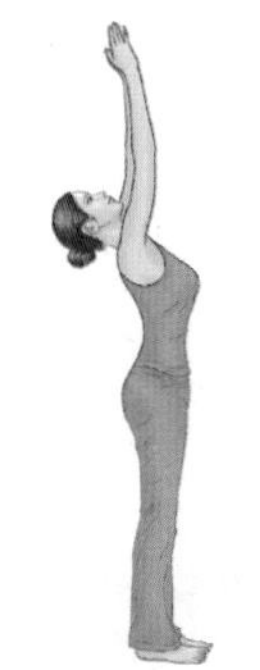

▲上山式。

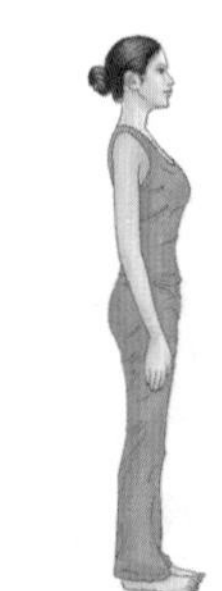

▲山式。

拜日 B 式

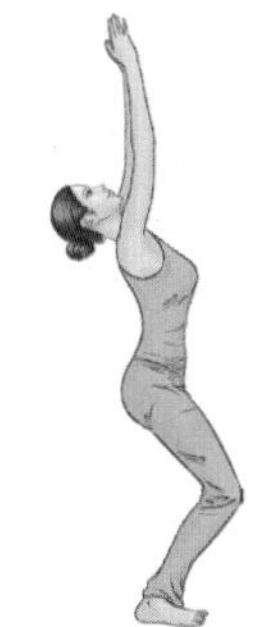

▲幻椅式。

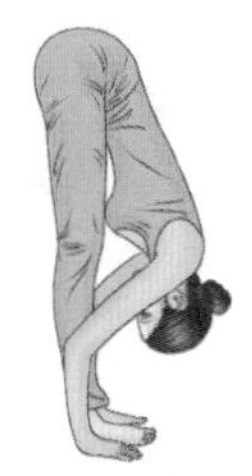

▲前曲伸展式。

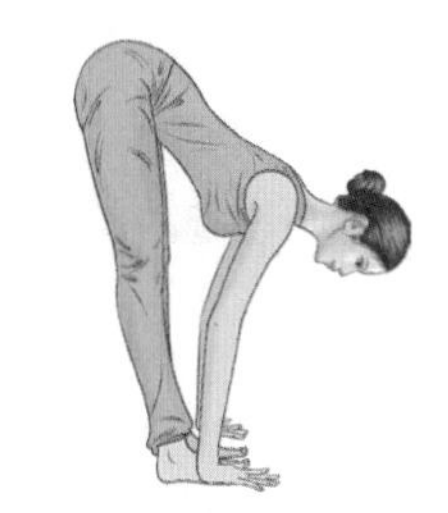

▲向上前曲伸展式。

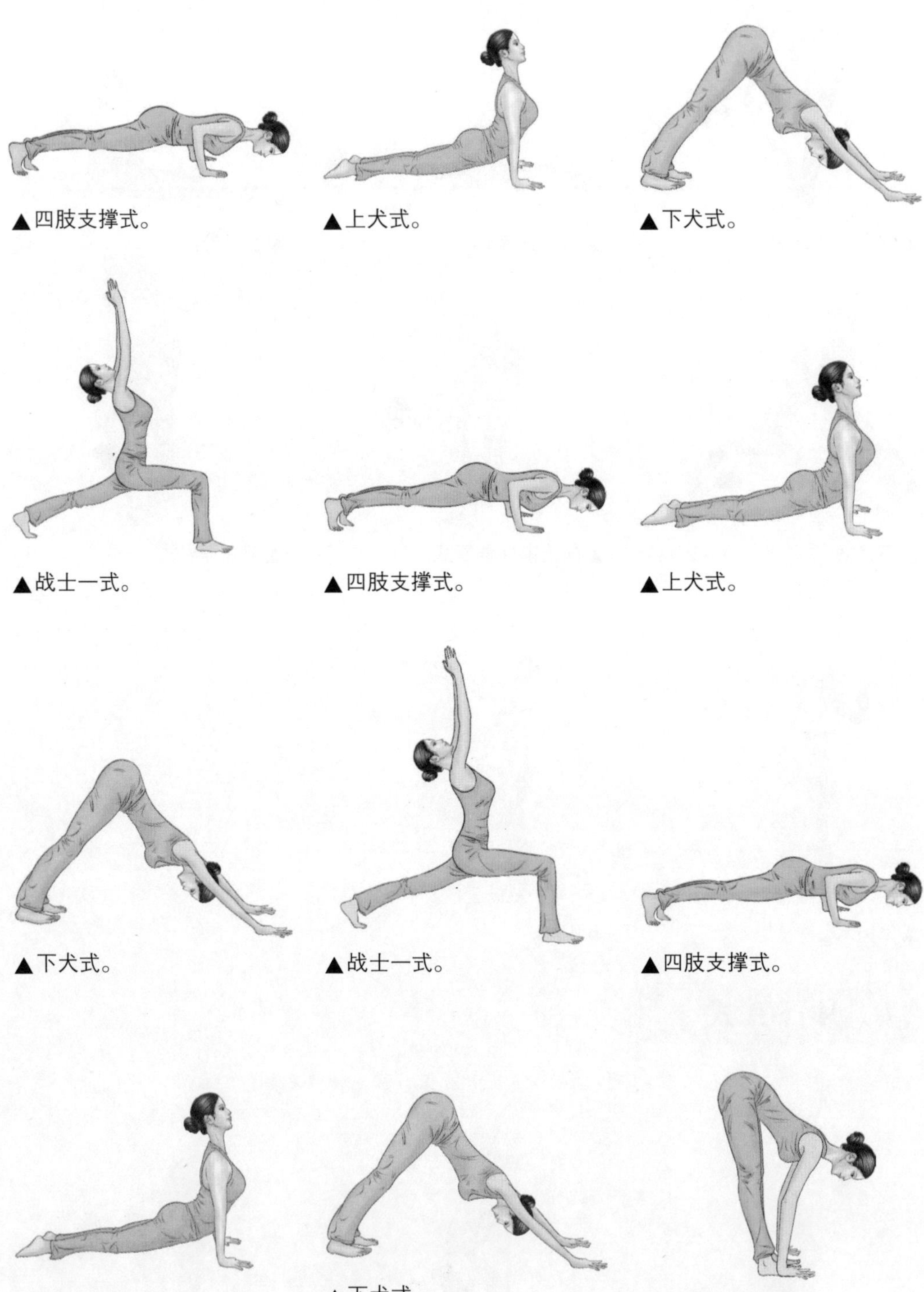

▲四肢支撑式。

▲上犬式。

▲下犬式。

▲战士一式。

▲四肢支撑式。

▲上犬式。

▲下犬式。

▲战士一式。

▲四肢支撑式。

▲上犬式。

▲下犬式。

▲向上前曲伸展式。

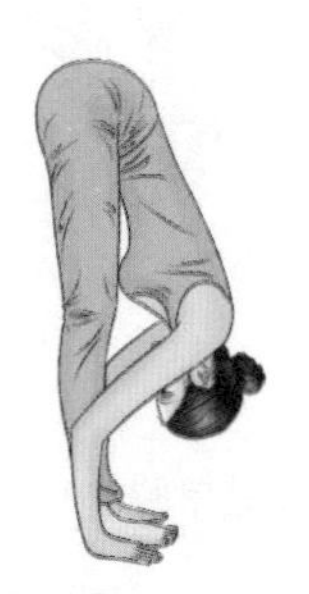
▲前曲伸展式。

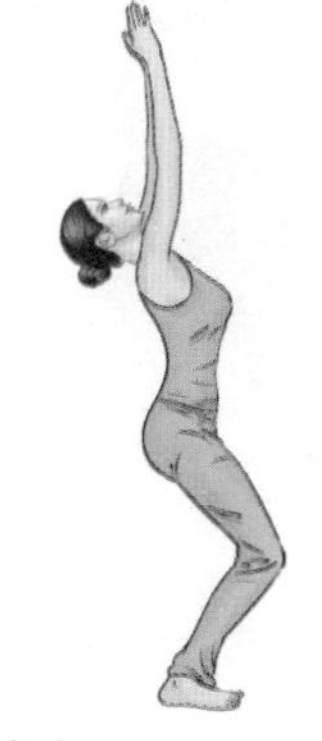
▲幻椅式。

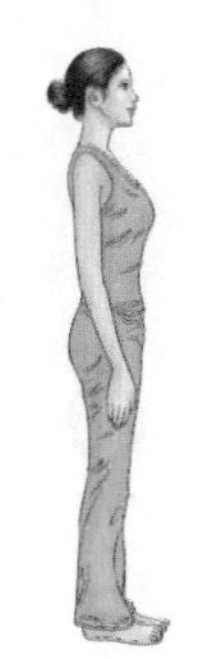
▲山式。

站式

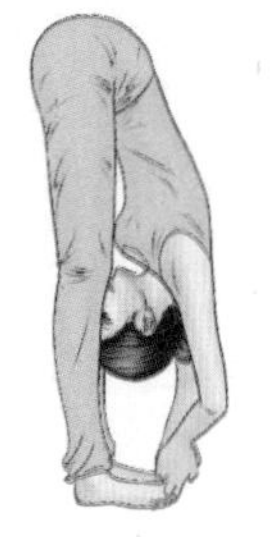
▲鸵鸟式。

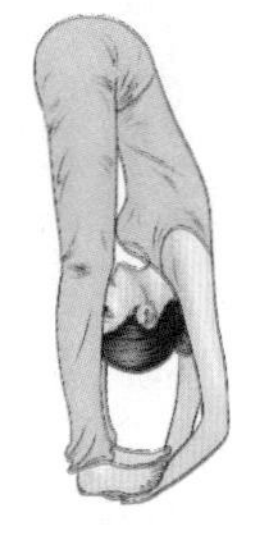
▲手碰脚前曲伸展式。

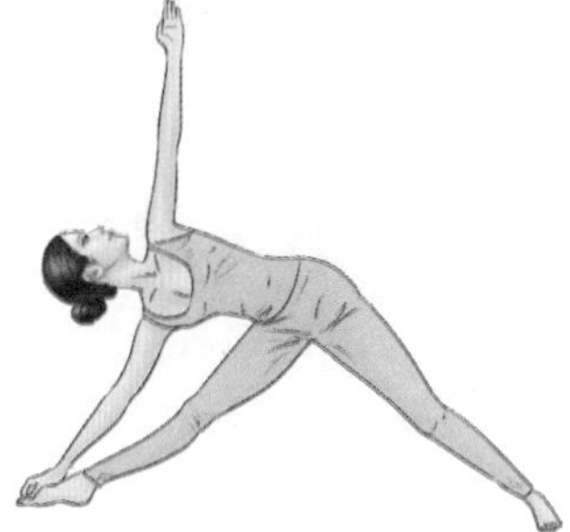
▲三角伸展式。

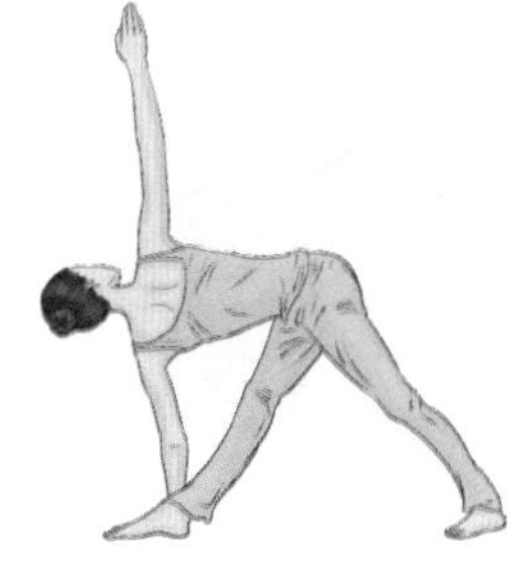
▲三角转动式。

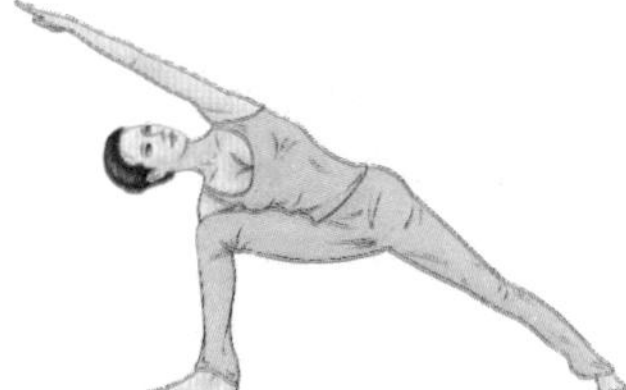
▲侧角伸展式。

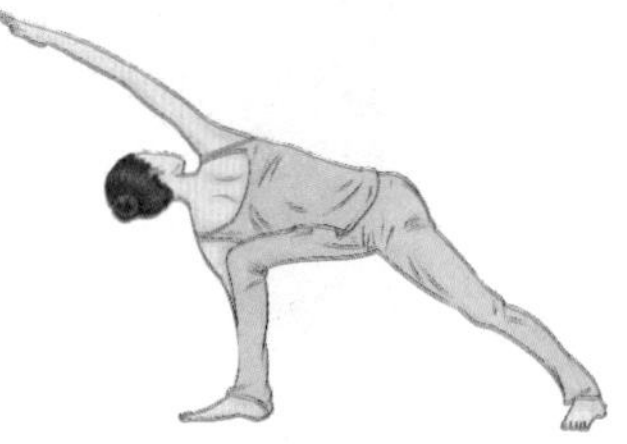
▲侧角转动式。

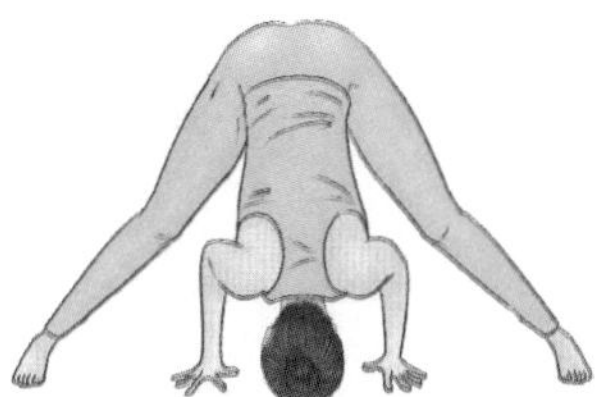
▲叭喇狗 A 式。

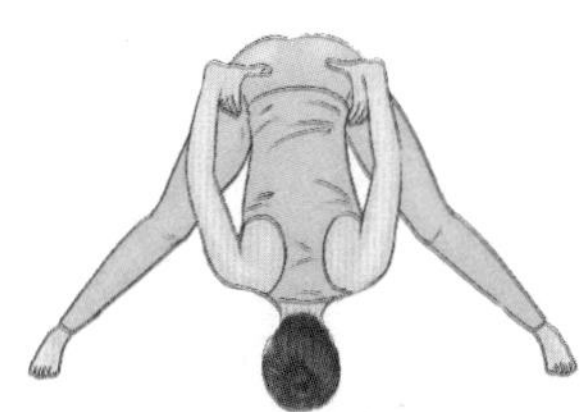
▲叭喇狗 B 式。

▲叭喇狗 C 式。

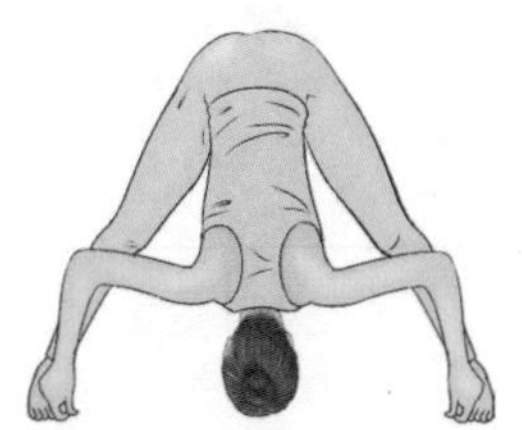
▲叭喇狗 D 式。

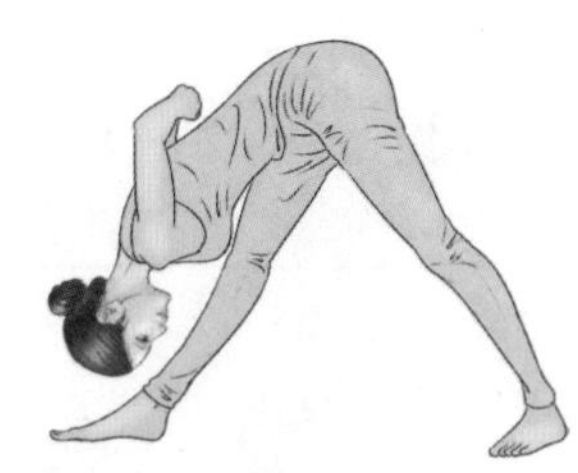
▲侧前伸展式。

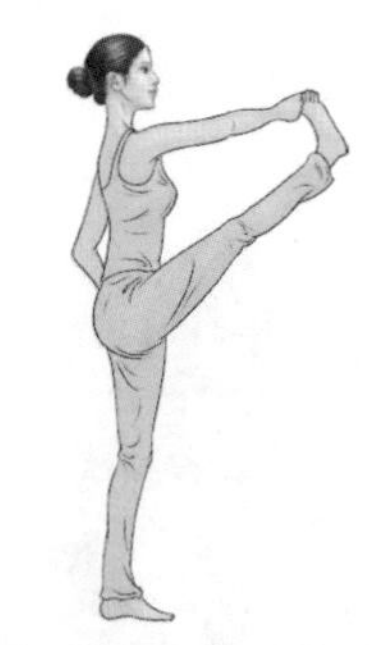
▲手抓脚趾单腿站立伸展式。

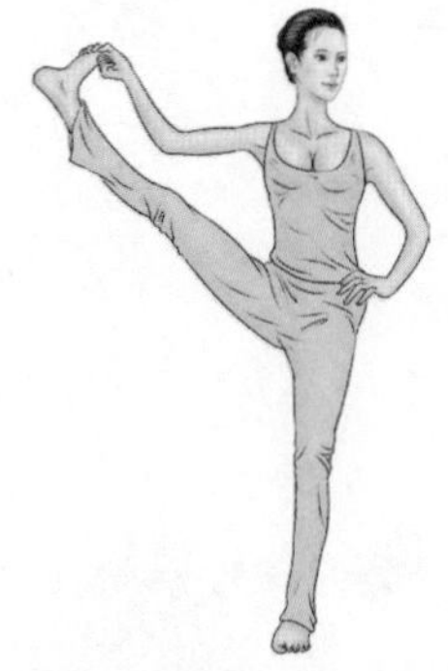
▲手抓脚趾单腿站立侧伸展式 A。

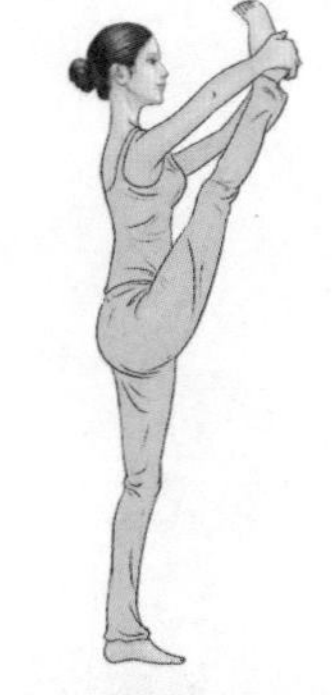
▲手抓脚趾单腿站立侧伸展式 B。

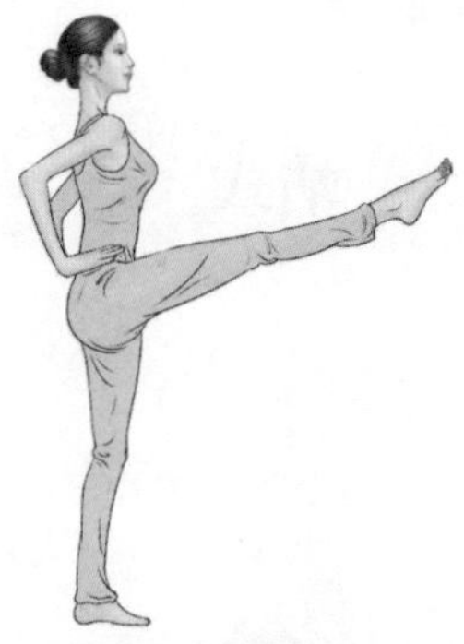
▲手抓脚趾单腿站立侧伸展式 C。

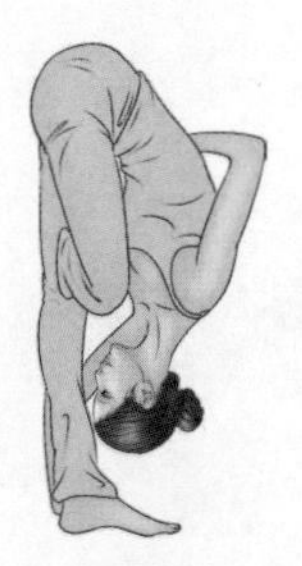
▲半莲花加强前曲伸展式。

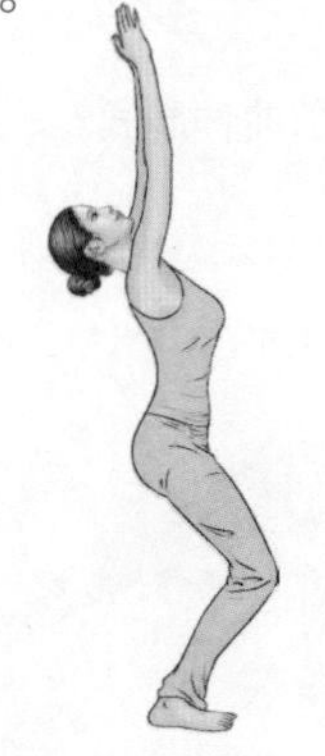
▲幻椅式。

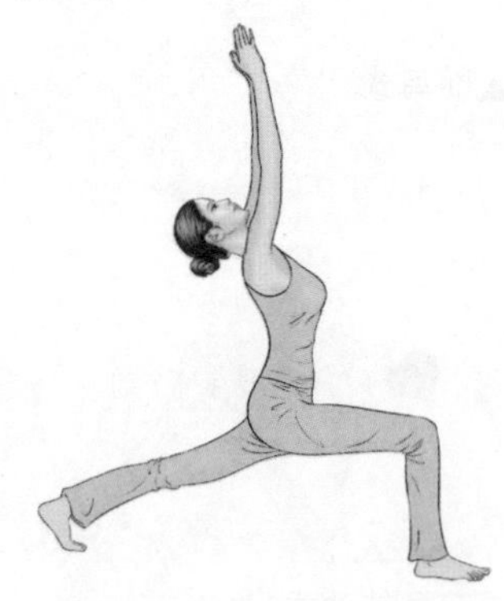
▲战士一式。

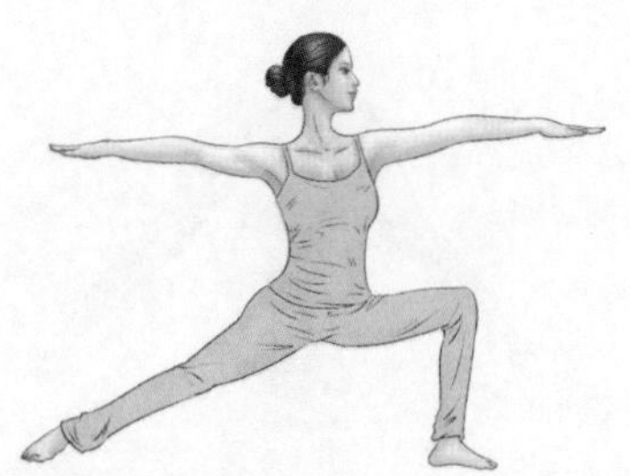
▲战士二式。

坐式

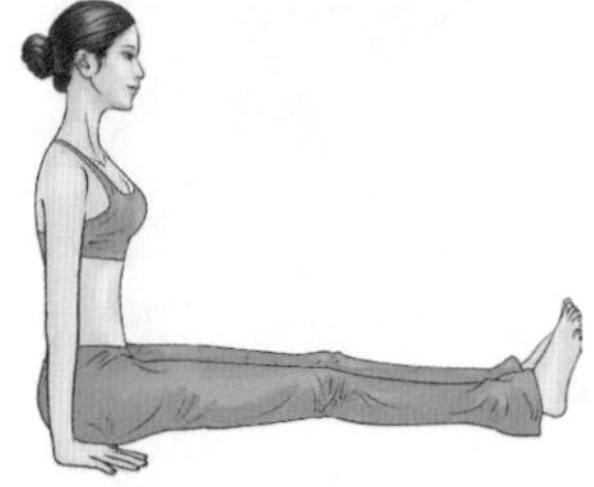
▲手杖式。

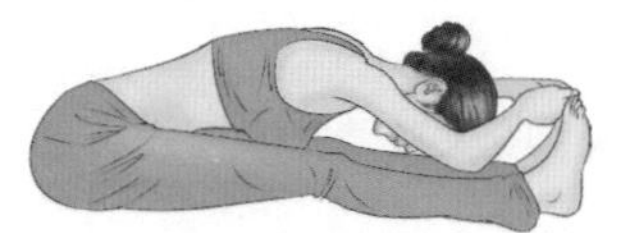
▲背部前曲伸展坐式 A。

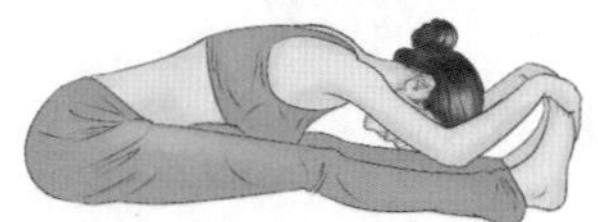
▲背部前曲伸展坐式 B。

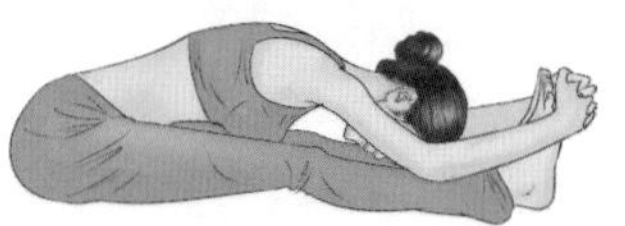
▲背部前曲伸展坐式 C。

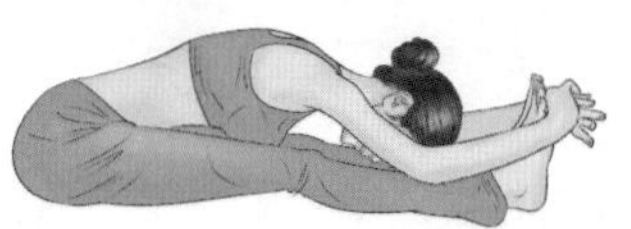
▲背部前曲伸展坐式 D。

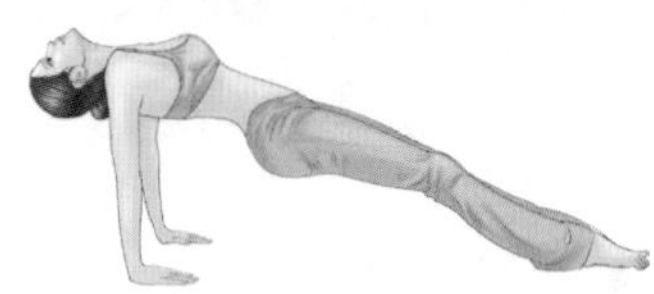
▲后仰支架式。

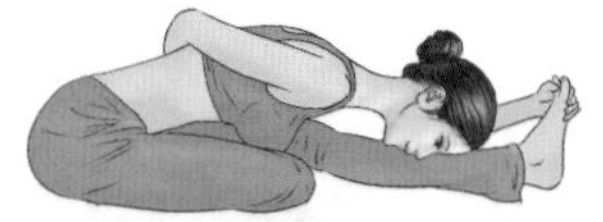
▲半莲花加强背部前曲伸展坐式。

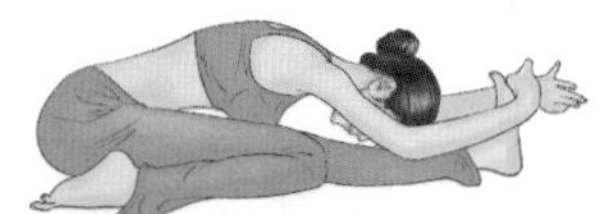
▲半英雄前曲伸展坐式。

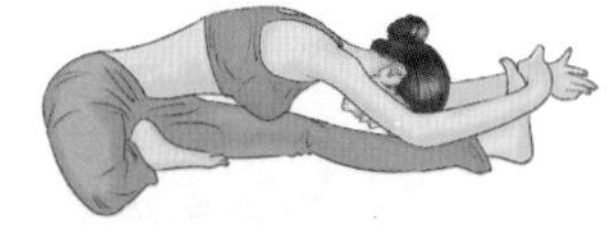
▲头碰膝前曲伸展坐式 A。

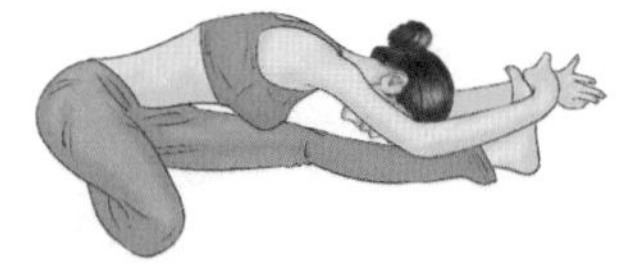
▲头碰膝前曲伸展坐式 B。

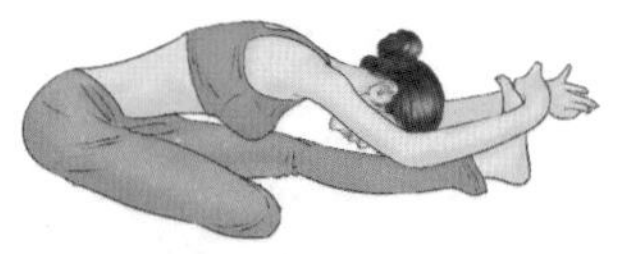
▲头碰膝前曲伸展坐式 C。

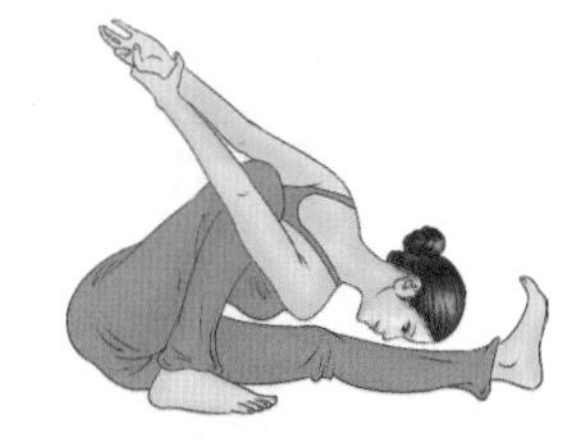
▲圣哲玛里琪 A 式。

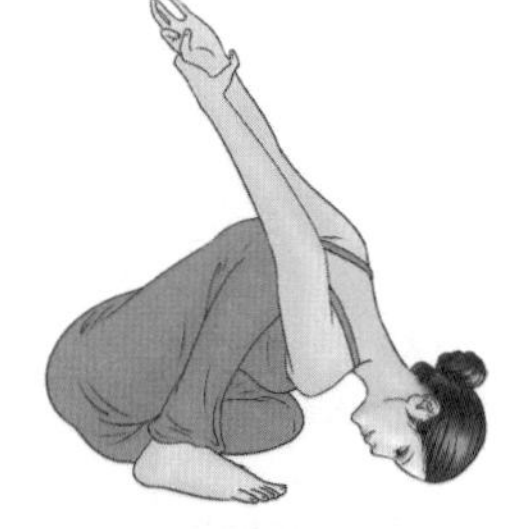
▲圣哲玛里琪 B 式。

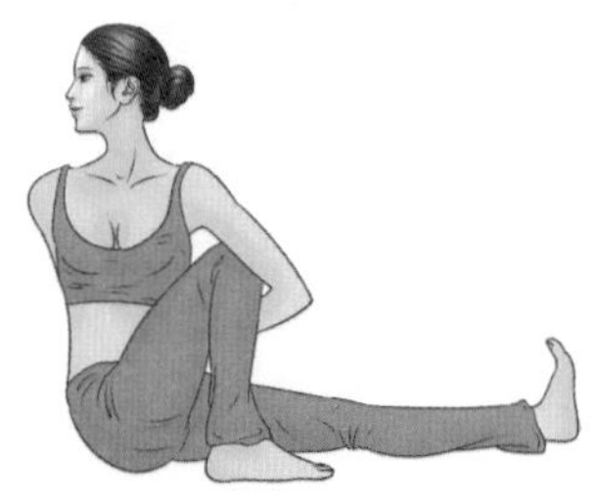
▲圣哲玛里琪 C 式。

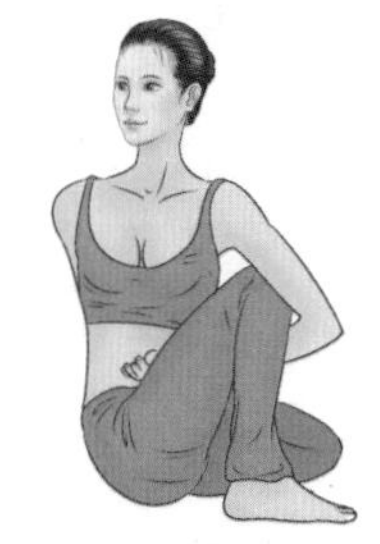
▲圣哲玛里琪 D 式。

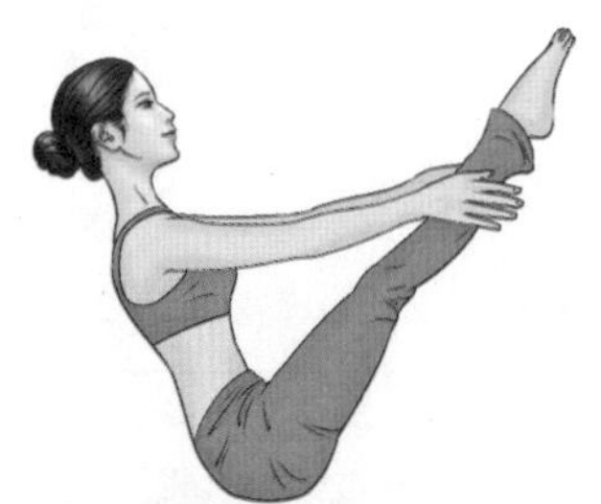
▲船式。

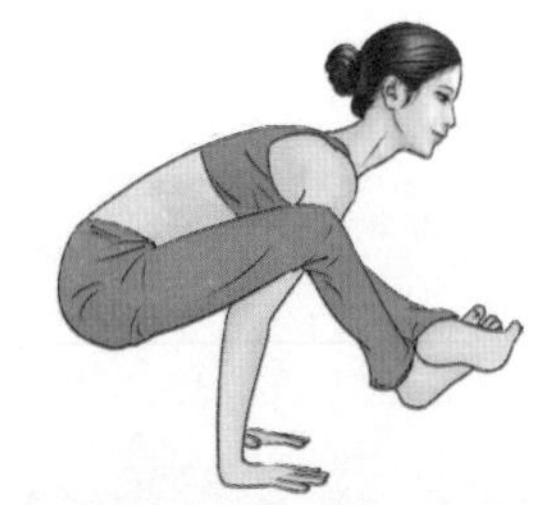
▲脚交叉双臂支撑 A 式。

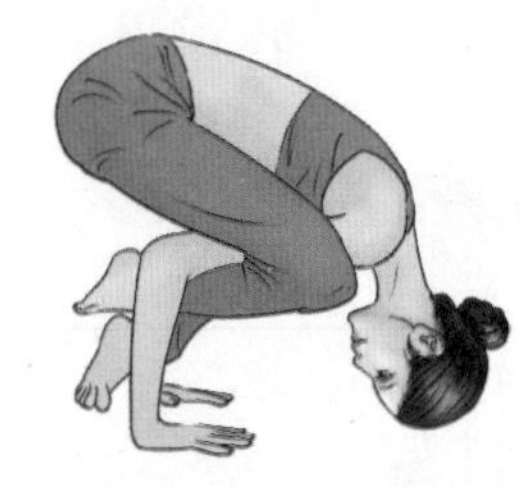
▲龟式。

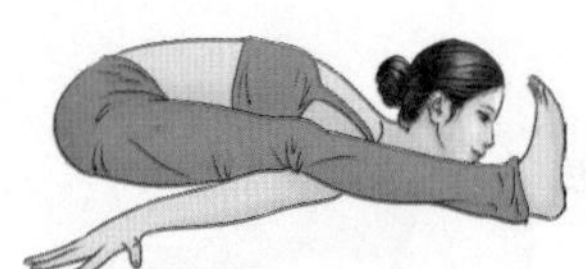
▲脚交叉双臂支撑 B 式。

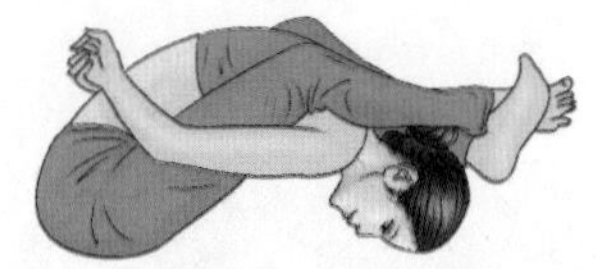
▲卧龟式。

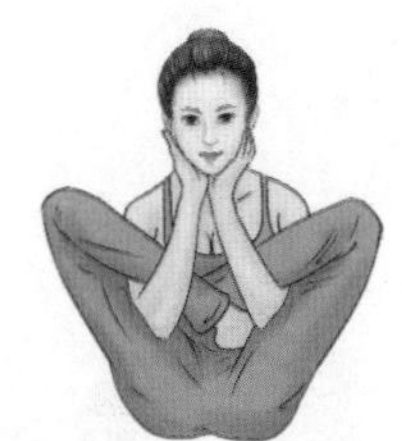
▲胎儿式。

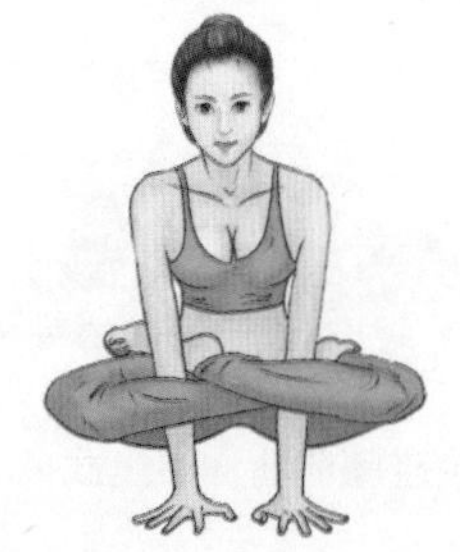
▲公鸡式。

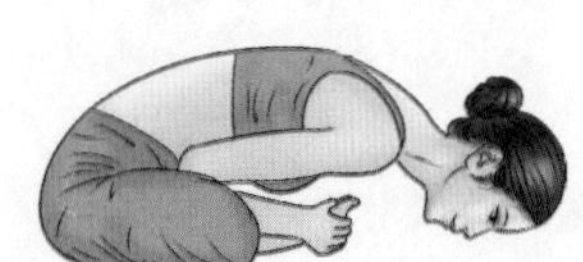
▲束角 A 式。

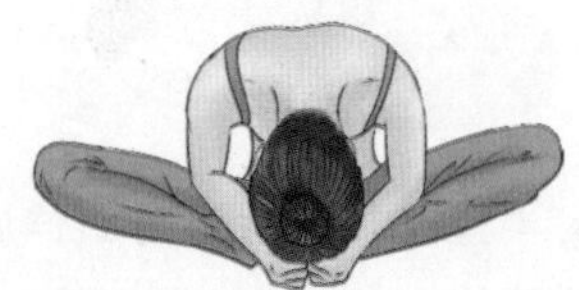
▲束角 B 式。

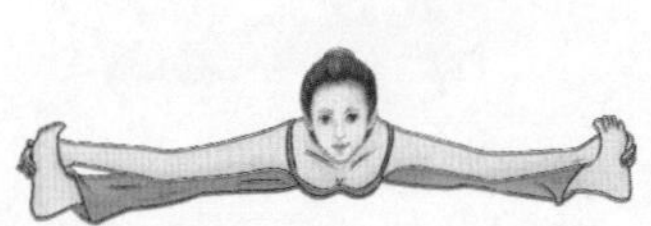
▲坐广角 A 式。

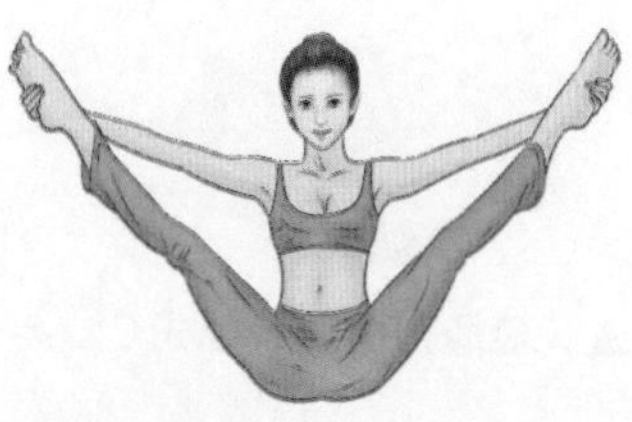
▲坐广角 B 式。

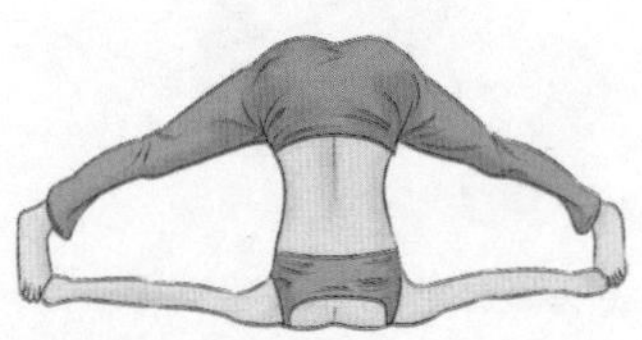
▲卧束角 A 式。

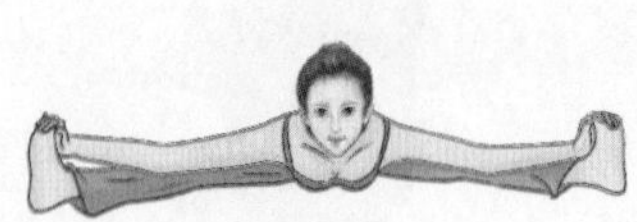
▲卧束角 B 式。

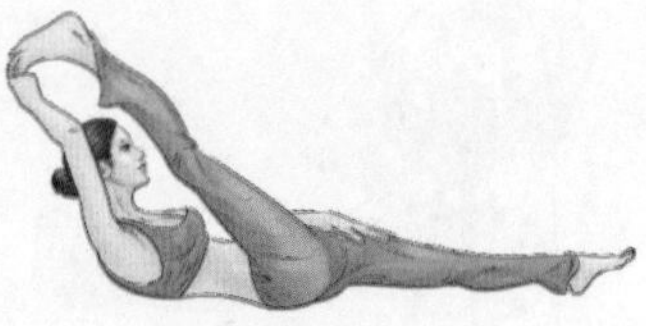
▲卧手抓脚趾腿伸展式。

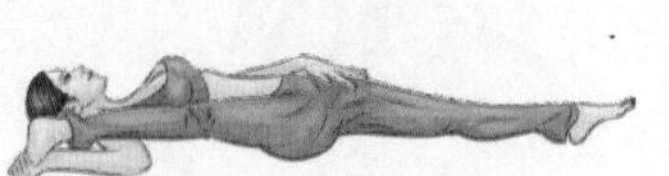
▲卧手抓脚趾侧伸展式 A。

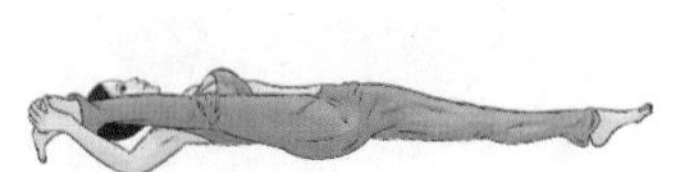

▲卧手抓脚趾侧伸展式 B。

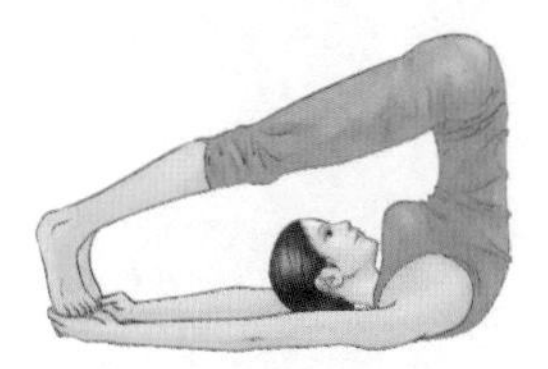

▲直立手抓脚伸展A式。

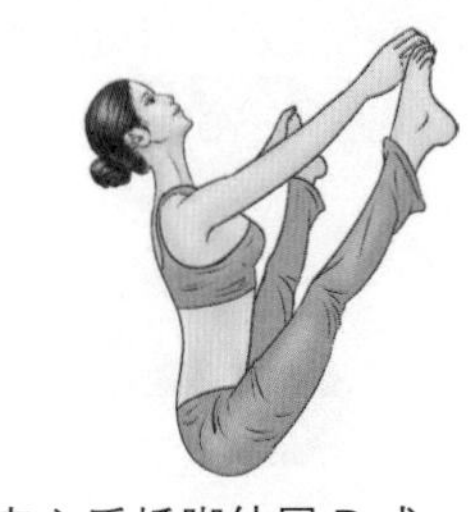

▲直立手抓脚伸展 B 式。

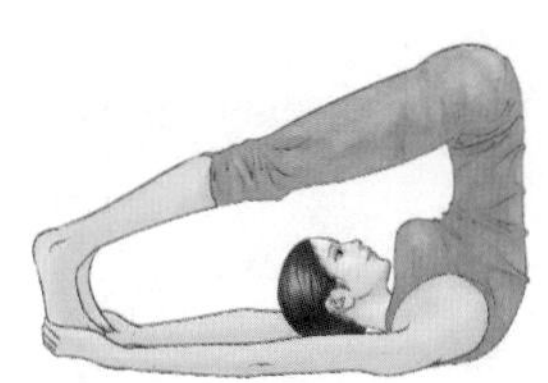

▲脸朝上背部伸展 A 式。

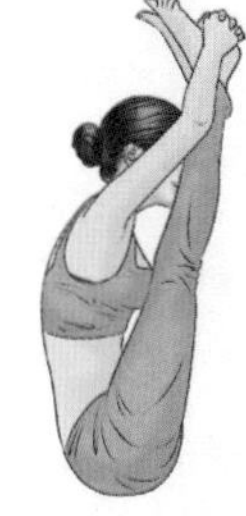

▲脸朝上背部伸展 B 式。

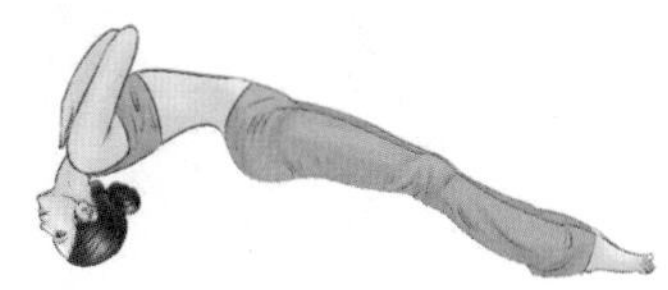

▲桥式。

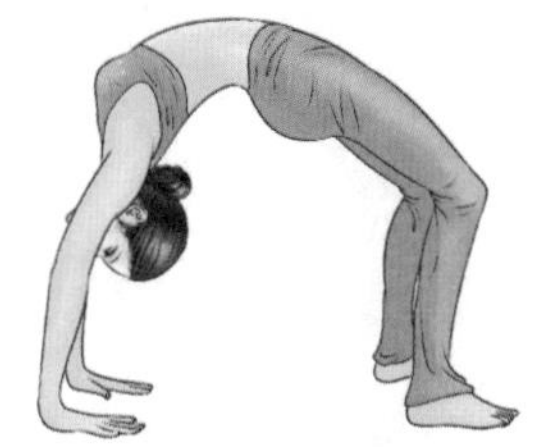

▲向上弓式。

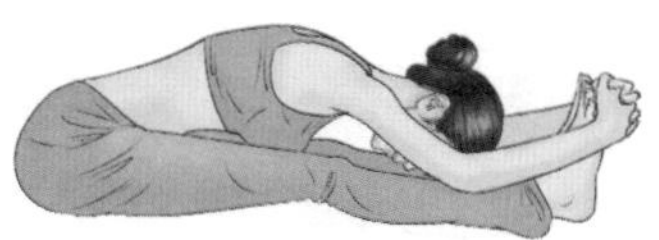

▲背部前曲伸展坐式C。

结束姿势

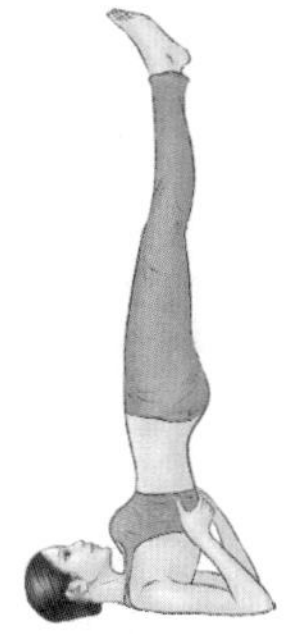

▲肩倒立式。

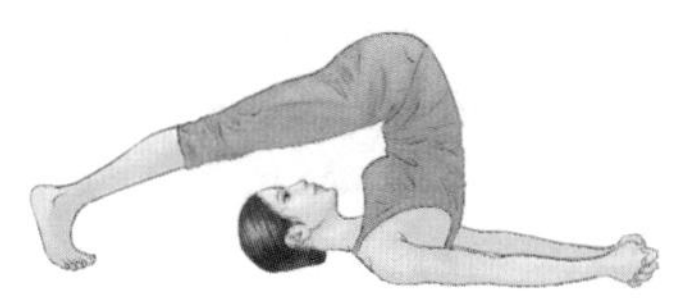

▲犁式。

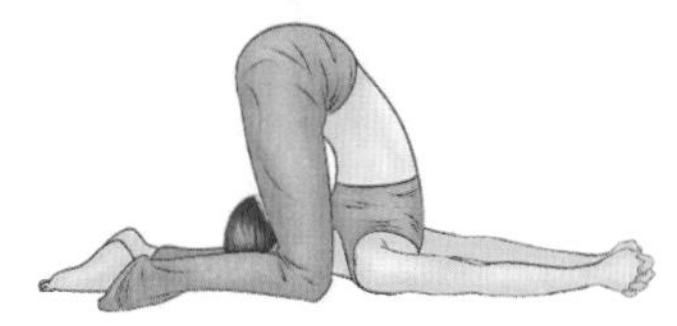

▲膝碰耳犁式。

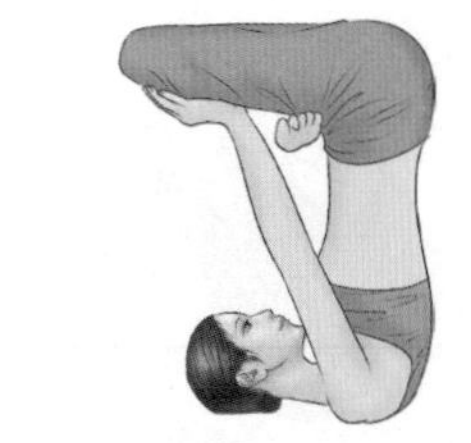
▲上莲花肩倒立式。

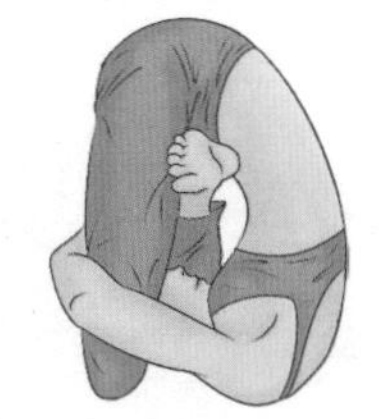
▲胎儿式。

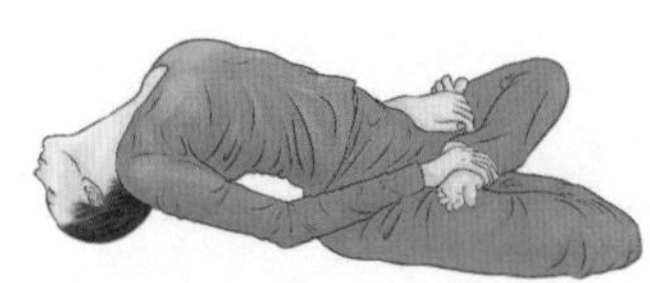
▲鱼式。

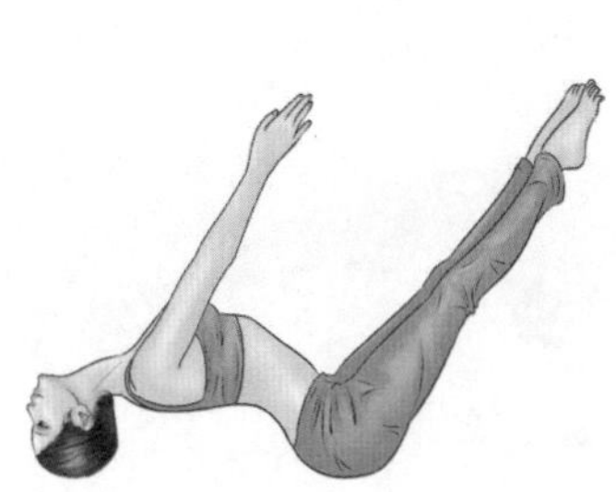
▲拱背伸腿式。

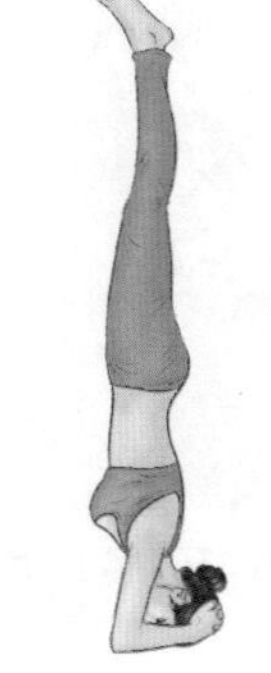
▲头倒立式。

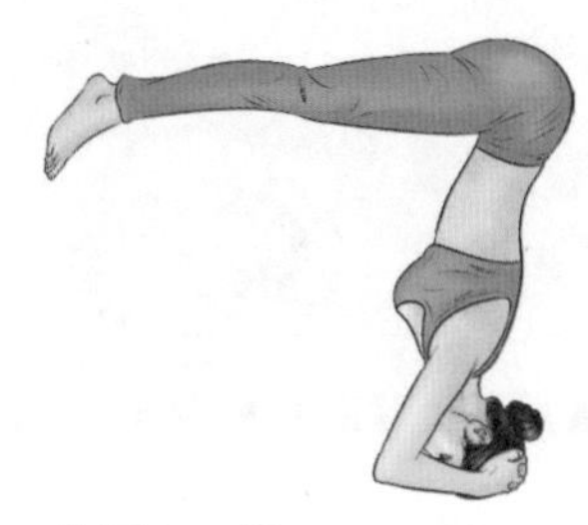
▲头倒立双腿 90° 。

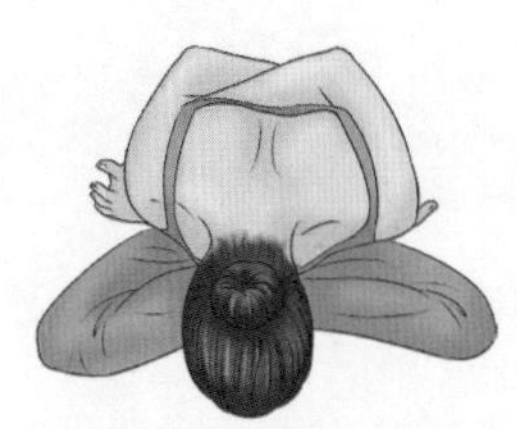
▲身印式。

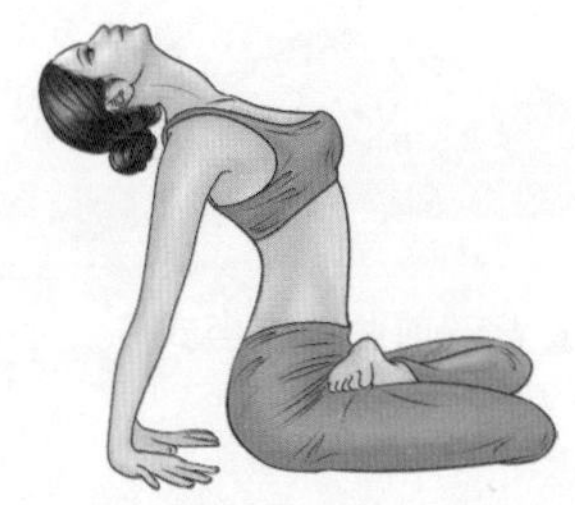
▲莲花 A 式。

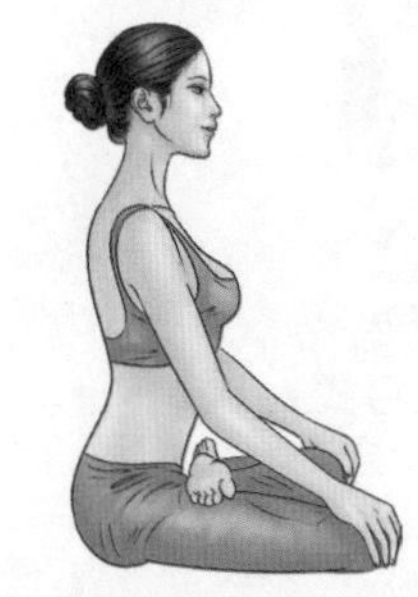
▲莲花 B 式。

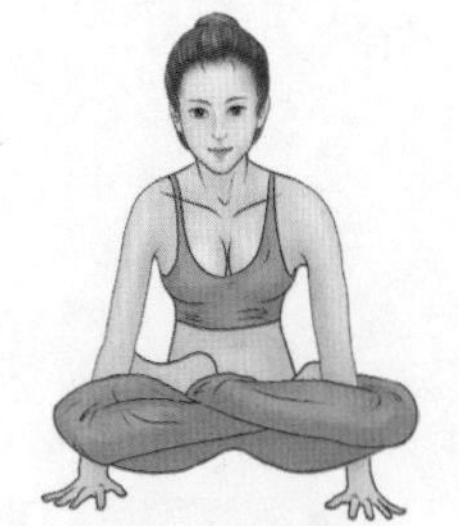
▲莲花支撑式。

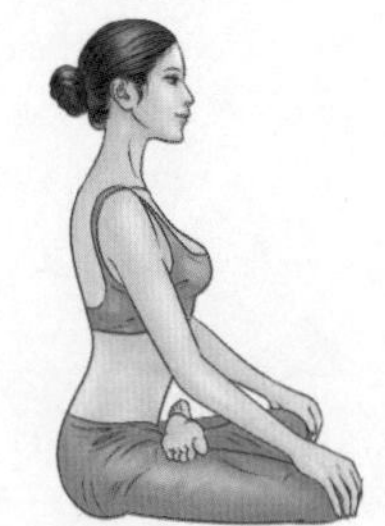
▲莲花式。

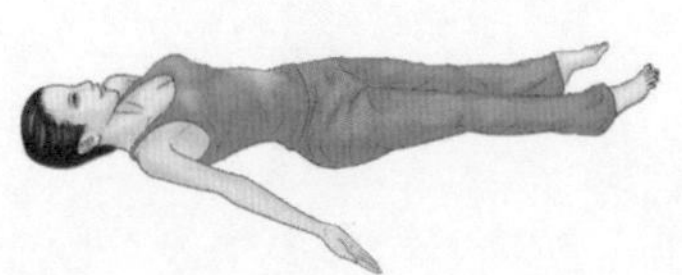
▲仰尸式。

第二节 站 式

瑜伽初级系列以山式站立开始。从拜日式过渡转换到其他站立姿势时，双脚舒展，紧踩地面，与大地建立一种牢固的关系。与此同时，呼吸的生命能量也从地面开始往上喷涌，让你整个身体在进行每个瑜伽姿势时都充满了活力。

拜日式可为身体预热，这样可以在继续其他站立姿势之前先唤醒身体的每一个部位。瑜伽的各种站式有利于协调身体各部位，增强体力、耐力和身体柔韧性。

结束站式系列时，我们再回到拜日式的灵感中来，用串联体位法流畅地完成最后几个站式，并自然地进入坐式系列。

山式

山式练习可以纠正身体的不良姿势，通过调整骨骼培养良好身姿。山式还能给身体带来活力、健康与平衡性，让练习者在笔直站立时感觉不到肌肉的紧张。

所有的瑜伽站式都起源于山式，拜日式也是从静立的山式站立开始的。山式可以教我们如何保持双脚站立时的平稳和舒适，对于整个瑜伽练习有着十分重要的意义。初学山式时，将注意力集中在身体内部的骨骼构造上十分重要。放松肌肤，舒展肌肉，身心彻底放下负担才能真正地调整骨骼。人体骨骼的调整是纠正不良姿势、培养正确身姿的根本，也是由内而外实现身体稳定与和谐的基础。轴心力量得到加强，肌肉也会相应变得强壮起来，而肌肉的力量又能反过来促进身体的稳定与和谐。

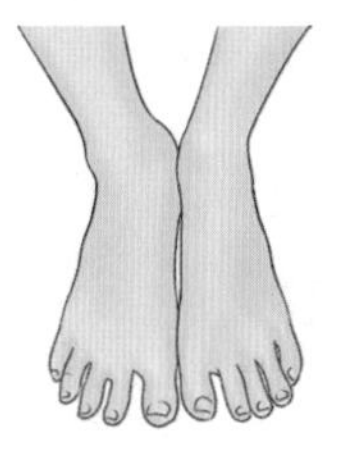

山式站立时，应保持心灵的宁静。内心越宁静，就越能清楚地听见并深切地感受到体内流动的生命能量。

呼吸能为我们体内的生命能量注入新鲜活力，而保持思想的宁静和身体的静止，就能与有规律的呼吸流动建立联系。这种联系是所有生命存在的支持与动力，并从内部推动并支持着我们继续瑜伽练习直至走完一生。

随着练习的深入，各种姿势越来越规范，动作越来越流畅，练习者也会变得更加自信。同时，挤压骨头和关节的情况逐渐得到缓解，人体内部空间被扩张，呼吸也会变得更加充分。

山式站立时，请注意以下几点

- 身体的呼吸。
- 放松脚掌，紧压地面。
- 感觉能量顺着脊柱来回流动。
- 让双肩、尾骨和脚跟顺着重力自然下垂。
- 对着天空吸气和呼气。

拜日式系列动作就是从山式的呼吸开始的，随着每一次呼吸将身体从一个姿势自然过渡到另一个姿势。

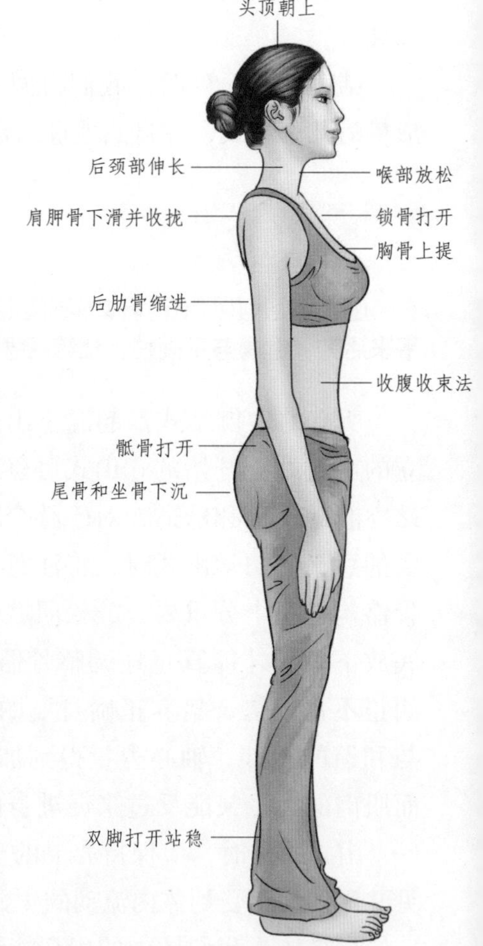

1 静立在瑜伽垫前半分钟，双脚并拢，两脚的大脚趾关节、脚跟内侧和踝骨相接触。脚掌舒展，紧压地面，脚趾像树根样分开。

2 注意力收回，意识内化，在站立不动的同时开始放松身体。不要过于拉伸肌肉，轻轻地、充分地呼吸，感觉身体的重心从腰后部往下穿过尾骨，然后到腿部，让身体的重量均衡地由双脚压向地面。同时，感觉生命能量通过脊柱轻轻往上流动，它拉伸后颈部，并使头盖骨往天空漂浮。

注意力内收，髋部和脚部、踝部调整到一条直线上，将坐骨承受的重量部分转移到踝关节上。双肩打开，和骨盆保持垂直，同时调整头部的平衡，使之位于颈部正上方，喉部放松。调整身体各部分时应注意不要过分拉伸肌肉，因为肌肉的紧张会阻碍体内能量的流动，也会影响身体骨骼的自然调整。

和堆积木的原理一样，一个接一个地向上调整身体各大关节（如踝关节、膝关节、髋关节、肩关节等），膝盖骨永远与脚趾保持在一个方向。

3 现在把注意力放在会阴部，然后可以尝试练习会阴收束法，但是臀部不要收紧。将下腹往上内收，结合收腹收束法，再慢慢放松、打开双肩。轻轻收缩喉部肌肉，练习收颔收束法，再自然地进入喉式呼吸法。

收缩肌肉，这样做有助于骨骼的调整。呼吸时，身体保持静立状态，这时你可以感觉到轻微的呼吸运动——吸气时，上升的生命能量似乎要将你带入天空；呼气时，向下流动的能量会将你固定在地面上。

拜日 A 式

拜日式系列可以为身体热身，在山式的基础上进一步调整身体。每一次的重复练习都能产生新的普拉纳，进一步加深扩张意识。

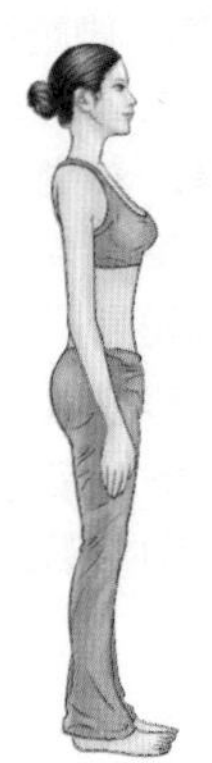

1 山式。静立，感觉到山式的稳定后开始聆听呼吸，感受呼吸的自然节奏，然后开始采用喉式呼吸法。

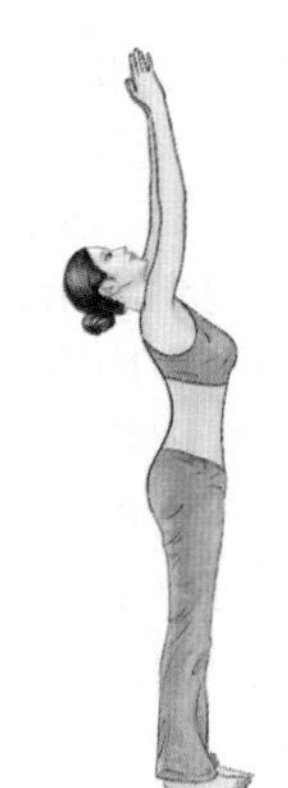

2 上山式。深呼吸，张开双臂，向上伸展，双掌合拢，置于头顶。让能量从腰部往上流动到指尖，同时肩部和尾骨往下垂，脚掌舒展，紧压地面。凝视点：大拇指。

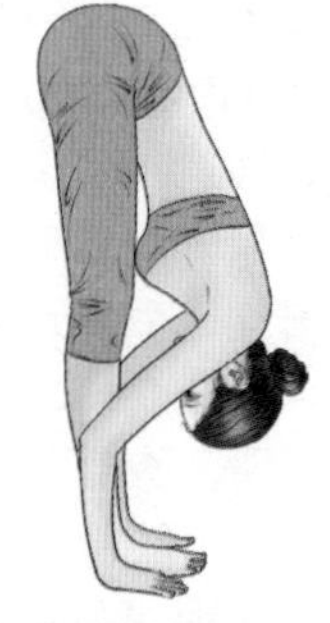

3 前曲伸展式。慢慢呼气，身体向下弯使胸部紧贴大腿，双手平放于地面，与双脚平行，头部下垂。凝视点：鼻尖。

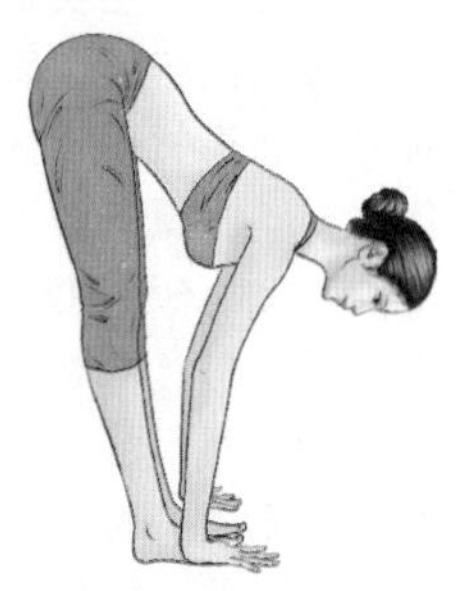

4 向上前曲伸展式。吸气，双脚站稳，身体慢慢向前抬起，打开胸腔，拉伸背部和颈部，使颈部和脊柱成一条直线。头向前伸，肩胛骨收拢，双手放在地上或踝关节处。凝视点：鼻尖。

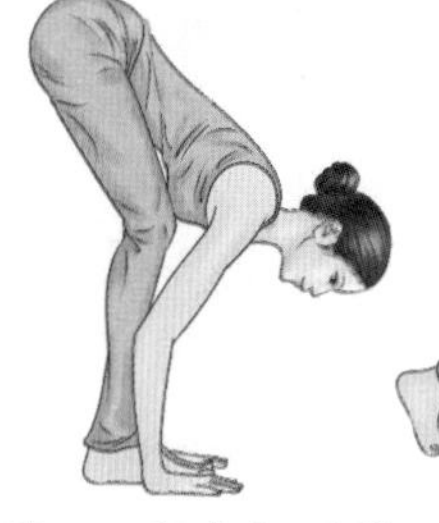

5 双脚准备后跳。保持呼吸，弯曲双膝，抬胸，拉伸脊柱。双手放在双脚两侧地板上，张开手掌，紧压在地面上。手指伸直，中指往前拉伸。

6 扩展胸腔，身体前倾，双脚轻轻后跳，双腿向后伸直。双肩位于双手正上方。这时候可以感觉到身体如直板般挺直且有力，但该姿势不能维持太久，应自然地过渡到下一个姿势。如果没有足够的信心则不要选择跳跃，可以向后迈一大步。

7 四肢支撑式。呼气，弯曲肘部，使之贴近身体两侧，身体向下靠近地面。拉伸脊柱，身体和地面保持平行。打开双肩，练习收腹收束法，离地面保持 5 厘米的距离。脚趾稍微弯曲，紧压地面。手掌摊开，压在地上。凝视点：鼻尖。

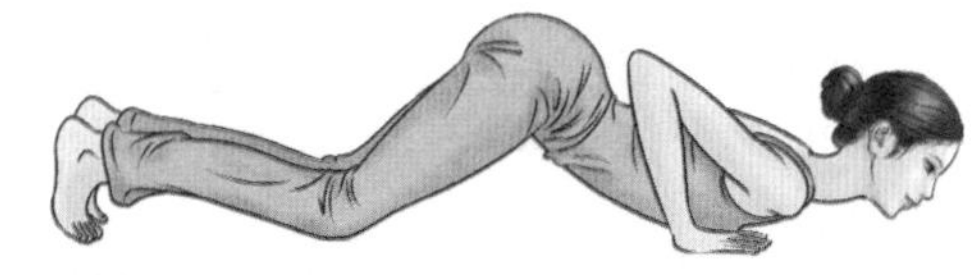

调整式：尝试弯曲膝部，将胸部放低，使之落在双手之间。但始终保持臀部上抬。

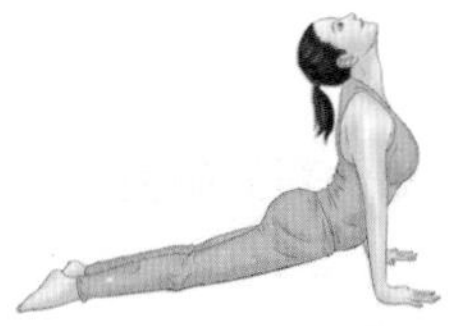

⑧ 上犬式。吸气，脚背贴地，用力支撑身体往上推，抬头挺胸，脸朝向天空，脊柱弯成拱形。手臂内侧朝前转，置于腰两侧，但双肘不要绷紧。肩向后打开，双腿伸直。手掌和脚背紧压地面，避免胫骨、膝部和大腿部位接触到地面。凝视点：眉心。

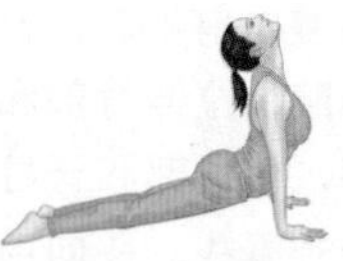

调整式：可以先让膝部靠在地面上，直到身体逐渐积蓄力量能够完成完整动作。

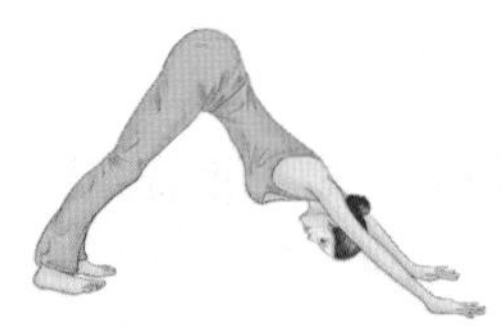

⑨ 下犬式。呼气，双脚翻转，臀部和髋部向上抬起，脚跟缓慢放回地面。两脚分开，与髋同宽，手指和脚趾舒展开，双手尽量向前伸，手掌紧贴地面。打开双肩，肩胛骨上滑，胸部向大腿靠拢。大腿肌肉往上内收，脚跟紧踩地面，坐骨进一步抬高。下巴往内收，进一步拉长颈后部。凝视点：肚脐。进行5次深呼吸，为身体积蓄能量。

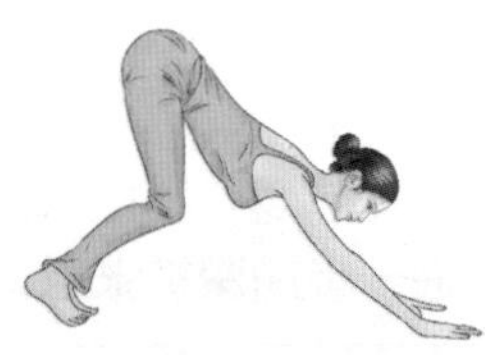

⑩ 准备进入向上前曲伸展式。在第5次呼气快结束时，头部和肩部向前向上抬起，双膝微屈，脚跟稍微离地。臀部保持拱起的状态，大脚趾球状部位紧压地面，注意力向前，双膝也进一步前曲。

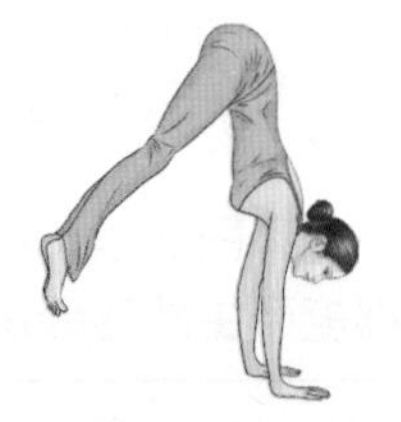

⑪ 吸气，脚趾踩地，轻轻向上弹跳，臀部往上提，双脚前跳，落在双手之间。但是在练习初期，特别是对于膝部或背部曾受过伤的练习者，可以不跳而是向前迈一步。

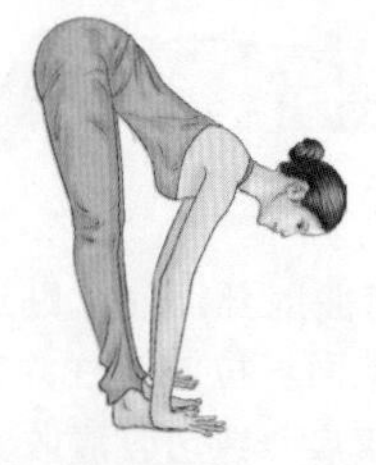

⑫ 双脚踩地，抬胸，拉伸脊柱。

调整式：在拉伸脊柱的同时可以把双手放在脚踝上并可微屈双膝。

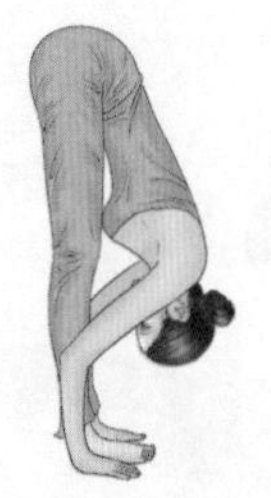

⑬ 前曲伸展式。缓慢、充分地呼气，身体从髋部向下弯，使上身尽量接近大腿，头部自然下垂。双脚并拢，肩部和颈部保持放松状态。目光投向鼻尖，下巴内收靠近胸部。凝视点：鼻尖。

调整式：如果感到背部拉伸有疼痛感，可以稍屈膝盖或将手置于脚踝上，这样做可以保护背部。

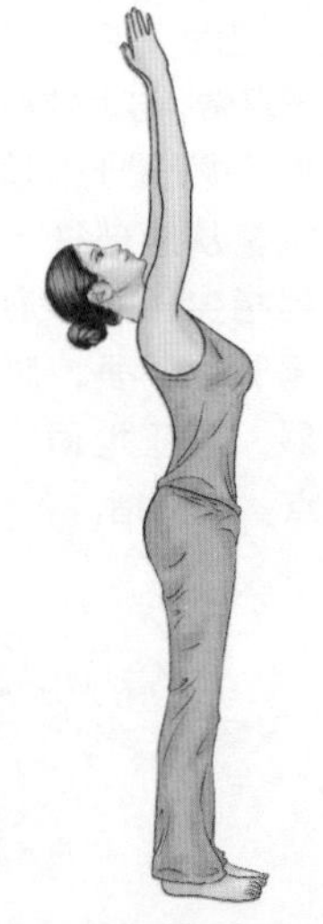

⑭ 上山式。吸气，双脚紧压地面，腹部用力，将身体抬起，双臂向上高举，手掌合拢，身体往上拉伸。抬胸，眼睛向上看。凝视点：大拇指。

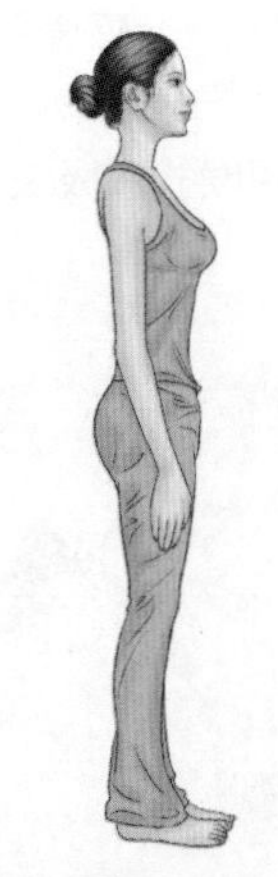

⑮ 山式。呼气，手臂自然下垂，放在身体两侧。脊柱拉伸，成山式站立，脚底舒展，紧踩地面。

· 重复5～8次，然后转向拜日B式。

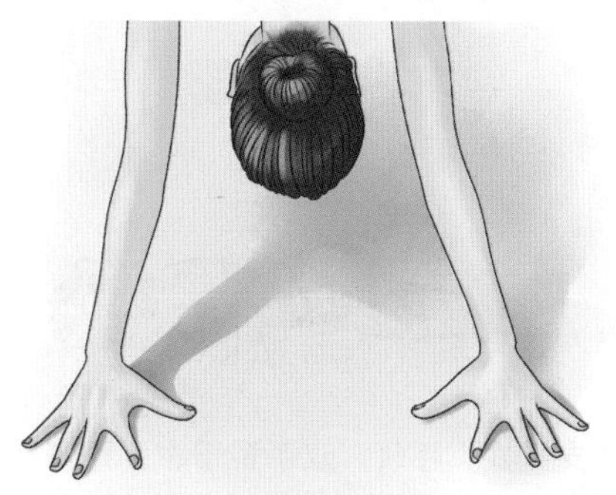

▲手掌完全打开并紧压地面，中指努力往前伸，可以为下犬式形成一个稳固的基点。

拜日式的重要性

● 拜日式将身、心和呼吸联系在一起，为你开始瑜伽之旅营造了良好的基调和氛围。拜日式代表对太阳神的崇拜，认为太阳可以带来健康和活力，按照传统，一般都是在黎明太阳升起的时候练习。

● 在进行拜日式练习时，关节慢慢打开，肌肉缓和地拉伸，体内器官得到按摩，身—心—呼吸的联系被唤醒，可以帮助你做好继续进行初级系列的准备。

● 随着身体和呼吸慢慢融入一起，身体会产生一股热流，开始一个净化的过程，它使身体各器官、关节、肌肉内的毒素以出汗的形式通过皮肤排出。

拜日 B 式

拜日 B 式在拜日 A 式的基础上引入战士一式，可以加强体内热能，提高精力，身体动作与呼吸之间也能得到更好的配合。

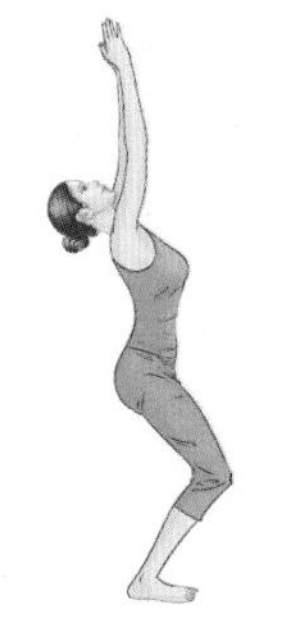

1 幻椅式。接拜日 A 式，吸气，双膝前曲，踝关节放松，手臂上举，手掌合拢。臀部放低呈坐姿，肩胛骨下滑并收拢。凝视点：大拇指。

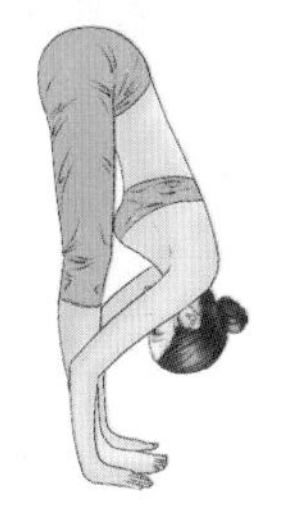

2 前曲伸展式。和拜日 A 式第 3 步相同。呼气。

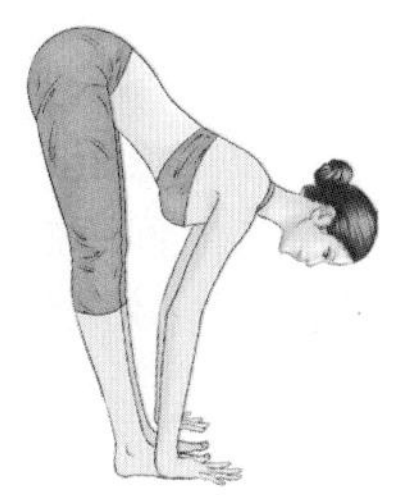

3 向上前曲伸展式。和拜日 A 式第 4 步相同。吸气，双膝弯曲准备后跳。

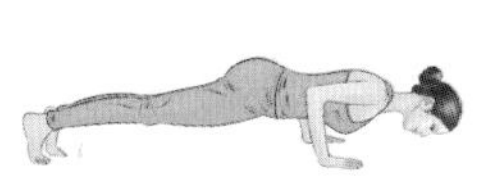

4 四肢支撑式。和拜日 A 式第 7 步相同。呼气。

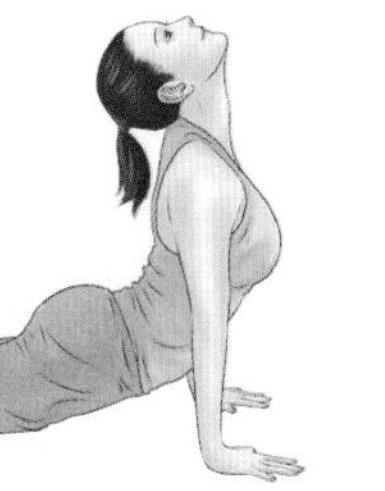

5 上犬式。和拜日 A 式第 8 步相同。吸气。

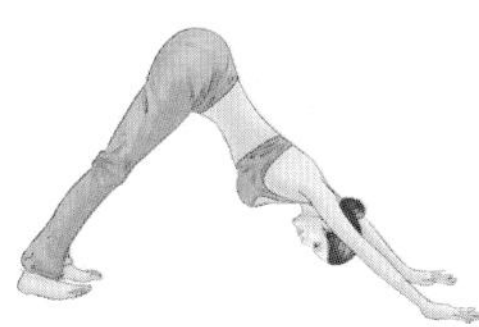

6 下犬式。和拜日 A 式第 9 步相同。呼气。

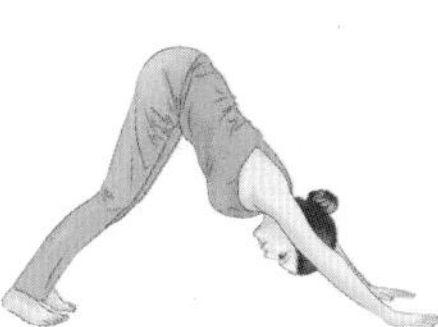

调整式：膝盖可以稍屈，但仍要注意骨盆前倾，臀部上提。

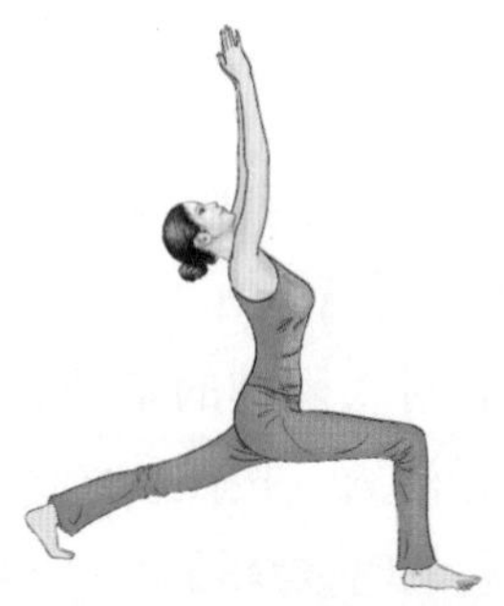

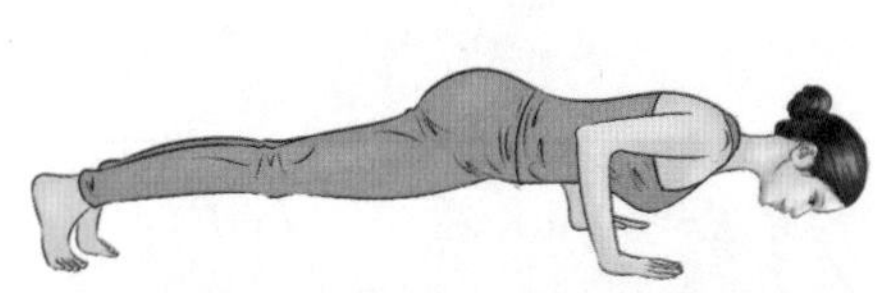

7 战士一式。以左脚大脚趾球状部位为支撑点，将左脚脚跟向内旋转 45° 。慢慢地吸气，右脚前迈至双手之间，并与右臀保持在一条直线上。弯曲右膝成 90° ，左脚掌紧贴地面。起身，脊柱挺直，双臂上伸，举过头顶，双掌合拢。双肩放松，扩胸，眼睛往上看。凝视点：大拇指。

8 四肢支撑式。呼气，双手置于右脚两侧地面上。臀部放低与地面保持较近距离，肩部位于双手的正上方，右脚向后迈，两脚保持平行，身体放低，与地面平行。头朝下，目光向下看。凝视点：鼻尖。

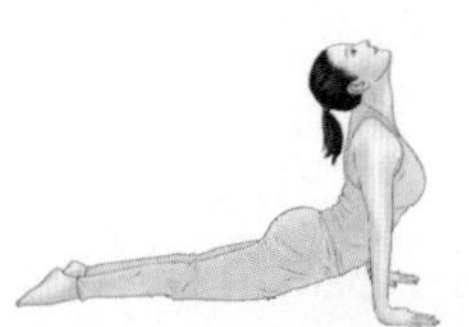

9 上犬式。和拜日 A 式第 8 步相同。吸气。

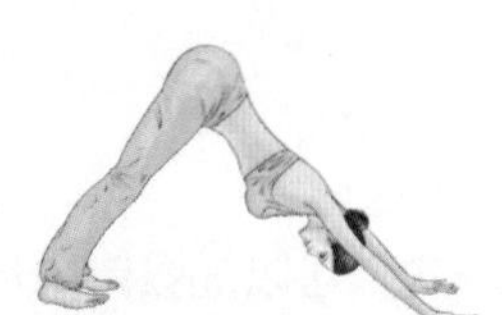

10 下犬式。呼气，脚趾翻转，臀部往上提并后移，进入下犬式。目光凝视脐部，上身尽量往腿部靠近。此姿势持续时间不应太长，随着下一次吸气，可以自然地进入下一个姿势。凝视点：肚脐。

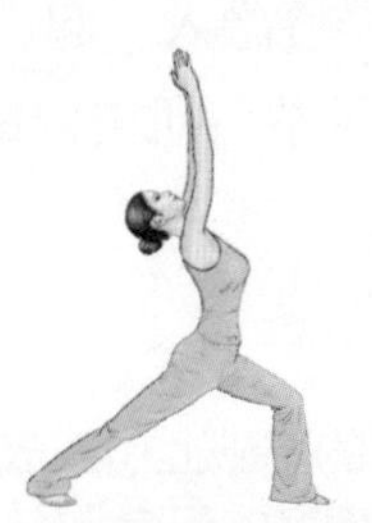

11 战士一式。吸气，在身体左侧重复第 7 步，即以右脚大脚趾球状部位为支点，向内旋转 45° 。

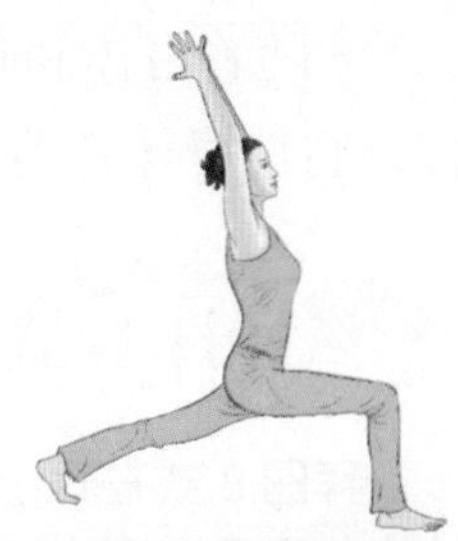

调整式：如后脚脚跟离地，臀部无法大幅度打开，可适当减少前腿膝部弯曲弧度。

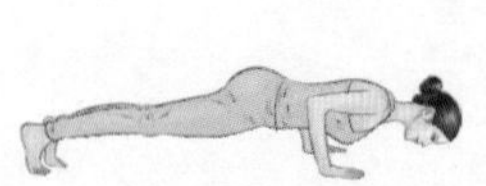

12 四肢支撑式。呼气，双手置于左脚两侧支撑地面，左脚向后迈，身体放低与地面平行。凝视点：鼻尖。

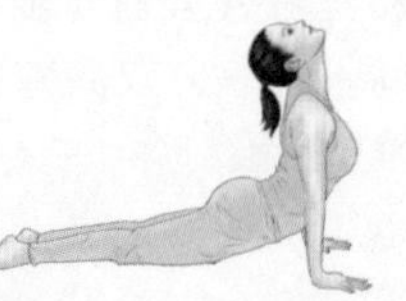

13 上犬式。吸气，双肩后转，挺胸，脊柱弯曲。

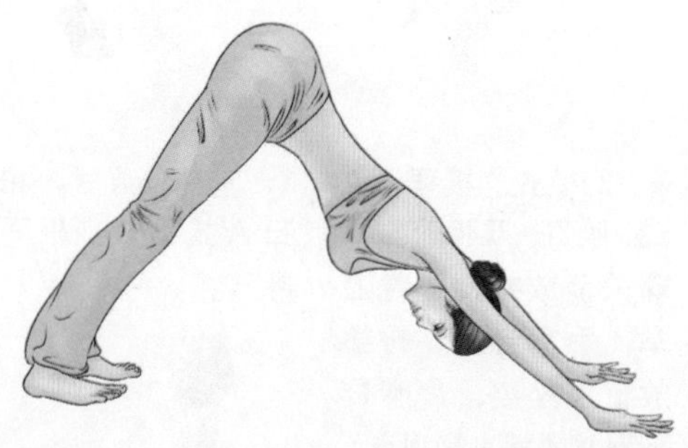

14 下犬式。呼气，脚趾翻转，臀部向上抬起并向后移，上身随之向后移动。缓慢地做 5 次长的喉呼吸。胸部打开，上臂顶部尽量贴近肩窝，肩胛骨上移。大腿肌肉收紧，腹部、臀部尽力往上提，手指和脚趾大大分开并紧压地面。凝视点：肚脐。

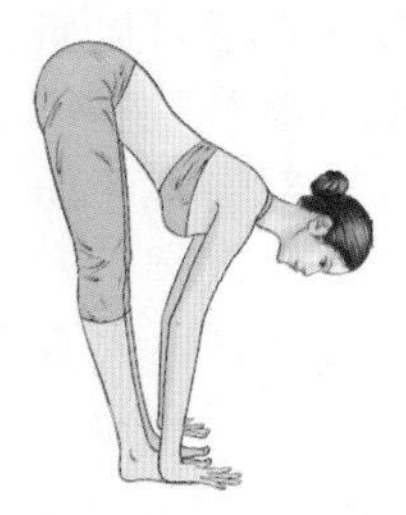
⑮ 吸气，进入向上前曲伸展式。

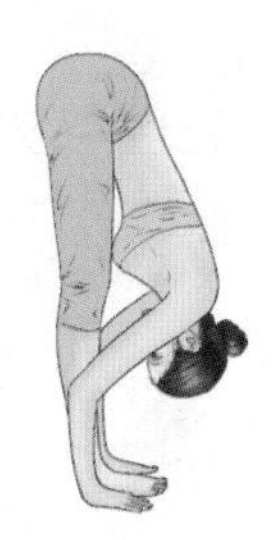
⑯ 前曲伸展式。呼气，上半身向下弯曲靠近腿部。

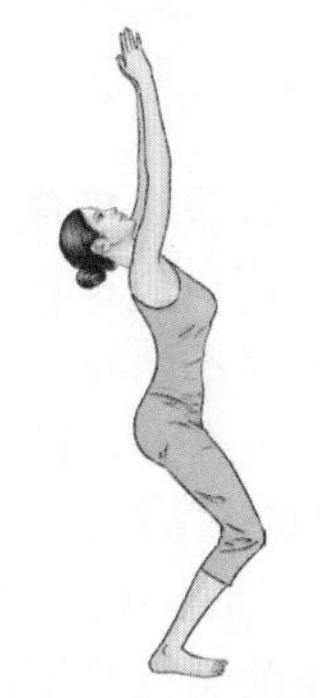
⑰ 幻椅式。吸气，膝盖前屈，臀部下移，腹部用力，将上半身抬起，手臂上举，双掌合拢。臀部放低呈坐姿，凝视点：大拇指。

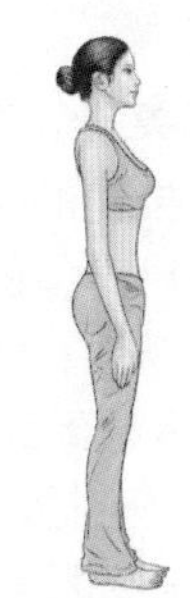
⑱ 山式。呼气，将手臂垂放在身体两侧。脊柱拉伸，双腿伸直，双脚舒展，紧踩地面，成山式站立。

·将整个拜日B式重复5～8次。

鸵鸟式

鸵鸟式将教会你从髋部（而不是腰部）将身体向前深屈的基本技巧。在该姿势中，骨盆从大腿骨顶部（股骨头）开始往前倾，脊柱慢慢朝腿部靠近。

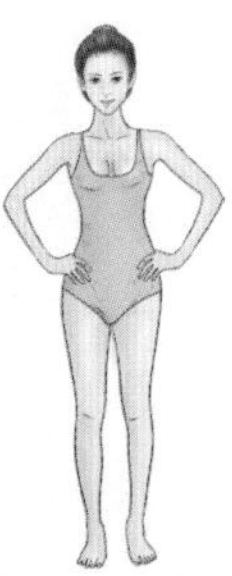
① 山式站立，吸气，两脚稍微分开，与臀同宽，膝盖与脚趾朝同一个方向。脚跟、大脚趾和双脚外侧紧压地面。双手放在髋部，肩部放松，大腿肌肉收紧，小腹内收，脊柱拉伸。

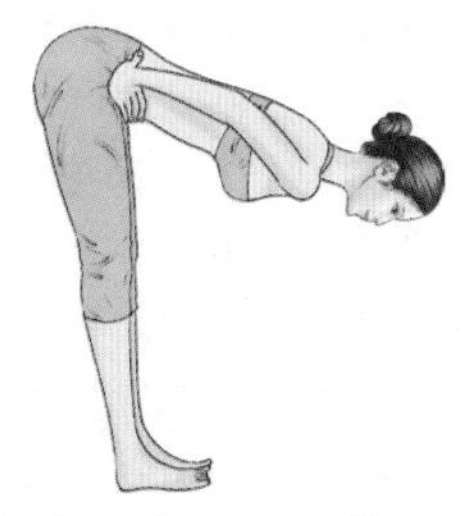
② 缓慢呼气，骨盆前倾，从髋部开始上半身慢慢下弯，靠近双腿，进一步拉伸脊柱。

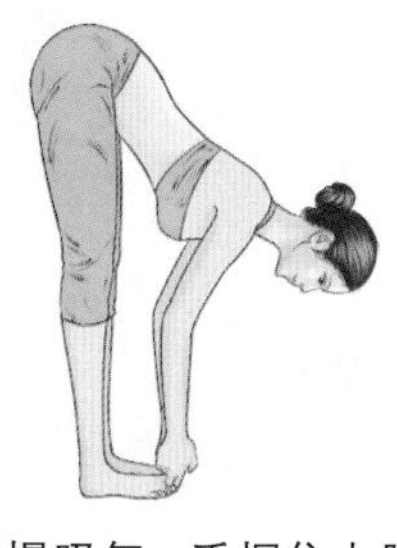
③ 缓慢吸气，手握住大脚趾，头往前伸，收缩腹部肌肉，这样能进一步拉伸脊柱。大腿肌肉收紧，坐骨上提。双脚紧踩地面，双肩后转，扩展锁骨间距。

④ 缓慢呼气，骨盆进一步前倾，上半身深深下弯，头部下垂，上身紧贴大腿，肘部往外突出，拉伸后颈部，肩部上提，与地面保持一定距离。缓慢地进行5次喉呼吸，背部随重力自然往下。收缩腹部肌肉，坐骨上提，肋骨向下拉伸。大腿部肌肉收紧并上提，下巴内收，放松后颈部。凝视点：鼻尖。吸气，抬头挺胸回到第3步，拉伸背部。接下来可直接进入手碰脚前曲伸展式或回到山式。

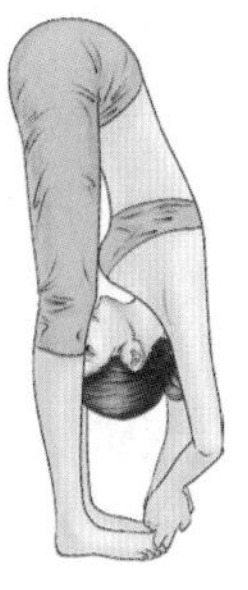

初级姿势

如果身体感觉到压力、紧张或疼痛则可能是用力过度或肌肉拉伤的表现。练习过程中应尽量避免这两点。记住倾听自己身体的声音：如果够不到脚趾，就不要勉强，练习初始，可以先尝试稍屈双膝，手触到脚踝即可。随着骨盆的前倾，髋部也得到放松。经过一段时间的练习后，背部和腿部的肌肉会逐渐变得柔韧，让你可以不弯曲双膝双手就能够到脚趾。耐心练习，总有一天你会成功的。

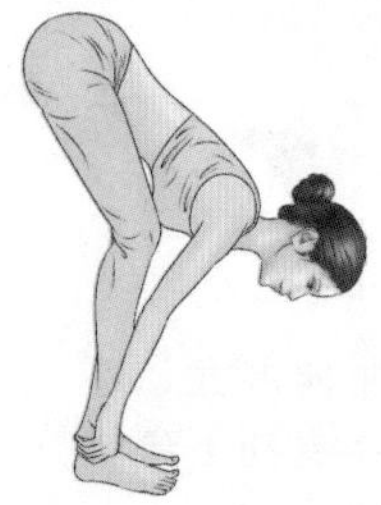

高级姿势

每次呼气都可以感觉到重力牵引着脊柱往下。让背部从髋部自然下垂，臀部轻轻上提，脚跟紧压地面。脚趾分开，大脚趾紧紧压住食指和中指。足弓部保持灵活。

手碰脚前曲伸展式

在上一个姿势的基础上进一步拉伸，使髋部和大腿更柔韧、更放松。随着上半身向大腿靠近，注意力放在拉伸上半身上，但同时避免背部拱起。

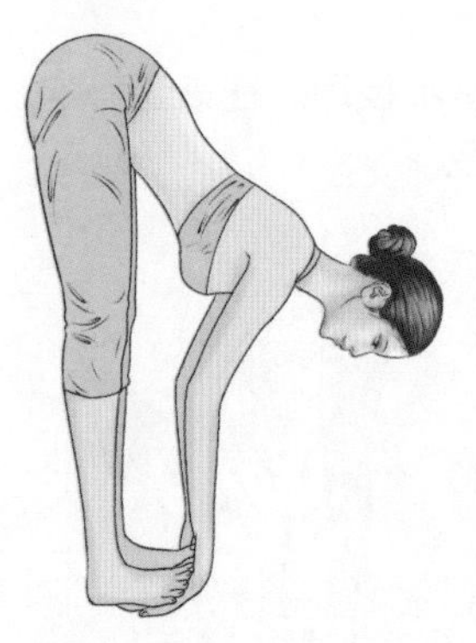

1. 缓慢呼气，手心朝上，置于脚掌下。吸气，拉伸脊柱，练习收腹收束法。

2. 缓慢呼气。以骨盆为轴，上半身下弯，朝双腿靠拢。颈部肌肉放松，头往下伸，使身体重心顺着脊柱往下。髋部和大腿后部上提，进一步进行收腹收束法。做 5 次深呼吸。双肩打开，颈部伸长，脚掌舒展，紧贴手掌。坐骨上提，头顶尽量往下。凝视点：鼻尖。吸气，抬头，如第 1 步所示。呼气，手置于髋部。吸气，还原站姿。呼气，双脚并拢，还原山式站立。

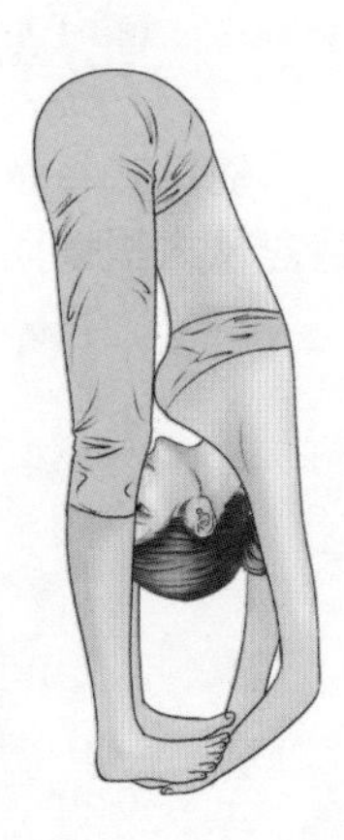

初级姿势

如果手够不到脚部，或者手在接近脚部的过程中背部感到紧张，可以稍屈双膝，尽力使前肋骨靠近大腿。如果手放在脚掌下感到不适，可以将手撑在地面上，再慢慢地直起双腿。

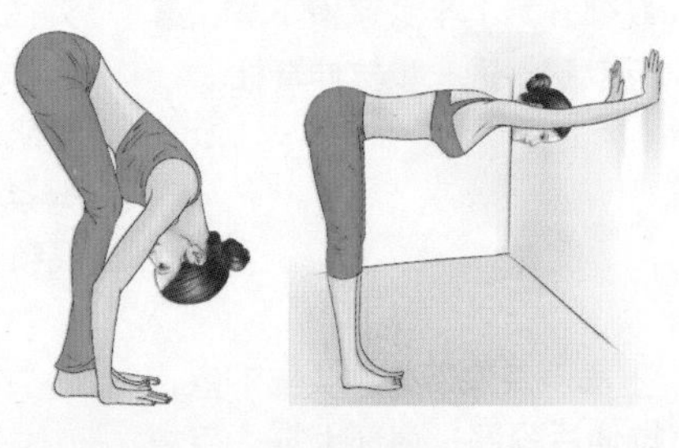

患有脊椎拉伤或腰椎间盘突出的练习者可以距离墙壁几步远站立，背部往前拉伸，使之与地面平行并与腿部形成直角。双臂向前伸直，双掌压住墙壁。保持此姿势，并维持背部和双腿的直线型，自然呼吸 5 次。

高级姿势

利用大腿后侧（腘绳肌腱）加深拉伸程度，通过双脚大脚趾球状部分将身体的重量压在手掌上。双膝后挺，双腿伸直，这对于膝部和腿部的健康十分有益。

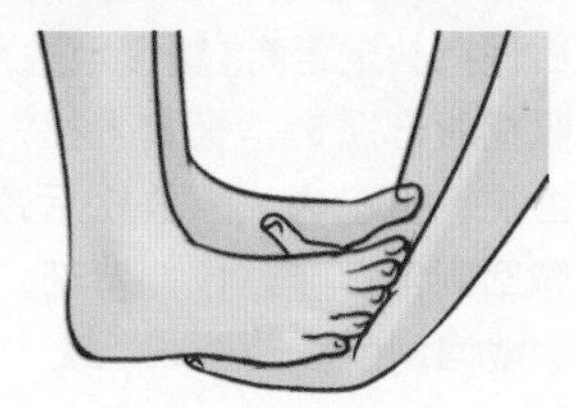

三角伸展式

该姿势将身体能量通过双腿提升到身体两侧并拉伸背部，脚部、踝部、双腿和髋部的力度和柔韧性得到加强，使身体在接下来的双腿分开的姿势中能站得更稳。

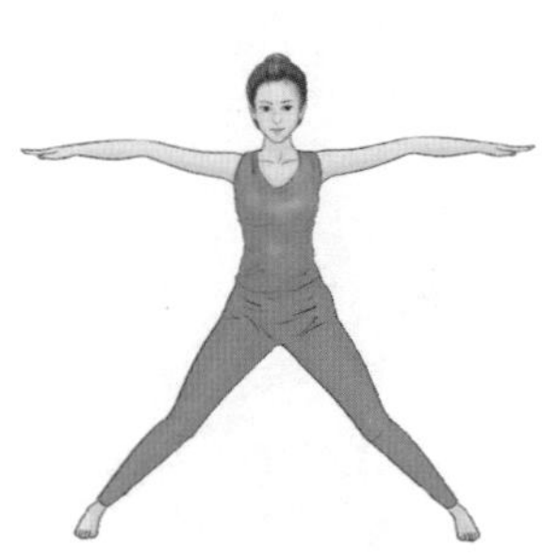

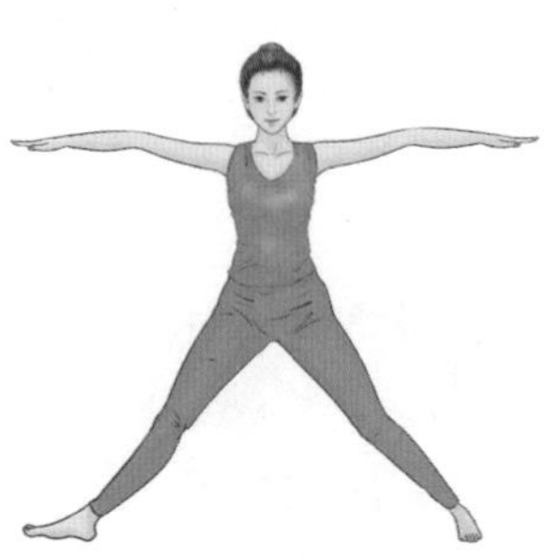

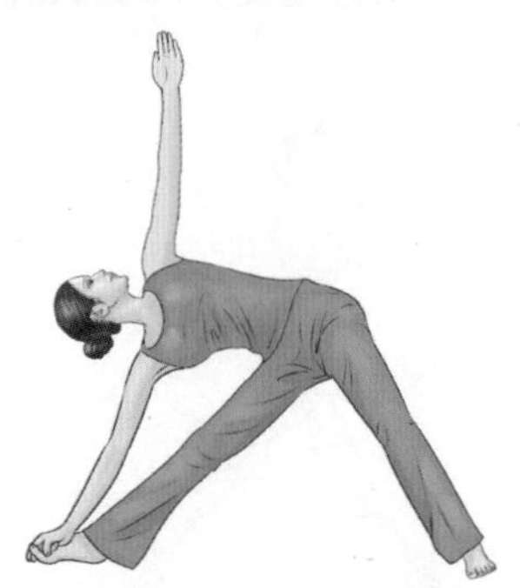

① 山式站立，吸气，右脚向右侧迈出一步，双脚分开 110 厘米宽。双腿站稳，膝盖骨和大腿肌肉上提。脚掌舒展，紧踩地面，两脚保持平行。双臂侧平举，与肩同高，可以感觉到在背部向上拉伸的同时肩部在逐渐放松。始终保持下颌的水平状态。

② 缓慢呼气，左脚内转 10° ~ 15°，右脚外转 90°，使右脚脚跟与左脚脚背成一直线，两侧髋部保持水平，尾骨向下放松。随时保持膝盖和脚趾在一条直线上，以保证两腿在转换方向时始终保持笔直。

③ 继续缓慢呼气，上身向右侧倾斜，位于右腿的正上方。右手抓住右脚大脚趾，但身体不能前倾。左髋向后，向外挺。左臂上举并伸直，左手位于左肩正上方，掌心朝前。眼望左手，凝视点：手。舒展身体各个部位。做 5 ~ 10 次平稳呼吸。缓慢吸气，起身，两脚转成平行状态。缓慢呼气，反方向重复第 2 步。做 5 ~ 10 次深呼吸，吸气，起身，两脚转成平行状态。直接进入下一个姿势或先呼气，恢复山式站立，然后双脚分开，再进入下一个姿势。

初级姿势

如果你的上半身和髋部前倾，那么后面的拉伸就失去意义了。若右手够不到右脚趾，可将右手轻放在右胫骨或踝关节处或瑜伽砖上。不能为了顾全姿势的美观牺牲动作的完整性。按照自己的实际水平进行练习，随着练习的深入，身体的柔韧性会逐渐提高，总有一天你能够抓到大脚趾。

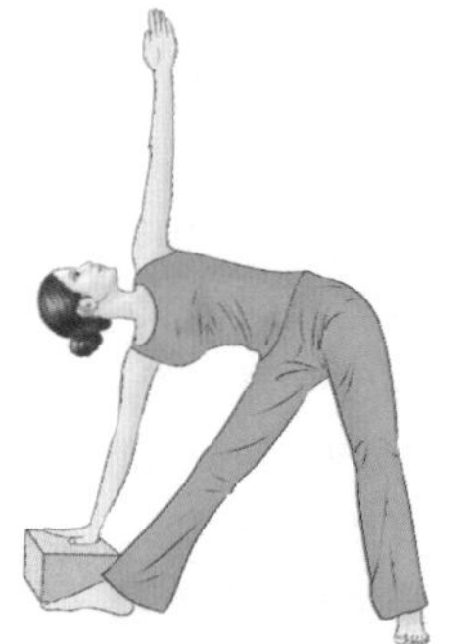

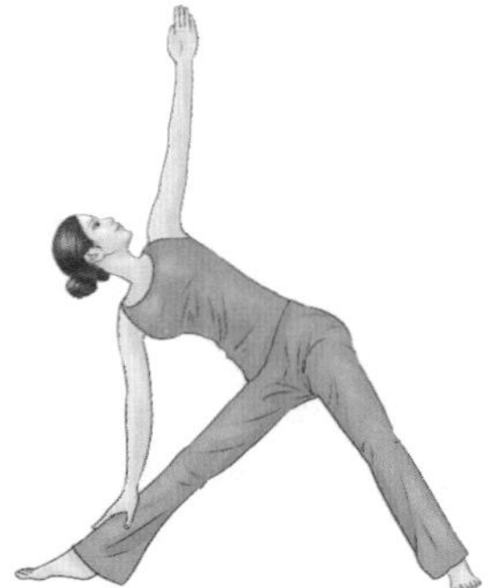

高级姿势

左髋往后靠，使左肋和左肩分别位于右肋和右肩的正上方。左臂往后伸，左手指尖放在右大腿上，这样能更明显地感觉到身体的侧拉力。

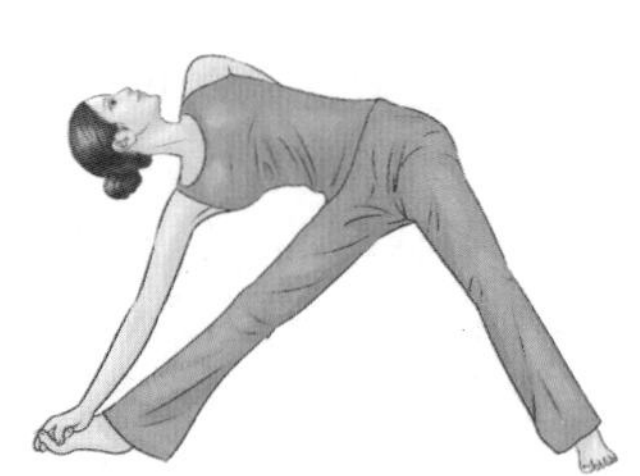

三角转动式

这个姿势是对三角伸展式的反式拉伸，能让练习者掌握身体转动的技巧，这对于脊柱的健康十分重要。而要实现身体从脊椎到头部的有效扭转需要以双腿和髋部的稳定为基础。

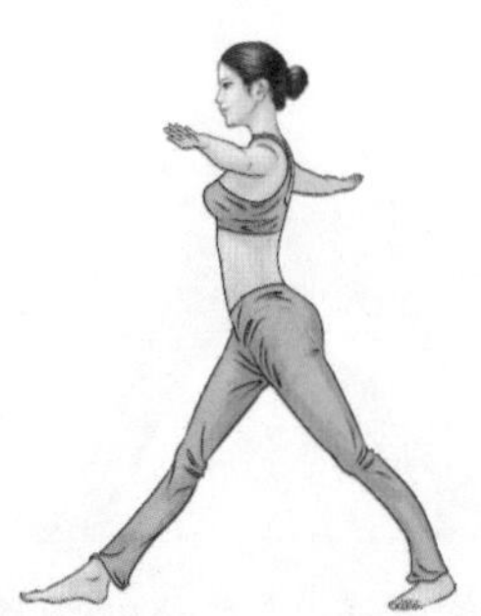

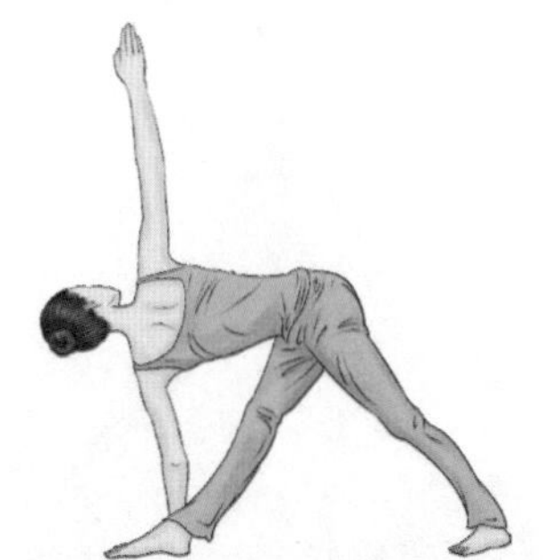

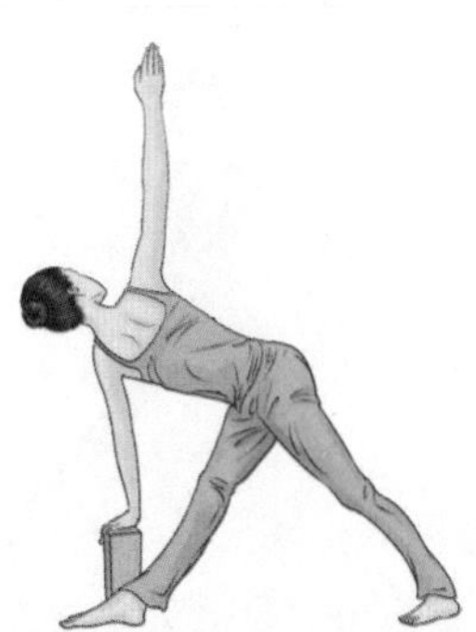

1 缓慢呼气，将左脚内转 45°，同时右脚外转 90°。将身体转向右侧，保持髋骨、锁骨和肩部平行。双臂侧平举，与肩同高，双脚与同侧髋关节成一条直线。

高级姿势

双脚紧踩地面，可保证练习时身体的平稳。舒展后脚脚掌，脚跟外侧紧压地面。前腿肌肉收紧，前髋关节往后靠，后髋关节往前挺，以保证骨盆的平衡。通过打开右锁骨，使其远离左侧锁骨进一步扭转背部。躯干右侧向上向后提，使其位于躯干左侧正上方，与其成一条直线。反方向做该动作时，躯干左侧位于躯干右侧上方。

2 继续缓慢呼气，轻柔地将左臂、躯干左侧向前、向下往右腿方向扭转。左手手腕紧贴右脚脚踝外侧，左手手掌紧压地面，并紧挨右脚外侧。右肩和躯干的右侧向后转。向上伸展右臂，使其位于右肩上方。双肩向下收，保持双腿肌肉的活跃（膝盖骨上提，收紧大腿肌肉），收紧腹部。深呼吸 5 ~ 10 次，挺胸并转向上方，凝视右手，凝视点：手。吸气，起身，双脚转成平行状态，然后呼气，在身体左侧重复这个动作。平稳地深呼吸 5 ~ 10 次，然后吸气，起身，双脚转成平行状态。呼气，返回山式站立。

初级姿势

如果手一开始不能接触到地面，可以将手放在小腿、脚踝或者瑜伽砖上，以此为支点，转动身体。通过练习，手可以逐渐地接触地面。

侧角伸展式

这个姿势在三角伸展式的基础上，使身体向一侧进一步伸展。一条腿弯曲，另一条腿尽力伸展，可以在腿部的力度和灵活性之间形成一种动态平衡。

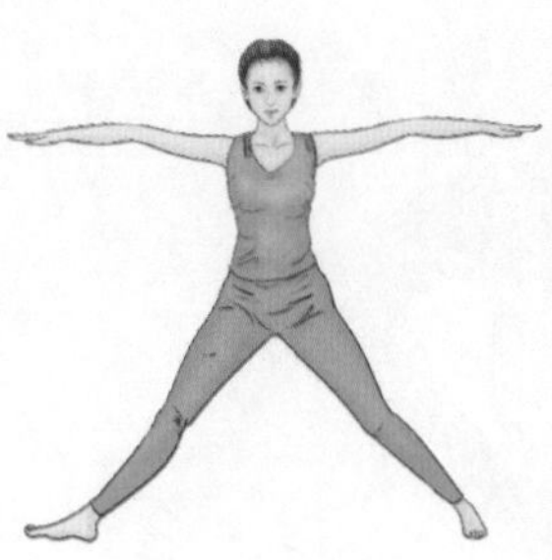

1 从山式开始，吸气，右脚轻轻地向右侧跳跃（或跨步），使双脚平行并分开 140 厘米，双臂侧平举。感受到双腿伸长和脊椎向上伸展。缓慢呼气，将左脚内转 15°，右脚外转 90°（和三角伸展式的第 2 步一样），右脚脚跟与左脚脚背成一条直线。

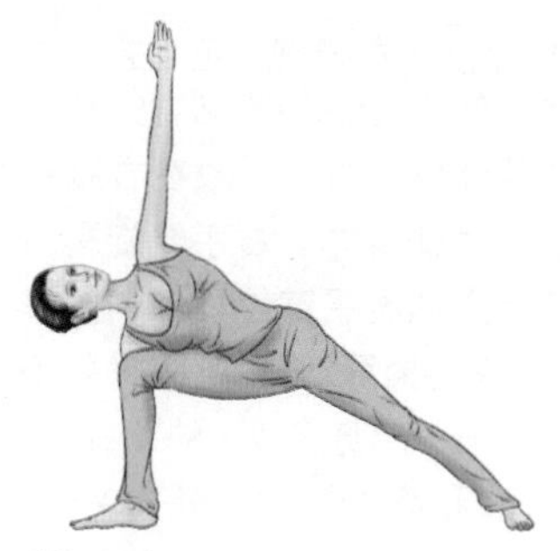

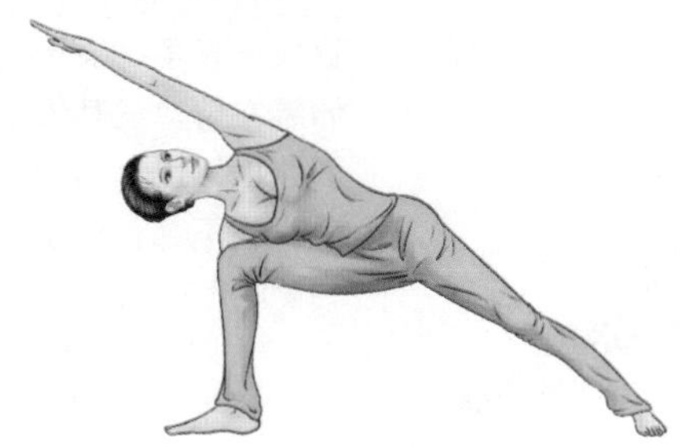

② 缓慢呼气，深屈右膝，使右膝位于右脚脚踝正上方（不要超出），右腿形成直角。向右侧伸展身体，右手放在紧挨右脚小脚趾的地面上。举起左臂，向上伸展使其位于肩部上方。

③ 呼气，左肩向下放松，左臂在其肩窝内旋转，向斜后方伸出，使其位于头部的一侧，掌心朝下。凝视举起的手的小手指一侧，凝视点：手。深呼吸 5 ~ 10 次，躯干左侧向上拉长，胸部向天花板方向打开。缓慢吸气，膝部伸直，起身直立。双脚转成平行，然后在身体左侧重复动作。深呼吸 5 ~ 10 次，然后缓慢吸气，起身直立，双脚转成平行。随着下一次呼气，身体直接进入侧角转动式。或者呼气，双脚轻轻跳回，恢复山式，然后，吸气，双脚向右侧轻跳，两脚分开 140 厘米，双臂侧平举，与肩同高，然后以新的呼气开始下一个动作——侧角转动式。

初级姿势

这个姿势是一个极具挑战性的伸展。如果右手接触地面会导致身体向前倾，可以弯曲右肘并将右前臂放在大腿上。该姿势有助于打开骨盆和髋部，上提胸部，增强腰部的肌肉。通过初级姿势的练习你可以逐渐完成整个姿势。

高级姿势

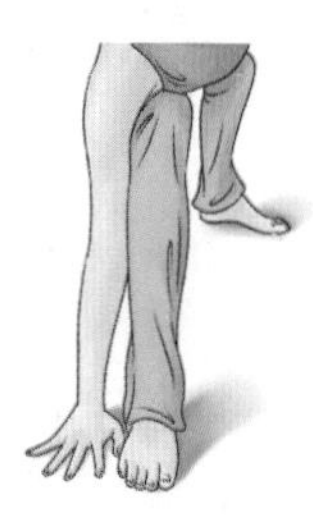

双腿分开，均衡用力，保持该姿势能量的平衡。感觉双腿从骨盆和腹股沟处向外放松，右臂紧贴右膝和右大腿外侧，同时左腿通过脚跟外侧和小脚趾向下伸展（在身体的另一侧重复动作）。

侧角转动式

在这个姿势中，胸廓充分扭转，这样有利于加深呼吸，改善呼吸系统。躯干的旋转能刺激内部器官的血液循环，排出体内毒素，改善消化系统，加强腿部肌肉力量。

① 缓慢呼气，左脚内转 45°，右脚外转 90°（和三角转动式一样）。身体转向右侧，使肩部和髋骨平行的同时手臂侧平举，与肩同高。双腿挺直。

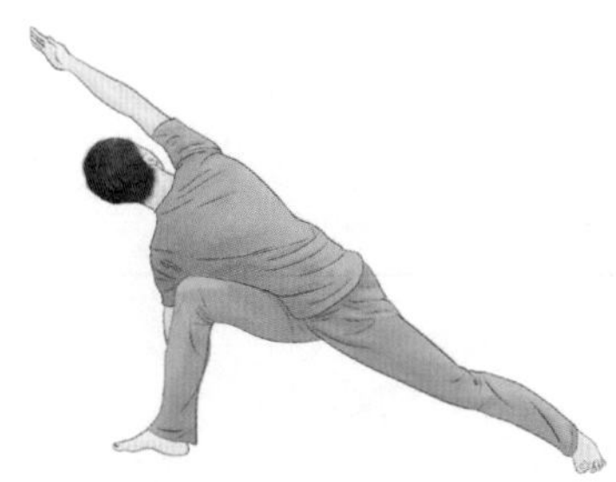

② 继续缓慢呼气，深屈右膝，使右膝位于右脚脚踝正上方、右腿成一直角。躯干向右腿方向旋转，使胸腔左侧紧贴右大腿。伸展左臂，使其位于右膝和右小腿的外侧。将左手放在右脚外侧的地面上。向后和向上转动右肩和右侧身体。右手臂旋转，手掌朝下部，置于头部上方，向右上方伸展手臂使其位于头部一侧的上方。胸腔向天花板方向转动，左脚紧踩地面。呼吸5～10次，凝视右手，凝视点：手。慢慢地吸气，起身直立，伸直右腿，双脚转成平行。再缓慢呼气，重复第1步和第2步，身体转向左侧。呼气，轻轻地跳回山式站立。

初级姿势

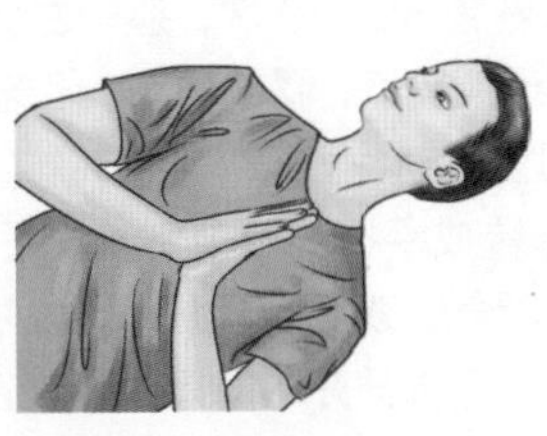

这是一个需要力量的姿势。如果后腿膝部感觉到有任何的拉伸或者扭伤，可以让脚跟离开地面，膝部触地。如果膝部感觉正常，但有含胸、耸肩等现象，可以将后脚跟紧踩地面，屈肘，然后手掌合十放在前胸的中心部位。

高级姿势

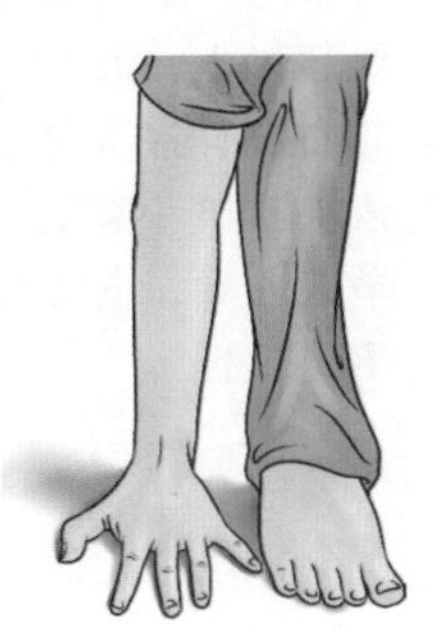

左臂和左肩紧贴右腿外侧，并相互用力以保证躯干的旋转。在练习这个姿势时，要保证胸部向上打开的同时伸展脊椎。

叭喇狗A式

该姿势四个变体都是基于腿部的拉伸和肌肉的用力，四个动作结合起来可以刺激消化系统，清理消化器官。其中第一个动作能打开髋关节，让能量从骨盆流到双脚。

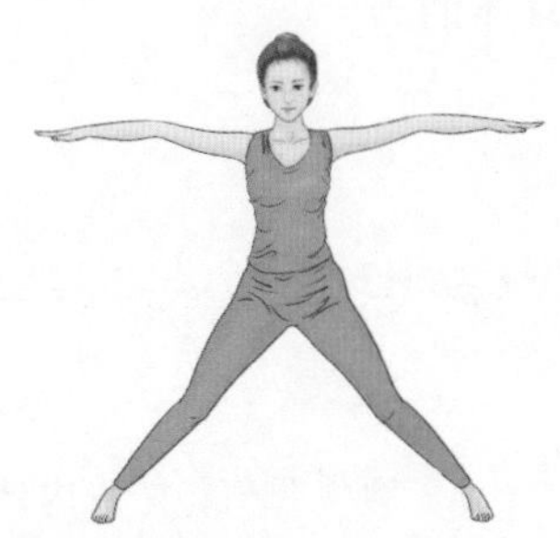

① 从山式开始，吸气，右脚轻轻地向右侧跳（或者迈）开，双脚平行，分开140厘米左右，双臂侧平举。调整双脚位置使之正好位于相应一侧的手腕下方，足弓拱起。

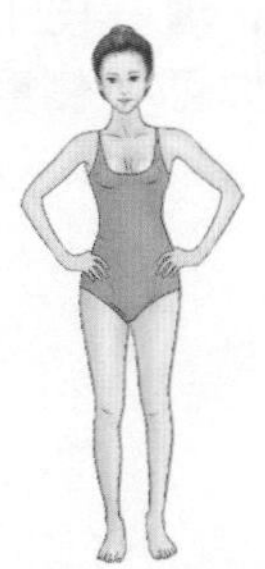

② 缓慢呼气，脚掌舒展，紧踩地面，双手放在髋部。再缓慢吸气，向上伸展脊椎，放松呼吸，让气流进入背部和骨盆。大腿肌肉上提，同时特别留意做收腹收束法，并使其贯穿所有四个变体。

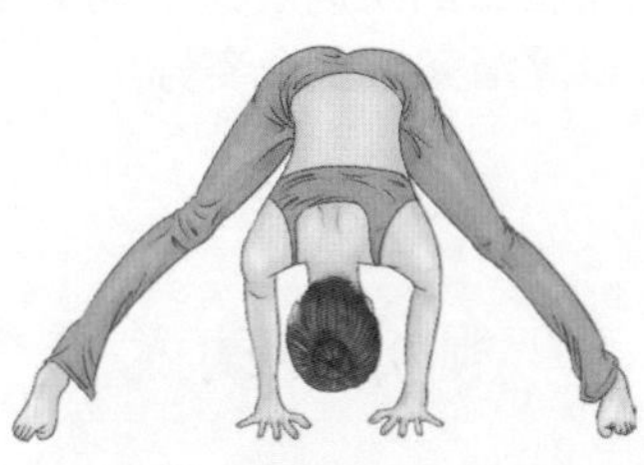

③ 继续缓慢呼气，向前伸展背部，身体从髋部进一步往下深屈。双手放在地面上，如果可能的话将双手放在两脚之间的地面上。张开手指，注视双手，检查双手是否与肩同宽，中指向前伸展。保持胸部的打开和肩部的放松。

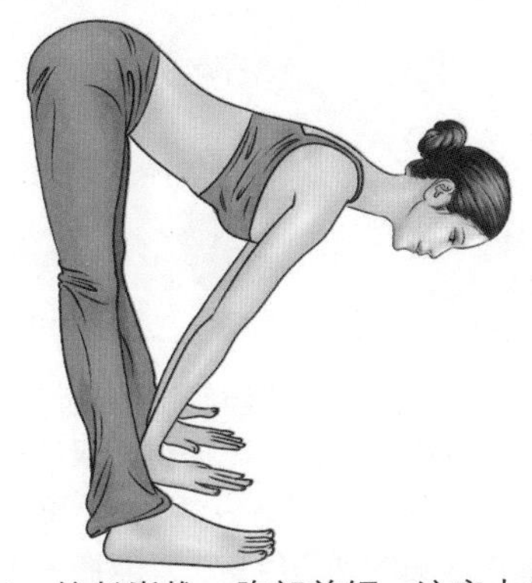

④ 吸气，拉长脊椎，胸部前倾，注意力集中向前，同时保持颈部的拉长并与脊椎成一条直线。肩胛骨下滑并收拢，大腿肌肉用力向上提。

初级姿势

如果感觉背部或腿筋肌肉拉伸过度，可以屈膝，让弯曲的膝部位于脚趾正上方，双手放在地面上，与肩部位于一条垂直线上。也可以用两块瑜伽砖或者一堆书辅助练习，这样在双腿伸直的同时就不会感觉到背部肌肉紧张了。

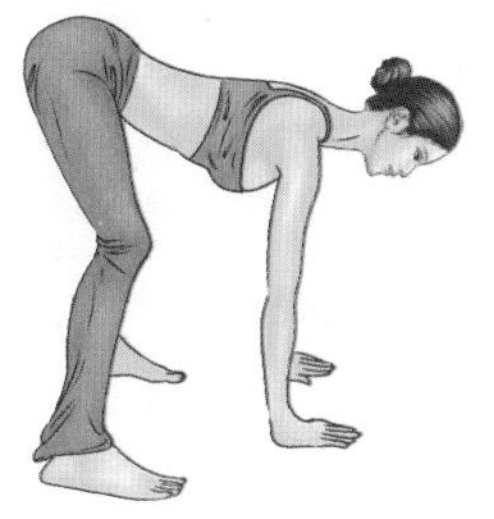

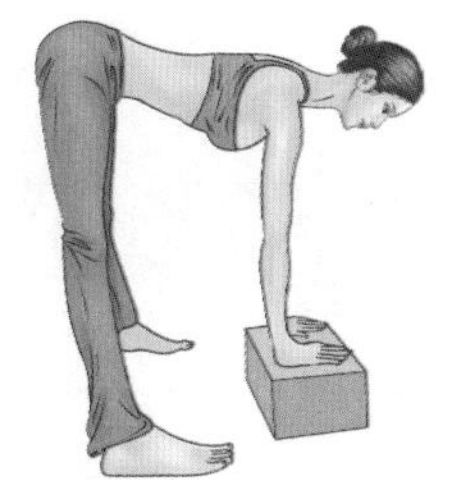

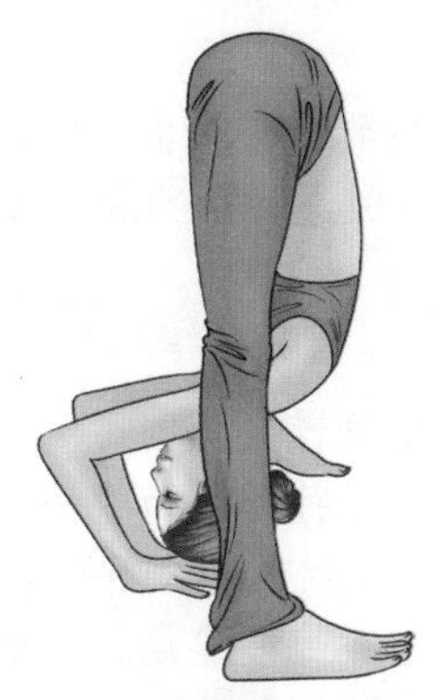

⑤ 缓慢呼气，骨盆向前倾，以进一步在髋关节窝内转动。双手放在身后，使指尖与脚跟成一直线，头顶顶住地面。肘部弯曲，使之位于手腕上方，肩胛骨向上滑动，使其远离地面。慢慢地自然呼吸 5 ~ 10 次，背部顺从重力自然向下，同时通过向上收紧大腿肌肉来保持双腿的力量和活力。双膝外转以避免膝部的内收或僵化。凝视点：鼻尖。舒展脚掌。慢慢地吸气，胸部向前提起，目光凝聚点也往上移。呼气，背部拉伸，与地面平行，双手放在髋部上。吸气，起身站直。由此可以进入叭喇狗B式。或者呼气，跳回到山式，然后吸气，向右侧跳跃，双脚分开，再进入叭喇狗 B 式。

高级姿势

张开手指和脚趾，紧压地面，这样可以稳固地支撑身体，尽力使坐骨向上提起。这样可以增加髋关节和双腿的灵活性。伸长颈部，打开双肩，同时使颈部和双肩向上提。

叭喇狗 B 式

在练习这个变体时，双手要一直放在髋部，脊椎自然下倾，而不是通过双臂的拉伸来使身体降低。这个姿势可以释放椎骨的压力，在脊椎内部形成空间，为椎间盘补充活力。

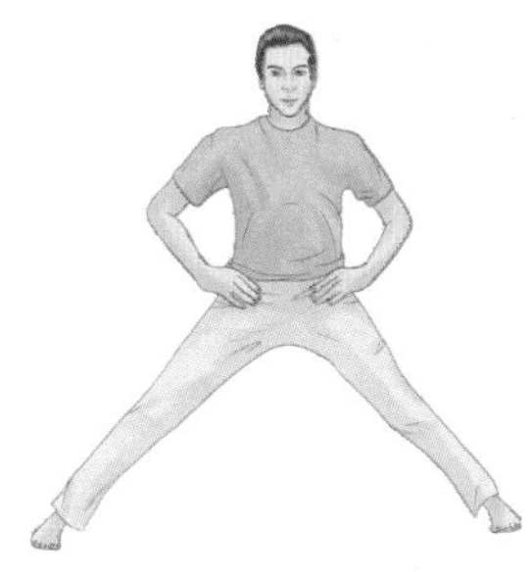

① 呼气，双手放在髋部，双脚紧踩地面，同时大腿肌肉向上提。吸气，拉长脊椎，打开胸部和锁骨。

初级姿势

如果感觉到背部弯曲，可以通过屈膝来拉直脊椎，促进骨盆的进一步前倾。

高级姿势

注意在练习该姿势时不要过分地拉伸或挤压身体：像练习所有姿势一样，身体的柔韧性并非来自拉伸，而是来源于释放。每次呼气时都应记住这点，让重力顺着脊椎往下作用，背部和头部也往下低。不要让肩部靠近耳朵；而应该轻轻地将肩部向上滑动，远离耳部。

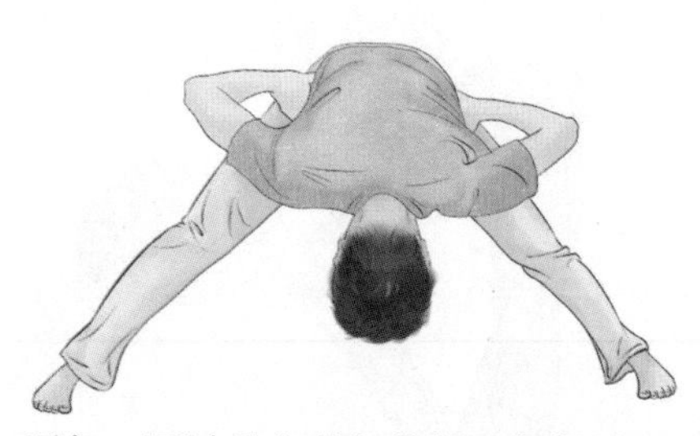

2 呼气，通过骨盆前倾使躯干慢慢地向下深屈。拉长脊椎，头顶向地面伸。双手一直放在髋部，缓慢地深呼吸 5 ~ 10 次，再次将注意力聚集在双腿的动态能量上。双膝不要内收；轻轻地但是牢固地将大腿内侧肌肉外转。凝视点：鼻尖。吸气，腹部肌肉用力使身体直立恢复到站立姿势。呼气，放松肩部，进一步完成收腹收束法。吸气，双臂侧平举，与肩同高。接下来可直接进入叭喇狗 C 式。也可以先呼气，轻轻跳回到山式，再从山式开始吸气，向一侧跳跃，双脚充分叉开，双臂打开，然后进入叭喇狗 C 式。

叭喇狗 C 式

该姿势通过肩和手臂的练习，使髋部和双腿的关节得到充分的伸展。肩窝内部的充分旋转有助于缓解并预防手臂、肩带和上背部的僵硬感。

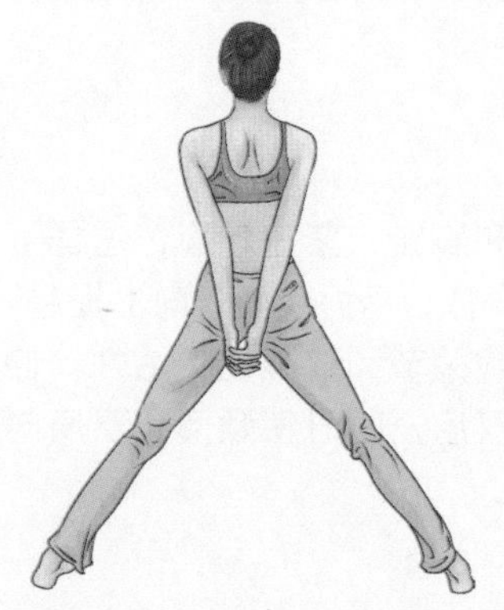

1 呼气，双手放在背后，十指交叉。吸气，肩部后转，拉长双臂，双臂内侧向前转动。轻柔地将指关节向下压，打开胸部和锁骨。

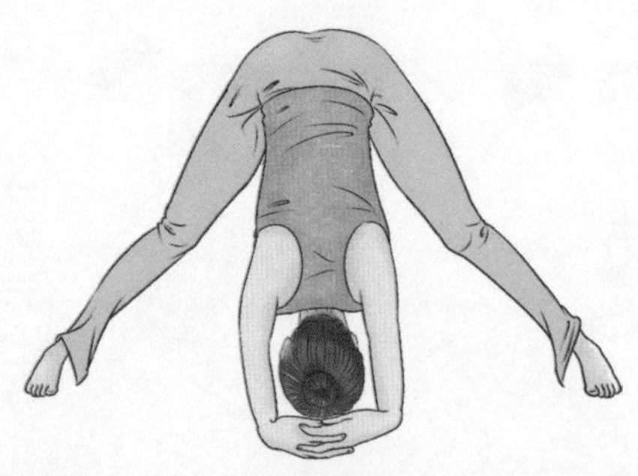

2 缓慢呼气，从髋部开始身体向前深屈，手臂向上举，使其位于肩部上方。扩胸，伸长双臂，慢慢将小手指放在地面上。感觉到肩胛骨向内收，双臂在肩窝内轻轻地转动。缓慢地呼吸 5 ~ 10 次，凝视点：鼻尖。吸气，收腹，使背部直立，然后将双臂放在背后。呼气，放松肩部。吸气，松开交叉的手指，双臂侧平举，与肩同高。接下来一次呼气时可以直接进入叭喇狗 D 式。或者呼气，跳回到山式，再从山式开始，吸气，向右侧跳跃，双脚充分叉开，再进入此姿势的最后一个变体姿势。

初级姿势

随着双腿和髋部灵活性的增强，使得肩部和手臂也变得更加柔韧。如果肩部或手臂，或两者同时都不能弯曲，可以用一个带子或者瑜伽带将双手连在一起，然后轻轻地将手臂向上伸展，这样你也可以从练习中获得益处。保持肩部后转，肩胛骨内收，这样可以缓解肩带的紧张。

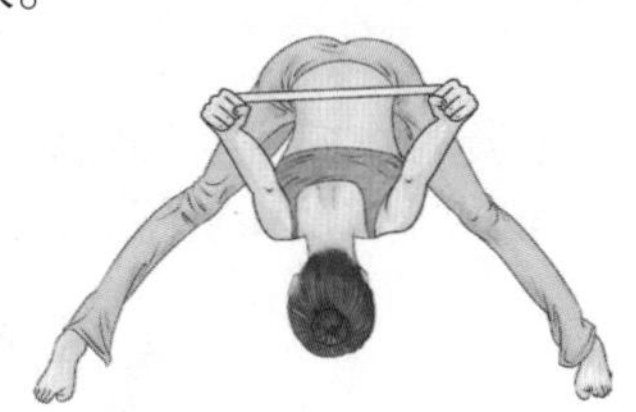

高级姿势

轻轻地将下巴向内收以拉长颈部的后侧，这样也可以为上举手臂所必需的肩部的旋转和活动提供更大的空间。脚跟向下压的同时，大腿前侧的肌肉上提并内收。保持双脚的活力，拱起足弓。

练习此姿势的益处

通过练习这个姿势，脊椎上侧和肩胛骨之间的肌肉得到伸展，这个部位的循环系统的功能也得到增强。胸部和前肋骨的伸展，有利于改善呼吸系统，保持躯干前侧的打开。

叭喇狗 D 式

叭喇狗式的最后一个变体可以极大地刺激消化，加速消化过程和促使内部器官排出废物。练习这个姿势，可使肩胛骨之间形成一定的空间，这便于打通从脊椎到大脑的通道。

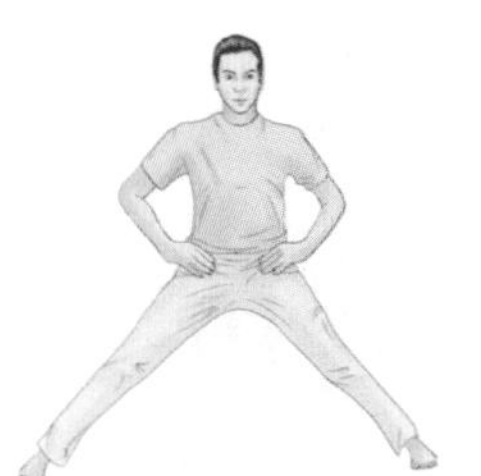

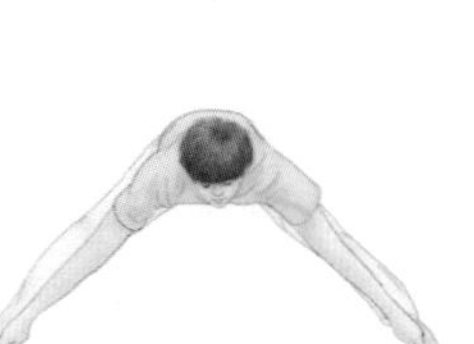

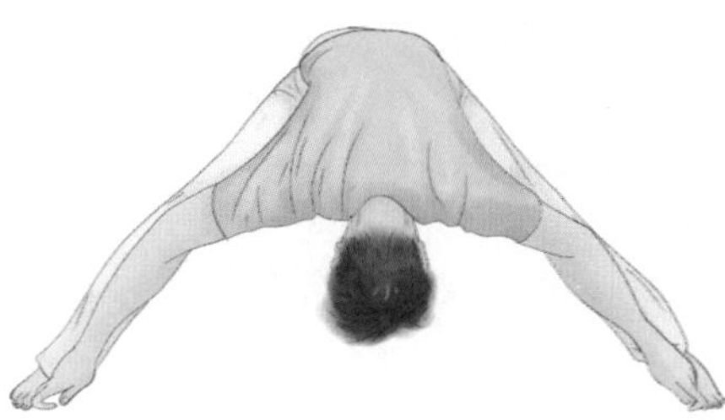

1 缓慢呼气，将双手放在髋部，同时打开双脚。慢慢地吸气，双手保持放在髋部，向上伸长脊椎。通过呼吸来打开胸部和锁骨，大腿肌肉向上提并内收。充分完成收腹收束法。

2 缓慢呼气，向前伸展背部，自髋部使躯干向前深屈。用双手的中指和食指抓住双脚大脚趾，跟鸵鸟式类似。吸气，伸长脊椎，向外向前扩胸。拉伸背部，保持颈部和脊椎成一条直线，伸展躯干的前侧。将肩胛骨向背部移动，使其远离耳部，用力地收紧大腿肌肉。

3 缓慢呼气，向外屈肘，进一步在髋关节窝内旋转。放松颈部肌肉，头顶靠近地面。感觉重力沿着脊椎作用着身体。肩部沿着肘部的方向打开，肩胛骨向上滑动，远离耳部。自然而均匀地呼吸 5 ~ 10 次，凝视点：鼻尖。慢慢地吸气，拉伸脊椎，凝视点向前移动，胸部前倾，同时保持后颈部的伸长。手指仍然要抓住脚趾，按照第 2 步伸直双臂。呼气，将双手放在髋部。伸长背部，伸展躯干前侧，使其与地面平行。吸气，腹部肌肉用力，起身直立，同时舒展脚掌，紧踩地面。呼气，双脚轻轻地跳回并拢成山式，面向瑜伽垫的前方。

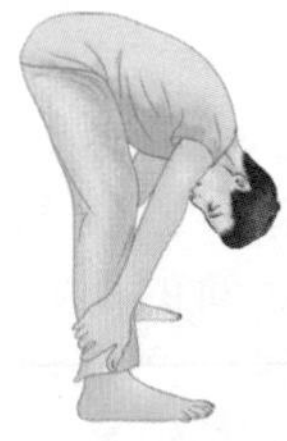

初级姿势

屈膝，释放背部所有的紧张和压力，如果在最初练习时够不到大脚趾，可以抓住脚腕。

高级姿势

头顶向下，在髋部深屈身体，将尾骨、坐骨和耻骨向后上方挺以减轻脊椎压力。保持双腿肌肉的活力，用力使大腿内侧外转，将能量通过脚掌传到地面。将收腹收束法贯穿四个姿势，可以增加该练习的益处，支撑并保护背部。

侧前伸展式

该姿势有利于骨盆和髋部的协调性、对称性和平衡性，同时能加强腿部肌肉的力量。还可以促进循环系统，使呼吸加深，纠正不良姿势特别是驼背，释放背部压力。

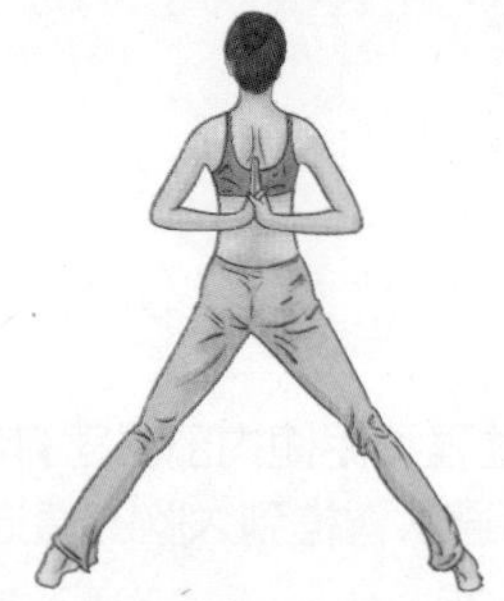

❶ 从山式开始，吸气，右脚轻轻向右跳（或者跨），双脚分开110厘米，双臂侧平举与肩同高。脚掌舒展，两脚平行。背部轻轻地向上伸展，肩部向下放松。缓慢呼气，双手掌合十放在背后做祈祷状（合十礼）。

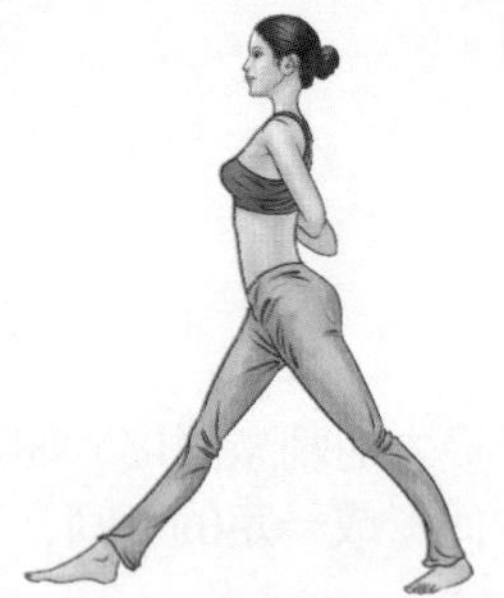

❷ 呼气，左脚内转45°，同时右脚外转90°。身体完全转向右侧，调整髋关节、锁骨和肩部三者平行。

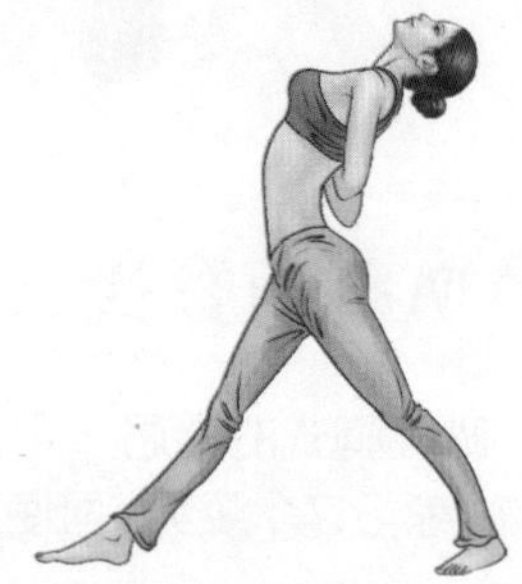

❸ 吸气，肩部向后向下收。注意力上移，胸部上挺，向上看，手掌仍合在一起。

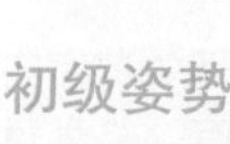

初级姿势

如果手掌不能合在一起做合十礼，可以将肘部背在身后。当肩部的灵活性逐渐得到增强，双手便可以合在一起了。

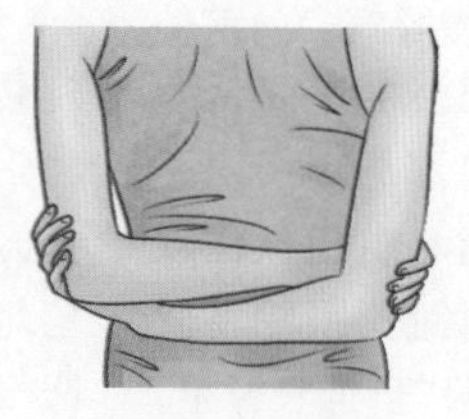

高级姿势

在完整姿势中，肘部后曲，肩胛骨内收，以打开胸部。要发挥该体位的最大效果需调整双腿和同侧髋关节在一条直线上。前腿膝盖用力和大腿肌肉用力上提，同时前脚掌向下紧踩地面。

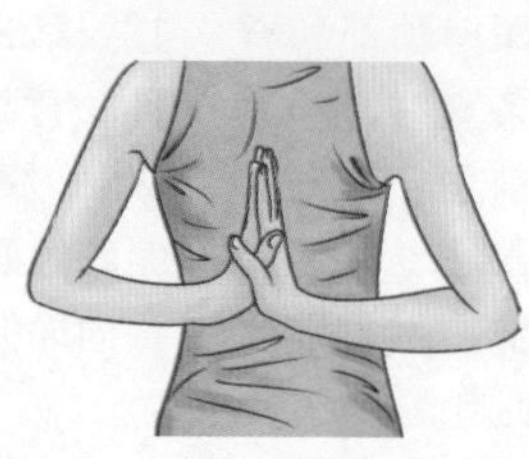

❹ 缓慢呼气，骨盆向前转动以使躯干向下深屈，位于右腿正上方，脸部靠近小腿。深呼吸5～10次，拉长脊椎，通过拉伸颈部的后侧使头部自然下垂。凝视点：鼻尖。慢慢地吸气，做收腹收束法，起身直立，双脚转为平行。身体转向左侧，重复第2～4步。呼气，轻跳回山式，双臂放下。

手抓脚趾单腿站立伸展式

本姿势和接下来的3个姿势相互连贯，有利于锻炼腿部肌肉，更好地维持身体的平衡。

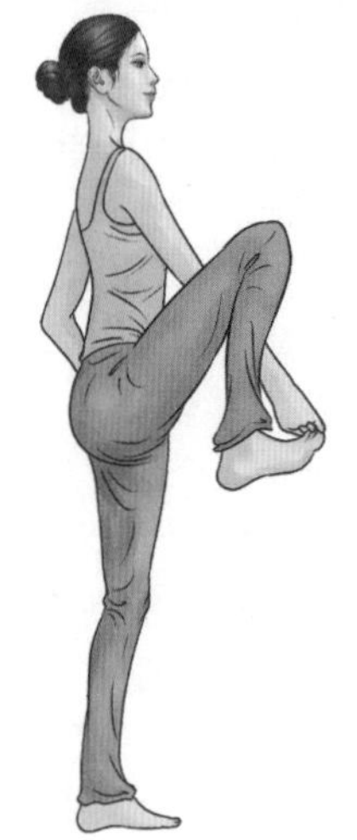

① 从山式开始，吸气，右膝上提，用右手的食指和中指抓住右脚大脚趾。右髋关节向下压，以与左髋关节保持在一条直线上。左手放在左髋关节上，保持身体平衡。

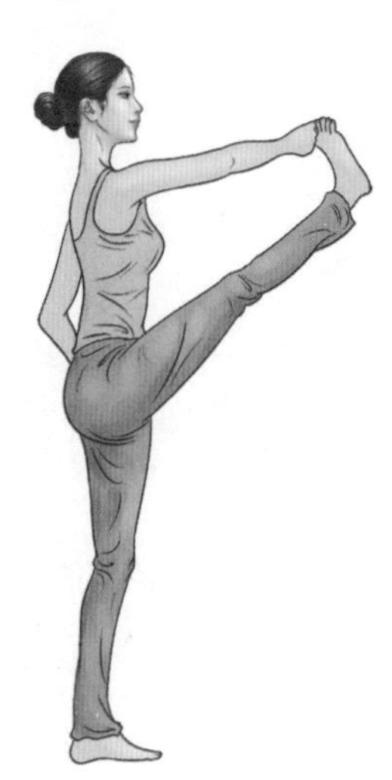

② 缓慢、平稳地呼吸，右脚上提，伸直右腿并向胸部方向抬。右髋下压，以形成一个跷跷板的动作，将右脚和右小腿骨进一步抬高。双肩向后向下伸展，向外屈右肘，保持胸部的打开。平稳地呼吸，做收腹收束法，将抬起的脚向前伸。凝视右脚脚趾，凝视点：脚趾。做 5 ~ 10 次完整的呼吸，吸气，伸直右臂，进入下一个姿势。

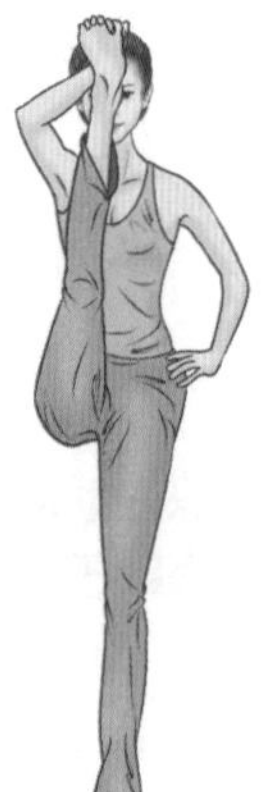

高级姿势

不要过分注意抬起的腿，而应注意直立着的脚和腿，因为它们是练习这个姿势的基础和支撑。有意识地伸直直立着的腿，并使脚掌紧踩地面，膝盖和大腿肌肉上提。膝部和脚趾成一条直线，保持右髋关节下压并与左髋关节齐平。抬起的脚跟向前伸。

初级姿势

如果伸直腿会引起背部拱起或肩部耸起，在练习初期可以屈膝，如第 1 步所示。在每一次练习时，轻轻地将提起的脚向前压以逐渐伸展腿筋。在经过多次练习之后，你的腿部力量和柔韧性得到了锻炼，就可以在背部挺直的情况下伸直抬起的腿。

手抓脚趾单腿站立侧伸展式 A

在练习这个姿势时，抬起的腿向一侧打开，进一步提高身体的平衡性、协调性和注意力的集中度。保持背部的伸直可以锻炼脊椎两侧的肌肉。腿部和臀部的肌肉也会得到加强。

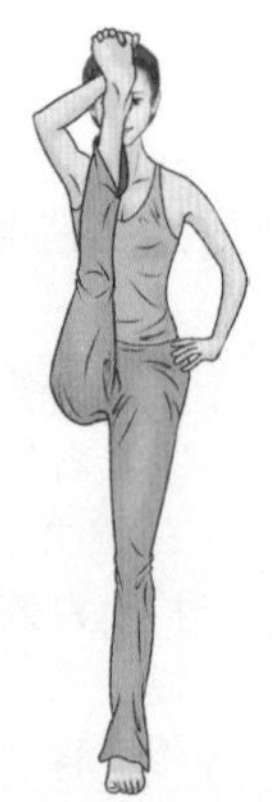

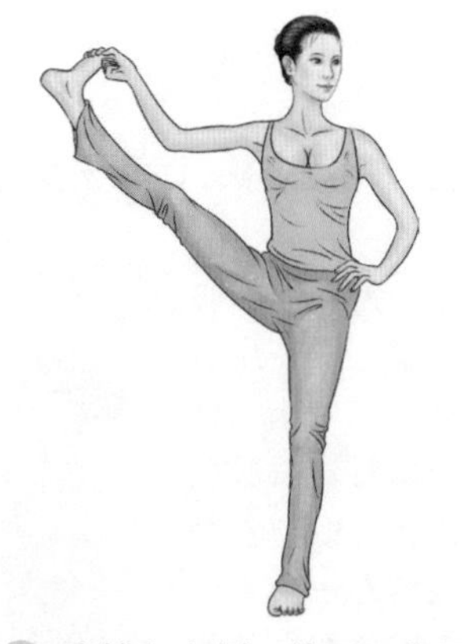

❶ 接前一个姿势，长长地、均匀地呼气，向右侧打开右臂和右腿，将大腿内侧肌肉转向前方，右臀和尾骨向下放松。打开胸部，肩胛骨下滑并收拢以拉长脊椎和颈部。

❷ 头转向左侧，使下巴位于左肩上方，呼吸 5 ~ 10 次，锁骨水平打开，注意力移向右侧，凝视点：向右。吸气，右臂、右腿和注意力回到前方，然后进入下一个姿势。

高级姿势

整个姿势从身体中心向外打开，而能量也沿着以下 3 个途径传递：

1. 从腰后侧沿着脊椎向上传递到头顶。

2. 从腰后侧进入尾骨和站立着的腿，直到脚底紧贴地面。

3. 从抬起的腿的大腿内侧到脚跟。

让呼吸沿着这三条能量通道传递到全身，可以让身体得到进一步的伸展。

初级姿势

跟前一个姿势一样，在练习这个姿势时，可以屈腿，但是随着练习次数的增加，腿就可以慢慢伸直，直到完全伸直。在练习时要有耐心，且要保持平静的心态，经过多次练习后，就可以做出完整的姿势。

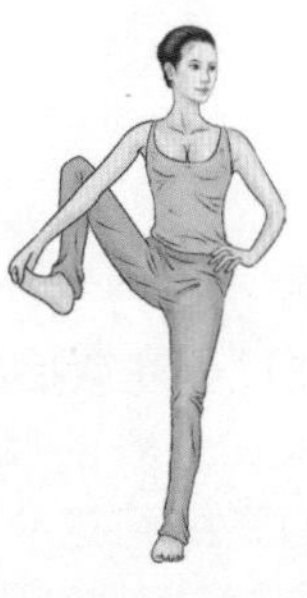

手抓脚趾单腿站立侧伸展式 B，C

通过锻炼双腿和髋关节该姿势可以让身体无限伸展。站立着的腿和脚紧紧踩在地面上对于保持身体的稳定性至关重要。有意识地感觉重心和能量在身体中的上升有助于保持身心的集中和平衡。

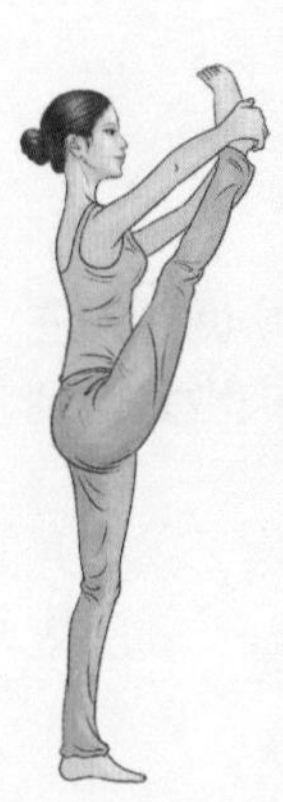

❶ 顺畅地呼气，用双手抓住右脚。站立的脚紧紧踩在地面上可以使得抬起的脚抬得更高。如果在最初练习时，站立着的腿感觉到虚弱或疲劳，可以将呼吸的能量传递到脚，舒展脚部紧贴地面，接收从地面向上流入肌肉中的能量，为肌肉提供力量和活力。不要伸直双臂，而应该屈肘。慢慢地呼吸 5 ~ 10 次，凝视右脚脚趾，凝视点：脚趾。然后呼气，双手松开脚，但不要让脚落地。

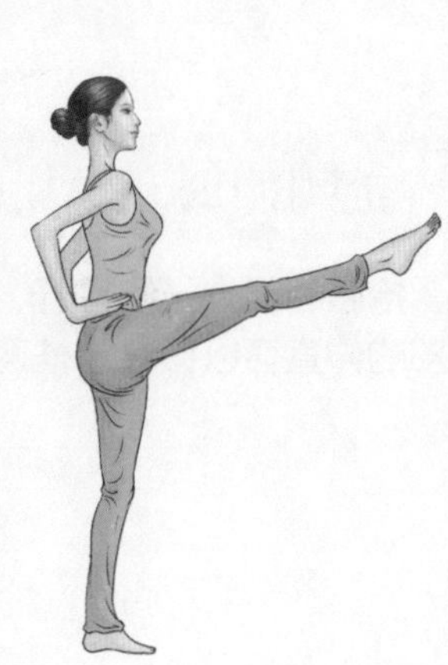

❷ 双手放在髋部上，保持抬腿姿势，双腿成 90° 或者更大的角度，但是不要拉紧或拱起背部。自然呼吸 5 次，背部向上伸展，肩部向下放松。轻柔地凝视右脚脚趾，凝视点：脚趾。呼气，慢慢地放下脚，恢复到山式。在另一侧重复做手抓脚趾单腿站立伸展式和手抓脚趾单腿站立侧伸展式 A，B 和 C。

高级姿势

向上抬右腿时，可感觉股骨的顶端在髋关节窝内移动。这种方式会形成一个跷跷板的动作，有助于将抬起的脚抬得更高。感觉右坐骨向下压，与左坐骨成一条直线以保持两侧骨盆的平衡。舒展开站立着的脚的脚底，使其固定在地面上。

初级姿势

保持脊柱的拉伸，让能量流过脊柱，对于脊柱的矫正和健康十分重要。瑜伽姿势练习本身就是为了锻炼和提高脊柱的直线性和健康，所以在练习过程中的任何时候都不要为了姿势的美观而牺牲脊椎的拉伸和直线性。为了把腿抬高而拱起背部或过于拉伸背部反而会对身体造成不利影响。事实上，在最初练习时不将腿抬得过高或稍微弯曲抬起的膝部比绷紧背部对身体更有利。通过这样练习可以逐渐地增强体力，提高协调性和灵活性。

半莲花加强前曲伸展式

在完整的莲花姿势中，脚跟压在小腹下方，通过肠道来刺激血液循环。站立的腿可以进一步激发身体的能量，而弯曲的手臂可以打开身体。

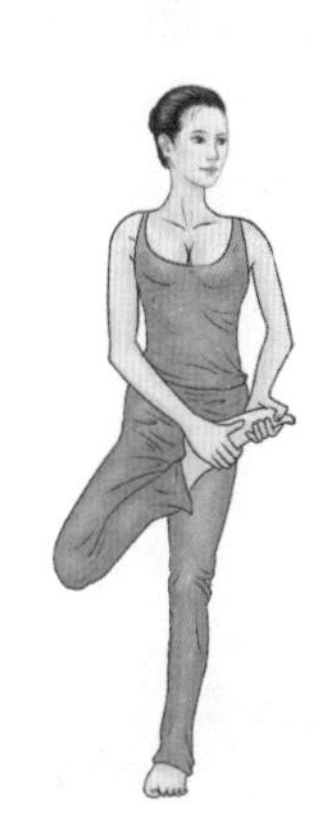

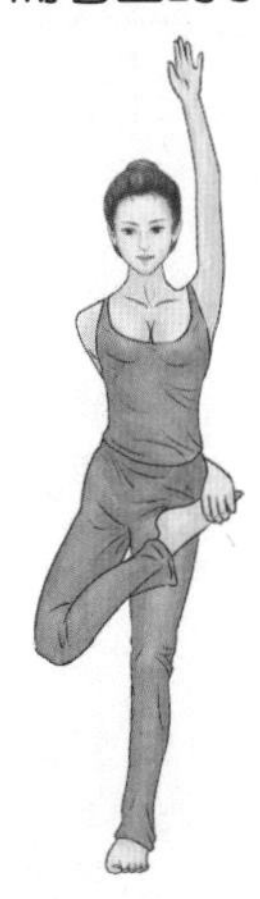

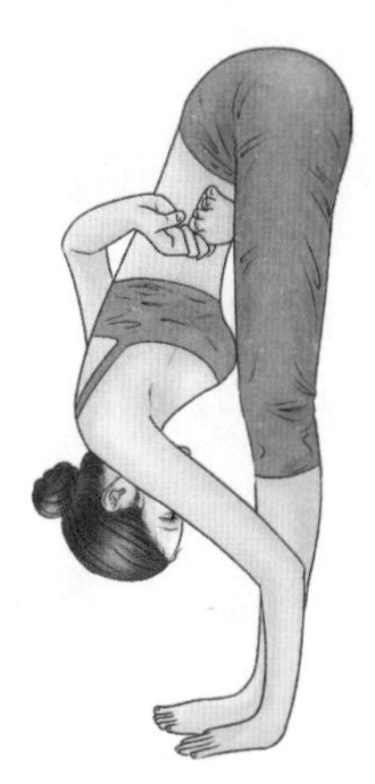

① 吸气。屈右膝，向上提起右脚。用双手将右脚放在左大腿前侧顶端。右脚小脚趾的一侧向上移动到左髋关节处，右膝膝盖向下。即半莲花式。

② 继续吸气。右臂向背后伸展，右手抓住右脚，用右手食指和中指钩住右脚大脚趾。左手从右脚上拿开，左臂向上伸展。（如果需要在此稳定身体的平衡，可采取这样的做法，先呼气，然后吸气，同时举起左臂；否则直接进入下一步。）

③ 呼气，向前伸展躯干，稍屈左膝，背部轻轻地向下弯曲，位于左腿上方。左手放在左脚旁边的地面上，右手要一直抓住右脚的大脚趾。

· 吸气，深呼吸，感觉气息进入了脊椎，肩部轻轻往后收，胸部向前压。充分地呼气，将躯干向左腿方向弯曲，放松颈部肌肉，头部向下放松。脸部向左小腿移动，自然呼吸 5 ~ 10 次，凝视点：鼻尖。吸气，胸部向前提，然后呼气，微屈左膝。吸气，腹部肌肉用力，带动躯干向上成直立姿势，伸直左膝。呼气，右腿从半莲花式收回，右脚踩在地面上，恢复到山式。吸气，左脚提起成半莲花式，在左侧重复动作。呼吸 5 ~ 10 次后，呼气，回到山式站姿。

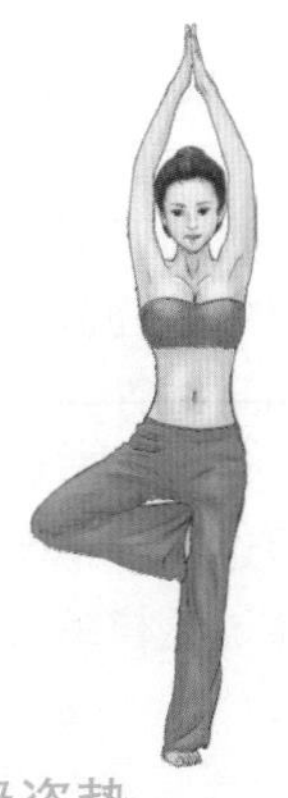

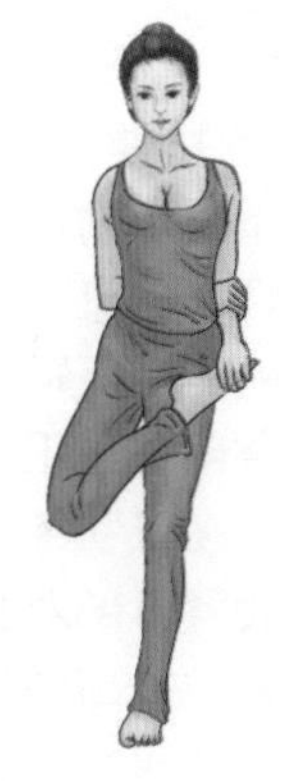

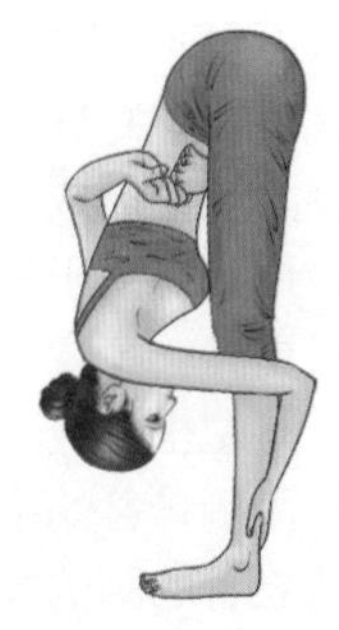

初级姿势

如果膝部感觉紧张，可以在开始练习时，将提起的脚放在另一侧大腿的内侧。做半莲花式时，如果右手够不到右脚大脚趾，可以先用左手抓住右脚。然后右手绕到背后抓住左手肘部，然后再慢慢沿着腰侧下移够向脚趾。

高级姿势

提起的脚跟紧压住小腹下侧，站立着的腿的大腿肌肉向上收。舒展开站立着的脚的脚底并紧踩地面，为身体提供一个稳定的基础。一旦身体达到了平衡，可以让手离开地面，放在站立着的脚踝后侧。

串联体位进入幻椅式

下面的系列姿势中，从拜日式到最后几个站姿，串联体位连接起来在体内形成一股能量波。幻椅式可以打开膝关节，有助于缓解脚踝的僵硬。

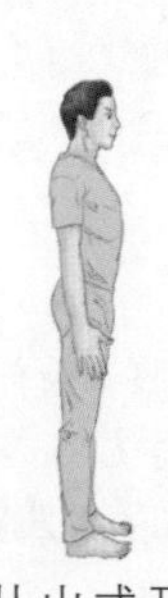

1 从山式开始，如图所示，过渡到拜日A式。

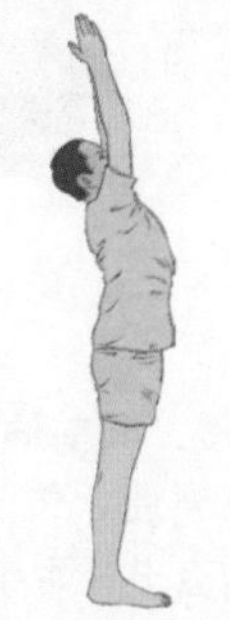

2 吸气，将气息深深吸入肺部，举起双臂做上山式。

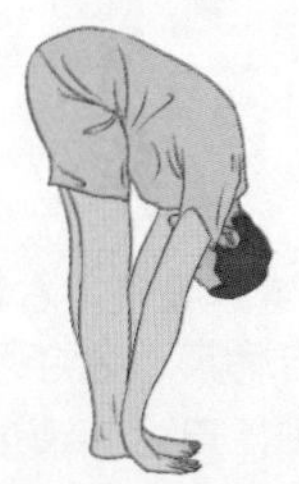

3 呼气，身体向双腿方向深屈，做前曲伸展式。

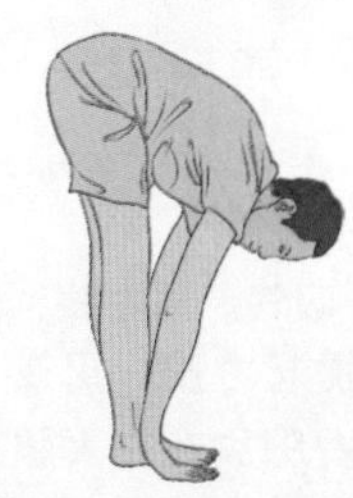

4 吸气，胸部向前挺起做向上前曲伸展式。

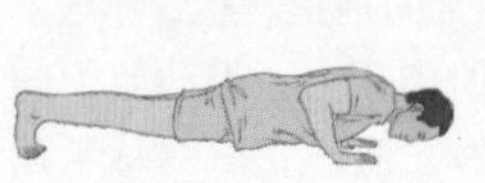

5 呼气，向后跳跃做四肢支撑式。

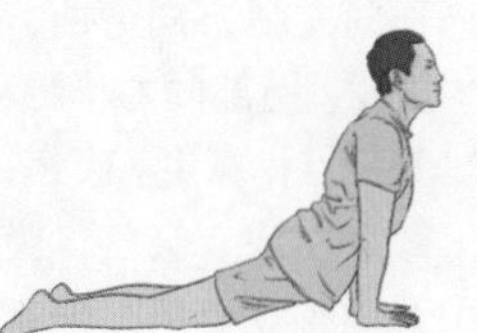

6 吸气，身体向上拱起做上犬式，挺胸。

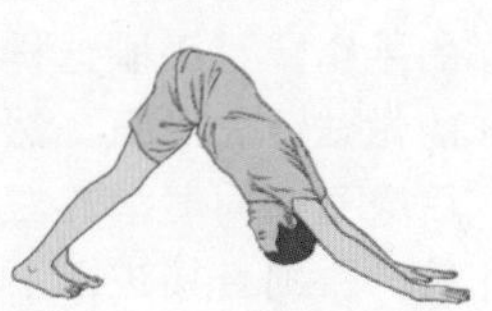

7 呼气，臀部拱起，做下犬式，放松颈部和头部。

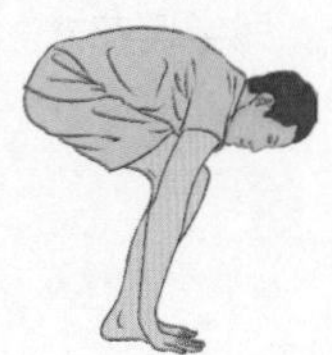

8 保持吸气，轻轻地跳跃，双脚并拢放在双手之间。

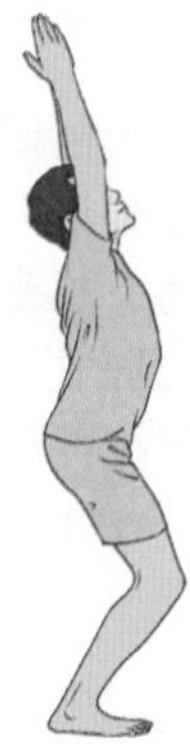

9 继续吸气，向上举起双臂，深深地屈膝。充分地做收腹收束法，髋部和臀部向下坐。手掌在头顶上方合十。调整膝盖后侧和踝关节前侧的弯度，以增加这个姿势的强度。缓慢深呼吸 5 ~ 10 次，注意力向上，轻柔地凝视大拇指以上的天空。凝视点：向上。从这个幻椅式直接进入到串联体位。

初级姿势

如果在举起双臂时感觉到肩部肌肉僵硬，可以稍微分开双手，双臂微微打开，给肩部一个向下垂的空间。肩胛骨向下滑动，注意力向下，下巴稍微向胸部的方向收。

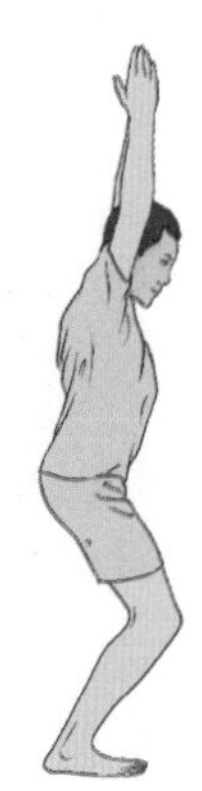

串联体位进入战士一式

战士式分为 3 种，这 3 个姿势都是献给维拉巴德纳王（Virabhadra）的。前两个姿势在本章初级系列中已做过介绍，第 3 个姿势将在第 3 个系列部分进行介绍。战士式有利于塑造身体的耐力、协调性和动作衔接的流畅性。

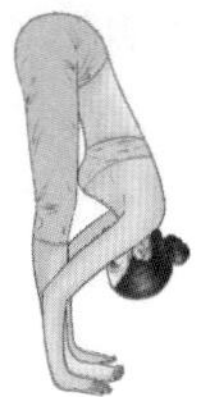

1 接上一个姿势，即幻椅式，呼气，身体深屈做前曲伸展式。

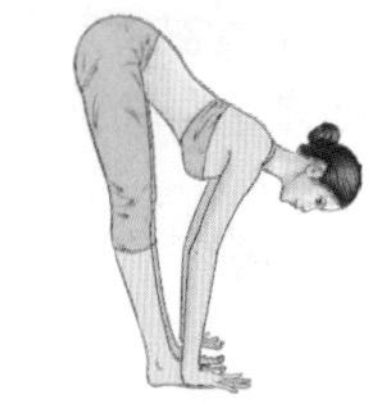

2 吸气，胸部向前挺起，做向上前曲伸展式。

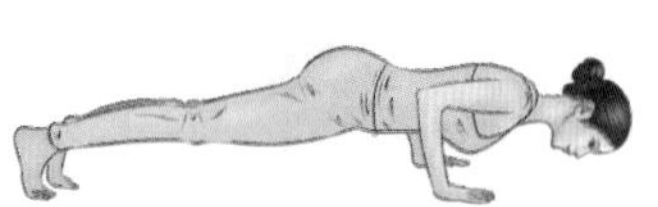

3 呼气，向后跳跃做四肢支撑式。

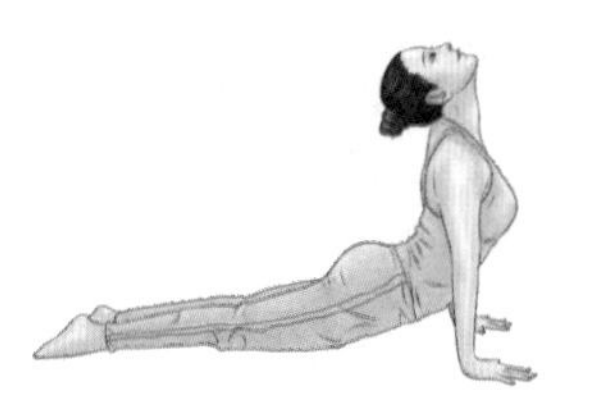

4 吸气，身体向上拱起做上犬式，挺胸。

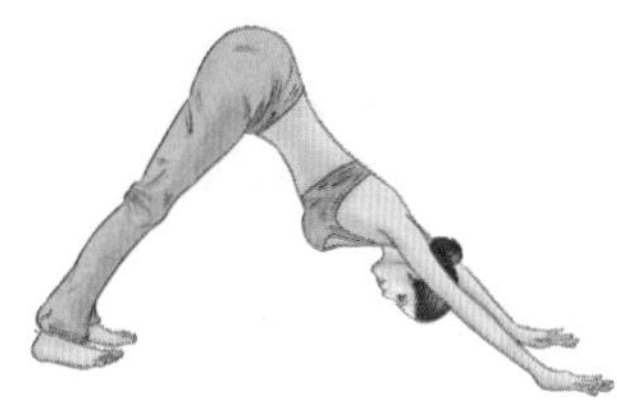

5 呼气，臀部向上拱起，做下犬式，颈部向下放松。

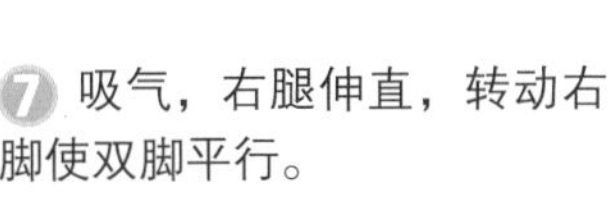

6 战士一式。慢慢地吸气，以左脚大脚趾球状部位为支点，左脚脚跟向内旋转 45°。右脚向前迈到双手中间的位置，与右髋关节成一条直线。深屈右膝成 90°，同时左脚脚掌紧踩地面。躯干直立，双臂先侧平举，然后向上举到头顶上方并双掌合十。脸部向上提起，成战士一式。凝视点：大拇指。呼吸 5 ~ 10 次。

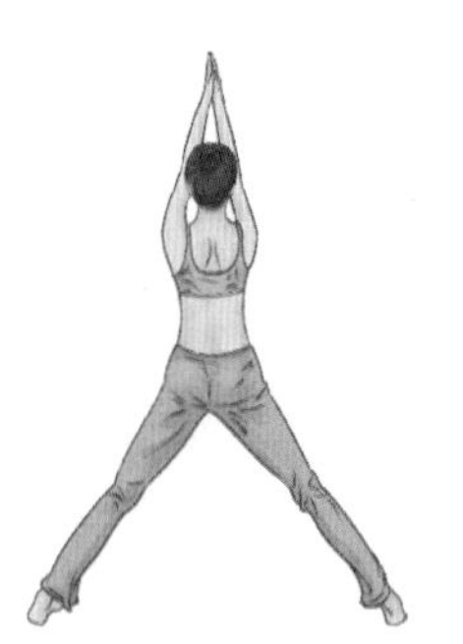

7 吸气，右腿伸直，转动右脚使双脚平行。

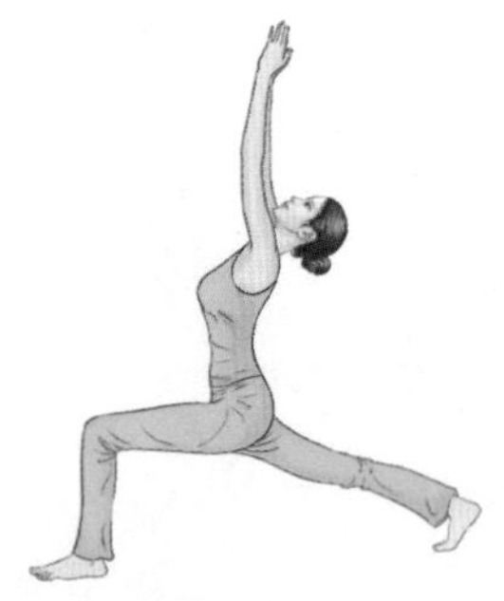

8 缓慢呼气，将右腿内转 45°，左腿外转 90°。左脚与左髋关节成一条直线，深屈左膝，使其位于脚踝上方成战士一式。长呼吸 5 ~ 10 次，然后练习战士二式。

高级姿势

让尾骨、髋骨和骨盆随着重力的吸引向下放松，位于脚踝上方的前腿膝部向前伸，使大腿和小腿形成一个直角，感受到前腿大腿的拉伸。不要让膝部向里收，移动膝部外侧到小脚趾上方。均衡拉伸腰两侧，收腹、挺胸。肩部向下放松，使其位于髋关节的正上方。

初级姿势

保持两侧的髋关节成一条直线对于练习这个姿势很重要，所以如果感觉后侧腿的髋关节向后摇晃，可以减小前膝的弯曲度，将髋骨向前推。将双手放在两侧髋关节上调节其方向会更有帮助。保持后脚，特别是脚的外侧边缘紧紧固定在地面。

串联体位进入战士二式

在练习这个姿势时，髋关节被打开，从骨盆释放能量到双腿，并促进腿部的血液循环，以增加下半身的肌肉力量。双臂打开伸直，有助于胸腔的打开。

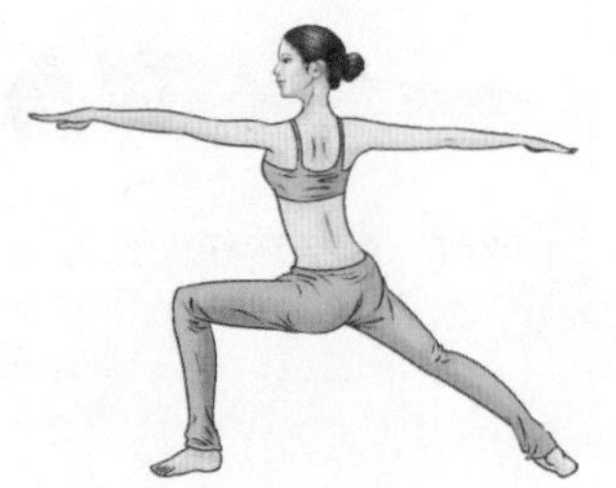

1 战士二式。接战士一式，保持左膝的深度弯曲。呼气，双臂侧平举，伸直，手指尖与肩部同高。右髋骨和右锁骨向外侧打开。调整双脚使左脚脚跟与右脚足弓相对，双脚在一条直线上，就像在伸展式一样。呼吸 5 ~ 10 次，随着呼吸整个身体打开，凝视左手。凝视点：手。吸气，伸直左腿，伸长脊椎，双脚转为平行。

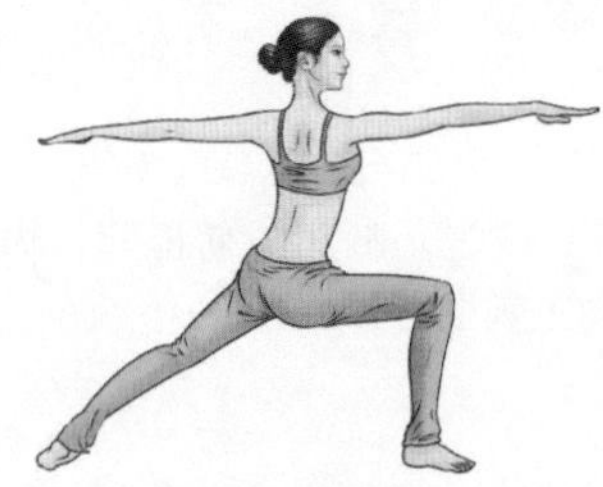

2 缓慢呼气，左脚内转 15°，右脚外转 90°，右脚脚跟与左脚足弓相对，右膝弯曲成 90°，在右侧重复战士二式。呼吸 5 ~ 10 次，这时凝视右手，凝视点：手。

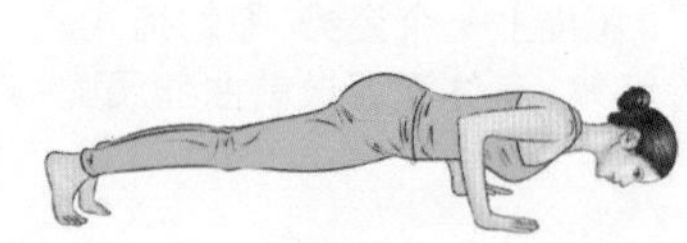

3 呼气，双手放在右腿两侧的地面上。右腿往后迈，身体挨近地面做四肢支撑式。

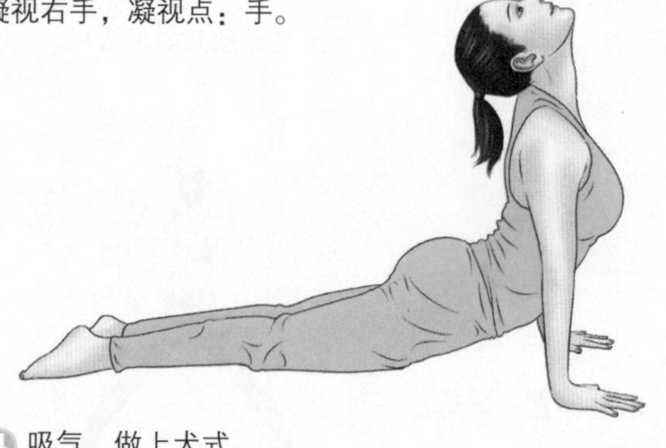

4 吸气，做上犬式。

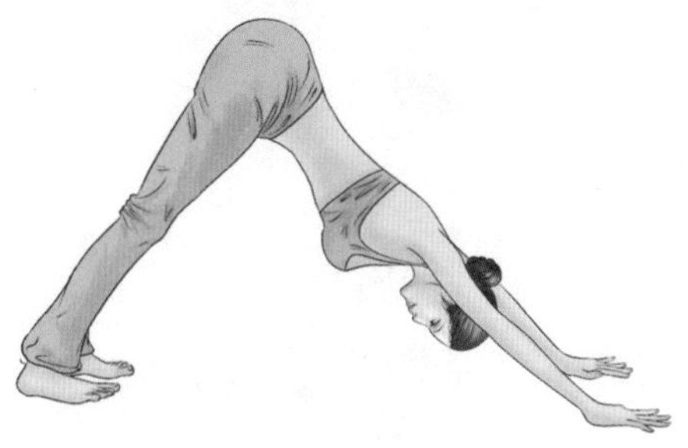

5 呼气，做下犬式。

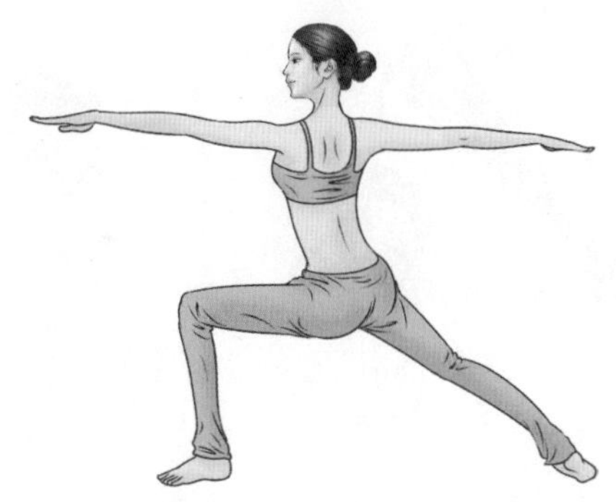

高级姿势

使躯干位于骨盆正上方，放松肩部，打开锁骨。感觉双腿向两侧充分叉开，且好像向下脱离骨盆，耻骨下压使其与弯曲的膝部同高。时刻保持两膝与各自脚趾在同一方向，同时双脚紧紧固定在地面上。

初级姿势

战士式对双腿的力量要求很高，所以需要深呼吸为双腿提供充足的氧气。如果完全弯曲膝部会使后脚脱离地面，可以减少膝部的弯曲度，通过脚跟和脚的外侧边缘下压来将后脚固定在地面上。

跃穿动作

从串联体位法进入跃穿动作可以锻炼肌肉和心智之间的协调性，同时利用收束法所产生的能量。这一系列运动是从站式到坐式的过渡，使练习变成一连串流畅的动作。

串联体位法以阿斯汤加瑜伽的基本姿势——拜日式为基础，每一个动作都由呼吸连接形成流动的整体，带着我们进入坐式练习直到练习结束。串联体位法有助于保持身体内在的热量，这样肌肉的灵活性和伸展性便会得以加强，有助于完成地面动作。

学习下面的跃穿动作需要花时间耐心地练习，它对于形成串联体位法的流畅性十分重要。同时，跃穿动作还有助于培养动作的连贯性、身心之间的协调性，在利用收束法力量的同时锻炼身体的力度和弹跳性。

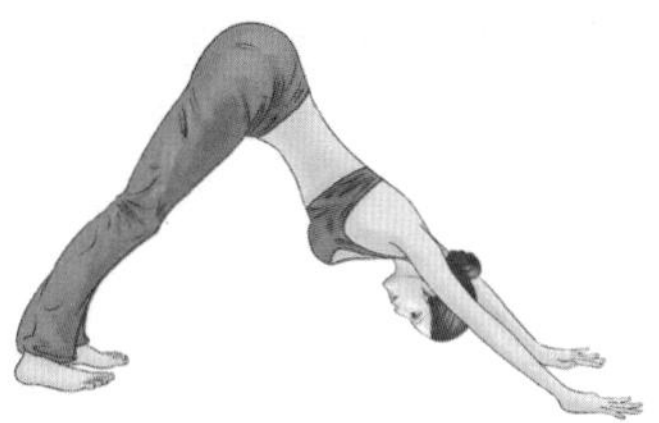

1 从呼气开始进入下犬式，做收腹收束法。

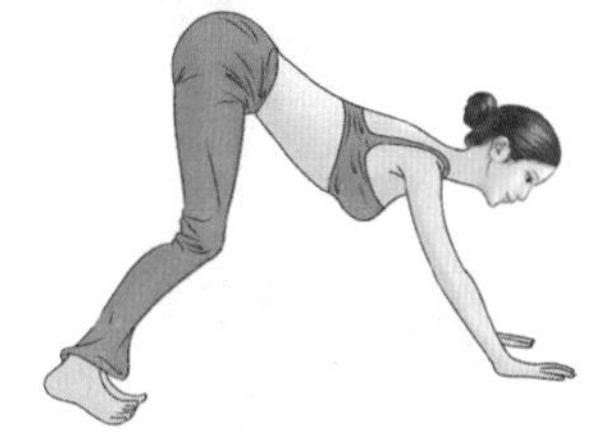

2 继续呼气，将身体重心向前转移到双手上，脚跟提起。注意力转移到双手之间。移动双肩到手腕上方，打开胸部。

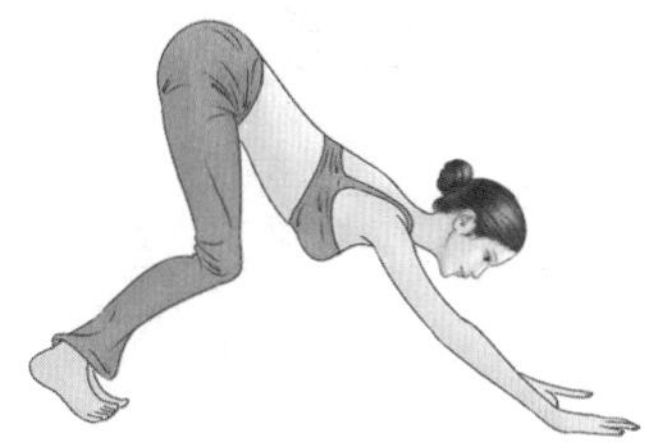

3 屈膝，双脚脚跟轻轻地向后压一下，为接下来双腿的跳跃形成跳板的作用。

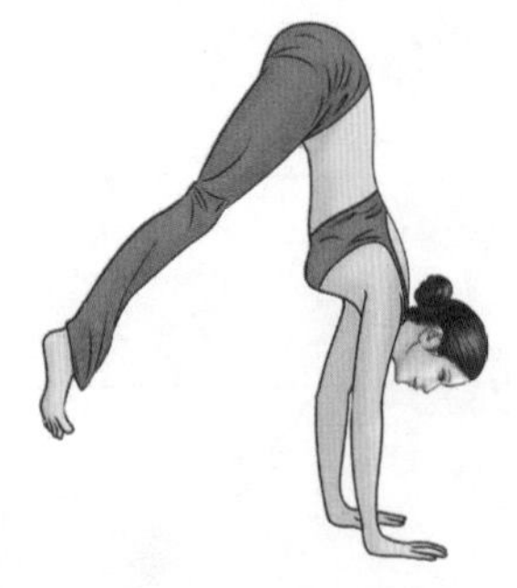

4 吸气，轻轻地跳跃，双肩移动到双手上方，髋关节在双肩上方形成一个拱形。这个动作有助于将身体的重心转移到双手上，双腿和双脚向上跳起，双肩上提，手掌向下压。

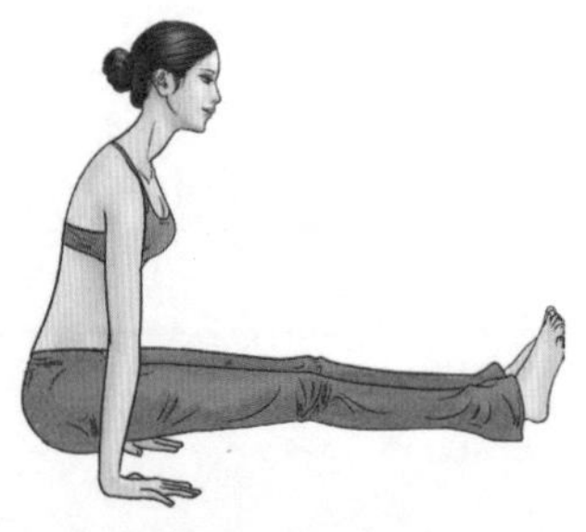

5 继续吸气，保持有力的收腹收束法，双腿穿过双臂向前伸，脚向外延，髋关节向前悬起。一旦双腿开始下降时，就将注意力前移到脚趾上和脚趾以外。手掌紧压地面，腹部向上提起，使之位于髋关节上方，保持这个姿势片刻，整个身体位于地面上方。

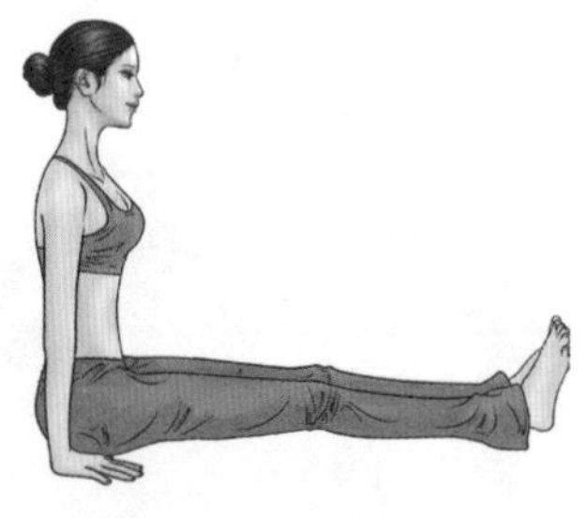

6 保持收腹收束法，放低臀部，完全坐在地面上。一旦臀部接触到地面，再次做收腹收束法。伸长背部，身体成手杖式。呼气。

初级姿势

要完成这一系列的跃穿动作需要花很多时间来练习，所以在练习初期，跳起时可以尝试将脚踝交叉，双膝向上收拢到胸前。手掌紧压地面，双肩提起，在双腿开始降低之前找到身体悬空的机会。

双脚前端轻轻着地，放在双手后面。臀部前转，伸直交叉的双腿，成手杖式。一旦熟练掌握了这个动作，可以在跳起时就将双腿伸直，臀部再轻轻着地。

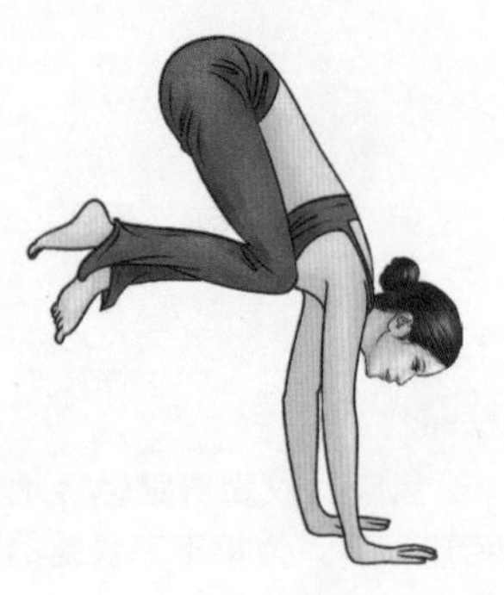

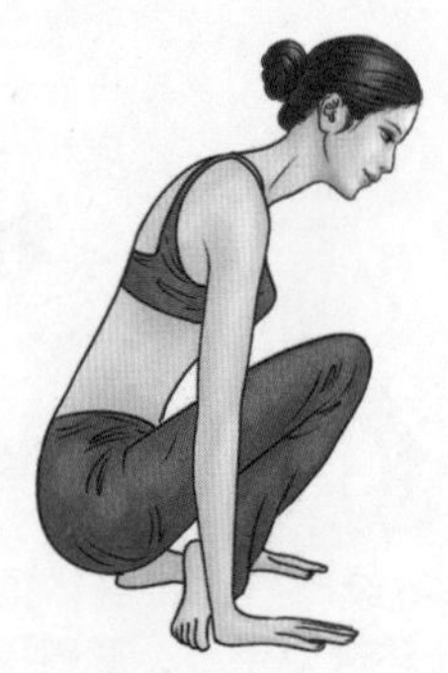

高级姿势

经过不断地练习，就可以掌握整个跃穿动作。你会发现自己开始将注意力集中到把髋部悬空在双手上方，并开始关注在身体向上跳跃到最高点时，即在身体开始下落的前一刻，找到平衡点。使用收束法至关重要，因为它可以让骨盆变得轻盈，并对其形成控制力，让其悬空并保持平衡，让整个跃穿动作连贯、轻盈。

第三节 坐式

坐式有利于将练习者在练习站式时达到的身体协调性与平衡性运用到更多姿势中。前面的姿势练习中产生的热量可以使身体得到进一步的伸展，同时串联起来的串联体位也可以帮助练习者保持这种内在的热量。

下面介绍的系列坐式是初级系列的核心部分，可以净化身体内部器官（包括心脏）和肌肉，同时使身体各个关节之间连接得更紧密。练习坐式可以缓解身体、精神和情绪上的压力，将封闭的能量释放出来，使身体充满力量，变得柔韧，开启心智。各个水平的坐式都会消除身体的紧张和僵硬。

把注意力放在充分、饱满的呼吸上，这样你就能把这些姿势串联起来，并有助于你聆听心灵深处的声音。通过这种方式，我们开始净化身体，将思想从过去的经历中解放出来，让呼吸变得流畅，在每一次的吸气中吸入新的能量，在每一次的呼气中将旧的能量释放掉。

通过这些姿势的练习，可以带来思想的平静，身心的开放，达到与大地的紧密连接。

手杖式

这个姿势是所有其他坐式的基础，它教会我们如何静坐。在练习这个姿势时，细微的呼吸流经四肢，激活、锻炼身体的每一块肌肉，让这个姿势的练习充满活力。

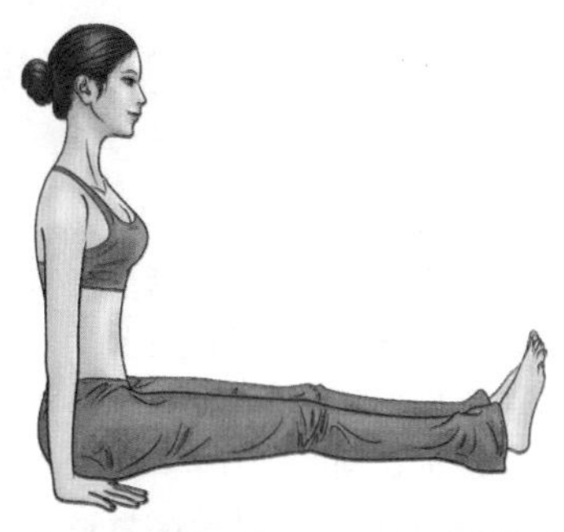

▲吸气，坐骨紧压地面，向头顶的方向伸展脊椎。轻轻地将手掌向下压，感觉肩部向下降。挺胸，拉长后颈部，打开锁骨。凝视点：鼻尖。同时充分练习收束法，向上收腹。双腿紧压，将大腿前侧肌肉收紧，向上提起髋关节。感觉腿部的后侧肌肉被拉长、伸展并紧贴着地面。呼吸 5 ~ 10 次，然后可练习下一个姿势。

初级姿势

如果腘绳肌很紧或者背部有外伤或很僵硬，可以坐在一块瑜伽砖或者厚实的垫子上来练习这个姿势，通过它们来给下背部以支撑和额外的提升。

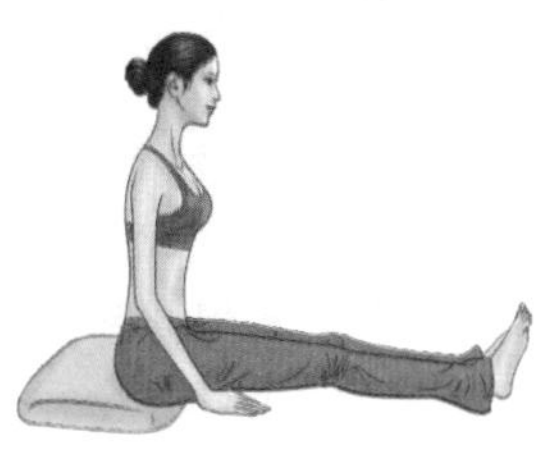

高级姿势

伸展背部，双手离开地面，在胸前合十。通过整个脊椎的拉伸来保持背部的挺直。

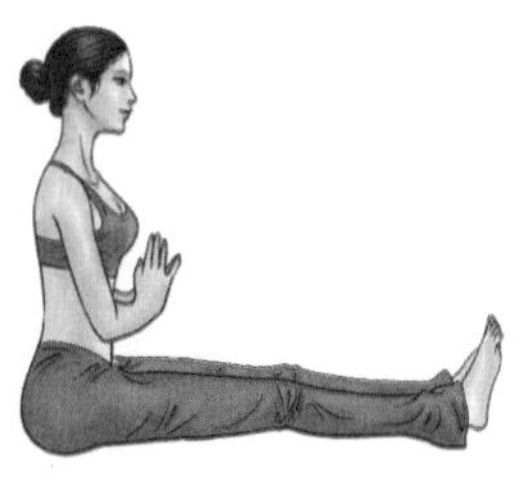

背部前曲伸展坐式 A,B,C,D

这一系列坐式可以让站式前曲的技巧进一步提高，因为躯干“覆盖”在腿上，练习灵活性的同时释放身体的压力和僵硬。每一次的手抓脚都可以使姿势进一步深入。

背部前曲伸展坐式 A

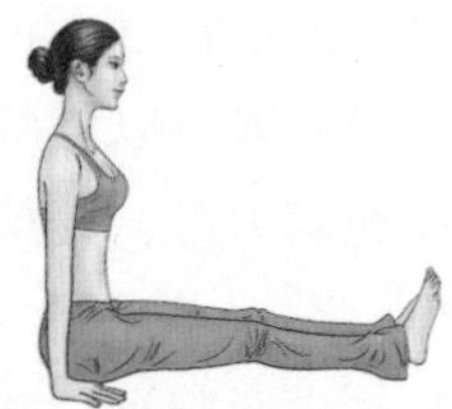

① 从手杖式开始。

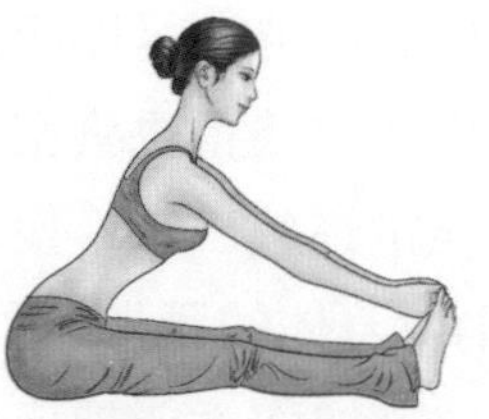

② 吸气，轻轻抬起双臂，背部以髋部为基点向前伸展。双手抓住大脚趾，保持胸部打开，拉长脊椎及颈部。不要让背部拱起。内收腹部肌肉，打开胸部，肩部后转以保持躯干伸直。

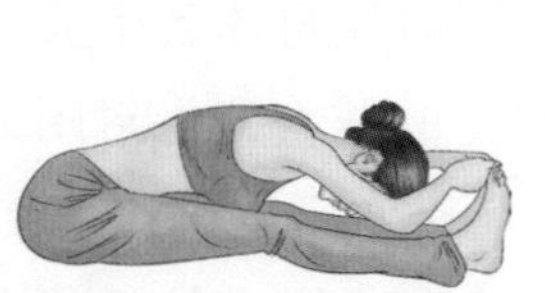

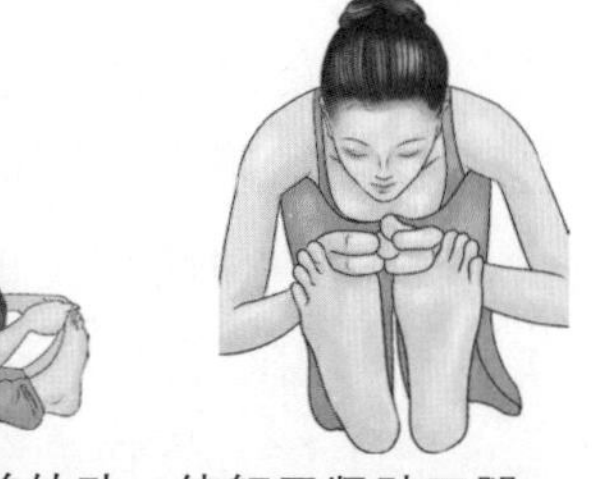

③ 呼气，骨盆向前转动，使躯干紧贴双腿。将耻骨后转并紧压地面，向前拉长脊椎。感觉坐骨紧压地面，头顶向脚趾方向移去。微屈双肘，将肩胛骨下滑。降低头部，保持能量和注意力集中在脚部。深呼吸 5 次，然后吸气，向上挺起胸部，伸直双臂，肩部后转。

背部前曲伸展坐式 B

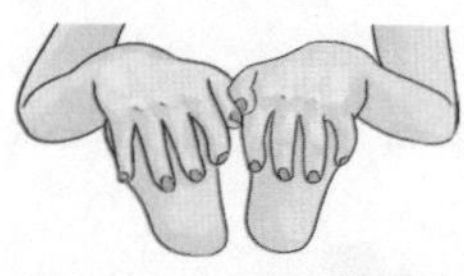

① 接上一姿势，呼气，将双手放在脚趾上，手指尖指向脚跟，脚掌和手掌相互紧压。吸气，让气息吸入背部。

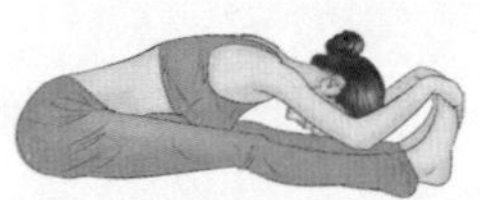

② 呼气，身体从髋关节前部向前深屈，进一步向膝部的方向伸展胸部，双肘打开。这就是背部前曲伸展坐式 B。使颈部和肩部松弛，将躯干的重量“放”在双腿上。充分呼吸 5 次，吸气，挺起胸部，伸直双臂，向斜上方拉长背部。向下练习背部前曲伸展坐式 C。

背部前曲伸展坐式 C

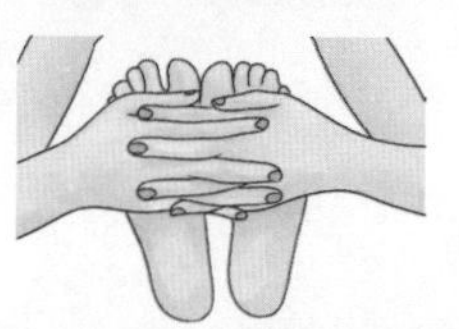

① 接上一姿势，呼气，将双手从脚底拿开，十指交叉放在大脚趾球状部位后面。吸气，伸长脊椎，向前看，放松肩部肌肉。

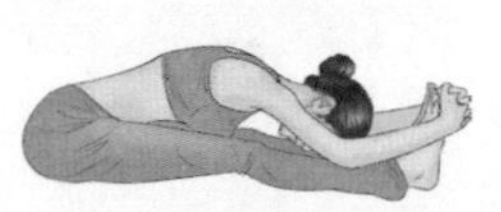

② 呼气，伸长躯干的前侧，将其“放”在双腿上。下巴紧贴小腿，前额向脚踝的方向移动。微屈双肘，以骨盆为轴心，身体进一步从髋部前倾。这就是背部前曲伸展坐式 C。自然呼吸 5 次，在第 6 次吸气时挺起胸部，将头离开双腿向上抬起，尽力伸直双臂。

背部前曲伸展坐式 D

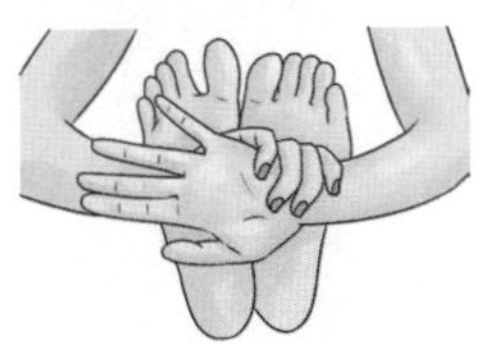

1 接上一姿势，呼气，将交叉的手指松开，左手手掌向外，右手轻轻地抓住左手手腕（反之亦然）。吸气，拉伸背部，挺起并打开胸部。

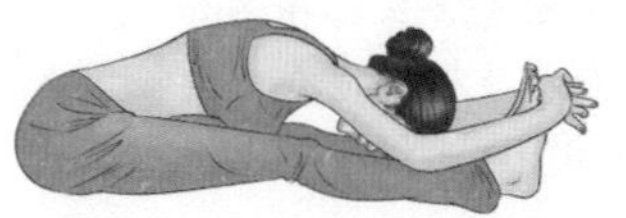

2 呼气，身体前倾，完全地放在双腿上，将耻骨向后向下拉伸，向前伸展胸骨。双腿的后侧紧压地面，将整个躯干放在腿上。向外弯曲肘部，放松肩部。慢慢地深呼吸 5 次。然后吸气，将胸部和头部向上抬起。

・呼气，双手离开双脚，手掌放在髋关节前面的地上。此时，如下页所示，向后跃起，进入串联体位。

初级姿势

背部前曲伸展坐式 A,B 如果背部肌肉僵硬或者感觉疼痛，可以将一条带子缠绕在脚趾下方，双手尽可能地靠近双脚。拉伸背部，双脚和双腿并拢。

背部前曲伸展坐式 C，D 如果需要一个带子才能够到脚部，可以按照背部前曲伸展坐式 A 那样练习，通过每次的呼气，而不是强压身体来使身体前倾。如果你能“善待”肌肉，它们也会变得更加灵敏和柔韧。

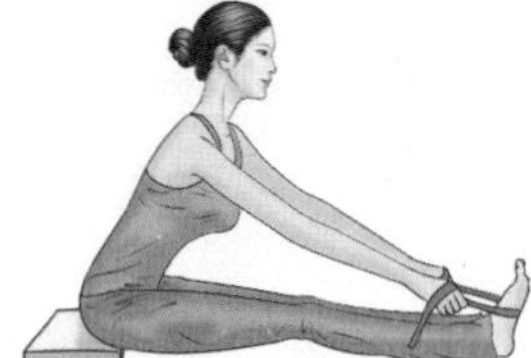

高级姿势

背部前曲伸展坐式 A，B 将下腹部肌肉向上内收。动作要轻柔，但要做到位，不要通过突然拉伸双臂或者肩部来增加练习的深度，这样做并不会增加肌肉的灵活性，反而会使肌肉损伤或者紧张。

背部前曲伸展坐式 C，D 将双臂的上侧深深地顶入肩窝中，肩胛骨轻轻地下滑，使之远离耳朵。在练习上述 4 个姿势时，放松颈部肌肉，低头，同时将能量和注意力从头顶传递到双脚，凝视点：脚趾。

向后跳跃进入全串联体位或半串联体位

体内热量可以使肌肉和关节得到极度伸展，安全地打开，而连接完整姿势之间的全串联体位和连接单个姿势之间的半串联体位对于维持身体内在的热量至关重要。后跳的动作可以培养身心之间的协调性，增强上身力量。

向后跳

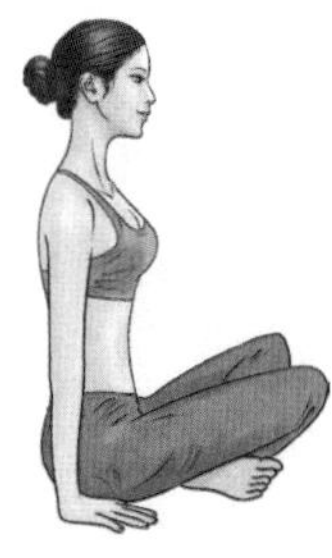

1 从手杖式开始，踝部交叉，呼气，双手放在髋关节两侧的地面上。做收腹收束法，为下一个动作做准备，向前提起肩部，使肩部位于手腕前方。

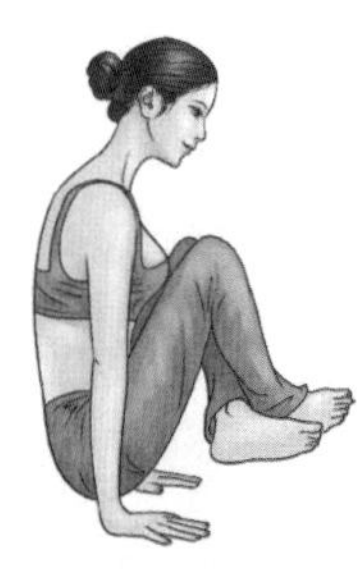

2 吸气，双手用力地压地面。利用收腹收束法的力量将上半身向上轻轻抬起。手臂用力伸直，手掌紧压地面，提起臀部和双脚，使之离开地面，整个身体做支撑摇摆式。

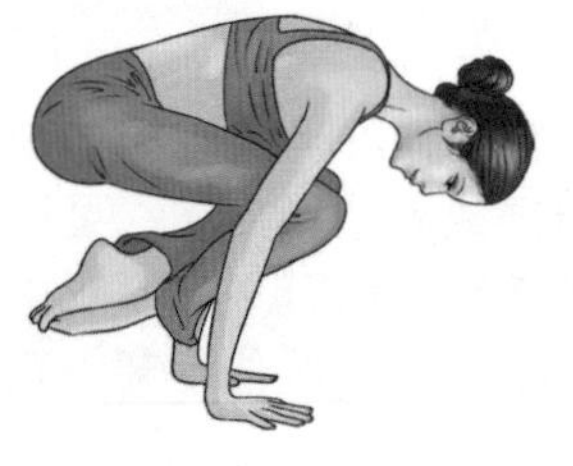

3 继续吸气，不要接触地面，将双脚向后悬空，头部和胸部向前进一步做支撑摇摆式，肩部移到手腕前面，位于指尖正上方。

全串联体位

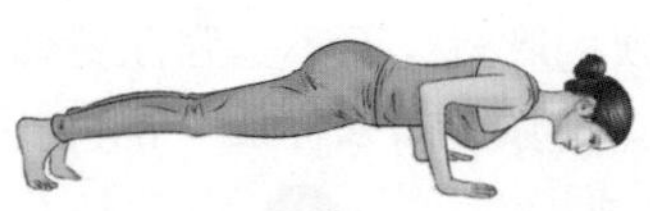

1 呼气，双脚向后跳做四肢支撑式。

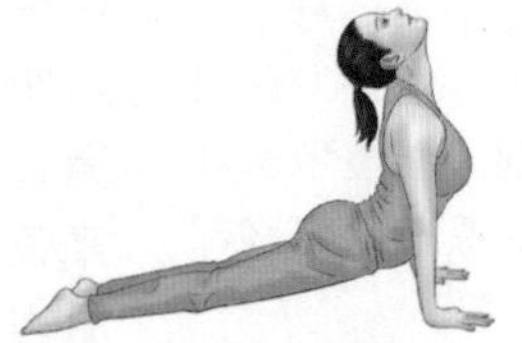

2 吸气，伸展身体做上犬式。

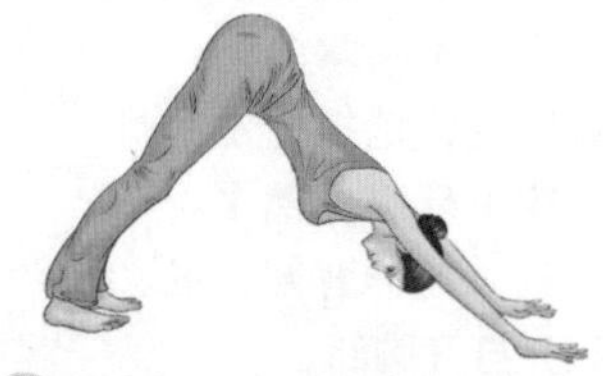

3 呼气，身体移动做下犬式。

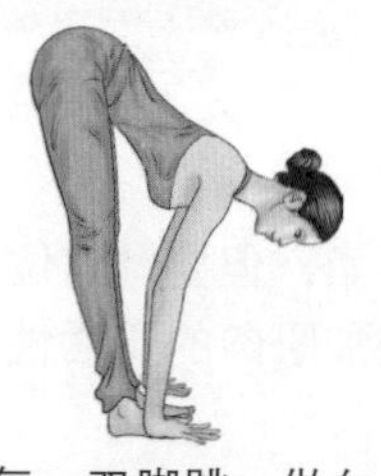

4 吸气，双脚跳，做向上前曲伸展式。

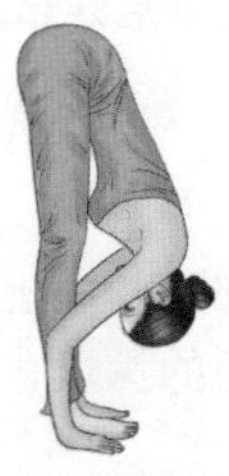

5 呼气，身体折叠，做前曲伸展式。

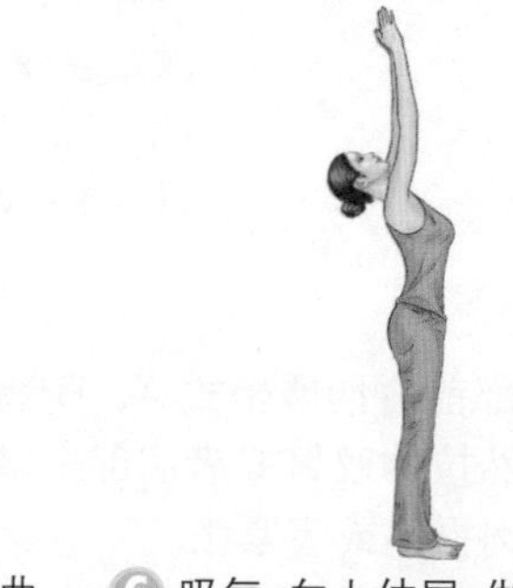

6 吸气，向上伸展，做上山式。

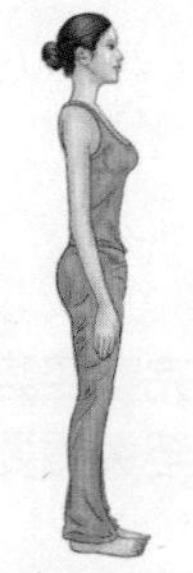

7 呼气，双臂放下，做山式。

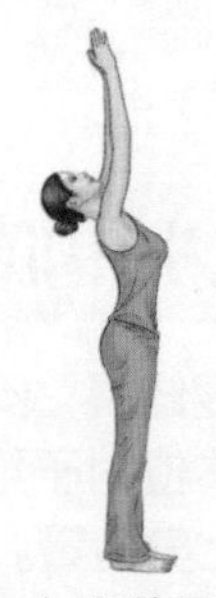

8 吸气，向上伸展，做上山式。

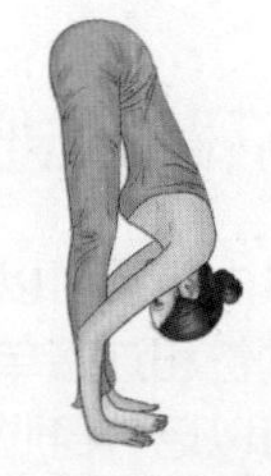

9 呼气，向前弯曲身体，做前曲伸展式。

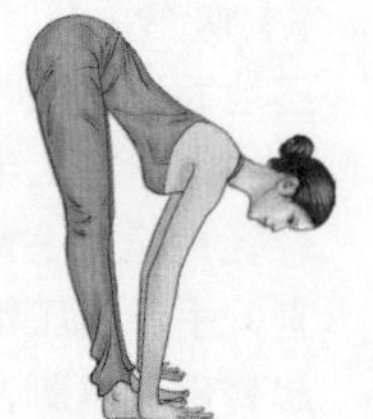

10 吸气，挺起胸部，做向上前曲伸展式。

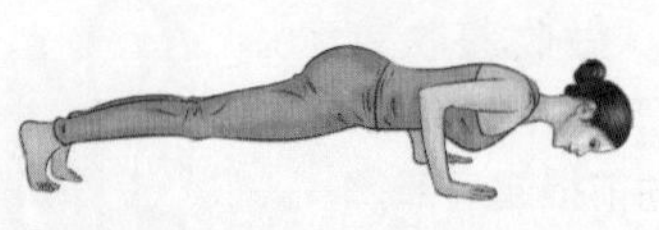

11 呼气，跳跃进入四肢支撑式。

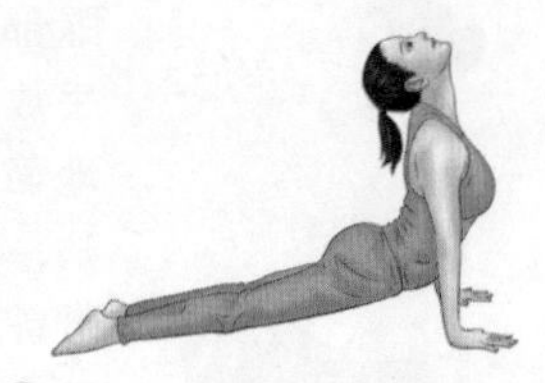

12 吸气，伸展身体，做上犬式。

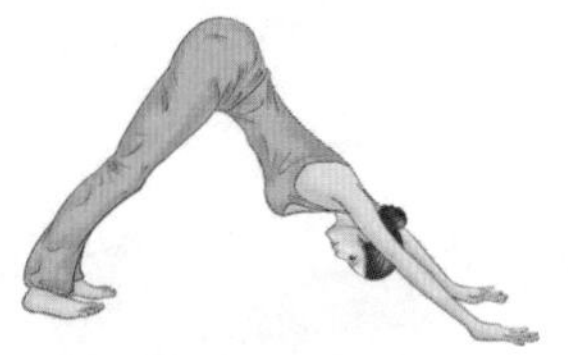

⑬ 呼气，移动身体，做下犬式。

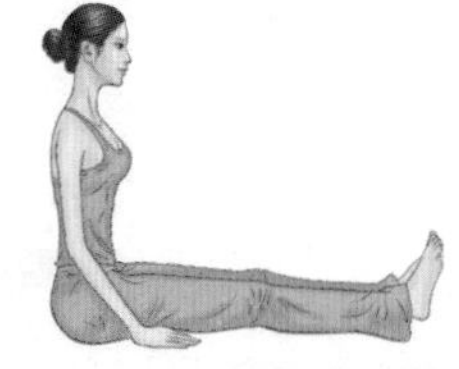

⑭ 吸气，跳跃进入手杖式。

练习串联体位的益处

通常是在完成两侧的坐式练习之后才练习全串联体位，在练习两侧姿势的中间练习半串联体位。在保持肌肉的热量和身体的流动性的同时，练习串联体位还可以平衡、调整整个身体，以便为下一个姿势做准备。你也许会希望参考拜日式，以便对身体在串联体位中过渡有更多的了解。

向后跳跃进入半串联体位

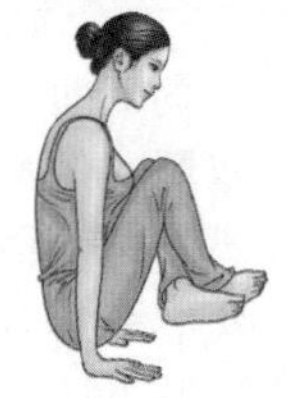

① 吸气，双臂向下压，提起臀部，使之离开地面。

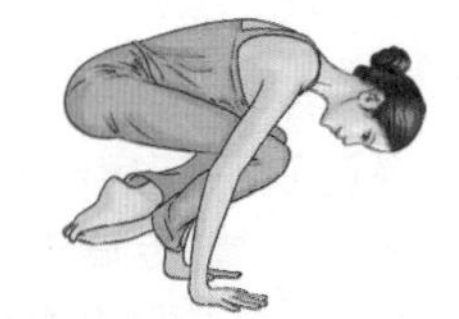

② 继续吸气，移动身体，做支撑摇摆式（见向后跳第3步）。

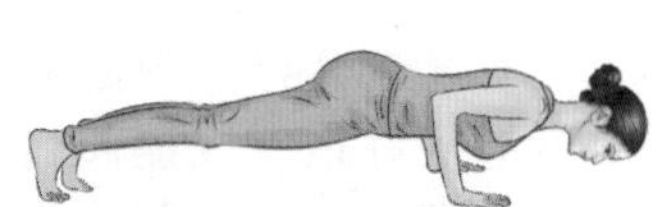

③ 呼气，双脚向后跳，做四肢支撑式。

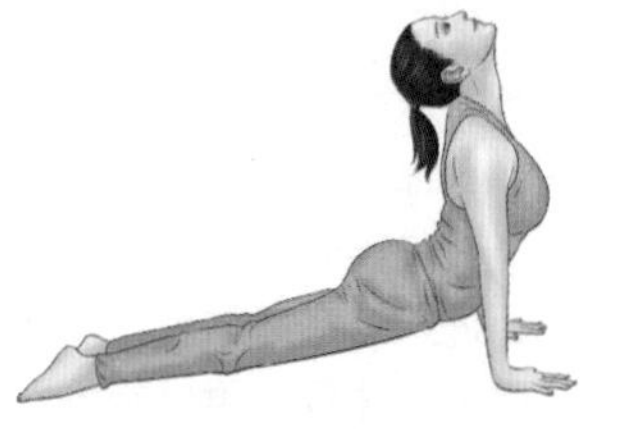

④ 吸气，伸展身体，做上犬式。

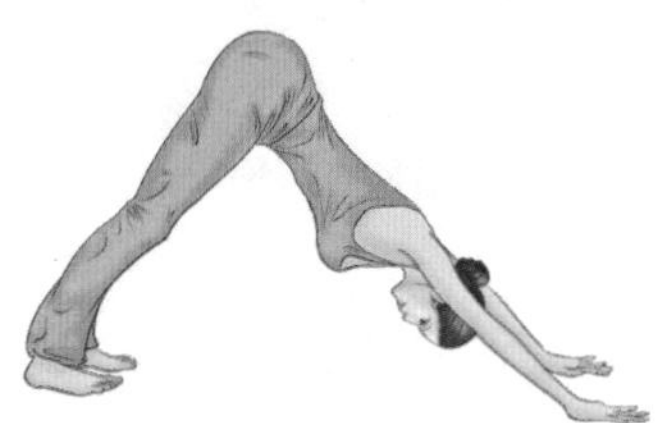

⑤ 呼气，移动身体，做下犬式。

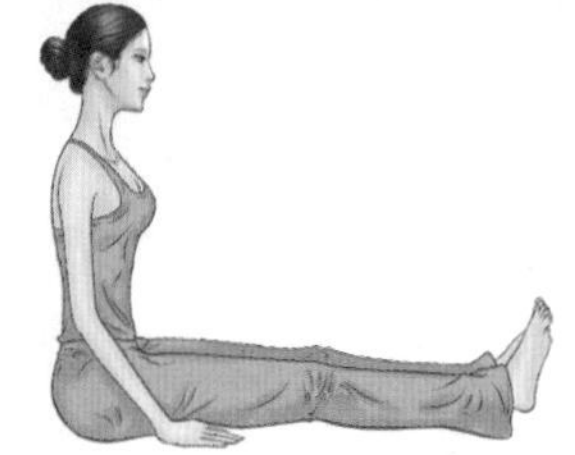

⑥ 吸气，跳跃进入手杖式。

初级姿势

支撑摇摆式是一个具有挑战性的动作，所以开始练习这个动作的时候可以通过将踝部交叉，双手放在膝部前面的地面上来练习。然后，轻轻地前倾，将身体的重心从双脚处转移到双手上，向后跳或者移动身体成四肢支撑式。一旦在练习的过程中有足够的信心做好这个动作，就可以尝试将臀部提起，脱离地面。

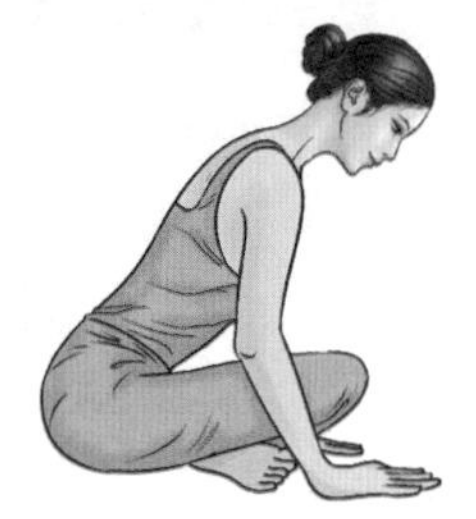

后仰支架式

后仰支架式与背部前曲伸展坐式完全相反，它可以拉伸、伸展、打开身体前部，将胸部高高挺起。这个姿势有助于促进大脑的血液循环，让身心充满活力。

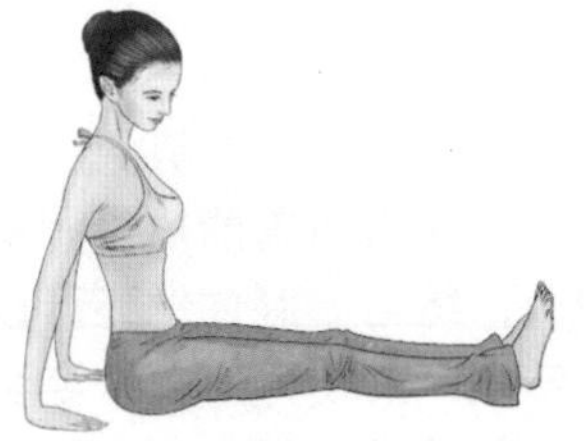

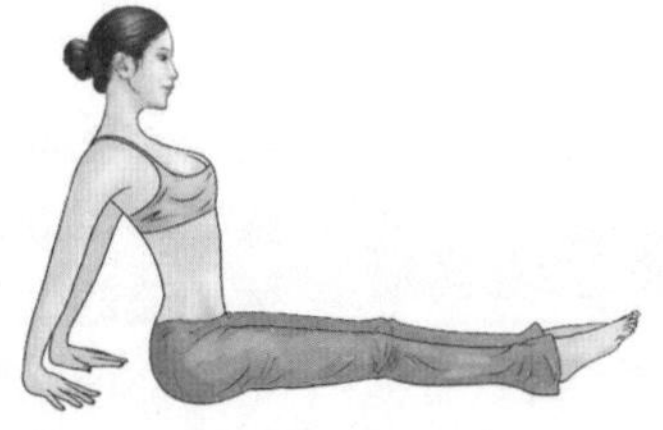

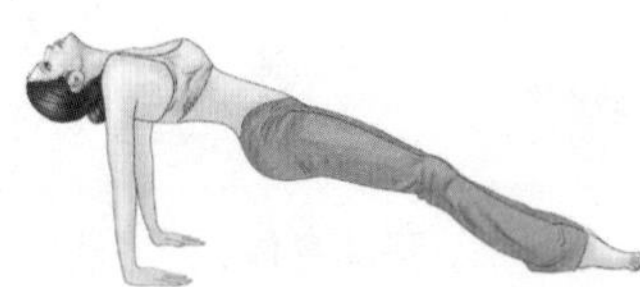

1 从手杖式开始，呼气，将双手放在髋部后面的地面上，手指指向臀部方向，手掌紧压地面。

2 将腰部后侧向上提起，同时将胸部向下巴的方向挺起，肩部后转。伸长双腿，向外伸展脚趾。

3 吸气，双手用力按着地面，将髋部向上推，同时伸展脚趾，脚尖向下压。将胸部向更高的方向提起，放松颈部肌肉，头部轻轻地向后垂。双腿并拢，伸长双腿，保持肌肉的活力，大脚趾关节固定在地面上。呼吸 5 ~ 10 次，打开胸部，凝视点：鼻尖。呼气，臀部降低，向上抬头，恢复到手杖式。

·吸气，双手压在地面上，向上曲起膝部，交叉踝部，提起髋部，使其离开地面，双脚向后转，进入全串联体位。流畅地完成串联体位，再轻轻地跳跃，恢复到手杖式。

初级姿势

如果在开始练习的时候不能很好地完成提起的动作，可以弯曲膝部，双脚分开，平踩地面。然后提起骨盆，使躯干与地面平行。

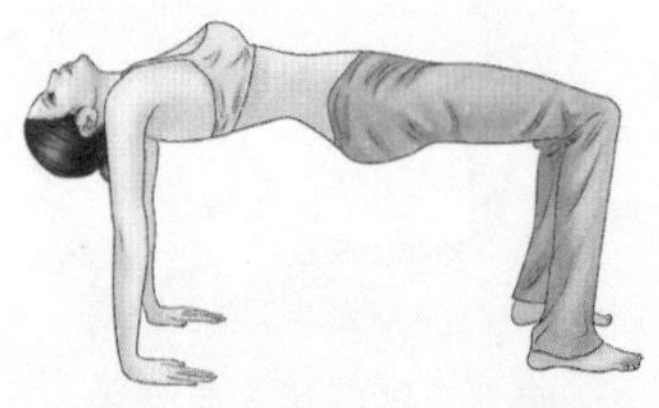

高级姿势

保证双手与肩部同宽，十指分开。旋转肩部，打开前胸。向耻骨的方向向上、向内提起尾椎骨，感觉脊椎挤入身体内。

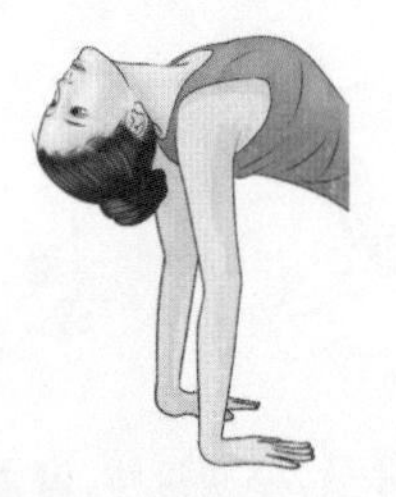

半莲花加强背部前曲伸展坐式

每次完全弯曲一条腿，打开膝关节，为莲花坐式做准备。莲花式是坐式的一部分，这个姿势可以按摩腹腔内脏器，促进消化和排泄。

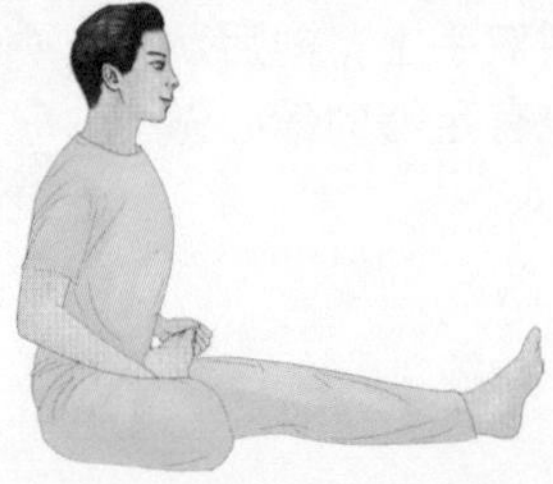

1 从手杖式开始，吸气，屈右膝，用手将右脚向上提，放在左大腿的上部，将右脚小脚趾一侧放在左髋关节窝的褶缝里。右脚脚跟位于耻骨正上方，将右膝向内向前移动，使其与左腿成 45° 。保持左腿伸长，右腿现在的姿势为半莲花式。

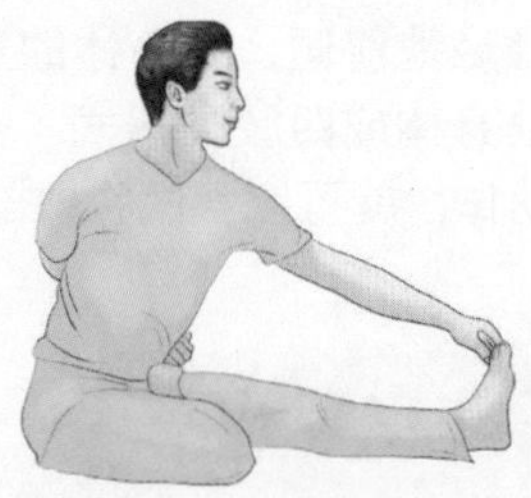

2 在吸气结束后，将右臂在背后伸展，用右手的食指、中指抓住右脚大脚趾。左手抓住左脚，伸展脊椎。

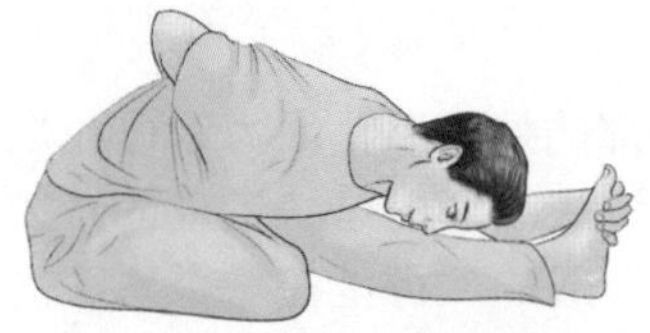

3 慢慢呼气，背部从髋部向前伸长，胸部向左膝方向移动，下巴向左小腿方向移动。轻轻地向外弯曲左肘，腹部放在右脚脚跟上方，长呼吸 5 ~ 10 次，将能量和注意力集中在伸出的脚上，凝视点：脚趾。吸气，向上挺起胸部，呼气，将双手从脚上拿开，向前伸展右腿，恢复到手杖式。

· 吸气，双手压在地面上，膝部弯曲，踝部交叉，向上提起髋部，使其离开地面，进入半串联体位。恢复手杖式。重复这个姿势，此时将左腿弯曲成半莲花式。呼吸 5 ~ 10 次，完成全串联体位，然后跳跃进入手杖式。

高级姿势

放松膝盖，使膝关节可以充分弯曲。轻轻地将膝部向下压以进一步促进腿部的旋转，打开髋关节。将下腹部向前移动，使其放在莲花脚跟（即弯曲的那条腿的脚跟）上，以此来刺激腹腔内脏器。

初级姿势

如果膝部感觉僵硬，不要勉强做这个姿势。可以保持身体直立，髋部放松，同时膝部放松，进一步靠近地面。也可以把脚放在地面上，然后轻轻地向前伸展身体。如果在练习这些姿势时够不到脚，可以用一个带子来辅助练习。

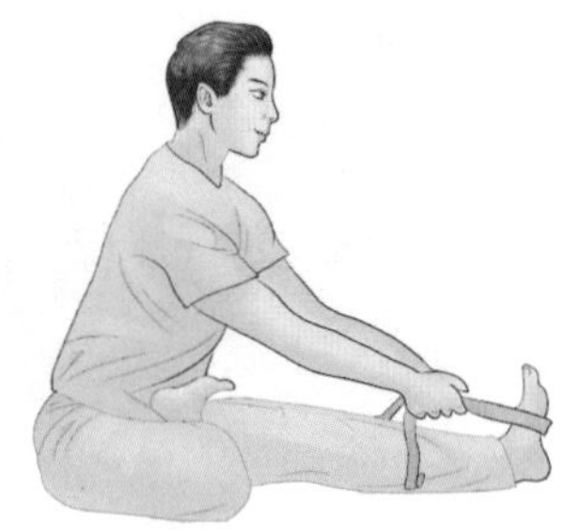

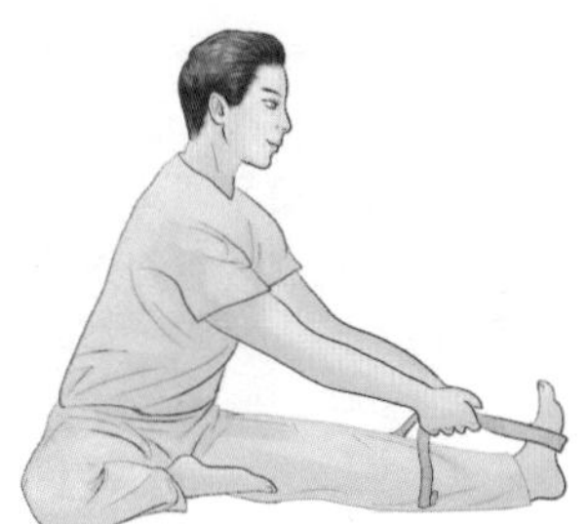

半英雄前曲伸展坐式

这个姿势也是与之前的半莲花式完全相反的姿势，需一条腿后弯，一条腿向前伸展，同时背部向前伸展，臀部打开。

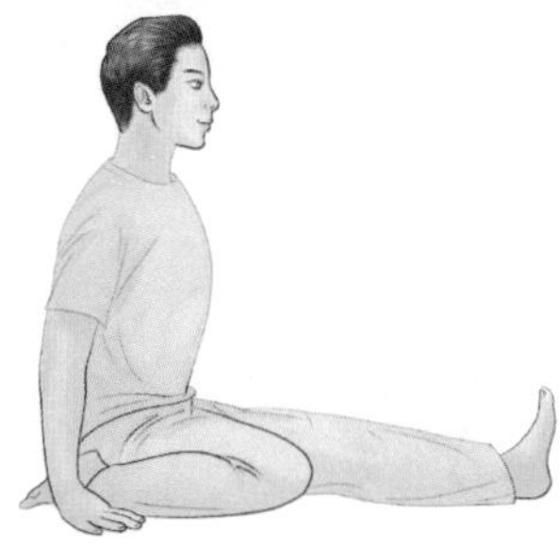

1 从全串联体位进入手杖式以后，继续吸气，屈右膝，收回右脚，使右脚脚跟抵住右髋关节，右脚的脚背、踝部和胫骨压在地面上。双膝并拢，坐骨固定在地面上，使臀部紧压在地面上。

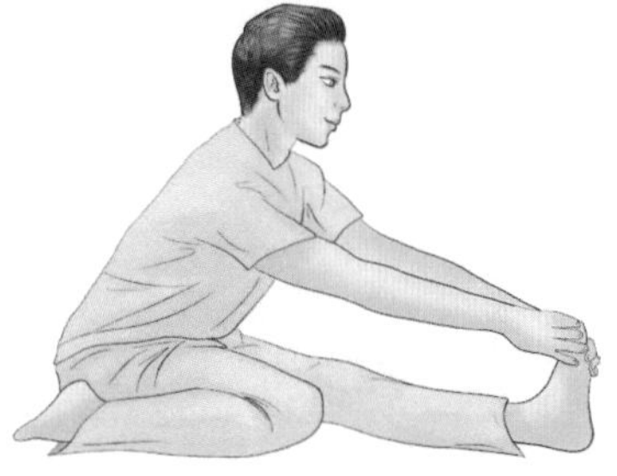

2 在吸气快结束时，打开胸部，伸长背部，向前倾斜骨盆，双臂向前伸出，双手抓住左脚。

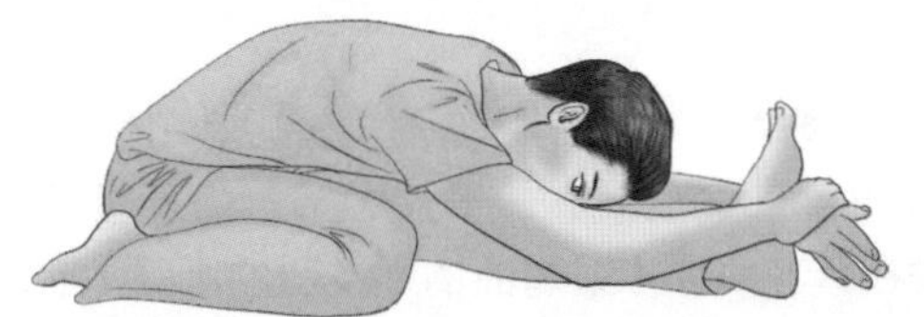

❸ 呼气，从髋关节处进一步前曲身体，耻骨后移并下压，躯干伸长，放在左腿上。伸展脊椎，将头顶向脚趾靠，肘部向外弯曲。将右臀和右髋关节向下压，以构成一个稳定的基础。呼吸5 ~ 10次，注意力集中在将能量送到伸出的脚上，凝视点：脚趾。吸气，保持手抓住脚，向上挺起胸部，肩部后转。呼气，双手从脚上拿开，身体恢复直立，右腿向前伸展，恢复到手杖式。

· 吸气，将双手压在地面上，膝部向上弯曲，交叉踝部，提起髋部使其离开地面，脚向后转。通过半串联体位平滑地移动，跳跃，轻轻地着地恢复为手杖式。重复这个姿势，这次弯曲左腿。呼吸5 ~ 10次，练习全串联体位，然后轻轻跳跃着地恢复为手杖式。

练习此姿势的益处

半英雄前曲伸展坐式对于放松骨盆后面的紧张能发挥特别的功效。练习这个姿势也可以打开骶骨区，以刺激和促进脊椎神经（特别是坐骨神经）和背部肌肉的血液循环。

初级姿势

要注意膝部的疼痛感，因为这可能是由于练习强度过大或速度过快造成的。如果是这个原因造成的，可坐在一个厚实的垫子、一块叠好的毛毯或者瑜伽砖上。这样不仅有助于保护膝部，而且还有助于固定两侧的臀部。在练习这个姿势时，如果你需要通过弯曲腿部或者拱起背部才能抓住脚，可以用一个带子来辅助练习。

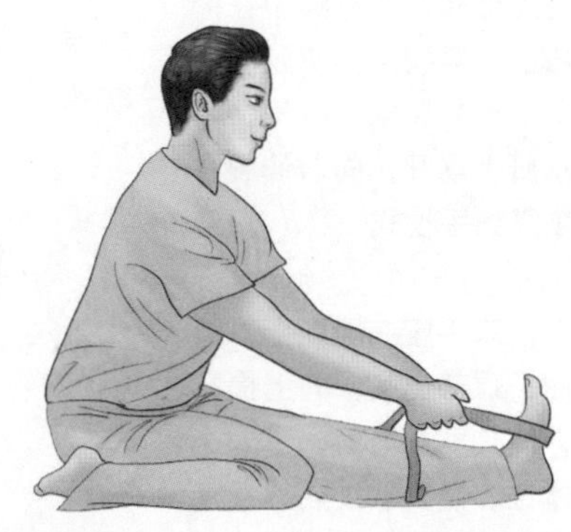

高级姿势

进一步打开骶骨，将大腿内侧向下靠拢；这样可以使弯曲的腿进一步弯曲。在练习这个姿势时要通过收腹收束法来支撑脊椎下部。

头碰膝前曲伸展坐式 A

这个姿势为练习后面两个变体打下了基础，能进一步打开骨盆，使髋关节和膝部变得柔软、自由。这个姿势也可以平衡和协调肝脏和脾脏，从而改善消化系统功能。

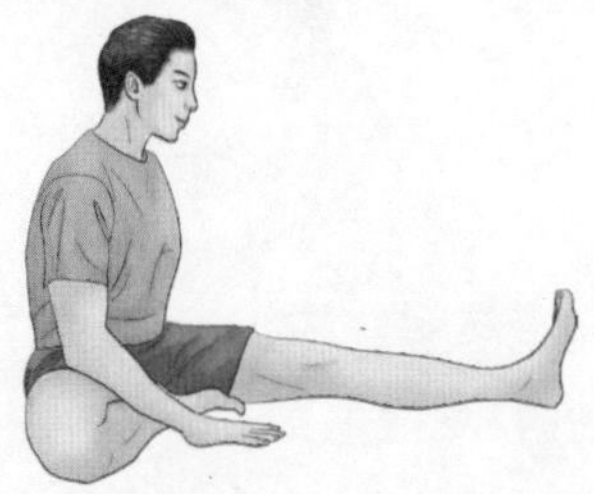

❶ 从手杖式开始，吸气，右膝向后弯曲与右肩成一条直线。右脚脚跟与右大腿内侧接触，这样可以确保右髋关节完全打开。上半身与左腿成直角，肚脐与左膝成一条直线。

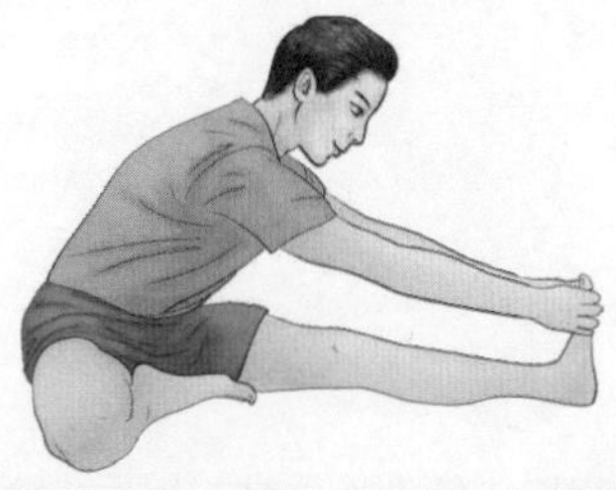

❷ 吸气快结束时，背部从髋部向前伸展，双手前伸抓住左脚，保持锁骨打开，肩部放松。

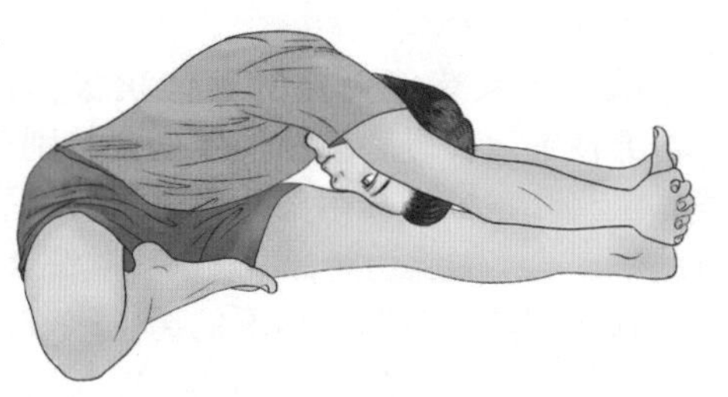

③ 呼气，进一步以髋关节为轴前曲身体，向前伸展躯干，使其在左腿上方。轻轻地将右膝和右大腿外侧压向地面，伸展左脚脚跟以伸长左腿。放松肩部，轻轻地向外弯曲肘部，胸部向前压在左膝上。呼吸 5 ~ 10 次，将注意力和能量传递到伸出的脚上，凝视点：脚趾。吸气，保持双手抓住脚，伸直双臂，向上挺起胸部，肩膀后转并下压。呼气，将双手从脚上拿开，躯干直立，右腿向前伸展恢复到手杖式。

·吸气，双手压在地面上，膝部向上收，交叉踝部，提起髋关节使其离开地面。通过跃穿动作和半串联体位平滑地移动，跳跃，轻轻地着地做手杖式。重复这个姿势，弯曲左腿。呼吸 5 ~ 10 次，完成全串联体位，再跳跃进入手杖式。

高级姿势

躯干两侧保持水平，以使背部打开，两侧的肌肉得到均匀伸展。这样有助于平衡肾部和背部肌肉的弹性。随着每一次的呼气，背部进一步打开并下压。

初级姿势

如果不能够在保持背部和腿部伸直的同时抓住脚趾，可以在最初练习这个姿势时，用一个带子来连接双手和脚部。用带子辅助练习可避免肩部和背部的肌肉被扭伤。

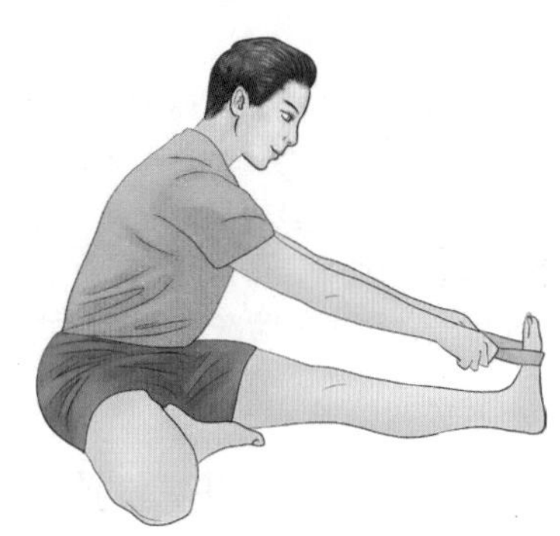

头碰膝前曲伸展坐式 B

在练习头碰膝式的变体时，脚跟压在会阴部下面以帮助保持会阴收束法。坐在脚上同样有助于使骨盆向前倾斜，从而使身体进一步向前伸展。

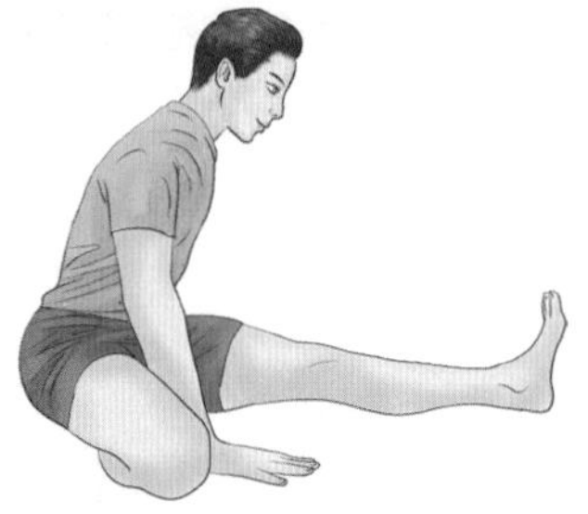

① 从手杖式开始，向后弯曲右膝，继续吸气，向耻骨的方向移动右脚。双手压在地面上，以提起髋关节，然后将骨盆向前移，将会阴放在右脚脚跟上。右脚大脚趾指向左脚脚跟方向，并使右膝与左腿成 80° 。

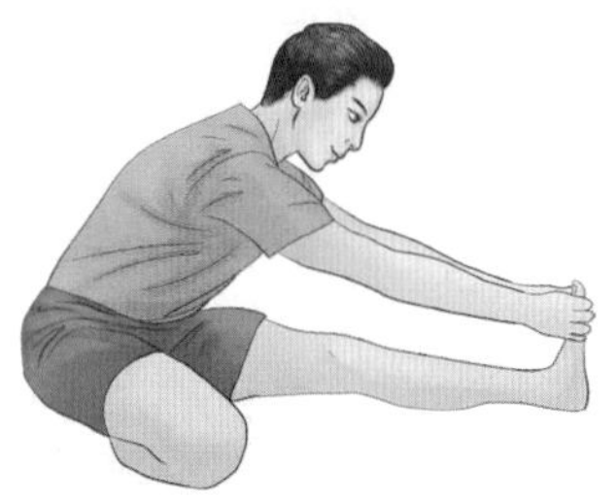

② 在吸气结束时，打开锁骨，以骨盆为中心向前伸展背部，双手抓住左脚。

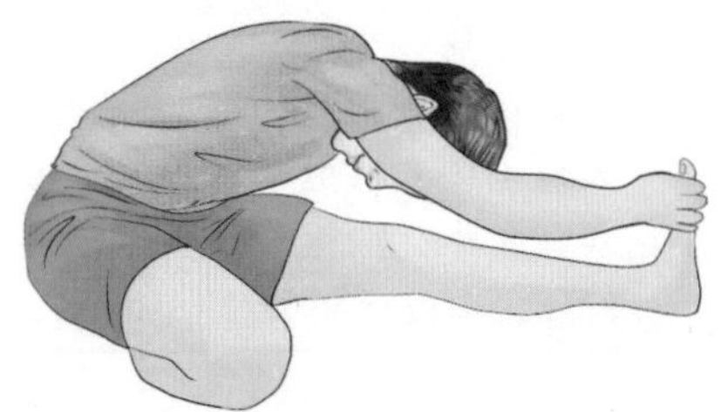

❸ 呼气，以髋部为支点，向前伸展躯干，使躯干位于左腿上方，弯曲肘部，拉长颈后部。将身体的中心保持在左腿上方。伸展左脚脚跟，向髋关节方向提起左大腿肌肉。集中注意力，将能量传递到伸出的脚上，凝视点：脚趾。收腹，吸气，向上提起胸部，双手抓住左脚，伸直双臂。呼气，挺直躯干，伸展右腿恢复到手杖式。

· 吸气，双手压在地面上，膝部向上收，交叉踝部，提起髋部使其离开地面。通过半串联体位平滑地移动，然后轻轻跳跃进入手杖式。重复这个姿势，弯曲左腿。呼吸 5 ~ 10 次，完成全串联体位，再轻轻跳跃进入手杖式。

高级姿势

在整个姿势的练习中，应该使会阴部与脚跟始终连接在一起。以此为基点，向前伸展躯干。

练习此姿势的益处

除了男女皆能受益的整体积极作用外，男性练习头碰膝前曲伸展坐式特别有益处。将脚跟抵住会阴部，通过骨盆伸展有助于调节前列腺功能，预防前列腺肥大。对于那些有前列腺肥大情况的男性来说，可适当延长练习此姿势的时间。

初级姿势

如果够不到伸出的脚，可以用一个带子来辅助练习。如果感觉脚底不适，可以折叠瑜伽垫放在脚底以缓冲对骨头的压力。

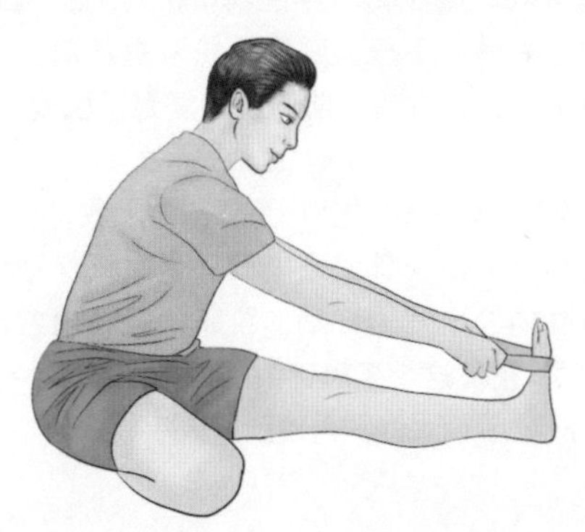

头碰膝前曲伸展坐式 C

这是头碰膝前曲伸展坐式变体中的最后一个姿势，也是最难的一个，从臀部到脚趾，整条腿及其潜在的灵活性和力量得到充分的激发，促进了从骨盆到腿部的循环系统和能量流动。

❶ 从手杖式开始，弯曲右腿时继续吸气，将右肘放在右膝下，抓住右脚脚趾。用左手将右脚脚跟向前压，此时将右脚脚趾和右脚脚跟成 45° ，且使右脚脚掌抵住左大腿内侧。保持右脚脚跟的提起状态，将右脚的足弓向左大腿内侧移动。

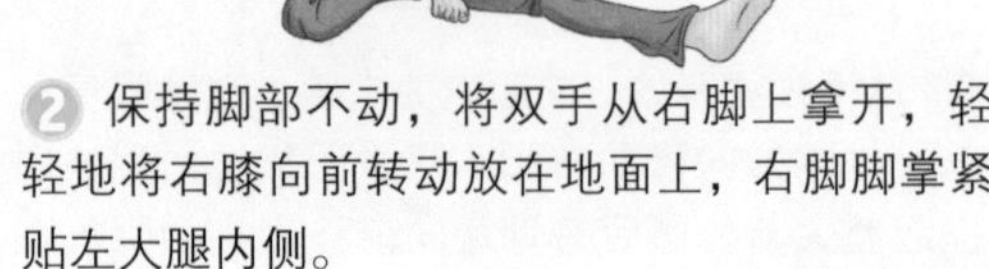

❷ 保持脚部不动，将双手从右脚上拿开，轻轻地将右膝向前转动放在地面上，右脚脚掌紧贴左大腿内侧。

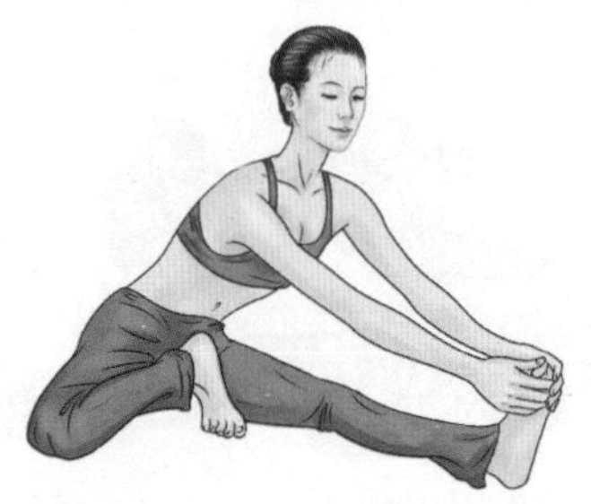

③ 在吸气快结束时，向前伸长背部，身体以骨盆为基点向前倾，拉伸腹壁，以使从耻骨到肚脐的部分得以伸展。向上提起腹部和肚脐，使其位于右脚脚跟上方，伸出双手抓住左脚。

练习此姿势的益处

通过脚的特定位置可以打开脚趾关节，拉伸脚底肌肉，使踝关节变得更加灵活。随着膝部的向下转动，可以打开髋关节和膝部，拉长跟腱和小腿肌肉。

初级姿势

这是一个需要力量的姿势，因此需要练习者的仔细、耐心和理解力。腿部和膝部的转动应保持在髋关节窝内，所以不要强迫膝部向下压。随着小心地练习，髋关节逐渐被释放，膝部向下转动，躯干靠在伸直的腿上。除非身体做好了深入做这一姿势的准备，否则可只做第 1 步或第 2 步。

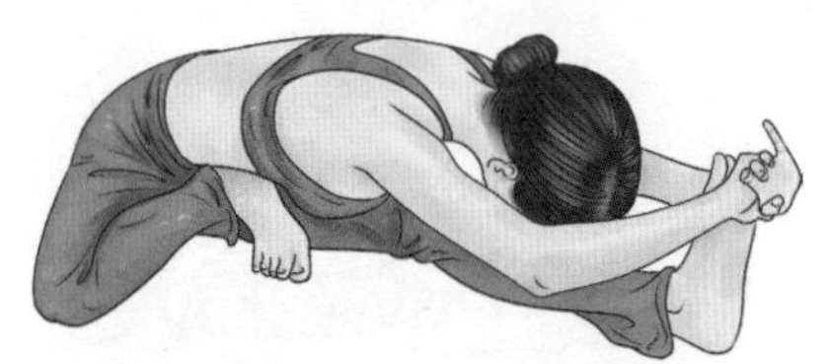

④ 呼气，沿着左腿向前伸展躯干，向外弯曲肘部。头顶指向左脚脚踝，拉伸脊椎和颈部的后部。保持左腿肌肉的活跃，轻轻地打开左大腿的后侧，膝部和小腿压向地面。深呼吸 5 ~ 10 次，充分做收腹收束法，注意力集中在将能量传递到伸出的脚部上，凝视点：脚趾。坐稳，吸气，向上提起胸部，肩部向后翻转，伸直双臂的同时保持双手抓住脚部。呼气，背部直立，右腿前伸，恢复到手杖式。

· 吸气，双手压在地面上，膝部向上收，交叉踝部，髋部提起使其离开地面。通过半串联体位平滑地移动，轻轻跳跃进入手杖式。重复这个动作，弯曲左腿。呼吸 5 ~ 10 次，完成全串联体位，再轻轻跳跃进入手杖式。

高级姿势

随着膝部的向下转动，很容易使身体失去重心，这样会破坏身体的协调性。可以将身体重心固定在两侧坐骨上以维持身体的协调性。

圣哲玛里琪 A 式

躯干向前伸展，右手在身后抓住左手手腕在一起。这意味着收腹以加深收腹收束法，并顺从于身体的重力对向前、向下伸展躯干至关重要。

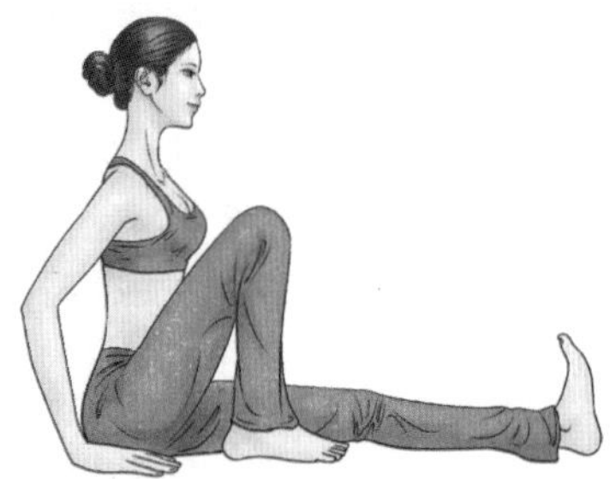

① 从手杖式开始，继续缓慢吸气，右膝弯曲并朝右肩的方向移动。使右脚脚跟紧贴地面，与右侧坐骨成一条直线，右脚脚趾指向前方。

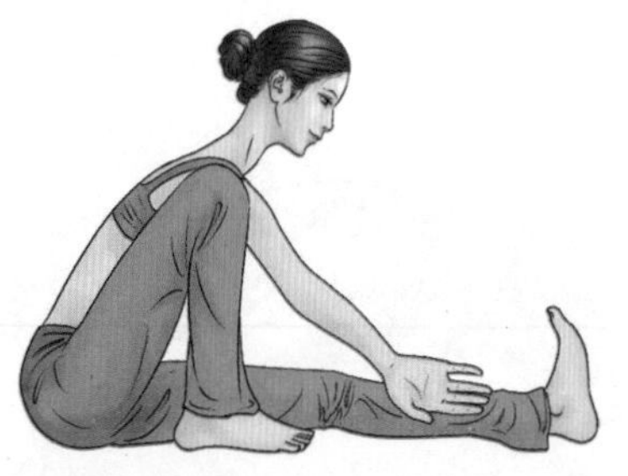

2 继续吸气，将右臂和右手往外伸，手掌向外。右肩外侧向右膝内侧移动，将左手放在左髋关节一侧的地面上。

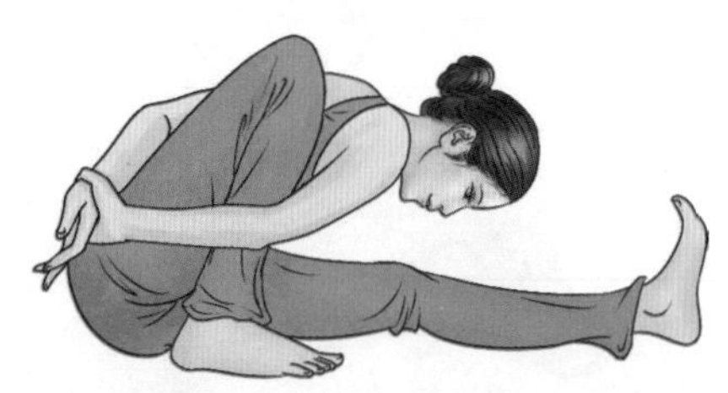

3 在吸气快结束时，将右臂向后弯曲，环绕住右小腿和右大腿，左手也向后背绕，使右手抓住左手手腕，像扣在一起一样。伸长脊椎，打开胸部，肩部保持水平。

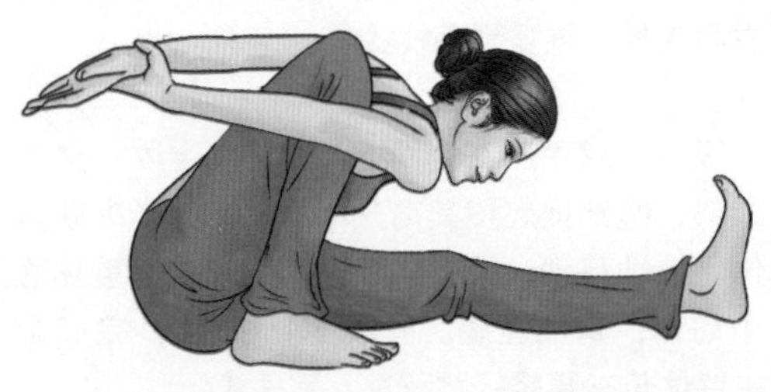

4 呼气，躯干进一步拉伸。伸展左脚脚跟，将右大腿内侧抵住胸腔右侧。右膝垂直朝上。让呼吸直入背部，向左膝的方向打开胸部，向后伸展双臂。呼吸 5 ~ 10 次，进一步做收腹收束法，注意力集中在将能量传递到伸出的脚部上，凝视点：脚趾。吸气，提起胸部，打开肩部。呼气，松开扣住的双手，身体直立，伸展右腿恢复到手杖式。

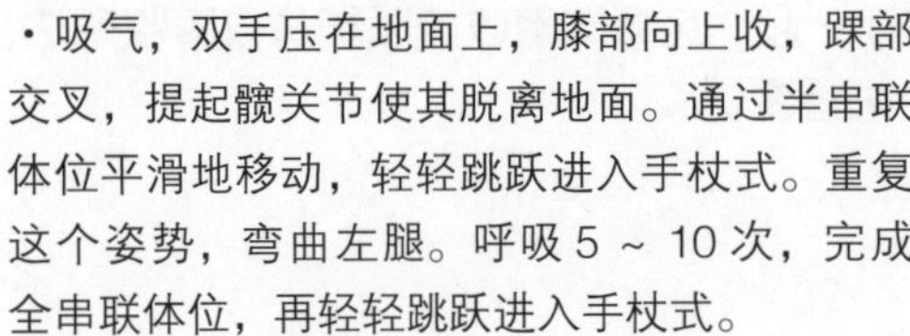

·吸气，双手压在地面上，膝部向上收，踝部交叉，提起髋关节使其脱离地面。通过半串联体位平滑地移动，轻轻跳跃进入手杖式。重复这个姿势，弯曲左腿。呼吸 5 ~ 10 次，完成全串联体位，再轻轻跳跃进入手杖式。

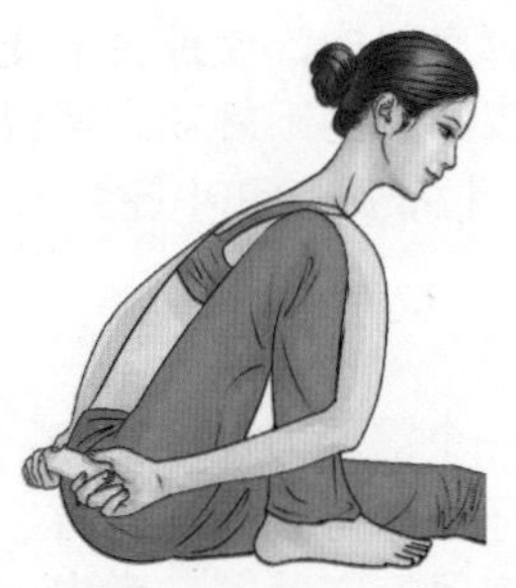

初级姿势

最初练习这个姿势时可能很难“扣”住双手，可以用一个带子在身后将双手连在一起。在练习时，逐步使双手沿着带子慢慢靠近，直到双手可以互相接触到为止。

高级姿势

确保双手紧紧握在一起，这样可以通过双臂形成一个能量圈，有助于将练习者固定在这个姿势当中。随着双手相扣变得越来越容易，身体也越来越柔韧时，在右侧做这个姿势时用右手抓住左手腕，在左侧做这个姿势时用左手抓住右手腕。一旦可以完成这样的动作了，就可进一步伸展双臂，向上抬起双手，使之远离背部。

圣哲玛里琪 B 式

在该姿势中，随着脚跟给腹部施以压力，内部器官得到刺激、按摩和调整，因此练习该姿势可以增强圣哲玛里琪 A 式的益处，同时还能缓解肩部肌肉的紧张。

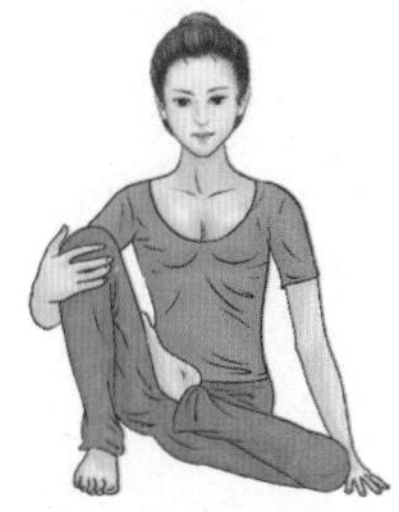

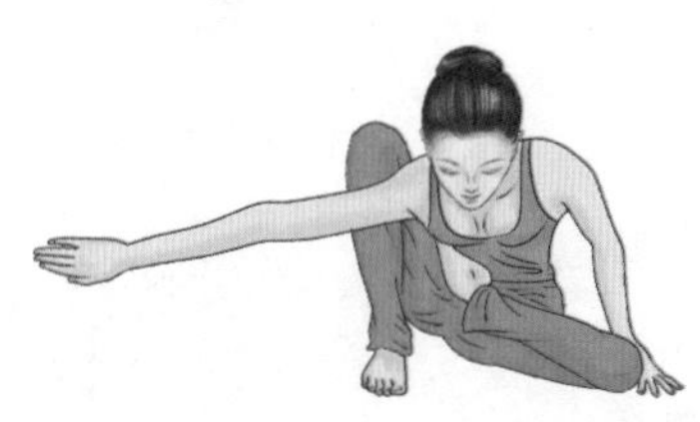

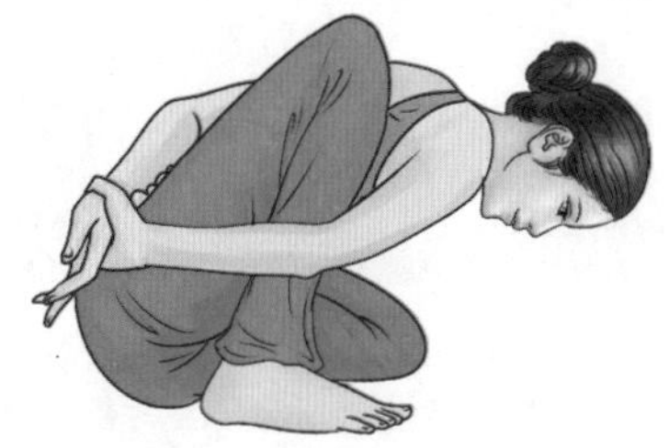

1 从手杖式开始，吸气，弯曲左腿，双手向上抬左脚，将左脚放在右大腿上部以形成半莲花式。移动左脚小脚趾边缘，将其放在右髋关节窝中，然后将左手放在地面上。左臀部坐在地面上，左膝和左大腿压在地面上。右膝弯曲并朝右肩移动，右脚紧踩地面，使其与右坐骨成一条直线。右脚脚趾向前。

高级姿势

在练习这个姿势的过程中，要充分做收腹收束法，收腹收束法有助于进一步向前伸展躯干，使头放得更低。一旦完成这个动作，可以用一只手抓住另一只手的手腕，并像圣哲玛里琪 A 式中一样抬起双手。

2 继续吸气，向前伸展躯干，使其位于左脚上方，右肩向右膝内侧移动并超过它。向外伸展右臂，将右腋窝放在右小腿的前面。

初级姿势

在慢慢练习这个姿势的过程中，要特别小心膝部。如果感觉到任何的疼痛，可以将做半莲花式的脚放在地面上。

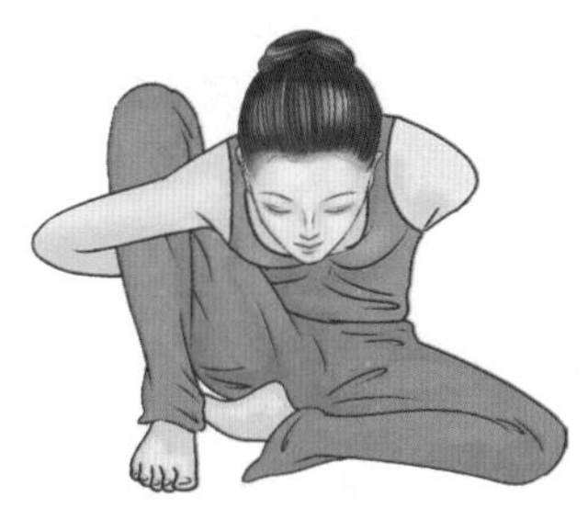

3 吸气快结束时，右臂环绕右腿，双手在背后相扣。向外伸展脊椎，提起胸部，肩部挺直。

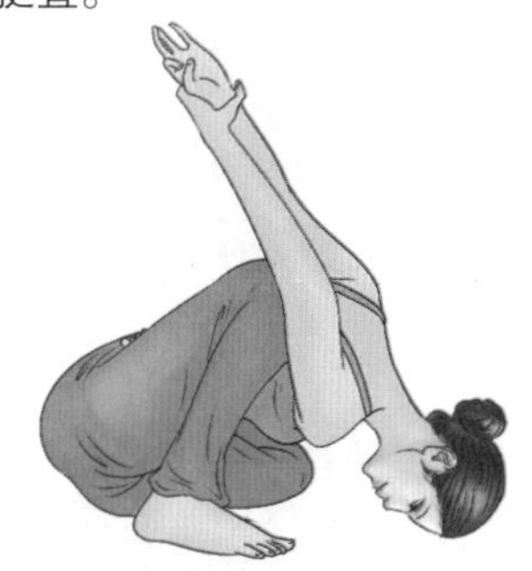

4 呼气，向前伸展躯干，使躯干位于左脚脚跟上方，双手随之往上抬起，头部向地面靠，前额触地。右大腿内侧放在胸腔的右侧，右膝朝上。充分、均匀地呼吸 5 ~ 10 次，放松颈部后面的肌肉，注视鼻尖。凝视点：鼻尖。吸气，提起胸部，打开肩部。呼气，松开扣住的双手，身体直立，向前伸展双腿，恢复到手杖式。

• 吸气，双手压在地面上，膝部向上收，踝部交叉，提起髋关节使其离开地面。通过半串联体位平滑地移动，轻轻跳跃进入手杖式。重复这个动作，弯曲左腿。呼吸 5 ~ 10 次，完成全串联体位，再轻轻跳跃进入手杖式。

圣哲玛里琪C式

前两个姿势可以促进各个器官的血液流动，接下来的C式和D式可以将腹部的毒素排出，恢复消化的动力与平衡。

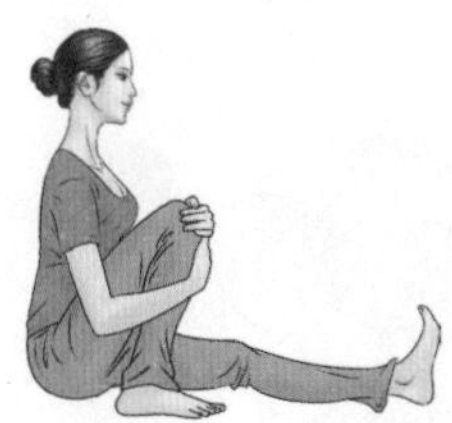

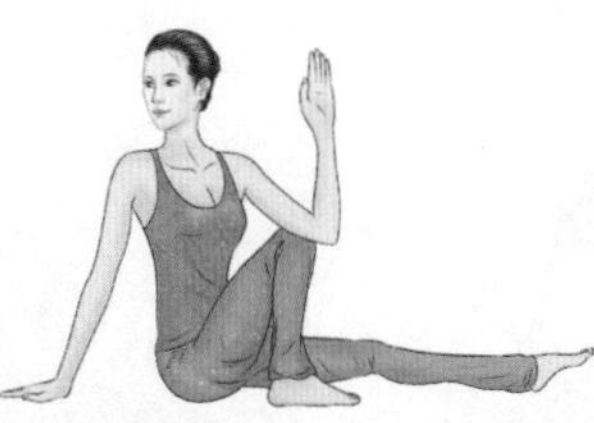

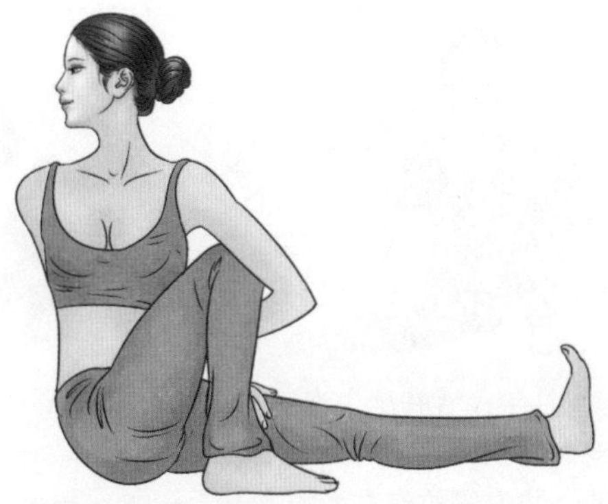

① 从手杖式开始，吸气，右膝弯曲并朝右肩移动。右脚紧踩地面，使其与右坐骨成一条直线，与圣哲玛里琪A式中一样，右脚脚趾向前。伸展背部，轻柔地将上身向右大腿的方向压。

② 继续吸气，向上伸展背部，将右手放在骨盆后面的地面上。打开右肩的后侧，右膝向胸部的中心靠拢。胸部向右腿的方向转，将左肘和腋窝勾在右膝上，将左侧肋骨向右大腿的内侧移动。将右侧肋骨向后弯。

③ 继续吸气，左臂向下弯，并环绕住右腿。右手离开地面，向后抓住左手。将右肩向后靠拢，转动头部，带动下巴使其位于右肩上方。呼吸5～10次，凝视右肩上方，凝视点：向右。随着每一次吸气，呼吸都到达脊椎，打开胸部。随着每一次呼气，将右肩向后和向下靠拢，旋转锁骨，将左侧肋骨进一步向右转。呼气，松开扣住的双手，旋转身体，面向前方，伸展双腿，恢复到手杖式。

·吸气，双手压在地面上，膝部向上收，踝部交叉，髋部抬起使其离开地面。流畅地完成半串联体位和跳跃动作，然后进入手杖式。在身体的另一侧，重复这个姿势。呼吸5～10次，流畅地完成全串联体位和跃穿动作，然后进入手杖式。

练习此姿势的益处

扭转身体对于脊椎来说是一剂良药，可以带来脊椎的健康、平衡性和灵活性，也有助于减轻和缓解背部的僵硬和疼痛。

初级姿势

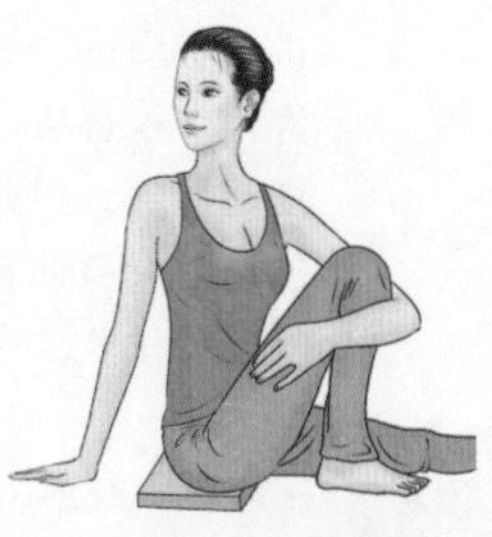

多练习几次便可达到该姿势所要求的灵活性和柔韧性。刚开始练习此姿势时，可只做到第2步，直到身体达到足够的灵活性时再做完整的姿势。如果你感到背部有疼痛感，可坐在一块垫子或瑜伽砖上进行练习。

高级姿势

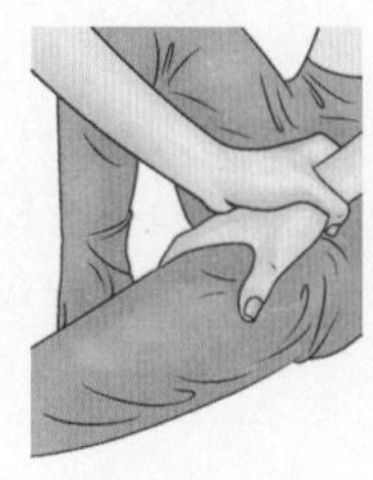

随着脊椎进一步的转动，你可以做到手腕交叉，进一步提高动作难度。注意要用左手抓住右腕，右手指抓住左大腿内侧。

圣哲玛里琪 D 式

最后的这个扭转姿势可以练习脊椎和背部肌肉的灵活性和柔韧性。背部和腹部的一侧被挤压，而另一侧得到伸展，脊椎神经的压力和紧张也得到释放。

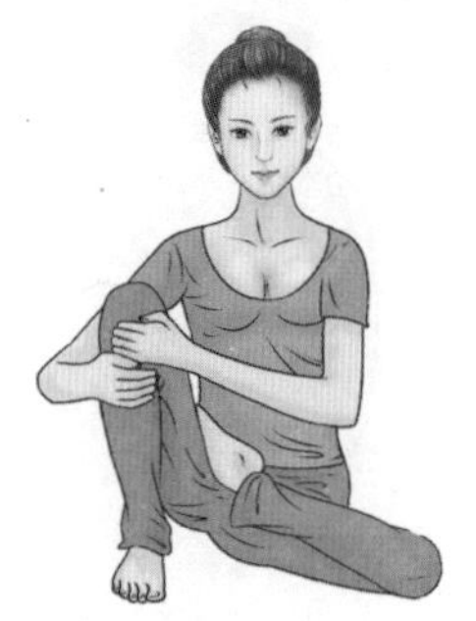

① 从手杖式开始，吸气，将左脚向上抬起放在右大腿上部，形成半莲花式。坐在左臀上，将左膝和左大腿放在地面上。弯曲右膝，使右脚踩在地面上，并与右坐骨形成一条直线，就像圣哲玛里琪B式一样。用力地向上抬起背部和胸部。

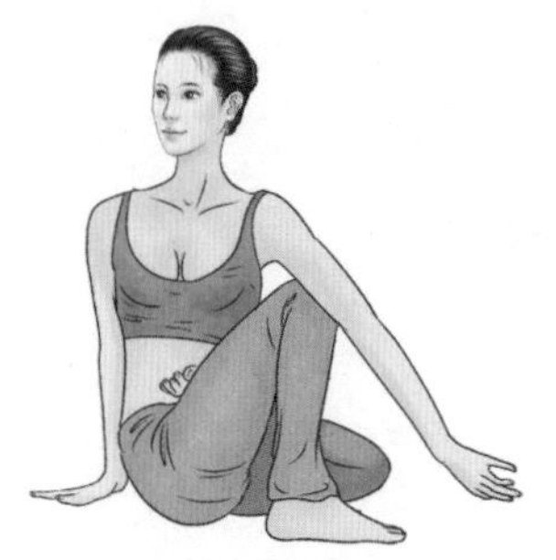

② 继续吸气，伸长脊椎，右膝向左移放在胸部前方中心位置，将胸部向右膝转。向前倾斜身体，同时旋转背部，左臂抵住右膝外侧。将左侧肋骨压在右大腿的内侧，右侧躯干向后转动。右手放在骨盆后方的地面上，打开右肩，左手向前伸展。

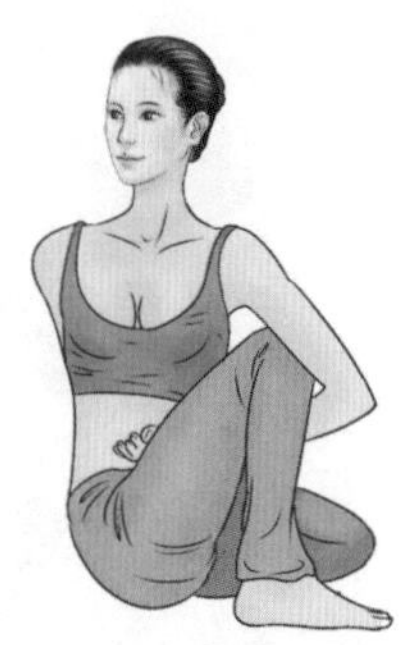

③ 吸气快结束时，充分旋转脊椎，同时将左侧肋骨压在右大腿上，左臂环抱右腿，左手放在腰左侧。打开右肩，向后伸右手并抓住左手手腕。呼气，打开右肩，转动头部注视右肩前方，凝视点：向右。呼吸 5 ~ 10 次。提起整个脊椎，胸部向上提起，肩胛骨向后滑动。呼气，双手松开，身体转动面向前方，伸展双腿恢复到手杖式。

· 吸气，双手压在地面上，膝部向上收，踝部交叉，提起髋部使其离开地面。流畅地完成半串联体位和跃穿动作，然后恢复到手杖式。在身体的另一侧重复这个姿势。呼吸 5 ~ 10 次，流畅地完成全串联体位和跃穿动作，然后恢复到手杖式。

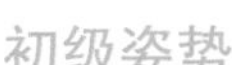

最初练习这个姿势时如果双手无法相扣，用手抱住与地面垂直的腿即可。如果对于练习深入莲花式来说膝部还不够有力，可以适当调节，就像圣哲玛里琪 B 式一样将左脚放在接近右臀部的地面上，然后旋转脊椎。

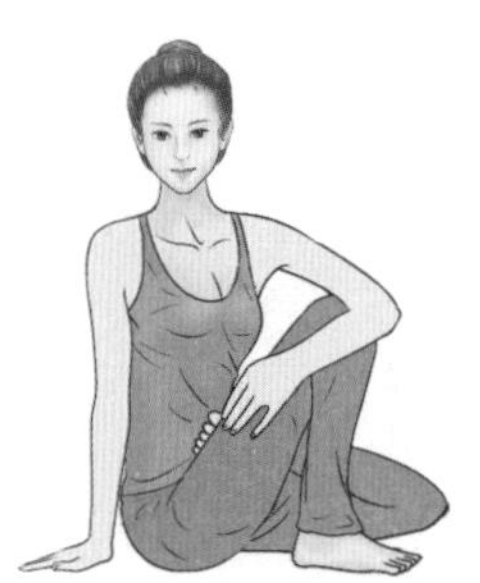

高级姿势

为了进一步促进脊椎的旋转，可以集中注意力将左胸腔向前移动到右大腿内侧，尽力缩短两者距离，同时将右胸腔向后移动。该动作可以使你交叉手腕，手指放到小腿胫骨上。通过增加脚跟给腹部的压力，可以进一步增强练习该姿势的益处。

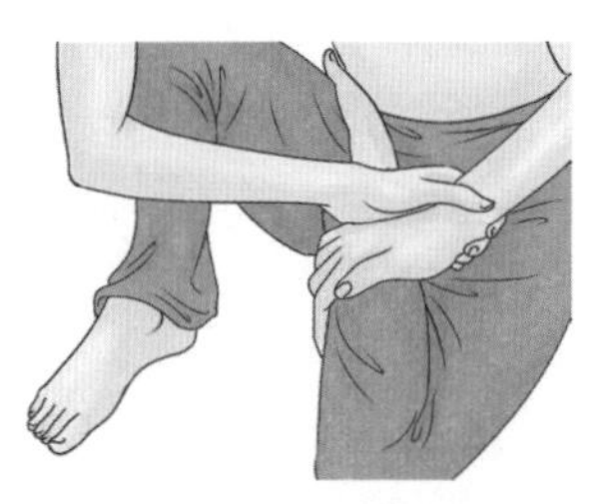

船式和支撑摇摆式

这两个姿势单独练习时，可以培养收束意识和收束控制力。如果合在一起练习，它们可以让腹部和腿部肌肉变得结实，使得背部、手臂、腕关节和肩部更有力量。

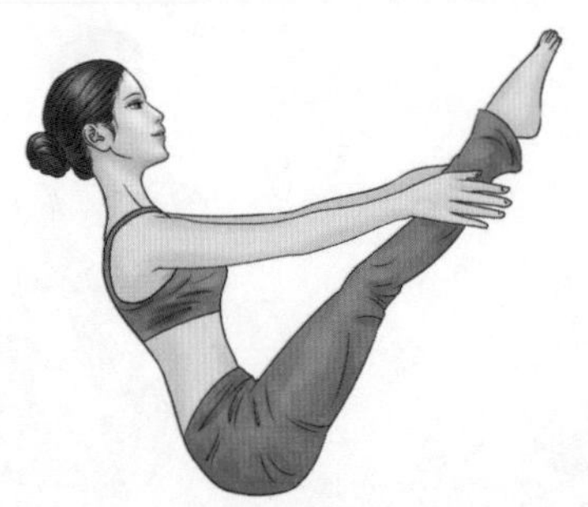

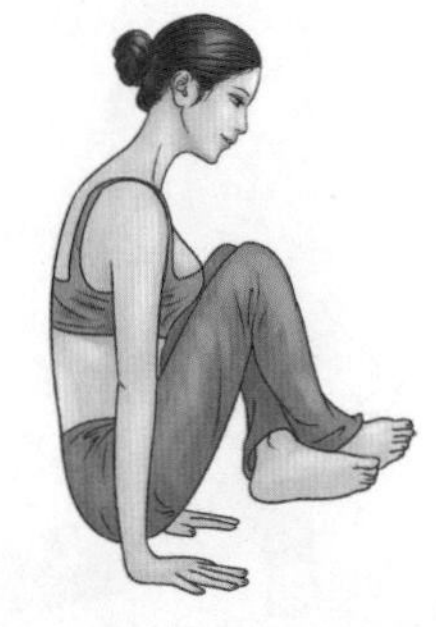

① 船式。从手杖式开始，吸气，将胸部向后仰，同时腿部向上提起，大腿内侧、踝部和脚趾并拢。伸长腿部和踝部，双臂水平提起，双手向前超过膝部。双脚向上抬与头部同高，臀部保持平衡，不要让背部向地面上倒。保持一会儿，呼吸 5 次，凝视脚趾，凝视点：脚趾。

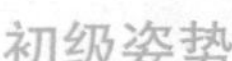

初级姿势

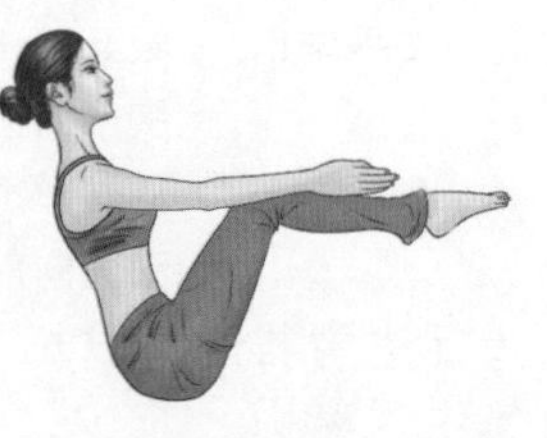

这两个姿势有一定的挑战性。通过缓慢的深呼吸来调整节奏。如果在练习船式时背部下面感觉到紧张，可以弯曲膝部，双脚降低以使小腿与地面平行。

高级姿势

熟练掌握了支撑摇摆式后，可以尝试着向后移动双脚，向肩部和双手上方提起臀部，同时向上伸展双腿，成倒立式，在吸气的同时保持身体的平衡。缓慢呼气，双腿向内收，通过收束法来控制身体，轻轻地向后移动骨盆，恢复到支撑摇摆式，然后将臀部放在地面上恢复到船式。练习 5 次。这个姿势可以消除疲劳，活跃神经系统。

② 呼气，然后做支撑摇摆式。手掌放在髋部两侧的地面上，加深收腹收束法使躯干前侧收缩弯曲。肩部向前移动到腕关节上方，同时双腿弯曲，踝部交叉。吸气，双手用力地按住地面，然后，通过收腹收束法和手掌压在地面上来提起臀部和双脚，使其离开地面，双腿轻轻翘起，即支撑摇摆式。轻轻地呼气，臀部放在地面上，恢复到船式，呼吸 5 次。呼气，手掌放在髋关节两侧的地面上，向上提起做支撑摇摆式。如此重复 5 次船式和支撑摇摆式。

· 在练习第 5 次支撑摇摆式时，双脚向后做四肢支撑式，然后流畅地完成全串联体位。在完成串联体位的下犬式后，不要通过跃穿动作进入手杖式，而是跳跃后双脚轻轻着地，落在双手外侧靠前的地面上，进入脚交叉双臂支撑式。

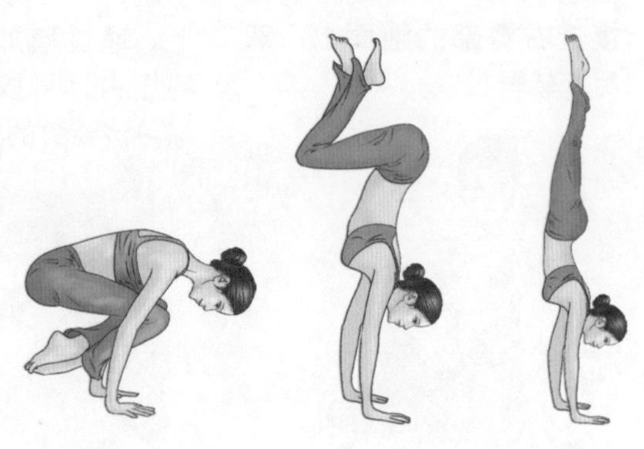

脚交叉双臂支撑式

该姿势可以让手部和腕部变得更有力量，使手臂肌肉更加结实，肩关节更加灵活。当双腿向躯干方向提起时，有助于平衡胰腺和胰岛素的分泌。

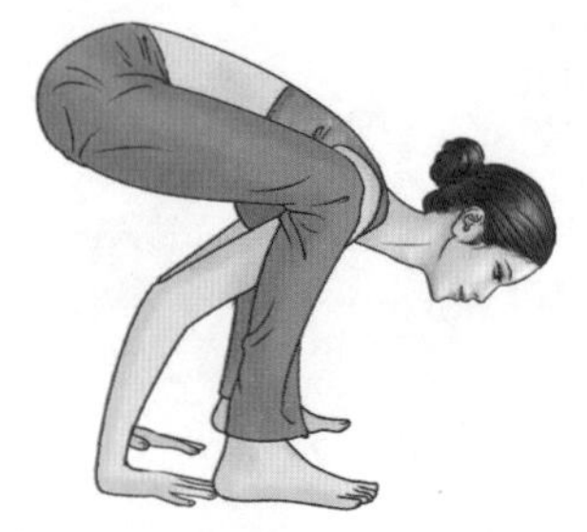

1 从下犬式开始，吸气，双脚向双手外侧的前方跳跃，双腿放在双臂的外侧，双膝在肩部的两侧。继续吸气，进一步弯曲双膝，将大腿后侧向上臂内侧靠近。打开手掌和十指，向脚跟的方向伸中指。

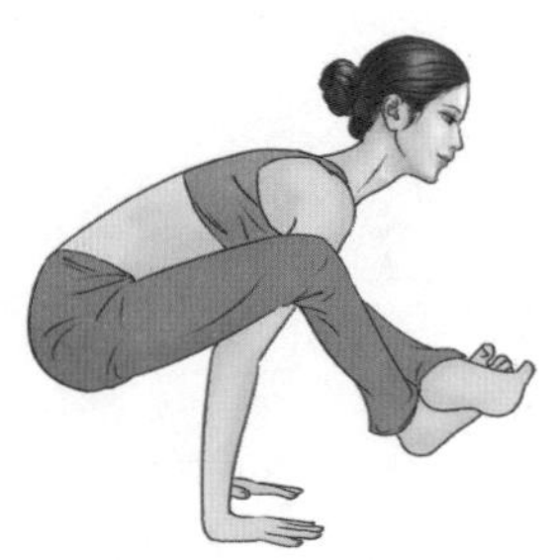

2 吸气快结束时，将大腿后侧放在上臂上。将身体的重量转移到手上，臀部不要着地，提起双脚离开地面，脚踝交叉。抬头，柔和地凝视鼻尖，凝视点：鼻尖。

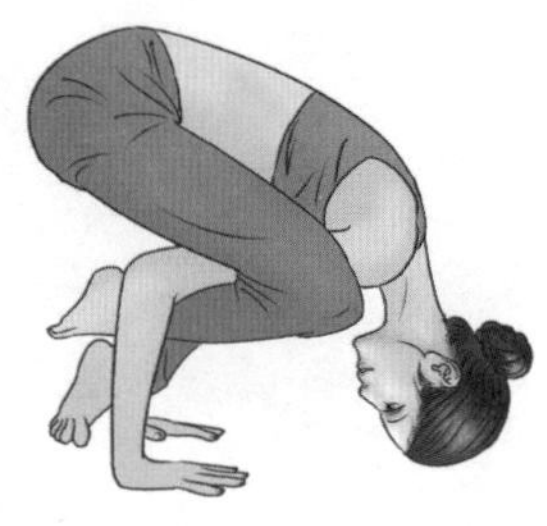

3 呼气，将头部和肩部向前向下倾斜，前额放在地面上，同时用力做收腹收束法，将双脚和臀部向后向上送。该动作与以一个平衡点为支撑的跷跷板动作类似。呼吸 5 ~ 10 次，凝视点：鼻尖。吸气，抬头抬胸，回到第 2 步。交叉脚踝，可以将双脚放在地面上，然后后跳至四肢支撑式，进入全串联体位；也可以伸展双腿做双臂反抱腿式，然后做鹤式， 进入全串联体位。

初级姿势

为了让肩部尽可能地向后，可以进一步弯曲双膝，然后将双手往前分别放在双脚脚踝的后侧，向后移动肩部。在练习中动作要轻柔，要有耐心，逐渐地建立信心，将自己整个身体的重量放在双手上。如果在开始练习时不能同时抬起双脚，可以一次抬起一只脚，然后再抬起双脚，交叉脚踝。

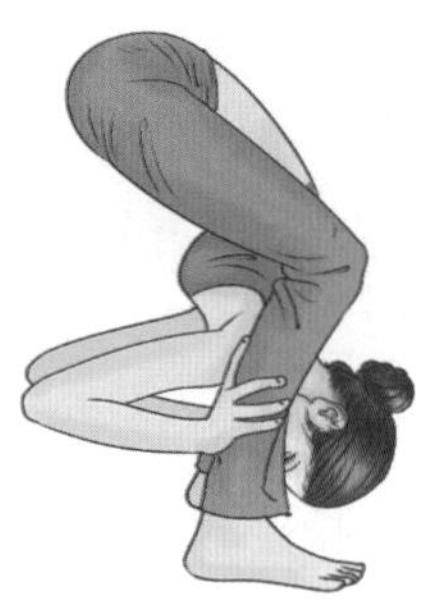

高级姿势

不要将双脚放在地面，而是双腿跳跃直接做双臂反抱腿式，然后弯曲双膝，交叉脚踝，将头部放低完成这个姿势。随着身体的伸展，可以将下巴放在地面上。

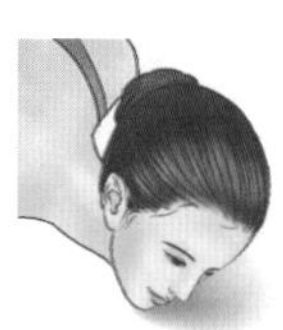

双臂反抱腿式和鹤式

这两个姿势组合在一起可以形成一个从脚交叉双臂支撑式到全串联体位的完整过渡。双臂反抱腿式可以伸展脊椎和背部肌肉，同时伸长双腿，使其更有力量。鹤式有助于锻炼倒立式需要的肌肉力量。

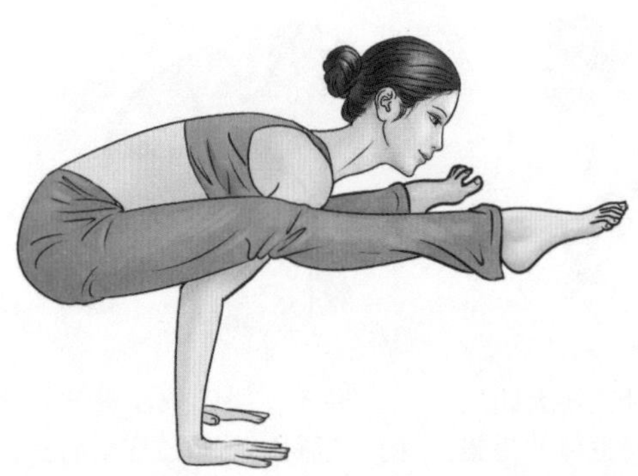

① 双臂反抱腿式。从脚交叉双臂支撑式开始，吸气，抬起头部和胸部，不要交叉脚踝，向前伸展双腿。通过脚跟向外伸展完成这个姿势。保持大腿内侧压在上臂上，手掌紧压地面。进一步做收腹收束法。通过双臂向上伸展身体，提起臀部、胸部和头部，使身体与地面平行。凝视点：鼻尖。

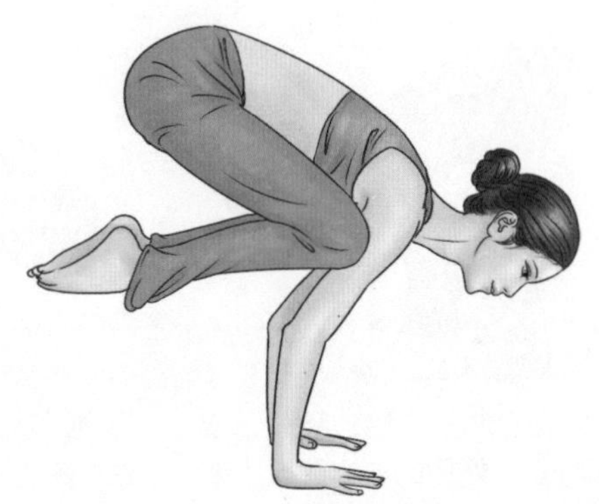

② 鹤式。呼气，进一步做收腹收束法。提臀，弯曲膝盖的同时保持胸部打开和头向前伸，将小腿、踝部和双脚向后送完成这个姿势。将两脚的大脚趾并拢，向臀部的方向提起脚跟。吸气，感受到来自双臂以及收腹收束法和会阴收束法的支撑。将肩部向后拉，伸展颈部的后侧。凝视点：鼻尖。

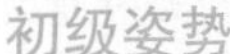

初级姿势

这两个过渡姿势可能需要一定量的练习才能完成，所以要有耐心。首先在尝试鹤式之前，可以集中练习双臂反抱腿式。一旦有信心练习这个姿势后，再练习鹤式。一次可以试着向后弯曲一条腿，逐渐在流畅的动作中将双脚一起向后伸展。

高级姿势

一旦熟练掌握了这两个姿势，在向后跳跃做四肢支撑式之前可以吸气，将双膝提起离开双臂，将双脚向后伸展，在下一次呼气时继续进入全串联体位。在练习的过程中可以培养身体的敏捷性和灵活性，增强整个身体的力量。

· 呼气，双脚向后，肘部弯曲，双脚着地做四肢支撑式，然后进入全串联体位。不要向前跳跃至手杖式，而像船式和支撑摇摆式之后的串联体位一样，双脚落在双手旁边的地面上。

练习此姿势的益处

将这两个姿势结合在一起可以提高身体的协调性，补充身体能量。同时还可以控制收束法产生的能量，锻炼腹部肌肉、内脏器官和大腿内侧肌肉以促进身体的稳健和平衡。

龟式

练习这个姿势可以拉伸背部的肌肉，缓解腰部和骶骨的紧张，使能量自由地在脊椎中流动。如果充分练习收腹收束法，可以改善呼吸系统和消化系统。

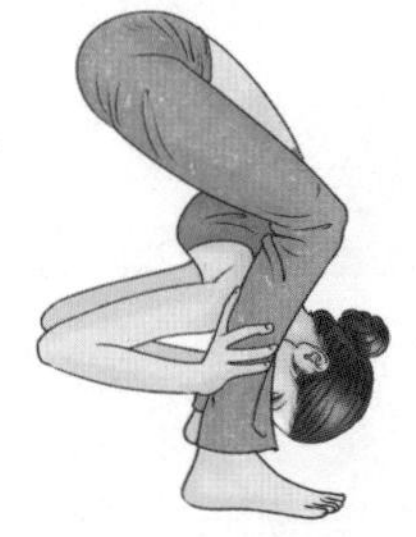

① 从下犬式开始，吸气，双脚向前跳跃，落在双手外侧前面的地面上，双腿放在两臂外侧，双膝靠在肩部旁边，跟进入脚交叉双臂支撑式一样。双手放在脚踝的后面，向双膝后面的方向移动双肩。

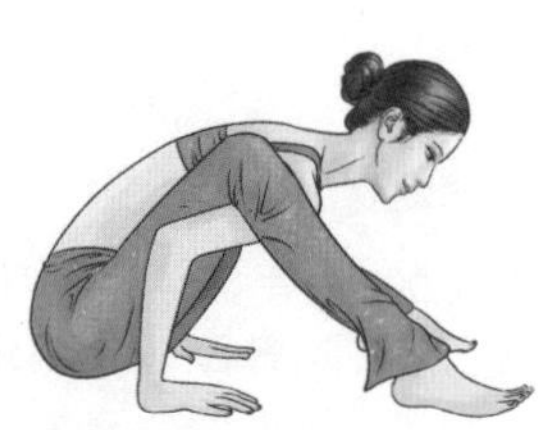

② 继续吸气，进一步屈膝，放松髋关节。将双手放在地面上，臀部着地。进一步加强收腹收束法，以使髋部慢慢下降。

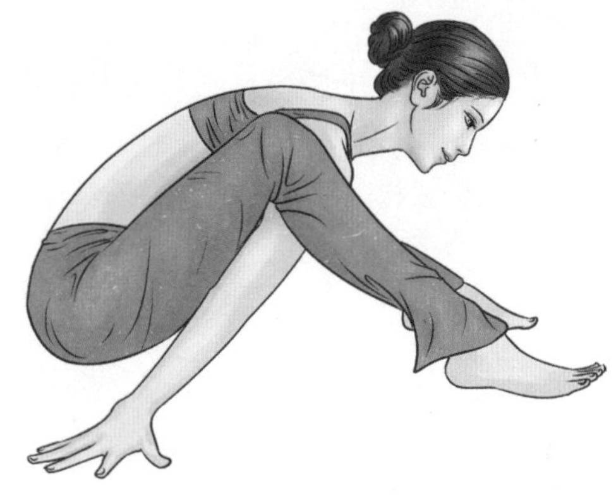

③ 向外伸展双臂使其位于双膝下面，指尖向外伸展，双膝位于双臂的正上方。

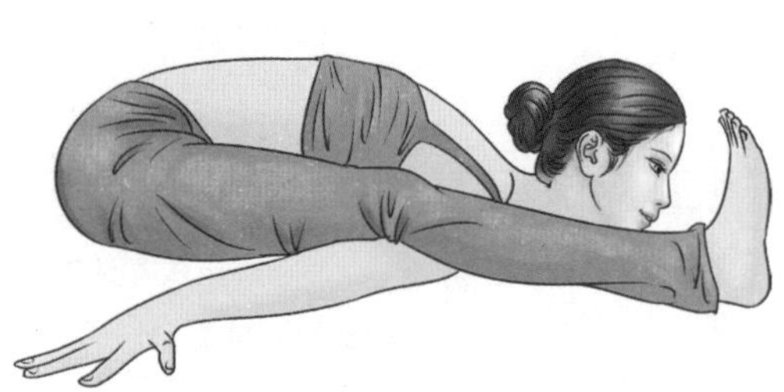

④ 完成吸气后，进一步向前伸躯干，并伸展双腿，脚跟尽量向前伸。拉伸双腿会压住上臂后侧及肩部，有利于躯干进一步接近地面。沿着地面向前打开胸部，伸直手臂的同时向后向下移动坐骨。收腹，伸长脊椎，肋骨和下巴贴在地面上。凝视点：眉心，呼吸 5 ~ 10 次，再进入卧龟式。

初级姿势

一步一步地把脚跟往前伸，直至完全伸直双腿。如果感觉到背部过度拉伸，可以弯曲双膝，轻轻地向前伸展躯干。以后每次练习这个姿势时，都轻轻地向前移动双脚直到髋部和腿部肌肉得到充分的伸展。

高级姿势

在练习这个姿势时每一次呼气都感觉身体进一步前倾。能量沿着腿部后侧传递到脚跟，将大腿肌肉朝髋关节的方向向上向前提起。这样有助于充分伸展和锻炼腿部肌肉，随着躯干的前侧向地面打开，伸直腿部，脚跟提起离开地面。

卧龟式

在练习这个姿势时，需要集中思想、内省，保持内心的宁静和安静地聆听宇宙精神。

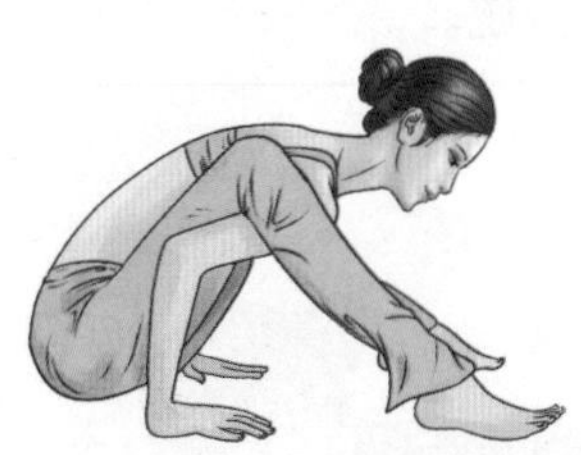

❶ 从龟式开始，吸气，抬头，屈膝，双臂放松，手掌压在肩部以下的地面上以使躯干向上提。

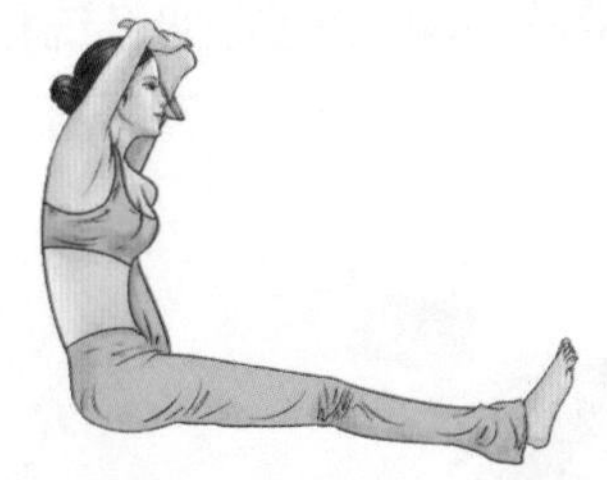

❷ 呼气，身体直立，右手抓住左脚，屈左膝，放在左肩后侧。吸气，打开胸部。将左肩向后压有助于向后移动左大腿和膝部。

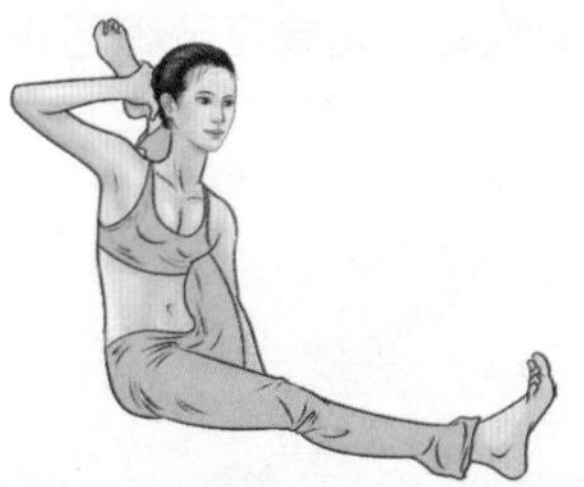

❸ 呼气，轻轻地在左髋关节窝内转动左腿，进一步向后移动左膝。用右手把左小腿和脚踝放在头后和颈后。左侧肋骨向前压，向上伸长整个躯干。抬头，将头部的后侧向后压在左脚踝上。向上打开胸部和肩膀以保证左腿和脚部不动。

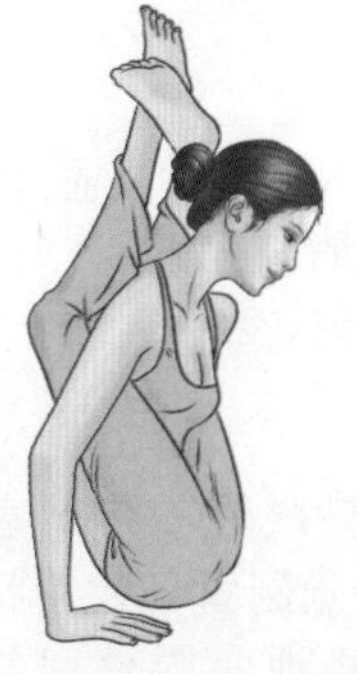

❹ 吸气，屈右膝，用右手将其进一步向右肩后靠拢。呼气，向外侧转动右膝，再次用右手将右小腿和脚踝放在头部和颈部的后侧，将其与左脚踝交叉。吸气，双手放在髋部两侧的地面上，挺起胸部，向后侧收肩。这样有助于进一步靠拢膝部，保证脚踝可以在头后交叉。把颈部的后侧压向脚踝，抬头凝视前方。

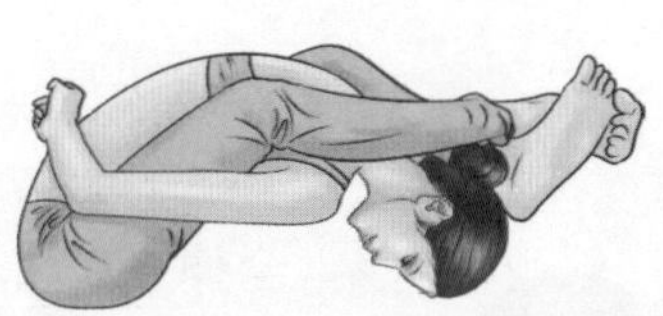

❺ 呼气，双手向前，屈肘以使身体向前向下伸展，将前额放在地面上。双臂放在双膝下面，手掌向上，肘部向外侧弯曲。将双手放在腰后十指交叉。深呼吸 5 ~ 10 次，凝视点：眉心。

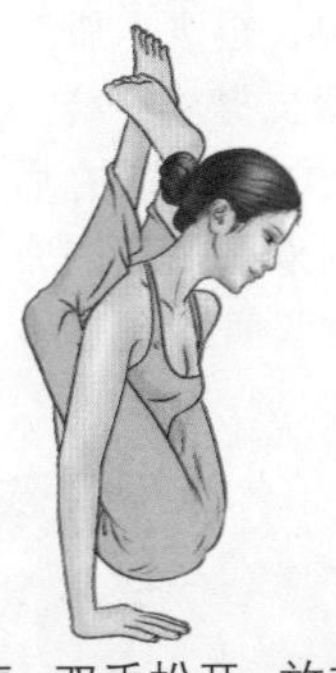

❻ 呼气，双手松开，放在肩部下方的地面上。双手压在地面上，抬头，胸部离开地面，躯干直立。伸直双臂，脚踝仍然保持在脑后的交叉姿势。随着躯干的提起，臀部和坐骨内收。吸气，双手放在臀部两侧的地面上，手掌打开，双手向地面上压，以使臀部提起离开地面。平稳地呼吸 5 次，同时，打开胸部，向后移动双肩和头部，凝视点：眉心。呼吸 5 次后，吸气，打开交叉的脚踝，伸直双腿恢复到双臂反抱腿式。慢慢地呼吸，双脚向后弯曲做鹤式，吸气。

制感法

这个神圣的瑜伽姿势为八支分法瑜伽的第 5 步——制感法做好了准备。感官内敛可以比作乌龟钻进壳里，将注意力从外面的世界转移到内心的精神生活上来。

初级姿势

从第 1 步开始，将双臂放在胫骨上，脚掌并拢，头部向前向下放在双脚足弓上。一旦身体感觉到舒适时，可以逐步将双臂放在双膝下并向后绕过去，用一个带子连接双手。抬头，挺胸，将双手放在髋部两侧的地面上。双脚向内收，脚踝交叉，向上收双膝，向后跳跃做四肢支撑式。

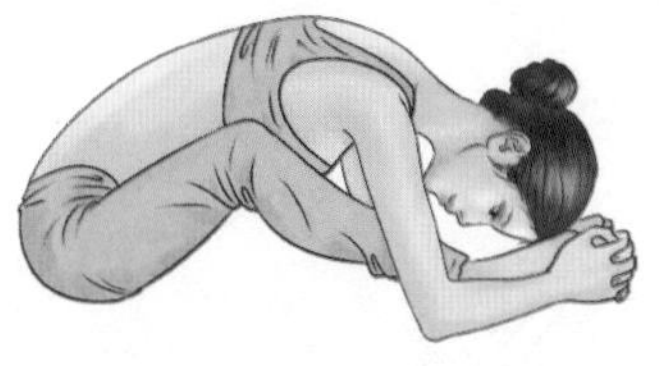

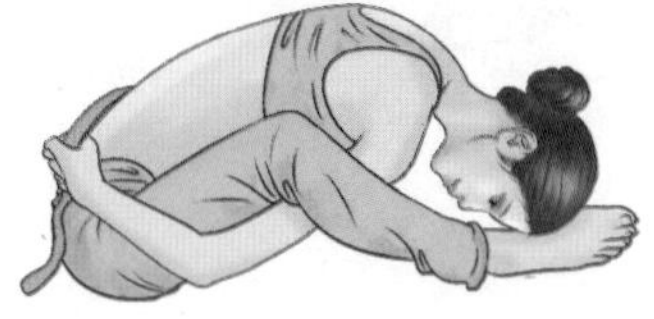

高级姿势

这是一个高难度姿势，所以练习时应缓慢并小心，循序渐进地进行。前额放在地面上时，从胸部处轻轻伸出下巴，双肩向后压以避免双脚从头后面滑下来。当双手可以互相抓到时，可以通过抓住腕部进一步加大动作难度，这样有助于双肩进一步向后收，胸部和躯干进一步向前伸。

胎儿 A 式

胎儿式和公鸡式两个姿势是通过呼吸和动作相联系的，从一个姿势直接进入到另一个姿势，中间不用串联体位的过渡。胎儿 A 式可以按摩和调节腹部器官，特别是肝脏。

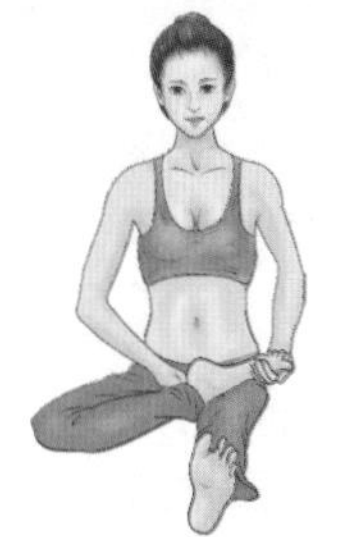

1 从手杖式开始，慢慢地吸气，弯曲右膝，右脚放在左大腿上侧，做半莲花式。

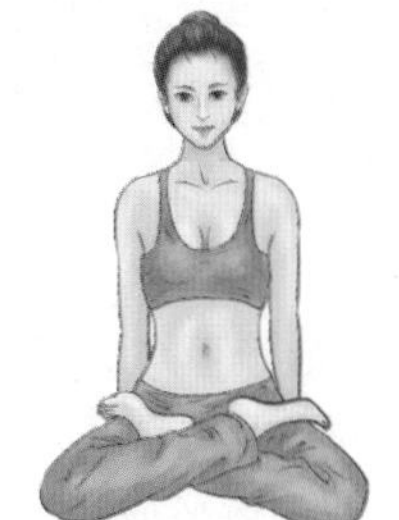

2 慢慢地吸气，弯曲左膝，将左脚放在右大腿上侧，做莲花式。

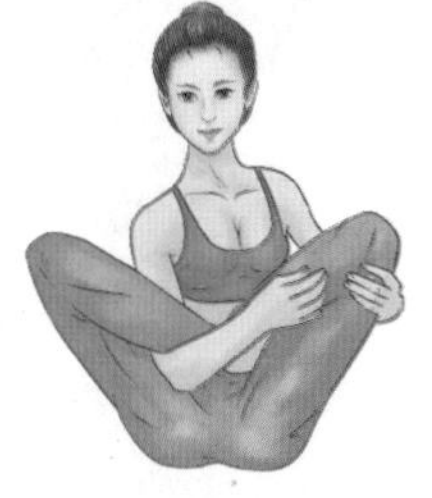

3 继续吸气，向上提起双膝，右手和前臂穿过左脚踝和右小腿后侧中间的空隙。右手沿着左胫骨伸展，将右肘带出。

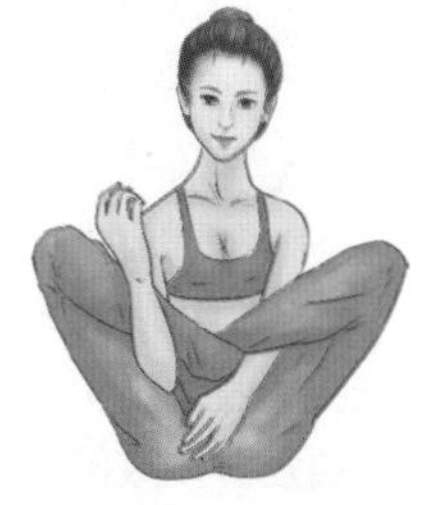

4 在吸气快结束时，提起右手，固定右肘在一定的位置，然后左手和前臂穿过右脚踝和左小腿之间的空隙。左前臂一直向外穿直到左肘完全穿过空隙处。

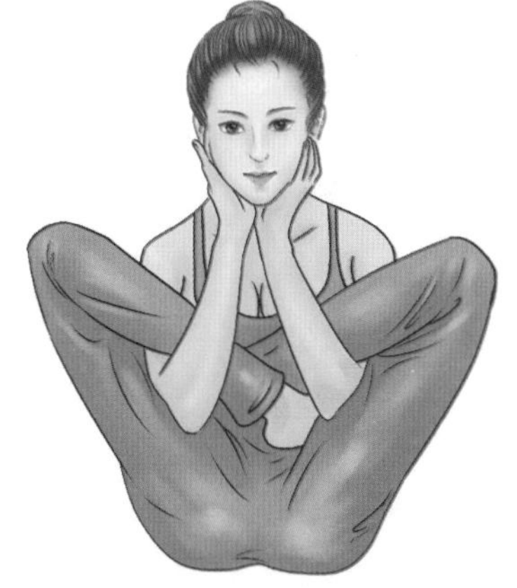

5 呼气，双膝进一步向肩部靠拢，用力地弯曲双肘以向上举起双手，双手托住下巴，手指尖放在耳朵处。加深收腹收束法和收颌收束法以保持臀部的平衡，深呼吸 5 ~ 10 次，凝视点：鼻尖，转换到胎儿 B 式。

初级姿势

如果感觉双膝疼痛，在练习时要小心，同时可以将莲花式改成半莲花式或者简易坐（交叉双腿）。双臂环绕双腿的外侧，双手抓住脚踝。为了完成整个姿势，在手到肘之间的部位抹上油或者水可能有利于双臂穿过双腿。

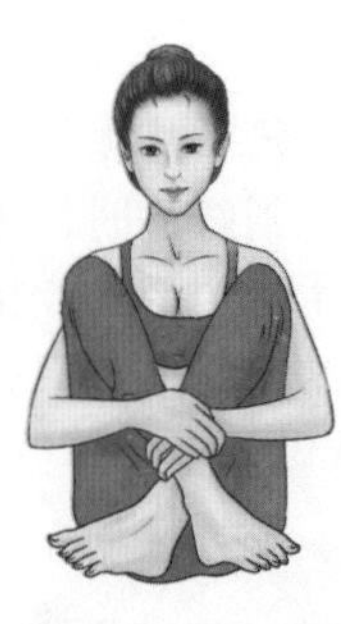

高级姿势

指尖放在耳朵处，轻压双耳以集中听力。通过这种方式，胎儿式推进了龟式中体验到的制感法（八支分法瑜伽的第 5 步），注意力从外部世界撤出，转向内心。手指压在耳朵上有利于你只听见你自己呼吸的声音。

胎儿 B 式和公鸡式

在练习胎儿 B 式时，每一次的身体滚动代表了怀孕期间的一个月份。公鸡式中的身体上提增加了上半身，特别是腕部、双臂和肩部的力量。

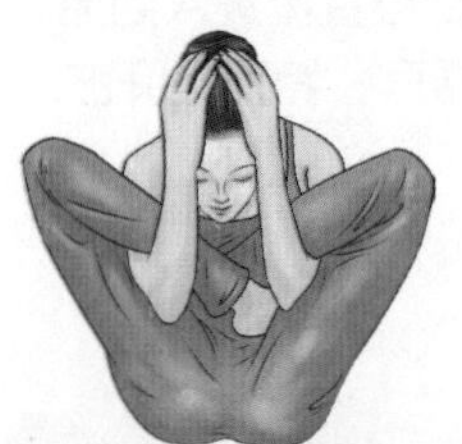

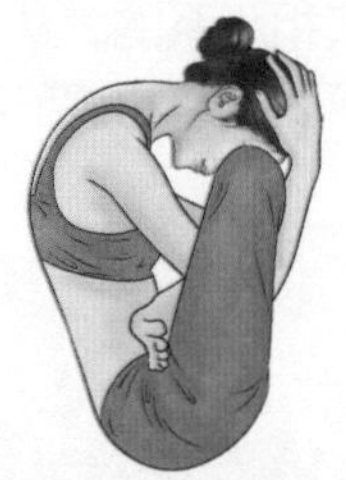

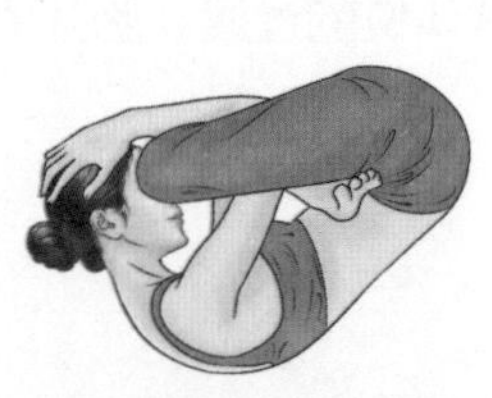

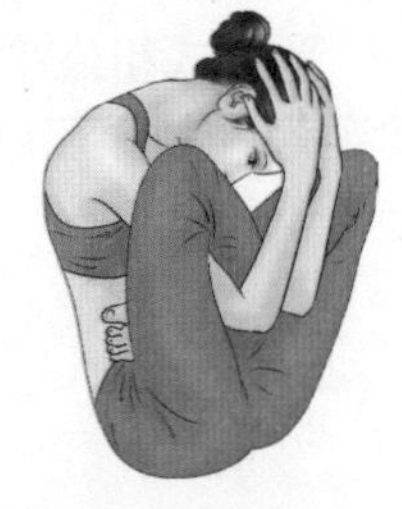

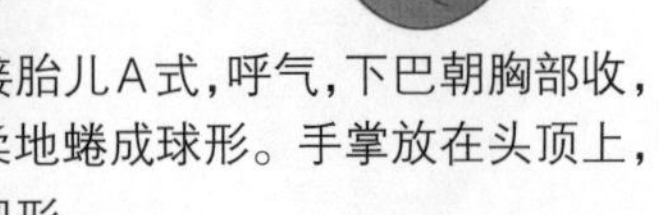

1 胎儿B式。接胎儿A式，呼气，下巴朝胸部收，低头，身体轻柔地蜷成球形。手掌放在头顶上，将自己封闭成圆形。

2 继续呼气，保持脊椎弯曲，身体向后滚动，使双肩着地，臀部向上翘。

3 吸气，身体开始向前翻滚的同时，臀部轻轻向右转，这样当臀部着地后，你就实现了顺时针旋转。呼气，身体向后滚动，脊椎抵住地面，吸气，再次向右侧移动臀部，以进一步顺时针旋转。重复 9 次，形成一个完整的循环。

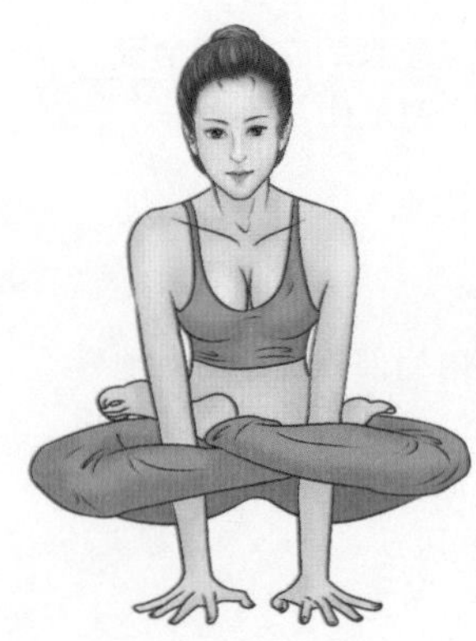

4 公鸡式。接胎儿 B 式，在吸气进入第 9 次身体滚动时，双手从头部拿开，手掌放在地面上，手指打开，指尖向前。向前向上压胸部。抬头，伸直双臂。提臀，使其离开地面，进一步做收腹收束法和收颌收束法（收束法的控制在此尤其重要）。保持身体平衡，均匀地深呼吸 5 ~ 10 次，凝视点：鼻尖。

·呼气，坐在地面上，伸直双腿恢复到手杖式。吸气，双膝弯曲并拢，做全串联体位。

初级姿势

和前一个姿势一样，练习者在练习初始也可以只将双手抱住双腿的外侧，身体向后向前滚动，还可以通过将双手放在髋部两侧地面上向上提起身体，直到可以将双手从呈莲花坐姿的双腿中穿过来锻炼肌肉的韧性。

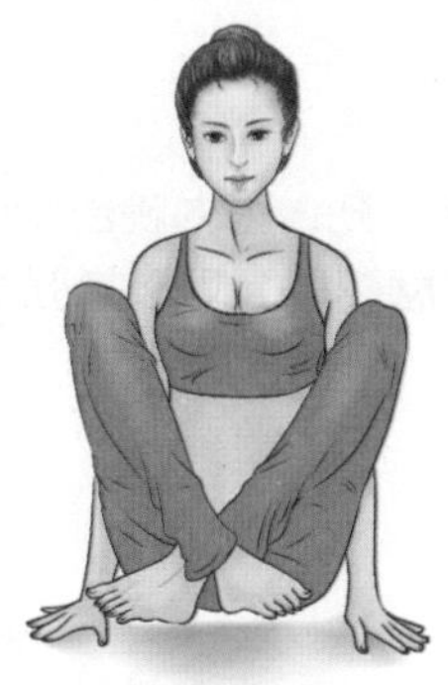

高级姿势

随着呼吸的节奏流畅地完成动作，并将身体的动作与普拉提连接起来——呼气时身体放松置于地面上，吸气时把身体的能量向上提。

束角 A，B 式

这两个姿势可以将贮存在骨盆的能量释放出来，使之传递到脚部以促进血液循环，从而增强脚部力量。背部向前伸展有利于改善肾脏功能，并缓解泌尿系统疾病。

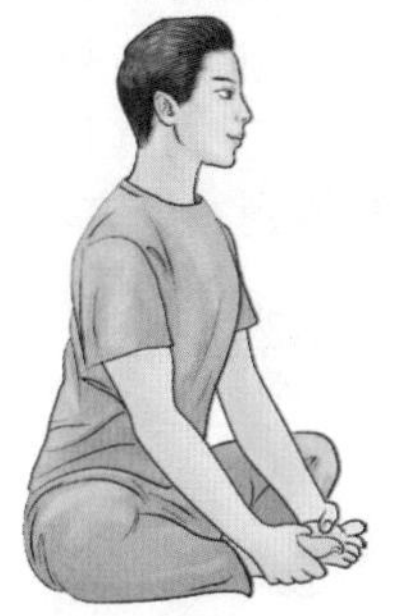

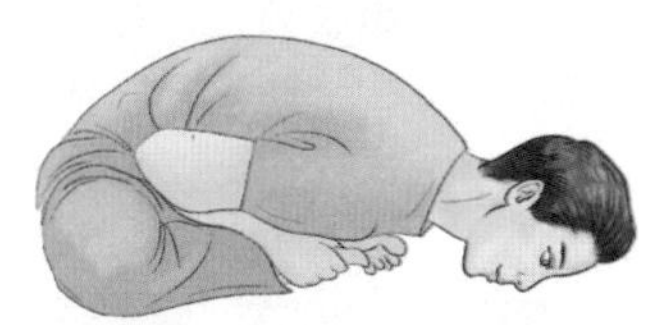

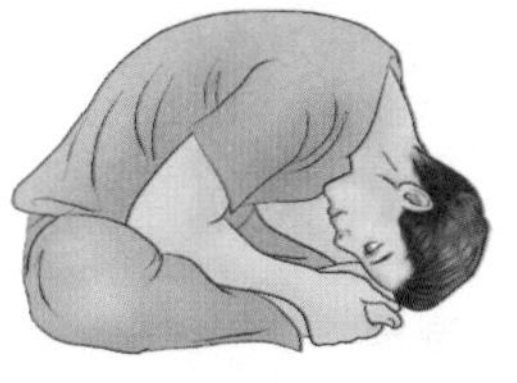

1 从手杖式开始，吸气，向内屈膝，双脚并拢，脚跟紧贴会阴处，双手放在双脚上。髋部放松，脚底向上打开。打开大腿内侧，双膝轻轻放在地面上。呼吸深入到脊椎内，向上打开胸部，低头，以便拉长颈部。双肩向下滑动，打开锁骨，缓慢深呼吸 5 ~ 10 次，凝视点：鼻尖。在最后一次吸气时，进一步拉长背部。

2 呼气，慢慢地向前拉长背部，将躯干放在脚底上方，进一步以髋关节窝为支点，将坐骨向身后地面上送。伸长脊椎、躯干和喉部，将下巴放在脚趾前面的地面上。凝视点：鼻尖。缓慢深呼吸 5 ~ 10 次。

3 吸气，躯干恢复直立，伸长背部。在第 2 次呼气时，进一步完成收腹收束法向内收腹，轻轻地弯曲脊椎，将头顶放在脚底上。下巴向内收，打开肩胛骨以缓解肩部肌肉的紧张。流畅地深呼吸 5 ~ 10 次，凝视点：鼻尖。

· 吸气，背部挺直，自然进入全串联体位。

初级姿势

坐在瑜伽砖或者固定的垫子上来帮助脊椎向上向前提起。这个姿势对于骨盆僵硬的练习者尤其有用，同时它还能避免背部塌陷或拱起。

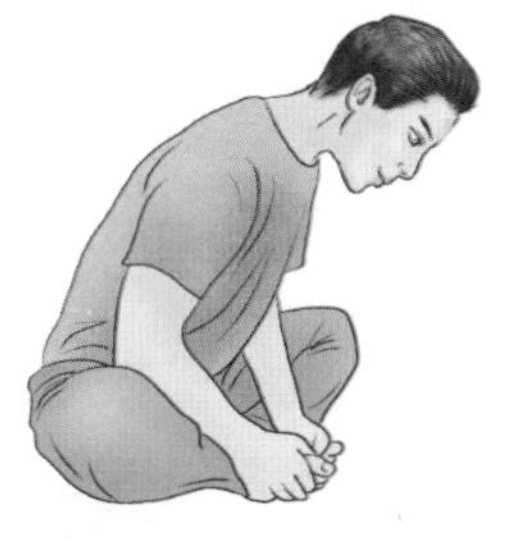

高级姿势

肘部向大腿内侧收，随着每一次呼气，轻轻地对双腿施加压力，使髋部和大腿内侧进一步打开，膝部进一步降低。

坐广角 A 式

这个姿势是束角式的完美补充，因为腿部向外伸展，能量可以进一步从骨盆传递到双脚。通过打开双腿和向前伸展躯干，可以增强髋部和双腿的灵活性。

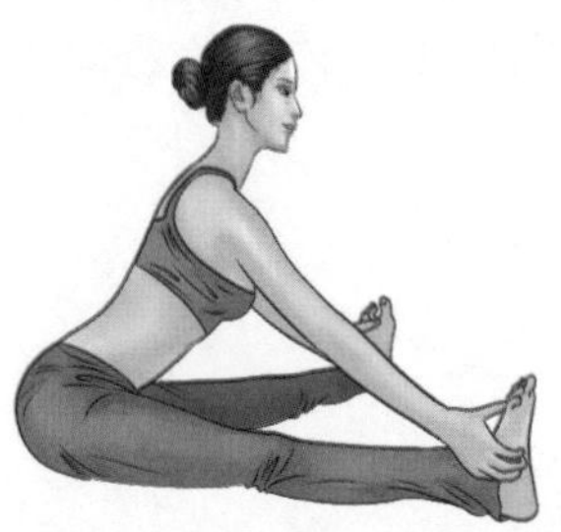

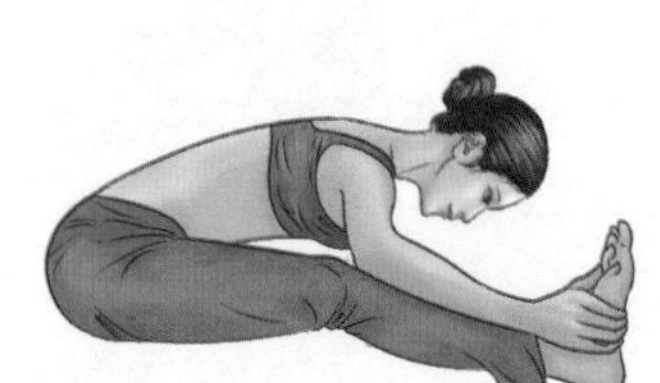

1 从手杖式开始，吸气，打开双腿。伸展背部，拉伸躯干前侧，伸长腹部直至骨盆向前。双手放在双脚上，将拇指放在大脚趾和第 2 个脚趾之间，其他手指抓住脚的边缘处。打开锁骨，将胸部向前压，臀部扎根在地面上，拉伸腰的两侧。

2 呼气，进一步弯曲髋部，以髋关节为轴向前转动骨盆，将耻骨和尾椎骨向后下方送。将臀部和双腿固定在地面上。向前向外打开胸部中心，躯干向地面的方向降低。保持收腹收束法，脊椎前侧和喉部拉伸，带动下巴向地面的方向伸展。放松肩部，轻轻地将肩部向后下方收。凝视点：眉心。平缓地呼吸 5 ~ 10 次。随着每次呼气，放松髋关节，进一步做收腹收束法，向前和向下拉长躯干。然后直接进入坐广角 B 式。

初级姿势

这个姿势可以练习髋部、下背部和大腿内侧的灵活性。如果这些部位紧张，可能会很难将双手够到脚。不要强行通过弯曲背部和双膝来抓住双脚，而应集中练习脊椎和双腿的拉伸和张力，可以将手放在踝关节或其他任何你能够触摸到的地方。

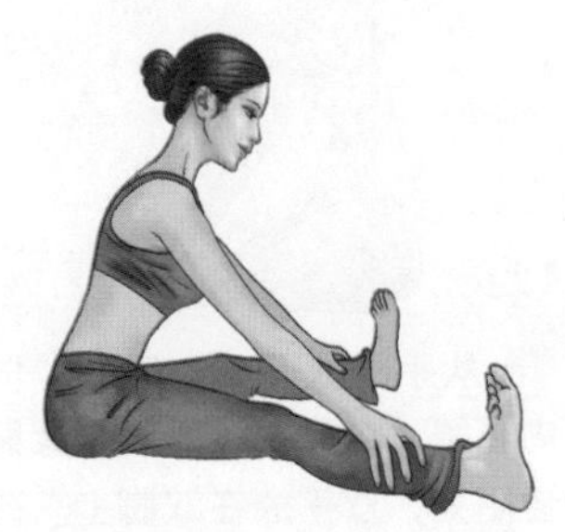

高级姿势

把收束法应用到所有姿势中可以为身体提供内在的支持。在这个姿势中，要做到身体进一步伸展而避免腹股沟拉伤，请确保充分进行收腹收束法和会阴收束法来支撑躯干的张力，进一步打开髋部和大腿。

小心不要让双腿前侧向内弯曲。可以通过向后和向下移动大腿外侧边缘和膝部，牵引膝盖和脚趾向上来避免这种情况。通过向外伸展脚跟和张开脚趾可以保持双腿和双脚的活力。

坐广角 B 式

当躯干倾斜，双腿向上伸展时，收束法的控制可以给背部提供基本的支撑。身体一旦找到平衡点，背部和腹部肌肉得到拉伸，脊椎就可以一直挺直。

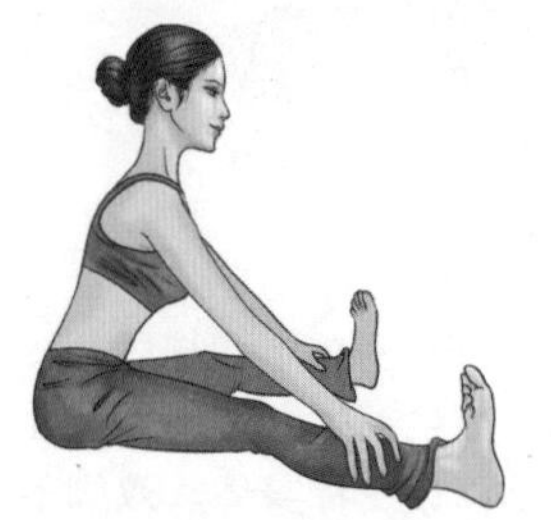

① 从坐广角 A 式开始，吸气，向上提起躯干同时完全伸展背部和打开胸部。双手从脚上拿开，放在小腿上。

高级姿势

保持坐骨上方的平衡是安全地完成一个打开姿势的关键。通过收束法，将背部的下侧向上提起，同时有力地提起胸部，这有助于把重心转移到臀部，而不是下降至尾骨。这是一个很好的平衡点，一旦你做到了，可以通过打开双肩和像弓一样伸展双腿来进一步提起胸部。

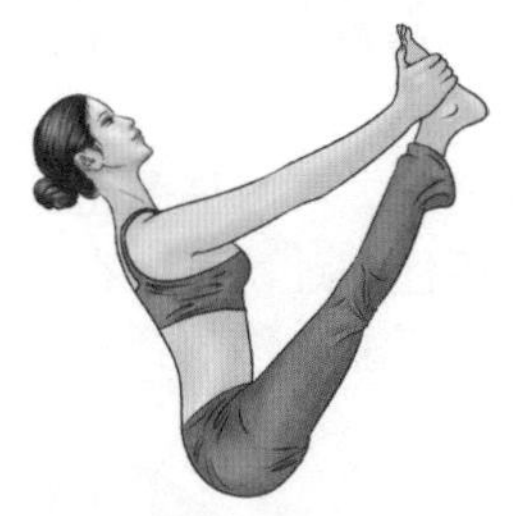

② 继续吸气，做收腹收束法，身体以坐骨为基础向后倾斜。同时，向上伸直双腿，离开地面。双脚向上升起时，双手伸展抓住双脚的外侧边缘（跟坐广角 A 式中一样）。提起胸部，轻轻地向后向下压肩。向上伸展背部下侧，并拉伸腰两侧，提起下腹。一旦身体达到平衡，将髋部前侧往坐骨方向送以保持身体的稳定。充分呼吸 5 ~ 10 次，随着每次呼吸进一步伸展双腿，坐骨固定在地面上以保持身体的平衡。脸部向上方抬起，凝视点：眉心。

• 呼吸 5 ~ 10 次之后，呼气，逐渐将双腿放下。吸气，屈膝，交叉脚踝，双手压在地面上向后转做四肢支撑式，然后继续进入全串联体位。

初级姿势

保持背部的挺直是完成这个姿势的根本。因此在练习初始时，可以屈膝，而不要冒险将脊椎拉伤或使背部拱起。从脊椎和背部有力的提起开始，逐渐地伸直双腿而不是弯曲躯干。

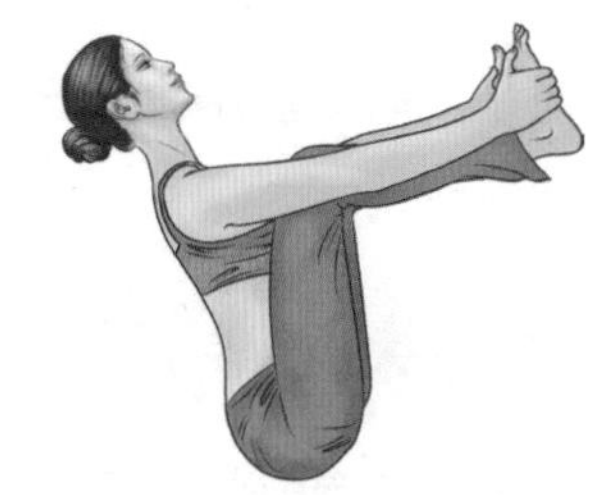

卧束角 A 式

在练习所有倒转姿势时，心脏的位置要始终高于头部的位置。这样可以促进大脑的血液和氧气供给。卧束角式就介绍了身体倒转的基本知识。

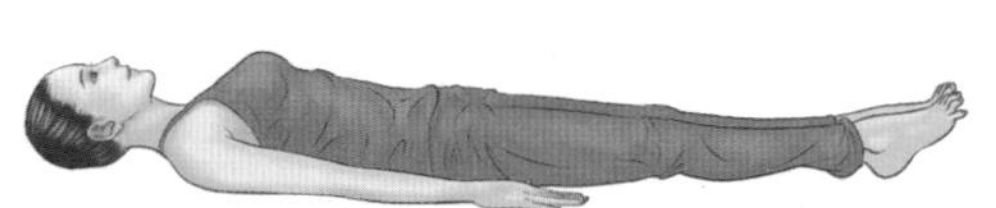

① 从手杖式开始，呼气，身体逐渐向身后的地面上躺，最后平躺在地面上，双臂放在身体的两侧，就好像水平的山式。

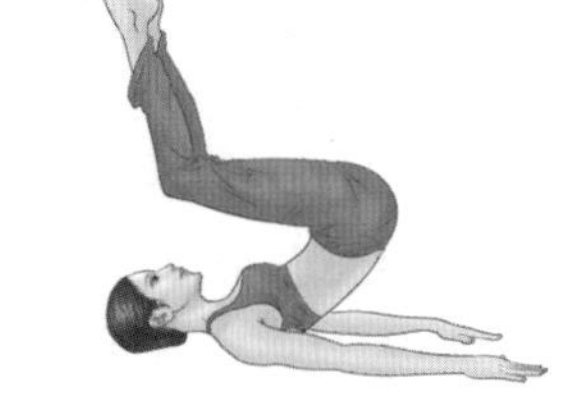

② 吸气，向上提膝，双臂和手掌向下压，提臀使其离开地面，双肩向后侧打开。

练习此姿势的益处

以颈部后侧为基点的身体转动可以放松颈椎，拉伸此处肌肉，缓和肌肉的紧张和僵硬。骨盆的提起可以增强收腹收束法的益处。

初级姿势

如果这个姿势的练习使得背部紧张，可以稍微屈膝，抓住脚趾。如果在练习的开始很难抓住脚趾，可以在保持双腿伸展的同时抓住脚踝，然后双手逐渐地移动到脚趾。

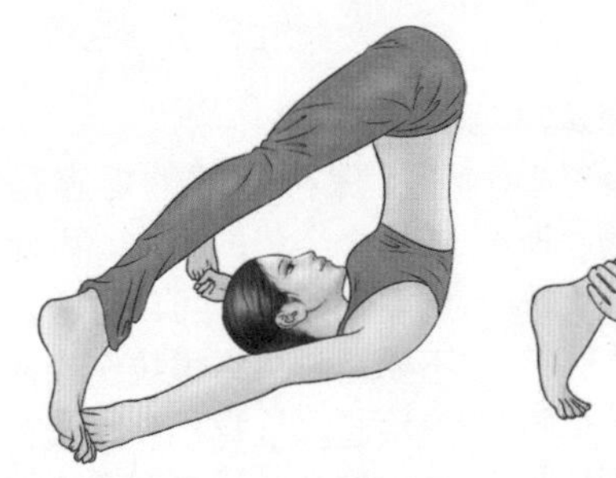

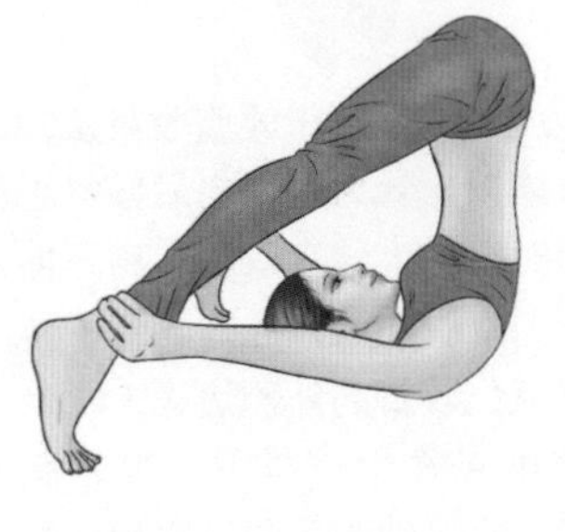

高级姿势

随着背部和腹部肌肉的增强，从第 1 步开始，尝试双腿直立提起，双脚并拢，然后肩部和颈部向后侧打开，放在地面上，同时向更高处提起骨盆，感觉到两股对立的能量在身体里流动。

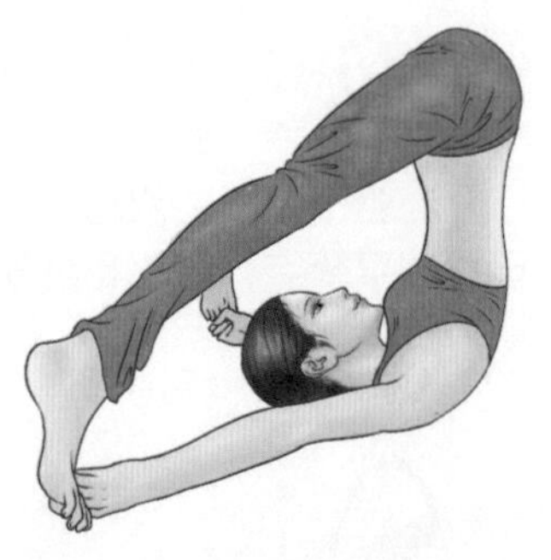

3 呼气，身体继续往后翻转，背部完全离地，颈部和头部压向地面以支撑身体。双脚落至头部后面的地面上且大幅度分开，打开大腿内侧。用右手食指和中指抓住右脚大脚趾，左手食指和中指抓住左脚大脚趾。坐骨和骨盆向上提以拉长脊椎的前侧和后侧，锁骨内收，向下巴靠近。脚跟伸展，脚趾向下收，感觉到腿部后侧的整体拉伸。深呼吸 5 ~ 10 次，凝视点：鼻尖，进一步完成收束法为做卧束角 B 式做准备。由此可直接进入卧束角 B 式。

卧束角 B 式

脊椎的向前翻转有助于调整椎骨成一条直线，并在地面上按摩背部肌肉。头部轻轻地上下活动以促进血液从大脑到心脏的循环，恢复思维的清晰和身体的活力。

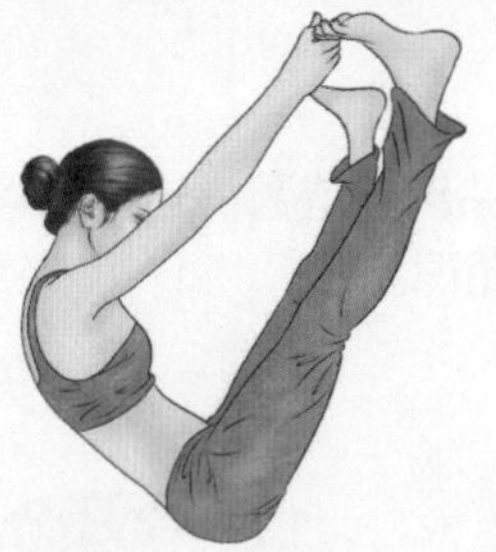

1 从卧束角 A 式开始，吸气，握住弯曲的脚趾，轻轻地向前翻转背部。手指抓住大脚趾，头顶向前送以使身体平稳地向前翻转。

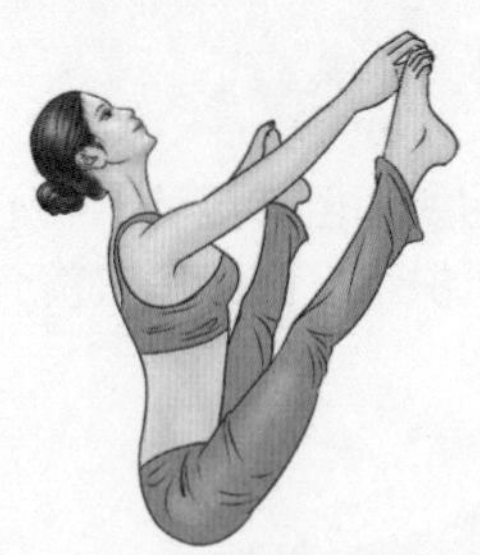

2 在吸气结束时，用力地向上提起胸部。轻轻地将肩部向后打开，伸展脊椎使弯曲的背部恢复到笔直状态。将弯曲的髋部向坐骨上送以保持自身的平衡，以坐骨为平衡点保持该姿势片刻，向上抬起脸部和胸腔，凝视点：眉心。

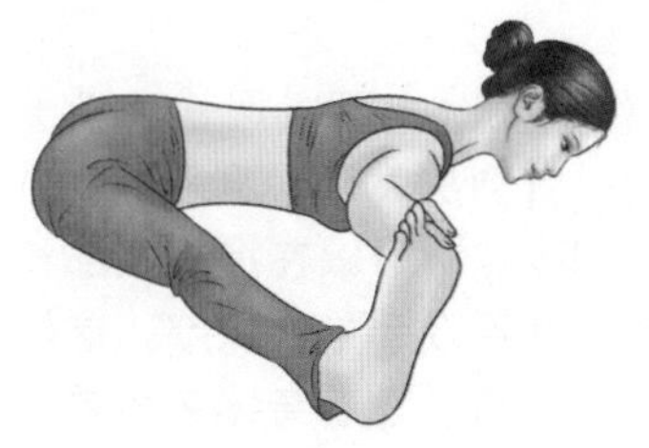

3 呼气，身体向前做坐广角式，完全放松双腿和双脚，手指仍然要牢牢地抓住脚趾。这样就将之前悬空的身体贴在了地面上。肩胛骨滑动到背部下方，沿着地面伸长躯干前侧，向前移动胸部，下巴向地面的方向移动。第二次吸气时，仍然抓住脚趾，向上提起身体，进一步打开胸部。呼气，双手从脚上收回，躯干完全直立。

· 吸气，交叉踝部，双手压在地面上以向上提起臀部。双脚向后移动做四肢支撑式，接着完成全串联体位，并轻轻地恢复到手杖式。

初级姿势

上下弯曲身体的动作需要经过多次练习才可能完成，尤其要注意如何将背部向前弯曲。有意识地保持背部和脊椎成圆形有助于你像球一样滚动，如果在开始练习姿势时双腿完全伸直会妨碍到身体的滚动，可以尝试在身体向前弯曲时轻轻弯曲双腿。但是，一旦身体找到了一个平衡点，就应尽力伸长双腿，挺直背部。在身体向前倾时，注意避免脚跟先着地，虽然在练习初期这一点可能很难做到，因为你会不自觉地把膝部弯曲。如果很难做到，可以每次只将一只脚着地，直到身体的柔韧度和力度发展到一定程度，可以做到双腿完全伸直着地。

高级姿势

完全弯曲双脚，伸直双腿，这样身体向前倾时脚跟可以做到不触地。这样不仅锻炼了肌肉的力量和灵活性，还可以确保在做卧束角 B 式时是小腿肌肉而非脚跟为身体的下降起到缓冲的作用。收束法能极大地帮助身体的缓和落地，所以应有意识地将收束法融入身体动作里，随着呼吸的自然节奏弯曲身体。

卧手抓脚趾腿伸展式

之前的姿势为腿部肌肉的进一步伸展奠定了基础。在这个姿势中，一条腿向躯干上方伸展以增加身体的灵活性，另一条腿压在地面上，沿着地面向相反的方向伸展以锻炼肌肉的力量。

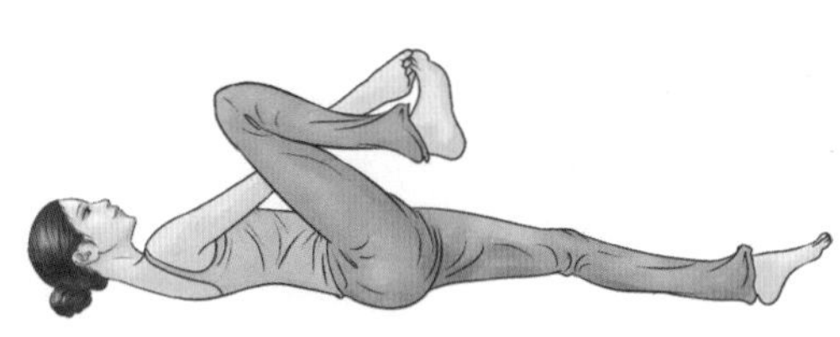

1 从手杖式开始，呼气，随后轻轻地将背部放在地面上，拉长伸直身体。仰卧，吸气，将右大腿和膝部向上收，右手食指和中指抓住右脚大脚趾。伸长左大腿，左脚向外向下压，远离髋关节。

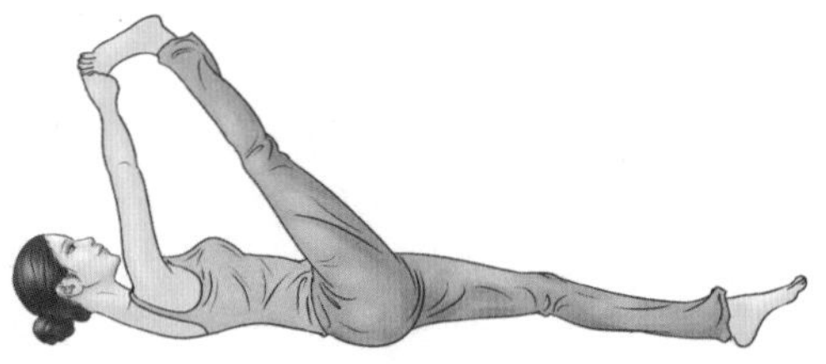

2 在吸气结束时，向上伸展右脚，并向下固定右臀后部，通过保持右腿与骨盆成一条直线来完全伸直右腿。伸长背部，打开肩部和骶骨。左手手掌紧紧压左大腿，以保证左腿的完全伸展。

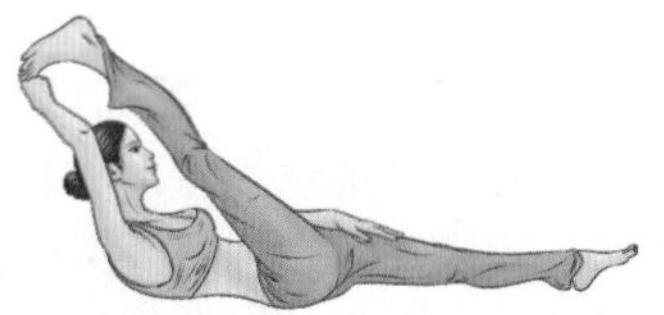

③ 呼气，进一步做收腹收束法，抬起头部、肩部和背部上侧，使其离开地面，向脸部方向移动右腿。左腿向外伸展，打开整个左腿后侧紧贴地面。注意不要耸肩，而应充分打开肩部，头部向右腿方向抬高的同时，右肘向一侧倾斜。平稳地深呼吸 5 ~ 10 次，凝视右脚脚趾，凝视点：脚趾。在最少呼吸 5 次后，吸气，轻轻地将头部、肩部和背部上侧放回地面，如第 2 步中所示。从这里直接进入到下一个姿势。

初级姿势

如果腿部伸直时不能抓住大脚趾，可以用一个带子围住抬起的那只脚，这样练习一直到身体足够灵活可以抓到脚趾。如果背部受伤或感觉到疼痛，可以在提起头部和肩部的同时，适当弯曲提起的腿并用双手抱住膝部。这样有助于锻炼腹部力量，调整脊椎姿势。随着身体变得更加有力，再尝试做整个动作。

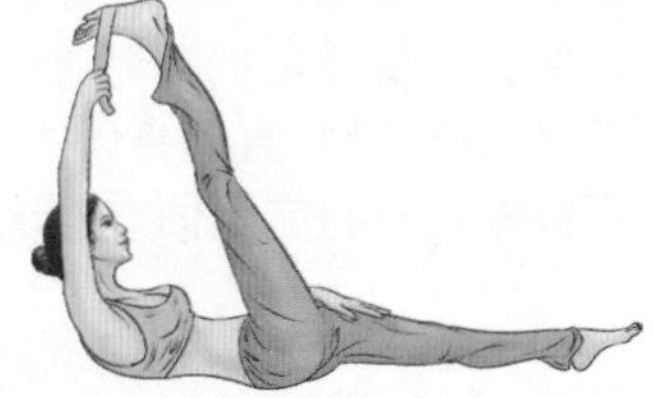

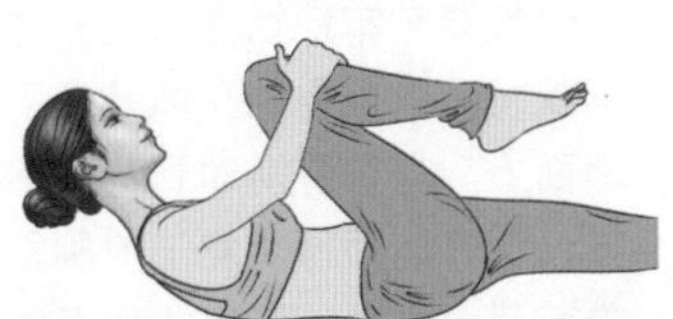

高级姿势

保持双腿和躯干力度的平衡——避免过度拉伸或者过度练习身体某一侧。伸长提起的腿的后侧，将两侧臀部均匀压在地面上。随着下巴向小腿方向的移动，进一步做收腹收束法。

卧手抓脚趾侧伸展式 A

随着提起的那条腿向外侧打开，腿部的肌肉得以拉伸，身体的力量和灵活性达到平衡。腿部的提起和旋转有利于促进血液从腿到脚的循环。

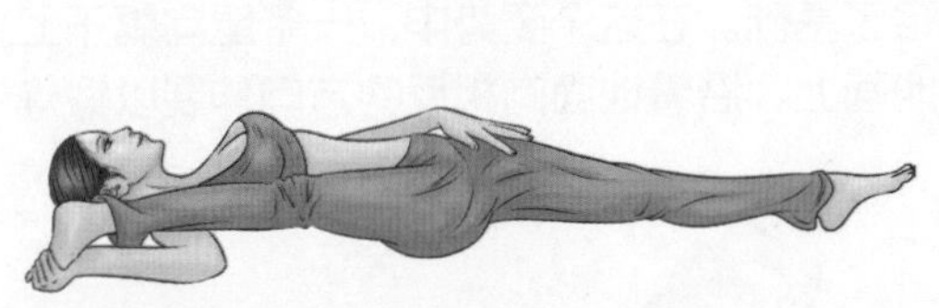

① 从卧手抓脚趾腿伸展式开始，手指抓住右脚大脚趾，缓慢呼气，在髋关节窝内向右后方旋转右腿。充分做收腹收束法，使骨盆在地面保持稳定。打开并伸展右手手臂和右腿，拉伸右大腿内侧直到右脚脚趾触地。将左肩、左胸、左臂和左腿后侧固定在地面上，为向外打开右腿形成一个稳固的基础，这样也为身体的拉伸提供了平衡与稳定。均匀地深呼吸 5 ~ 10 次，头部转向左侧，好像是在用左耳聆听地下的声音，凝视点：向左。

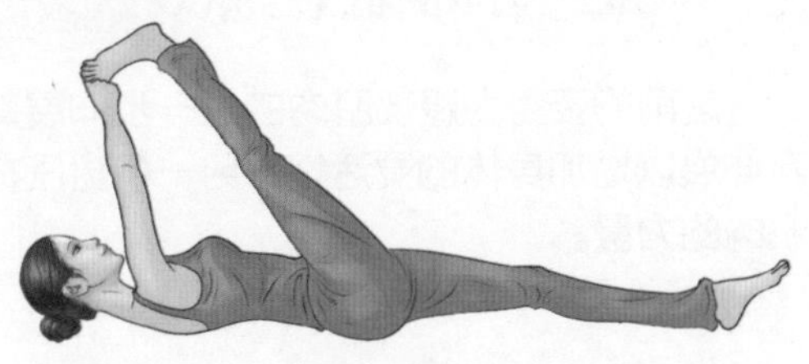

② 继续吸气，从右侧向上提起右腿，右臂后部固定在地面的同时向上抬右脚，伸右腿。打开背部，紧贴地面，直接进入卧手抓脚趾侧伸展式 B。

初级姿势

如果在之前的练习中一直通过带子来进行辅助练习，那么在该姿势中也可以继续保持这个做法。同样，如果之前膝部弯曲才能练习，那么在本练习中也可以弯曲膝部，同时，通过手支撑膝部，将弯曲的腿向外侧打开。

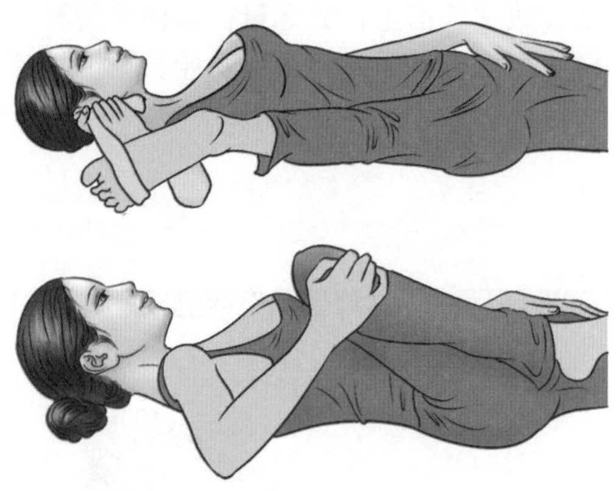

高级姿势

在所有练习中，身体两侧都需要得到均衡的力量和灵活性的锻炼。特别是在本练习中，身体两侧出现任何力量和灵活性的不平衡都会变得十分明显。因此，有意识地让身体两侧参与到练习中来十分重要。集中注意力在地面上向左打开身体左侧，而右腿则尽量往右打开。

如果右腿向右侧打开时，身体的左侧不能够紧贴地面，这就说明了力量与灵活性之间存在着不平衡。为了解决这种不平衡，可以将右腿向上抬起以使左侧身体重新固定在地面上，同时保持姿势的平衡。以此为中心，再慢慢地向外打开右腿和身体右侧，同时保持左背紧贴地面。通过这种方式，身体得到平衡，灵活性和力量也同时得到锻炼，而不是顾此失彼。

卧手抓脚趾侧伸展式 B

该姿势是卧手抓脚趾腿伸展式的加强式，同时由于腿部能量的循环有利于集中注意力、平静思想，还能控制性能量，因此该姿势被视为净化体式。

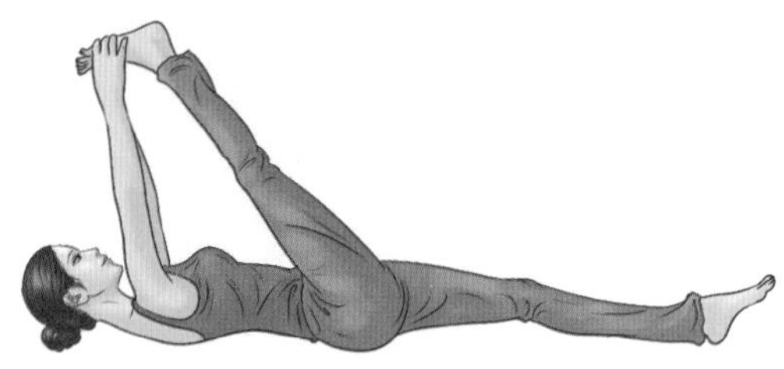

1 从卧手抓脚趾侧伸展式 A 开始，呼气，双手抓住右脚外缘。肩部保持水平，拉伸整个背部，打开骨盆后侧，紧贴地面。

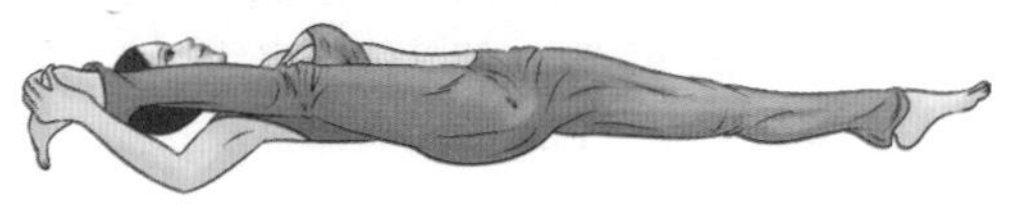

2 继续呼气，屈肘，胸部打开，双肩放在地面上，把右腿笔直放在头部右侧。伸展右脚脚趾，使其触地。双手抓住右脚，右小腿内侧轻贴右耳，做收腹收束法。均匀地深呼吸 5 ~ 10 次，凝视点：鼻尖。进一步放松右髋关节，通过放松右大腿后侧使整个姿势得到完全的伸展和放松。吸气，右腿恢复直立（与左腿成直角），保持肩部的打开和背部的集中。呼气，双手放开右腿，慢慢地将右腿伸直放在左腿旁地面上成水平山式。在身体左侧重复卧手抓脚趾腿伸展式和卧手抓脚趾侧伸展式 A 和 B，然后按照后面的讲解进入到车轮式。

初级姿势

如果在之前的两个姿势的练习中都使用一个带子来辅助练习，那么在这个姿势的练习中也可以如此。但是，不要试图使腿与地面成 90° 以上的角度，以使双手在双腿完全伸直的情况下可以抓住脚。更好的选择是屈膝，用双手抱住腿靠近身体。

高级姿势

有了在卧手抓脚趾腿伸展式和卧手抓脚趾侧伸展式 A 的练习，在练习这个姿势时最基本的是形成身体的平衡。在练习这个姿势时，很容易忘记做收束法和伸展左腿，同时也很容易过度提起右腿。正确的做法是，应该注意左腿，打开膝部后侧，使其放在地面上，并尽量往前伸展脚部。做收束法有助于支撑背部，伸长躯干和打开胸部。

车轮式

练习该过渡姿势可以促进从脊椎到大脑的血液循环，同时背部肌肉得到按摩，可以使整个身体消除疲劳，恢复体能。

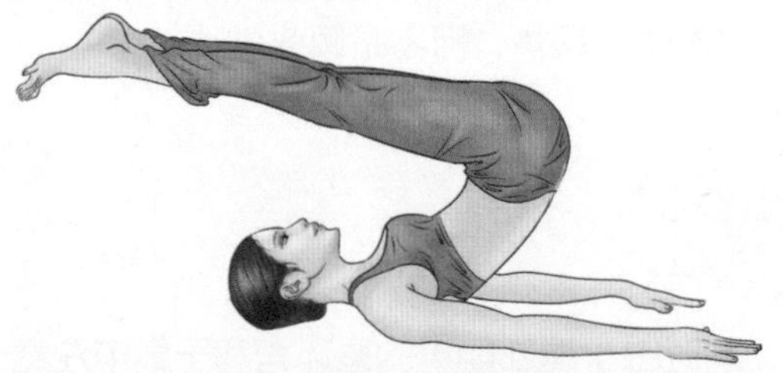

① 吸气，向上提起膝部，双臂和手掌压在身体两侧地面上，以便于支撑臀部和骨盆，使其离开地面。随着髋部的上提，轻轻弯曲脊椎，进一步向上提起背部，使其位于肩部上方。保持骨盆悬在空中，颈后部和肩部打开放松，贴在地面上。

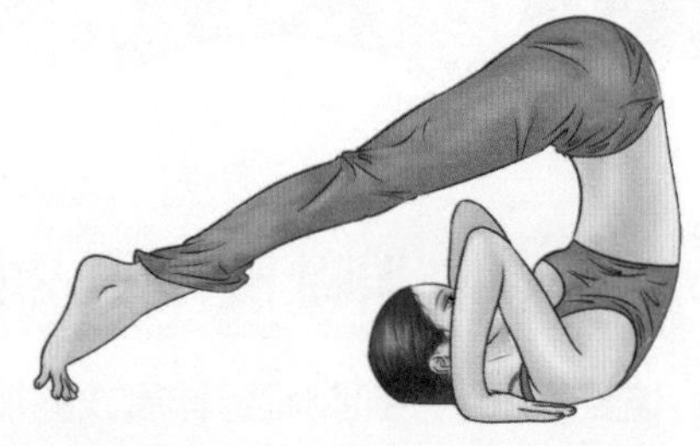

② 继续吸气。伸长双腿，双脚放在头顶后方地面上。双手放在头部两侧的地面上。屈肘，指尖压在肩下。

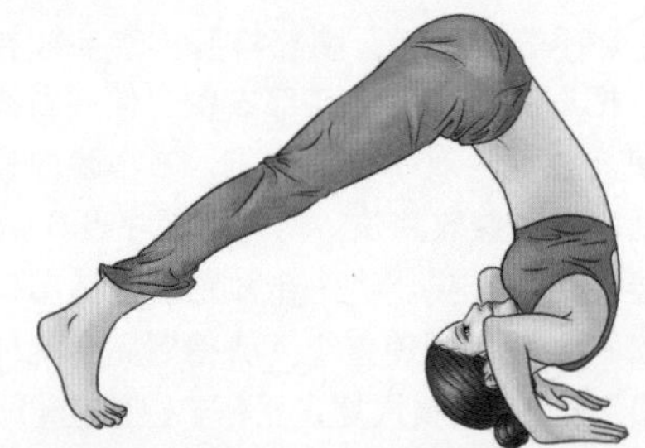

③ 吸气快结束时，以头的后部为支撑，轻轻伸展颈部和脊椎使其离开地面。手掌用力压向地面，同时用力伸展双腿，脚趾向下压。身体的重量完全由双手和双脚来支撑。

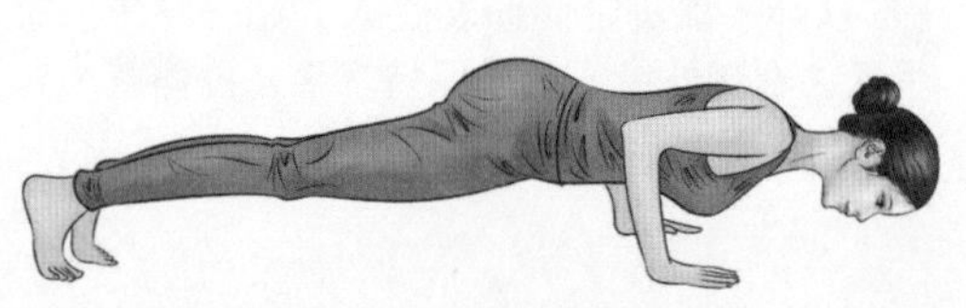

④ 呼气，进一步做收腹收束法，感觉到能量倾注到双臂和双腿内。头部向前伸展，完成整个车轮式，轻柔地向外跳做四肢支撑式。

· 然后完成全串联体位。

初级姿势

缓慢练习，只做到第 2 步，在每一次的练习中逐渐建立信心。将双手压在地面上，以保证两肩的平衡。思想放松，随着动作而变化。

高级姿势

在练习这个姿势时，保持颈部放松和调动收束法始终是最重要的。保证了这两点，可以让身体舒适自然地移动，而不用担心肩部和颈部的扭伤。在这里尤其要注意用收颌收束法使喉部放松。

直立手抓脚趾伸展式

在下面这两个姿势的练习中，身体继续保持轻柔地翻转，激活脊椎和背部肌肉，为接下来背部的卷曲做准备。直立手抓脚趾伸展式有助于增强背部肌肉，拉伸腿部。

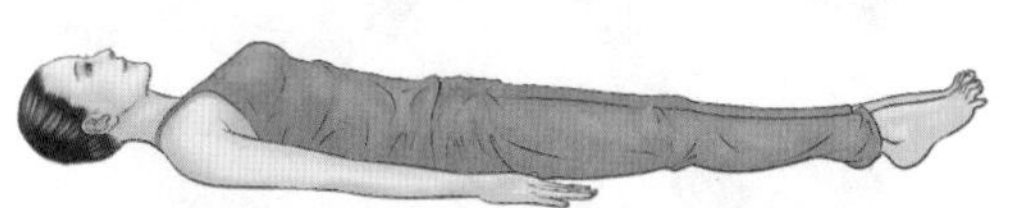

1 从手杖式开始，呼气，背部向后倒仰卧在地面上。

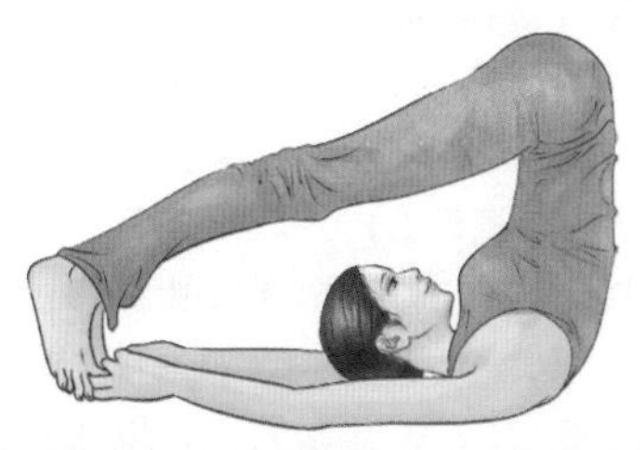

2 吸气，膝部向上提起，双臂和双手压在身体两侧的地面上。臀部上提，背部轻轻地向上卷曲，位于肩部正上方。双脚向头的后方伸展，通过大腿内侧拉伸双腿，双脚并拢，伸长双腿。两手的食指和中指抓住大脚趾。呼气，放松颈后侧。肩部放松，打开放在地面上，臀部进一步向上提，踝部进一步向后压。

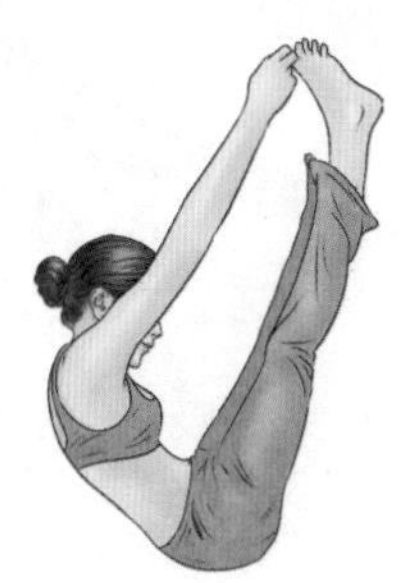

3 开始吸气时，舒展向下卷的脚趾。加深收腹收束法。轻轻地使背部成圆形，保持下巴靠在胸部上，通过卷曲脊椎使得身体向上卷起。伸长双腿后侧，头顶向前伸。

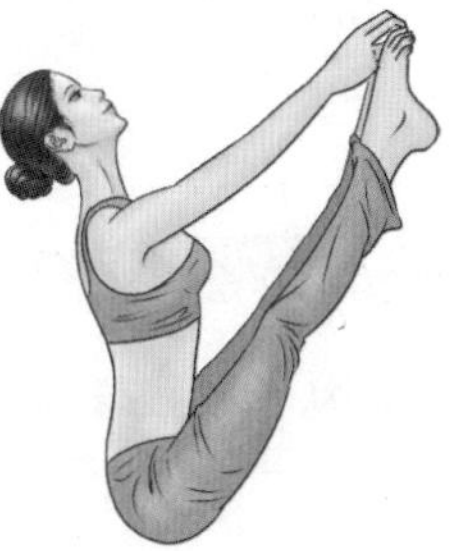

4 继续吸气，坐骨与地面保持接触。用力向上打开胸部，向上提起心脏，脸部朝向天空。肩部向后放松，拉伸背部，保持身体的平衡。进一步加深收腹收束法，尽可能伸展双腿，凝视点：眉心，充分呼吸 5 次。

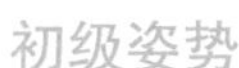

初级姿势

为了适应该姿势，身体可以前后滚动，脊柱可弯曲，双膝轻轻弯曲。一旦臀部找到一个平衡点，可以先将背部伸直，然后再伸直双腿。如果由于双腿伸直而使背部弯曲，可以重新弯曲双膝使脊椎伸长，然后再尝试伸长双腿，同时保持脊椎的笔直。伸直双腿时背部不要拱起。

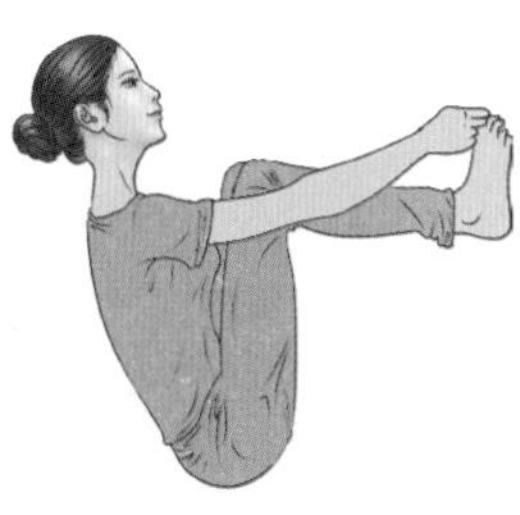

· 呼气，松开抓住脚趾的双手，将双手放在髋关节两侧的地面上，屈膝，交叉脚踝。在第二次吸气时，双臂压在地面上，提起臀部，进入全串联体位。

高级姿势

这个姿势也需要把握好平衡点，跟练习卧束角式一样，练习这个姿势时也需要在保持身体平衡的同时保持呼吸。保持坐骨姿势正确，尾骨避免过于松弛，并且用力地向上提起背部下侧，将腰后侧和骶骨向前压。然后放松颈部和头部后侧，通过拉伸咽喉前部伸展身体。

脸朝上背部伸展式

该姿势从直立手抓脚趾伸展式而来，通过躯干前侧对双腿施压可以进一步加强练习该姿势的益处。该姿势通过拉伸和调节腹部，增加了内部器官周围和器官内部的血液的流动。

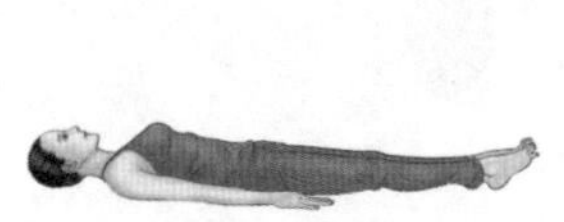

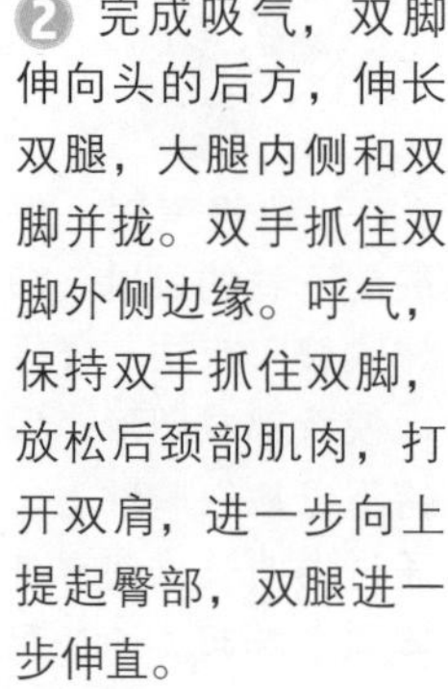

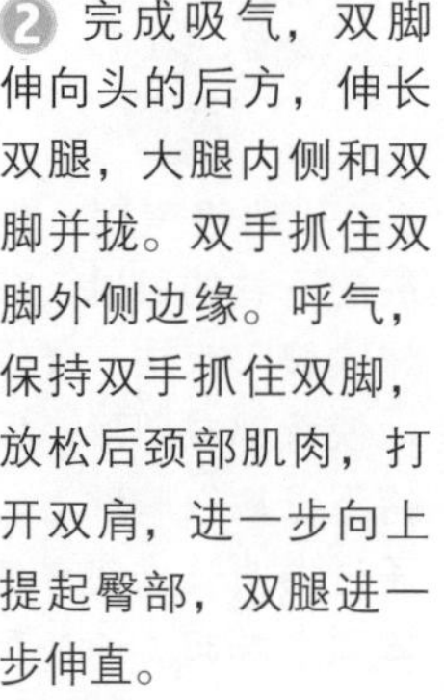

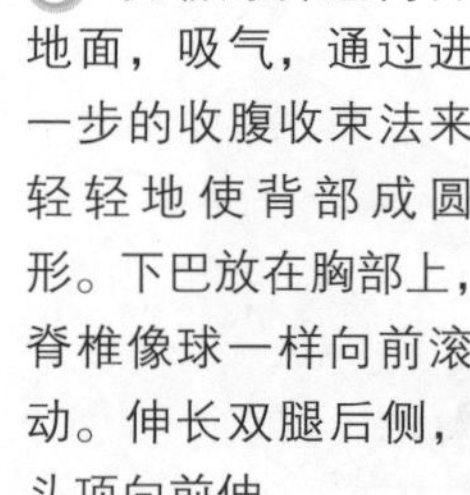

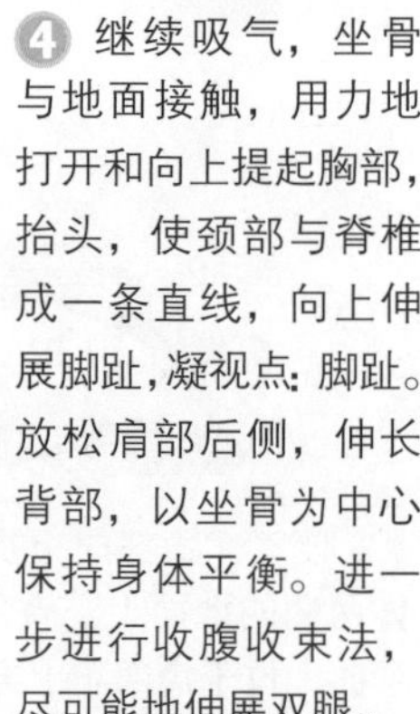

❶ 从手杖式开始，吸气，平躺在地面上。继续吸气，向上提起臀部，轻轻地弯曲背部，双肩着地。

❷ 完成吸气，双脚伸向头的后方，伸长双腿，大腿内侧和双脚并拢。双手抓住双脚外侧边缘。呼气，保持双手抓住双脚，放松后颈部肌肉，打开双肩，进一步向上提起臀部，双腿进一步伸直。

❸ 收缩的脚趾离开地面，吸气，通过进一步的收腹收束法来轻轻地使背部成圆形。下巴放在胸部上，脊椎像球一样向前滚动。伸长双腿后侧，头顶向前伸。

❹ 继续吸气，坐骨与地面接触，用力地打开和向上提起胸部，抬头，使颈部与脊椎成一条直线，向上伸展脚趾，凝视点：脚趾。放松肩部后侧，伸长背部，以坐骨为中心保持身体平衡。进一步进行收腹收束法，尽可能地伸展双腿。

初级姿势

如果双腿和躯干靠拢会导致背部拱起或塌陷，可以只进行到第 4 步。

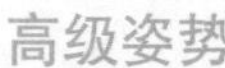

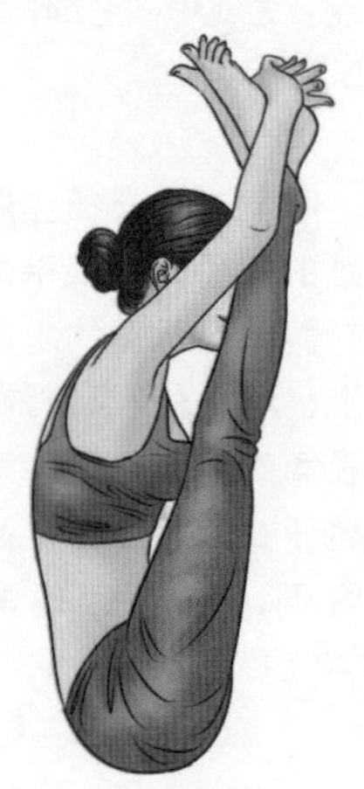

高级姿势

随着身体变得越来越强壮，越来越柔软，肩胛骨朝背部下压的同时，集中注意力将下巴和前额沿着胫骨向上移动。进一步折叠臀部，像折叠书页一样使双腿和躯干靠拢。

❺ 呼气，放开双手，然后十指交叉放在脚跟上，或者右手抓住左手手腕绕住双脚。向上伸长脊椎和躯干的前侧，提起胸部。提起骶骨，伸展背部，双手向身体一侧拉并屈肘，以使双腿和躯干靠拢。平稳地呼吸 5 ~ 10 次，能量集中在脚趾上，凝视点：脚趾。吸气，躯干和双腿彼此分开，双手仍然抓住双脚。呼气，双手放开双脚。屈膝，脚踝交叉，双手放在臀部两侧的地面上。

· 吸气，手掌向下压，抬起臀部，进入全串联体位。

桥式

在练习这个姿势时，身体拱起成桥形，这样既可以锻炼脊椎的灵活性，还为练习车轮式时背部向后弯曲做了准备。这个姿势可以伸展颈部、背部、腰部、骶骨和大腿后侧肌肉。

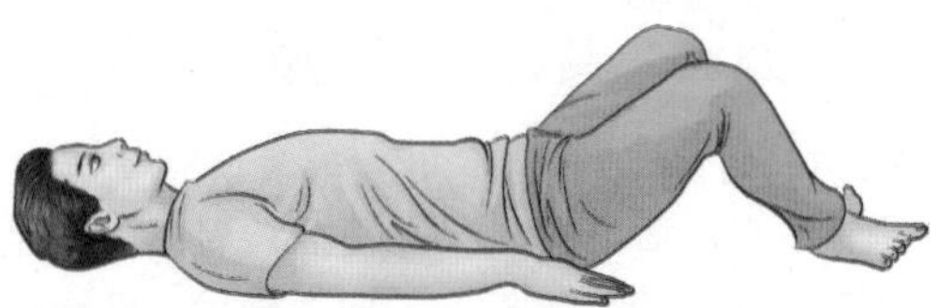

❶ 从手杖式开始，呼气，平躺在地面上。屈膝，双膝分开，同时双脚转向外侧，脚跟并拢。脚底向下打开，双臂放在身体两侧的地面上，手掌压在地面上。

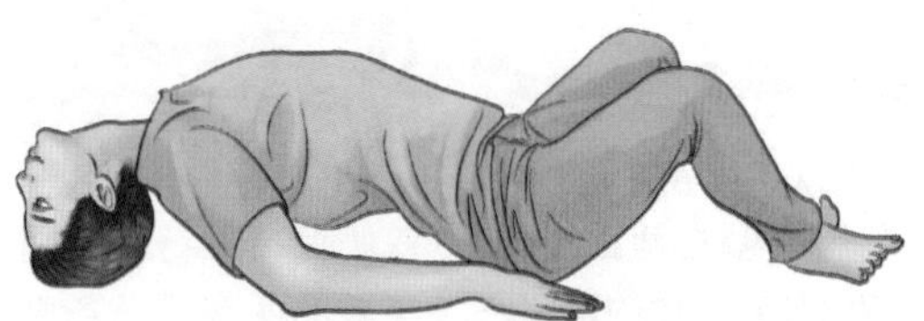

❷ 吸气，脊椎拱起，向上提起胸部，伸展颈部的前侧。头顶放在地面上。骨盆翘起，坐骨压在地面上，将腰部后侧和肋骨向上提起。伸展双脚和脚趾同时放松脸部，凝视点：鼻尖。

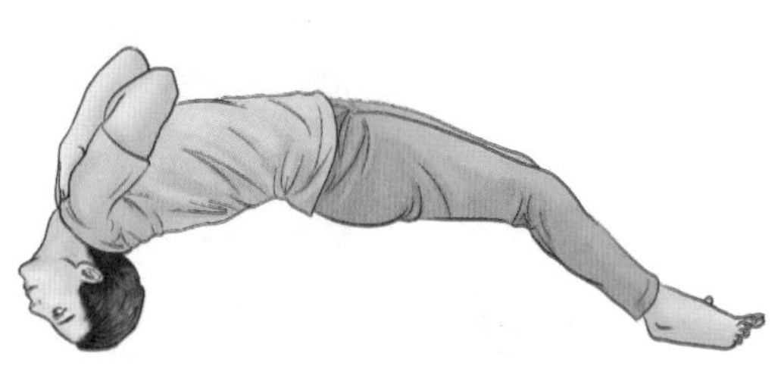

❸ 吸气，双脚固定在地面上，向上挺髋关节，提起臀部使其离开地面。进一步提起髋关节，双脚压在地面上以伸展双腿，通过脊椎的上侧进一步拱起，向上打开胸部。注意臀部不要过于紧绷，因为过度紧张会阻碍骨盆和脊椎下部的提起。双手从地面上拿开，双臂交叉放在胸部。平缓地深呼吸 5 次，凝视点：鼻尖。呼气，臀部向下降。平躺在地面上，双臂放在身体的两侧。

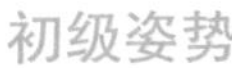

初级姿势

如果这个姿势使得颈部肌肉过于紧张，对身体造成压力的话，可以将双手放在头部两侧的地面上，手指尖指向脚的方向。手掌压在地面上，肩部向后打开，向上打开胸部。如果你感觉到肌肉过于紧张，可以按照向上弓式中的背部弯曲姿势来练习。

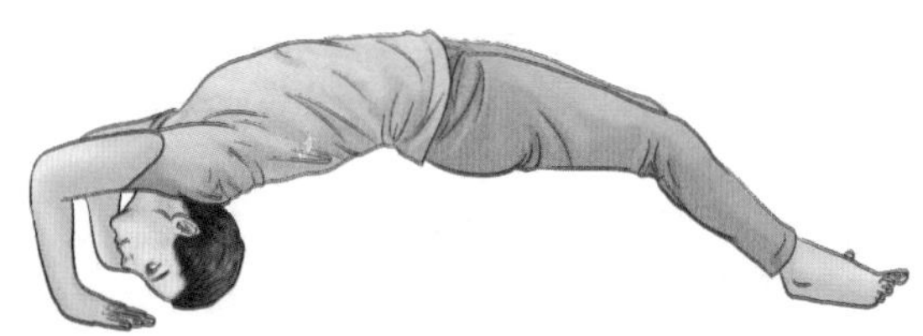

高级姿势

在练习这个姿势时，为了避免压迫颈椎，双腿应保持充分的活力，并进一步完成收束法。随着膝盖、大腿和腹部肌肉的向上提起，集中精力将双脚固定在地面上。脊椎，特别是脊椎上侧向上向内靠拢，将其压向躯干前侧，以便于胸部的提起和颈部压力的释放。

向上弓式

这个姿势使背部向后弯曲，这与前面的姿势正好相反。腹部前侧、髋关节和大腿得到充分的伸展和拉伸，双手和腕部也得到锻炼。

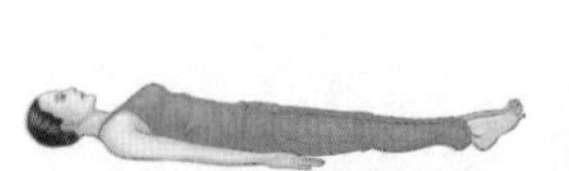

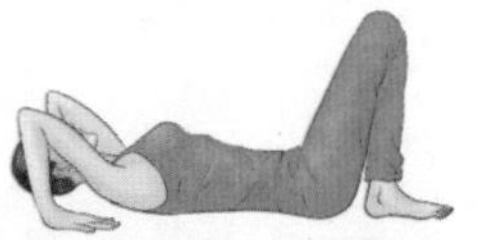

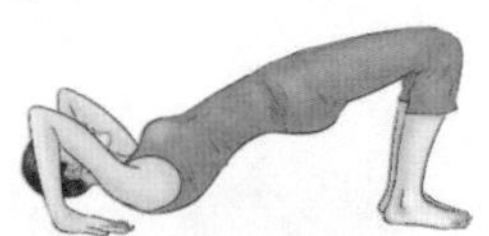

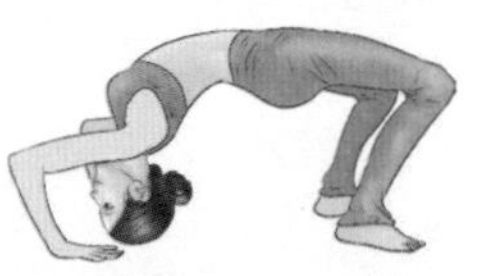

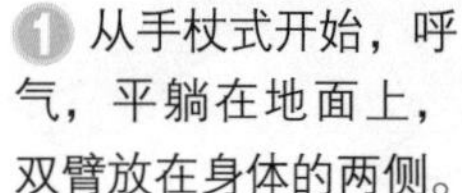

1 从手杖式开始，呼气，平躺在地面上，双臂放在身体的两侧。

2 继续呼气，屈膝，双脚保持平行并分别与臀部两侧成一条直线。向内收脚跟，使其接触臀部外侧边缘。手掌放在头部两侧地面上，与肩部成一条直线。打开双手，手指伸到肩部下方，肘部向上。

3 开始吸气的同时，脚底压在地面上，臀部向上提起，充分做收腹收束法以支撑背部下侧。保持双脚和双腿的平行，做下一步。

4 继续吸气，手掌向下压，肩部离开地面向上提起。打开胸部，头顶放在地面上，背部上侧开始拱起。将身体的重量均衡地转移到双臂和双腿上。通过收腹收束法拉伸腹部，同时给背部下侧以支撑。

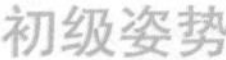

初级姿势

背部弯曲可以改善神经系统，缓解紧张、焦虑和恐惧。但是如果背部充分弯曲使身体感到紧张，可以参考本姿势的调整式。

高级姿势

随着身体的力度和韧性得到加强，不要将整个身体放在地面上，只需要在呼气的同时屈肘，使得头顶落在地面上，双手指向双脚。然后充分吸气，双手和双脚牢固、均衡地压在地面上，伸直双臂，保持双腿活力，提起胸部、躯干和骨盆形成一个更高的拱形。自然呼吸5次，在结束整个姿势前，重复做2次。

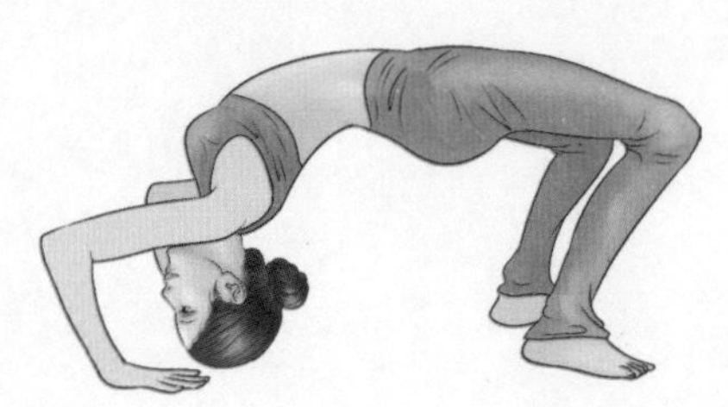

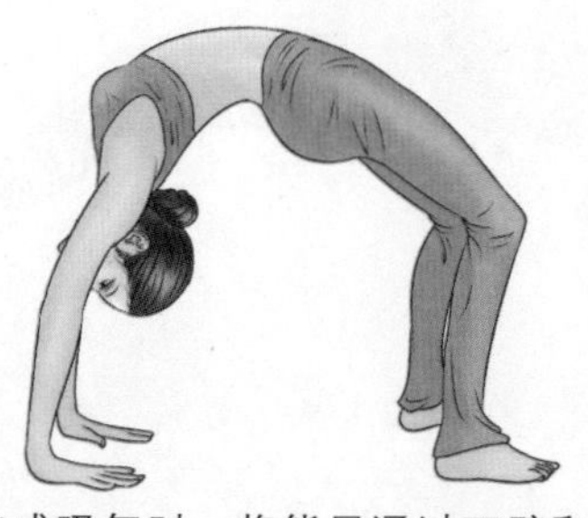

5 当完成吸气时，将能量通过双臂和双腿向下传递到双手和双脚，双手和双脚牢固、均衡地固定在地面上。伸直双臂，肩部向后打开，远离耳部，将肩胛骨向肋骨后侧送。不要收缩臀部，因为这样会阻碍脊椎下端的移动。向上收大腿肌肉，将髋关节、躯干和胸部向上提起。尾骨向骨盆的方向滑动。感受骨盆前侧的张开：这样有助于整个脊椎的平稳拱起。深呼吸5～10次，凝视点：鼻尖。然后呼气，肘部和膝部弯曲，轻轻地放低背部，如第2步所示。重复第3～5步至少2次，共练习3次，在每一次重复中都要使身体进一步完成动作。

· 然后随着吸气，身体蜷曲做车轮式进入全串联体位，最后双脚着地做山式。

向上弓式调整式

调整式可以锻炼身体的力量和灵活性，这些都是练习桥式和车轮式所必需的。调整式比全体式更轻柔，因为颈部、头部和双臂的后侧压在地面上可以给身体额外的支撑，有助于脊椎的向上拱起。

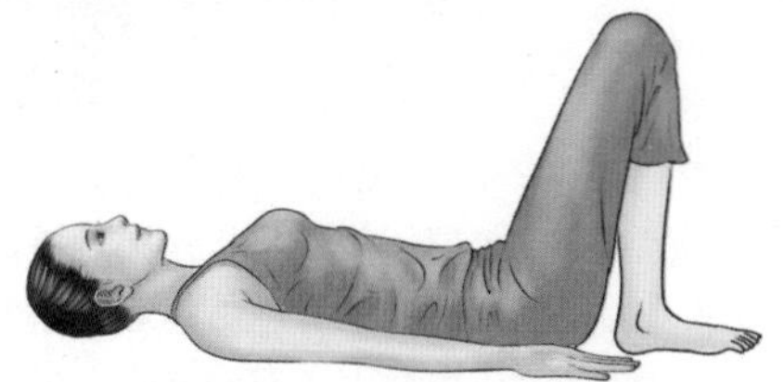

1 从向上弓式第 1 步和第 2 步开始练习，但不是将双手放在头部两侧，而是将双臂放在身体的两侧，手掌向下。

高级姿势

如果身体的拱起是通过背部和双腿的力量所形成的，可以试着将双脚向内放置以确保双手抓住脚踝。脚跟向下压以将髋关节向更高处挺起，双膝与脚踝成一条直线。

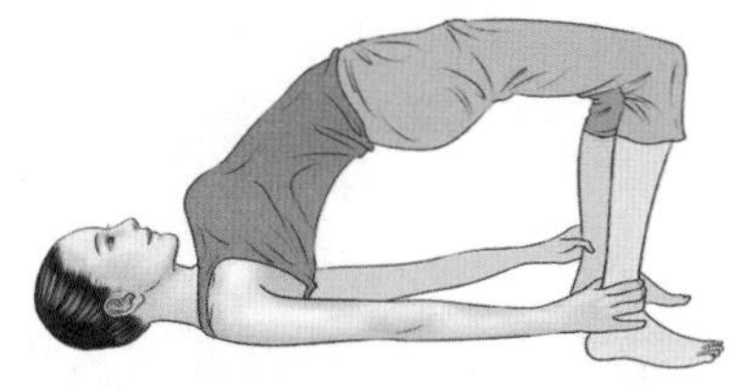

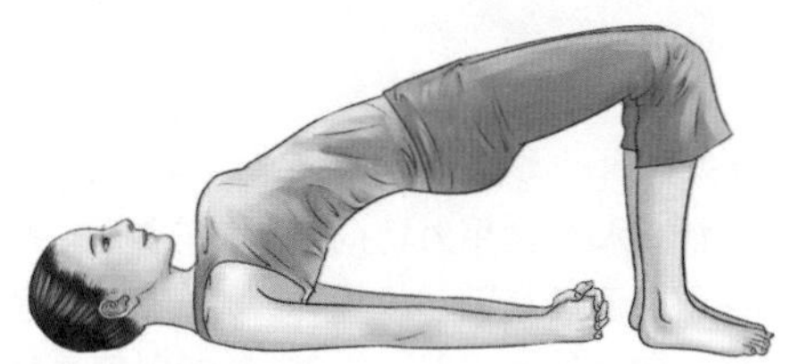

2 吸气，脚掌紧踩地面，向高处提起骨盆但不要收缩臀部肌肉。十指交叉放在背部后侧的地面上，拉长双臂。伸展肘部、手腕和小手指，向上移动脊椎和后肋。向上打开胸部，向下巴的方向提起胸部，同时放松咽喉和腭部。均匀地呼吸 5 ~ 10 次，尾骨轻轻地向骨盆的方向收，仍然不要收缩臀部。通过伸展双脚和向上提起大腿肌肉加强双腿的力量，给身体以支撑，这样能有助于将骨盆提得更高以及脊椎的进一步拱起。

初级姿势

如果不能在十指交叉的情况下将小手指触地，可以让双臂伸直，垂放在身体两侧，双肘相对。

向后弯向上弓式

双脚固定在地面上对于练习该姿势至关重要，为整个系列的进行提供了稳固的基础。脊椎向后弯不仅可以使身心更有活力，还能帮助我们战胜恐惧，找到自信。

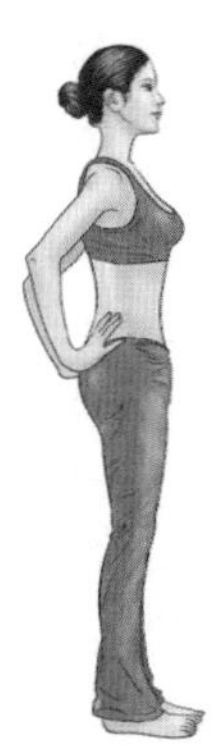

1 从山式开始，吸气，双脚分开，保持平行，两脚距离比臀部略宽。深呼吸，双脚固定在地面上，双手放在骨盆后侧。双肩打开，提起胸部，注视前方。

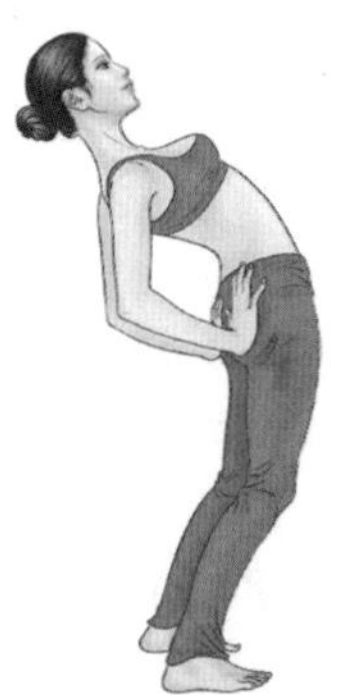

2 呼气，尾骨向下移动，骶骨向前压，骨盆拉向脚趾正上方。通过双手的压力使整个骨盆向前倾斜。做收腹收束法，拉伸腹部。打开胸部，用力地将肩向后收。向上拉伸脊椎，背部上侧向后弯，双脚固定在地面上。

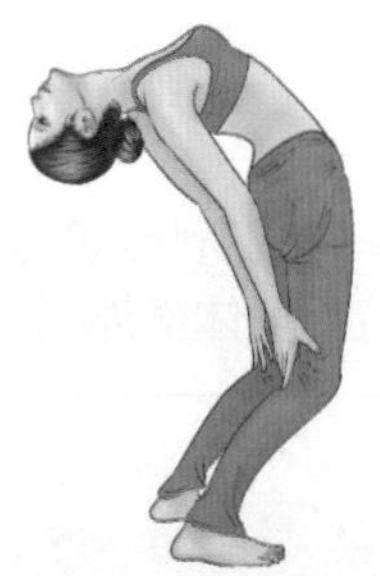

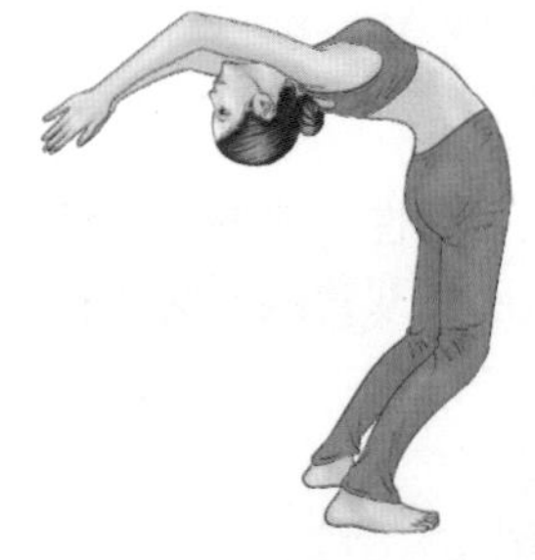

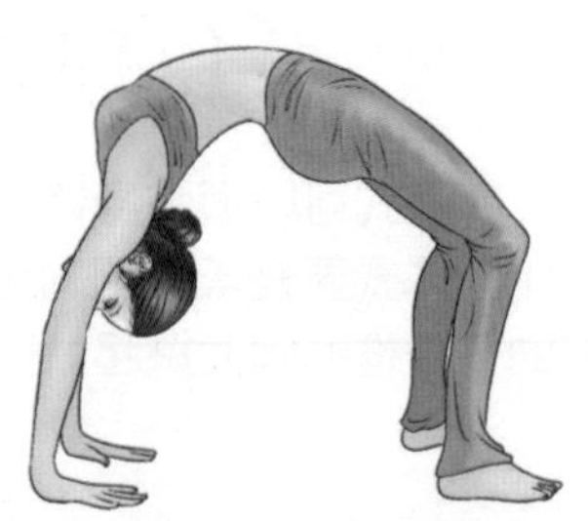

3 继续呼气，身体进一步向后弯，骶骨和骨盆用力地向前压，头部、肩部和胸部放松并向后弯。向下伸展双臂，手掌放在双腿的后侧，脊椎进一步拱起将头部向后送。

4 继续呼气，双手从双腿后侧拿开，举起双臂使其位于头顶上方，手掌合十。头部向后送以使身体进一步拱起，凝视脚跟后方的地面。

5 完成呼气的同时，大腿、腹部和胸部保持用力地提起，手指尖先着地，然后将手掌放在地面上，双臂伸直，避免头部接触地面。吸气，将身体重量放在双手上，然后转移到双脚上。随着身体重量的转移，手掌和手指形成一个向上反弹的动作，通过骨盆将髋关节向前移，然后整个躯干垂直站立。手掌合十放在胸前，然后双手放在臀部上。再次呼气时，身体第二次向后弯做向上弓式，随着吸气，背部向上移再次站立。该动作反复练习 3 次。

初级姿势

这个向后弯的姿势应该跟随老师练习，以便于老师给予一定的支撑和指导。一旦经过训练能够完成动作，你可能就会希望单独练习。单独练习时可以将几个垫子抵在靠墙的地面上以保证安全。在距离墙壁约 60 厘米处站立，脊椎向后弯，双手放在墙上，然后慢慢地向下移动到地面上。一旦双手触地，身体拱起成向上弓式。双手沿着墙壁向上移动，再恢复身体直立。

高级姿势

一旦对该姿势很有信心了，在练习的第 1 步可以将双手合十放在胸前，然后随着脊椎的拱起，双臂伸展位于头顶上方，双手向后放在地面上。

手倒立式

这个姿势可以增强手部、腰部、双臂和肩部的力量。这一姿势中的跳跃是跳跃进入串联体位的进一步发展，它不仅完全依靠双手维持平衡，而且需将骨盆向上，与肩部和腰部成一条直线。

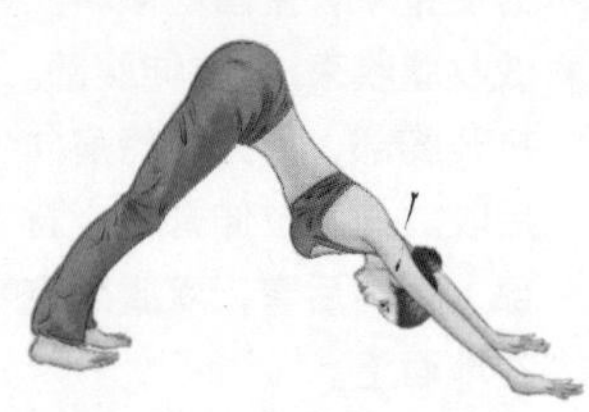

1 从下犬式开始，手指离墙壁 1 厘米。手掌向地面打开，因为双手是这个姿势的基础。肩部打开，伸直。

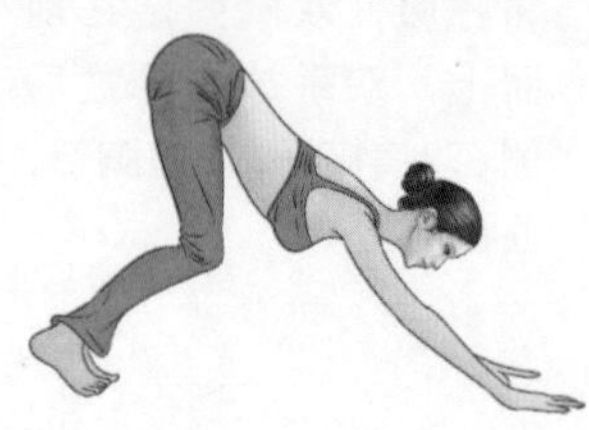

2 呼气，轻微屈膝，将身体的部分重量释放到双脚上，脚跟离地，脚趾压向地面，准备向上弹起。

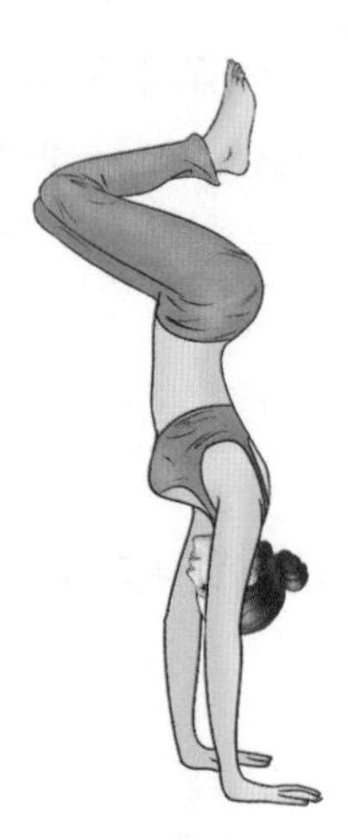

③ 吸气，做收腹收束法，双脚用力地向上提起。臀部向上拱起，使其位于肩部上方，将整个身体的重量转移到双手上。将骨盆的后侧和脚底靠在墙壁上。伸直双臂，手掌压在地面上。

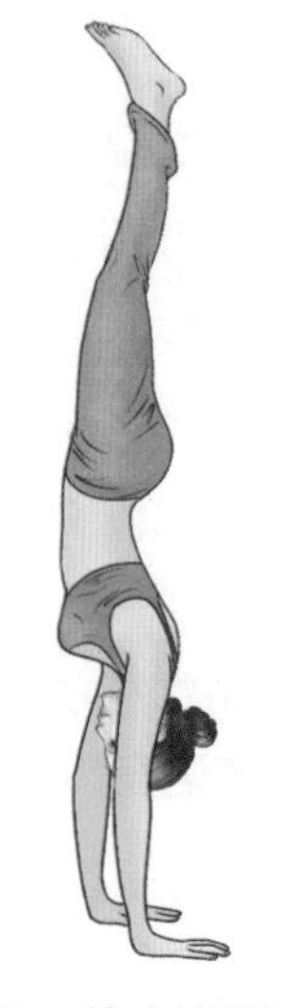

④ 呼气，伸直双腿，脚跟和大腿内侧并拢。拉伸腰部和背部，均匀地呼吸 5 ~ 10 次，凝视点：鼻尖。

完成坐式

这一系列姿势是通过背部前曲伸展坐式来结束的，背部前曲伸展坐式是坐式里的第一个姿势，它可以释放之前弯曲的背部。最后以串联体位结束，回到我们开始的地方，形成一个完整的循环。

初级姿势

为了充分地提起臀部到肩部上方，练习时可以先提起一条腿。从下犬式开始，将一只脚向前，凝视双手之间的空间，做收腹收束法。然后先将一条腿向上提，再提起另一条腿。

高级姿势

将头顶向前移动使双脚靠在墙壁上，感受没有其他支撑，只靠双手保持平衡的感觉，然后双脚离开墙壁，头靠在墙壁上以使身体保持平衡。要注意幅度不要过大。进一步深化收腹收束法，拉伸脊椎，双脚向上伸展。

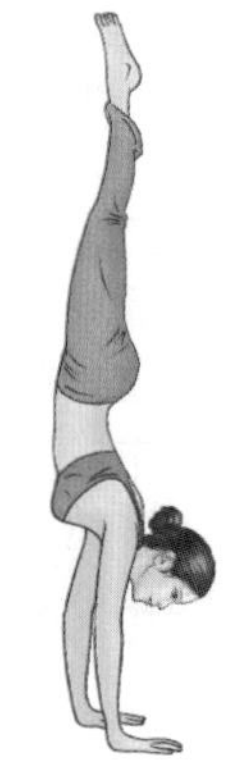

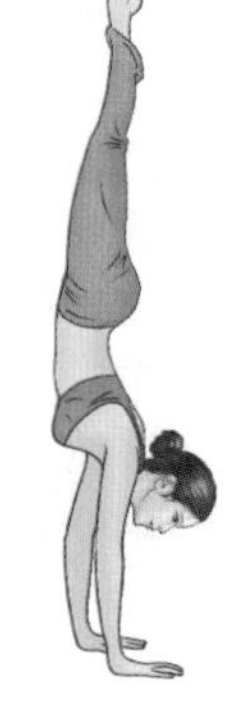

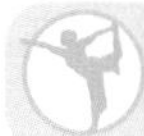 第四节　结束姿势

结束姿势通过身体的倒立来锻炼肩部，增进倒立动作的连贯性。由于在身体倒立时会产生迷失方向的感觉，容易引起心神不定、恐惧和焦虑，因此该姿势对于练习者来说是一个挑战。但是如果我们能够保持耐心和内心的宁静，这些倒立姿势将帮助我们消除悲观的思想，获得内心的平衡、安全感和稳定感。

平时紧紧扎根在大地的双脚现在朝向天空得到释放，这象征着我们暂时脱离了物质世界，转向天空寻找精神和灵魂。将头部放在地板上保持平衡可以帮助我们集中心神，思想与大地相通。

拜日式体现的是太阳的能量，可以温暖身体，唤醒思想；而结束姿势反映的是月亮的能量。它可以平衡身体，协调思想，同时为练习莲花坐式和仰尸式的深度放松做准备。

肩倒立式

肩倒立式是起始姿势，它可以协调和平衡整个身体系统。身体的倒立可以促进循环系统和呼吸系统的运转，也可以滋养和激活身体细胞。

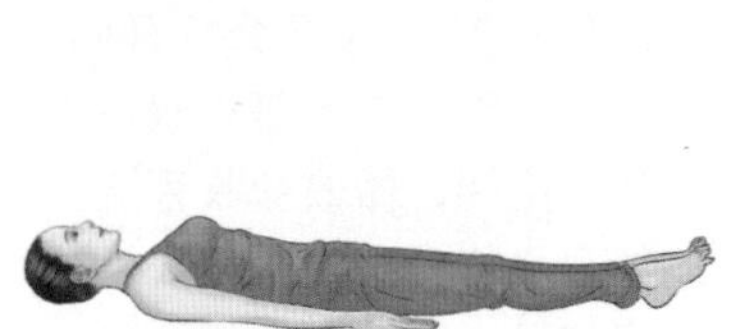

❶ 接全串联体位，吸气，跳跃过渡到手杖式。呼气，笔直地仰卧在地面上，双臂放在身体两侧的地面上。双肩放松直至后背完全贴着地面。深呼吸 5 次。

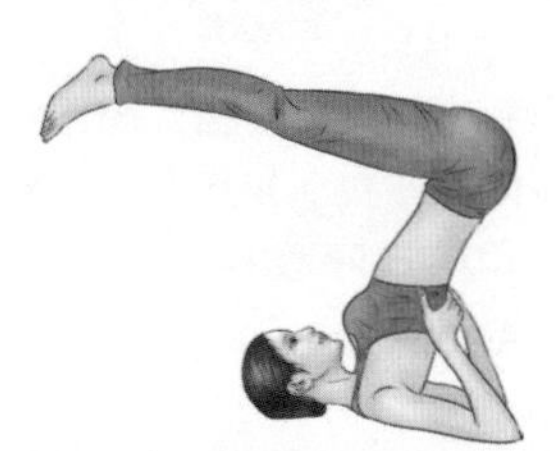

❷ 吸气，肩后部、双臂和手掌用力支撑地面，双腿并拢，抬至肩部和颈部上方。使用收腹收束法将臀部和躯干提起，直至躯干垂直于地面。胸部抵住下颌，肘部弯曲，将手掌放在背部，不要移动，双肘的宽度不要超过双肩的宽度。

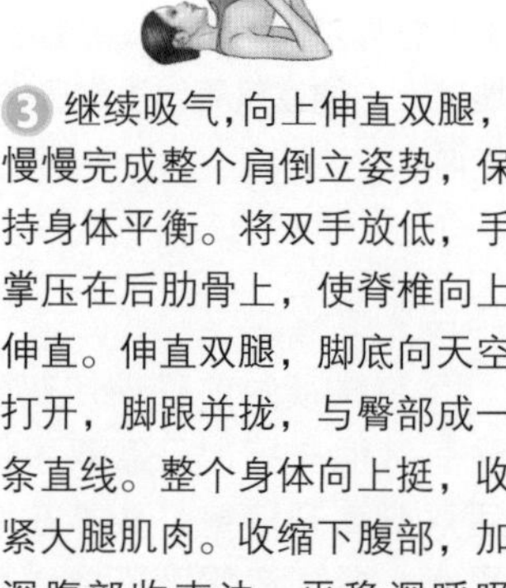

❸ 继续吸气，向上伸直双腿，慢慢完成整个肩倒立姿势，保持身体平衡。将双手放低，手掌压在后肋骨上，使脊椎向上伸直。伸直双腿，脚底向天空打开，脚跟并拢，与臀部成一条直线。整个身体向上挺，收紧大腿肌肉。收缩下腹部，加深腹部收束法。平稳深呼吸 20 ~ 30 次，凝视点：鼻尖。放松脸部肌肉，尤其要放松眼部和下颌周围肌肉。从肩倒立式可直接进入到下一个姿势。

警告

高血压、心脏疾病、颈部受伤、下垂疾病、疝气、青光眼患者及在月经期间的女性请不要练习这一姿势（见肩倒立式调整式）。

肩倒立式调整式

利用墙壁来支撑腿部，使躯干垂直提起。本姿势的益处与全体式一样，但是练习这个姿势可以使身体逐渐适应倒立，也是恢复身体活力的好方法。

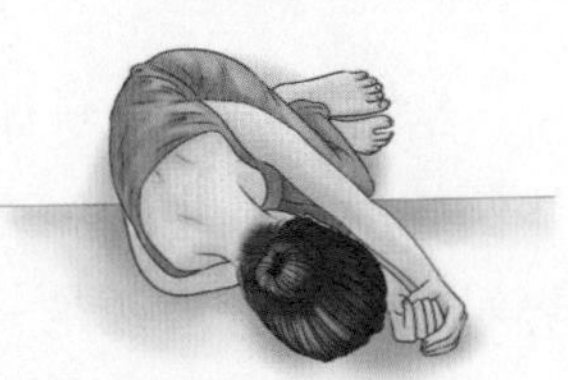

❶ 将瑜伽垫靠墙壁放立，屈膝，侧卧，使右肩和右髋着地，臀部靠在墙壁上。

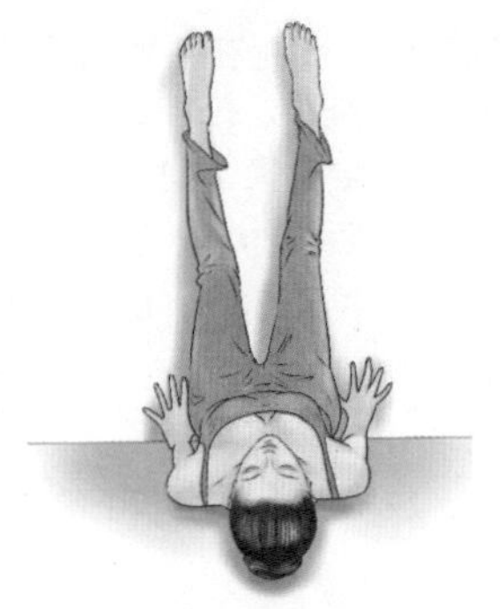

2 呼气，转动身体，平躺，臀部靠在墙壁上，保持脊椎笔直。将双脚放在墙壁上，膝盖弯曲，双臂放在身体的两侧，手掌抵住墙壁。

初级姿势

如果练习者患有疾病，可以不用使骨盆离地，而只是伸直双腿，并拢靠在墙壁上，背部放松，直至完全贴在地面上，双臂向两侧伸展。

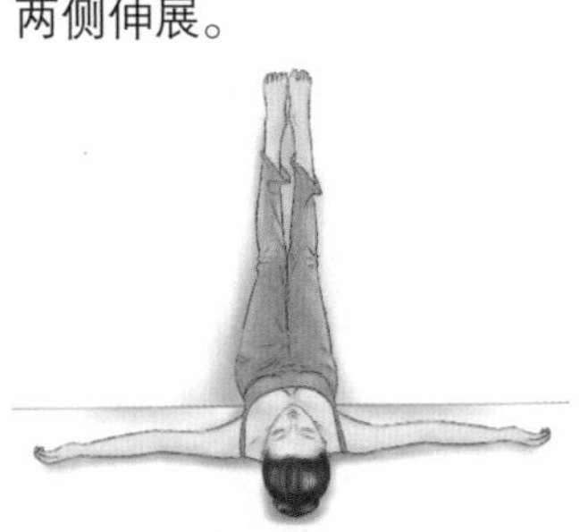

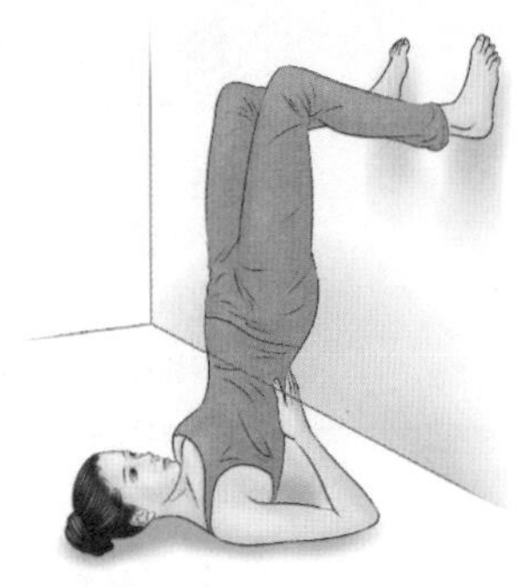

3 吸气，双脚牢固地抵住墙壁。采用收腹收束法，将骨盆提起离开地面，提起背部，胸部向下颌靠拢。将整个骨盆提起至肩部上方，双肘靠拢。肘部用力按着地面，手掌放在背部。均匀地深呼吸 20 ~ 30 次，此时可进入下一个姿势；或者将手放在地面上并放松，轻轻把背部和臀部放在地面上。膝盖弯曲，身体转到右边，结束这个练习。

高级姿势

平稳缓慢地呼吸。提起胸骨，抵住下颌，这样可以刺激和调节甲状腺的分泌。如果感觉到肩部肌肉紧张，可以放松肩部，将肩部聚集的能量通过上臂传递到肘部。把肘部轻轻放在地面上，使能量从肘部传递到手掌，而手掌可以支撑背部，使骨盆提到更高的位置。通过练习这个姿势，可以将压力转变成有用的能量。

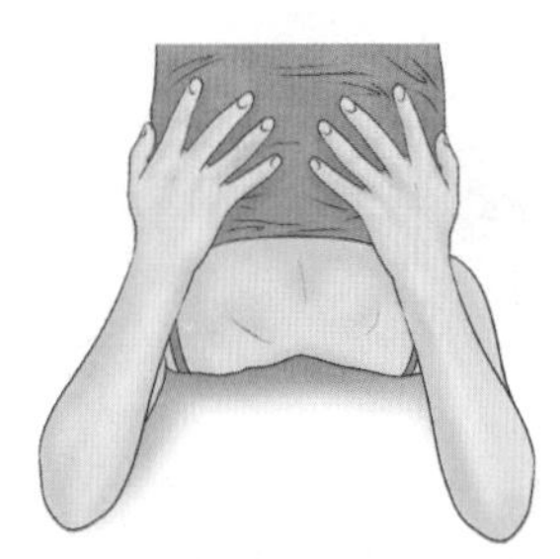

练习此姿势的益处

提起胸部向下颌靠拢可以加深收颔收束法，并起到调节甲状腺和甲状旁腺的作用。这些腺体生理功能的平衡有利于维持消化系统、神经系统、循环系统和内分泌系统的健康，进而确保细胞的再生，恢复身体能量。

犁式

这个姿势有助于血液输送到大脑，使大脑更加清醒。同时，练习这个姿势还可以拉伸双臂和背部，打开肩部。

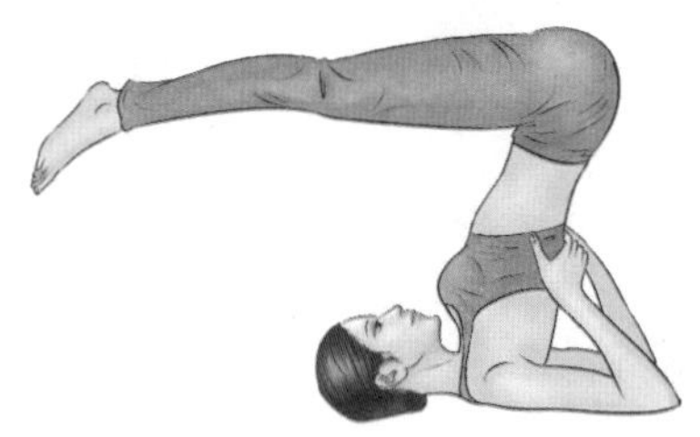

1 接肩倒立式，呼吸 20 ~ 30 次后，呼气，通过下腹部、耻骨和臀部用力提起身体，双腿以髋关节为支点向外伸，双脚朝下放。双腿并拢，不要弯曲，用手支撑背部。

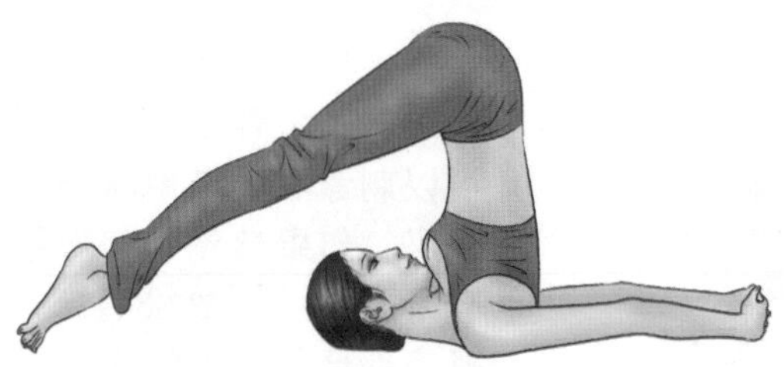

2 呼气，继续放低双腿，脚趾在头的正后方与地面接触。进一步提起臀部，拉伸躯干。将双手从背部拿开，十指完全交叉，向背部后方伸直双臂。肩部也向背部后方伸展，肘部、手腕和小指轻轻压住地面。拉开锁骨，向上打开胸部，向下颌靠拢，加深收颔收束法。充分呼吸 10 ~ 20 次，在练习下一个姿势之前先缓慢呼吸。凝视点：鼻尖，放松脸部肌肉和下颌。

初级姿势

将双脚放在事先准备好的椅子上，对于改善整个神经系统，尤其对于那些颈部肌肉过度紧张的人特别有益。另外，将膝盖弯曲，放在前额上也是犁式的一种初级姿势。

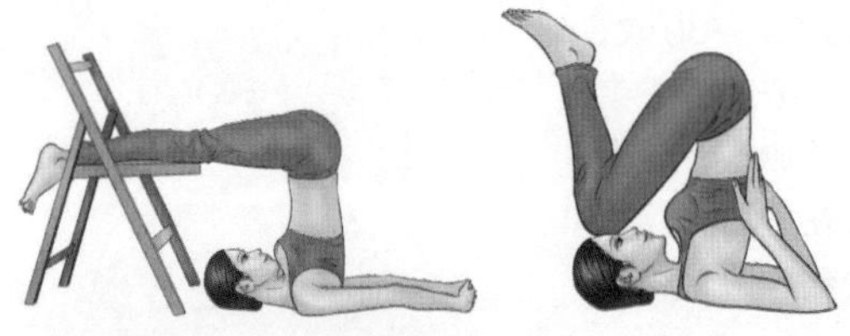

高级姿势

脚趾不要用力向地面压。相反，应当将脚趾最顶端放在地面上，拉伸双腿，将膝盖和大腿的肌肉向髋关节的方向提起，这样做有助于保持骨盆的提起。

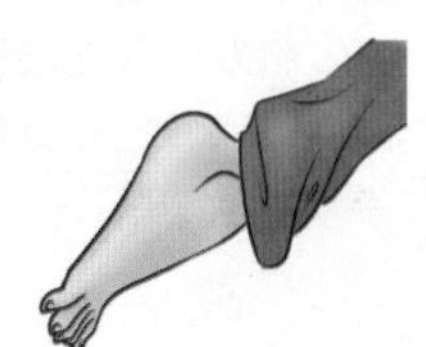

膝碰耳犁式

将双膝靠近耳朵两侧可以进一步拉伸背部，镇静和平衡神经系统。练习这个姿势还可以隔离外界的声音，专注聆听心脏的跳动和呼吸的节奏。

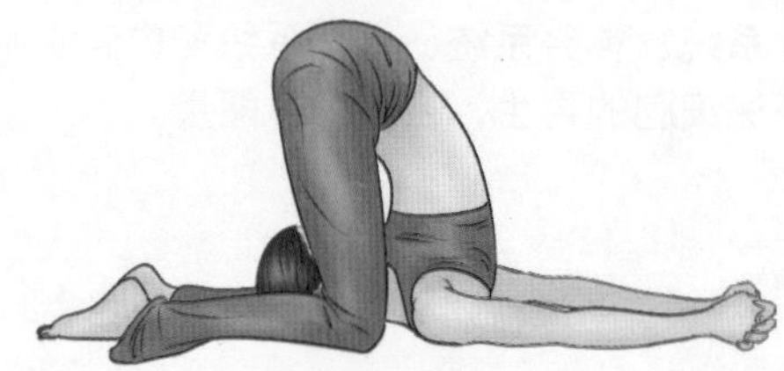

1 接犁式，呼气，双膝弯曲，分开，靠近耳部，同时将臀部提起，以拉伸背部。使双膝的内侧轻轻压着耳朵，小腿拉伸并压向地面。将脚趾和脚跟并拢，释放会阴收束法，同时维持收腹收束法和收颔收束法。提起并打开胸部，将胸部向下颌靠拢，双臂向背部后方伸直，将肘部和小指轻轻地压在地面上，十指保持交叉。平稳地呼吸 10 ~ 20 次，因为双膝将外界的声音隔离了，你可以安静地聆听呼吸的声音，这样有利于控制感官（制感法），凝视点：鼻尖。

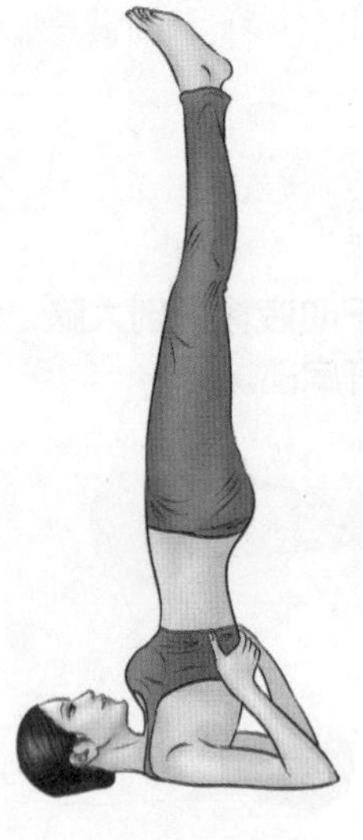

2 吸气，十指松开，手掌放在背部。双膝离开耳部，双腿并拢，向头部正上方伸直，进入犁式。骨盆向上拉，双腿向上提起，进入肩倒立式。做会阴收束法，然后直接进入下一个姿势。

初级姿势

最初，练习者也许会发现小腿不能够到地面。不要试图强迫小腿与地面接触，因为这样做会损伤到颈部。应当在双膝并拢时使脚趾着地，随着脊椎的柔韧性越来越好，再将脚趾慢慢伸展开，直到小腿可以靠近地面。

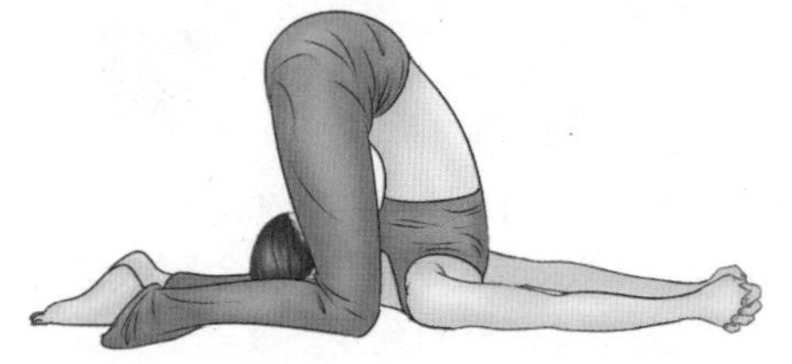

练习此姿势的益处

练习此姿势可以拉长整个脊椎，尤其可以缓解颈部和上背部的压力。注意将体重均匀地分布到双肩，有利于调整颈椎成一条直线。

高级姿势

在练习此姿势时还可以用双臂抱住小腿后侧。双臂的重量有利于将小腿更好地固定在地面上。

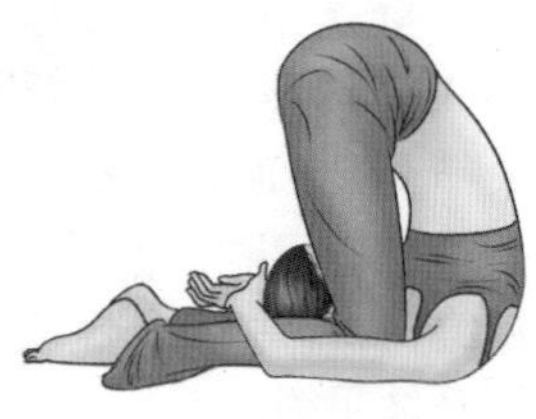

上莲花肩倒立式

这个姿势也许是比较容易练习的倒立姿势。练习此姿势可以促进髋关节的移动性和灵活性，并能增强骨盆区域的能量循环。

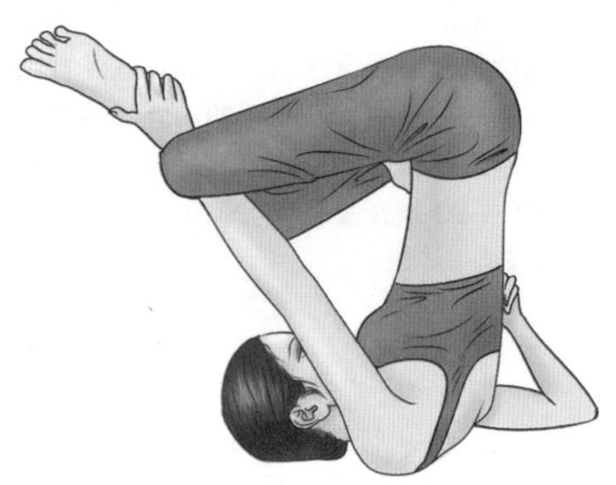

① 接肩倒立式，呼气，双膝弯曲，双腿交叉做莲花式。在最初练习时，可以用手来帮助双脚的交叉。经过不断的练习，练习者在不需要双手的帮助下就可以完成莲花式。

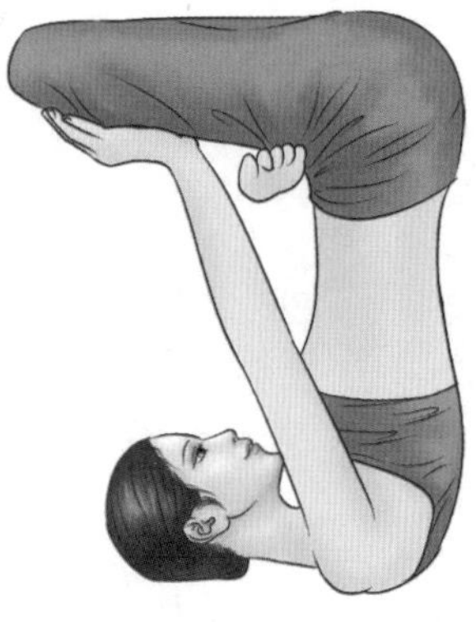

② 一旦可以稳固而舒适地完成莲花式，将双手放在膝盖下面。拉长脊椎，背部伸直，骨盆提起并保持平衡，使其与肩部在一条直线上。感受手掌与膝盖之间的连接，平稳地打开双肩，将双肩贴在地面上，伸直双臂，手掌均匀地向上压，同时将膝盖向下压。大腿与地面平行，躯干与脊椎完全垂直于地面，进而使身体保持稳固的平衡。深呼吸 10 ~ 20 次，目光柔和，凝视点：鼻尖，然后平稳地进入下一个姿势。

初级姿势

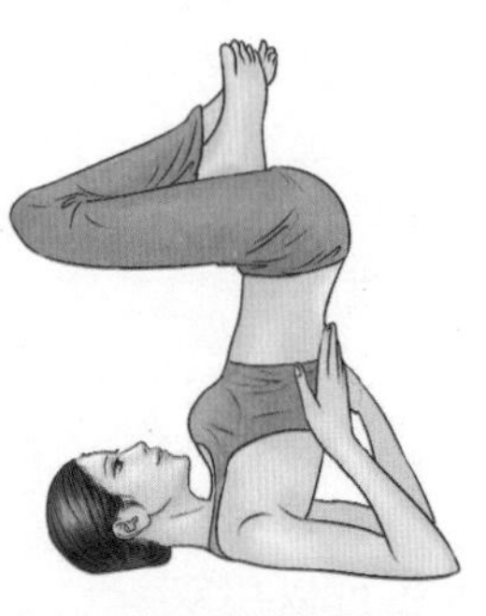

如果练习莲花式会引起膝盖疼痛，可以练习半莲花式，如果练习半莲花式还感觉到膝关节疼痛，可以将踝关节交叉，调整双脚，使其放在臀部上。在最初练习时，也可以将双手放在背部以维持身体的平衡，直到可以更好地控制身体平衡。

高级姿势

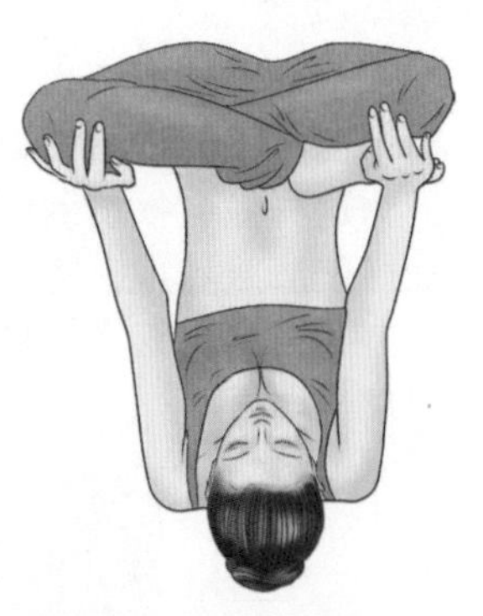

这个姿势对于调动各种收束法十分有用。伸直双臂，提起骨盆，这样在躯干的前侧就形成了一个空间，方便练习收腹收束法。而胸部打开，向下颌靠拢则可以加强收颌收束法。在练习此姿势时，并没有对骨盆底部与会阴造成压力，所以会阴收束法的能量流可以得到充分的利用。臀部保持水平，这样有利于在练习过程中保持平衡。

胎儿式

胎儿式即身体收缩成胎儿状，在本姿势中，身体蜷曲好像子宫中的胎儿。因为双腿仍然保持莲花式，所以练习此姿势可以使身体变得更加柔软。

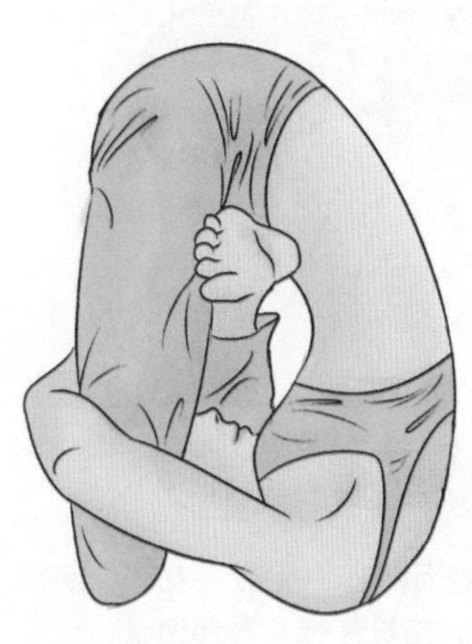

◀保持莲花式及完整的收束法。吸气，将双手从膝盖处拿开，仍然通过肩部和颈部保持平衡。慢慢呼气，将保持莲花式的双腿向胸部靠近，双臂环绕抱住双腿，双手相扣。轻轻将膝盖放在头部两侧，感受身体蜷曲成胎儿的形状，就好像待在子宫里一样。均匀地深呼吸 10 ~ 20 次，凝视点：鼻尖。然后从这个姿势直接进入到下一个姿势。

初级姿势

和之前的姿势一样，练习本姿势时应避免膝盖受伤，如果在练习中感觉到膝盖疼痛，可以将双腿交叉或做半莲花式。如果在练习全莲花式时感觉到身体不平衡或者颈部过于拉伸，可以将手放在背部以给身体额外的支撑。

高级姿势

当你感觉更安全和舒适时，可以进一步靠拢双膝，将小腿或者脚踝拉低放在前额上，用一只手扣住另一只手的手腕。

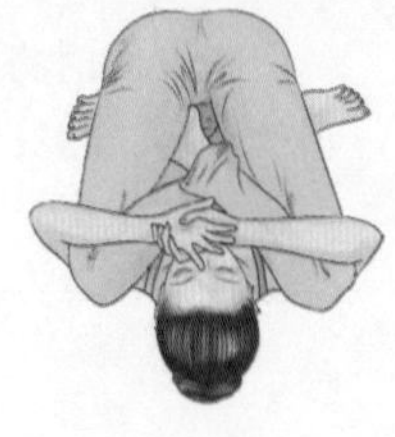

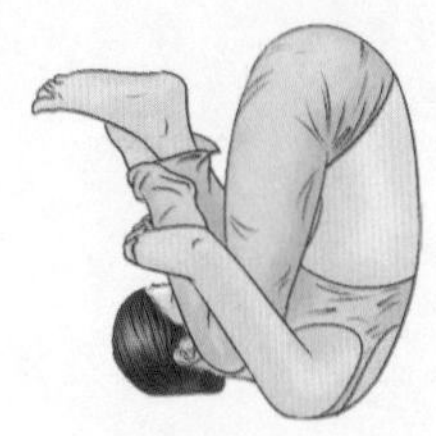

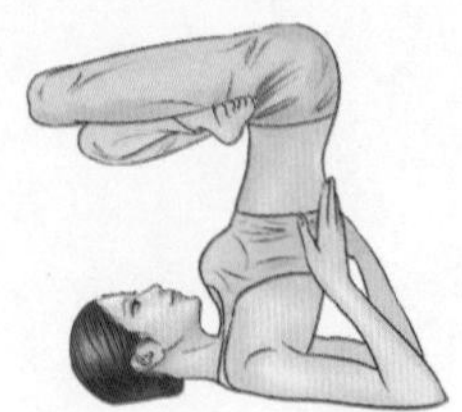

鱼式

这个姿势与前 4 个姿势的拉伸方向完全相反，从胎儿式开始，背部翻转成弓形，拉伸身体前半部分直到咽喉前端。

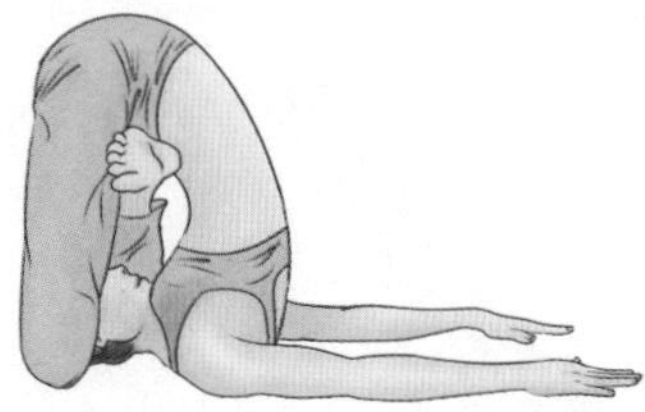

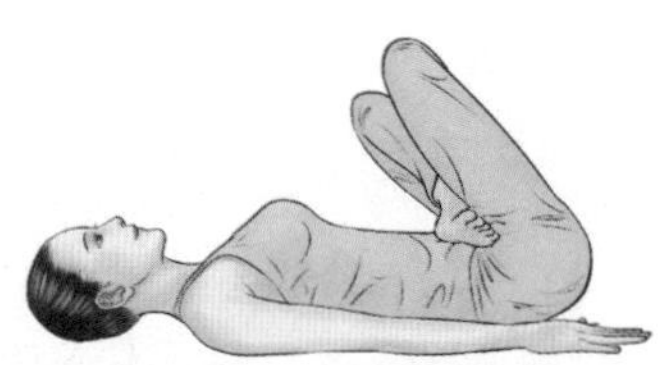

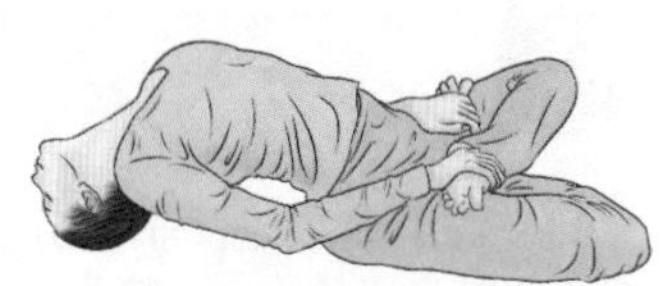

1 呼气，将扣住的双手松开，双臂向背部后方伸展，将手掌按在地面上，伸展指尖。在莲花式中感受双腿的稳固（如果还不能完成莲花式，可以用半莲花式或者将踝部交叉替代）。

2 继续呼气，缓慢地向下放低背部，可以将背部脊椎逐渐降低直至贴着地面。头的后部放在地上，双臂压着地面，做收腹收束法，吸气产生的气流可以使身体流畅地回到地面。

3 随着骨盆后部的触地，把膝部向地面紧压，脊椎向上拱起，打开锁骨，胸部向上提起。完成呼气，头部随脊椎一起拱起，使头盖骨顶端搁在地面上，咽喉前端得到拉伸。将双手放在双脚上，肘部弯曲，但不要压在地面上。完整地深呼吸 10 ~ 20 次，感觉胸部的打开和咽喉的释放。目光柔和，凝视点：眉心。放松面部肌肉，拉伸颌部。接下来直接进入下一个姿势——拱背伸腿式。

初级姿势

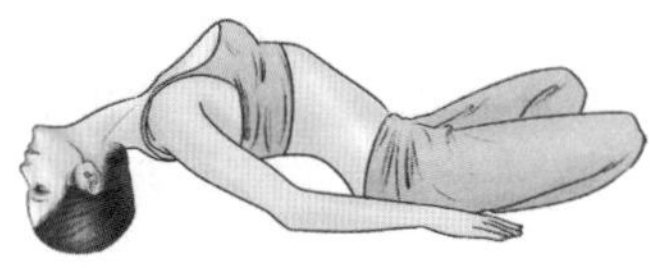

如果在之前的练习中你采用的是半莲花式或者交叉踝部式，在练习本姿势时可以继续采用，同时将手掌和前臂放在身体两侧的地面上，而不是抓住双脚。

高级姿势

将手放在超过脚的位置并轻轻地拉伸双臂，使背部进一步拱起，提起胸部。向上拉伸脊椎，并拱起躯干前端。

拱背伸腿式

向上伸展双腿和双臂有利于锻炼腿部和臂部肌肉。脊椎的向上拱起有利于扩充胸部，展开前肋骨，扩大肺活量，促进心脏的血液流动，加深呼吸。

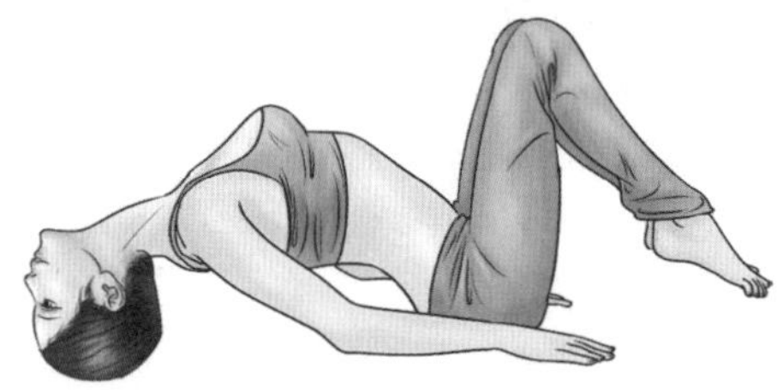

1 接鱼式，吸气，保持脊椎向上拱起，将双脚和双腿从莲花式还原，双膝内侧轻轻并拢，这样可以活动大腿的内侧。将胫骨向下拉伸，脚趾不要触地。

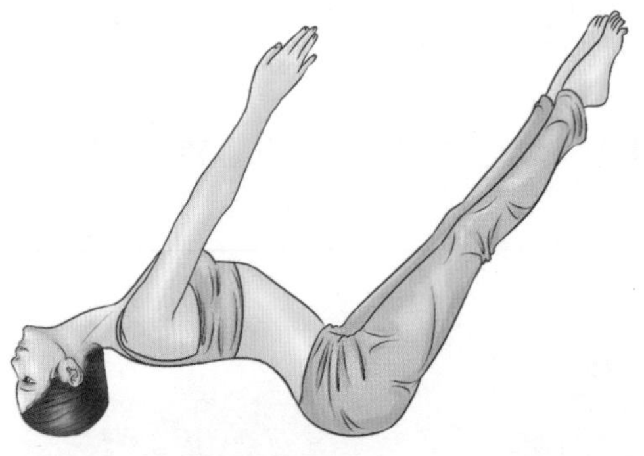

2 吸气，伸直双腿，与地面成 45° ~ 50°。伸直双臂与双腿平行，将手指与脚趾的顶端像射出的箭一样向外伸直，提起上背部，向上拱胸部。将膝盖并拢，向髋关节的方向提起大腿肌以充分拉伸双腿。将注意力集中在鼻尖，凝视点：鼻尖，平稳地呼吸 10 ~ 20 次，然后放松背部，将背部放在地面上，保持腿部提起。屈肘，将手掌放在头部的两侧，手指尖指向肩部。

· 吸气，将背部卷曲形成车轮式，进入全串联体位，在进行到下犬式时，不要跳跃进入手杖式，而是将双膝放在地面为头倒立式做准备。

初级姿势

如果患有背部疼痛或者有疾病，在最初练习此姿势时可以将前臂和双手放在身体两侧的地面上。如果最近背部受过伤，可以把双脚和双腿放在地面上，向外侧压脚跟以活动双腿。

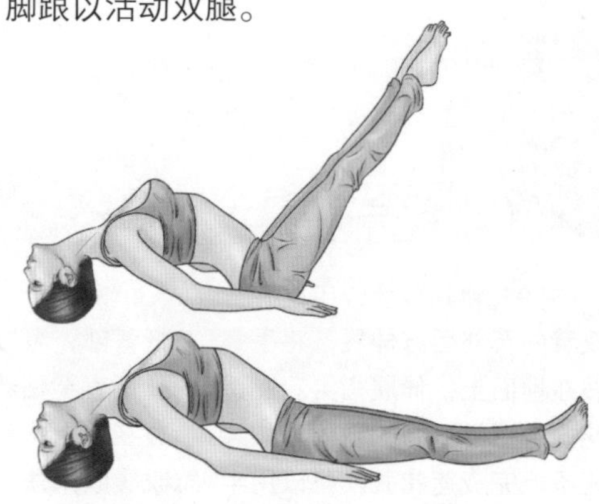

高级姿势

将腰部向上压，骨盆稍往上倾斜。将小腹下部向肚脐的方向收紧以加深练习。这样做可以给背部和提起的双腿以支撑。伸直手指尖可以给双臂带来活力。

头倒立式

这个姿势适合男性练习，练习此姿势可以调节肩倒立式的效果，形成身体与思想的能量平衡。这种身体位于头部之上的姿势可以激活智慧开悟的中心——顶轮。

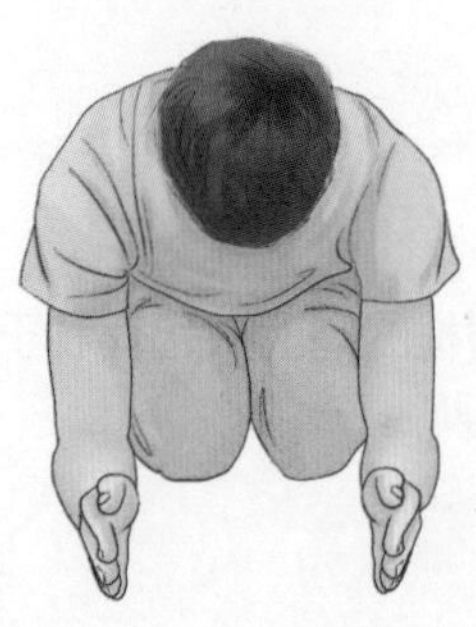

1 接下犬式。吸气，双膝并拢跪在地面上，将臀部后侧放在脚跟上。肘部放在膝部的两侧，使肘部与肩部成一条直线，伸直前臂，手指并拢向前伸直。

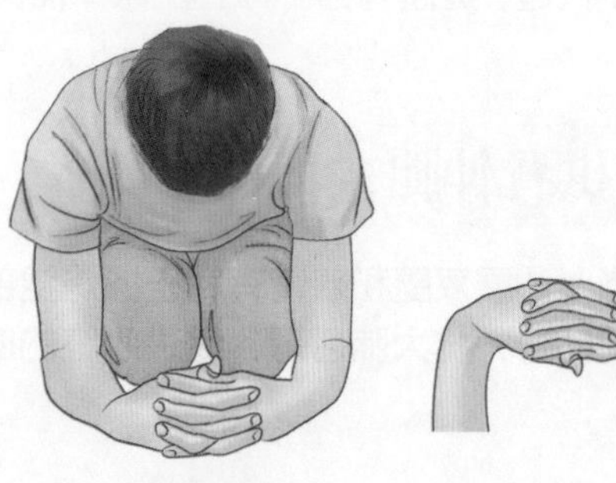

2 继续吸气，手指交叉，成半圆形（见右上图）。伸直前臂，肘部放在地面上，将肩部朝后打开以打开胸部。

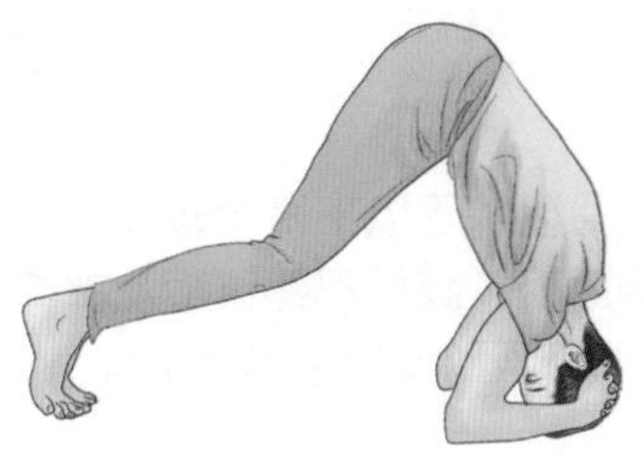

❸ 呼气，拉长后颈部，低头，轻轻地将头顶放在手掌旁的地面上，使手掌包住头的后部。向上提起肩部，以拉长颈部。做收腹收束法，收拢脚趾，提臀。将肘部放在地面上，平稳地提起身体，将身体重量放在前臂上，双手扣紧形成三脚架形状以支撑身体。

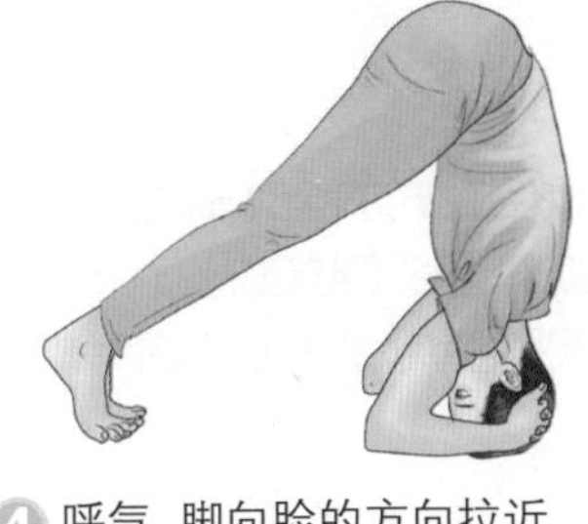

❹ 呼气，脚向脸的方向拉近，进一步提起臀部，使其位于肩部的上方。

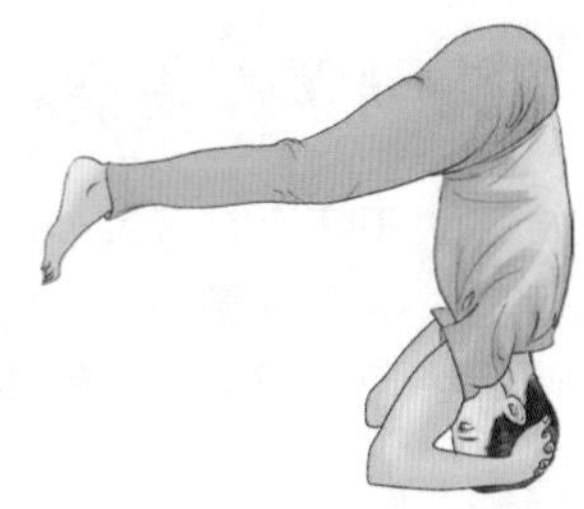

❺ 吸气，进一步做收腹收束法，通过并拢膝盖及收紧大腿肌肉来给双腿以力量，将双脚提起离开地面，将身体所有的重量转移到双臂，只留一点重量在头部，提起双腿与身体成直角。

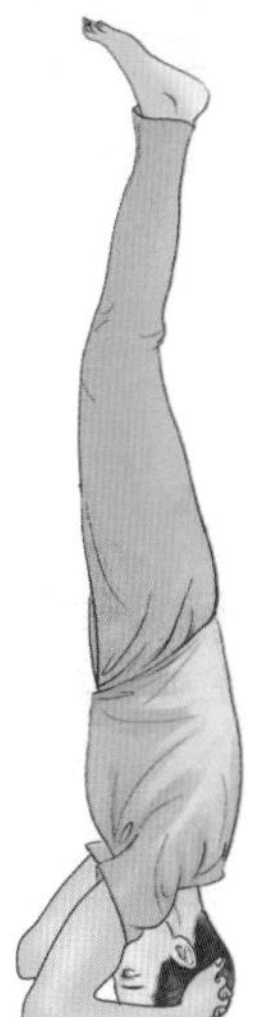

❻ 继续吸气，将双腿并拢提起，向上伸直，保持整个头倒立式的平衡。平稳地深呼吸 20 ~ 30 次，凝视点：鼻尖，主要通过前臂和肩部支撑整个身体。深呼吸，使气流穿过整个脊椎，双腿向着天空伸展，而肘部和头顶紧紧贴在地面。此时可以练习第 7 步，也可以练习头倒立双腿 90°。

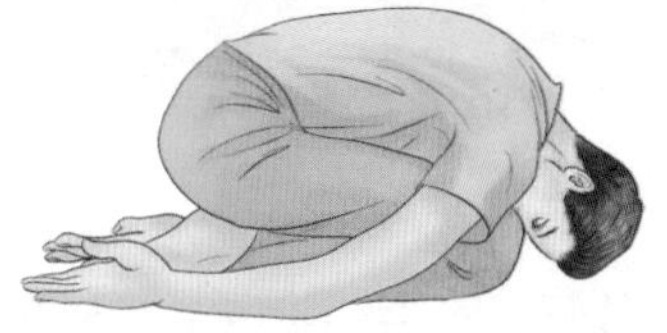

❼ 保持骨盆的提起及收腹收束法，将脚放在地面上。膝部弯曲，将臀部放在脚跟上形成婴儿式。将前额放在地面上，手臂放在身体后面，肘部向下，保持此姿势 2 分钟。吸气，将手放在肩部的下面，头和胸部提起。呼气，向后跳做四肢支撑式，进入全串联体位。

警告

高血压、心脏病、颈部受伤、腰椎间盘突出、疝气、青光眼患者以及月经期间的女性请不要练习头倒立式。

初级姿势

如果在练习初始对做到以头保持平衡还不太自信，也可以一次将一只脚向上提起一点，再逐渐地将双脚并拢慢慢向上提起，随着腹肌得到锻炼，你也会越来越有自信。

高级姿势

随着身体的拉伸，信心也逐渐建立起来，这时你可以尝试将肘部和前臂进一步紧压地面。提起肩部和头顶，使头顶位于距离地面 2.5 厘米的位置，同时通过后颈部的拉伸维持整个身体的充分拉伸。这个姿势可以很好地保证在练习过程中你的手臂肌肉保持活跃的状态，并可以避免将身体所有的重量放在头部，且避免椎骨挤压颈部。

头倒立式调整式

对于还没有足够信心来尝试倒立式的全体式的练习者，可以练习以下两个较温和的姿势，即用墙壁来做支撑以帮助练习头倒立式。对于所有的姿势，我们都建议跟从教练一起练习，但是对于那些无法按时参加课程的练习者来说，以下两个姿势很有帮助。

调整式 A

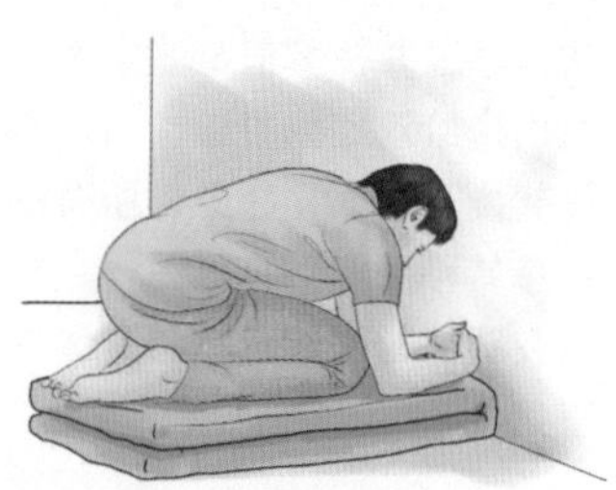

① 将瑜伽垫对折，一边靠着墙壁放置，双膝并拢跪在垫子上。双肘放在地面上，交叉十指，如头倒立式第 2 步所示，将指关节顶住墙壁。

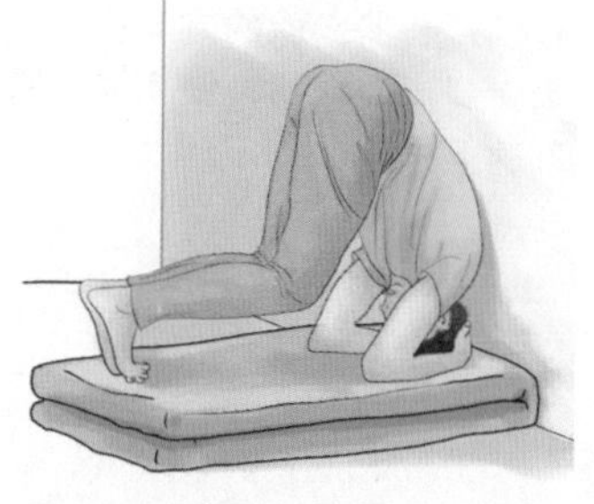

② 头顶放在垫子上，双手成杯状，罩住头的后部，将前臂往下压，肩部向上耸起。脚趾向下卷曲，将双脚向身体的方向靠近。提起臀部，使其在肩部的上方，有力地练习收腹收束法。

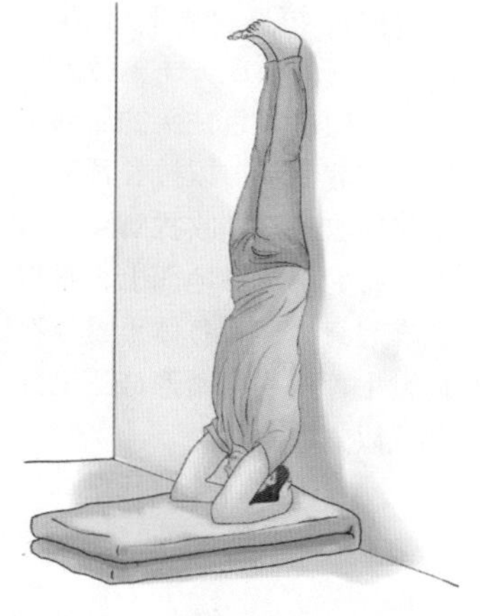

③ 吸气，双脚跃起，靠在墙壁上。

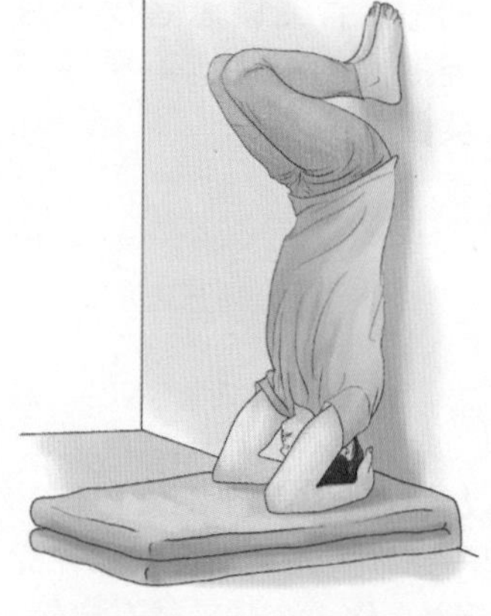

◀ ④ 沿着墙壁向上伸直双腿。刚开始练习时只呼吸几次，之后每练习 1 次，增加 1 次呼吸。随着练习的不断深入，可先将一只脚移开至离墙 2.5 厘米的地方，再移动另外一只脚，这样随着身体逐渐找到平衡，就可以以肘部、前臂和头部支撑身体的倒立，而不需要墙壁了。很重要的一点是不应对墙壁形成依赖：墙壁只是起到暂时辅助的作用，不能把它作为长期的支撑。这样的想法对于不依赖于墙壁是很重要的。然后将身体放下做婴儿式，保持 2 分钟。

调整式 B

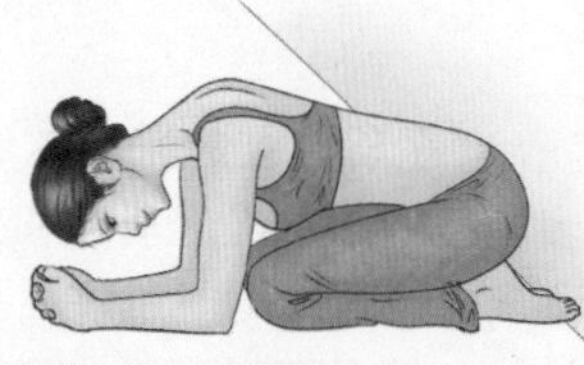

① 身体背对墙壁做婴儿式，脚趾尖与墙壁接触，手指交叉成杯状，为扣住头的后部做准备。

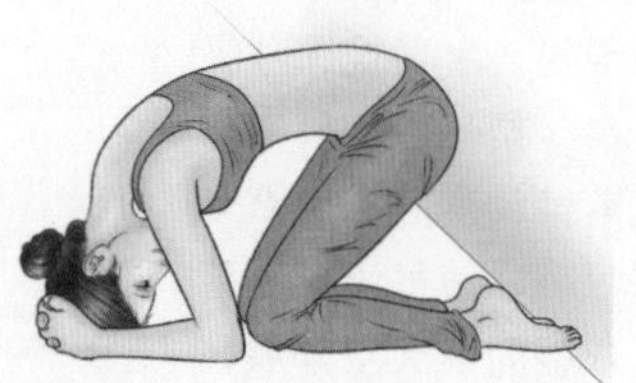

② 将头顶放在垫子上，双手罩住头的后部。前臂向下压，以保证该姿势的稳固，然后向上提起肩部，并抬起臀部。

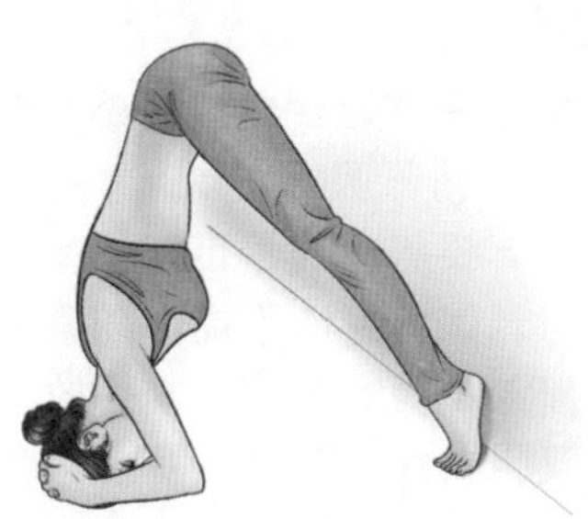

③ 脚趾向下卷曲，伸直双腿的同时脚趾仍然保持在地面上。加强收腹收束法，臀部向上提起。

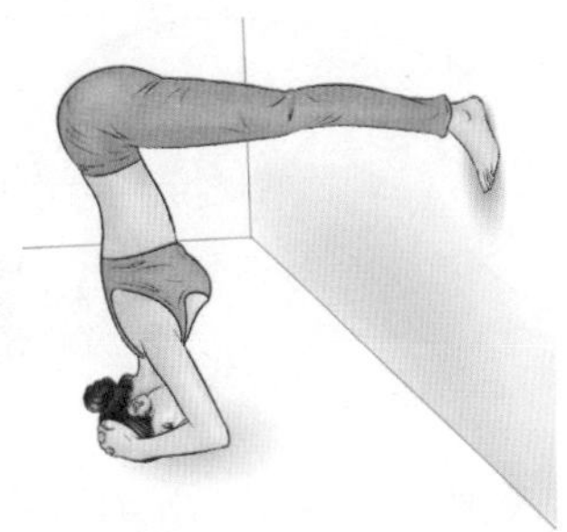

④ 脚沿着墙壁向上行走，直到双腿与地面平行。使臀部位于肩部正上方，拉伸双腿，打开脚底贴着墙壁。保持该姿势，平稳呼吸 5 次，向上提起肩部，肘部向下压。在最后一次呼气时，脚行走回地面，然后保持婴儿式 2 分钟。

头倒立双腿 90°

一旦可以平稳地完成头倒立式，就可以尝试练习下面这个姿势了。这个姿势需要双腿向下靠近，然后再向上抬起。在这一练习中，身体的移动可以促进血液循环，消除腿部的疲劳。

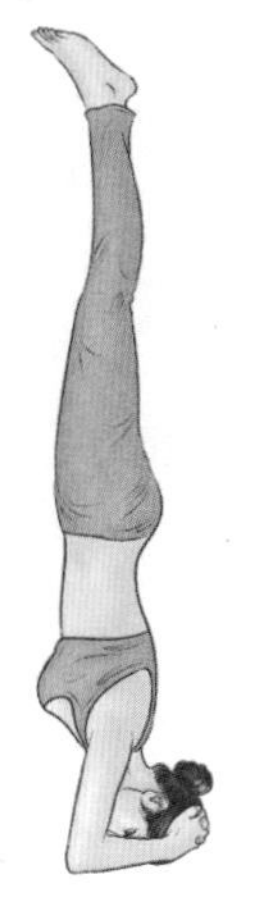

① 坚持头倒立式，呼吸 20 次后，通过向上打开脚掌来给双腿以力量。再次做收束法，用力地向上提起肩部，将前臂牢固地压在地面上为倒立式和后面的姿势打好基础。

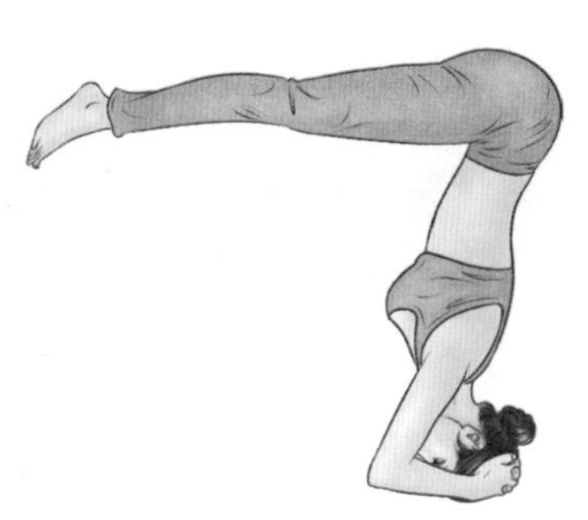

② 缓慢地呼气，降低双腿与地面平行，用力地向上提起坐骨，将能量通过手臂向下传递，将肩胛骨向上滑行以免颈部缩进。伸直双腿，感受大腿后侧肌肉的拉伸，伸直腘窝。

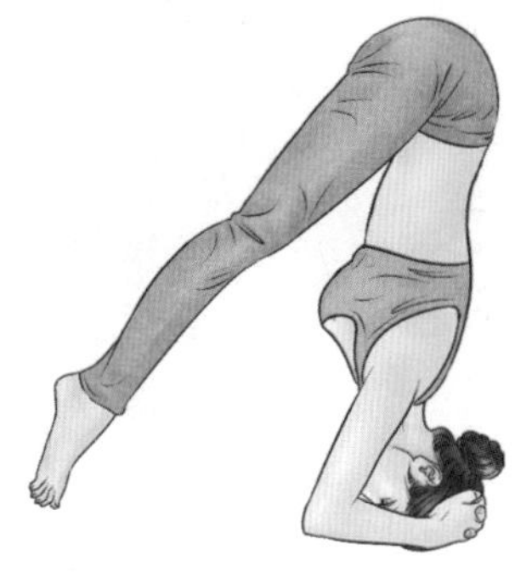

③ 呼气，双腿保持伸直状态，降低双腿高度直至快触到地面，脚趾尖与地面保持约 2.5 厘米的距离。保持收腹收束法，调整骨盆位于肩部正上方，以控制双腿的降低。向上伸展背部，打开肩部，肘部和前臂牢牢固定在地面上。缓慢、充分地吸气，再次保持双腿伸直并提起双腿使其与地面垂直。

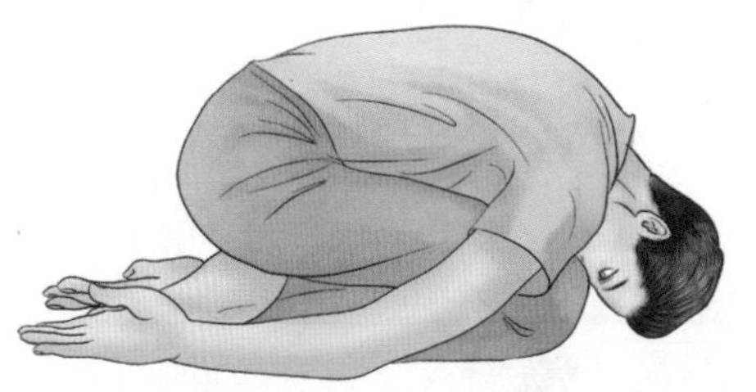

④ 重复双腿放下又提起的动作4次，双腿放下，呼气，双腿向上举起，再吸气。在第 5 次时，将双脚放在地面上，屈膝，臀部坐在脚跟上。前额放在地面上，双臂向后放在身体的两侧，肘部放在地面上，做婴儿式，保持 2 分钟。

· 吸气，双手放在肩部下方，头部和胸部向上提起。再一次呼气，脚向后跳跃进入四肢支撑式，然后进入全串联体位。

初级姿势

一旦你在练习倒立式时感觉到足够安全，可以做到呼吸 30 次，这时你可以尝试这个变体姿势。开始可以慢慢向下移动双腿，同时保持身体平衡。随着双腿向前伸展，加深收腹收束法，轻轻收回臀部，以抵抗双腿向外向下伸展过程中的移动和重力作用。

高级姿势

如果很有信心完成此姿势，可以在降低双腿离地 2.5 厘米之前，先呼吸 5 次，同时腿部伸直与地面保持垂直。

闭莲式

在练习此姿势时，双臂向后伸展，打开胸部和肺部，释放肩部肌肉的压力和僵硬。打开髋关节和膝关节，进一步放松，随着背部的伸直调整脊椎成一条直线。

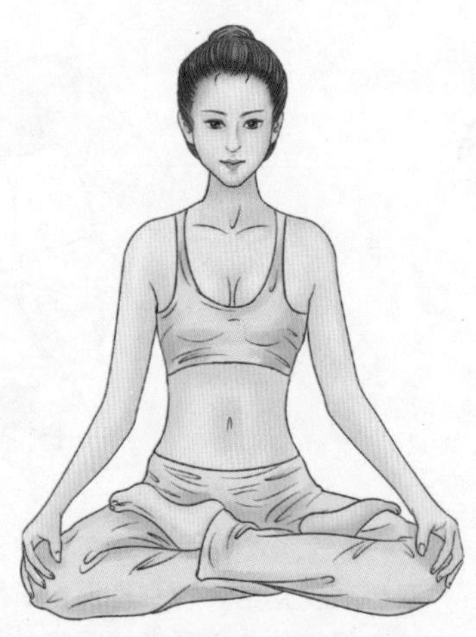

① 从手杖式开始，呼气，右膝弯曲，将右脚交叉放在左大腿上部形成半莲花式。呼气，左膝弯曲，将左脚放在右大腿上部形成莲花式。将双膝向内压以保证双脚可以充分地交叉放在大腿上，充分完成收腹收束法。拉长脊椎，下意识地放松肩部。

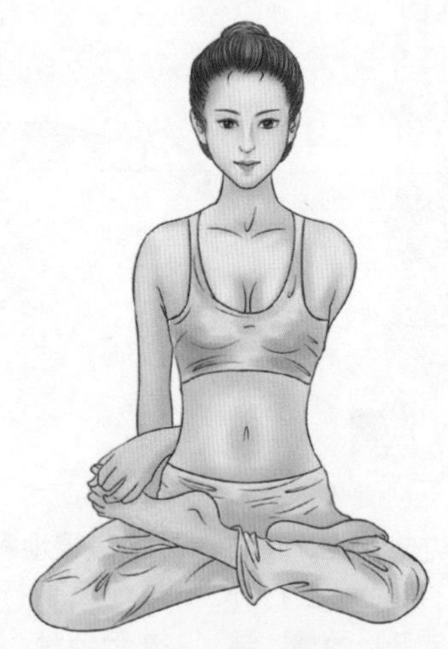

② 吸气，轻柔地向后伸展左臂，将左手放在右髋关节上，并抓住左脚的大脚趾、食指和中指。

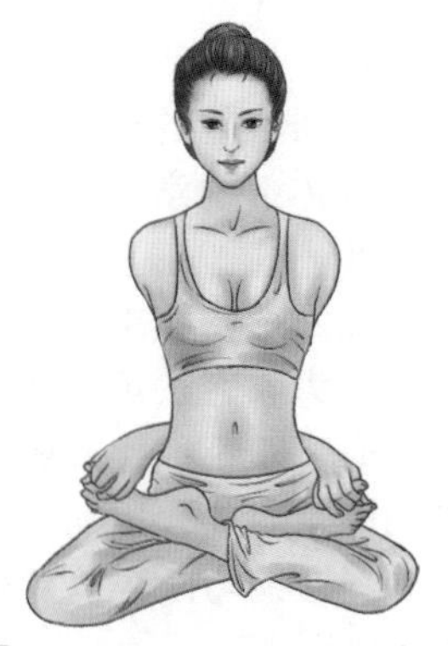

3 继续吸气，向后伸展右臂，将右手放在左髋关节上，抓住右脚大脚趾、食指和中指。平稳地深呼吸 10 ~ 20 次，凝视点：鼻尖。将身体重量通过骨盆释放在地面上，下意识地感觉到身体的压力一点点得到排解，随着每一次的呼气而释放出来。吸气时可以感觉到能量从背部回升，将愉快带到胸部，锁骨也随之打开。这样有助于将双臂从肩部释放出来，以保证双手和双脚能保持相连。呼吸 10 ~ 20 次，不需要串联体位，直接进入身印式。

初级姿势

如果双腿可以完成莲花式，但是双手不能抓住大脚趾，可以用一个带子将手和脚绑住。如果感觉膝部疼痛或者绷紧，要小心，可以从莲花式改成半莲花式或者简易坐式（交叉双腿），双臂放在背后，手抓住肘部。

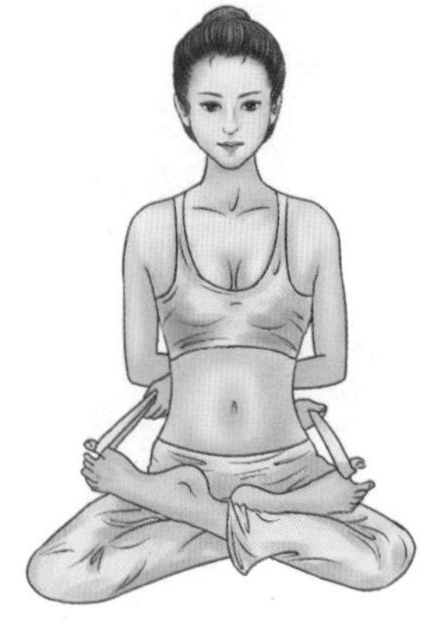

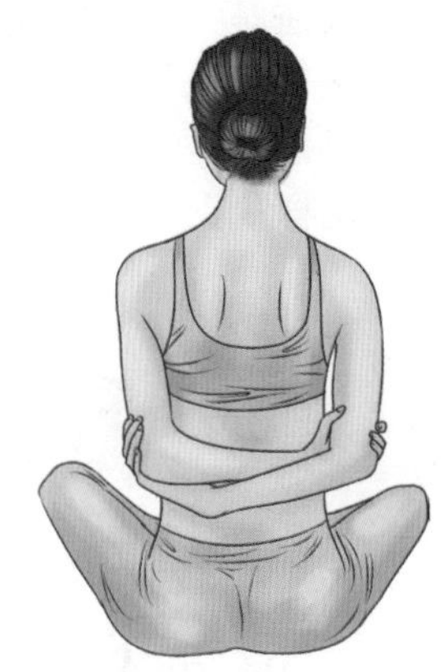

高级姿势

瑜伽的深入不仅是在身体层面，更重要的是在思想和精神层面。在练习快结束时，保持闭莲式，自然呼吸，平静地坐在垫子上，慢慢培养注意力，在呼吸的过程中感觉到内在的意识随着呼吸冲荡着身体。

身印式

身印式十分微妙，练习这个姿势有助于提高注意力，将个体的能量与宇宙的能量连接起来。练习这个姿势时，低头将前额放在地面上，手和脚相连，有利于能量在身体内循环流动。

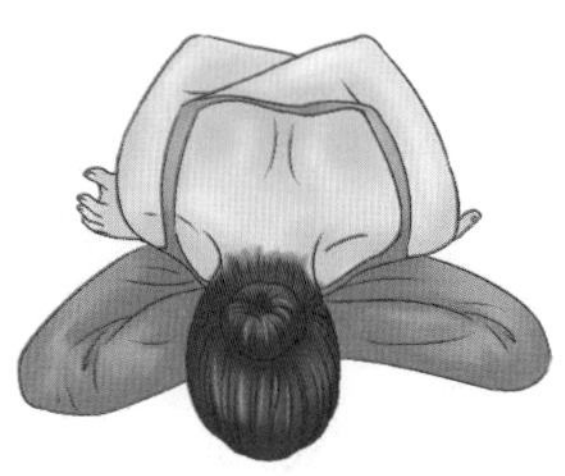

1 从闭莲式开始，身体稳固地坐在地面上，缓慢呼气，将躯干向前弯，使背部位于双脚和双腿正上方的位置，脸部面向地面。拉伸整个脊椎直到颈部。深呼吸 10 ~ 20 次，凝视点：眉心。

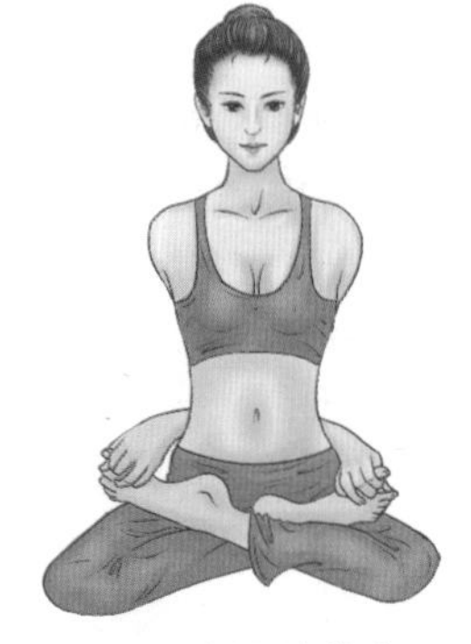

2 吸气，向上提起脊椎并伸直，同时手仍然抓住双脚。吸气，进入莲花式。

初级姿势

不要试图通过臀部向前翻转来把头部放在地面上，因为这样会失去整个姿势的根基。坐骨在任何时候都要牢牢固定在地面上。如果在练习闭莲式时使用了带子来抓住大脚趾，在练习此姿势时可继续使用带子来帮助躯干向前伸展。同样，如果之前采用的是在背后抱住双肘，在此也可以继续这样做。

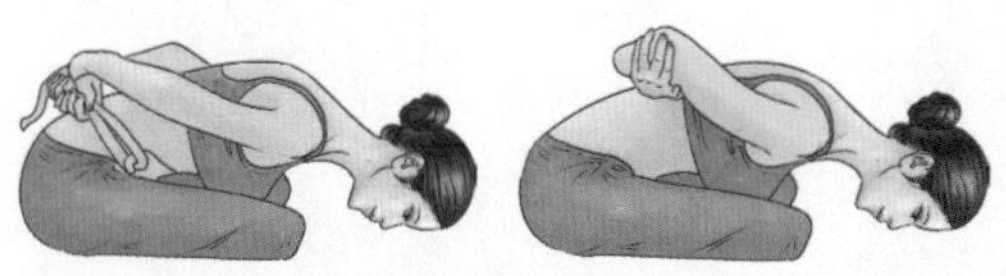

高级姿势

这一姿势的高级姿势注重的也是深化精神上、思想上以及身体上的意识。在练习身印式时，这3个因素在本质上是相连的：在练习这个姿势时，加深练习收束法可以增加该姿势的益处，因为收束法可以控制呼吸的能量，与此同时，双手抓住双脚可以将身体中被控制的能量封住，增加气息以唤醒精神上的意识。在练习此姿势的过程中，应协调呼吸的频率，让体内呼吸的流动来冲洗身体和思想，清除任何障碍。

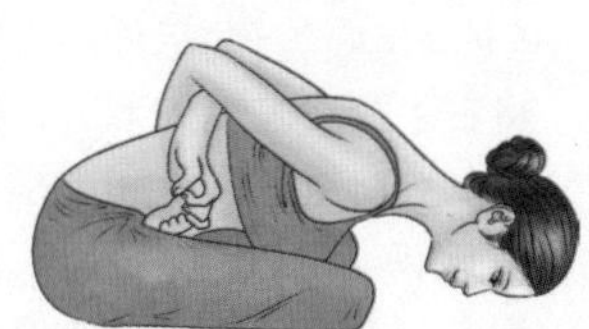

莲花式

莲花式属于高贵庄重的姿势，随着能量沿脊椎向上升可以庄重地将背部提起。

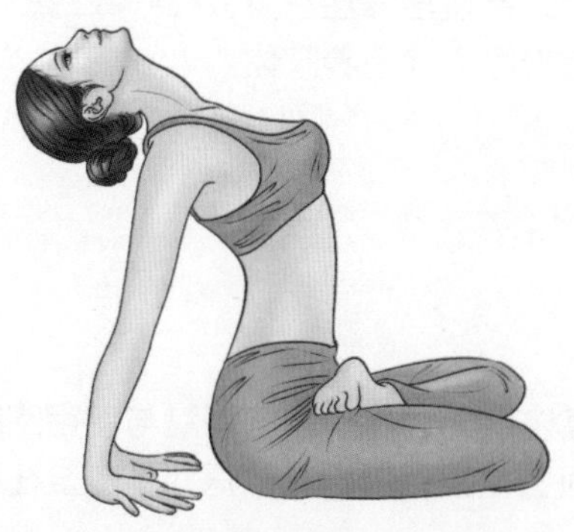

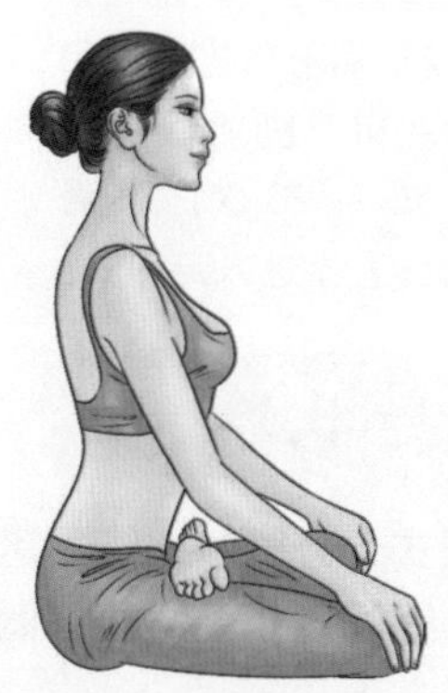

❶ 接身印式，继续吸气，将双手从脚上拿开，手掌心向下，放在臀部后的地面上，指尖朝向臀部。坐骨、手臂和膝部向下压的同时将脊椎骨的下部向上提，以此向上传递能量使背部弓起。随着呼吸将胸部提起。呼吸 10 ~ 20 次，随着每一次吸气和呼气将胸部和肩部打开，同时放松颈部肌肉使得在胸部提起的同时头部可以轻柔地后仰。凝视点：眉心。

❷ 吸气，头部复原，身体坐直，双手放在膝盖上。下巴轻轻地向下收，凝视点：鼻尖。均匀地深呼吸 20 ~ 30 次，将身体重量通过骨盆与地面连接，感觉到能量沿着脊椎向上流。平稳地注视前方，保持脸部肌肉放松。

· 直接进入莲花支撑式。

初级姿势

前面所有的姿势都有助于协调身体，所以如果膝部感觉到任何的不舒服或者扭伤，请聆听我们之前的忠告，用半莲花式或者简易坐（交叉双腿）来代替。如果将头向后仰会引起颈部的紧张，可以将下巴向下收，向上提起胸部。呼吸 20 次，在保持颈部伸直的同时放松后颈部肌肉。

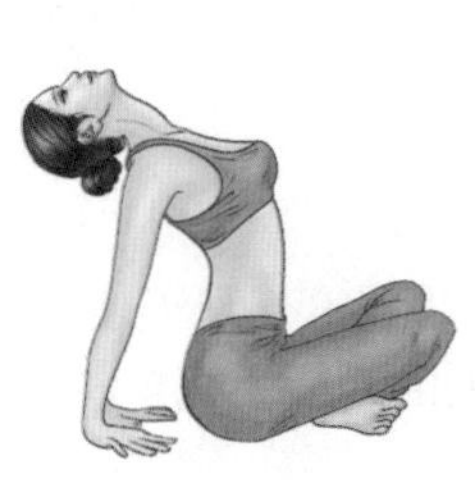

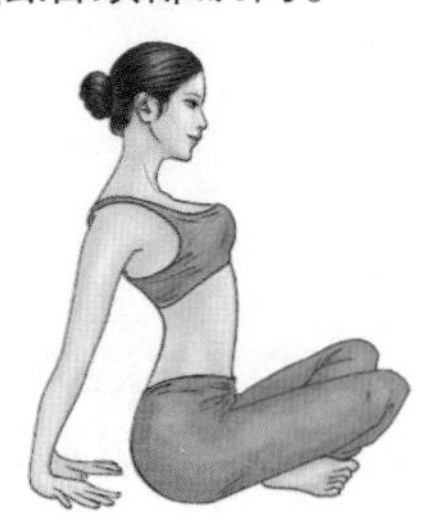

高级姿势

将能量与空间呼入身体、思想和心中，将自己从身体、精神、情感上的不安中解脱出来。将自身投入到莲花式的平静中。也就是说使得身体和大脑在练习中得到平静。如果思想开始走神，感觉到烦躁不安，可以将注意力转移为聆听呼吸的声音，感觉呼吸的流动。将骨盆和双腿固定在地面上，感受呼吸就像一束阳光一样沿着脊椎向上流，给思想带来启发和光明，揭开黑暗和昏暗的面纱。

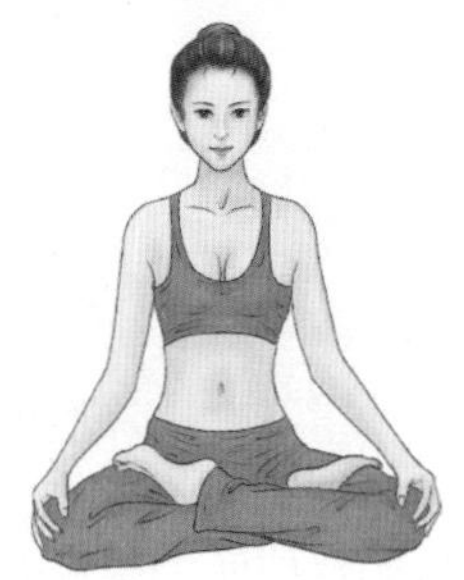

莲花支撑式

这个姿势要求高，难度大，需要完全理解仰尸式中的放松。随着双臂将莲花式向上举起，要利用到收束法产生的力量。

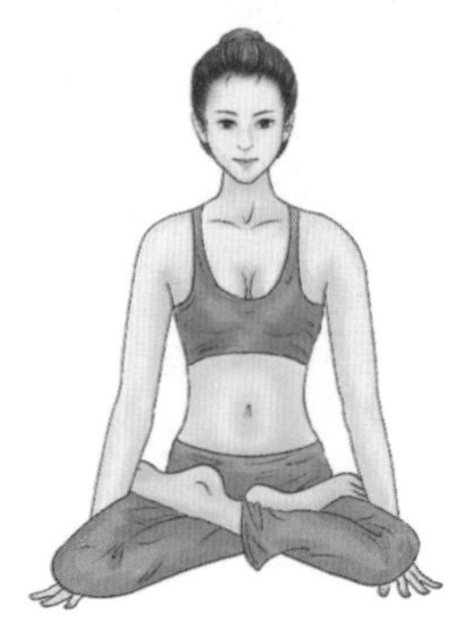

1 呼气。双手离开双膝，将手掌放在臀部两侧的地面上。保持胸部的打开，加深收腹收束法和会阴收束法。

练习此姿势的益处

通过加强手臂、腕关节和手部的力量有助于培养收束法的核心力量。随着身体的放松，可以调动所有能量来完成这个有挑战性的姿势。

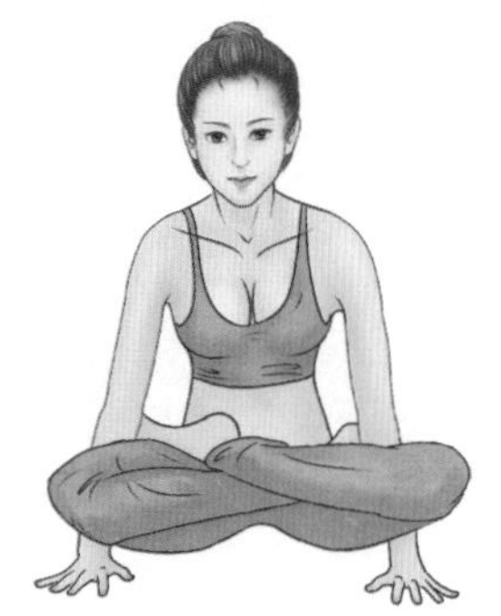

2 吸气，通过手臂将手掌向下压，提起膝部。然后，用所有能量伸直双臂将身体底座提起离开地面。平稳地深呼吸 20 ~ 30 次，凝视点：鼻尖，同时保持收腹收束法。本姿势要求很高，因此需要加深喉呼吸法，感受每一次吸气时能量向上升起对于臀部的向上提起所起的帮助。而每一次呼气时，感受能量通过手臂和手掌向下涌对于身体与地面的有力连接所起的帮助。

· 吸气，身体向下放在地面上，然后将双腿从莲花式放松到手杖式。接着是仰尸式的彻底放松。

初级姿势

如果不能做到莲花式，可以尝试简易坐姿势，将踝关节交叉即可，即支撑摇摆式，同时注意练习细节。

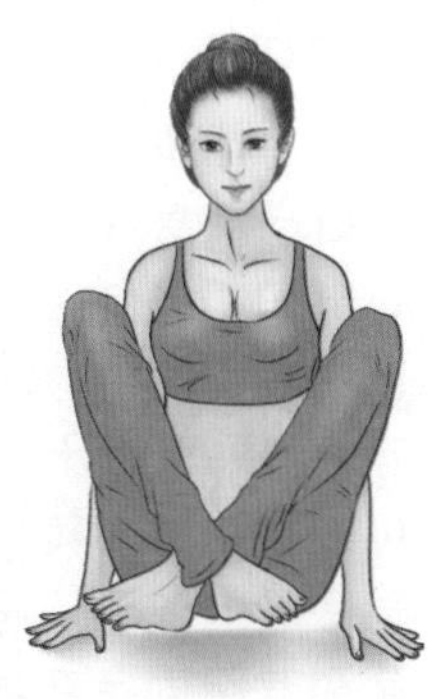

高级姿势

不要利用肩部的张力来提起躯干和骨盆。提起臀部使其离开地面的关键是收腹收束法。使肩部保持水平，向下放松肩胛骨。

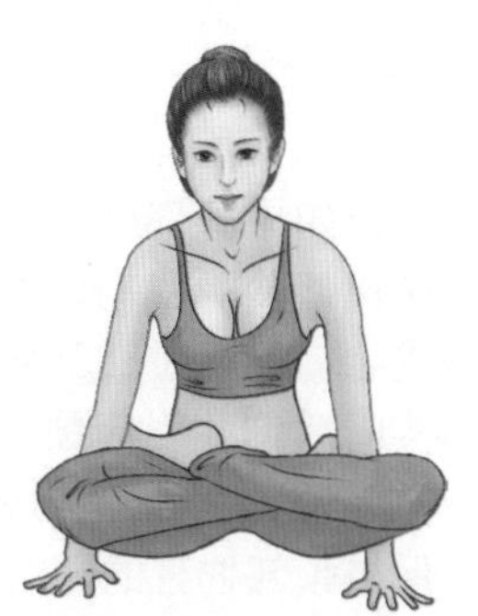

仰尸式

事实上，深度的放松是健康和快乐的秘诀。在整个生活中，日积月累的紧张感会阻碍身体的成长，影响身心的健康、快乐和创造力。为了充分实现我们的潜能，完全地放松和释放压力是很有必要的。

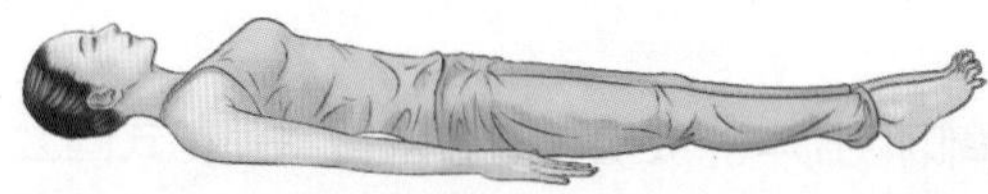

① 从全串联体位跃起进入手杖式，然后轻轻将背部放在地面上，身体成一条直线，呼气。

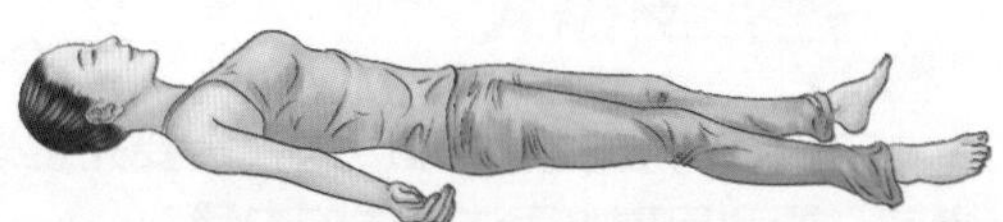

② 将双脚分开，宽度略宽于髋关节。自然呼吸，将双臂向身体两侧伸展开来，手掌心向上。深深地呼气，身体向地面下沉，感觉身下的地面好像在软化，来接受你身体的重量和形状。躺在地面上时，意识缓慢地在整个身体中循环，放松身体，好像身体的每一部分都要与地面溶化连接在一起。

高级姿势

仰尸式是所有姿势中最重要的一个，在这个姿势中，高级姿势即把练习带到我们的日常生活中来，学会放松整个身心。通过这种方式的练习可以将生活带入崭新的一面。

练习此姿势的益处

练习仰尸式得到的身体放松可以让我们的身体和思想得以吸收在之前所有姿势中产生的能量，完全领会到整套练习的益处。

仰尸式中一次接一次的呼吸可以释放皮肤、肌肉、器官、骨骼和细胞的紧张感，通过有意识地放松身体来实现有意识地放松思想。

随着压力从身体各部分释放出来，身体和思想也从滞留的能量、压力和毒素中释放出来。经过净化的身体可以毫无牵绊地在纯净、开放的空间中得到休息。

将注意力集中在自己的呼吸声、身体的感觉、思想意识和心中的感知上。

在练习仰尸式时，放松身体，副交感神经系统和交感神经系统达到平衡，把你带到一种睡眠状态（舒眠瑜伽）。这会让你发现，在我们的内部感知中，还有一个深度放松的避难所。这是感官内敛的一种形式，可以让我们达到更高的领悟。通过舒眠瑜伽的感觉收回，呼吸在流动，整个身体弥漫着维持生命所必需的普拉纳。通过练习可以让你身体的各个层面——从细胞层到智力水平——重新恢复活力，同时还会让你摆脱身体的紧张感、陈习和旧的生活方式。仰尸式是将身体骨骼完全放在地面上。

在瑜伽思想中，死亡不是结束而是重生，是涌起的波浪之间片刻的寂静。

结束意味着新的开始……
结束的地方就是开始的地方……
被这份爱所吸引，被这个声音所召唤
我们不会停止探索
所有探索的结束将会让我们回到开始的地方
让我们第一次认识那个地方

——T.S. 艾略特

一旦你开始练习仰尸式

从头部开始，使感知在身体中移动，放松身体的每一个部位，使每一块肌肉变得柔软。

- 感受整个头盖骨沉沉地放在地面上，放松整个颈部肌肉，使下巴的肌肉变得柔软。
- 感受肩部向地面沉，肘部、腕关节和手部变得很沉。
- 放松胸部，感受肋骨和胃部随着每一次呼吸而起伏。
- 放松臀部，感觉大腿变沉，向下释放。
- 放松膝部、小腿和胫骨。
- 放松踝关节，随着脚趾的放松感觉脚跟沉到地面上。
- 头部恢复意识，放松面部肌肤和唇部。
- 使脸颊变得柔软，眼睛好像要溶化在眼窝中。
- 放松眉心，感觉大脑在头盖骨中变得柔软。
- 注意保暖，在身上盖一条毯子以便身体得到完全的放松。
- 呼吸，放松，整个身体向地面沉。随着一次次的呼吸，感觉紧张在一点点地溶化。
- 平躺，把身体从长期的忙碌中释放出来，思想从千头万绪中收回，让自己随着呼吸的起伏渐渐回到平静。

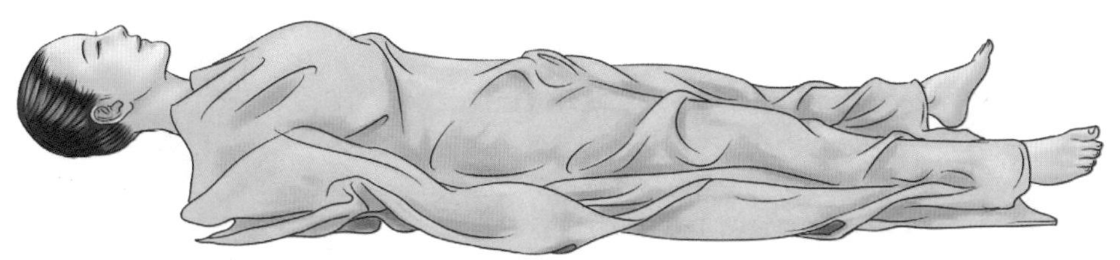

第四章　艾扬格瑜伽

艾扬格瑜伽拥有适合不同健康层次、不同柔韧性水平以及不同年龄段的各种经典姿势，能使练习者的心态更平和，身体更柔软。

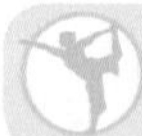 第一节　站式

站式富有动感，能激发能量，是其他姿势的基础。通过站式，练习者可以逐步熟悉骨骼和肌肉的各个部位，并学会利用意识使这些部位运动起来，变得更具有主动性。站式能够锻炼体力、耐力和意志力。

山式

具体动作见第一篇“瑜伽”第二章“哈他瑜伽”第一节“站式”之“山式”。

树式

具体动作见第一篇“瑜伽”第二章“哈他瑜伽”第二节“平衡式”之“树式”。

三角伸展式

这个姿势可以加强腿部肌肉力量，提高髋部的柔韧性，还能缓解背部疼痛。练习的关键是转脚时不要带动髋部一起转动。从左侧开始练习，再在右侧重复。

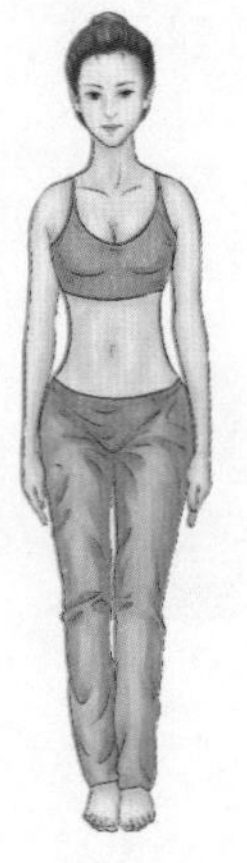

◀ ① 山式站立。

▶ ② 深吸气，双脚跳开或迈开 1 ~ 1.2 米，双臂侧平举，掌心向下（有背部疾病的练习者可以只侧步迈开双脚）。保证双脚平行，双腿笔直伸展，膝部向上收紧。

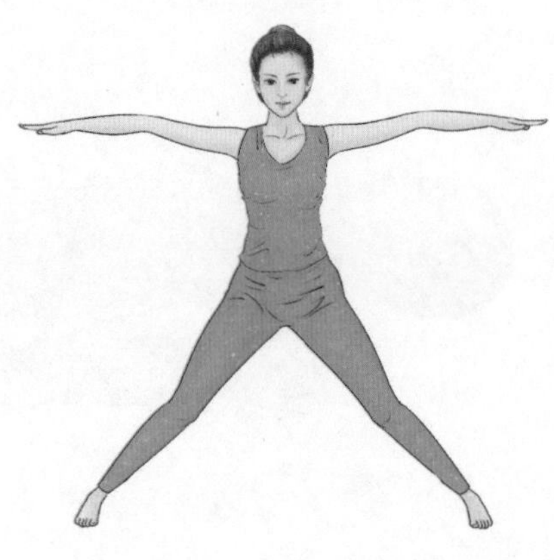

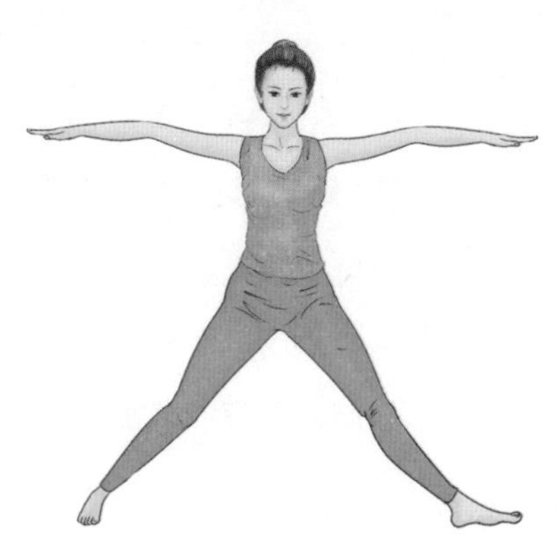

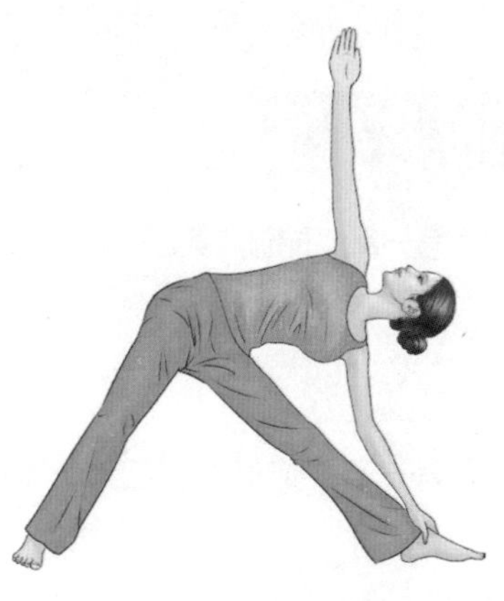

③ 左脚向外旋转 90°（使之与垫子的长边保持平行），右脚略微内转（15° 左右）。左脚跟与右脚背处于同一直线。向内转右脚时，右腿向外旋转；向外转左脚时，整个左腿转向左侧，这样，双腿就转向了相反的方向。保持左膝上提。

④ 身体向上伸展，进一步伸展双臂，呼气，身体朝左侧弯曲，左手握住左脚踝。确保双脚处于同一平面，双腿伸直，双膝上提。

右臂上举，掌心向前，与左臂成一直线，扭转头部，仰视右手拇指。

双腿尽量伸直，肚脐向前、向上翻转。

保持 30 ~ 40 秒，吸气，起身。然后右脚外转，左脚内转，反方向重复练习。两边动作完成之后，回到垫子中央，恢复山式站立。

注意点

- 后脚内转 15° ，使脚跟和脚尖着地，脚背拱起。
- 前脚脚趾向前伸展，脚跟向后伸展，舒展足底。

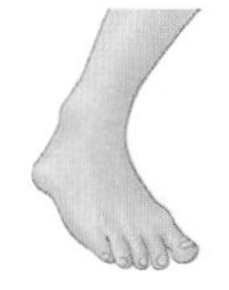

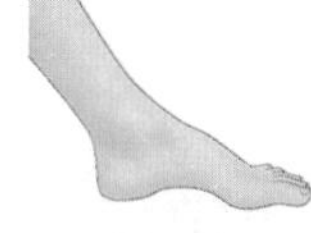

初级姿势

最终目标是手掌能够向下按压地面。如果做不到，可用手握住脚踝。如果需要更多帮助，可在左手下方立一块木砖，使脊柱充分伸展，胸部转向上方。

柔韧度不够的练习者可以背靠墙壁来保持平衡。此时，可将木砖靠墙竖直放置，或者将后脚跟靠住墙壁。

如果转头时感到颈部疼痛，可以直视前方，或者俯视左脚。

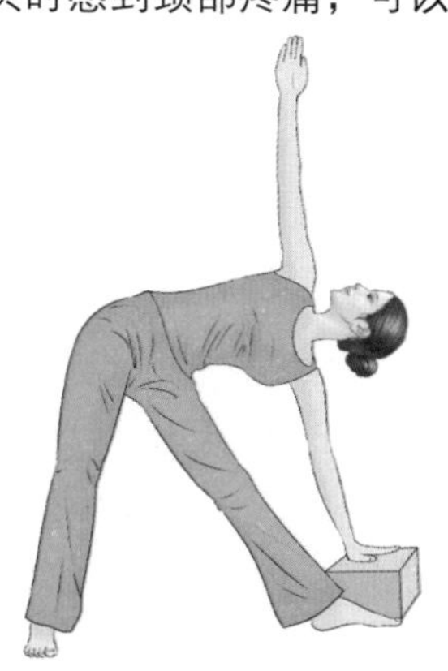

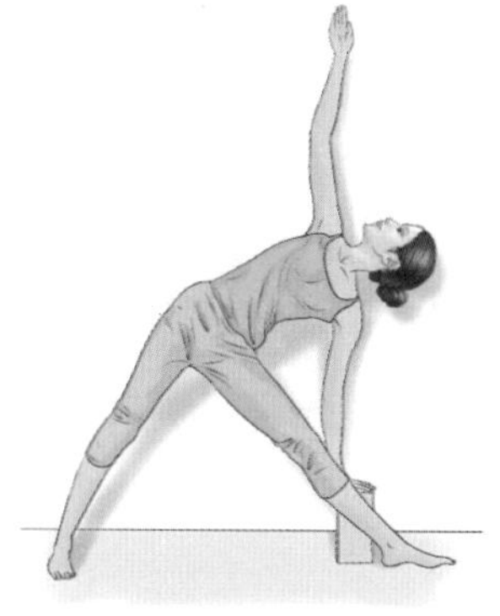

侧角伸展式

具体动作见第一篇“瑜伽”第三章“阿斯汤加瑜伽”第二节“站式”之“侧角伸展式”。

战士二式

具体动作见第一篇“瑜伽”第二章“哈他瑜伽”第一节“站式”之“战士二式”。

战士一式

具体动作见第一篇“瑜伽”第二章“哈他瑜伽”第一节“站式”之“战士一式”。

半月式

具体动作见第一篇“瑜伽”第二章“哈他瑜伽”第二节“平衡式”之“半月式”。

战士三式

具体动作见第一篇“瑜伽”第二章“哈他瑜伽”第二节“平衡式”之“战士三式”。

三角转动式

具体动作见第一篇“瑜伽”第二章“哈他瑜伽”第一节“站式”之“三角转动式”。

侧角转动式

具体动作见第一篇“瑜伽”第二章“哈他瑜伽”第一节“站式”之“侧角转动式”。

侧前伸展式

具体动作见第一篇“瑜伽”第三章“阿斯汤加瑜伽”第二节“站式”之“侧前伸展式”。

叭喇狗 A 式

具体动作见第一篇“瑜伽”第三章“阿斯汤加瑜伽”第二节“站式”之“叭喇狗 A 式”。

前伸一式

这个姿势可使脊柱充分伸展，并使腹腔内脏器得到调节。由于低头时流向头部的血液增加，因而可以镇定大脑细胞，缓解脑部压力，消除身心疲劳。

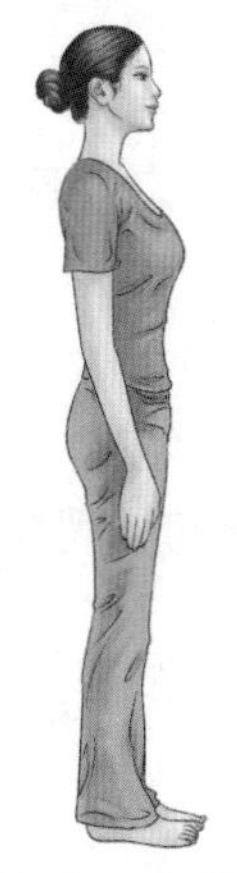

❶ 山式站立，双脚分开30厘米，保持双脚内侧平行，脚趾向前。双腿伸直，膝部绷紧。

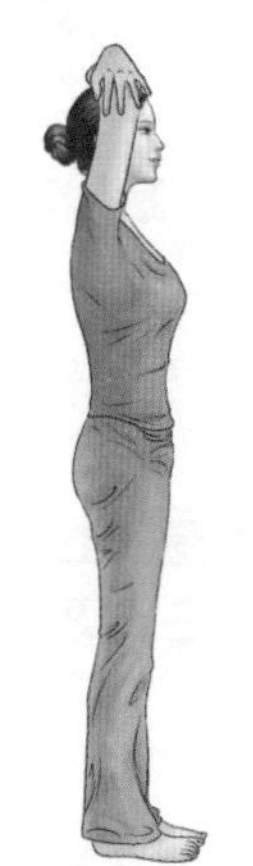

❷ 双臂互抱，右手握住左肘，左手握住右肘。吸气，双臂举过头顶，置于耳侧。脊柱向上伸展。

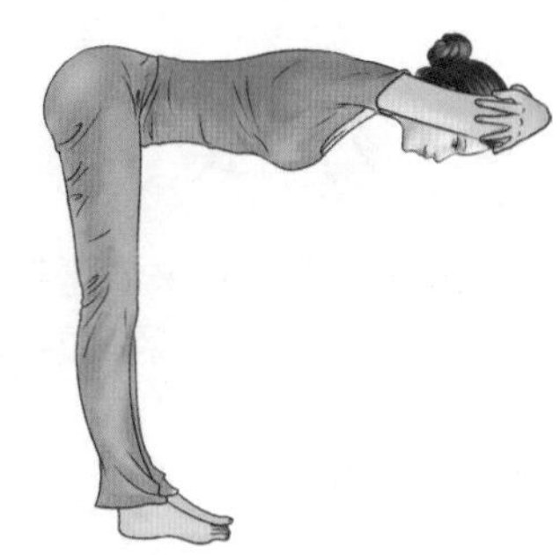

❸ 呼气，身体前倾。

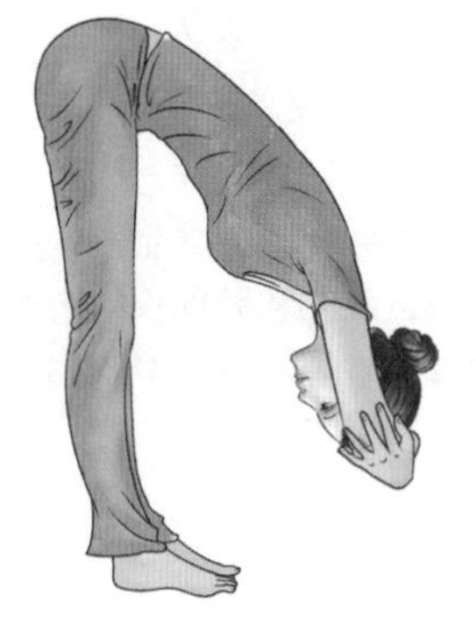

❹ 身体下压，双腿伸直，双臂接近地面。吸气，起身，双手放开，恢复山式站立。

初级姿势

背部或腿部僵硬疼痛、肌肉紧张的初学者，可将双手放在与腰同高的支撑物上，再向前伸展脊柱；也可用适当的工具支撑头部，比如垫有毛毯的哈拉萨那凳。

如果在练习最后的姿势时感到背部不适，可将双脚再分开一些，脚趾略微内转。

将双腿完全伸直，以拉伸脊柱，保护下背部。

注意点

尽管双腿伸直，膝部绷紧，但这个前倾姿势仍比较轻松，可以借助重力作用完成练习。

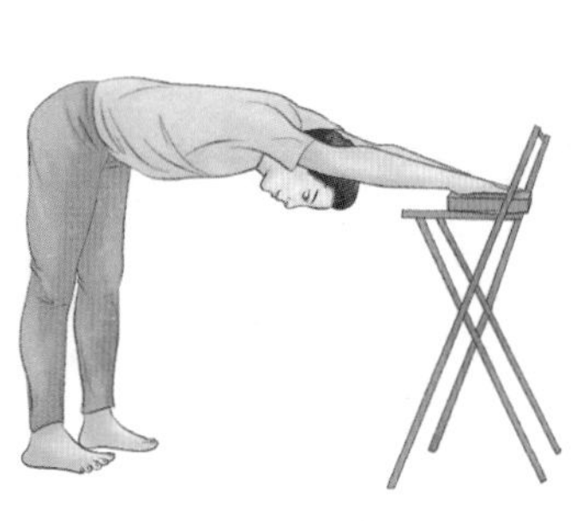

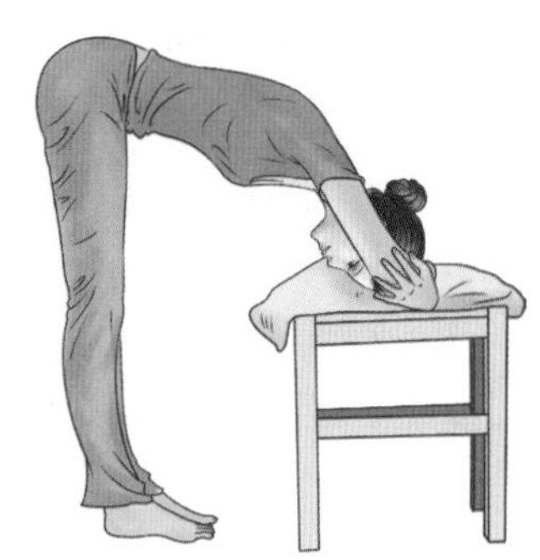

鸵鸟式

具体动作见第一篇“瑜伽”第三章“阿斯汤加瑜伽”第二节“站式”之“鸵鸟式”。

鹰式

具体动作见第一篇“瑜伽”第二章“哈他瑜伽”第二节“平衡式”之“鹰式”。

幻椅式

这个姿势看起来像坐在一把虚拟的椅子上，能够提高双肩和脚踝的柔韧性，并锻炼腿部肌肉；还可以调整腹腔内脏器和脊柱，使胸腔充分扩张。

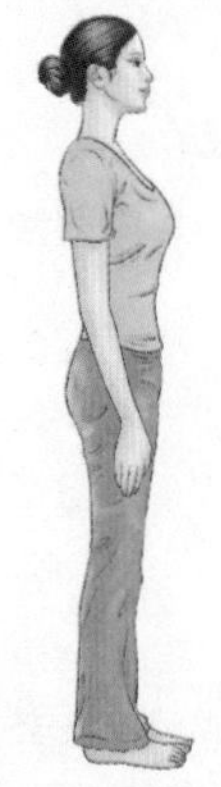

❶ 山式站立，双脚并拢，挺胸，肩部放松下垂。

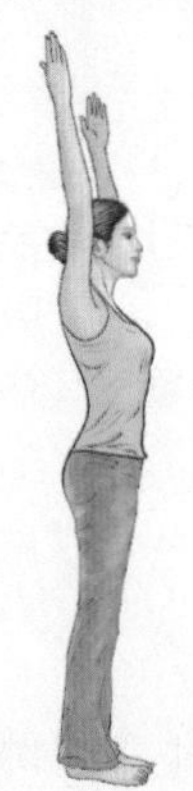

❷ 吸气，双臂上举，掌心相对。肘部伸直，手掌展开，指尖朝上。

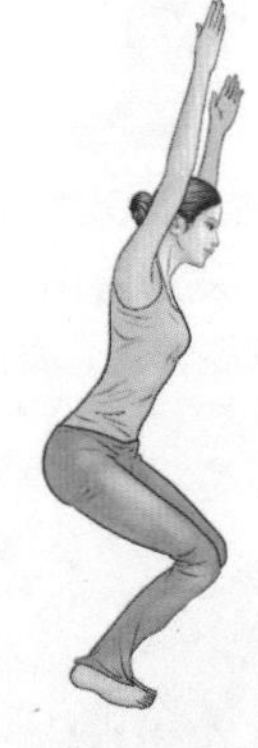

❸ 踝关节尽量弯曲，下压脚后跟，膝部和髋部保持弯曲，双臂伸直上举。胸部尽量靠后。如果肘部平直，就将双掌合拢。

注意点

- 腕关节和膝关节尽可能弯曲。
- 大腿下压，身体和髋部上提。
- 上半身有前倾的趋势，但要尽量使之后靠，接近垂直。

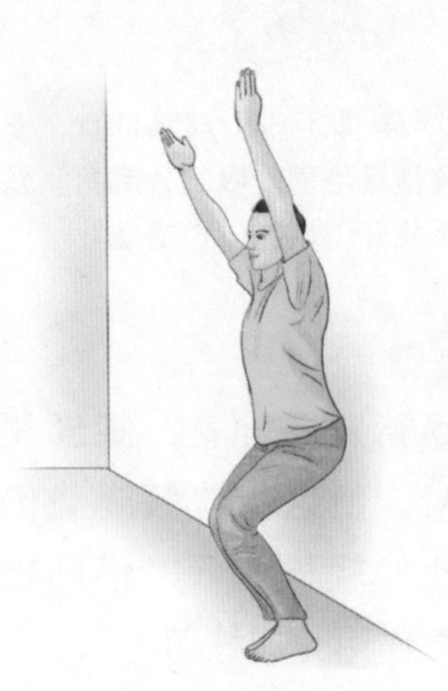

初级姿势

初学者可以背靠墙壁进行练习，以此保持平衡。有规律的练习能够缓解肩膀和脚踝部位的僵硬状态，还能增强腿部肌肉的力量，激活脊柱。

第二节 坐式

所有坐式都能提高髋部、膝部和踝部的柔韧性，缓解膈肌和喉部的压力，使呼吸平稳顺畅，保持脊柱坚固挺拔，并能镇定头脑，舒展心肌。

简易坐

这个姿势能够提高膝关节和踝关节的柔韧性，促进血液循环，使腹腔内脏器获得充足的营养。由于脊柱挺直，必将使思维更活跃、注意力更集中。

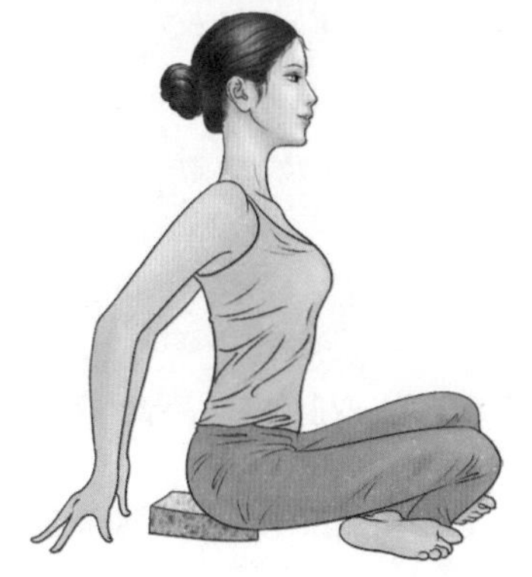

① 坐在泡沫砖上，双腿交叉，左脚放在右大腿下面。手指按压身后的地面，使身体向上伸展。

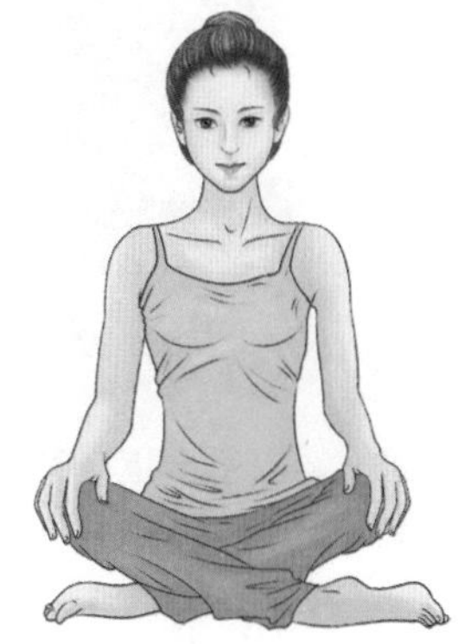

② 脊柱向上伸展，双肩后转，打开胸部。保持脊柱舒展，双手放在膝盖上。

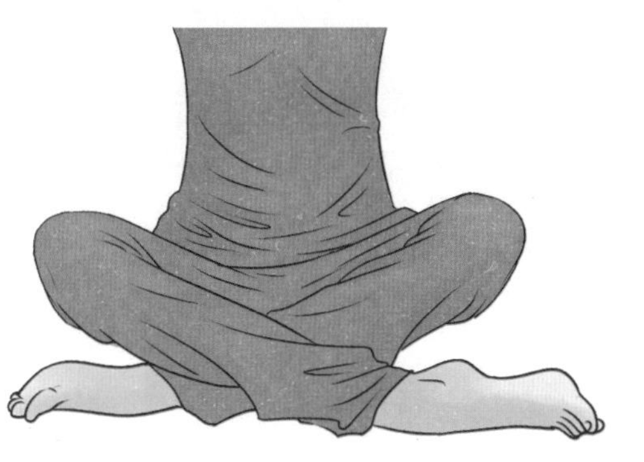

③ 保持 30 ~ 60 秒。改变双腿交叉方向，重复练习，舒展脊柱，双手放在膝盖上。

放松腹股沟，使双膝下垂。注意是哪条腿位于前侧。要在小腿骨（胫骨）处交叉，而不是踝关节处，必须在身体正前方交叉。

注意点

- 可以背靠墙壁练习该姿势，沿着墙壁来伸展脊柱。
- 臀部向两侧伸展，以扩大触地面积。

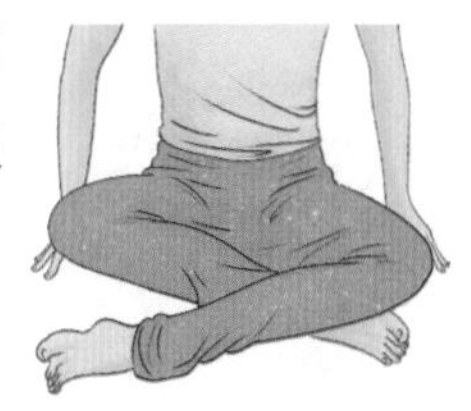

英雄式

具体动作见第一篇“瑜伽”第二章“哈他瑜伽”第八节“坐式”之“英雄式”。

英雄伸臂式

这个姿势可在简单交叉腿式状态下完成，能够起到活动肩关节，锻炼胸部肌肉的作用。腹腔内脏器被向上拉伸，胸腔得到提升和扩张。

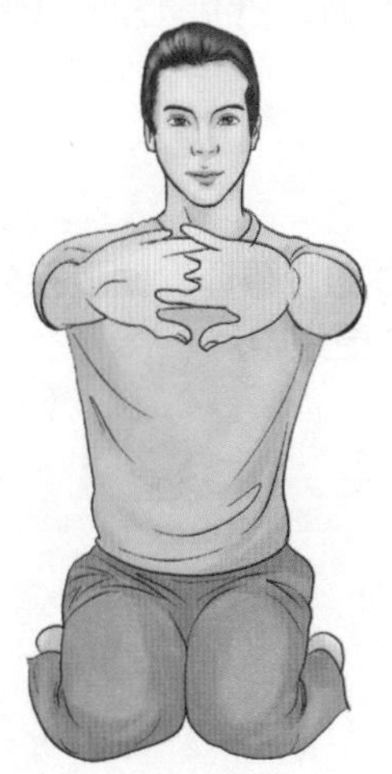

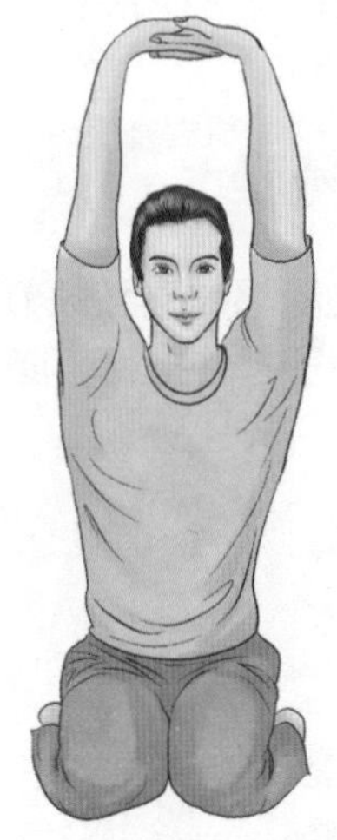

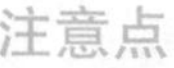 完成英雄式，双手十指交叉，使右手食指位于左手之上。掌心向前，双臂前伸，双肘伸直。

② 双臂上举，双肘伸直。手臂与耳朵保持平行，掌心向上。

下背部不能成拱形（这意味着身体和手臂伸展过度）。保持 30 ~ 60 秒，放下双臂，改变手指交叉方向（比如左手食指位于右手之上），重复练习。

注意点

- 在指根处交叉双手，双臂前伸时，手指不要滑开。
- 当练习进行到一半时，改变手指交叉方向。

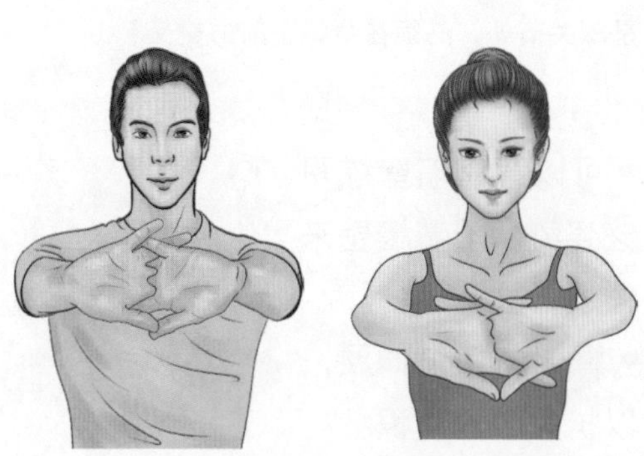

初级姿势

如果因为肩部僵硬而无法交叉双手，可用双手抻拉一根带子。通过练习，就能缓解这一症状。

如果脚尖感到疼痛，可以在下面垫一块卷成筒状的毛毯。

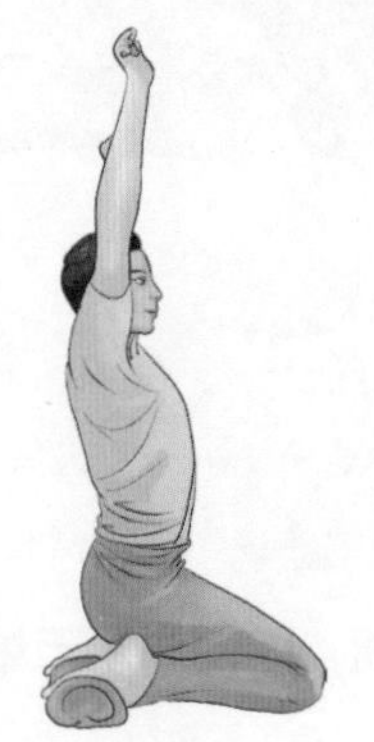

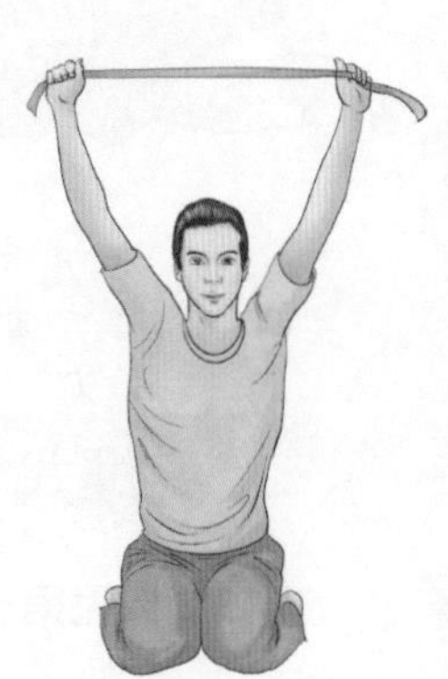

英雄前曲式

这个姿势可以安抚并镇定头脑，让身体得到充分休息，缓解疲劳和头痛，锻炼、调节脊柱，减轻背部、颈部疼痛。

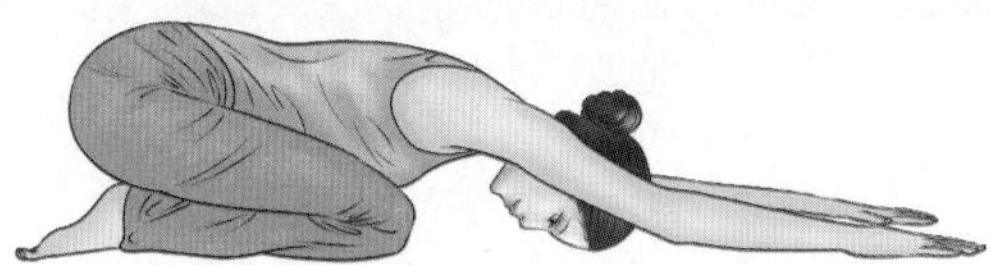

▲跪在毛毯或瑜伽垫上，大脚趾并拢，双膝分开，与臀同宽。坐在脚后跟上，如果臀部碰不到脚跟，可在脚跟上垫一块卷好的毛毯。坐好之后，身体前伸，直至额头触及地面。双臂和上半身向前伸展，手掌触地，双膝不要分开太远。

初级姿势

必须用脚跟支撑尾骨，如果做不到，可在臀部和脚跟之间夹一块泡沫砖。

如果额头碰不到地面，可以枕在泡沫砖或卷好的毛毯上面。

手杖式

具体动作见第一篇“瑜伽”第三章“阿斯汤加瑜伽”第三节“坐式”之“手杖式”。

牛面式

具体动作见第一篇“瑜伽”第二章“哈他瑜伽”第八节“坐式”之“牛面式”。

束角式

这个姿势有助于保持膝关节、髋关节的柔韧性，并能激活骨盆、腹部和下背部，保持肾脏、前列腺的健康，增强膀胱及子宫功能，缓解坐骨神经痛。

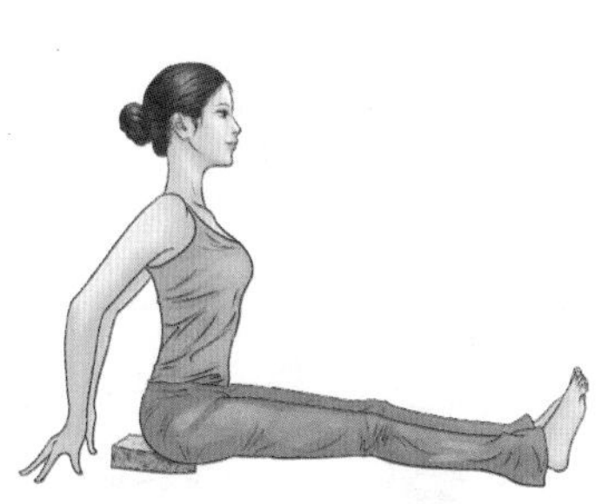

① 坐在卷好的毛毯或泡沫砖上，完成手杖式。

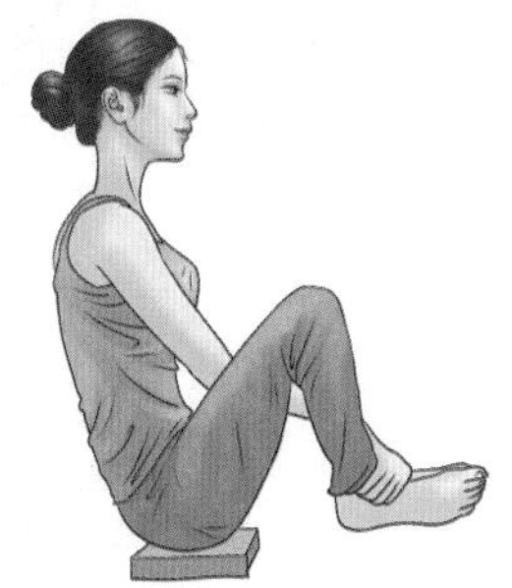

② 双腿弯曲，双膝外转，用手将脚跟拉向腹股沟。

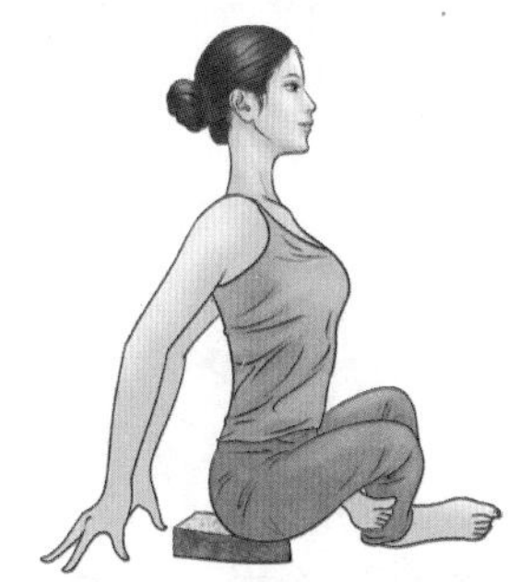

③ 手指按压臀部后方地面，身体向上伸展，双肩后转，胸部打开。

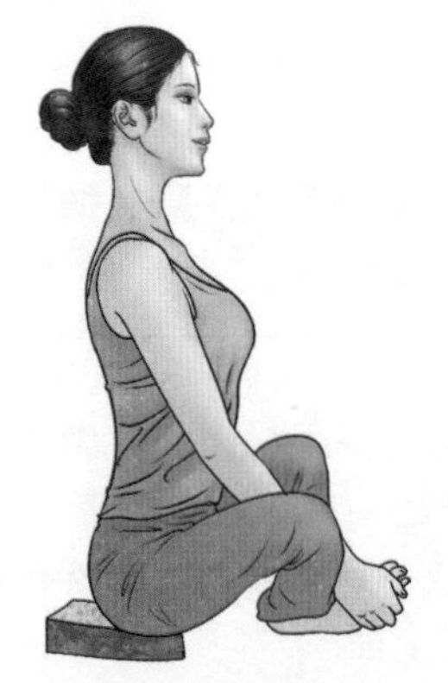

④ 保持脊柱向上伸展，胸部打开，用手握住脚踝，双脚脚掌合拢。双肩向后下方转动，但不要弯曲下背部。

保持 30 ~ 60 秒，放松脚踝，恢复手杖式。

初级姿势

如果握不住脚踝，可以借助带子。

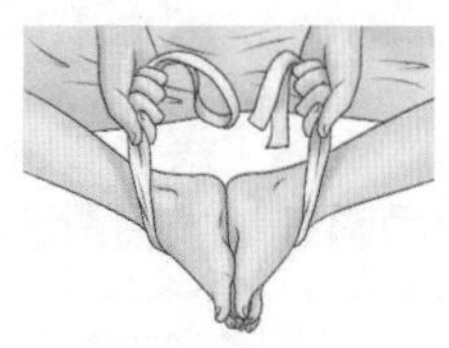

如果坐直有困难，可以背靠墙壁，作为支撑。

在膝盖下面放置支撑物，可缓解腹股沟的压力。

注意点

- 尽可能地把双脚拉向腹股沟。
- 在最后的姿势中，用手握住脚趾，使其上提。

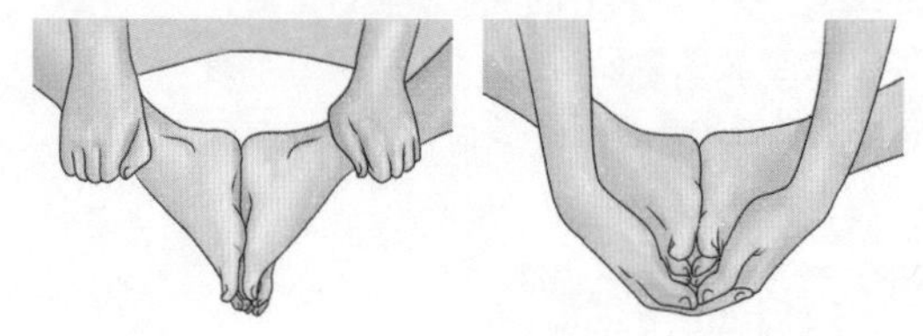

坐广角式

这个姿势可以拉伸腘绳肌，促进骨盆区的血液循环，还能锻炼支撑膀胱和子宫的肌肉，缓解髋部的僵硬状态，缓解坐骨神经痛。

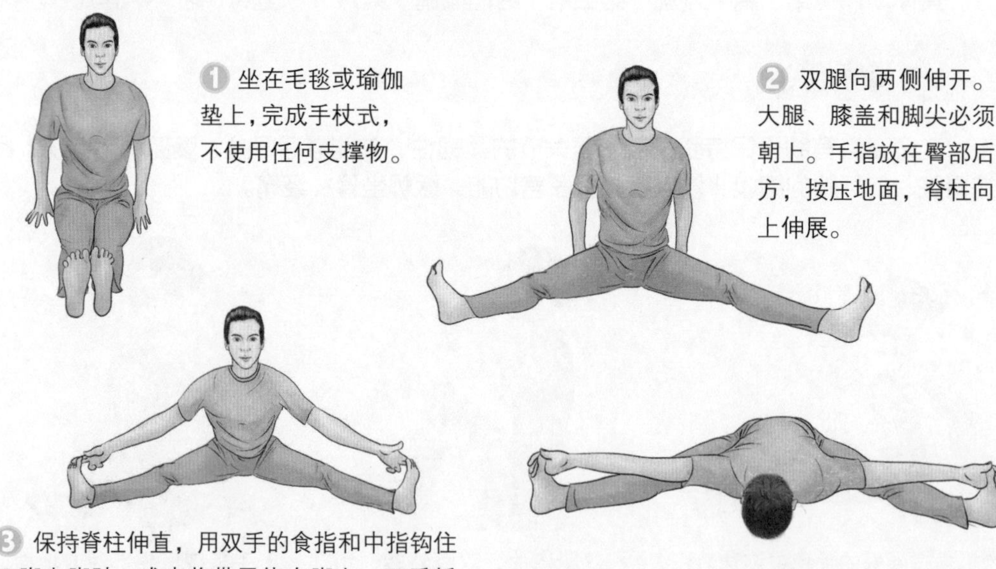

① 坐在毛毯或瑜伽垫上，完成手杖式，不使用任何支撑物。

② 双腿向两侧伸开。大腿、膝盖和脚尖必须朝上。手指放在臀部后方，按压地面，脊柱向上伸展。

③ 保持脊柱伸直，用双手的食指和中指钩住双脚大脚趾。或者将带子绕在脚上，双手抓住带子，尽量靠近双脚。

舒展脊柱，保持后背成凹形，打开胸部，抬头，目视前方。

④ 呼气，身体向前弯曲，脊柱保持舒展，沿着地面伸展身体，胸部尽可能靠近地面，正常呼吸。

保持 30 ~ 60 秒，恢复手杖式。

初级姿势

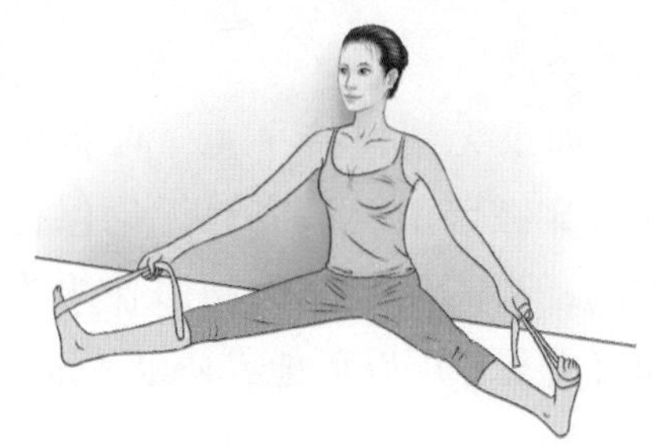

靠墙练习，以支撑背部。

坐在靠墙放置的泡沫砖上，以获得进一步的支撑。

如果手指钩不到脚趾，可以将带子绕在脚上，再用手抓住带子。

船式

具体动作见第一篇“瑜伽”第二章“哈他瑜伽”第二节“平衡式”之“船式”。

半船式

这个姿势与船式的差异在于双腿上抬的高度不同。放低双腿有助于调节肝脏、胆囊和脾脏的功能，还能锻炼脊柱肌肉。

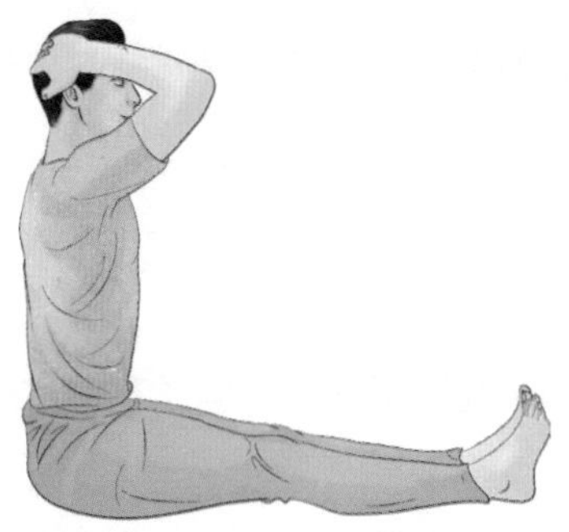

① 坐在毛毯或瑜伽垫上，完成手杖式，不用任何支撑物。双手放在臀部两侧的地面上。

双手交叉，于颈部上方处抱住头部。双肘微微内靠，使手臂形成半圆状。

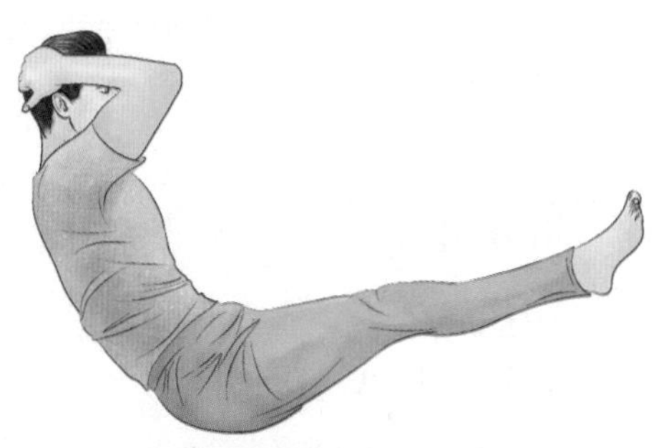

② 呼气，同时身体微微后仰，双腿上抬，与地面成 30° 角，膝盖、大腿保持上提，双脚脚跟向前伸展，保持双脚和头部处于同一高度。

依靠坐骨支撑身体，脊柱的任何部分都不能接触地面，直视双脚。

正常呼吸。双手不得向前按压头部，以免造成颈部拉伤。手掌应该接触后脑勺，并让头部轻轻靠着手掌。

保持 30 ~ 60 秒，切记要保持呼吸正常。

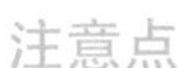

注意点

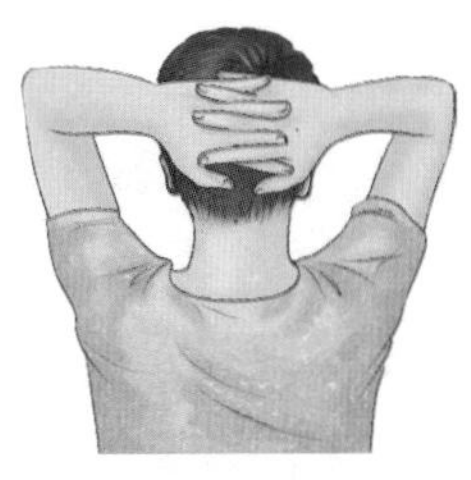

- 船式与半船式的差异在于后者的双腿仅上抬 30°，而非 60°，而且身体需放低些。
- 在头部后侧交叉双手，使之恰好位于颈部上方。

初级姿势

如果无法保持平衡，可将抬起的双脚靠在墙上。该姿势无论保持多长时间，都需要强健的腹肌作为支撑，如有需要，可以请他人协助完成。

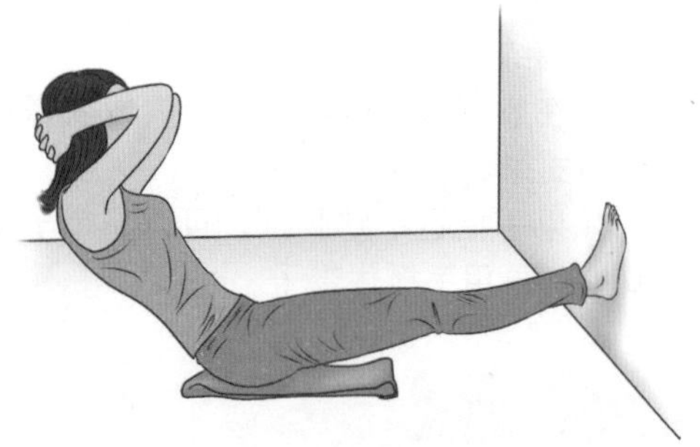

头碰膝前曲伸展坐式 A，B，C

具体动作见第一篇“瑜伽”第三章“阿斯汤加瑜伽”第三节“坐式”之“头碰膝前曲伸展坐式 A，B，C”。

半英雄前曲伸展坐式

具体动作见第一篇“瑜伽”第三章“阿斯汤加瑜伽”第三节“坐式”之“半英雄前曲伸展坐式”。

背部前曲伸展坐式 A，B，C，D

具体动作见第一篇“瑜伽”第三章“阿斯汤加瑜伽”第三节“坐式”之“背部前曲伸展坐式 A，B，C，D”。

花环式

具体动作见第一篇“瑜伽”第二章“哈他瑜伽”第七节“前曲式”之“花环式”。

莲花式

具体动作见第一篇“瑜伽”第二章“哈他瑜伽”第八节“坐式”之“莲花式”。

第三节 转体式

所有侧向的伸展姿势（转体）都能提高脊柱和肩部的柔韧性，激活并滋养盆腔和腹腔内脏器，缓解背部、髋部和腹股沟的病痛。由于脊柱变得柔软，脊神经的血液循环将得到改善，体能水平也会自然提高。进行转体练习时，先要伸展脊柱，然后扭转腹部、胸部，最后转动头部。

站立转体式

这个姿势可以提高颈部和肩部的柔韧性，改善脊柱姿态，锻炼脊柱肌肉，还可以缓解下背部疼痛和坐骨神经痛。

注意点

- 不要让上半身向左臂方向倾斜。
- 转动肩胛骨，朝后下方扣入体内，使胸部打开。

▶ 靠墙放一张凳子。山式站立，身体右侧靠墙。弯曲右膝，将右脚踩在凳子上，右腿外侧紧贴墙壁。

吸气，左腿伸直，保持有力，脚趾朝前，身体向上伸展。呼气，扭转上半身，使胸部靠墙，双手放在墙上，与肩同高。

吸气，继续伸展身体，然后呼气，双手按压墙壁，使身体进一步右转。尽可能地扭转身体，从右肩上方看过去。保持 20 ~ 40 秒，然后放松，在另一侧重复练习。

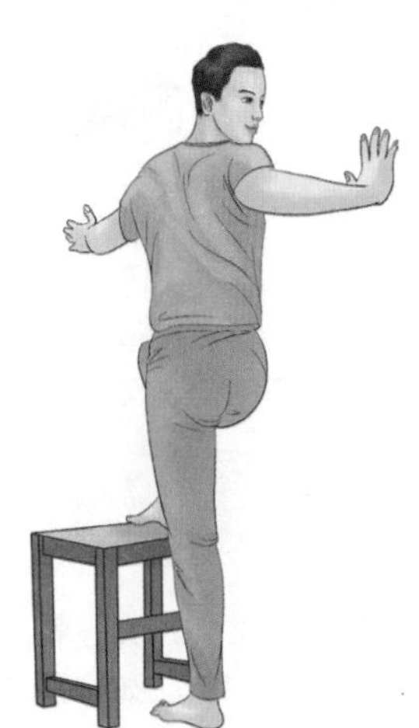

交叉腿转体式

这是简单交叉腿式的转体姿势，利用呼吸完成提升和扭转动作。双肩放松，与耳朵尽量保持距离，并转动双肩以打开胸部。

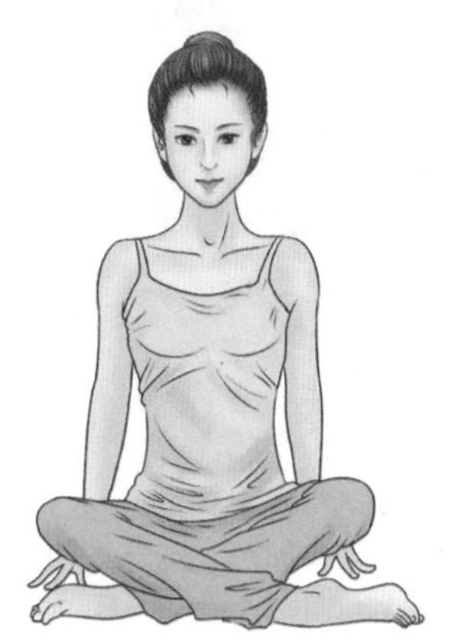

① 完成简单交叉腿式的第一个步骤，手指接触身后的地面。

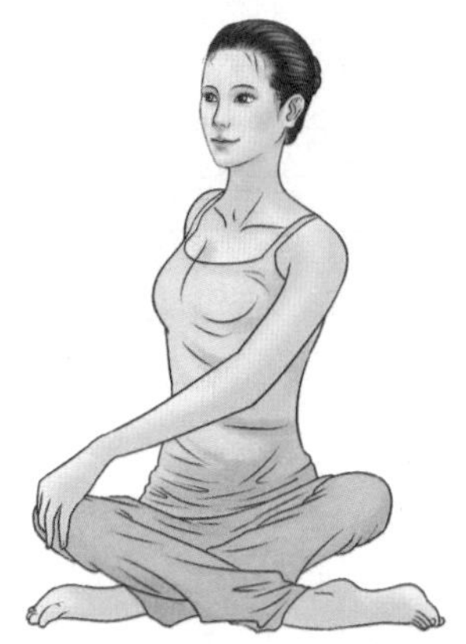

② 左手放在右膝外侧。吸气，右手指按压地面，脊柱向上伸展。呼气，左手按压右膝，身体转向右侧。

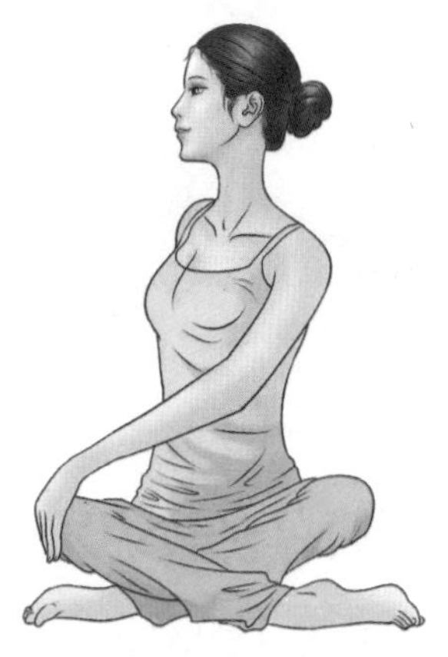

③ 眼睛从右肩上方看过去。保持 30 ~ 40 秒，然后放松，改变双腿的交叉方向，在另一侧重复练习。

英雄转体式

这个姿势可以锻炼腹部肌肉，促进消化，缓解腰酸背痛，还能提高臀部和腘绳肌的柔韧性。

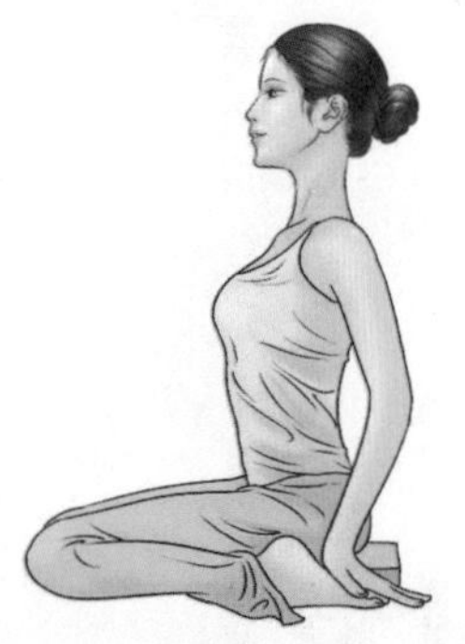

1 完成英雄式，脚心朝上，手掌放在脚掌上。如有需要，可以坐在泡沫砖或叠好的毛毯上。

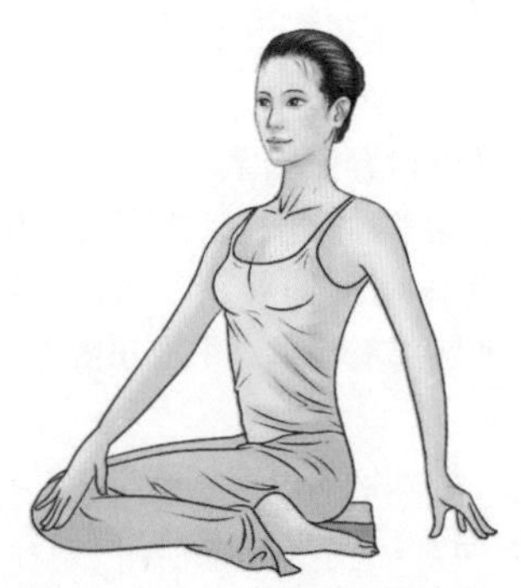

2 左手指放在左臀后边的地面或泡沫砖上，右手放在左膝外侧。

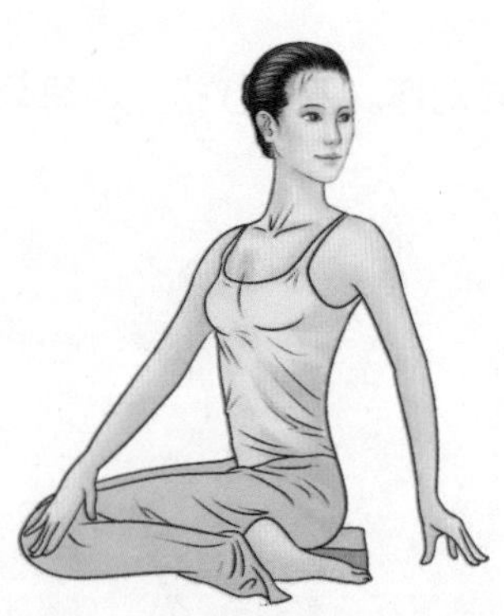

3 吸气，左手指按压地面，身体向上伸展。呼气，右手按压左膝，身体左转。每次呼气时，都要使腹部、腰部、胸部和肩部进一步向左扭转，眼睛从左肩上方看过去。

保持 30 ~ 60 秒，然后放松，在另一侧重复练习。

注意点

- 保持双肩放松下垂，与耳朵尽量保持距离。
- 试着在每次呼气时，进一步扭转身体。
- 利用呼吸进行伸展和扭转。

初级姿势

坐在木砖或泡沫砖上，并在身后再放一块砖，用来支撑手指。

由于该姿势涉及各个方向，建议从左侧开始，再在右侧重复练习。

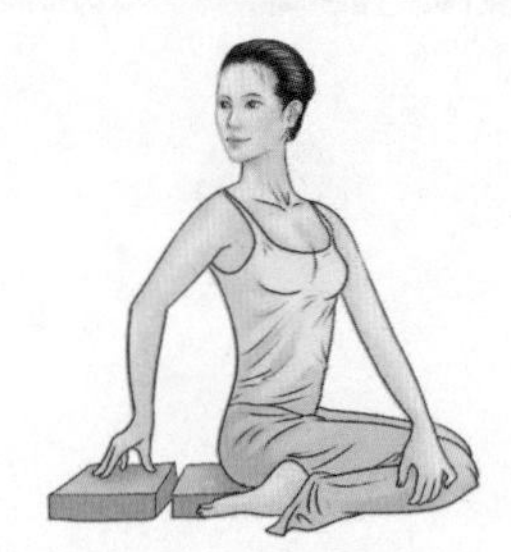

简单坐转体式

这是简单坐转体一式的简单形式。椅子的运用使转身更加安全、有效。该姿势可以放松紧张而僵硬的颈部、肩部和背部，还能锻炼腹部肌肉。

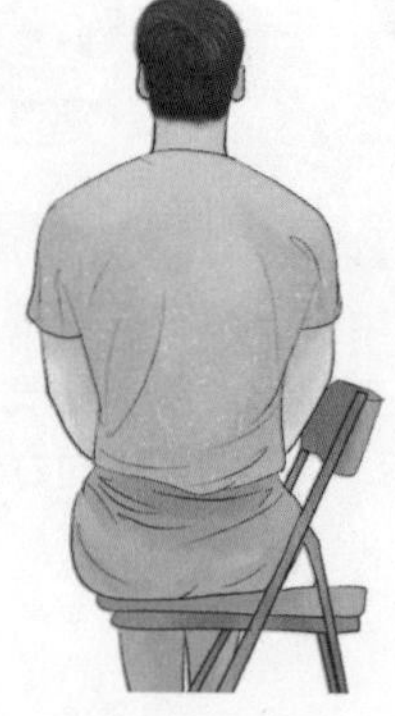

1 坐在椅子上，身体右侧挨着椅背。双膝和双脚保持并拢。身体坐直，直视前方。

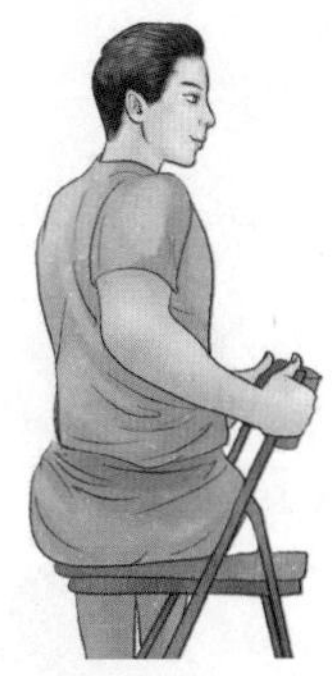

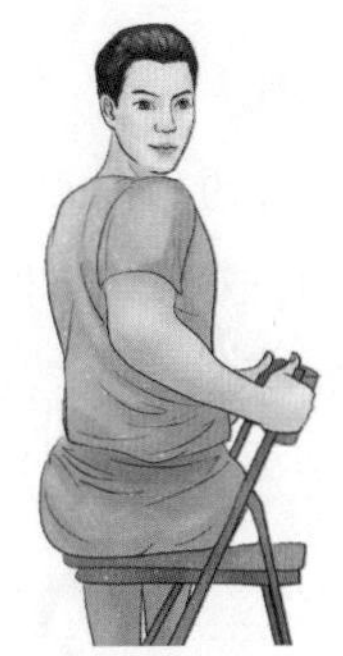

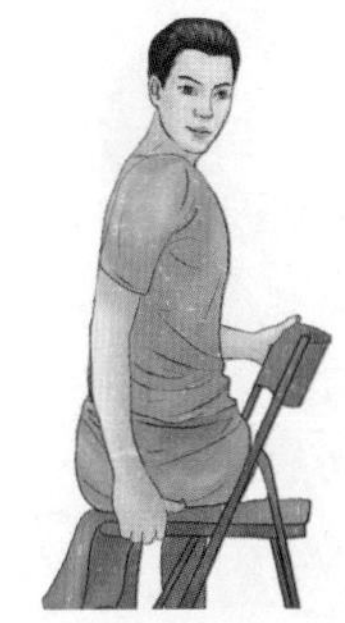

② 吸气，脊柱向上伸展，上半身右转，双手抓住椅背。

初级姿势

抬高双脚，或在双膝之间夹一块泡沫砖，都能使练习变得相对简单。

③ 呼气，借助手部力量，向右扭转身体。

吸气，进一步向上伸展脊柱，肩胛骨扣入体内，打开胸部。继续扭转脊柱，使胸部与椅背平行。确保颈部肌肉不紧张，以免被拉伤。

④ 呼气，继续扭转身体，眼睛从右肩上方看过去。抓住椅子底部，以利用杠杆作用。保持 20 ~ 30 秒，呼气，双手松开，身体转回前方，在另一侧重复练习。

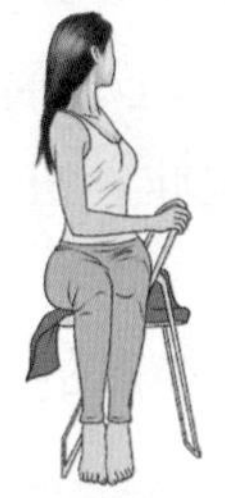

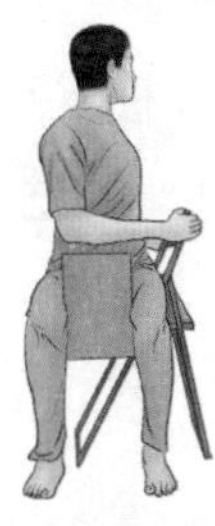

注意点

- 双脚紧踩地面，使身体向上伸展。
- 左臀向下紧压椅子（因为左臀有上翘的趋势）。吸气时舒展脊柱，呼气时扭转脊柱。

简单坐转体一式

具体动作见第一篇“瑜伽”第二章“哈他瑜伽”第六节“转体式”之“简单坐转体一式”。

圣哲玛里琪 A 式

这个姿势可以降低肩膀和脊柱的僵硬性，缓解腰酸背痛。由于腹腔内脏器的血流量增加，故消化功能将有所改善，腹腔内脏器也将得到调节。

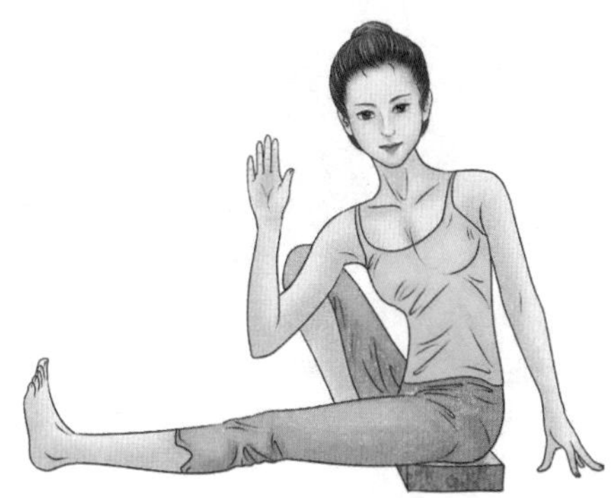

① 坐在支撑物上，完成手杖式。双手放在臀部两侧，手指按压地面。弯曲右腿，使膝盖朝上，右脚与右臀成一直线，脚趾朝前。

左腿沿地面伸直。身体向左扭转，右肘靠在右膝内侧，手指朝上。身体进一步左转。

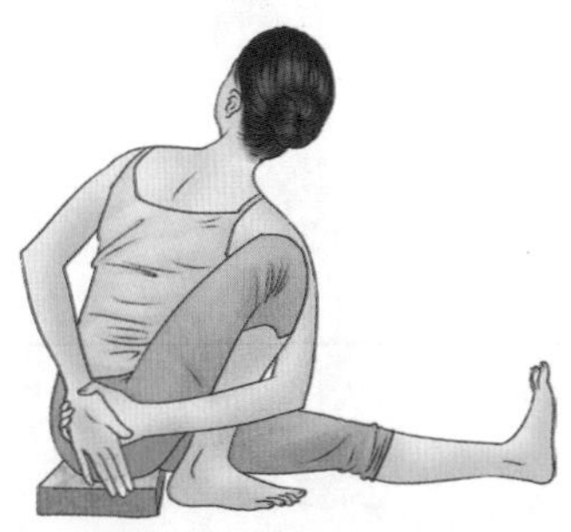

② 左手指按压地面，以拉伸脊柱。将右臂绕过右腿，放到身体后方。

左肩微微后转，左臂转至后背，用右手握住左手腕，如果握不到，可以使用带子。

身体尽可能地向左扭转，转头，眼睛从左肩上方看过去，转动肩胛骨，使之扣入体内，打开胸部，继续扭转。上半身向上伸展。保持 20 ~ 30 秒，然后放松，在另一侧重复练习。

初级姿势

为了更好地完成该姿势，可以在支撑手下面放一块泡沫砖，或坐在支撑物上。

如果双手在背后碰不到，可以使用带子。双手抓住带子两头，绕过后背，用力抻拉。

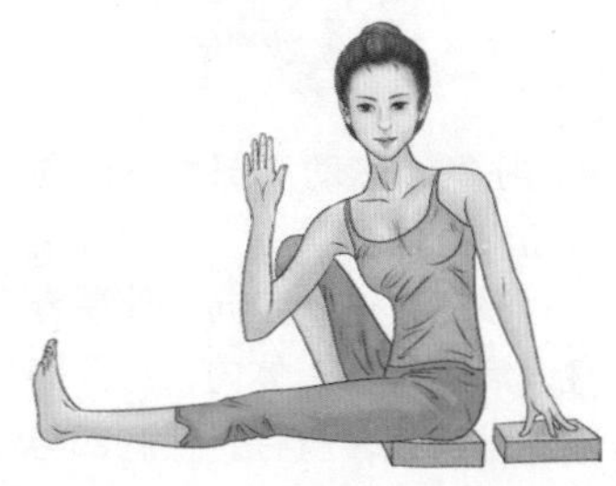

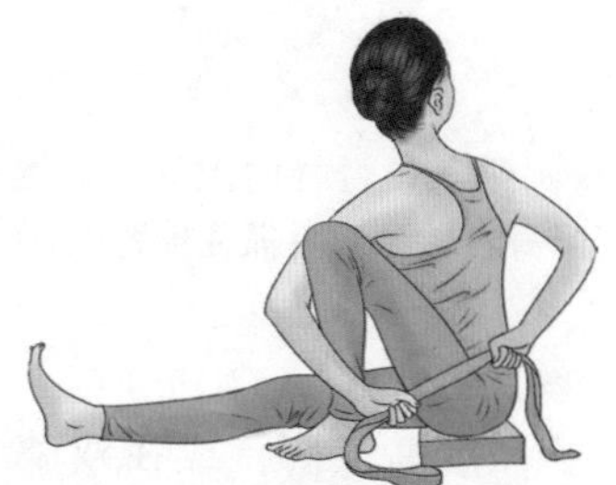

注意点

- 自始至终保持弯曲腿的膝盖朝上，脚跟紧靠身体。
- 弯曲腿的脚掌紧压地面，使脊柱尽可能地向上伸展。
- 将肩胛骨下移，并扣入体内，以进一步拉伸、扭转脊柱。
- 该姿势结合了转体和前曲，只适合水平较高的练习者。

圣哲玛里琪 C 式

充分的扭转可以提高体能水平，调节并按摩肝脏、脾脏、胰腺、肾脏和大肠，改善这些腹腔内脏器的功能。

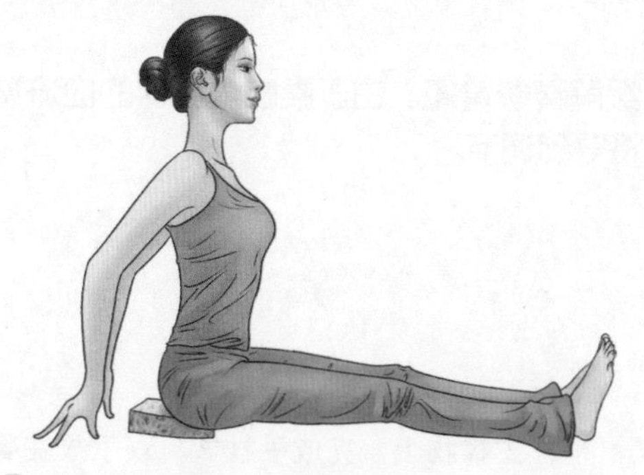

① 坐在支撑物上，完成手杖式，脊柱向上提升。

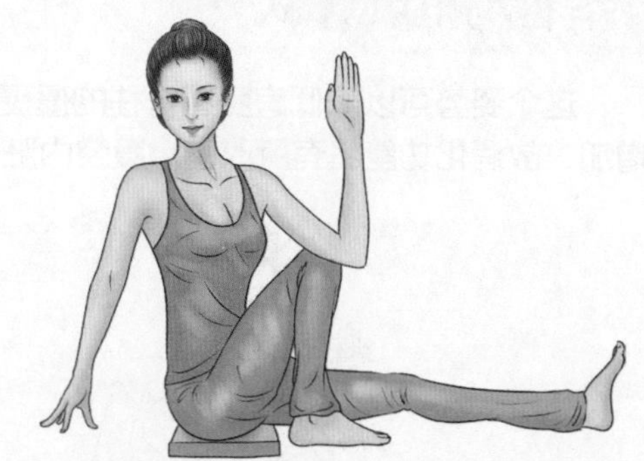

② 右腿弯曲，膝盖朝上，脚掌朝下，并与右臀成一直线。身体右转，右手接触右臀后方的地面或支撑物。左臂弯曲，将肘部靠在右膝外侧。

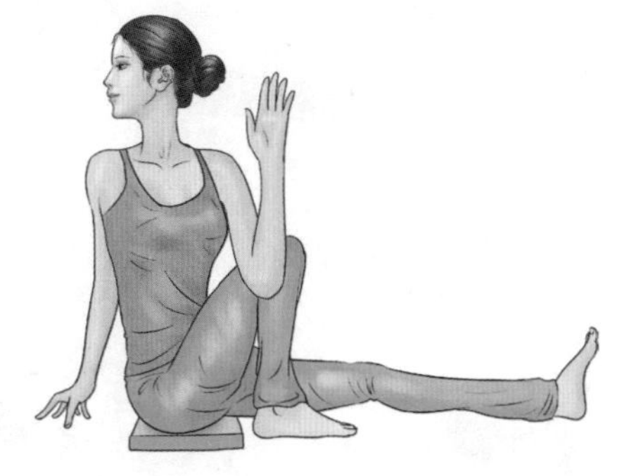

③ 试着将左臂腋窝靠近右膝。吸气，右手指按压地面，脊柱上提。

呼气，左臂与右膝互相紧压，使身体进一步右转。重复提升和扭转，脊柱压入体内，肩胛骨扣入体内，继续扭转。眼睛从右肩上方看过去。左侧胸腔、左臂腋窝和左臀向右扭转，增大脊柱转动幅度。双肩向下，肩胛骨扣入体内，使胸部挺起并打开。

保持30～60秒，放松，在另一侧重复练习。

注意点

- 右脚掌紧压地面，尤其是大脚趾和脚跟内侧。左腿向前伸直，并紧压地面，脚趾朝上。
- 利用呼吸进行伸展和扭转。
- 弯曲腿的膝盖保持朝上，弯曲臂靠在膝盖外侧，不要偏离姿势规定的位置。

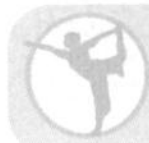

第四节 倒立式

所有倒立姿势都能使整个机体系统充满活力。由于身体倒置，体内脏器变得能量充足，大量血液流向头部，大脑的养分供给更为充分。倒立时，腿部不再承受任何压力，因此能使紧张疲惫的双腿得到放松。但需注意，女性在生理期不要练习任何倒立姿势，否则会干扰这段时间内正常的血液流动方向。

靠墙倒立式

具体动作见第一篇“瑜伽”第二章“哈他瑜伽”第四节“倒立式”之“靠墙倒立式”。

肩倒立式

具体动作见第一篇“瑜伽”第二章“哈他瑜伽”第四节“倒立式”之“肩倒立式”。

靠墙肩倒立式

这是肩倒立式的简单形式。如果肩倒立式时感到头部有压力，请立即停止练习，尝试利用墙壁或椅子作为支撑。

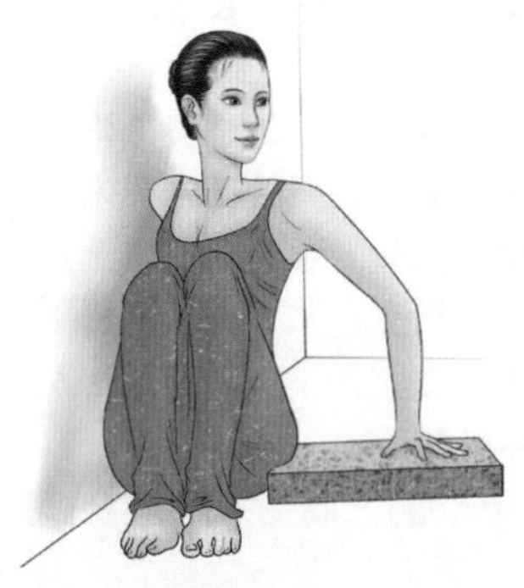

1 尽量靠墙而坐，在左臀下方放置一块泡沫砖。

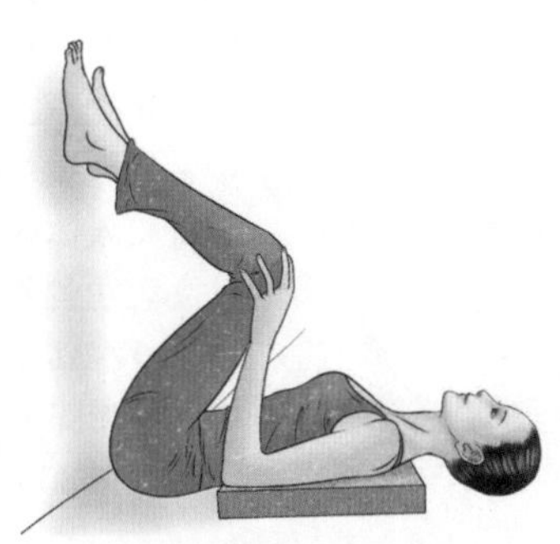

2 身体向后躺下，扭转身体，双腿依次上举，靠墙伸直。保持臀部紧贴墙壁，双肩下压支撑物，头枕在地上。

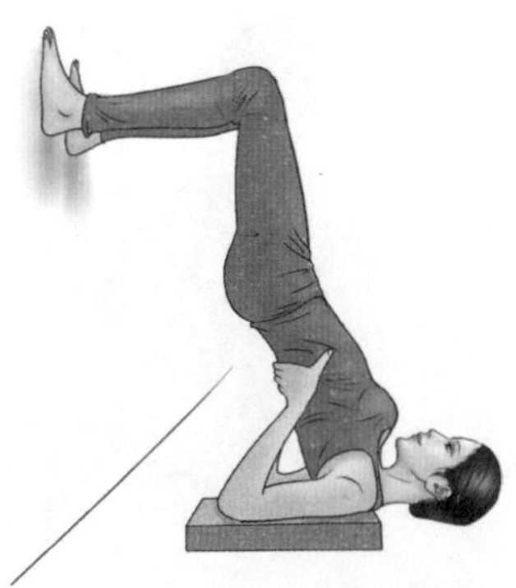

3 双脚顶住墙壁，提臀，挺胸。用双手支撑背部，双肘互相靠近。

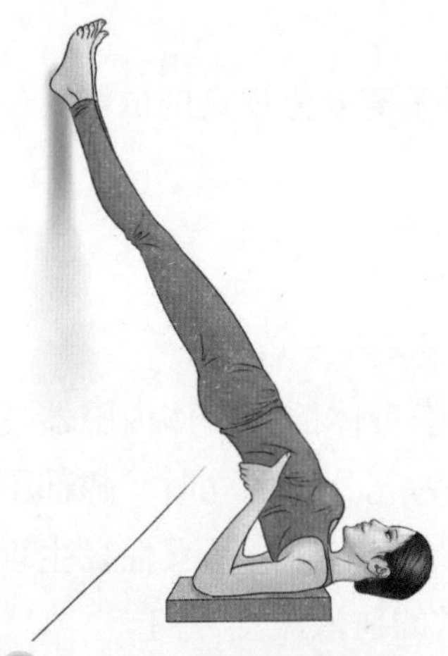

4 双腿伸直，脚跟紧压墙壁，胸部、臀部向上提升。保持2～5分钟，双腿弯曲，然后放下。

初级姿势

如果单独或依靠墙壁都无法完成该姿势，可以请他人帮助你抬升双腿。将双脚放在助手的大腿上，让他纠正你的姿势。

一旦你能在帮助之下完成练习，你就会发现自己独立完成也将变得容易。

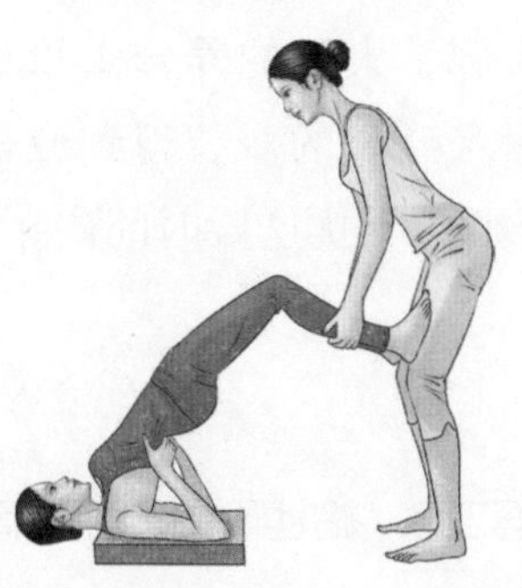

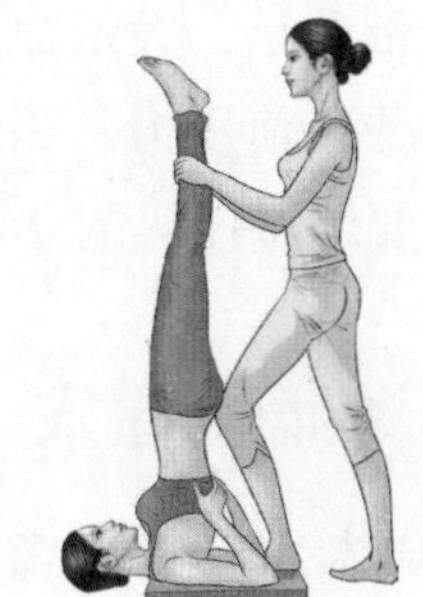

椅肩倒立式

经典的肩倒立式是依靠双手支撑背部，而在这个初级姿势中，椅子被用作支撑物，可让姿势保持更长的时间，并使颈部和背部的压力降到最低。

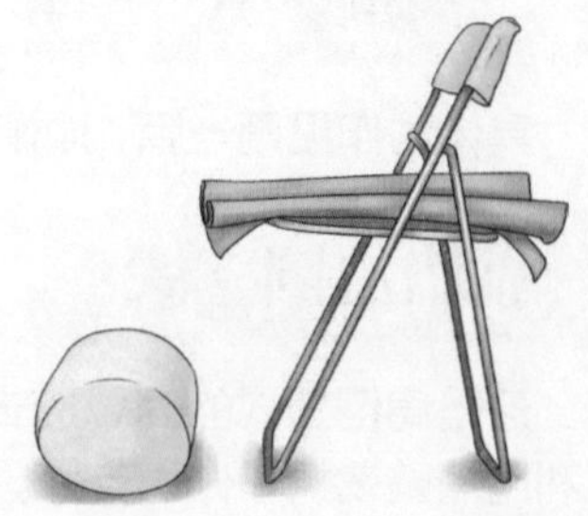

1 在地上放一个长枕，与椅子前缘保持平行。将一块垫子叠好，放在椅子上。

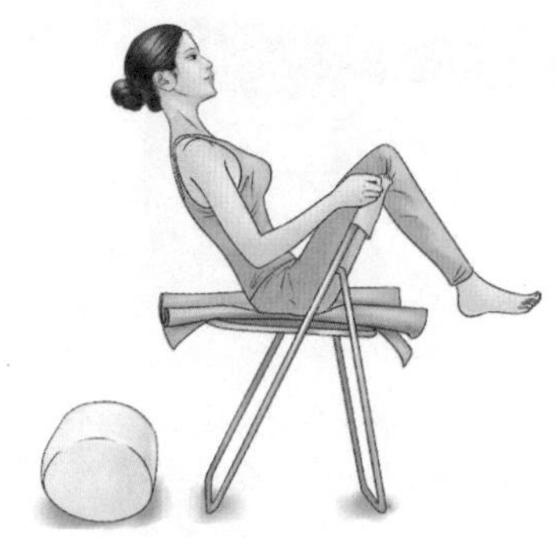

② 向后坐在椅子上，双腿放在椅背上，膝部弯曲。双手抓住椅背两侧，身体微微后仰。

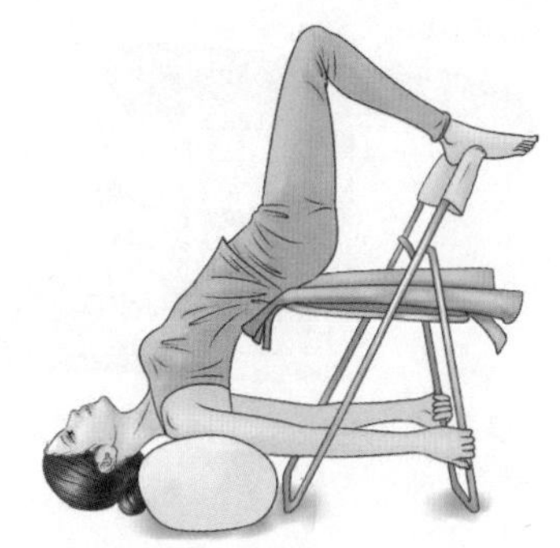

③ 背部下躺，靠近椅面。臀部和后背下滑至椅子前缘。双肩小心地落在长枕上，后脑勺着地，双手抓住椅子后腿。

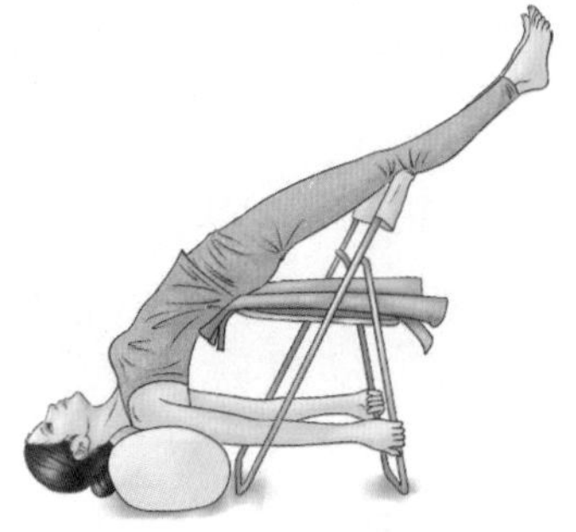

④ 双腿依次伸直。双手沿椅子后腿下移，以增加双臂的拉力。双肩与耳朵尽量保持距离，肩胛骨扣入体内，使胸部上挺并打开。

正常呼吸，直视胸部。保持5分钟，在此期间，背部和颈部要保持放松。

结束姿势

双腿依次弯曲，恢复到步骤3。双手放开椅子后腿，把椅子慢慢推开。

背部和臀部依次下滑，落在长枕上，把椅子推开。休息片刻，身体转向一侧，离开长枕，慢慢起身。

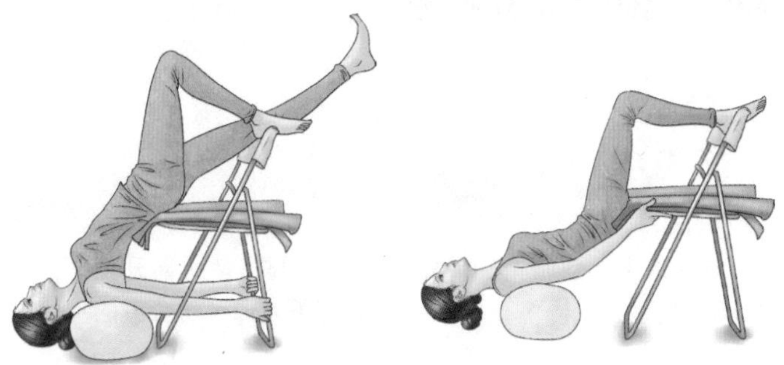

注意点

- 和其他倒立式一样，椅肩倒立式不能在生理期练习。

半犁式

这是犁式的支撑形式，可以缓解疲劳、焦虑和失眠所带来的影响，还可减轻因为压力引起的头痛。如果有下背部疼痛的状况，练习半犁式并不会加重症状。

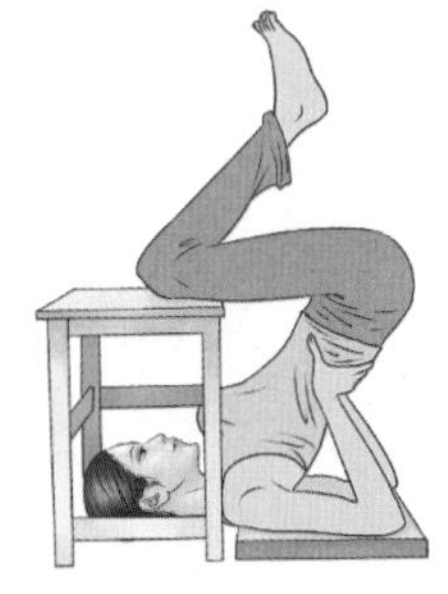

① 在头部上方放一张椅子或凳子，先完成肩立式，然后双腿下弯，直至接触椅面，让大腿得到支撑。

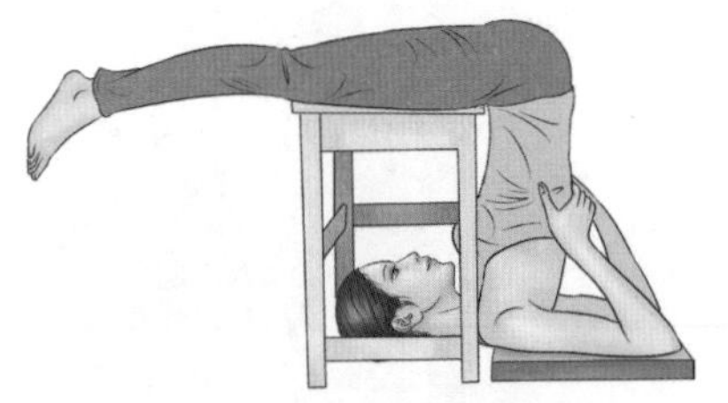

② 双腿朝头部方向伸直，用双手支撑背部。

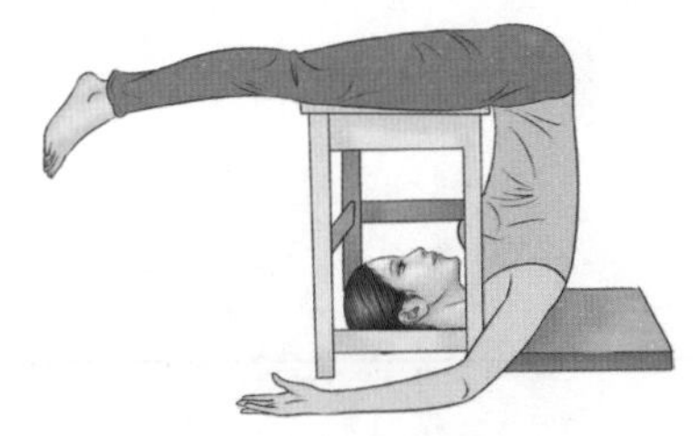

③ 双臂在头部两侧平伸，使之放松。保持2～5分钟，然后弯曲双膝，大腿从凳子上滑下，放低身体躺下来。

犁式

具体动作见第一篇“瑜伽”第三章“阿斯汤加瑜伽”第四节“结束姿势”之“犁式”。

肩倒立桥式

这个姿势可以打开胸部，使脊柱柔和伸展，还可镇定头脑，缓解抑郁和头痛，促进消化，增强体内脏器的功能。

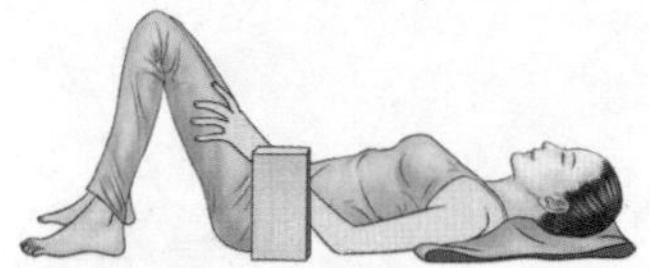

① 躺在地上，双膝弯曲，脚趾朝向墙壁。

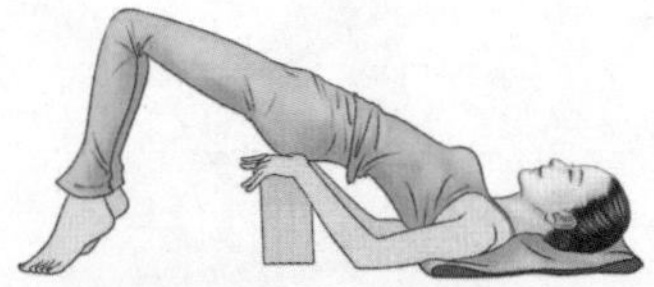

② 提臀，使之离开地面。在臀部下方放一块竖直的木砖。

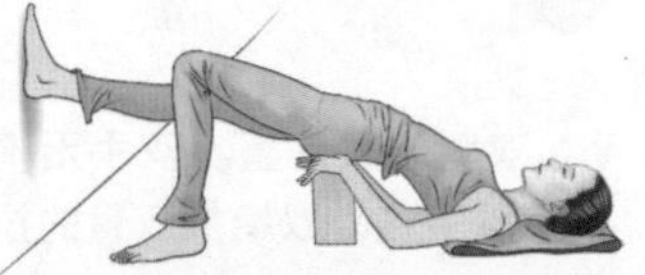

③ 双腿依次伸直，使脚靠在墙上，选择一个让下背部感觉最舒适的高度。

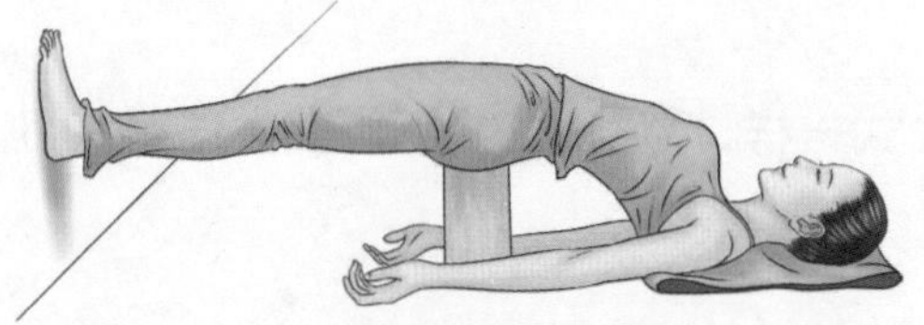

④ 胸部打开，双臂朝足部方向伸展，双脚顶住墙壁。肩膀下压，肩胛骨扣入体内，使胸部充分打开。

保持1～2分钟，然后弯曲双腿，移开木砖，放低身体躺下来。

注意点

- 保持双腿充分伸直。
- 颈部肌肉不要紧张。
- 胸部向下巴方向前挺。

初级姿势

如果木砖使下背部感到不适，可用堆叠的泡沫砖代替。

如果下背部感到疼痛，可以用木砖或长枕支撑双脚。

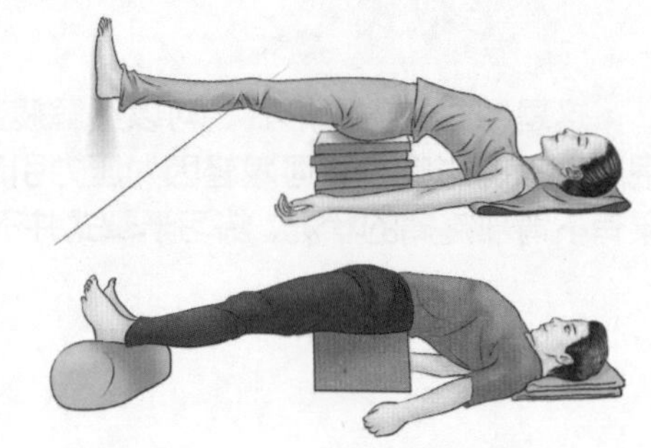

第五节 仰卧式与俯卧式

仰卧式和俯卧式有两种类型：一种用于恢复，比较轻松平静；另一种用于增强背部、手臂和腿部的力量。这两种类型都能伸展腹部肌肉，提高脊柱和髋部的柔韧性。

鱼式

这个姿势能使脊柱和腹部肌肉得到充分伸展，同时改善髋关节、膝关节和踝关节的柔韧性，还能抬升和扩展胸腔，加大呼吸深度。

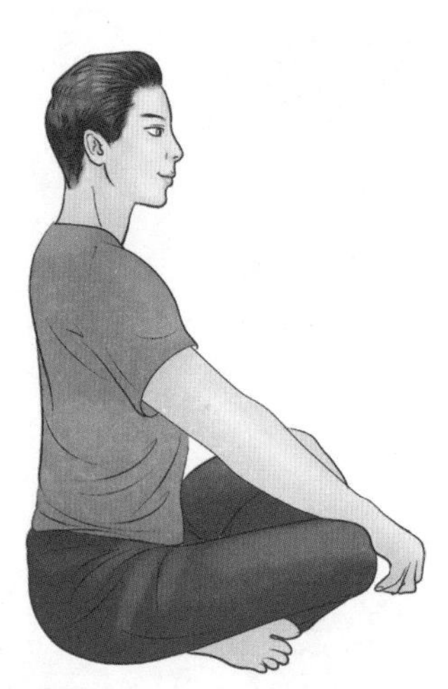

① 完成简易坐，右腿位于左腿外侧。

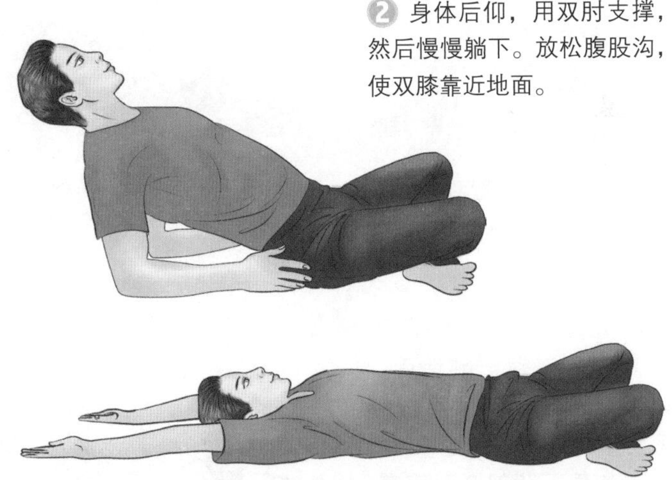

② 身体后仰，用双肘支撑，然后慢慢躺下。放松腹股沟，使双膝靠近地面。

③ 双臂在头部两侧向后平伸，肘部伸直，双臂尽量舒展。

身体向头部方向伸展，膝盖向头部反方向伸展。下背部拉长（不要拱起），双肩移离地面，向上提升，胸部挺起并打开。

保持 1 ～ 2 分钟，起身，改变双腿交叉方向，重复练习。

注意点

- 双腿在小腿处对称交叉，不要在脚踝处交叉。练习过程中要改变交叉方向。
- 下背部不要拱起，臂部向足部方向伸展，以拉长后背。

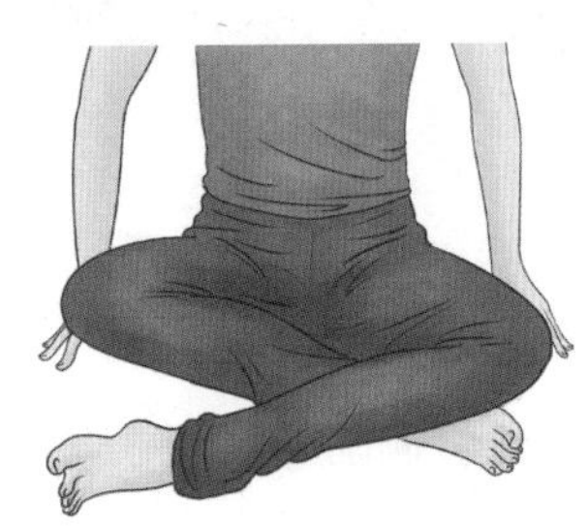

初级姿势

如果腹股沟感到疼痛，可用泡沫砖或长枕支撑膝盖。

交叉枕式

这个姿势能够柔和地舒展背部，安抚大脑。后肋骨受到垂直放置的长枕的支撑，使得胸腔扩张，呼吸加深，腹部伸展，全身放松。

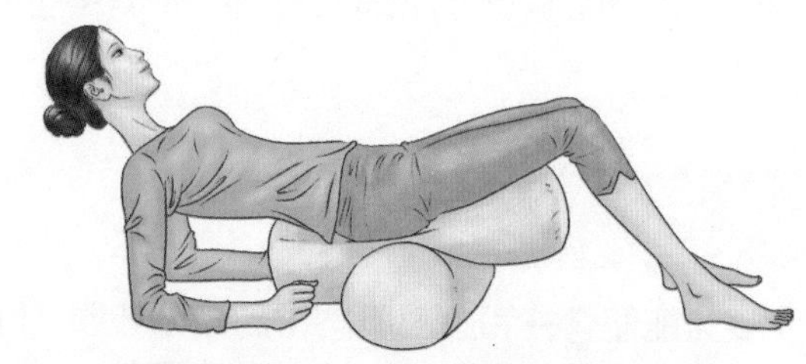

② 身体后仰，用双肘支撑，下背部躺在上面长枕的最高处，放低双肩，直至碰到地面。

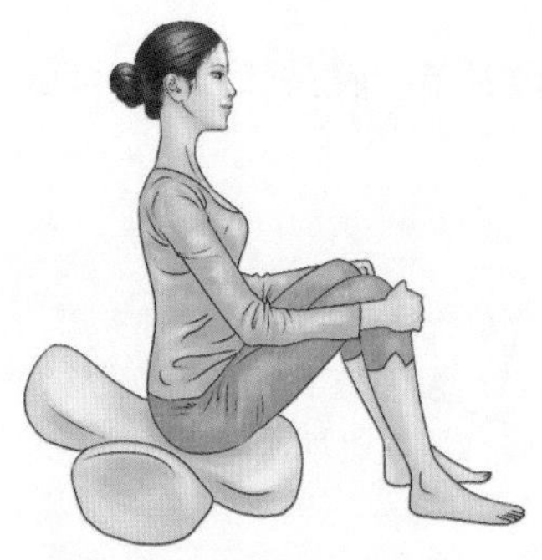

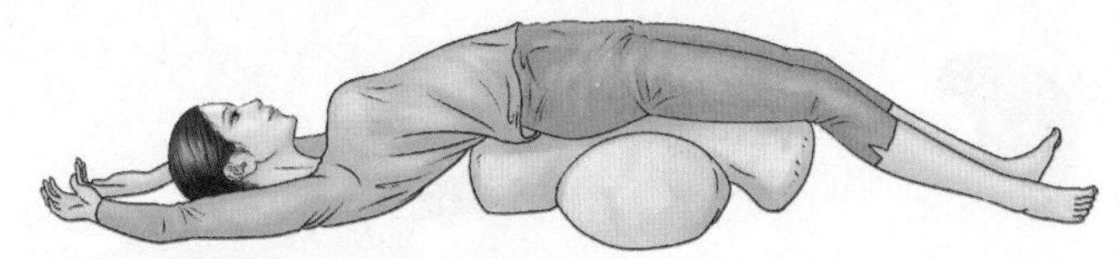

① 在地上交叉放置两个长枕，坐在交叉点上，双膝弯曲。

③ 双腿伸展，双臂在头部两侧向后平伸，放松。

保持2～5分钟，然后弯曲双膝，身体向后移动，离开长枕，转向一侧，起身。

初级姿势

双肩必须接触地面。如果碰不到的话，可以在下面垫一块叠好的毛毯。

如果下背部感到疼痛，可以抬高双脚，放在两三块泡沫砖上。纵向放置若干个长枕或许能使练习变得简单。

为使姿势更加放松，可以在脚踝和大腿中部分别缠绕两根带子。

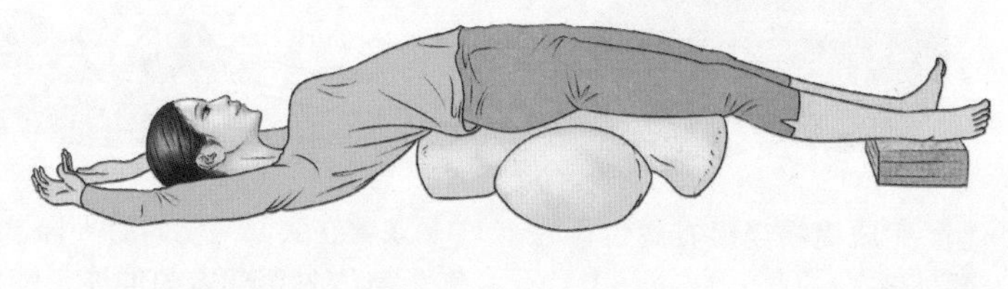

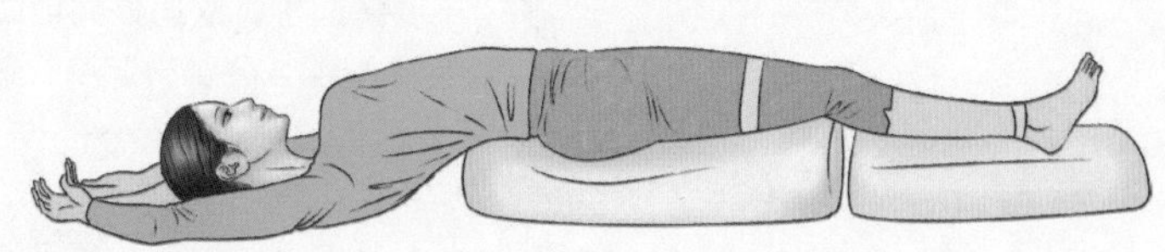

仰卧束角式

具体动作见第一篇“瑜伽”第二章“哈他瑜伽”第九节“平躺放松式”之“仰卧束角式”。

仰卧英雄式

这个放松的姿势可以舒展骨盆和腹腔内脏器，缓解腿部疼痛，促进消化。如果增加支撑物后背部仍然感到疼痛，就躺在长枕上，保持双腿交叉。

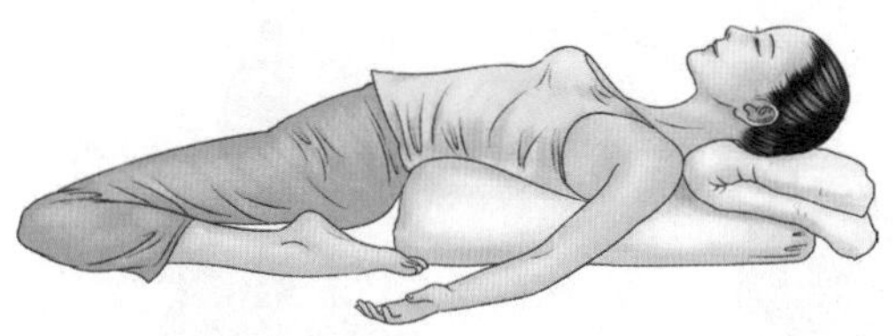

▲在垫子上纵向放置一个长枕，并在长枕一端放一块叠好的毛毯。坐在紧靠长枕另一端的泡沫砖上，完成英雄式。

下背部紧靠长枕，躺在上面，用叠好的毛毯支撑头部和颈部。双臂向两侧伸开，掌心向上。保持 3 ~ 5 分钟，然后慢慢起身。

初级姿势

如果膝盖或下背部感到疼痛，可再加一个长枕。

保持双肩下压，胸部打开上挺。

如有需要，可以增加毛毯以支撑头部。

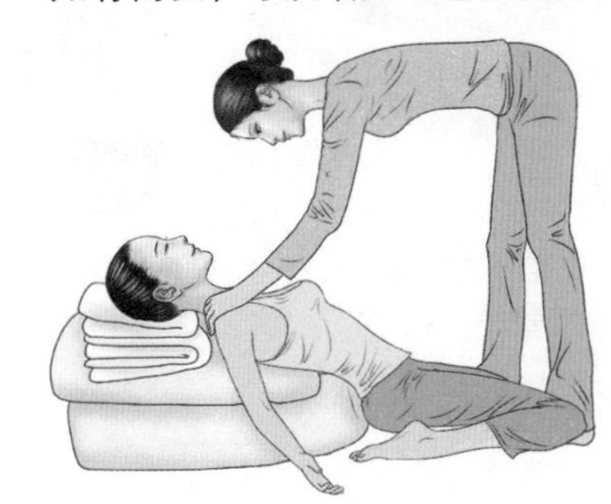

伸举腿式

这个姿势能够增强下背部的力量，缓解腿部疲劳。当注意力集中于呼吸时，头脑可获得平静。

注意点

- 双腿向上伸直，同时紧压墙壁。
- 保持臀部紧贴地面。
- 肩胛骨收拢，扣入体内，打开胸部。
- 该姿势属于仰卧式，用于放松。而靠墙倒立式则需要抬升臀部和背部，使之离开地面，因此属于倒立式。

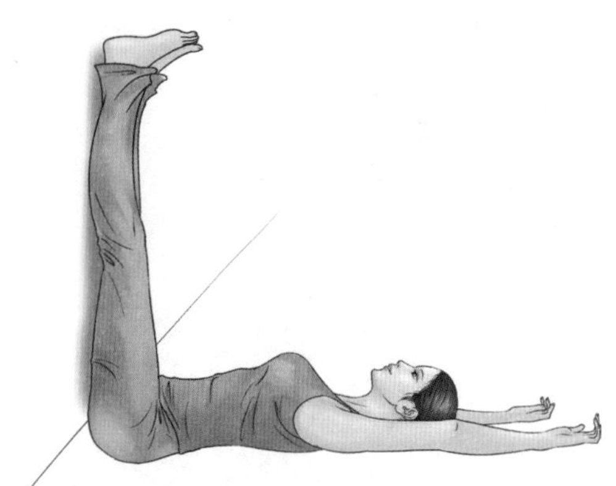

▲身体一侧靠墙而坐，右臀尽量贴紧墙壁。后仰，转动身体，双腿沿着墙壁上举，保持上半身伸直。

躺下，让墙壁支撑双腿。双臂在头部两侧向后平伸，臀部下压，双腿靠墙伸直。保持 40 ~ 60 秒，然后慢慢起身。

卧手抓脚趾腿伸展式 A，B

这些姿势有助于拉伸韧带（腘绳肌腱），增强膝关节和髋关节的力量，并能缓解坐骨神经痛。练习时，骨盆被打开，下背部的僵硬度得以降低，背部疼痛也可缓解。

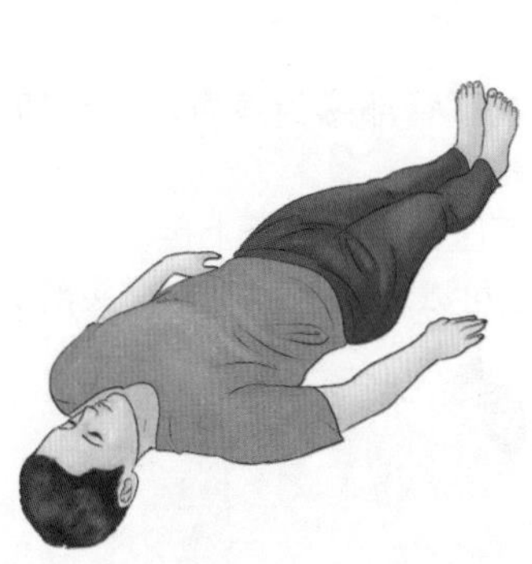

❶ 躺在垫子或毛毯上，两脚掌顶住墙壁。

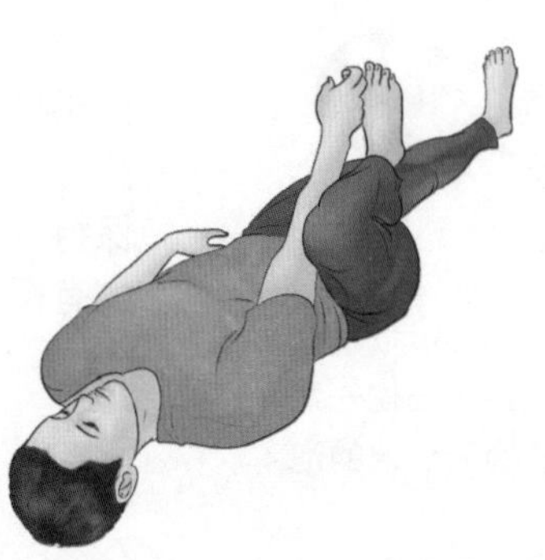

❷ 右膝向胸部弯曲，用右手拇指和食指钩住右脚大脚趾。

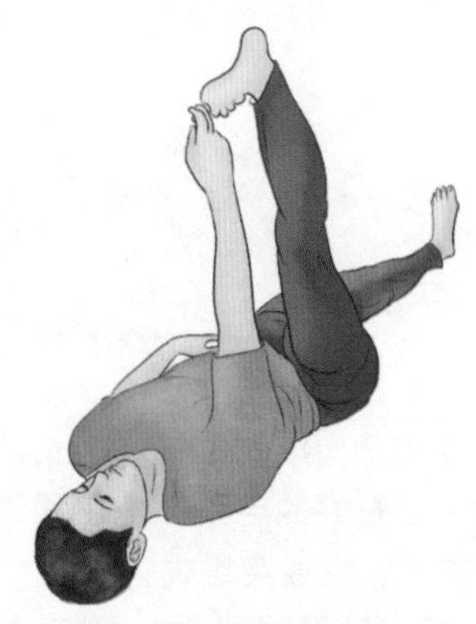

❸ 卧手抓脚趾腿伸展式 A。右腿向上伸直，左脚掌顶住墙壁。保持右腿与身体成 90° 角（如果背部感到疼痛，可以调节成 60° ~ 70° 角）。左腿沿地面伸展，并顶住地面。右手钩住右脚趾，打开胸部。保持 30 ~ 40 秒，放下右腿，在左侧重复练习。

初级姿势

韧带紧张的初学者可以用带子绕在脚上，代替抓握大脚趾。

如果侧向伸腿感到困难，可以在大腿下面垫一个长枕。

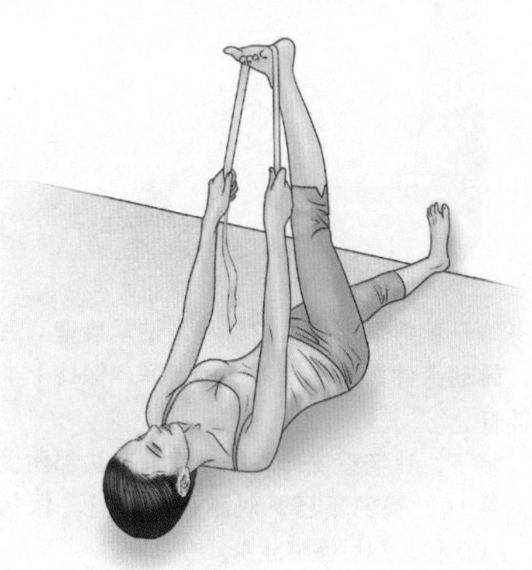

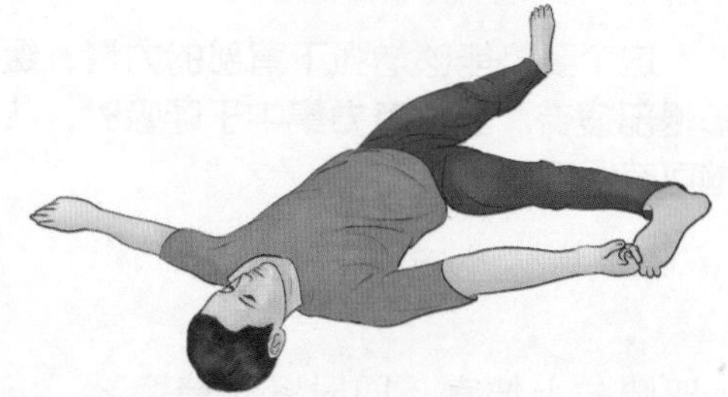

❹ 卧手抓脚趾腿伸展式 B。按照上述说明，右腿先上伸成 90° ，然后将右腿、右臂朝右侧打开并伸展，使右腿靠近地面，同时保持头部、身体和左腿的位置不变。

左脚掌顶住墙壁，左腿紧压地面。如果整个身体向右翻转，可以在右脚下面垫一些支撑物，阻止这一趋势（如果使用带子，用右手拉住它）。左臂向体侧伸展。

胸部打开，保持 30 ~ 40 秒，然后在另一侧重复练习。

下犬式

具体动作见第一篇“瑜伽”第二章“哈他瑜伽”第一节“站式”之“下犬式”。

上犬式

具体动作见第一篇“瑜伽”第二章“哈他瑜伽”第五节“后仰式”之“上犬式”。

骆驼式

具体动作见第一篇“瑜伽”第二章“哈他瑜伽”第五节“后仰式”之“骆驼式”。

仰尸式

具体动作见第一篇“瑜伽”第三章“阿斯汤加瑜伽”第四节“结束姿势”之“仰尸式”。

调息

调息时，头脑变得安静，神经系统的运作也更为有效。调息可以增加肺活量，从而为身体储备能量。

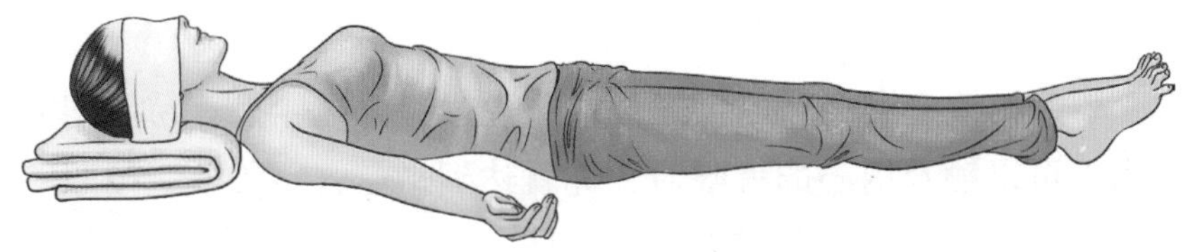

① 正常吸气 / 延长呼气：

枕在长枕或毛毯上完成仰尸式。用绷带蒙住眼睛。花几分钟时间感受你的正常呼吸。呼气，放松腹部，正常吸气。

缓慢、安静、平稳地呼气，延长呼气时间，但不要勉强。再一次正常吸气，再缓慢、深度、平稳地呼气。

如果循环练习之间感到气喘或疲惫，可以正常呼吸几次，然后继续练习。坚持 5 分钟，回到正常呼吸，让肺部逐渐恢复。

注意点

- 初学者必须掌握姿势，并控制全身，然后才能开始练习调息。
- 保持面部肌肉的放松。
- 自始至终保持胸部打开和上挺。
- 双肩与耳朵尽量保持距离。
- 呼吸时保持腹部柔软。
- 保持手掌柔软，手指放松。
- 如果思想无法平静，可用绷带蒙住眼睛。

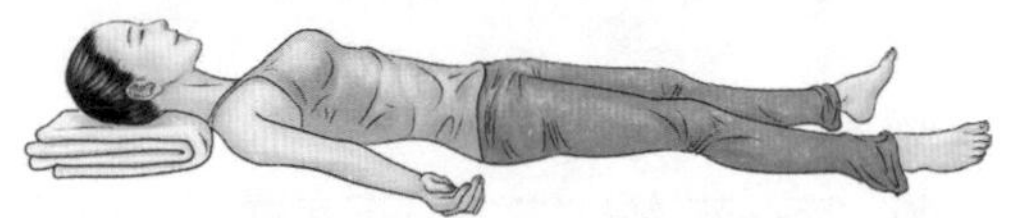

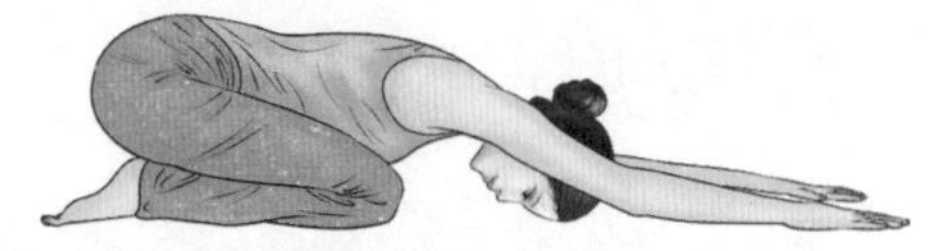

❷ 延长吸气 / 正常呼气：

呼气，彻底排出肺部的空气。

缓慢、柔和地吸气，让空气完全充满肺部。

不要绷紧或扭拉胸部，平稳呼气，静静地延长吸气。

正常呼气。再一次吸气，将空气慢慢吸进肺部。

正常呼气。

重复练习这两个循环，坚持 5 分钟，然后回到正常呼吸。呼吸一旦恢复正常，检查肩膀、喉咙、嘴巴和双手是否感到紧张。

练习调息时必须十分小心，因为错误的调息法会拉伤肺部和膈肌。

这两个循环可以单独练习，也可以一起练习，而且必须练习几个月后，才能进入下一个练习。

❸ 延长吸气 / 延长呼气：

呼气，彻底排出肺部的空气。缓慢、平稳地吸气，延长呼吸时间。

保持胸部上挺，缓慢、深度地呼气，但不要绷紧喉咙。

控制呼吸气流，使身体不致颤抖或紧张。如感到呼吸困难可做几次正常呼吸。

重复 5 分钟，回到正常呼吸。

弯曲双膝，向侧翻身，移开长枕，结束上述循环。身体平躺，头部依旧枕在毛毯上，保持仰尸式 5 分钟。头脑保持平静，放松身体。慢慢睁开眼睛，向侧翻身，过一会儿再翻向另一侧。起身，完成英雄前曲式，然后起身。

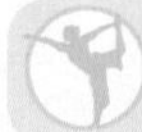

第六节　常规练习

古印度圣人帕檀迦利在《瑜伽经》中曾说过：“当你很容易就能完成一个姿势时，当你可以触及内心的无限时，你就达到了尽善尽美。”按照一个固定的顺序练习瑜伽姿势，不仅能增强其有效性，而且能促进练习者对每一个姿势的理解。当一个人的练习变得越巩固时，这些姿势的微妙之处和细节，以及它们对身心的影响就会越来越明显。

常规套路

体位法练习能使整个身体获益。姿势可以调节肌肉、组织、韧带、关节和神经，维持并改善健康状况，促进所有机体系统的运作功能。坚持练习非常重要，直至你对每个姿势都很熟悉并感觉身体很舒服。这样，你才能获得整体的益处，这也是必须经常进行常规练习的原因所在。

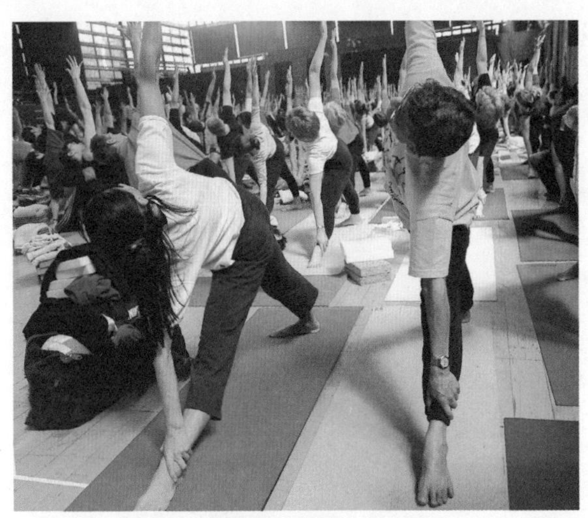
▲最好去参加一个有资深教练指导的训练班，每周至少去一两次，同时坚持每天在家练习作为补充，很快，你就能感到身体的明显变化了。

姿势分类

一般来说，站式比较具有动感，使人振奋，在消除紧张和疼痛的同时可使身心充满活力。站式是其他姿势的基础，通过练习，初学者可以熟悉身体的各个部位，包括肌肉和关节，并运用意识提高对这些部位的反应。大多数常规练习从站式开始，因为这能唤醒机体（手臂、双腿、脊柱），并通过动作与身体部位的对应联系来刺激头脑活动。站式还能锻炼耐力、体力和意志力。

坐式应在站式之后练习，用于消除腿部紧张，使机体得到休息。前曲坐式具有镇静作用，可以消除疲劳、安抚神经、镇静心灵。站式激活头脑，而坐式能使激动活跃的思维恢复平静。

转体式能够拉伸、扭转脊柱，这些姿势对缓解背部疼痛、降低颈部和肩部的僵硬度非常有效。身体扭转时，体内脏器被激活，可促进消化。

倒立式可以激活整个机体系统，有助于缓解腿部压力，并能激活和滋养体内脏器，刺激大脑，改善呼吸、循环和神经系统。站式、坐式和转体式的练习为倒立式的进行做好了身心两方面的准备。但需注意，女性在生理期不要练习倒立式。

仰卧式和俯卧式又称为腹部式，常规练习不能以这两种姿势开始。站式调整腹部肌肉，使之能被正确使用；倒立式保护脏器，使之不会在腹部式练习中受到损伤。因此，练习腹部式之前，必须先做这些姿势。

仰尸式 (放松式) 必须在每次常规练习结束后练习 5 ~ 10 分钟（视具体时间而定）。

建议的练习计划

下列建议能使初学者的练习更加系统，进步更加迅速。每天抽出一点时间来锻炼，胜过每周进行一两次长时间的锻炼。建议你参加一个定期的瑜伽学习班，接受资深教练的指导，这样可以确保你按照正常的速度进步。

可以每天做一组常规套路练习，比如周一练习套路 1，每天依次练习直到周末练习套路 5。连续 2 ～ 3 周练习这 5 组套路，以便巩固其中的姿势，然后再练习套路 6 到套路 10。最后，为了配合自身生理和心理的节奏，应该有所区别地制订个人的练习时间和练习姿势。

通过定期、规律地练习，熟悉掌握了这些姿势并了解了它们对身体的功效后，你的自信心将大大提升。然后可以继续学习、熟悉下一个套路的练习。只有确信具备一定的能力时，才能进入下一套路。

当你的练习取得进步时，你的柔韧性和耐力将得到改善，每个姿势也能保持更长的时间。练习体位法不会即刻产生效果，生效时间与体能、心智和意念有关。当然，如果时间不允许，你可以根据实际情况调整练习计划。

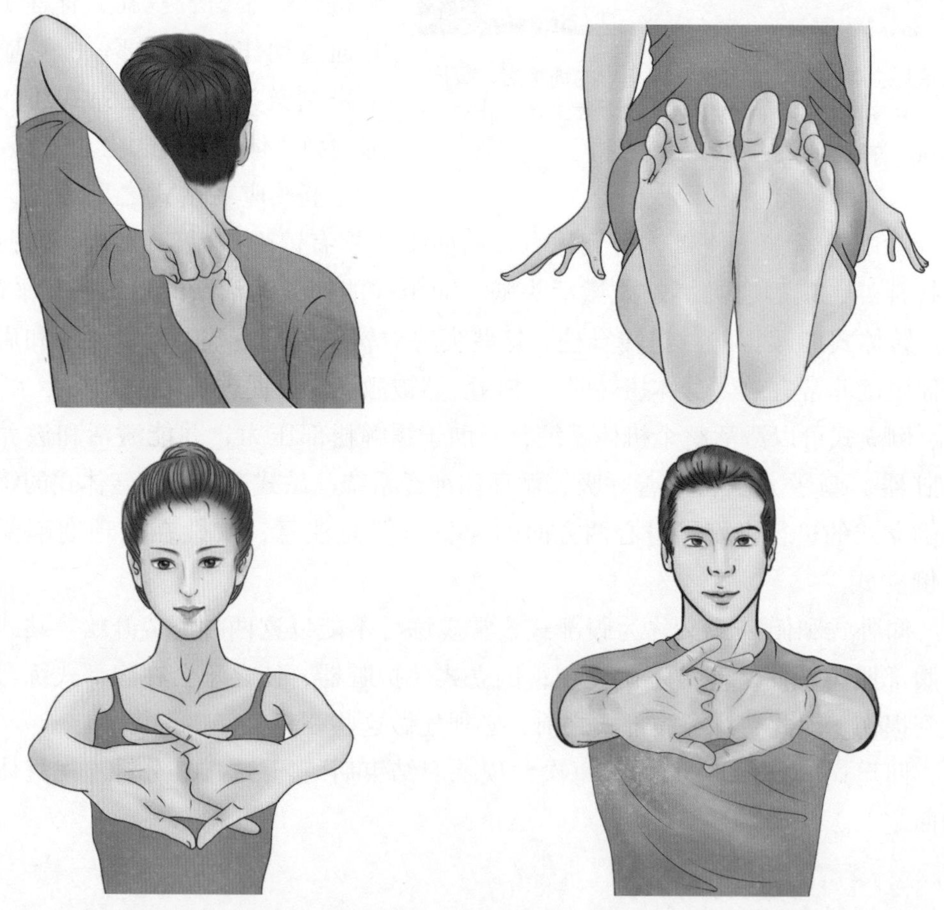

▲只有通过长时间的耐心练习，才能理解每个姿势的精妙之处和技巧要求。

套路 1：简单站式

在这个套路中，必须先学习并不断练习每个体位中的姿势。当对这些比较熟悉后，就应引入详细的说明，使姿势更加精准，并体验练习的功效。每个姿势都要保持脊柱挺直。如果感到疲惫，可以做前伸一式，以恢复体力。

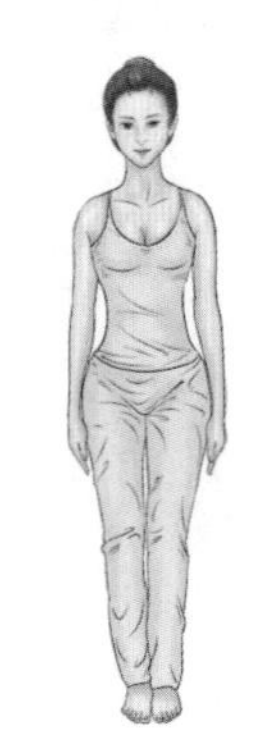

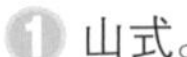 山式。

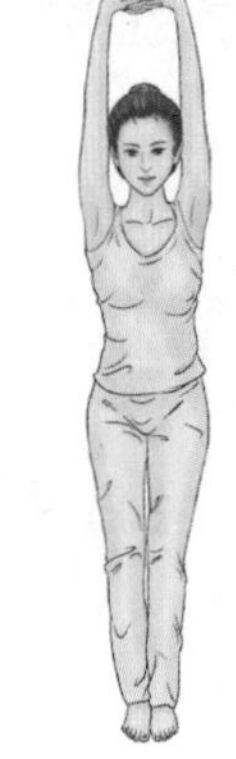

2 山式站立，双手做伸臂式。

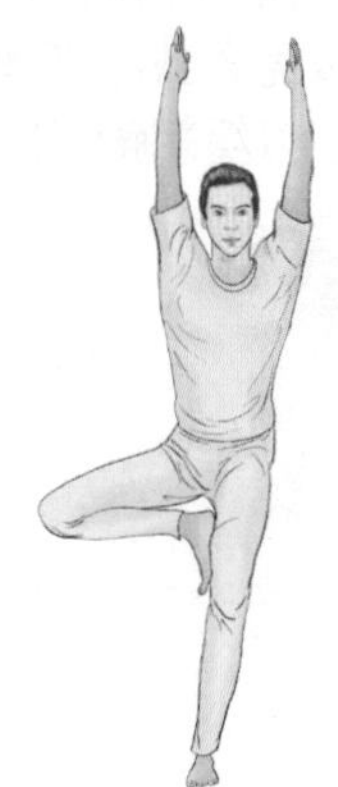

3 树式。

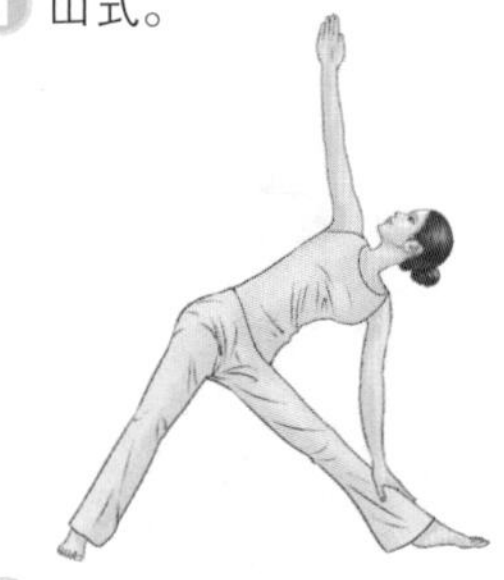

4 三角伸展式。

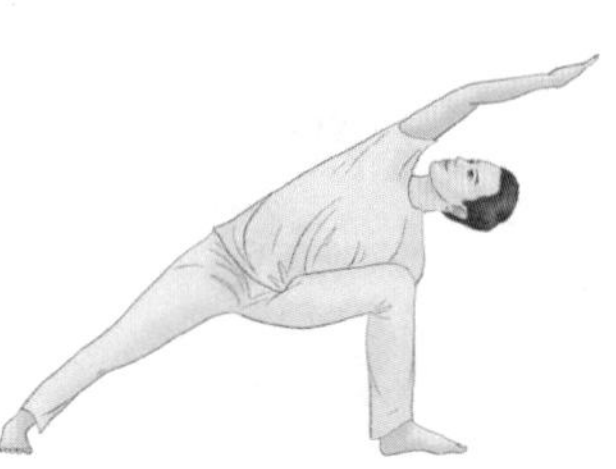

5 侧角伸展式。

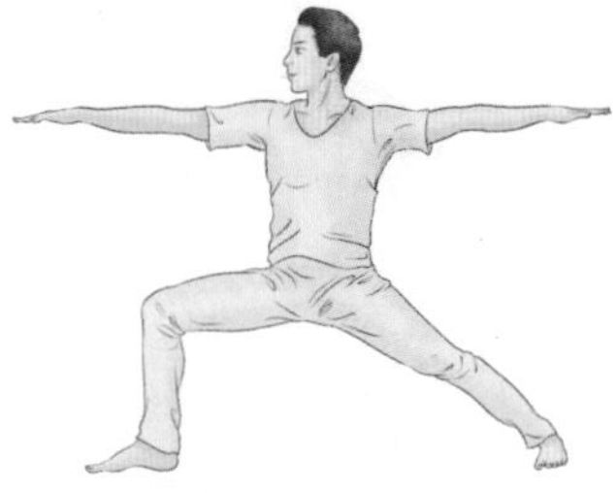

6 战士二式。

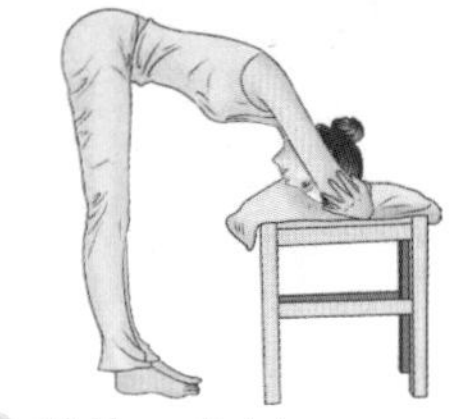

7 前伸一式 (s)。

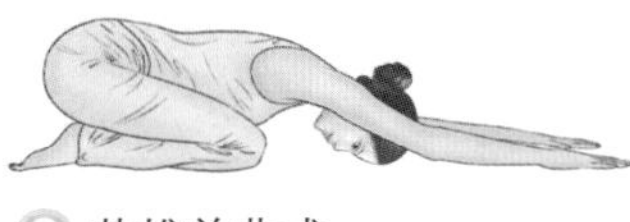

8 英雄前曲式。

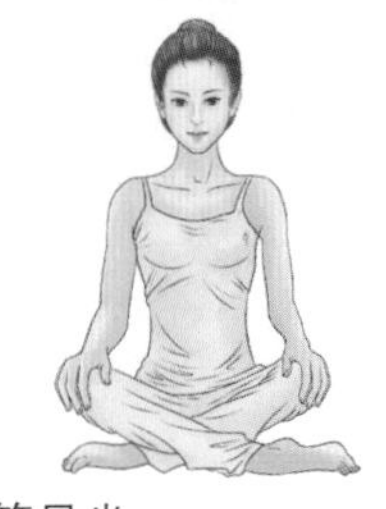

9 简易坐。

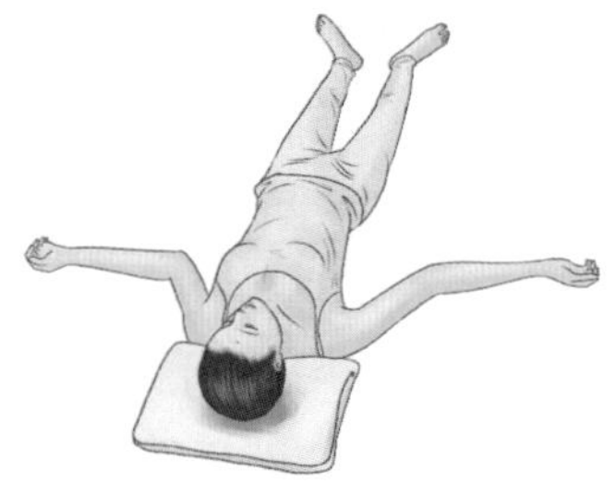

10 仰尸式。

注意点

- 如果采用初级姿势，则以 s 标示支撑物，以 w 标示墙壁。

套路 2：简单坐式

这组坐式中，用到了一个俯卧式（下犬式）和两个倒立式（肩倒立桥式、靠墙倒立式）。如果处于生理期，不要练习倒立式。建议你坐在支撑物上完成坐式，这样有助于向上舒展脊柱。下背部不能向前拱起，要向头部伸展。靠墙倒立式中，确保臀部下面的支撑物足够高，以免导致膝部疼痛。练习肩倒立桥式时如果感到下背部有任何不适，可以将脚抬高一些，以缓解腰部肌肉紧张。

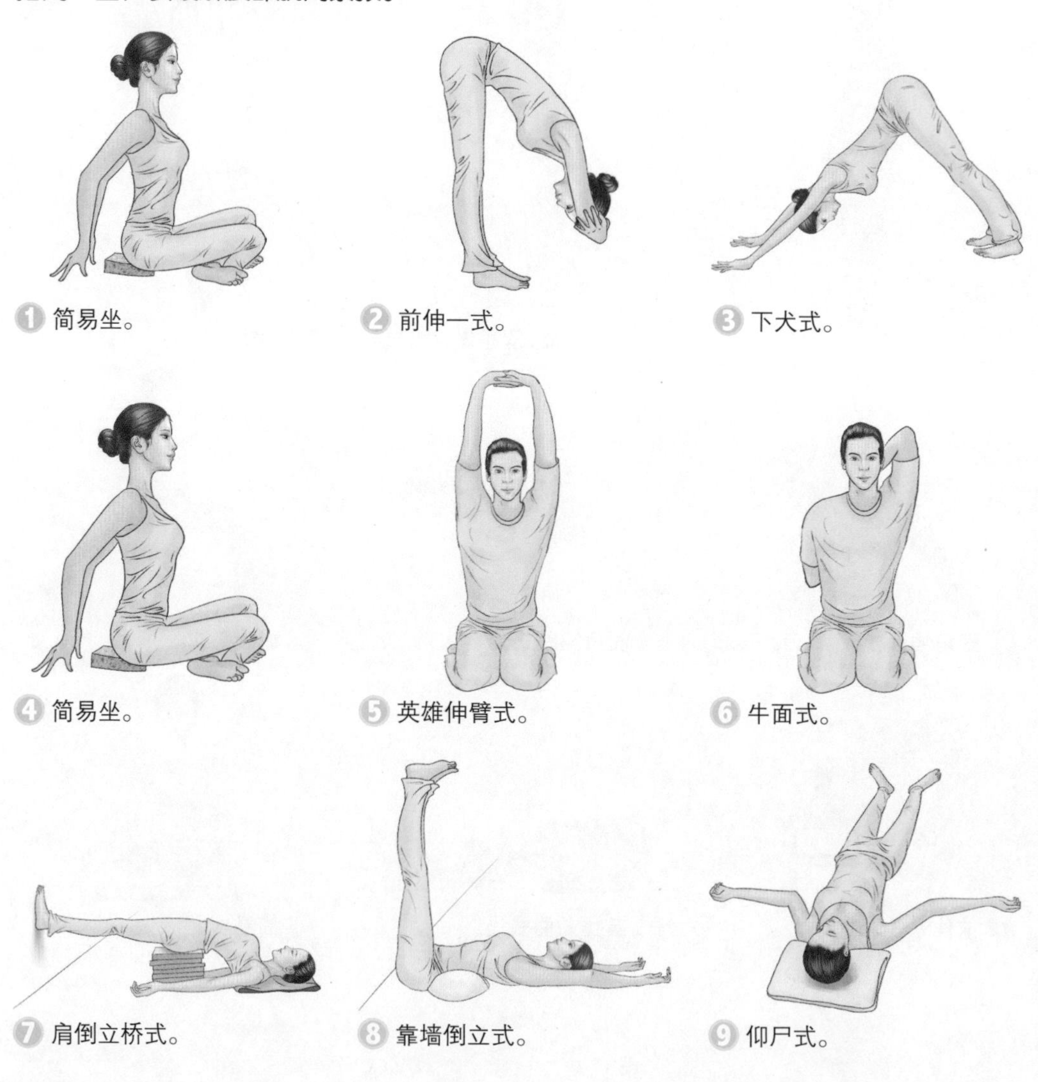

1 简易坐。 2 前伸一式。 3 下犬式。

4 简易坐。 5 英雄伸臂式。 6 牛面式。

7 肩倒立桥式。 8 靠墙倒立式。 9 仰尸式。

注意点

- 可以每天进行一组常规练习，比如周一练习套路 1，每天依次练习直到周末练习套路 5。连续 2 ~ 3 周练习这 5 组套路，以便巩固其中的姿势，然后再练习套路 6 到套路 10。

套路 3：巩固简单站式

这里引入了侧前伸展式，使后脚比其他站式内转得更厉害。保持两侧髋部处于同一高度，并朝着相同方向。可用木砖支撑双手，以舒展脊柱。开始试着延长这些姿势的保持时间。

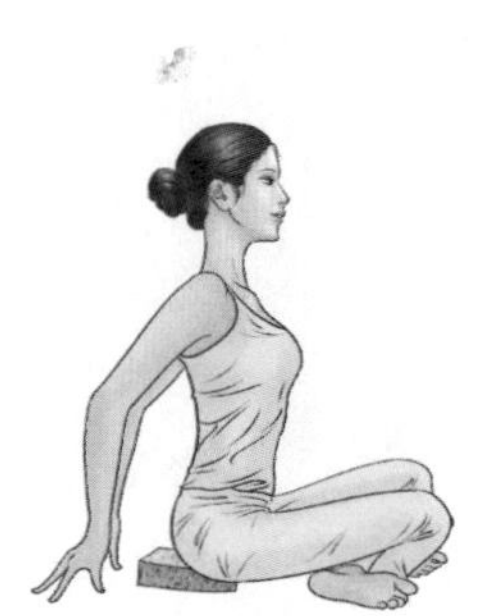

1 简易坐。

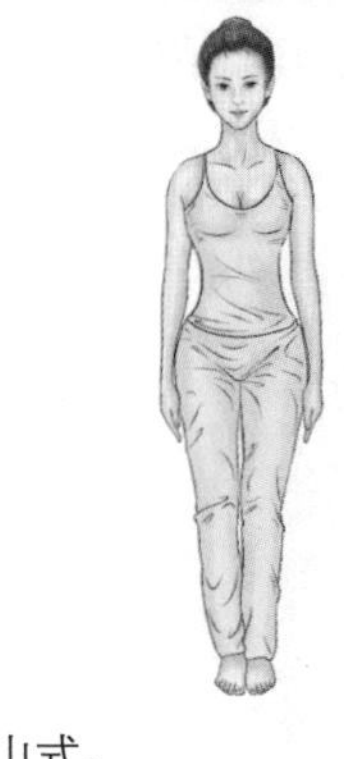

2 山式。

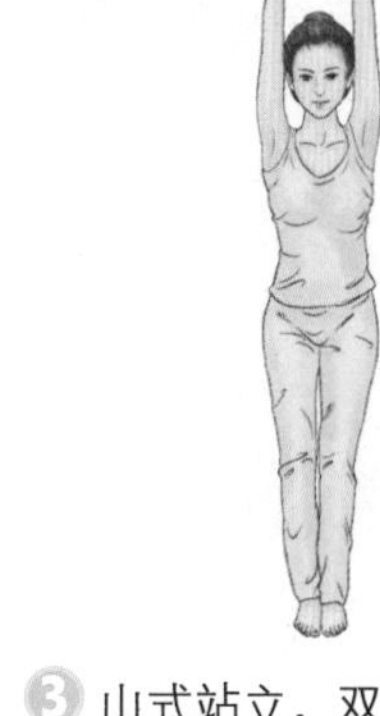

3 山式站立，双手做伸臂式。

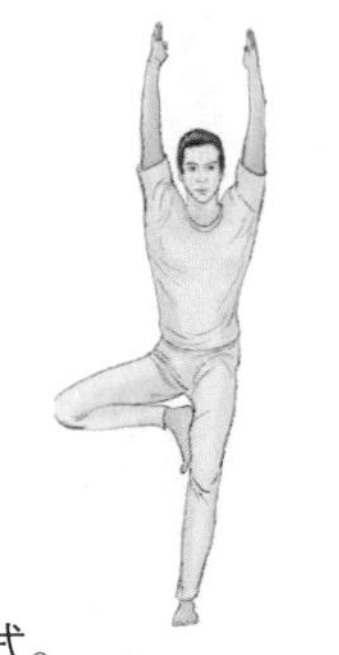

4 树式。

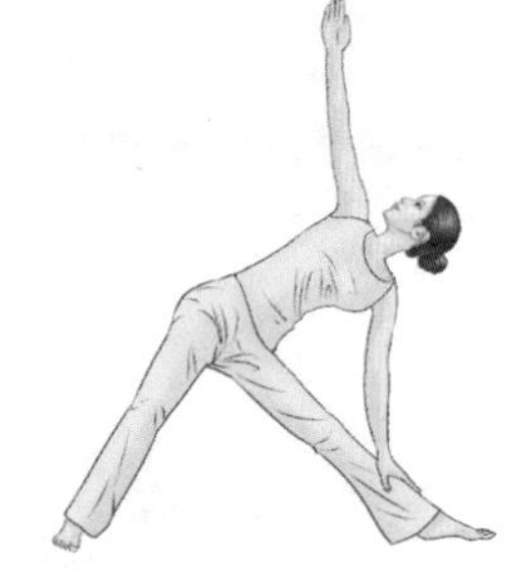

5 三角伸展式。

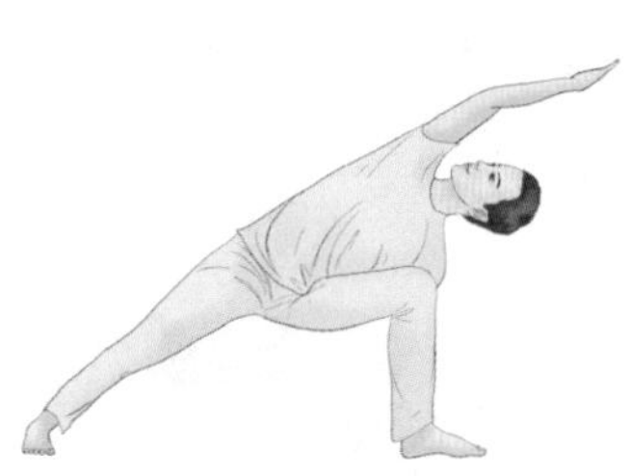

6 侧角伸展式。

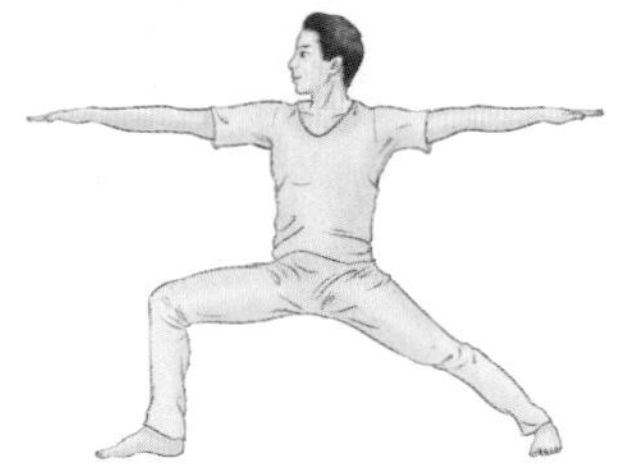

7 战士二式。

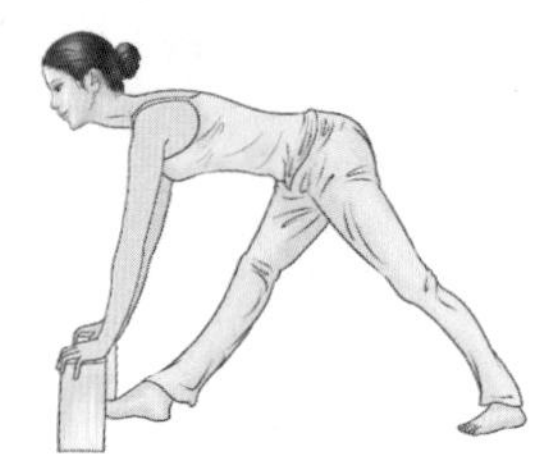

8 侧前伸展式 (s)。

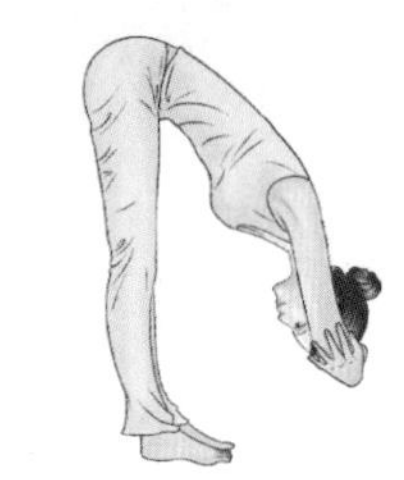

9 前伸一式。

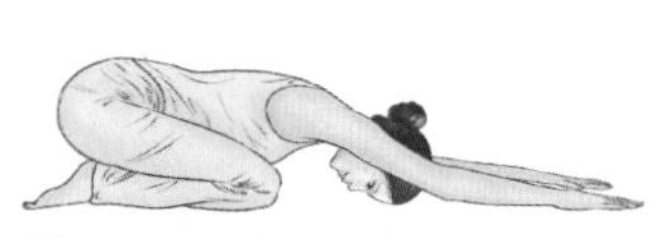

10 英雄前曲式。

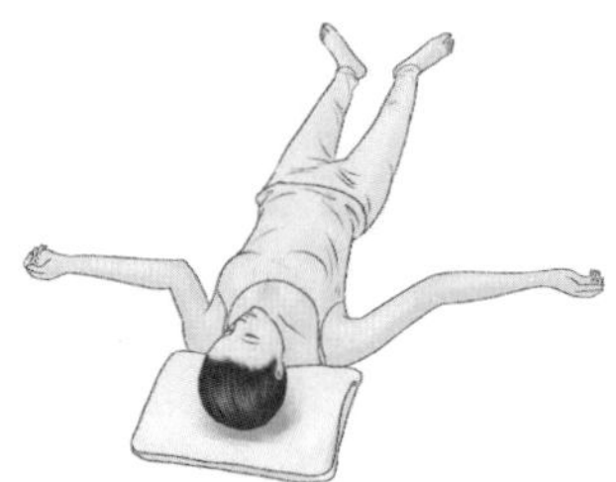

11 仰尸式。

套路 4：靠墙肩倒立式和半犁式的引入

这个套路引入了战士一式，使站式更具挑战性。练习该姿势时，后腿应当内转，两侧髋部也要尽量扭转，这很重要。在所有站式中，后腿必须保持稳固有力（这条腿被称为姿势的“总指挥”）。如果完成靠墙肩倒立式时感到不适，可以躺下，使双腿靠墙即可。如果处于生理期，不要做靠墙肩倒立式和半犁式。

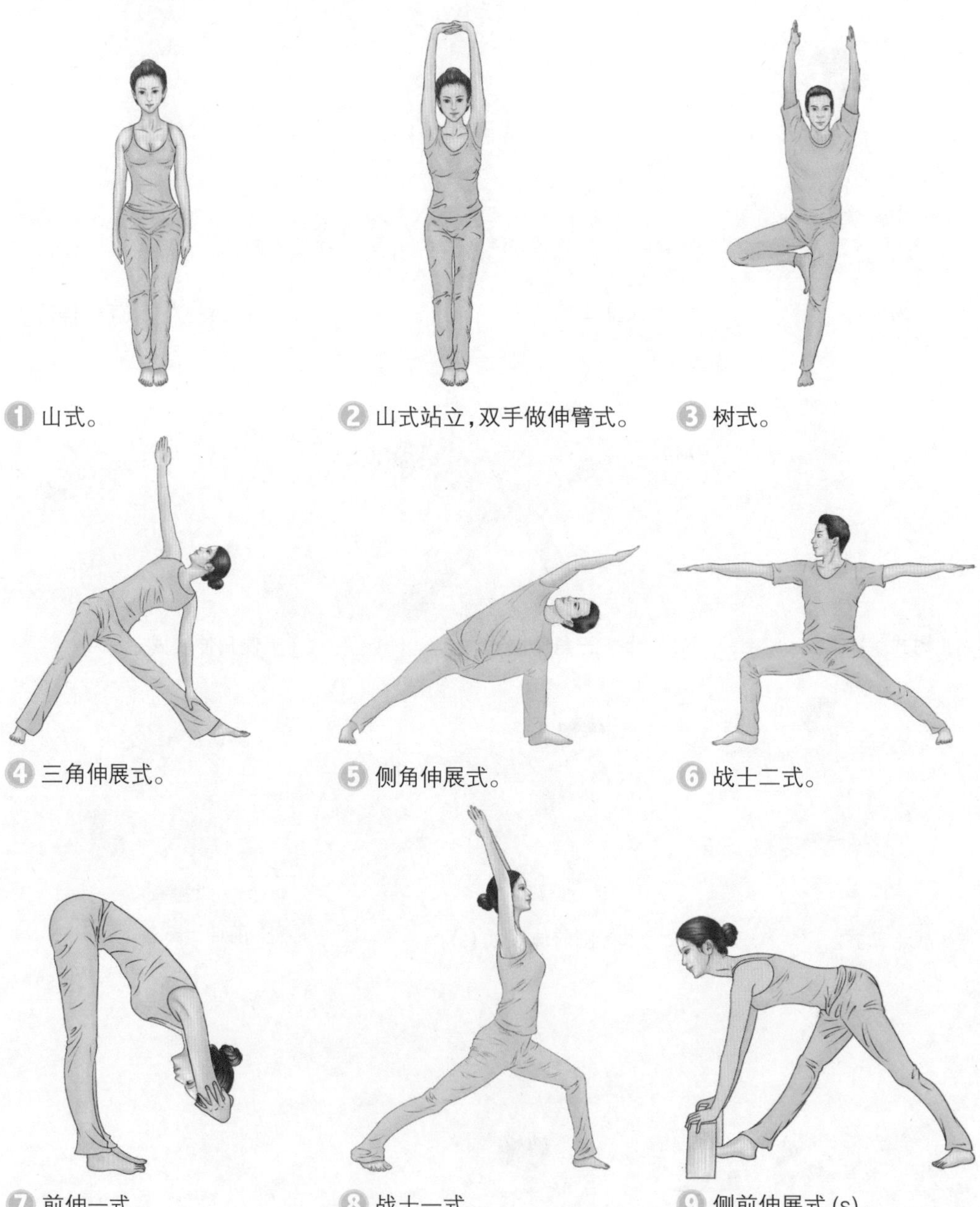

1 山式。

2 山式站立，双手做伸臂式。

3 树式。

4 三角伸展式。

5 侧角伸展式。

6 战士二式。

7 前伸一式。

8 战士一式。

9 侧前伸展式 (s)。

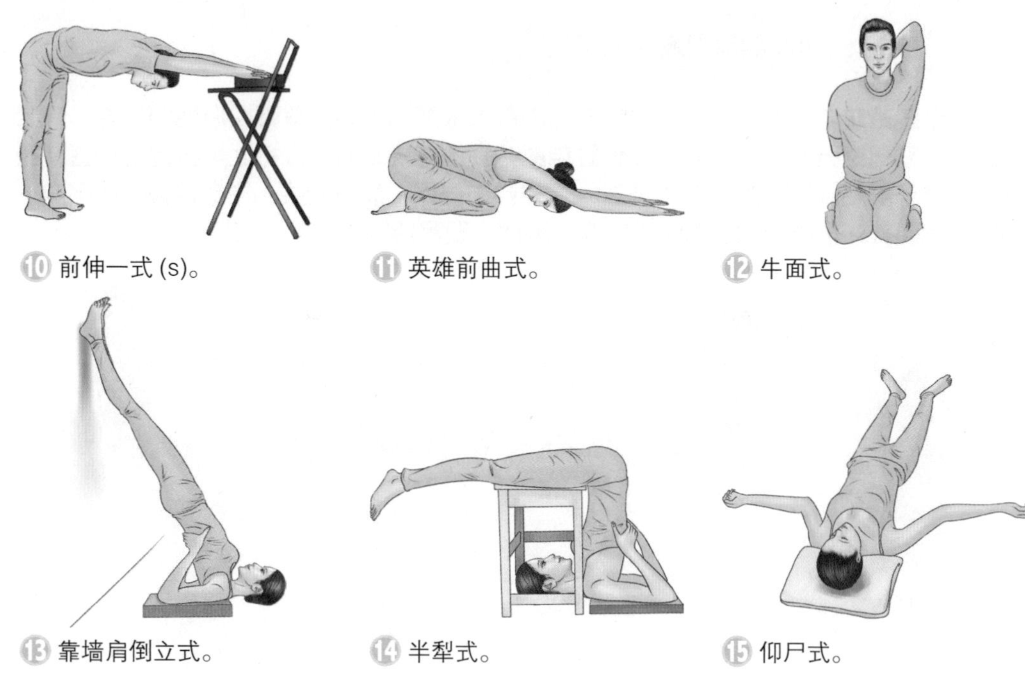

⑩ 前伸一式 (s)。

⑪ 英雄前曲式。

⑫ 牛面式。

⑬ 靠墙肩倒立式。

⑭ 半犁式。

⑮ 仰尸式。

套路 5：安宁、镇静练习

这个套路集中了头部支撑、胸部上挺的姿势。如果你感到疲劳或不舒服，这组具有镇静作用的套路就能派上用场了。尽可能长时间地保持姿势，以体验其镇静效果。自始至终保持面部肌肉放松，正常呼吸，但要注意放松时呼吸深度和节奏的变化。在下犬式中，尽管头部朝下，仍要保持脊柱向上伸展。双肩后转打开，以扩大并创造胸腔空间。

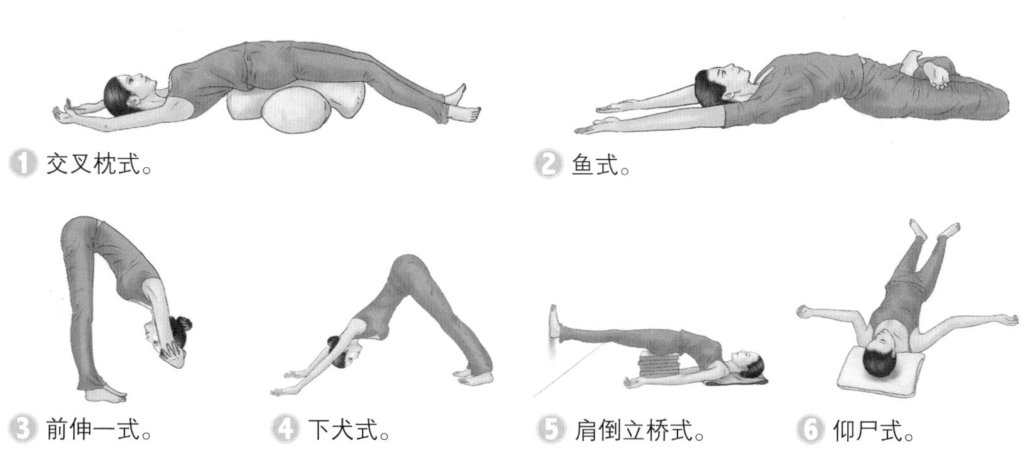

① 交叉枕式。

② 鱼式。

③ 前伸一式。

④ 下犬式。

⑤ 肩倒立桥式。

⑥ 仰尸式。

套路 6：伸展腘绳肌腱的姿势

在这些站式中，要注意保持双脚与地面最大限度的接触。双脚均沿地面伸直，并紧压地面。双腿充分伸直。练习手抓脚趾单腿站立侧伸展式时，保持上半身向上伸直，身体两侧充分舒展。练习叭喇狗 A 式时，脊柱向前伸展，然后低头。注意双脚，如果向小脚趾一侧翻转，小腿侧就会非常不舒服。因此，要保持脚掌伸平，均匀受力。

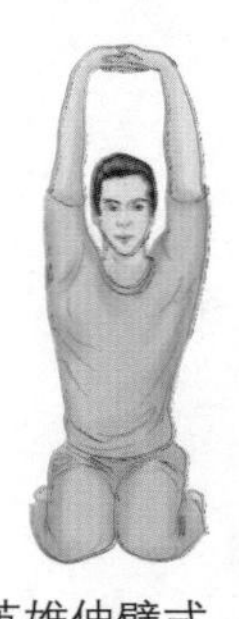

❶ 英雄伸臂式。

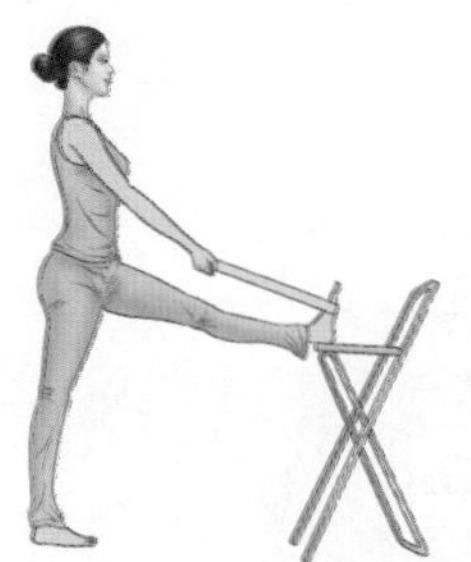

❷ 手抓脚趾单腿站立腿伸展式 (s)。

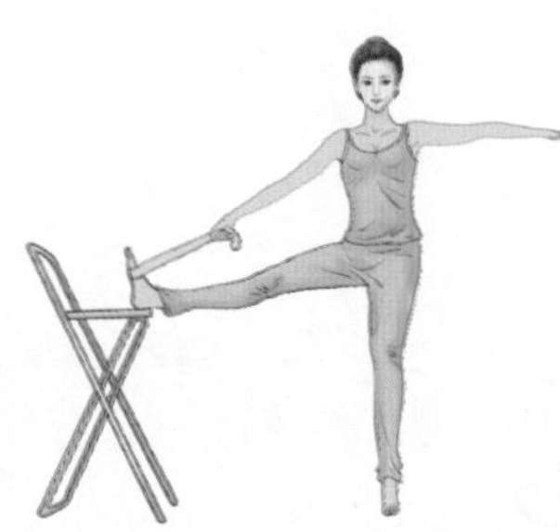

❸ 手抓脚趾单腿站立侧伸展式 (s)。

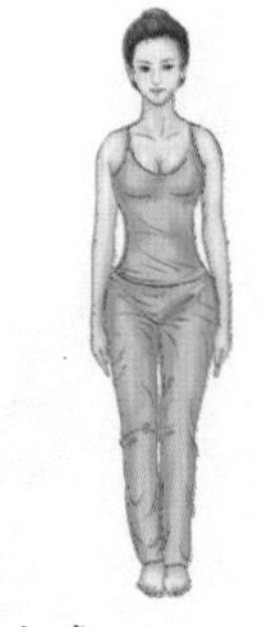

❹ 山式。

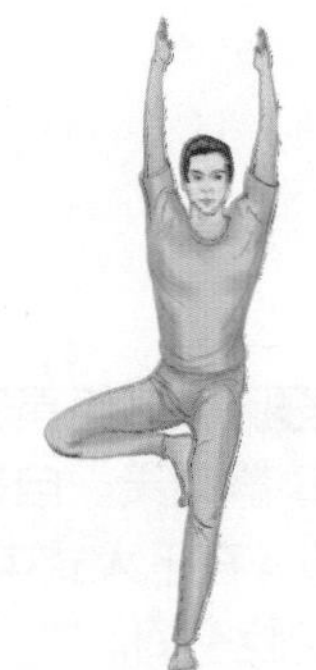

❺ 树式。

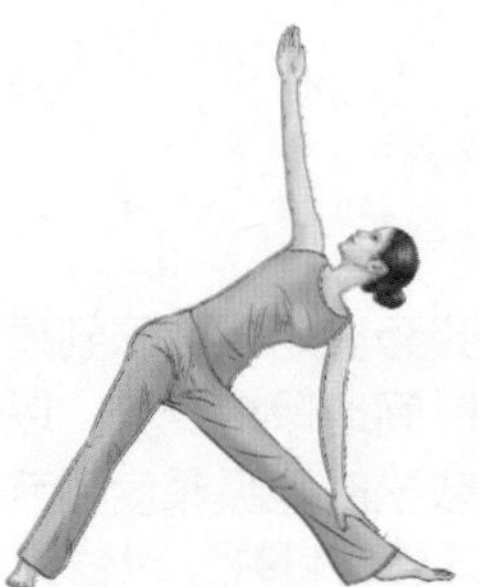

❻ 三角伸展式。

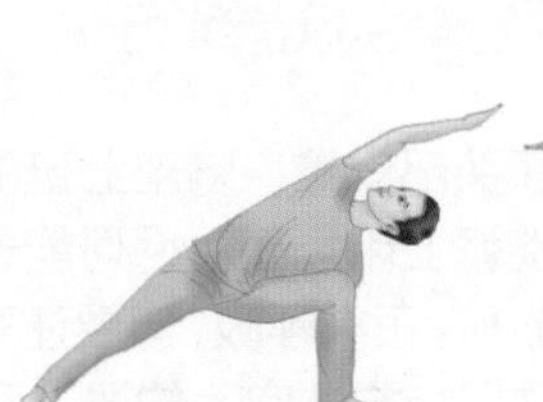

❼ 侧角伸展式。

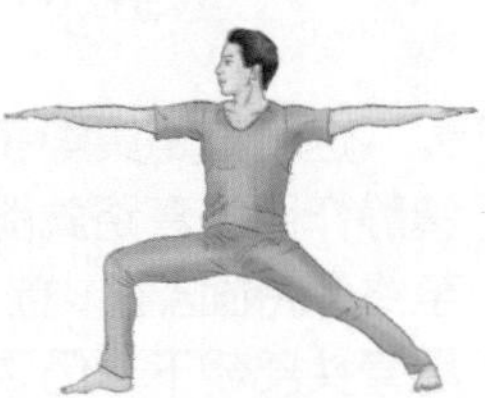

❽ 战士二式。

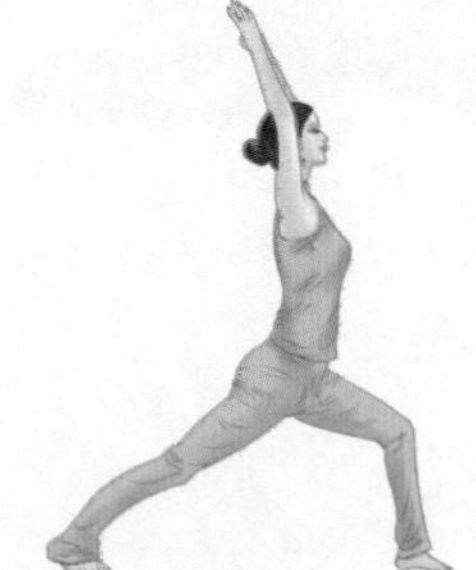

❾ 战士一式。

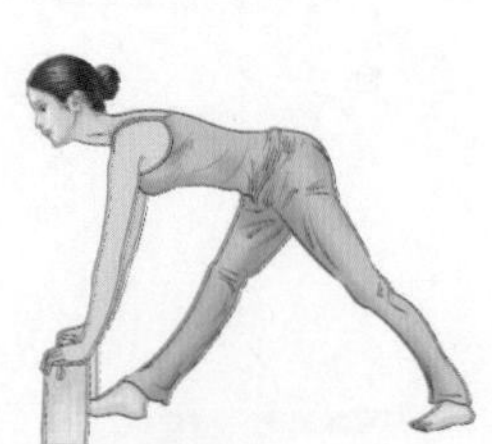

❿ 侧前伸展式 (s)。

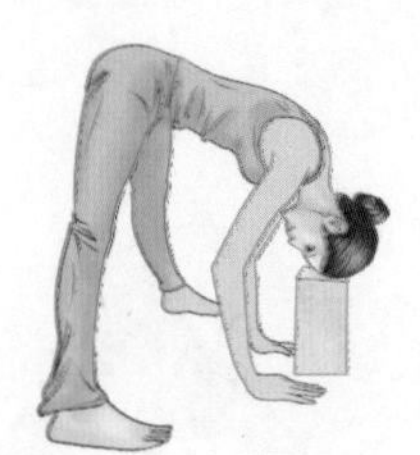

⓫ 叭喇狗 A 式 (s)。

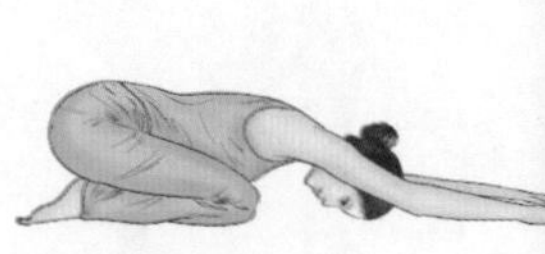

⓬ 英雄前曲式。

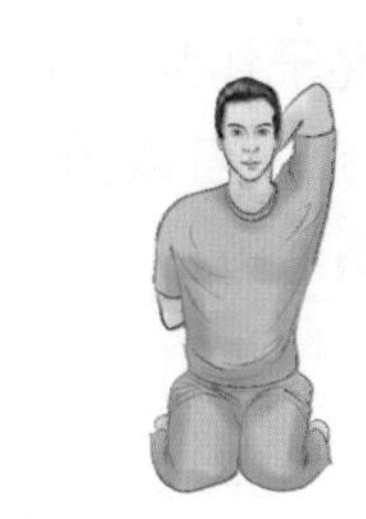
⑬ 牛面式。

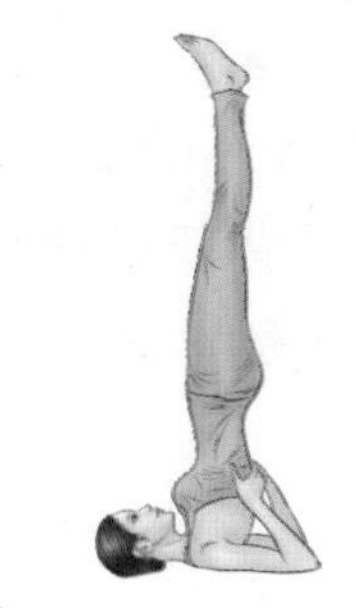
⑭ 肩倒立式。

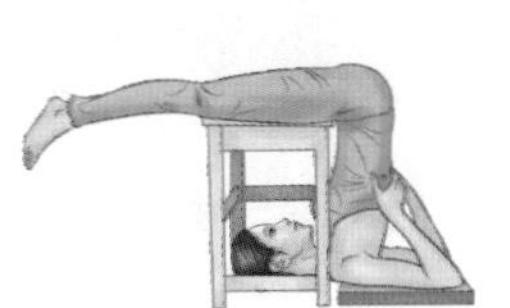
⑮ 半犁式。

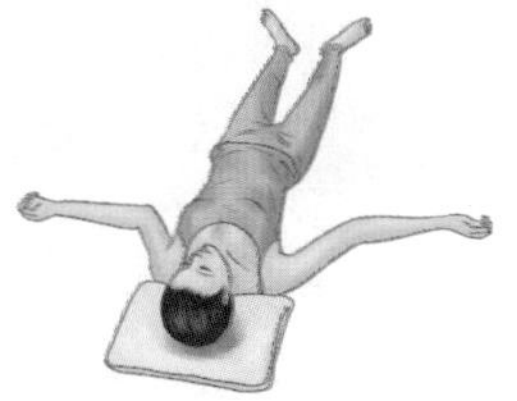
⑯ 仰尸式。

注意点

- 连续 2 ～ 3 周练习套路 1 至套路 5，以便巩固姿势，然后继续练习套路 6 至套路 10。最后，根据自身情况，有所区别地制订个人练习时间和练习姿势。

套路 7：坐式加简单转体式

转体式中，脊柱必须先伸展、拉长，然后扭转。转体时，要转动整个身体，肩膀与耳朵尽量保持距离，然后转头，不要使颈部肌肉紧张。英雄伸臂式中，确保双肩与耳朵尽量保持距离，以使颈部舒展。

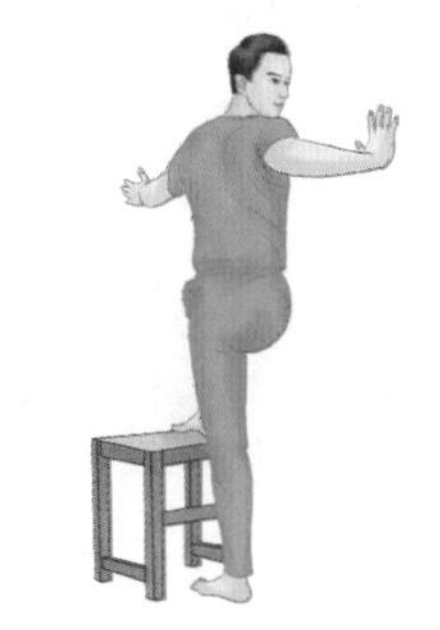
① 站立转体式。

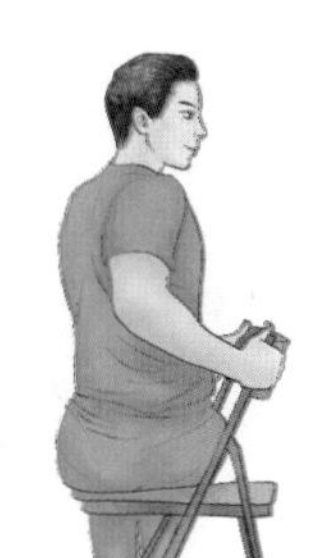
② 简单转体式。

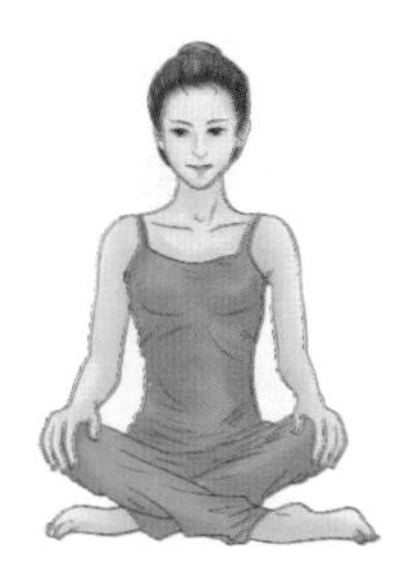
③ 简易坐。

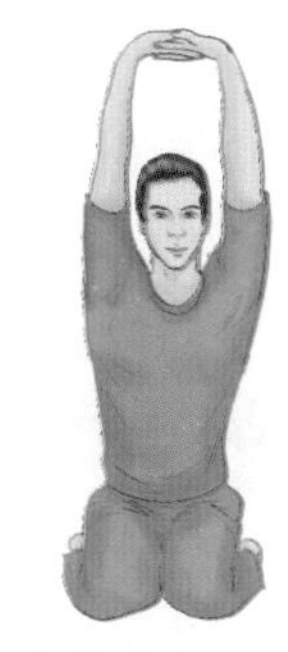
④ 英雄伸臂式。

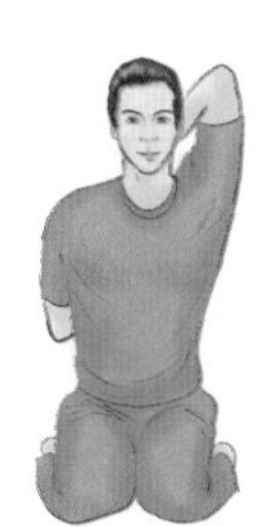
⑤ 牛面式。

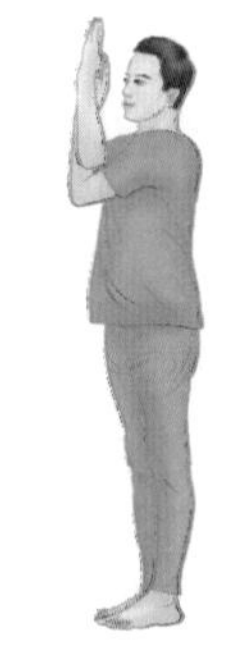
⑥ 鹰式。

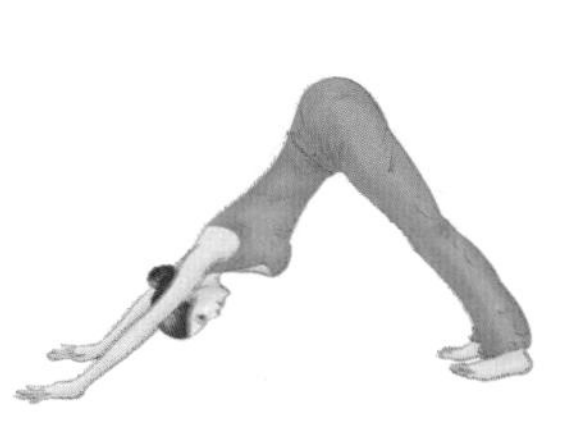
⑦ 下犬式。

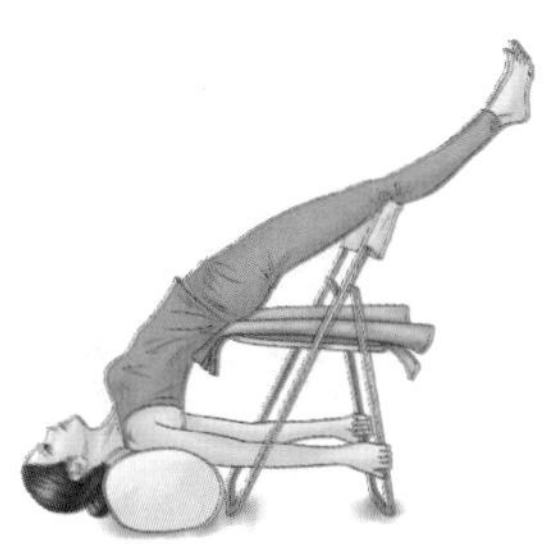
⑧ 椅肩倒立式。

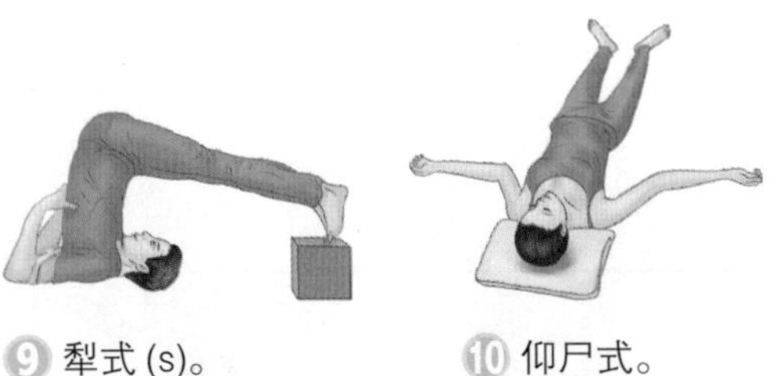

9 犁式 (s)。　10 仰尸式。

注意点

- 此处引入的犁式没有凳子作为支撑。如果背部或颈部感到疼痛，可以用哈拉萨那凳支撑，直至疼痛消失。

套路 8：幻椅式和鹰式的引入

伸展双臂时，使其充分舒展，并保持手掌张开。可以尝试战士一式，但如果感到腰背疼痛，可将双手置于髋部。也可以在山式站立时练习鹰式，但应逐步完成全部姿势。

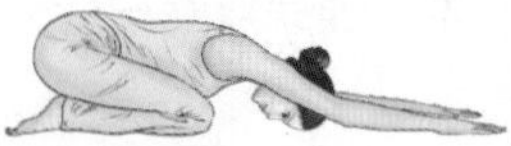

1 英雄前曲式。 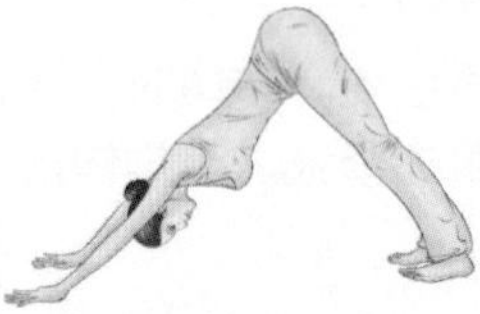　2 下犬式。 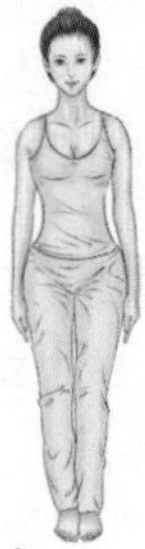　3 山式。 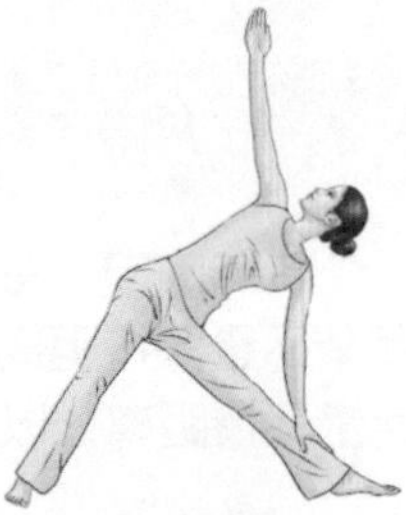　4 三角伸展式。

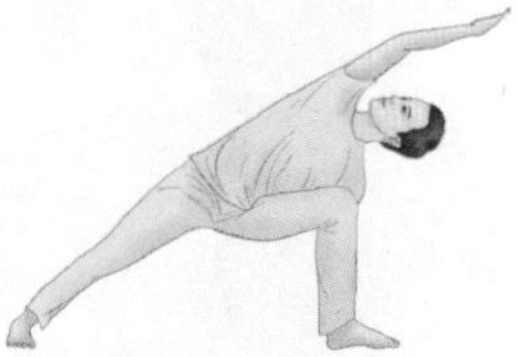

5 侧角伸展式。 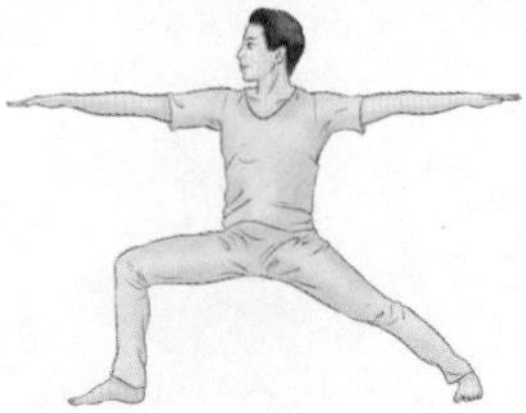　6 战士二式。 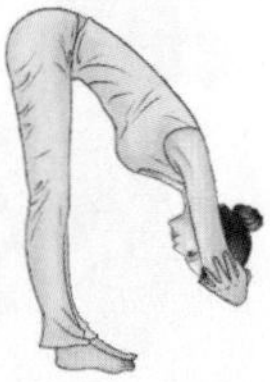　7 前伸一式。 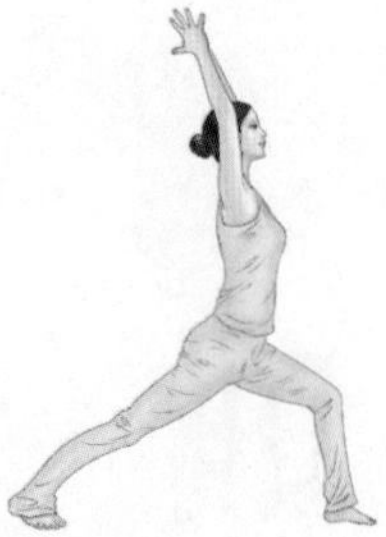　8 战士一式。

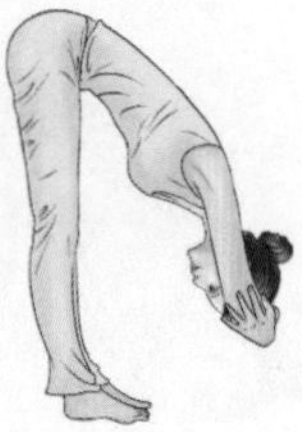

9 前伸一式。 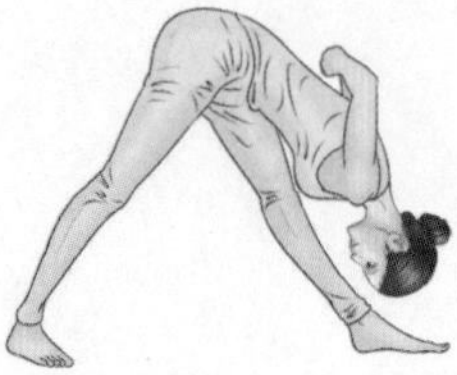　10 侧前伸展式。 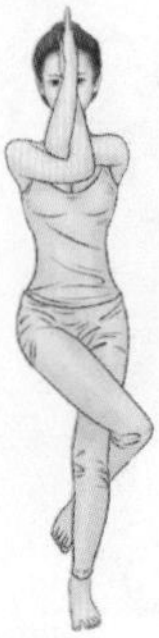　11 鹰式。 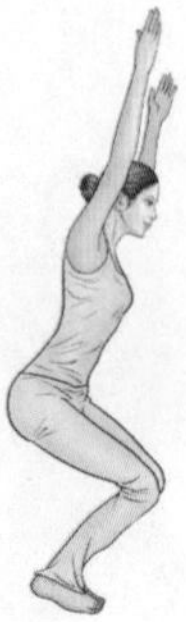　12 幻椅式。

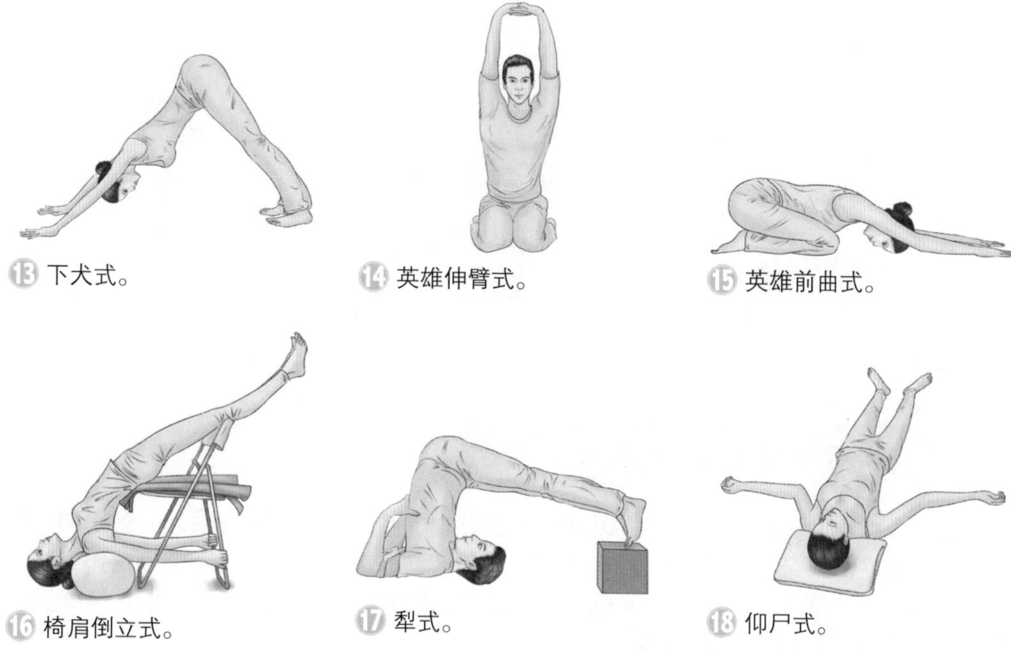

⑬ 下犬式。
⑭ 英雄伸臂式。
⑮ 英雄前曲式。
⑯ 椅肩倒立式。
⑰ 犁式。
⑱ 仰尸式。

套路 9：放松练习

练习这些姿势时，要保持胸部打开并上挺，大脑镇定，心情平静，将注意力放在呼吸上，直至完成所有动作。姿势保持 3 ~ 5 分钟获益最大。练习仰卧束角式时，如果腹股沟肌肉感到疼痛，可在膝盖下方垫 1 ~ 2 块泡沫砖，以减少拉力。练习仰卧英雄式时，如果背部或膝盖感到疼痛，可以增加支撑物，来减轻不适。为了不被眼前的事物分心，建议你闭上双眼，把注意力集中在呼吸上。

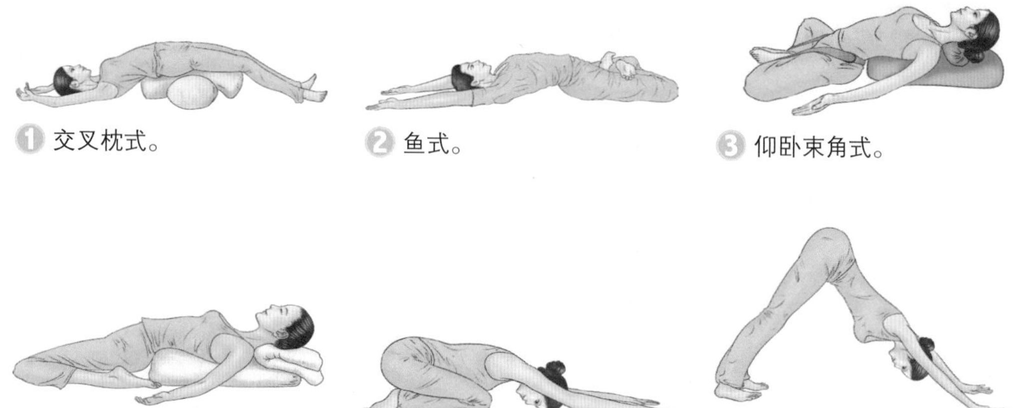

① 交叉枕式。
② 鱼式。
③ 仰卧束角式。
④ 仰卧英雄式。
⑤ 英雄前曲式。
⑥ 下犬式 (s)。

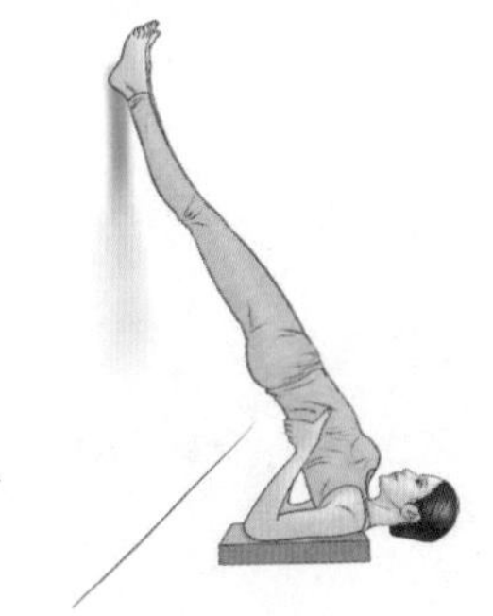

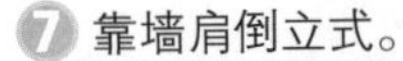

7 靠墙肩倒立式。

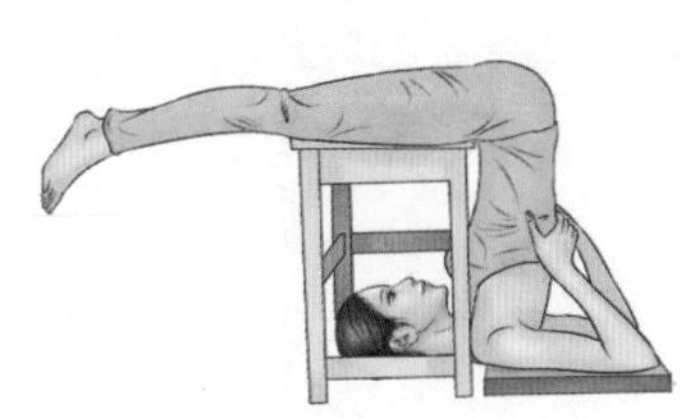

8 半犁式。

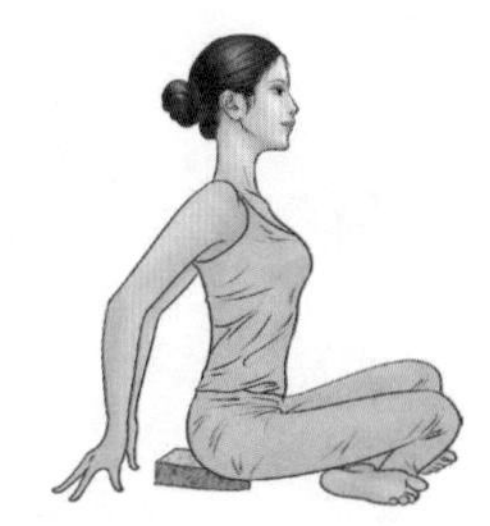

9 简易坐。

套路 10：坐式前曲的引入

坐在支撑物上完成这些坐式，以使脊柱上提。前曲时背部可能会拱起，这是胸腔扩张抬升、肩膀与耳朵拉开距离以及肩胛骨朝体前转动的缘故。如果背部感到疼痛，可以用带子绕住脚，缩小身体和腿的夹角，来缓解腰背酸痛，抓握带子时双臂要保持伸直。在伸举腿式中，双腿应紧贴墙壁。

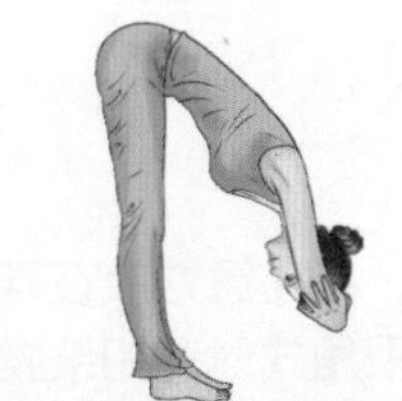

1 前伸一式。

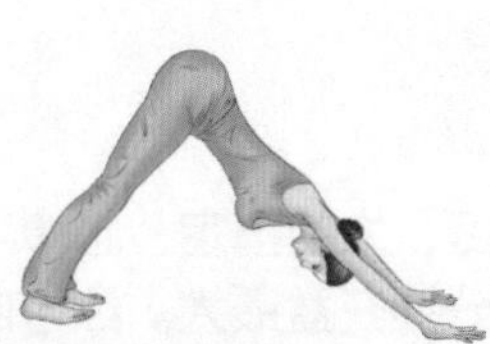

2 下犬式。

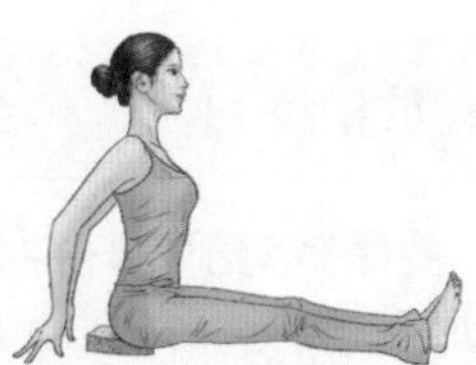

3 手杖式。

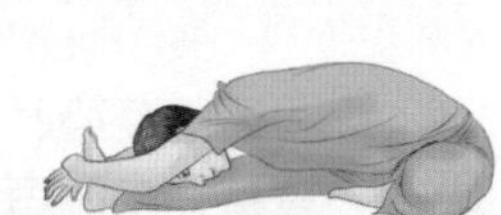

4 头碰膝前曲伸展坐式。

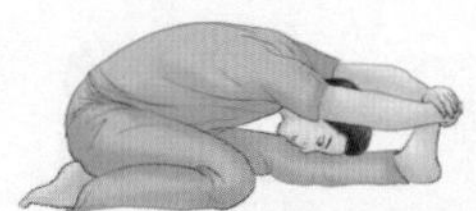

5 半英雄前曲伸展坐式。

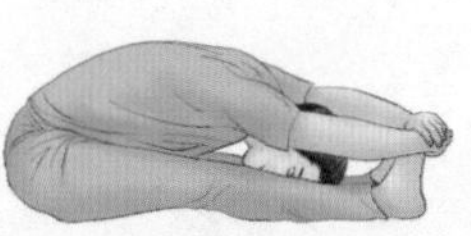

6 背部前曲伸展坐式。

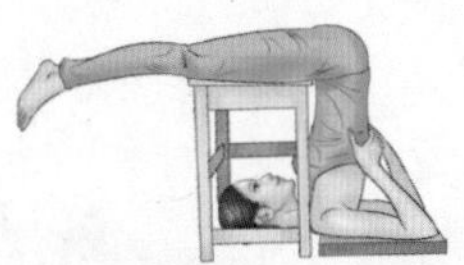

7 半犁式。

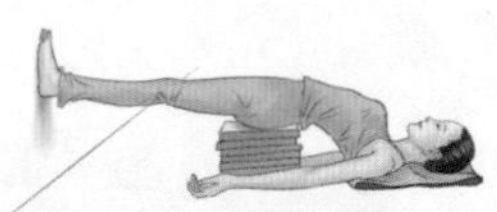

8 肩倒立桥式。

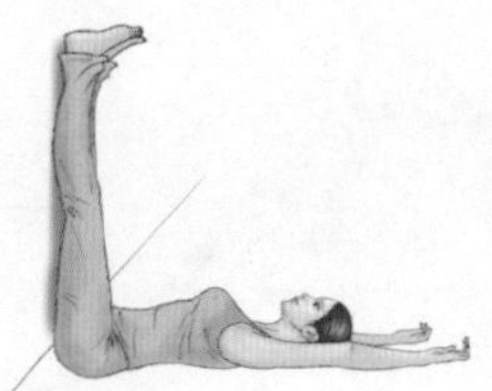

9 伸举腿式。

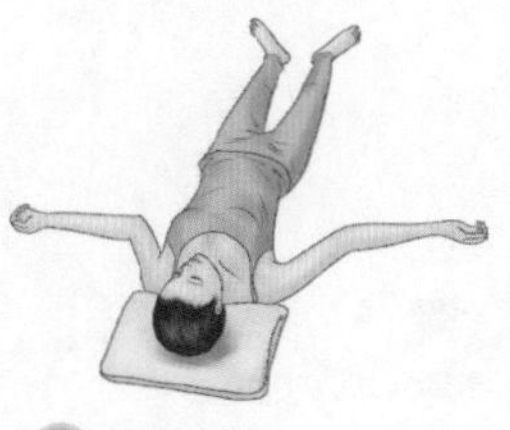

10 仰尸式。

注意点

- 连续数周反复练习套路 6 至套路 10，试着延长姿势保持的时间，然后进入下面 5 个套路的练习。

套路 11：长时间的站式

这个套路重在巩固站式，必须用心练习，注意细节。如果感到不适，试着找出导致不适的原因，将其消除。当然，这需要对姿势技巧充分理解。尝试逐渐延长每个姿势的保持时间。

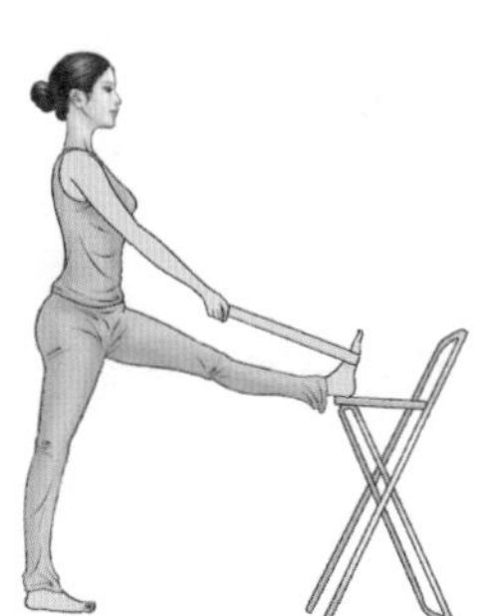

❶ 手抓脚趾单腿站立伸展式。

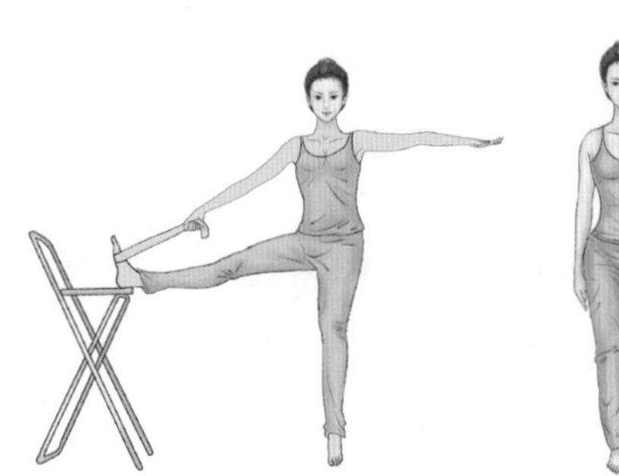

❷ 手抓脚趾单腿站立侧伸展式。

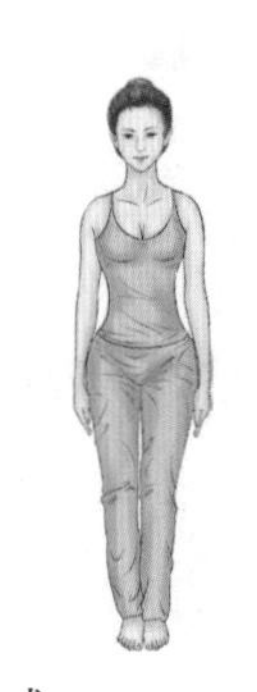

❸ 山式。

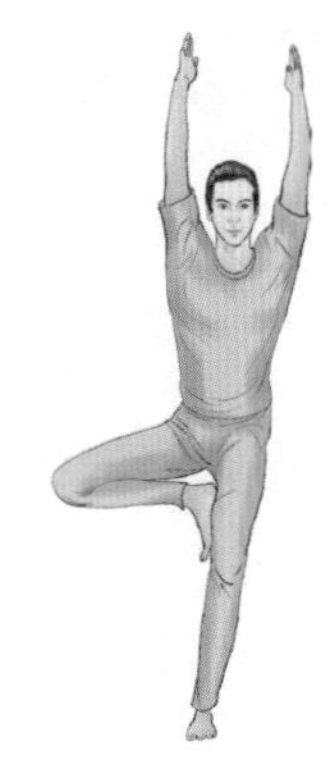

❹ 树式。

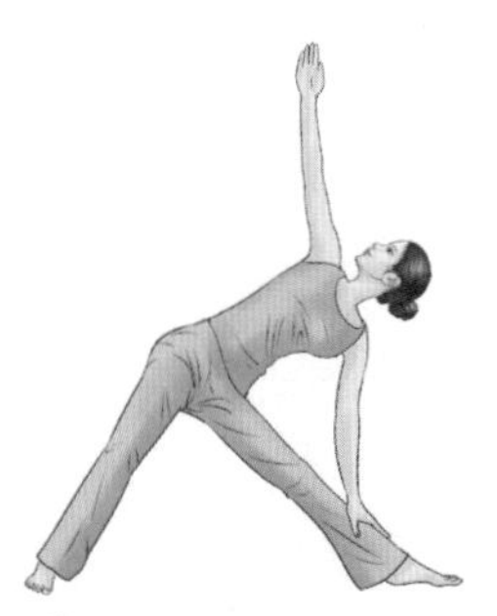

❺ 三角伸展式。

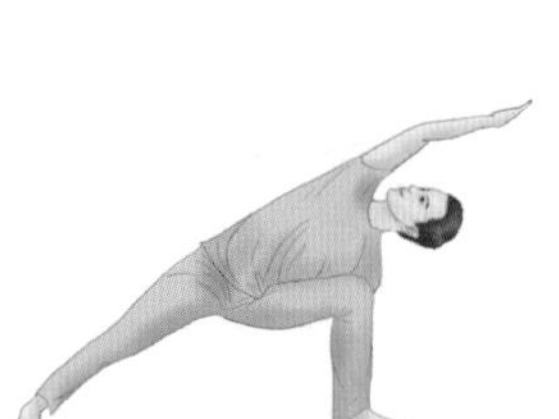

❻ 侧角伸展式。

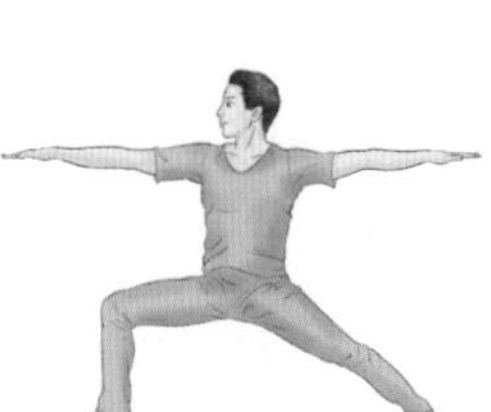

❼ 战士二式。

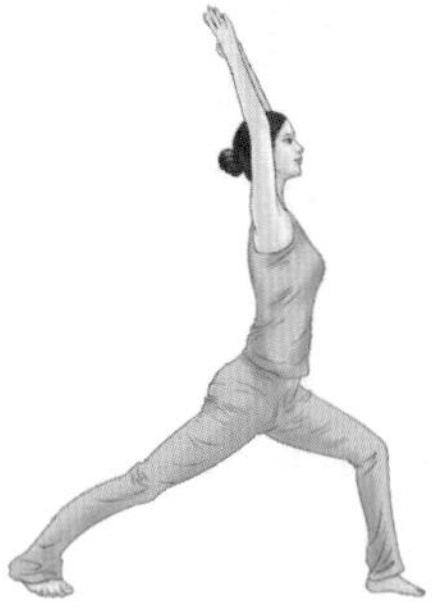

❽ 战士一式。

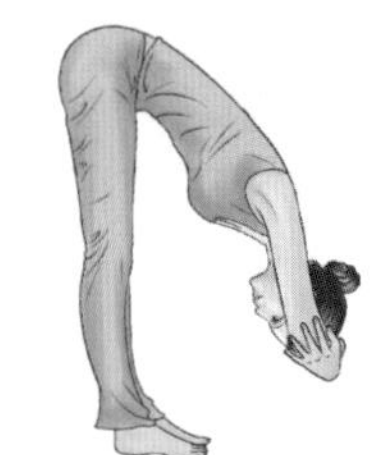

❾ 前伸一式。

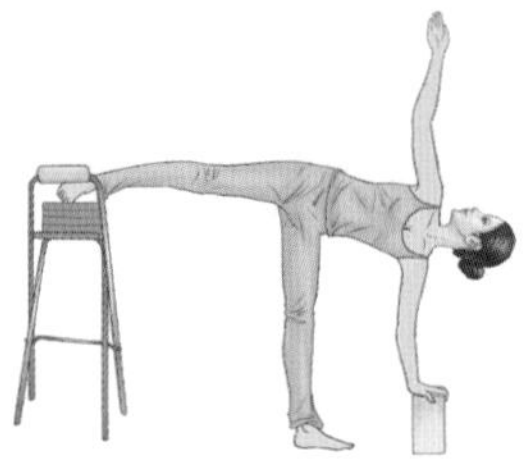

❿ 半月式。

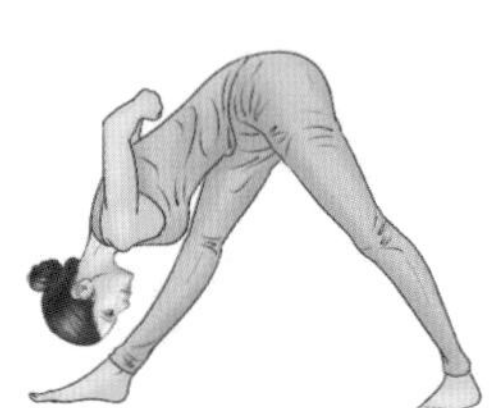

⓫ 侧前伸展式。

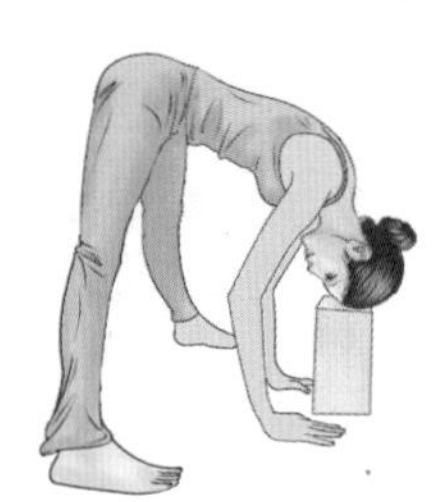

⓬ 叭喇狗 A 式。

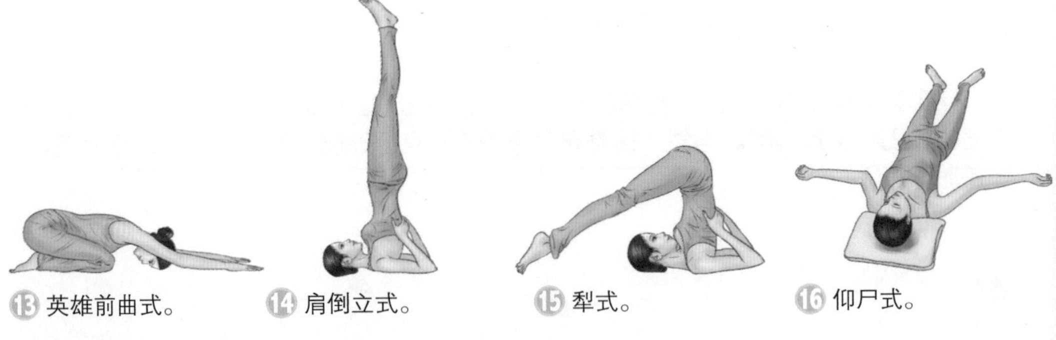

⑬ 英雄前曲式。 ⑭ 肩倒立式。 ⑮ 犁式。 ⑯ 仰尸式。

注意点

● 这个套路的练习时间比其他套路要长，因为每个姿势的保持时间都延长了。

套路 12：长时间的坐式前曲

坐式前曲动作能够增加脊柱的弹性，并有助于打开胸部。整个身体必须伸直，仰视时不要使颈部后侧肌肉紧张。

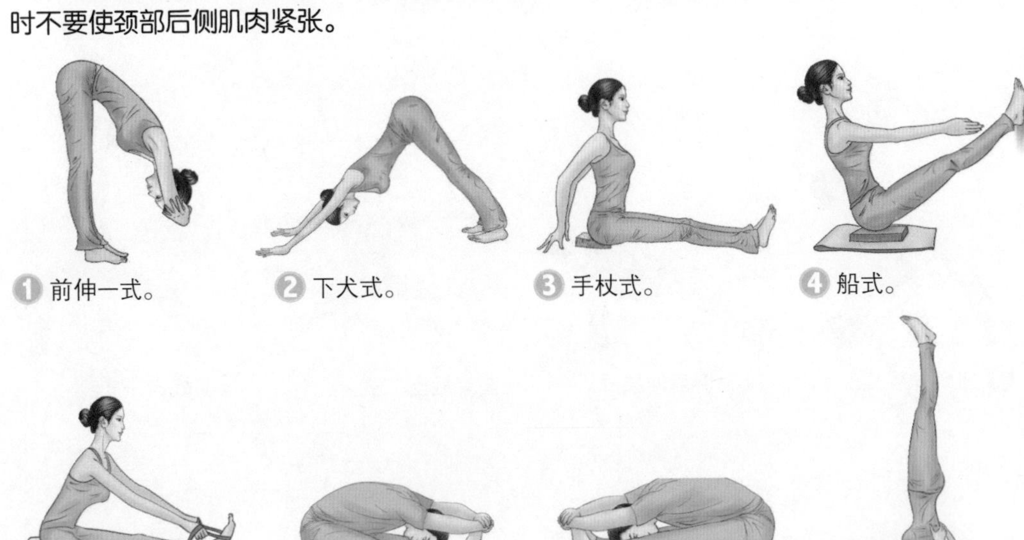

① 前伸一式。 ② 下犬式。 ③ 手杖式。 ④ 船式。

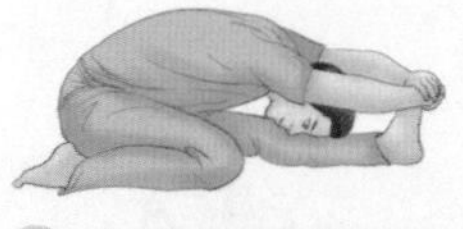

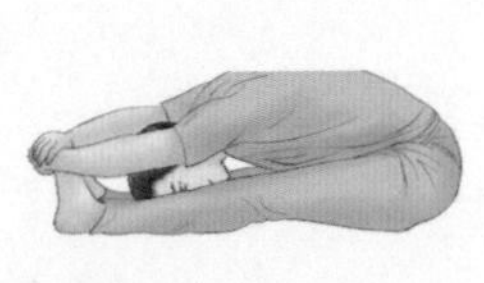

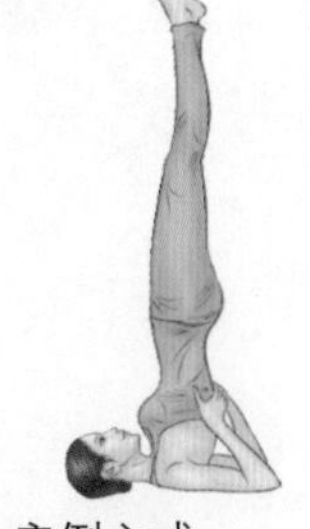

⑤ 头碰膝前曲伸展坐式。 ⑥ 半英雄前曲伸展坐式。 ⑦ 背部前曲伸展坐式。 ⑧ 肩倒立式。

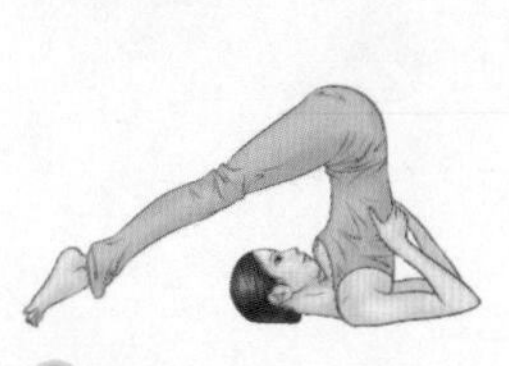

⑨ 犁式。

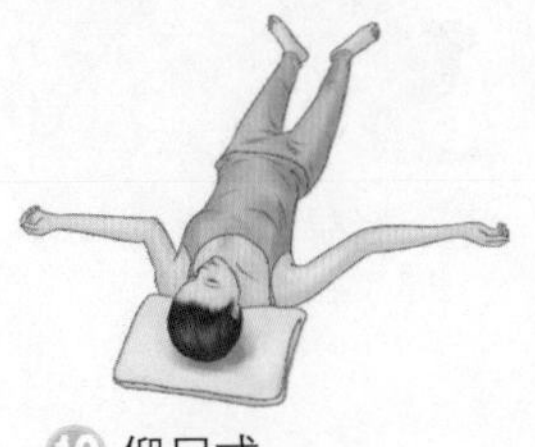

⑩ 仰尸式。

注意点

● 在船式中，身体上抬。如果下背部感到疼痛，可将手放在地上，作为支撑。

套路 13：基础站式引入坐式

试着在站式练习中减少紧张，保持镇静。到现在为止，所有的姿势技巧已经融入身体动作中，接着就要真正“进入”姿势，体会其心理功效。

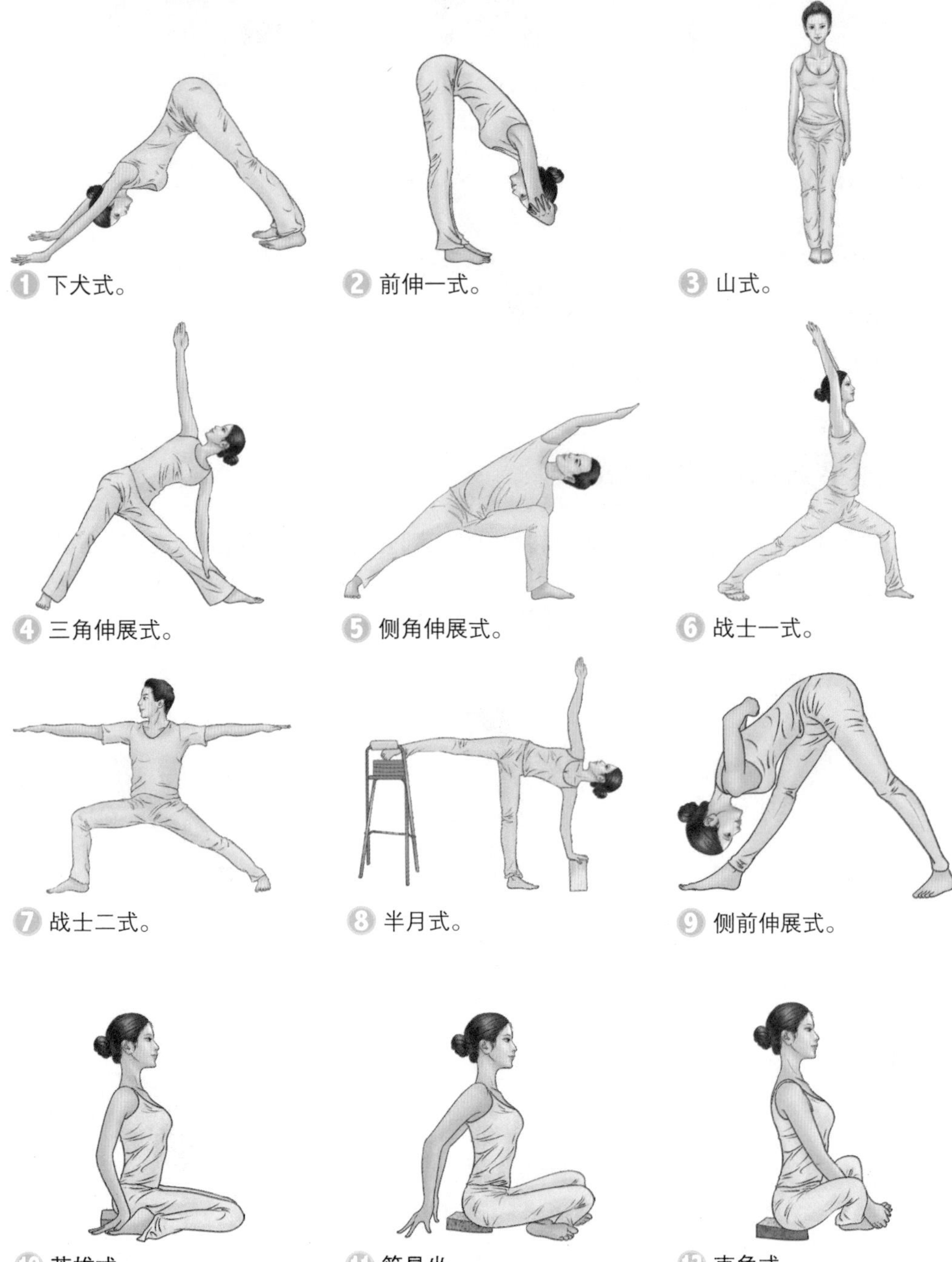

1 下犬式。

2 前伸一式。

3 山式。

4 三角伸展式。

5 侧角伸展式。

6 战士一式。

7 战士二式。

8 半月式。

9 侧前伸展式。

10 英雄式。

11 简易坐。

12 束角式。

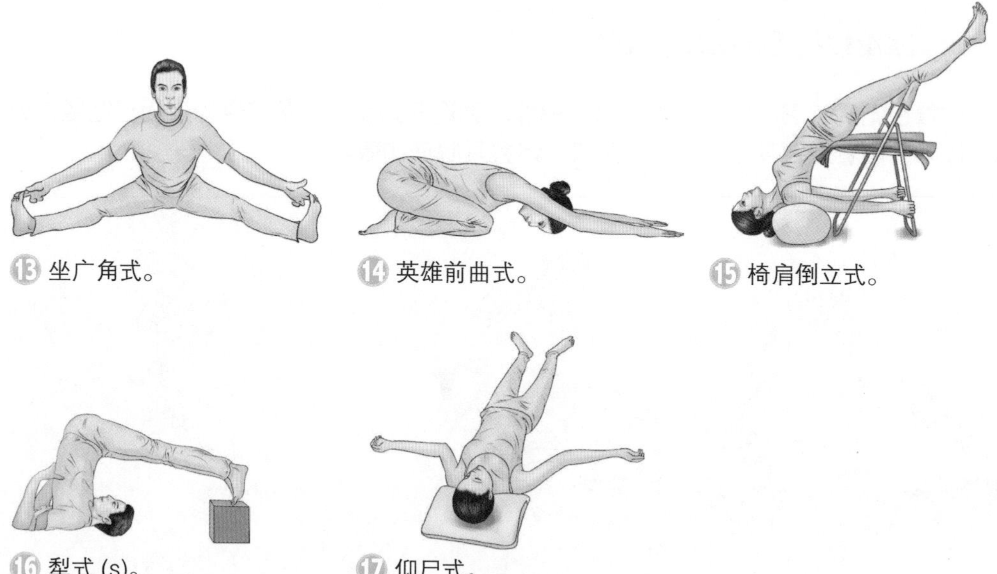

⑬ 坐广角式。 ⑭ 英雄前曲式。 ⑮ 椅肩倒立式。

⑯ 犁式 (s)。 ⑰ 仰尸式。

套路 14：转体式和坐式前曲

做完前两个转体式后，脊柱得到伸展和扭转，这时前曲就变得容易了。在这个套路中，要练习完整的前曲姿势，使身体充分伸展，可能的话，还要用手抓住脚。如果你碰不到脚，或者背部感到疼痛，可以将带子绕在脚上再用手抓住带子。

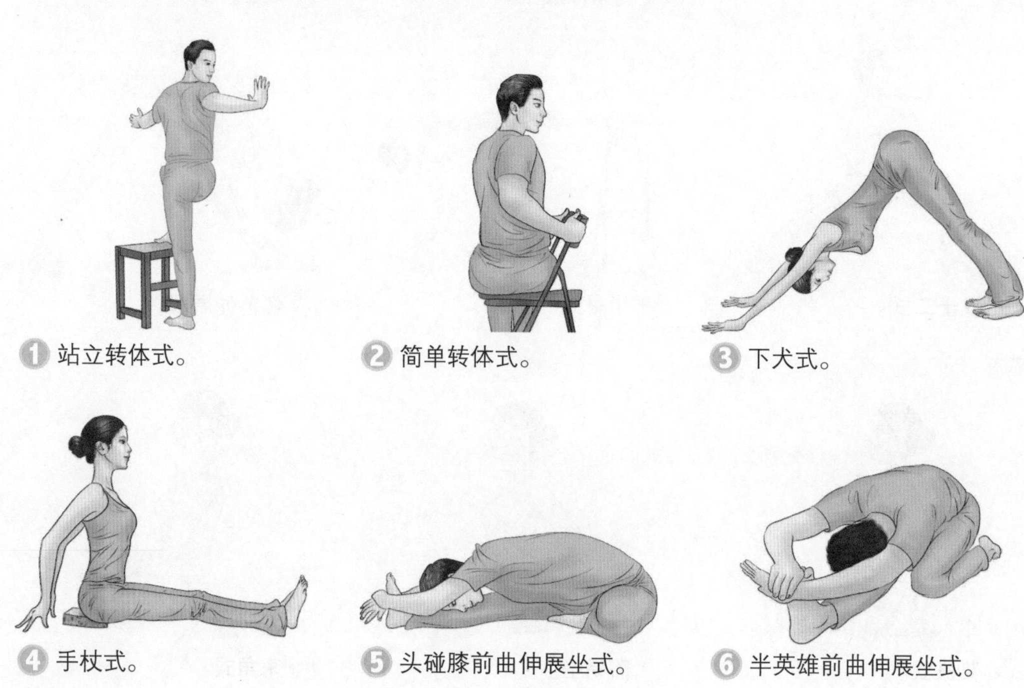

① 站立转体式。 ② 简单转体式。 ③ 下犬式。

④ 手杖式。 ⑤ 头碰膝前曲伸展坐式。 ⑥ 半英雄前曲伸展坐式。

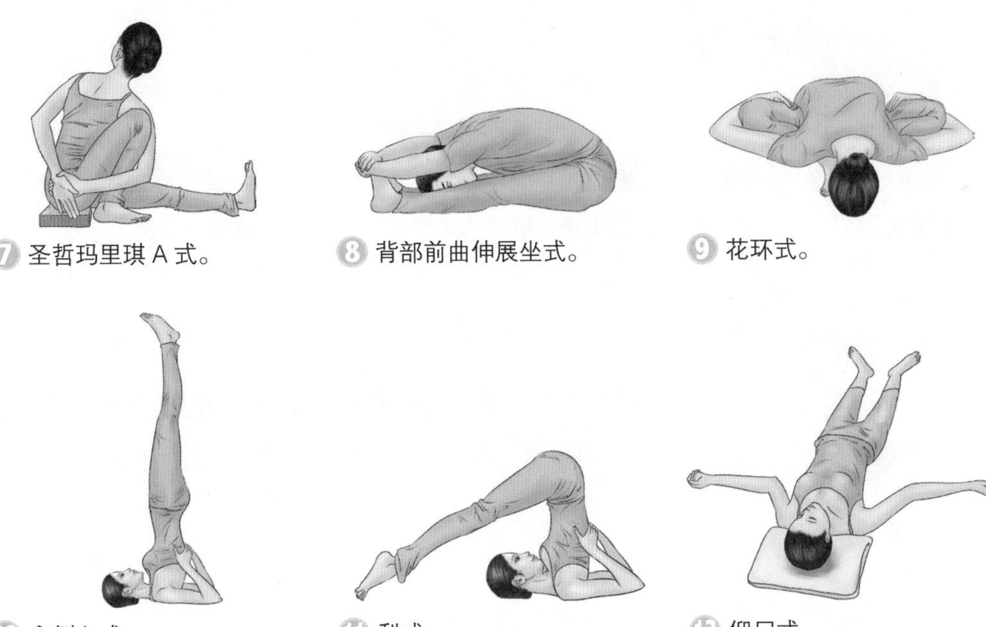

⑦ 圣哲玛里琪 A 式。 ⑧ 背部前曲伸展坐式。 ⑨ 花环式。

⑩ 肩倒立式。 ⑪ 犁式。 ⑫ 仰尸式。

套路 15：放松和恢复练习

这个套路的练习要缓慢，每个姿势都要保持 5 分钟以上。保持胸部打开并上挺，双眼轻轻闭合，面部肌肉放松，大脑镇静，并把注意力集中到呼吸上。但不要睡着，仅做休息和呼吸。完成所有姿势后，背部应该觉得舒适，为此，可以根据需要使用支撑物。

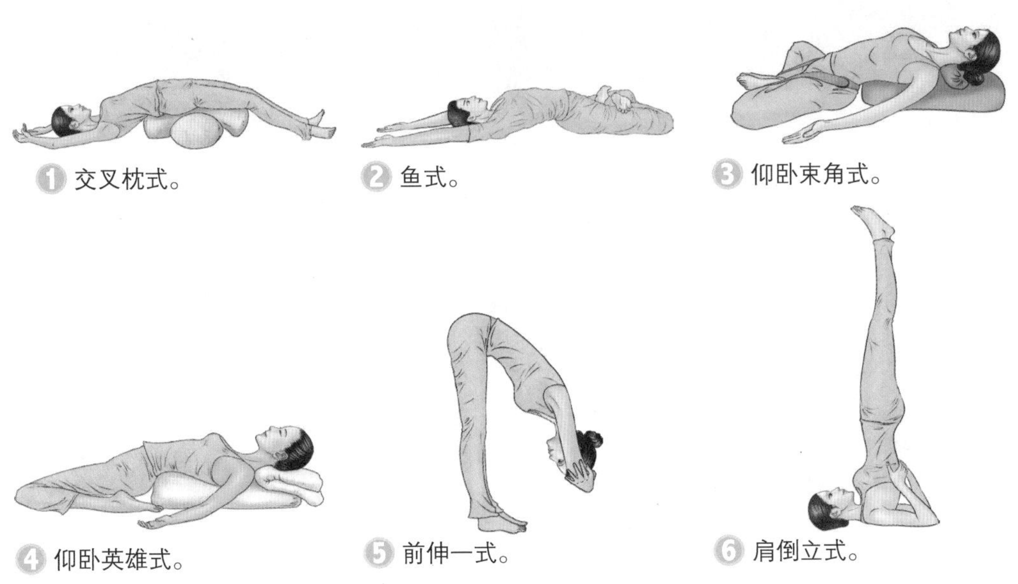

① 交叉枕式。 ② 鱼式。 ③ 仰卧束角式。

④ 仰卧英雄式。 ⑤ 前伸一式。 ⑥ 肩倒立式。

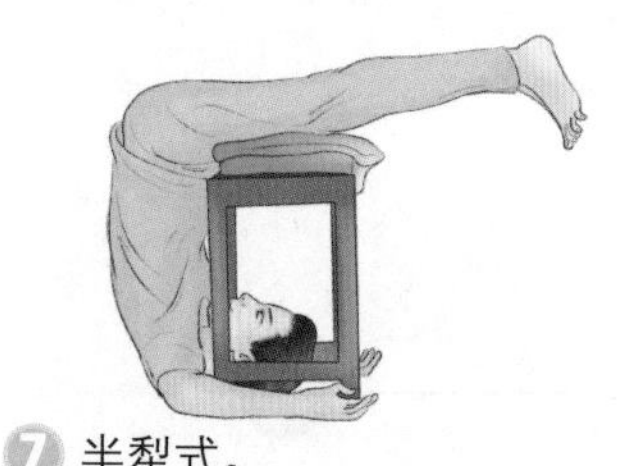

⑦ 半犁式。

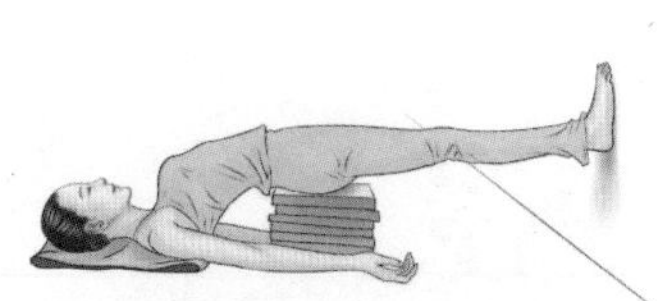

⑧ 肩倒立桥式。

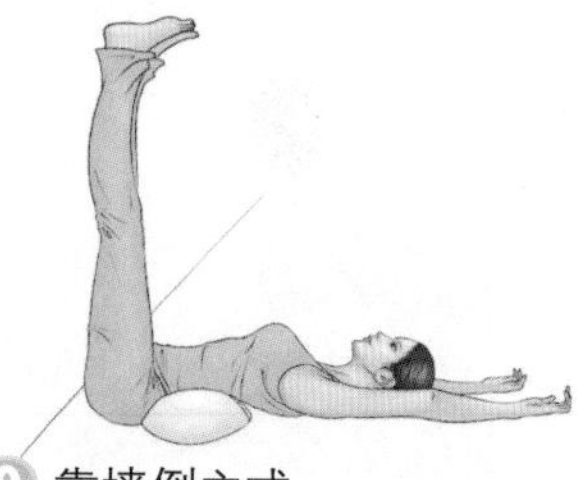

⑨ 靠墙倒立式。

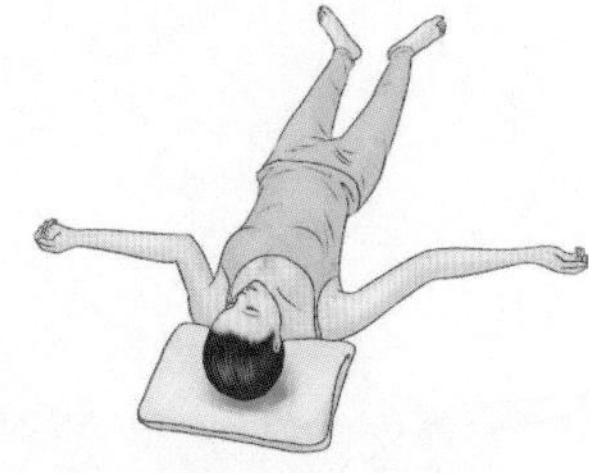

⑩ 仰尸式。

注意点

- 巩固这些姿势，回到感到困难的地方，反复练习，直到觉得轻松和熟练为止。

套路 16：站式和站式前曲

这个套路需要两个小时才能完成。如果感到疲劳，可在姿势之间做前伸一式，以恢复体力和脑力。延长姿势的保持时间，特别是肩倒立式和犁式。

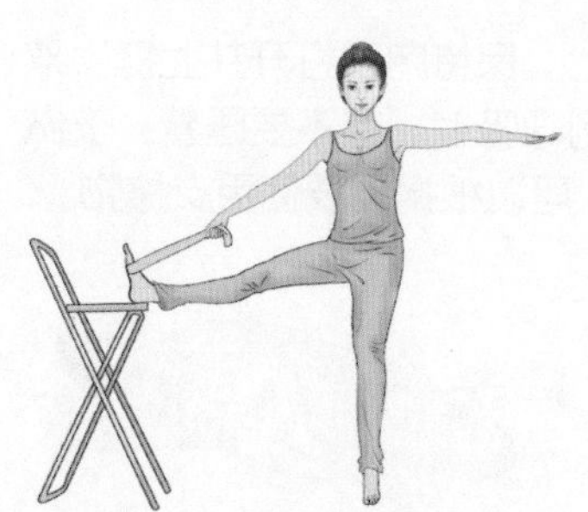

① 手抓脚趾单腿站立侧伸展式。

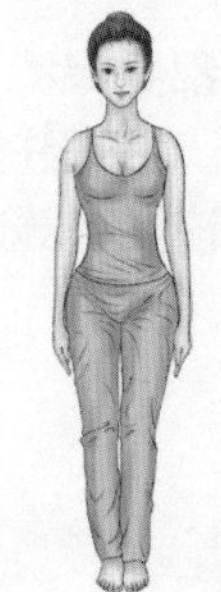

② 山式。

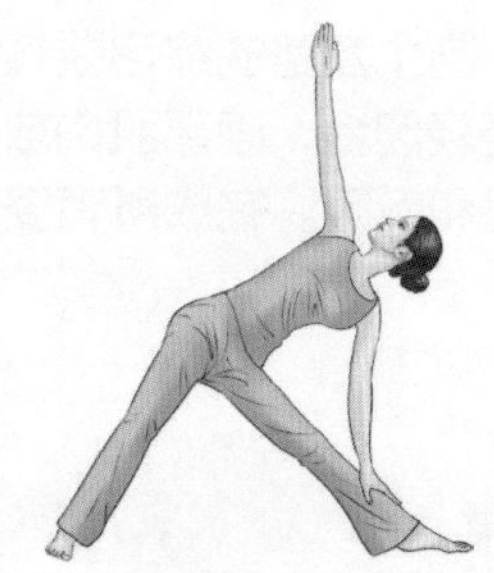

③ 三角伸展式。

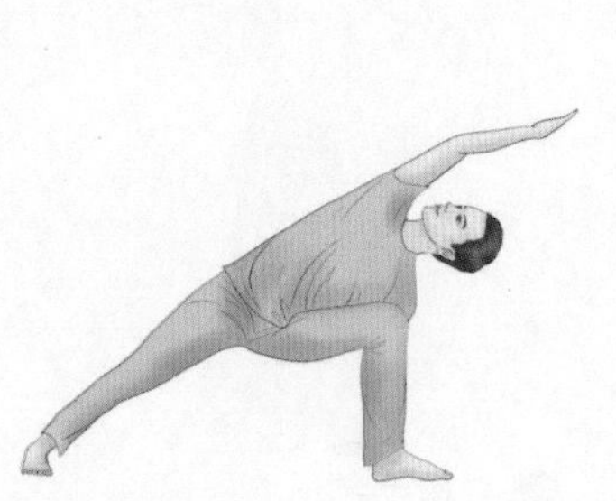

④ 侧角伸展式。

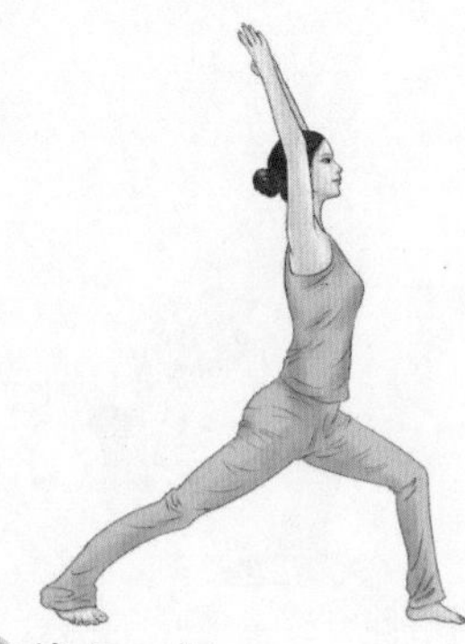

⑤ 战士一式。

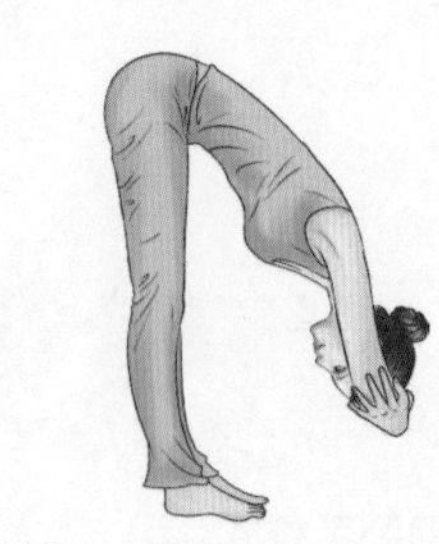

⑥ 前伸一式。

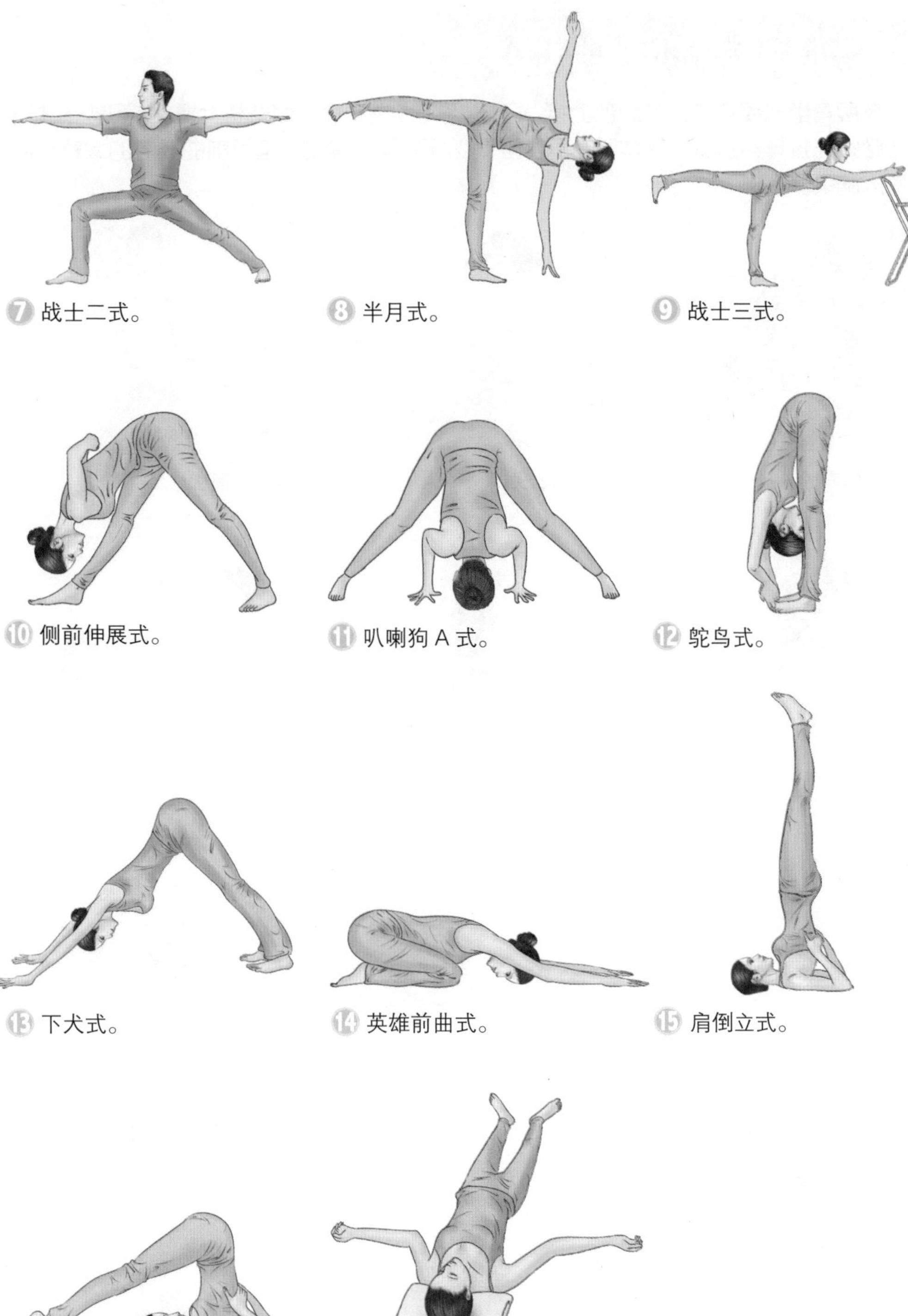

⑦ 战士二式。

⑧ 半月式。

⑨ 战士三式。

⑩ 侧前伸展式。

⑪ 叭喇狗 A 式。

⑫ 鸵鸟式。

⑬ 下犬式。

⑭ 英雄前曲式。

⑮ 肩倒立式。

⑯ 犁式。

⑰ 仰尸式。

套路 17：强烈前曲式和转体式

在所有坐式姿势中保持胸部上挺、打开。坐在支撑物上，使脊柱上提。练习转体式时，脊柱必须先拉伸再扭转。转体时，两侧坐骨必须紧压支撑物。延长前曲姿势的保持时间，保持大脑镇静。

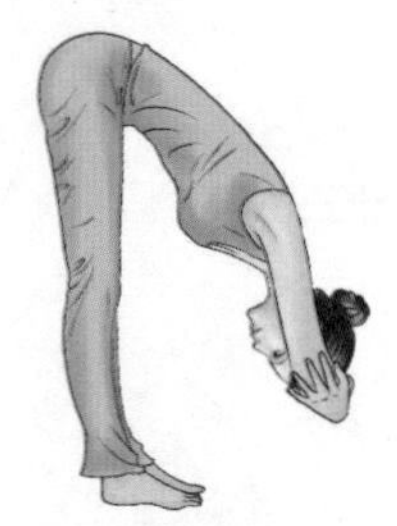

❶ 前伸一式。

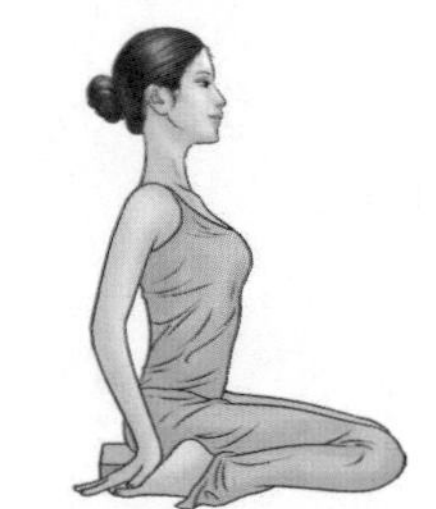

❷ 英雄式。

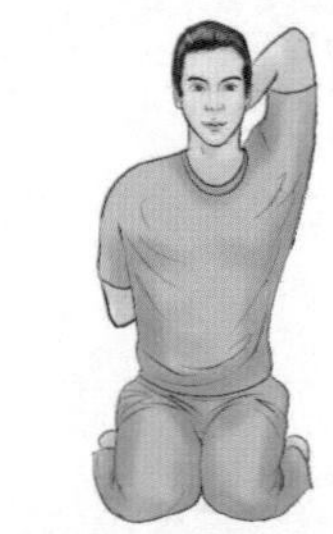

❸ 牛面式。

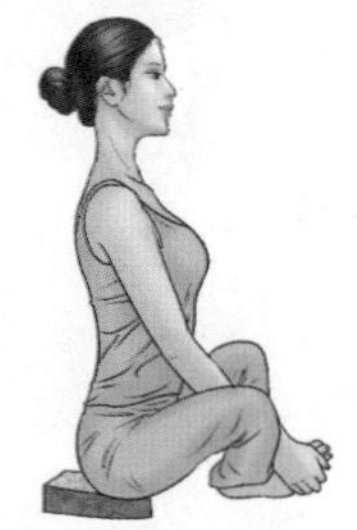

❹ 束角式。

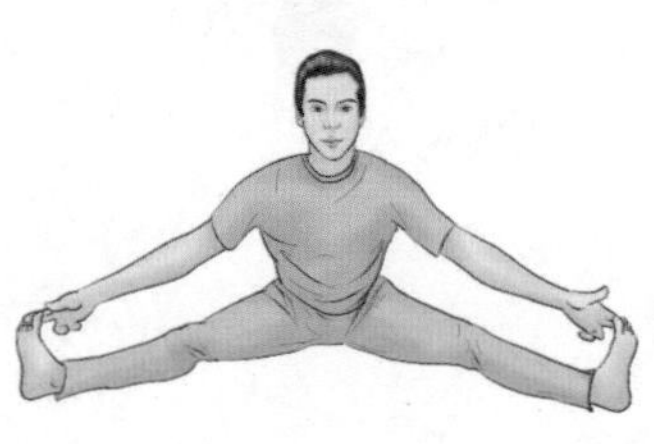

❺ 坐广角式。

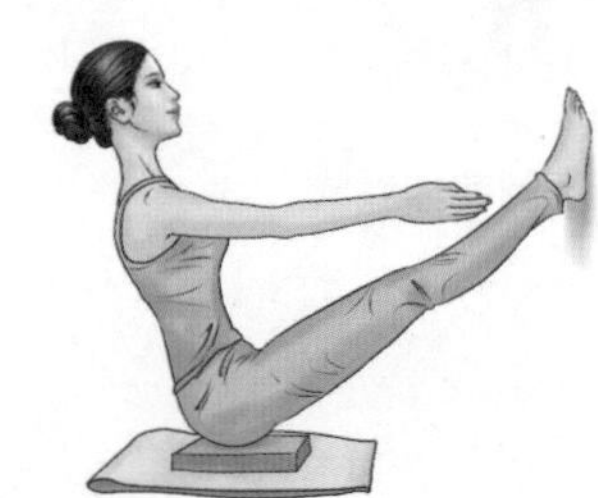

❻ 船式 (w)。

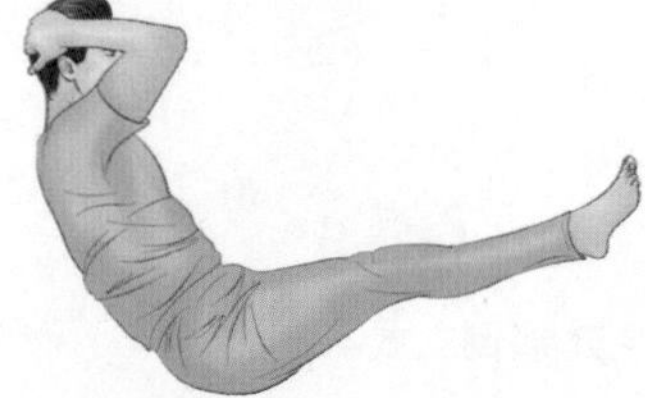

❼ 半船式。

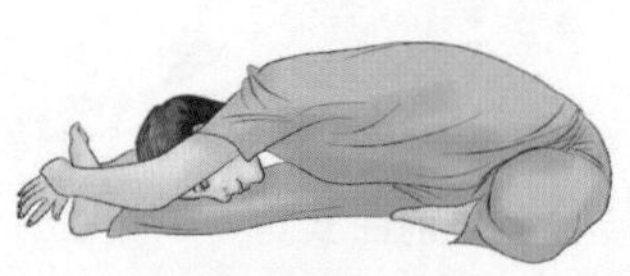

❽ 头碰膝前曲伸展坐式。

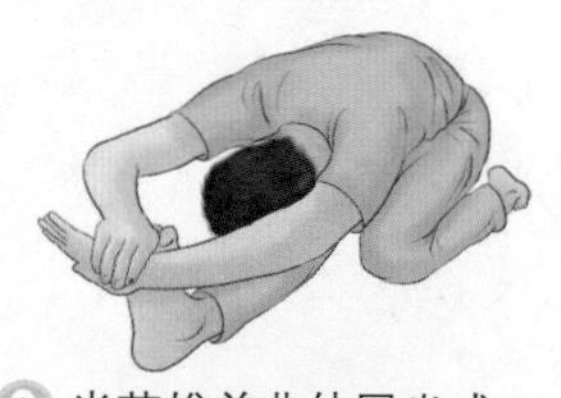

❾ 半英雄前曲伸展坐式。

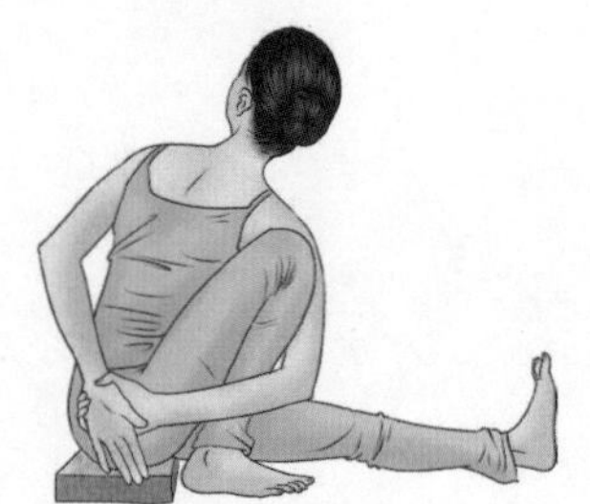

❿ 圣哲玛里琪 A 式。

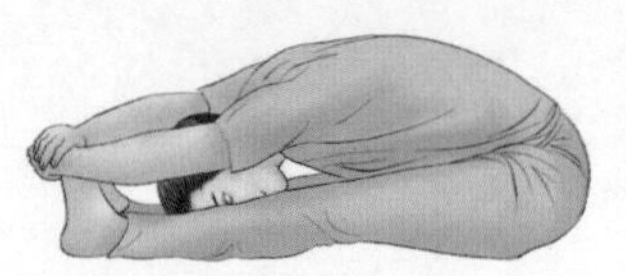

⓫ 背部前曲伸展坐式。

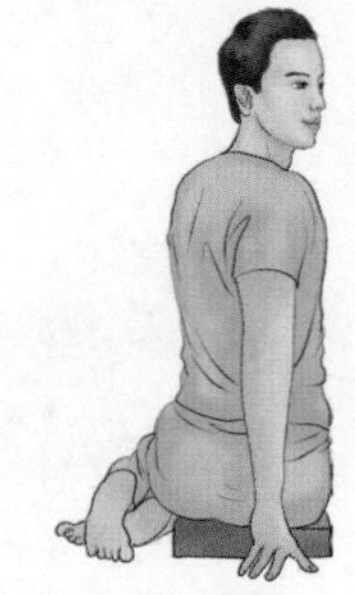

⓬ 简单坐转体式。

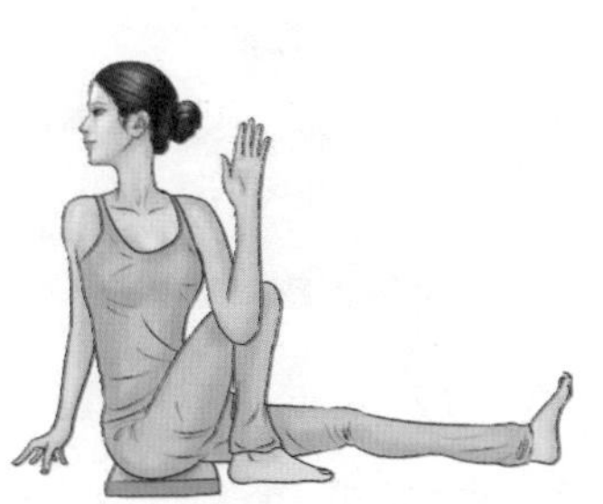

⑬ 圣哲玛里琪 C 式。

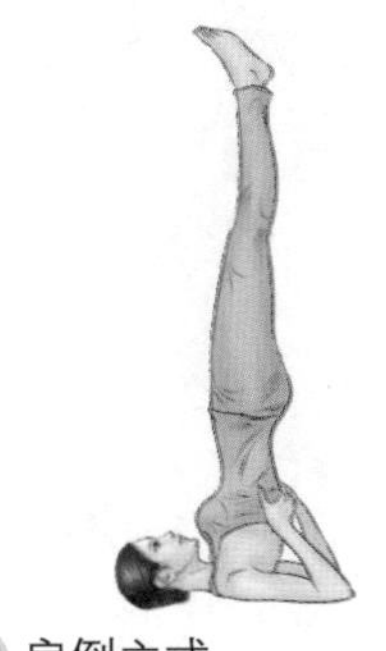

⑭ 肩倒立式。

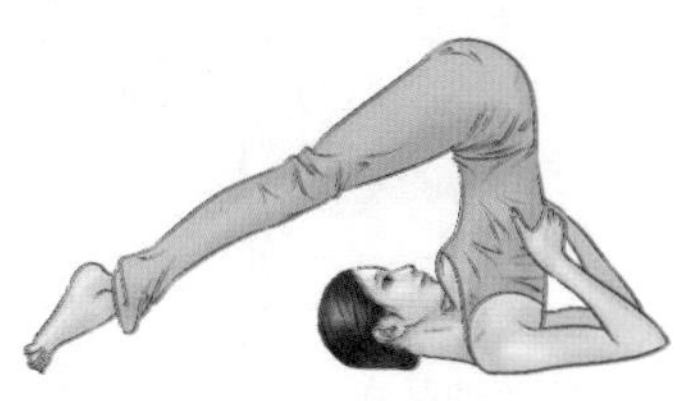

⑮ 犁式。

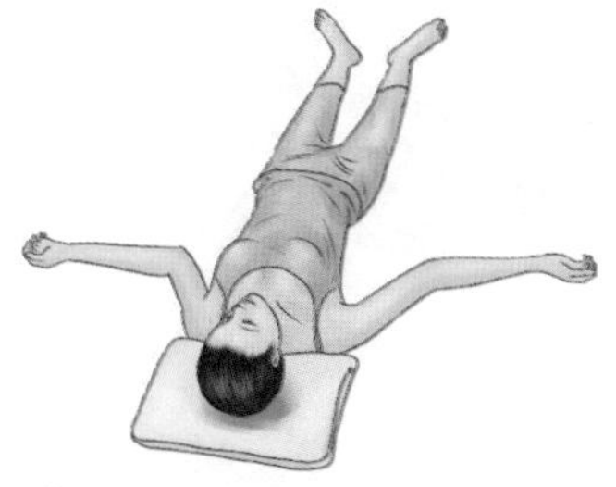

⑯ 仰尸式。

注意点

- 在船式和半船式中，尽量伸直双腿。如果背部感到疼痛，可以弯曲双膝完成这些姿势。

套路 18：逐步加大难度的姿势

这个阶段的练习重在提高你的毅力、耐力和柔韧性。因此，所有姿势应该具有一定难度，但又不是无法完成。练习战士三式时，只有手部获得支撑，抬升腿要充分伸直，并与头部尽量保持距离，双臂朝前伸展。

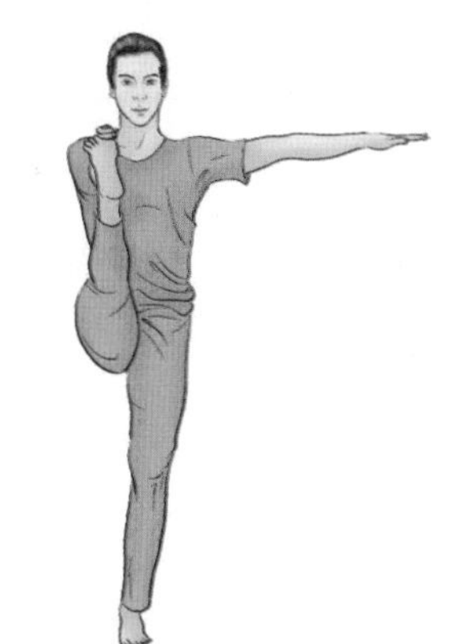

① 手抓脚趾单腿站立伸展式。

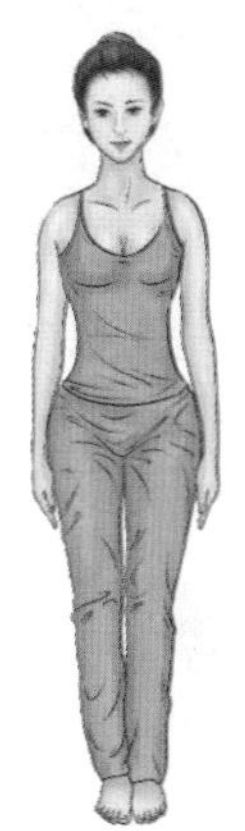

② 山式。

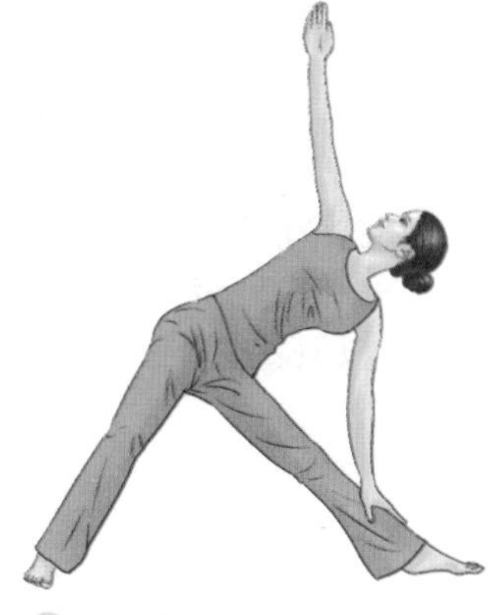

③ 三角伸展式。

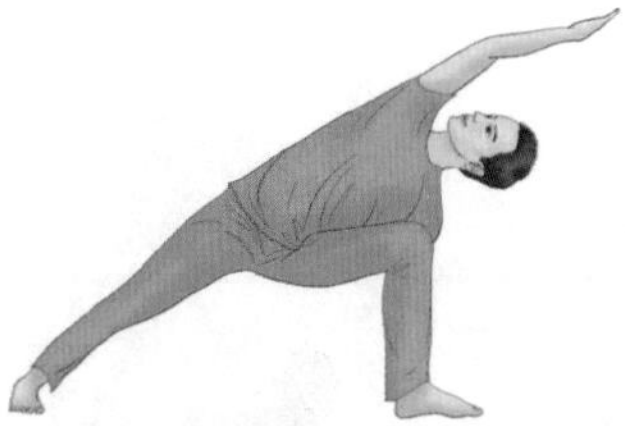

4 侧角伸展式。

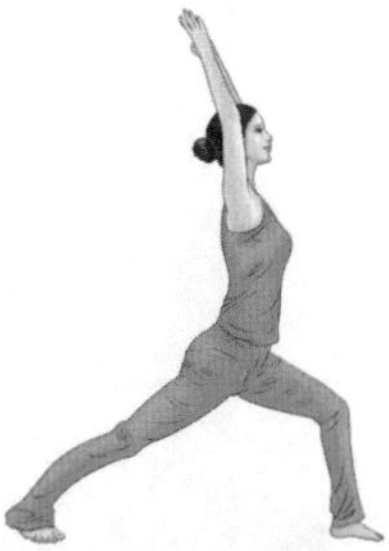

5 战士一式。

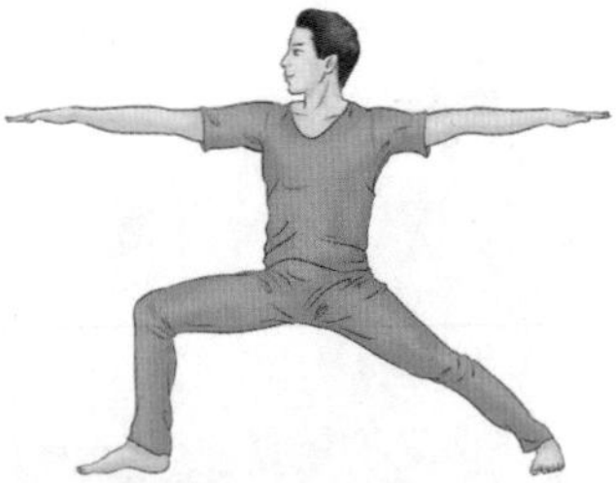

6 战士二式。

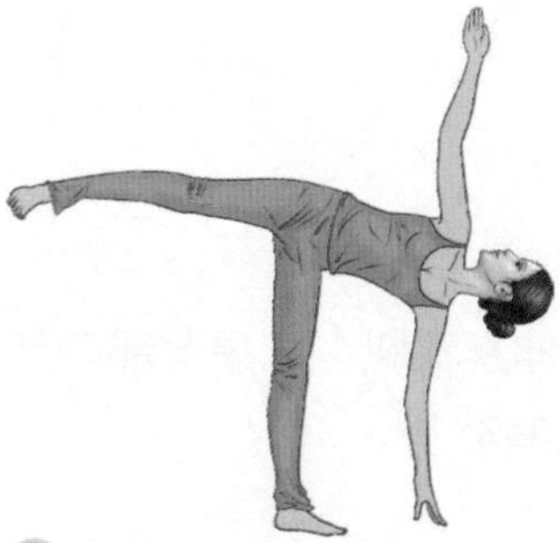

7 半月式。

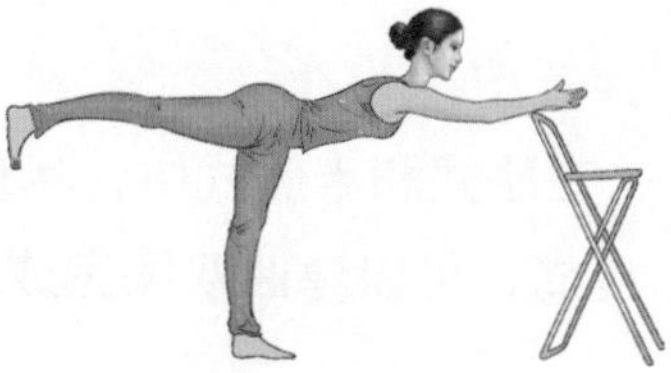

8 战士三式。

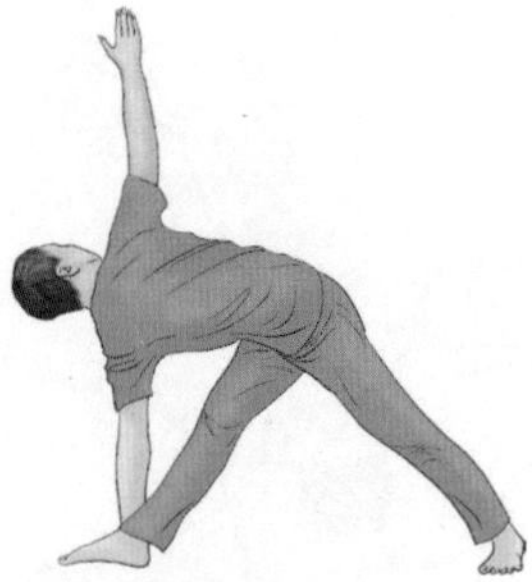

9 三角转动式。

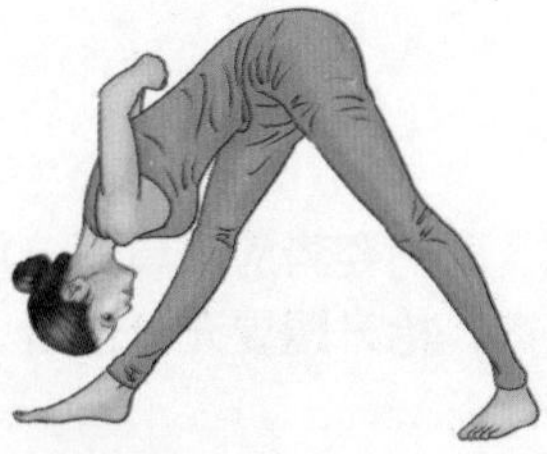

10 侧前伸展式。

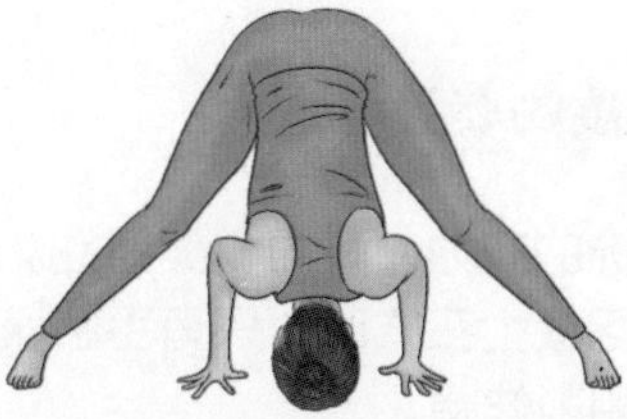

11 叭喇狗 A 式。

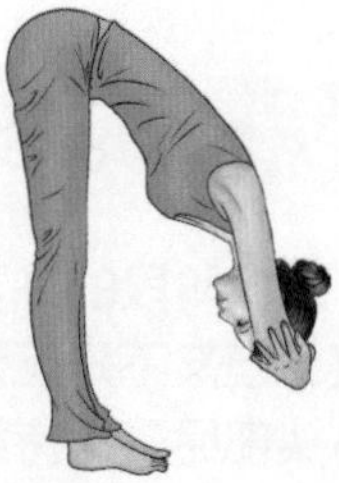

12 前伸一式。

套路 19：放松练习

在这个放松套路中，前曲式的练习有头部支撑。一旦头部触及支撑物，大脑就会变得安宁、镇静，使你可以把注意力集中在呼吸上。练习支撑形式的前曲式时，不要过度拉伸，以免造成紧张，让身体自然摆正姿势即可。

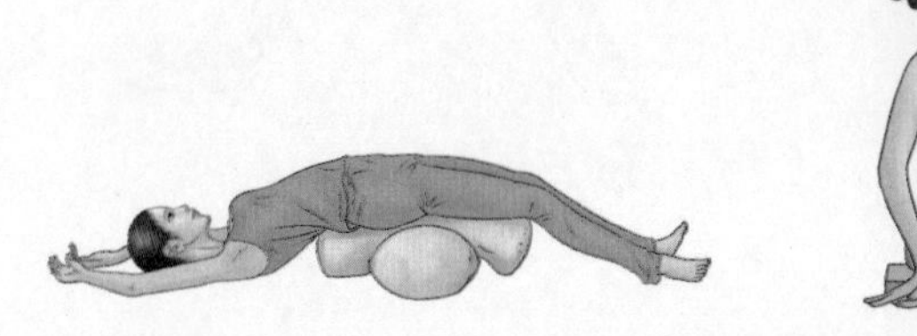

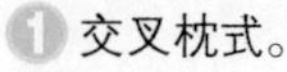

1 交叉枕式。

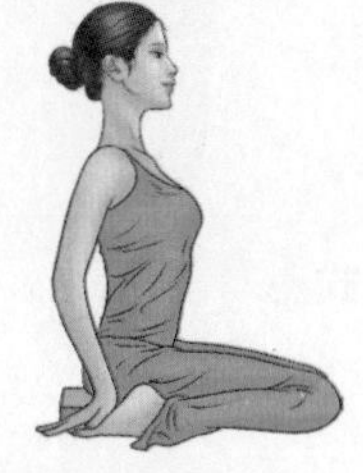

2 英雄式。

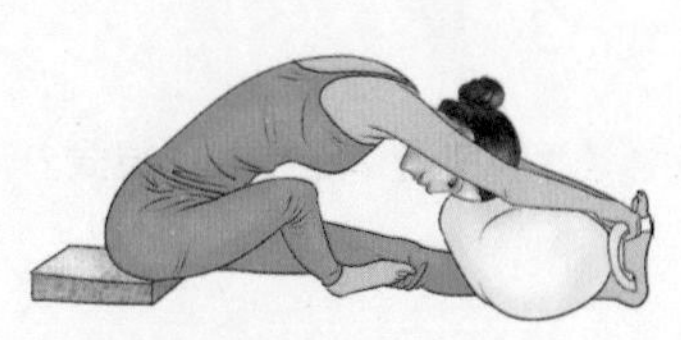

3 头碰膝前曲伸展坐式。

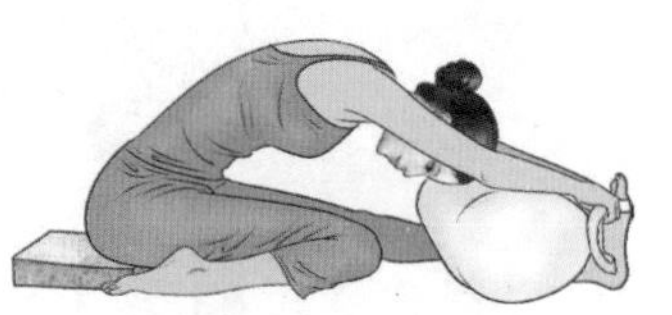
④ 半英雄前曲伸展坐式。

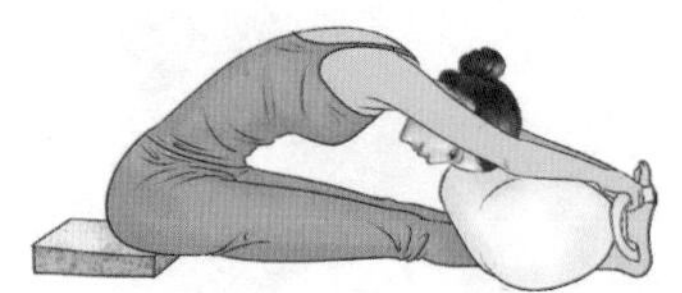
⑤ 背部前曲伸展坐式。

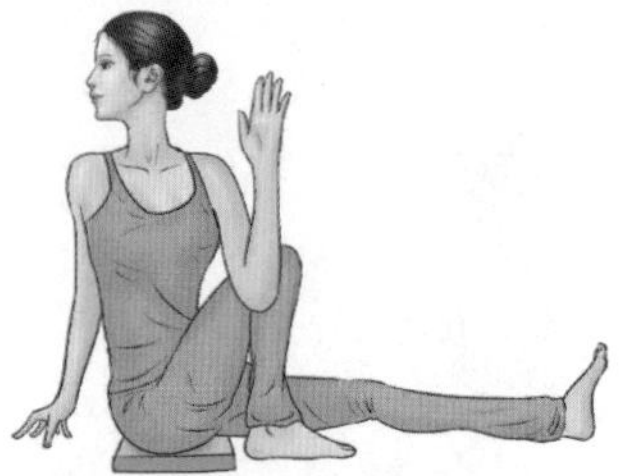
⑥ 圣哲玛里琪 C 式。

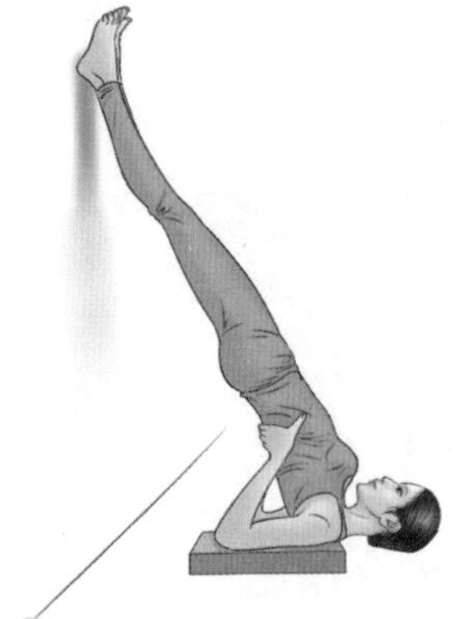
⑦ 靠墙肩倒立式。

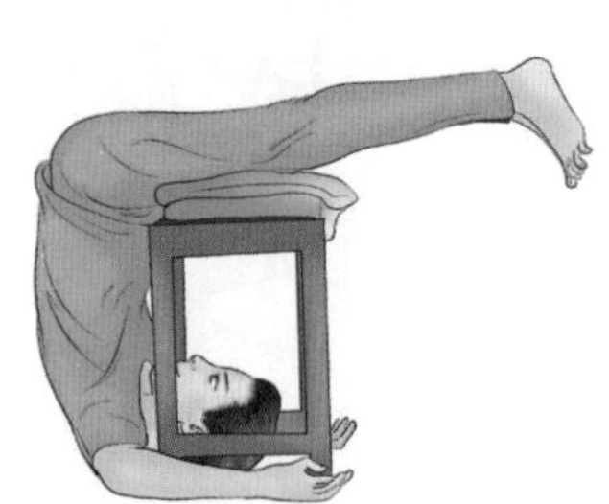
⑧ 半犁式。

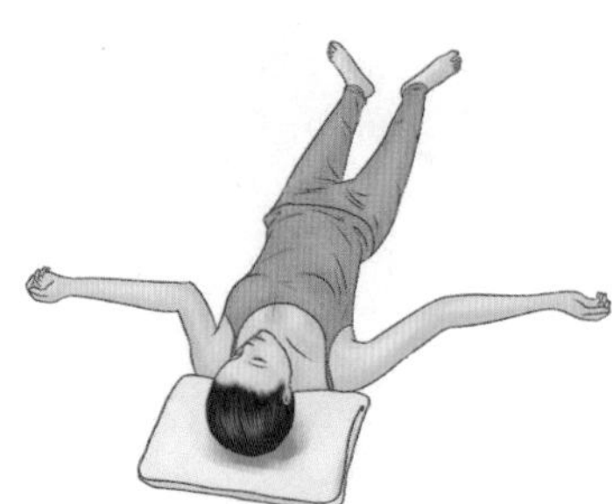
⑨ 仰尸式。

注意点

- 如果这个套路的挑战性太大，可以回到套路 1。没有必要尽快完成所有套路。讲求条理和心智体验的逐步练习，要比急于求成反而弄伤身体明智得多。

套路 20：俯卧式和基础站式

上犬式是后曲的预备姿势之一。在这个姿势中，脚背必须贴住地面，双腿向上提升，肘部和膝盖要夹紧。抬起身体如果感到困难，可以用木砖支撑双手，也可使脚趾弯曲。

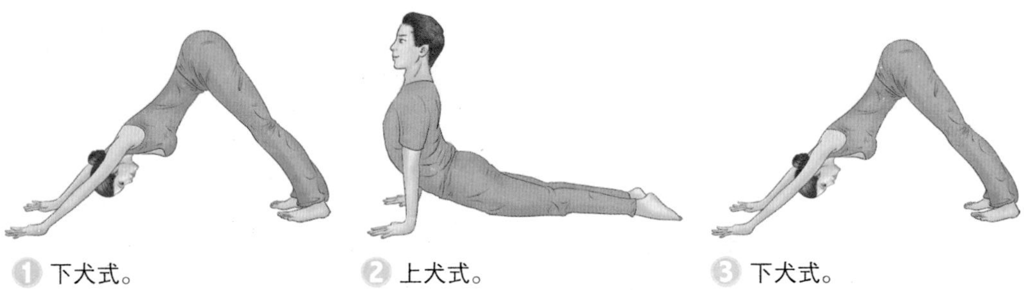
① 下犬式。 ② 上犬式。 ③ 下犬式。

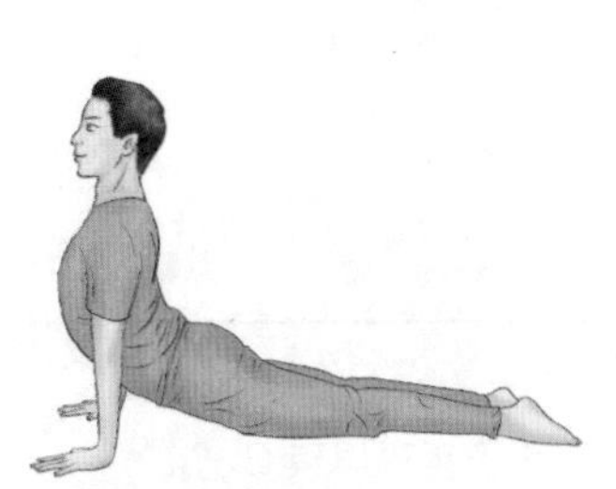
④ 上犬式。

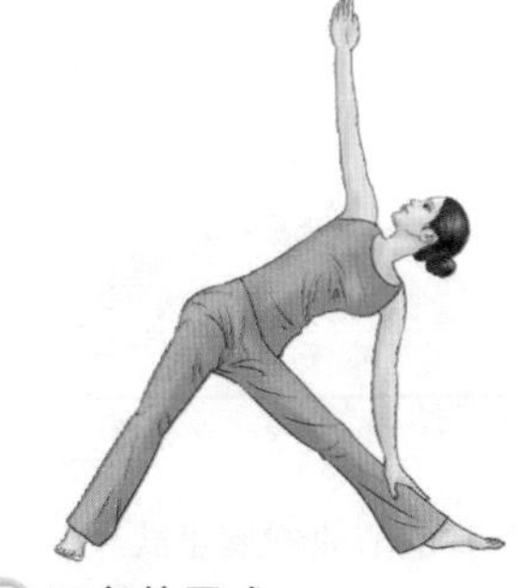
⑤ 三角伸展式。

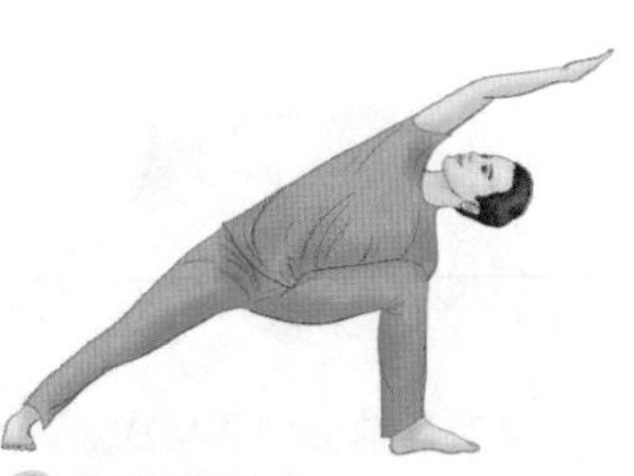
⑥ 侧角伸展式。

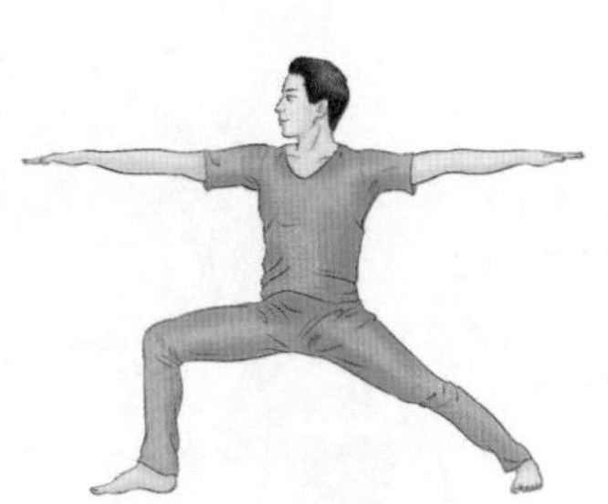
⑦ 战士二式。

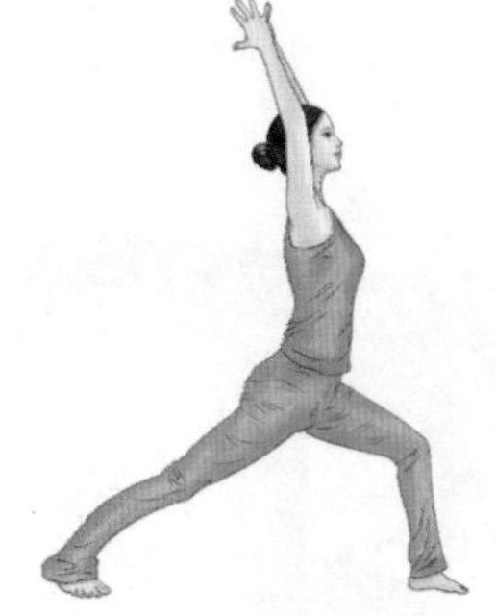
⑧ 战士一式。

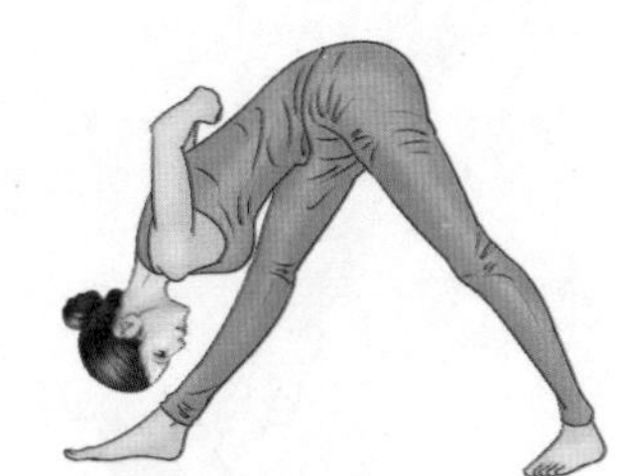
⑨ 侧前伸展式。

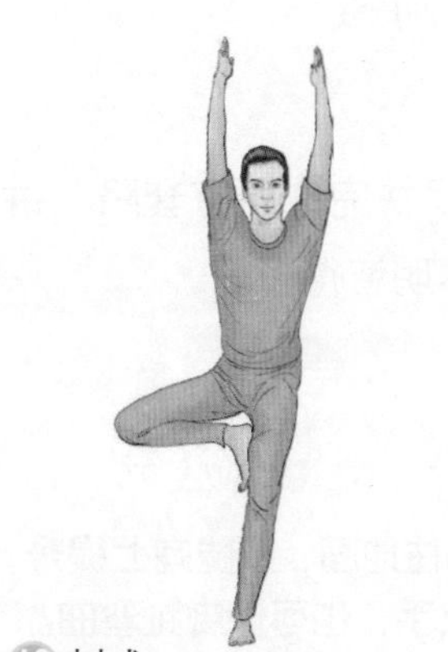
⑩ 树式。

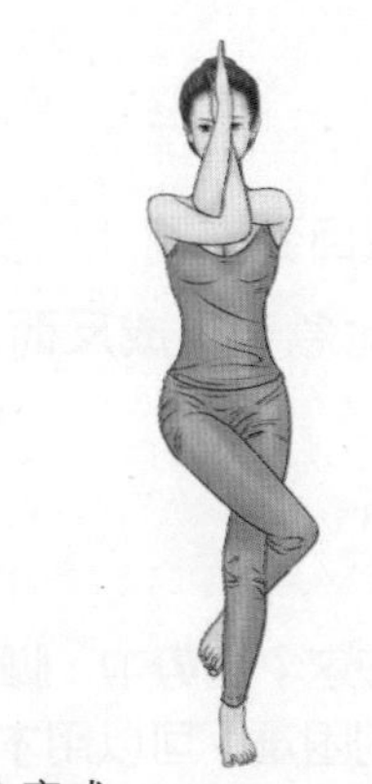
⑪ 鹰式。

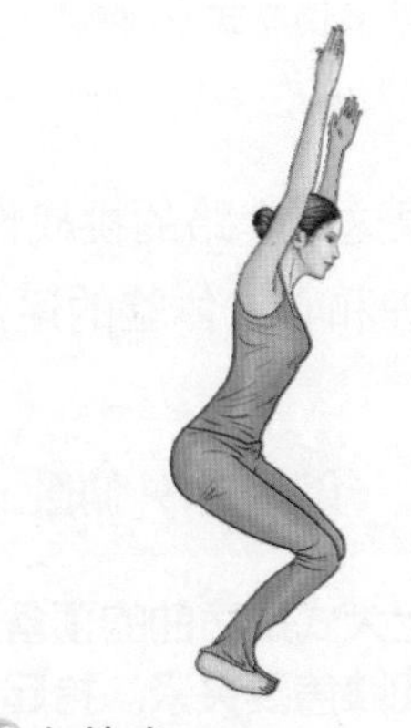
⑫ 幻椅式。

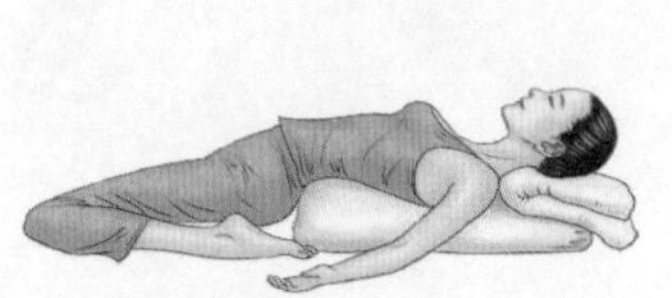
⑬ 仰卧英雄式。

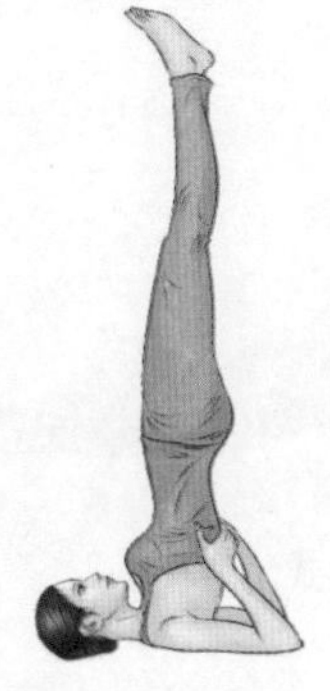
⑭ 肩倒立式。

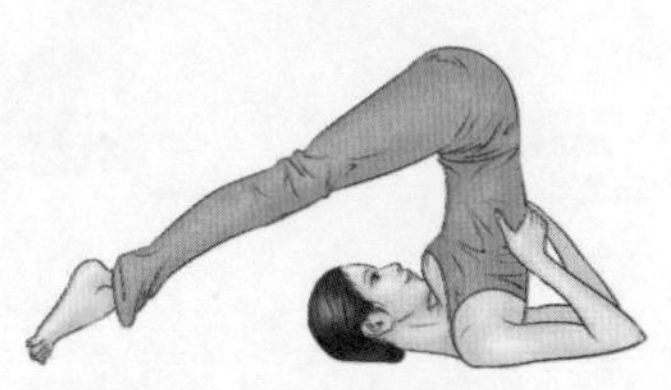
⑮ 犁式。

第五章　把普拉提引入瑜伽

经由两大健身方式的有机融合，瑜伽—普拉提开辟了通向健康和强壮的独特道路。所有姿势都有从易到难的不同形式，能够适合不同柔韧性水平的人。

练习的准备工作与注意事项

瑜伽和普拉提被认为是相互独立的两种训练方法，并被单独练习。人们常常花时间建立两者各自的理论，总结它们区别于对方的特征。这让我们在练习时有安全感：清楚自己进行的是某项被严格定义的练习。事实上，你练习的每项运动就像你跟从的教练那样各有特色。可能是众多瑜伽派别中的一种，也可能是来自专业教练的普拉提，但最关键的还是因人而异的感觉，以及对特定感觉的各种反应。

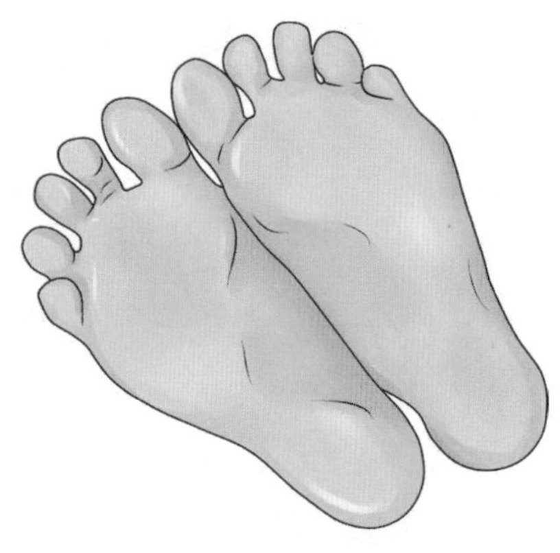

▲很难知道从哪里开始发现自己身体的旅程，因此，建议从你知道最多、感受最深的地方开始。花些时间想想自己是如何运用脚下的大地的，知道了这个，你就能发现自己移动的方法和原因了。

本章的内容全部关于你、你的身体，以及两者之间的联系。这里没有深入历史，没有源头考证，也没有哲学法。本章将提供给你一种方法，让你找到身体的感觉，以及对其感受和反应的机会。它将使你拥有自己的方式，一种易于从事、适应、练习的个人运动方式，可以随时随地练习。

本章为什么有用

只有当你能够感受身体，并正确使用身体的时候，本章的内容才能起作用。这意味着你必须坚持练习，要对自己正在从事的运动充满兴趣，不能仅仅带着结束之后一切都会变好的目的机械地完成所有动作。练习时要多加注意自己的感受：你早上精力更充沛，还是晚上精力更充沛？你需要每天锻炼 20 分钟，还是每隔 1 天锻炼 1 个小时？只有你才知道什么使自己感觉更好。

本章的内容老少皆宜，但目的却只有一个：让你从内部了解自己的身体。有了这些，我曾看到长期的颈部疼痛在5分钟内消失，简单的感受和理解在半小时内就能改善姿势，部分初学者在3 ~ 6个月内衣服减小1号。但是，这在某种程度上说是不具推广性的，原因有两个。首先，这些人因为喜欢而决定锻炼。他们改变了饮食习惯，因为他们想这样做。他们的身体逐渐成熟，并能通过身体享受生活。其次，他们不是你，所以他们的成果不能代表你的成果。要做你自己，塑造自己的身体，实现自己的梦想，你所期盼的目标——比如看上去更美丽——就指日可待了。

如何使用本章

先阅读本章内容，当你准备就绪后，就可以尝试了。尽量每天练习，哪怕只是很短的时间，开始时少量而频繁的练习是最好的。如果你对某些细节不是很明白，就该花些时间重新翻阅相关内容，逐字逐句地分析说明，直至完全清楚本章所描述的身体部位和动作。

你会发现，没有可视化的或想象性的描述作为辅助，因为这些只会使你的注意力进入思维，而练习的重点则是身体。先通读第一节——轴心力量，逐步熟悉那些感觉，然后进入后面的主要姿势。

扎实的基础训练能够反映身体的缺陷，以及治疗这些缺陷的各种方法。如果你能运用这些信息，将所有的内容与轴心力量结合起来，就会发现稳定性和平衡性的组合，而这恰恰能解决你的特殊问题。

“套路练习”一节提供了一些理想的热身活动，让你在开始练习时使用。但是，对身体感受一定要诚实面对。如果感到困难，可以尝试相对容易的初级姿势，甚至在第二天继续练习这种形式，直至变得更容易。反之，如果感觉太容易，可以在每个姿势上多花点时间，或者练习较难的高级姿势，请尽量延长练习时间，以锻炼你的耐力。深呼吸之后，就请踏上通向更强健、更修长的身形的旅程吧。

有关呼吸的注意事项

很多书都会谈及呼吸问题，它是如此重要，需要我们每时每刻密切关注。那么，应该怎样呼吸呢？你能坚持到现在已经很不错了，但是，你能确切回答这些问题吗？“我是如何呼吸的？”“我从哪里吸气，又把气体呼到哪里？”注意你能发现的一切东西。

呼吸是清除体内毒素的绝妙方法。个人经验告诉我，愉快放纵的夜生活过后，静坐和深呼吸可以让头脑变得清醒。因此，请注意体会以某种呼吸方式呼吸时的身体感受，让呼吸提升你的生命品质。

从解剖学的角度来看，肋骨（支撑肺部）最初是位于体后的。看看你能否将空气吸入背部，并感受你的反应。

你需要准备什么

你自己和平整的地面是必需的。瑜伽垫会有帮助，但并非必需。只需确认你所选择的地毯、垫子或毛巾能够阻止腿部滑动，预防意外滑倒即可。

至于着装，只要穿着任何你觉得舒适的衣服就行了。建议在温暖的房间里，仅穿内衣即可，这很舒服，而且能看清自己的动作。

听从身体的意愿，它会告诉你什么时候锻炼效果最佳。但有一点，与饱腹相比，空腹练习不容易走神。

除了这些指导意见，你就是自己的总指挥了。如果巨款花销可以激励你坚持练习，那就花吧。但要记住，你所需要的只是自己的身体和地面。

关于安全的郑重提示

“简介”这一部分内容只是一个大体的说明框架，不是一对一的个人指导课程。它无法监视你，并提示你是否进行得太快，是否不够努力，是否使用了错误的肌肉。只有你能做这些。只有你可以确认身体重心是落于臀部，而不是下背部；可以检查膝盖是否与大脚趾、髋部处于同一直线；可以判断感受到的疼痛是来自肌肉燃烧，还是由韧带拉伤或撕裂所导致。请对自己负责，从长远来看这会更有效。多花时间感受，整个过程中会有很多提示信号。

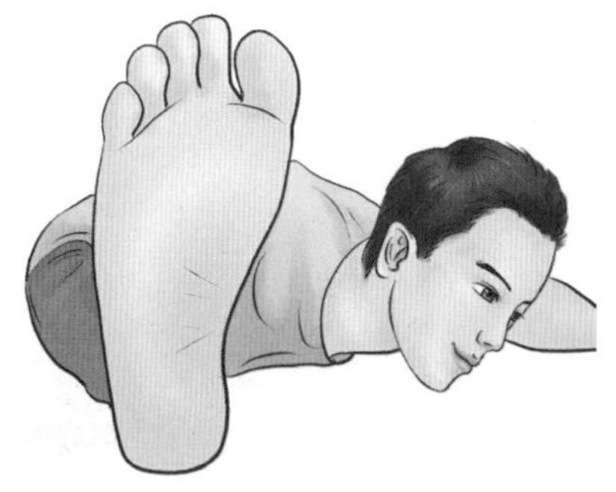

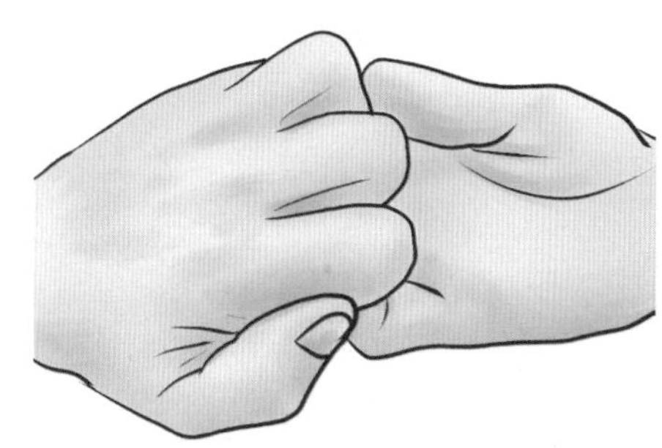

▲这些身体部位的特写镜头必须组合起来才能获得整体印象，此后，我们才能看到事物之间的相互联系。

什么是轴心力量

练习的首要目标是创造轴心力量，使其成为身体其他部位的力量源泉。当你对轴心力量的理解达到一定程度时，普拉提就成了与众不同的运动形式：你就能开始对身体的整体、集中、高效运作有所感觉。

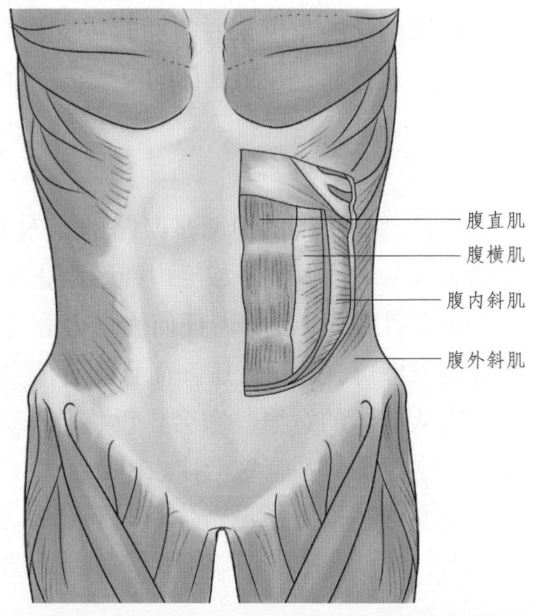

▲这张图显示了普拉提中会用到的关键腹肌。我们所谓的“用强健的轴心运作”，或发展“轴心力量”，就是指这些肌肉的使用。

腹部和背部构成了身体的轴心，这也是所有普拉提动作开始的部位。如果注意观察露天游乐场里的“费里斯转轮”(一种在垂直转动的巨轮上挂有座位的游乐设施，又叫摩天大转轮)，你就会发现，转轮周围在运动，但力量却来自中心，因为一切都是受中心控制的。这应该也是你看待身体的正确方法。你的轴心最为重要，如果这个部位没有足够的力量，伤痛将难以避免。那么，这些到底是什么肌肉？如何将其定位呢？

稳定身体的肌肉

腹直肌 这是从胸骨一直延伸到耻骨的长而宽的肌肉，能够帮助维持正确的身姿，并使身体向前弯曲。

腹斜肌 这些肌肉位于腰部，共有两组：腹内斜肌和腹外斜肌。它们使你能够从腰部扭动，并能横向弯曲（为了说明这点，可以想象一下你如何从体侧拎起一只小皮箱的情形）。

腹横肌 这块肌肉位于腹直肌的后面，像一根带子包绕在胃

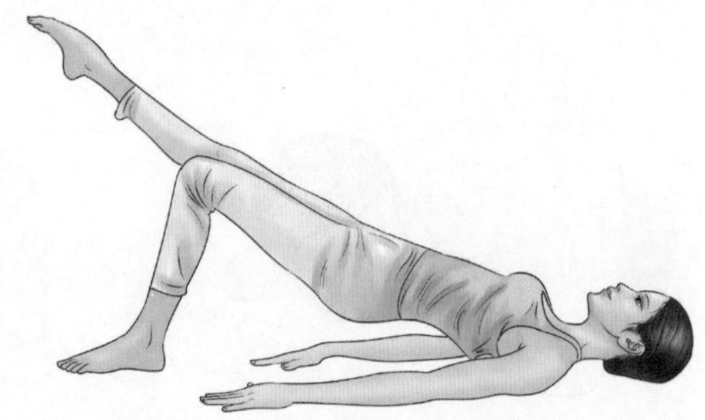
▲普拉提练习的目的是锻炼你的轴心力量。

的周围。当你收腹时会用到它，咳嗽时也是它在收缩。

锻炼轴心力量

稳定躯干可以建立腹部肌肉和背部肌肉的协作关系。这意味着这些肌肉能够一起运作，创造一个稳定的整体。大多数人的这些肌肉都很虚弱，尤其是背部肌肉往往更容易紧张。在这种情况下，脊柱很容易偏离正常位置，导致错误的身姿，还会增加受伤的概率。如果腹背部肌肉强壮且柔韧，维持正确身姿就会变得容易。普拉提能够增强、舒展这些轴心肌肉，帮助你纠正失衡身姿，缓解背部疼痛。

腹横肌的定位

坐直或站直，吸气，收腹，想象自己要穿上一条又瘦又紧的牛仔裤，必须收紧腹部，才能拉上拉链。在所有的普拉提练习中，这些动作都是必需的。

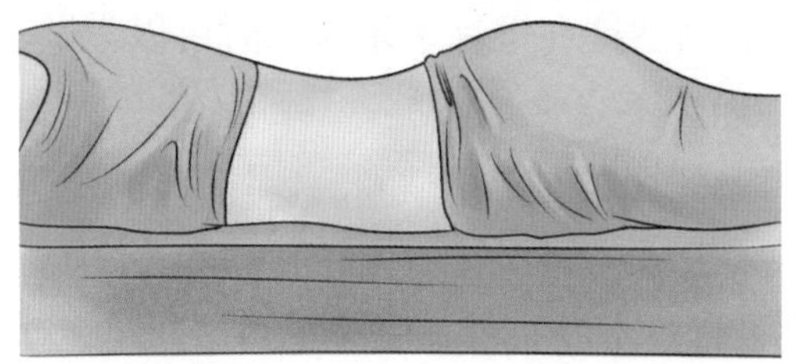

❶ 俯卧，用交叉的双手或小软枕支撑前额。头部与后背保持同一直线，颈部自然伸展，不要紧张。保持髋骨贴住地面，放松双肩。

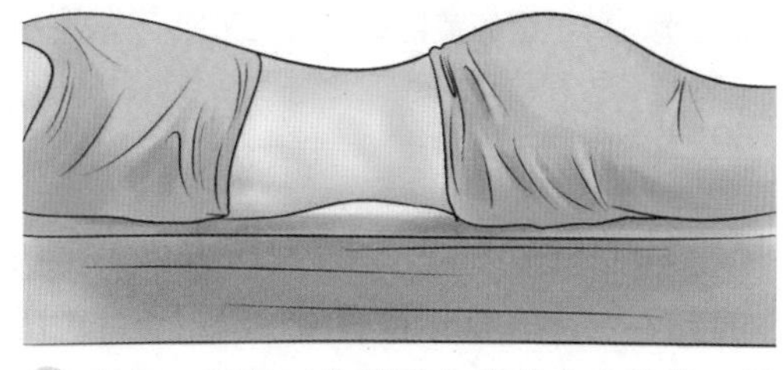

❷ 吸气，呼气时将肚脐向脊柱方向收缩，尽量在腹部下方形成一条弧线。刚开始时，或许无法抬高太多，但只要你理解这个概念就行了。柔和地向后转动双肩，使肩胛骨朝脊柱方向收

▲每个动作都应该由腹部控制。所以请把注意力转到收腹上来。

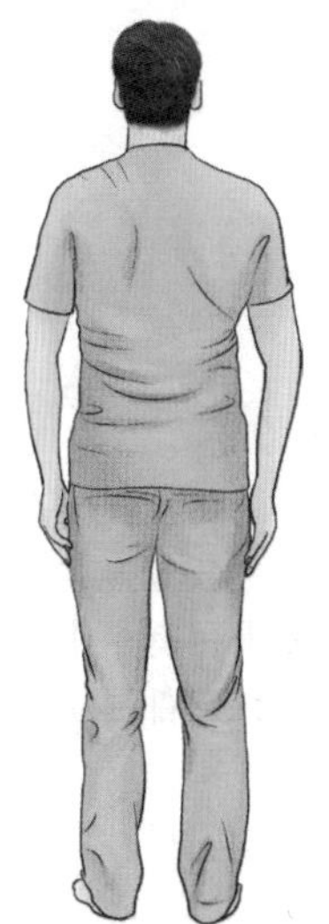

▲如果让肩胛骨向脊柱方向收拢比较困难，可以换成站立姿势，保持后背挺直，并使双臂紧贴体侧，手指朝下。手臂不要刻意下伸，也不要固定在某个位置，保持自然放松即可。向后转动双肩，使肩胛骨收拢。这对减轻肩膀周围的紧张（这种紧张会促使双肩上耸，靠近耳朵）非常有效。

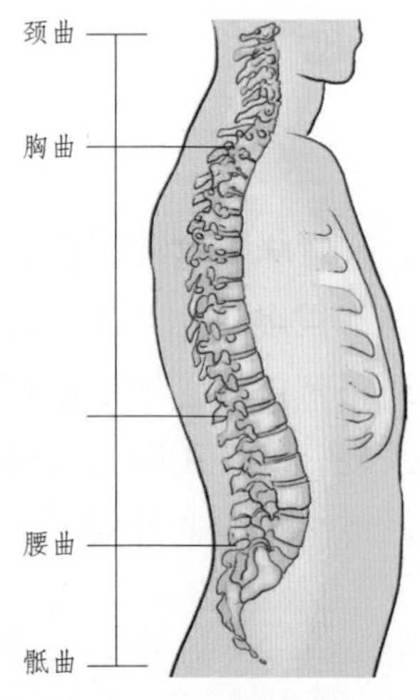

▲这张图显示了脊柱的4个自然弯曲。这些弯曲可以缓冲日常活动的一部分冲击（即使走路也会产生轻微压力）。普拉提的关键词之一就是在所有动作中对“脊柱位置”密切关注。

脊柱中立

健康的脊柱会有自然弯曲，对此，我们应该加以保护和重视，而不是夸大。“脊柱中立”指的是处于自然状态下的脊柱曲线。如果你有严重的背痛问题，请先去看内科医生，然后开始练习。这些主要弯曲包括:

1. 颈曲：位于头部后方，延伸至后颈部，柔和内凹。

2. 胸曲：这是背部的最大区域，呈轻微外突状。

3. 腰曲：下背部应该稍稍内凹，不能平直，也不能过分弯曲。

4. 骶曲：位于脊柱底部，柔和外突。

保持脊柱处于自然位置非常重要，这有助于防止紧张和失衡的产生。在普拉提练习中，请确保你的背部呈自然弯曲状态（除非另有说明），而不是平直的或强行紧贴地面，当然这在锻炼平坦腹部时可以尝试。在这个姿势中，你会不自觉地收缩髋屈肌（位于大腿顶部），使本来就紧张的地方更紧张。同样，也要避免脊柱的过分弯曲，因为这会使腹部前突，还会拉紧脊柱周围的肌肉。“中立的脊柱”应该介于这两个极端之间，反映了脊柱本身自然而安全的位置。

寻找中立的脊柱

再怎么强调脊柱中立的重要性都不会过分，因为这能使脊柱拉伸并放松。开始练习前，可以在两个极端之间缓和交替，直至找到介于两者的舒适位置。

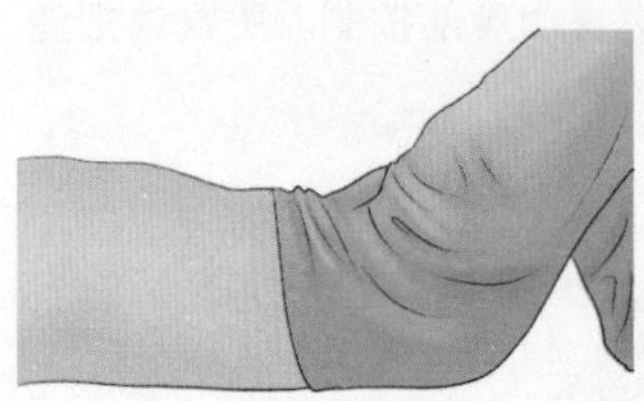

① 向上翘起骨盆，使背部平贴地面。

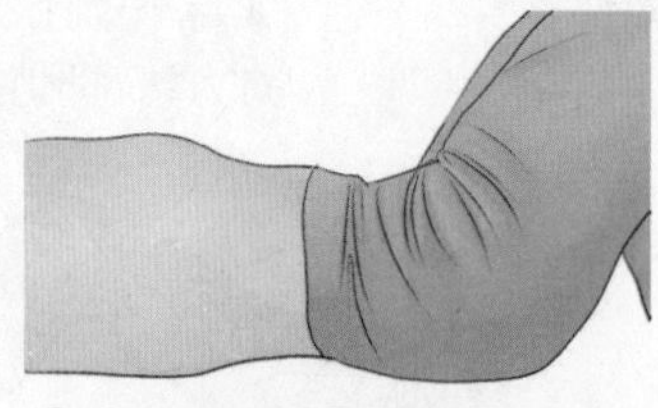

② 朝相反方向向下压骨盆，使下背部形成一条曲线。保持动作轻缓，不要坚持太长时间，否则会给脊柱下部带来压力。

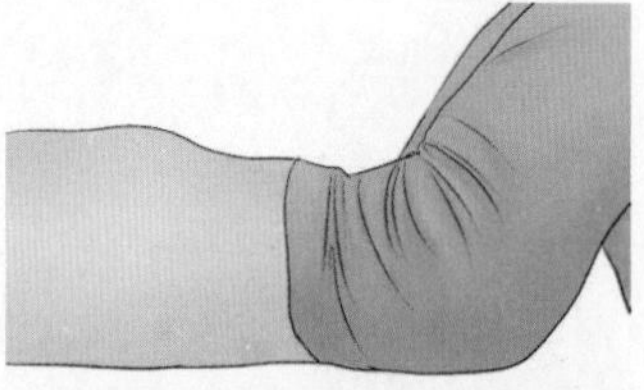

③ 在两个极端之间找到使脊柱感到自然舒适的位置，这就是脊柱中立。除非另有说明，否则每套普拉提练习都要从这个姿势开始。

盆底肌肉

盆底肌肉位于骨盆底部，可以看成一个动力平台，既有支撑功能，又有辅助肠、膀胱等器官的功能。强健的盆底肌肉还能增进女性的性高潮和男性的勃起功能。

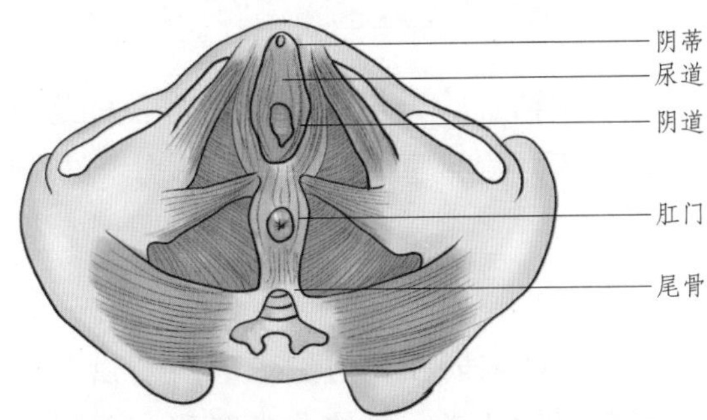

▲盆底肌肉常常被忽视，但对运动非常重要。为了达到最佳效果，应该每天练习，尤其是那些生过孩子的女性。

盆底肌肉的活动是一种“提升和挤压”动作，用于停止尿流和肠气（屁）。这个动作对改善肌肉至关重要。女性可以用一面镜子观察自己是否使用了正确的肌肉，收缩盆底肌肉时，应该能看到肛门挤压，会阴部向上移动。做爱时，自己或伴侣还能感到阴道压力。男性做这个动作则能感到肛门挤压和阴茎上提。

一旦你找到正确动作，下一步就是保持收缩并重复。开始时，或许只能维持很短的时间，但最终目标是每次收缩维持 10 秒。重复收缩的次数可以根据你的体力而定，但最终目标是重复 10 次。

除了这些持续的收缩，你还应练习短促快速的收缩，也是重复 10 次。为了增强肌肉，最好每天练习 6 次。如果是维持已有成果，至少应每天尽全力练习一次。

大脑控制的是肌肉群活动，而不是单块肌肉。因此，练习时必须整体考虑互相协作的肌肉。现在人们普遍认为，盆底肌肉与腹横肌协作的时候表现最佳，后者也在普拉提练习中不断收缩。当你熟悉了普拉提动作之后，就能在收腹时练习盆底肌肉的上提和挤压了。

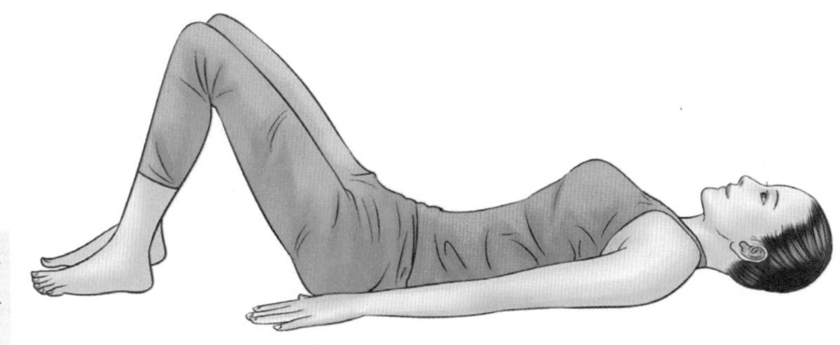

▶ 当你更加熟悉普拉提后，可以在练习中加入盆底肌肉的收缩。

第一节 轴心力量

身体轴心的力量能让其他部位的运作更加容易。仔细体会腹部内收时的感觉，将其与髋部的柔韧性和背部力量结合起来。这时，你就又回到身体轴心了。

柔韧性与力量

不要把柔韧性和力量想成两个独立的概念，或是不可兼得的选择。身体非常聪明，必须密切关注它所告诉你的一切。

看着小孩子自由地站、坐、走、跑，你将很快意识到大多数成人距离关注身体信号已是多么遥远的事情。通常，我们根本没有意识到自己的错误姿势，直到恶习养成，我们只得饱尝紧张、压力等种种恶果。

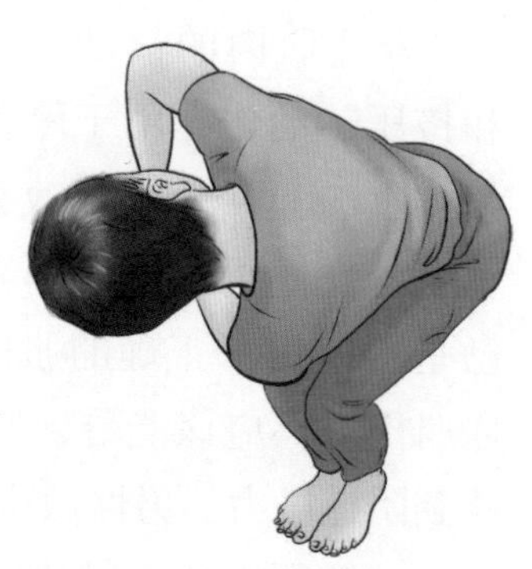

▲柔韧性和力量紧密相连。你可能会有弯曲、扭转、收缩等姿势，而目的就是帮助身体找到自然线条和平衡位置。记住，强健的关节最为柔软，强壮的肌肉最富弹性。

柔韧性来自力量，原因很简单。位于相对的两块肌肉之间的关节就像一个跷跷板，而肌肉紧张的一侧就像倾斜的跷跷板低的那一侧。为了使关节柔韧，你必须借助另外一侧肌肉的力量，来伸展紧张的肌肉。

导致这些问题的第一个原因是身体已经调整并适应了你所选择的（不是它让你选择的）走姿、站姿和坐姿。这能最完美地表明你的身份和健康状况。这在我们补偿身体伤害时最为明显，但在日常生活中也常有发生。第二个原因是身体只有在确保安全的情况下才会舒展。

放松身体

通常有3种方法可以让身体感到安全，并放松隐藏了虚弱的紧张肌肉。第一，你可以躺下，彻底放松，不要考虑任何事情。但是一旦停止放松，回到习惯性的活动方式之后，压力和紧张就会卷土重来。第二，你可以按摩或操控紧张部位，让其暂时消失。但是根深蒂固的活动方式又会带回最初的紧张。第三，你可以创造肌肉之间的平衡，这是最安全的，身体也更愿意舒展、放松，提醒你改善一贯的活动方式。只有当薄弱环节被强化，并与强势力量相互平衡的时候，体内的紧张和压力才会被彻底解决。

练习时，请注意体内的不平衡，在日常生活中也要多加关注。这样，你的锻炼成效就能一直延续，使你从懒散变得健壮。每天的活动中都要平衡“跷跷板”，否则，失衡状态就不会消失。

一定要耐心。诚实面对自己的薄弱环节，花些时间对其强化，直到身体明确感到这些薄弱环节已经不复存在了。

重力：运用地面

是什么力量让你停在这颗星球上的？这与每天让我们保持收缩状态的是同一股力量，没有了这股力量，我们都会飘走。重力把我们拉向地面，也给了我们发现神奇升举所需的一切。根据艾萨克·牛顿（Isaac Newton）的理论：任何力都有一个等值反向的反作用力。为了找到这种抵抗重力的支撑力，你需要的只是身体和地面。

无论身体哪个部位接触地面或椅子，只需轻轻下压，你就能感到这股上举的力量。毕竟，足弓让双脚自然平衡，弯曲的脊柱给予我们更多弹性，这些都是与生俱来的。体操运动员、瑜伽修行者、舞蹈演员和田径运动员都表现出了看似违反重力的技巧，这是因为他们找到了这股支撑力。

比表现精彩技巧的能力更重要的是，这股支撑力让我们意识到并非一定要遭受重力的“压迫”。如果你早晚各测量一次身高，就会发现自己在一天之中明显缩短了。这是由于脊柱长度和椎骨之间的空间变化引起的，也是我们一天下来感到疲倦的主要原因。

“下压”换“上升”

既然重力是我们生活的本质，那么支撑力又是怎样产生的呢？轻轻下压，试着寻找重力影响身体的部位，以及相对薄弱的地方。

当你坐着的时候，试着将身体下压，顶住座位，直到你觉得需要离开。在起身的那一刹那，你将同时发现一股上升的力量。此时，你会有一种向上的感觉，并且它与重力是一致的，而不是互相抵抗的。站着再试一次，如果感觉不明显，可以维持身体下压，慢慢起身，并最大限度地强化自己的意识。

感受这种支撑力，当对其逐渐熟悉后，就让你的活动和动作听从这股力量的指挥。不要再弯腰驼背，让轻盈修长的脊柱充满上举的力量。一旦摆脱

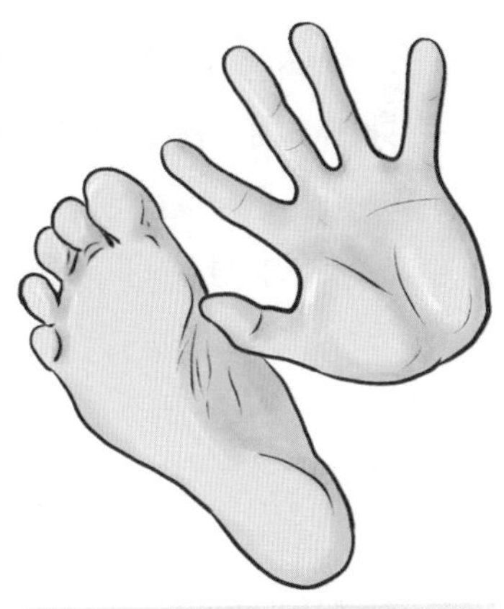

▲你无须弄懂牛顿力学来理解如何运用重力创造支撑力。只要看看手和脚的天然弯曲（就像弹簧一样上推着抵抗重力），并试着把它们下压，你就能感到作为回复的自然支撑力。

每天因为抵抗重力而造成的压力，你就会看到生活变得容易很多。

因此，我们可以忘记与重力的长期战斗，进而与之交涉、合作，从中获益。不论你是利用这股自然支撑力像羚羊一样跳跃，还是单手倒立，或是悬空，这都意味着随着年龄的增长（不可避免的事情），你不会弯腰、驼背，或者向重力屈服。即使老了，也能保持优雅的身姿。

收缩腹肌

从媒体中名人和明星的新形象，到全新的令人惊叹的减肥药和运动时尚的广告，我们周围充斥着身材完美的形象。这个形象是什么呢？应该是匀称的臀部、灵活的双腿、强健的腹部，以及挺拔的胸部。要么先天注定、运气绝佳，要么意志坚定、持续锻炼，否则很难拥有如此完美的身材。但是，每个人与生俱来的身体特征都是为生存服务的。我们腿部的肌肉比手臂强壮，因为双腿承担着移动身体的重任。腰部肌肉的形状类似带子，包绕在身体周围，这能保护内脏，使其处于正常位置。沿着脊柱的肌肉类似柱子，这能保持脊柱的长度。身体中部则有一个大“铰链”：被大块肌肉（大腿肌肉、臀肌、腘绳肌）包绕保护的髋部，这让我们能够自由移动。

因此，如果我们把髋部当成铰链、把双腿当成支柱来使用，身体将会更加健壮和匀称。然后我们再用“带子”支持身体，用“柱子”拉伸脊柱，我们的腹部就不会再凸出，肩膀也将不再下塌。

重新探求身体对运动的意义，我们要从内部感受。完美的身材是可以达到的，你自己追求的理想体形也会出现。我们必须花些时间和精力在规律的课程练习上，包括步行、弯曲、做游戏、娱乐和家务劳动，这些都涉及运动，而你可以在运动中锻炼，并体验那种发现身体的乐趣。发现并不限于特定的锻炼时间，还包括非锻炼的日常时间，坐在桌前或清洗衣物时，你都能体会到身姿正确所带来的全身心的满足感。

而有趣的是，当你按照预想开始运动时，原先你对自身体形的看法就会逐渐消失。取而代之的是一种无限的满足感，一种亲近身体的舒适感。

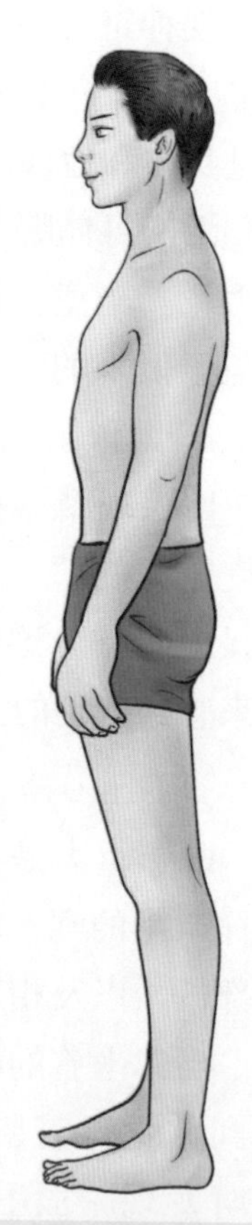

▲为了摆脱猿的姿态，必须将腹部内收，使其接近肋骨。髋部相对于脊柱的位置是我们能够直立行走的原因。脊柱朝上伸展的感觉越强烈，我们直立和进化的意识就会越强烈。

猿还是人

各种坏习惯，比如坐着的时候倾向一侧和弯腰驼背，都会导致错误的站立姿势以及身体各个部位的压力。一旦姿势错误，身体重心将落在肩膀上，并最终把你拉向地面。

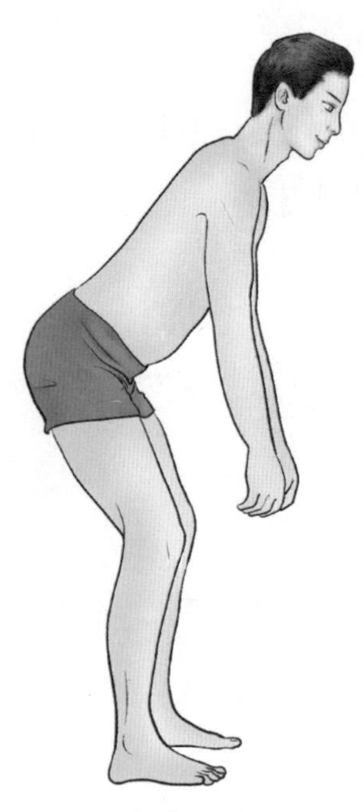

① 我们的身体和猿非常相似，比如比例相近的四肢和关节，但我们和猿的身姿体态却大不相同。一部分是由于我们利用脊柱（尤其是下部脊柱）的方式所致。通过模仿猿的姿势，我们就可以理解自己是如何直立的，并知道究竟是哪些肌肉对这一段进化历程起了决定作用。

为了模仿猿的姿态，两腿必须分开，比臀略宽，这将给髋部留下移动的空间，双臂下垂，背部打开。让自己没有顾忌地玩一回吧，哪怕显得愚笨也没关系。不管怎么说，臀部外突和双臂下垂多少有点可笑，但模仿本身也是不无乐趣的。回到直立状态时，先挤压臀部，使之前移。感觉就像臀部肌肉把你推向前方（缓慢起身的时候试着不要弯腰驼背）。根据需要重复练习，直到你意识到髋部的重要性。

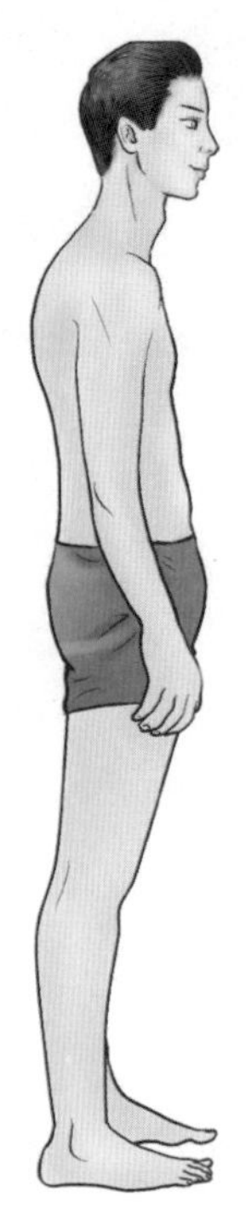

② 直立状态的改变随着感觉和现实的不同而变化，尤其是习惯不断融入我们身体姿势的时候。就以这种懒散的站姿为例。身体重心落在了肩膀周围，这使双肩及其支撑的部分都不舒服。

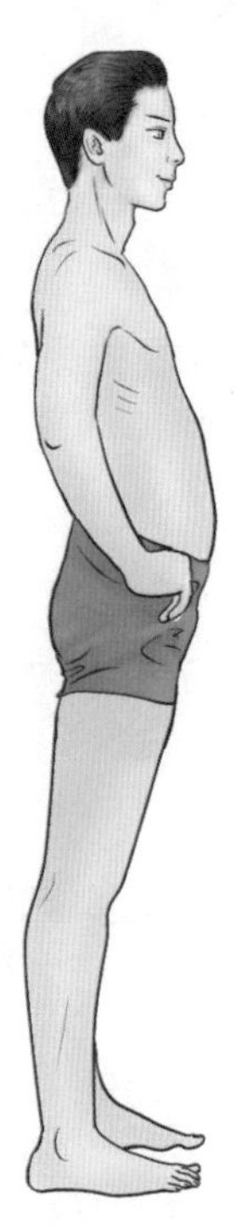

③ 再看看这种更加消沉的站姿，身体重心惬意地落在肩膀上，但一切压力又都集中到了身体中部，使其不得不往外凸出。在人和猿的姿势之间反复练习，直到你感到髋部铰链的前后运动，这正是我们能够直立行走而不外凸的原因所在。

收 腹

我们之前做的大多数腹部练习看起来都会导致腹部的外突，但是身体的轴心肌肉要在内收的情况下才会更有活力。因此，从俯卧在地开始练习。

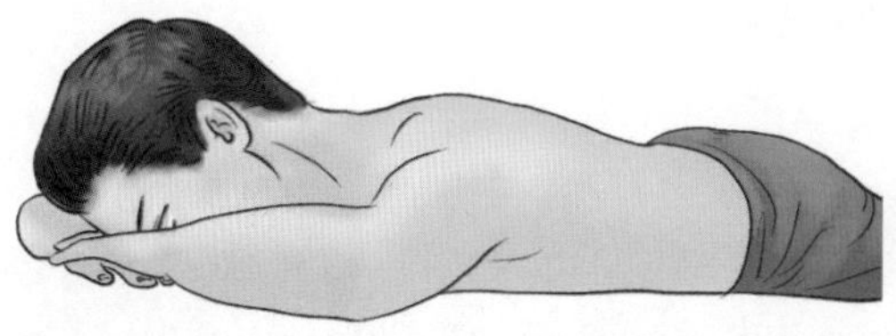

❶ 将前额枕在手上，感觉身体重心落在地上。肋骨前侧和髋骨紧贴地面。试着收缩腹部，使其离开地面，保持肋骨和髋骨贴地。

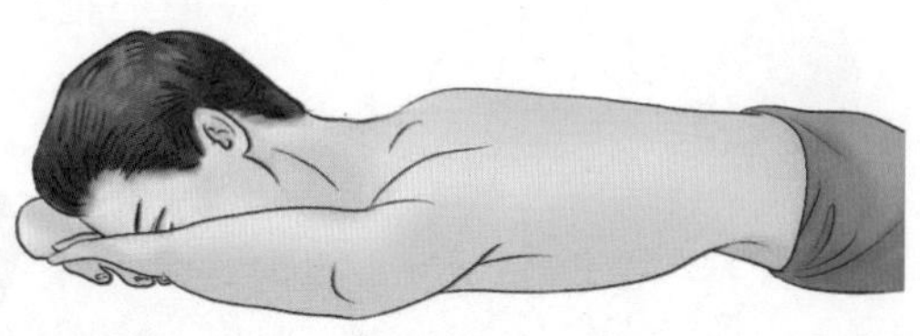

❷ 从简单的收缩和放松腹部开始。你能把腹部缩到离地多高的位置？你能感受到下部脊柱的拉伸吗？你的身体下面是否有空隙存在？当你对此充满信心后，再进入下个练习。

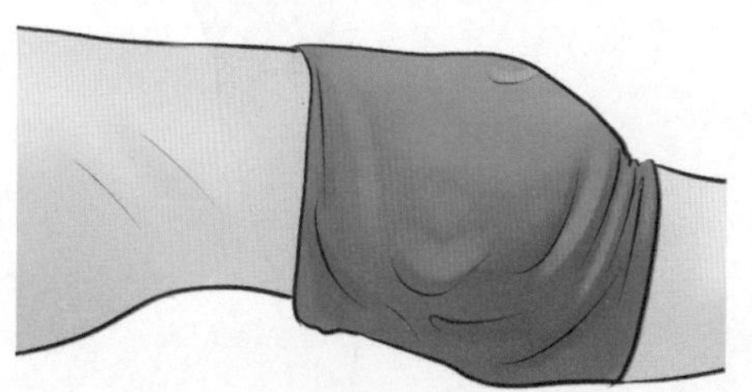

❸ 保持下部肋骨、髋骨和耻骨都紧贴在地上。肚脐内收，尽可能高地抬离地面。感受下部脊柱的拉伸，双腿伸直，脚趾张开。

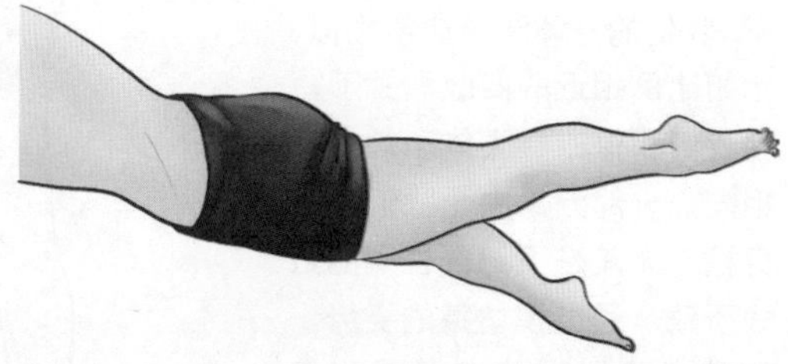

❹ 收紧臀部，左脚抬离地面，将左侧臀部与左大腿往上收缩。重复练习，吸气时抬腿，呼气时放腿。你能否感觉到腹部在内收，下部脊柱在拉长？即使移动双腿的时候，这种感觉也是存在的。试着在移动双腿时控制这些收缩的肌肉。

从大腿开始拉长抬起的腿，就像收紧臀部促进上举一样。这个练习可以把腹部往内收，并缓解臀部肌肉的压力，这正是引起下背部疼痛的主要原因。它还有提臀的功效，让你的体形在短时间内得到改善。对此，包括本篇中的所有练习，都请细心体会。不仅仅在思想上，更要通过身体来感受，这样，所谓的感觉才是有意义的。

卷胃

阴部的抬升开始于腹部。只要收紧臀部，挤入尾骨，就能轻易完成同样的动作。请注意对动作的感觉，让重力均匀分布于全身将有利于解决各种问题。

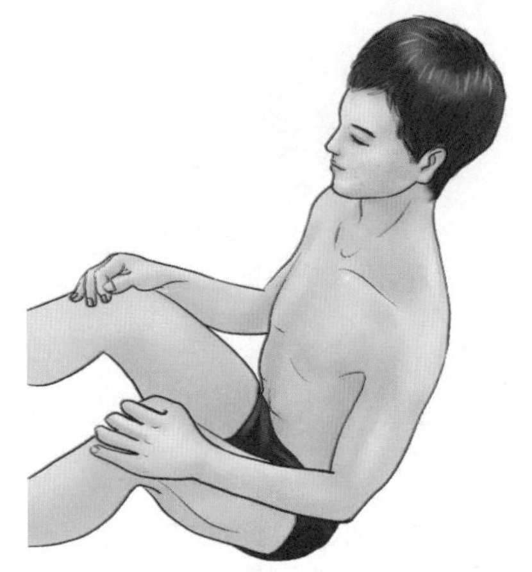

① 坐在地上，脚掌朝下，双膝弯曲朝上。身体尽量完全坐直，坐骨紧压地面。双手放在膝盖上，手臂不要用力以免干扰练习。

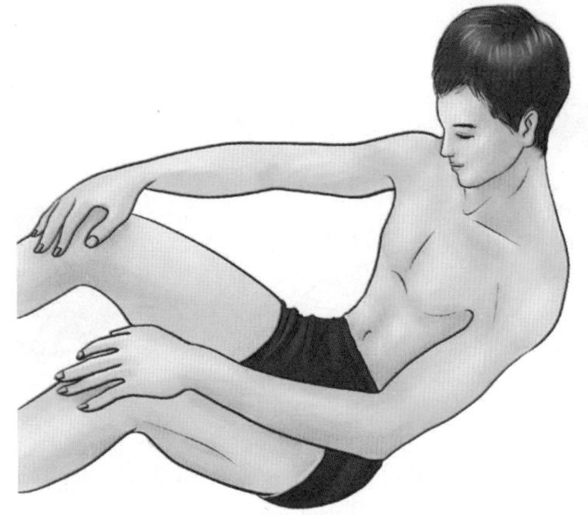

② 将背拱起时，绷直脚尖，双脚按压地面，感受大腿的运动和拉伸，以及双膝的下压。起身时，脚跟向臀部靠近，并借助腘绳肌和下腹部的力量抬高身体。

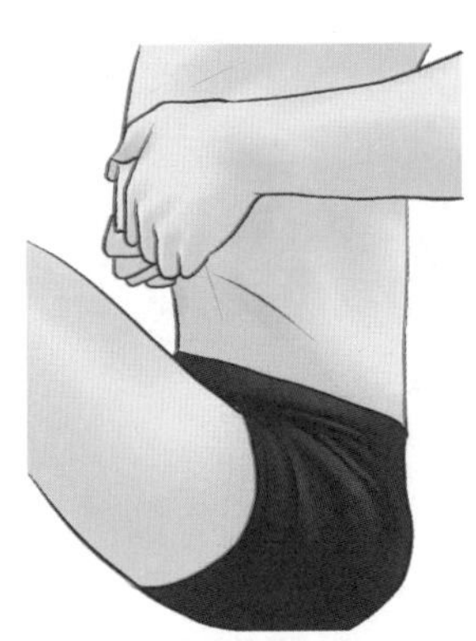

③ 俯视腹部和耻骨，这样可以看到自己的运动状况。双手抓住下部肋骨，往上提。收紧腹部及所有连接耻骨和身体前侧上方的肌肉。

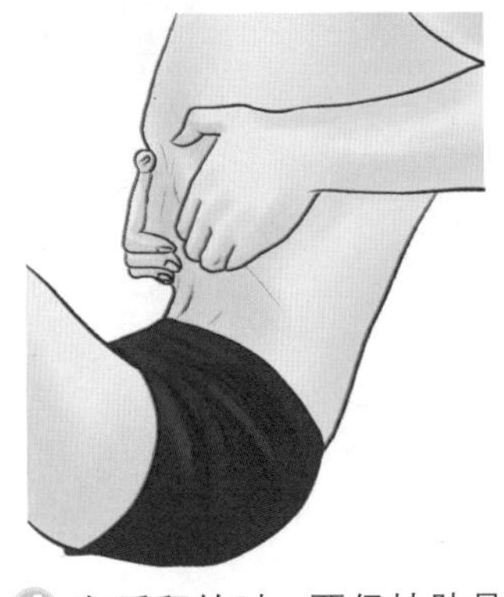

④ 向后翻转时，要保持肋骨的上提。此时，你会感到腹部向之前一样内收，但同时上升挤入胸腔，这使身体在后卷的时候有一股支撑力。试着找出腹股沟的动力源。事实上，腹部的深度内收会使你感到耻骨在上提，这反过来又使臀部之间的脊柱弯曲，从而让你后卷。

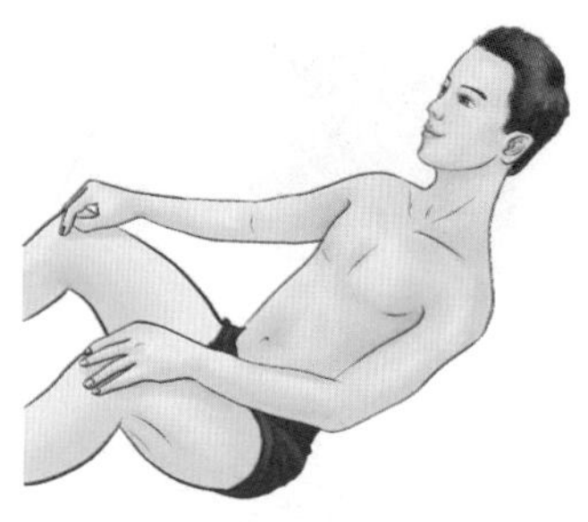

▲**错误姿势：**如果只是简单后仰，不是后卷的话，腹部会朝外凸起。如果双臂在耻骨上提之前已经伸直，就说明只是胸部的简单后仰了。这常常会伴随着腹部的外突。这时，重力集中在下背部，而不是均匀分布于全身，并最终导致各种问题和疼痛。

提肘

练习时，双腿伸直，感受大腿的运动。抬高胸部，使其离开地面，这样可以扩大肩胛骨之间的空间。这个练习能够锻炼腹肌，使之能够支持你的内脏。

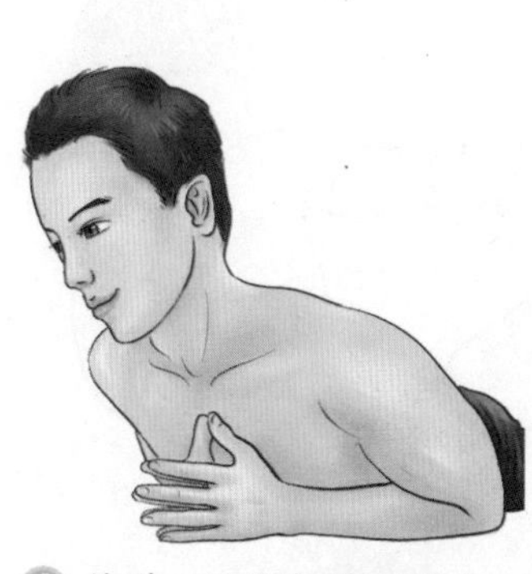

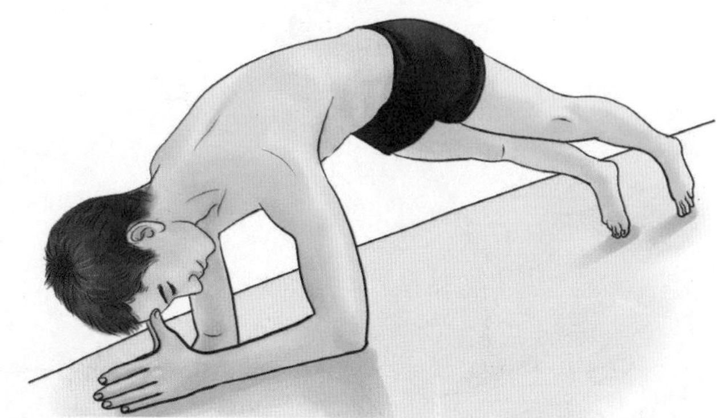

❶ 俯卧，双脚与地面垂直，脚踝弯曲。双手并拢，大拇指抵住胸骨，双肘内靠，贴于肋骨处，上半身抬起，依靠肘部和脚趾保持平衡。

❷ 向腹部方向抬高耻骨，与卷胃相同。腹部内收、上提，但臀部不要外翘，否则腹部肌肉就得不到锻炼，而这正是这个练习的目的之一。

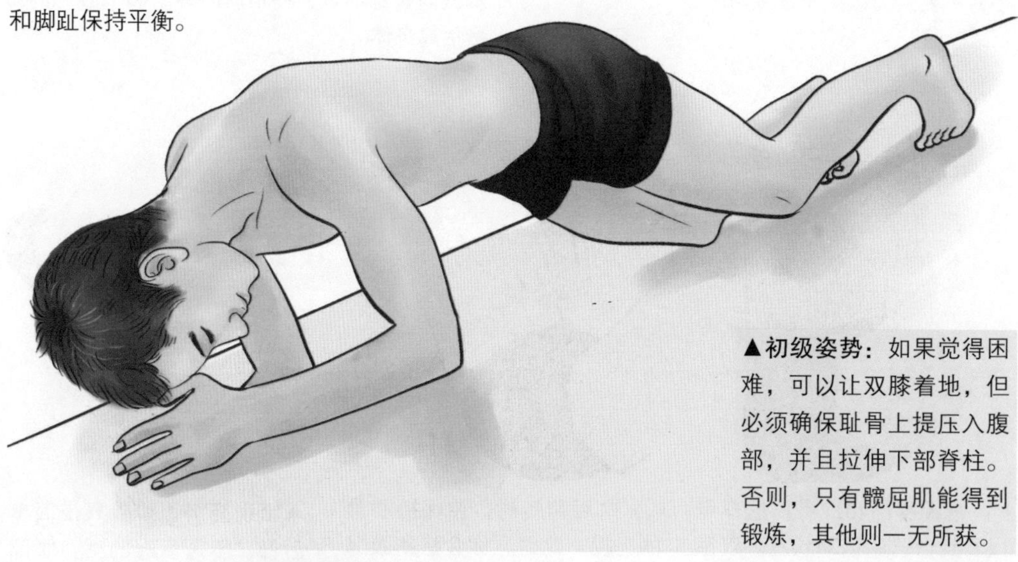

▲**初级姿势：**如果觉得困难，可以让双膝着地，但必须确保耻骨上提压入腹部，并且拉伸下部脊柱。否则，只有髋屈肌能得到锻炼，其他则一无所获。

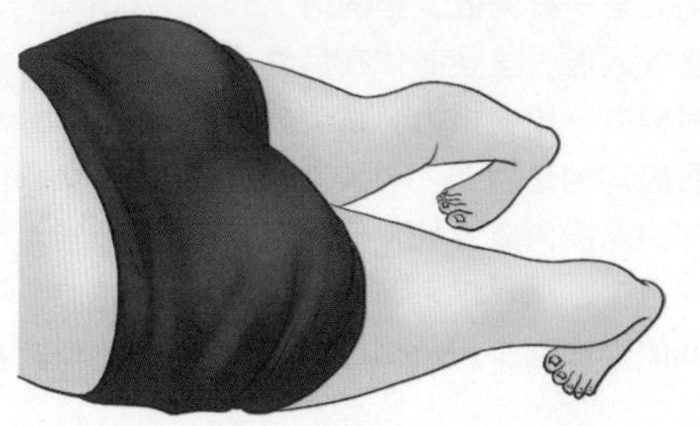

◀**错误姿势：**这是很多人第一次练习这个动作时常犯的错误。手和脚（尤其是脚趾）承受了所有身体重量，下部脊柱下凹，并且很快就会感到压力。

菱形卷曲

这个练习将伸展下背部，并放松髋部。如果姿势正确，并从耻骨处卷曲的话，主要伸展的将会是腿部肌肉，尤其是拉伸大腿后部的腘绳肌。

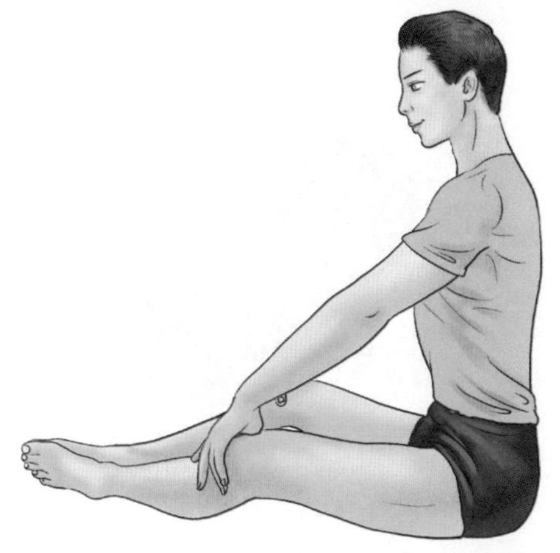

1 坐在地上，与卷胃相同，但使双腿摆放成菱形。双手紧压膝盖，将其压向地面。当你从耻骨处卷曲时，可以感受到髋部稳定地前后移动。

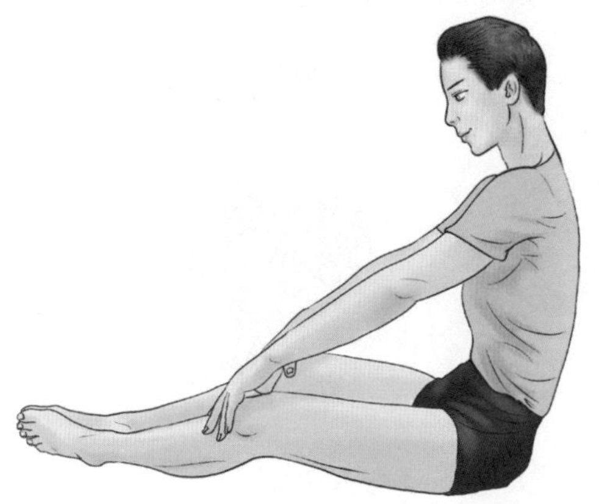

2 后卷时，不要害怕利用双手，如有需要，可以紧紧抓住膝盖。记住，要翘起骨盆，并感受髋部在双腿之间的移动。无论你的柔韧性有多好，始终还有改进的余地。

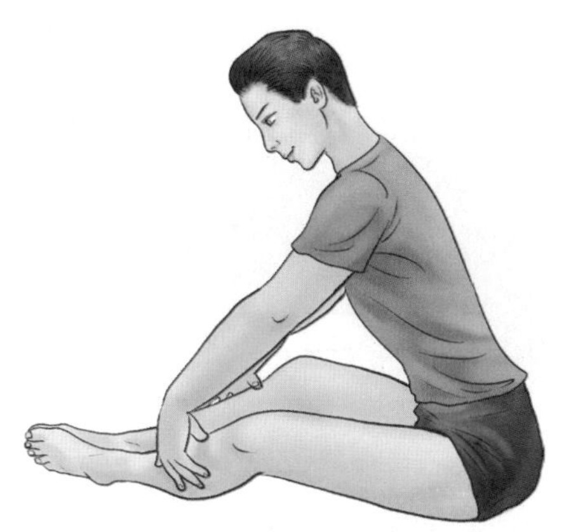

3 尽量前倾，让髋部发挥铰链的作用。当髋部前移至双腿上方时，你将感到腘绳肌、大腿后侧与内侧肌肉的伸展。

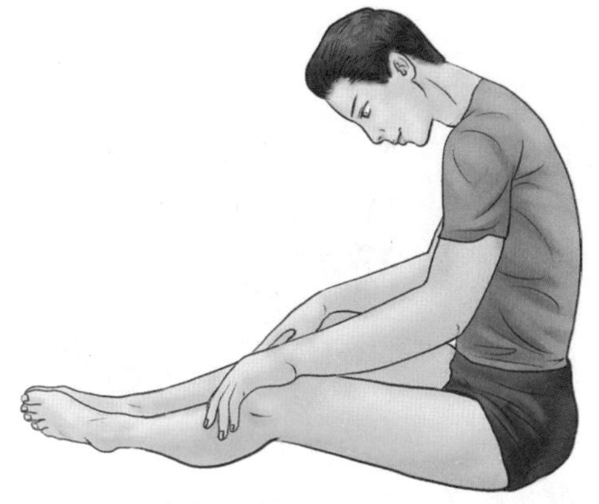

▲**错误姿势：**如果仅是头部前伸，而髋部没有前移的话，下背部就得不到锻炼，腿部肌肉也无法伸展。让注意力离开头部，尽管多数时间我们最关注的是自己的头部。

集合姿势

还记得瑜伽的交叉腿坐姿吗？这个练习对提高髋部的柔韧性和脊柱的弹性非常有益。它还有助于舒展和锻炼臀肌。试着重复这组动作，每天至少 2 次，你很快就能看到改变。

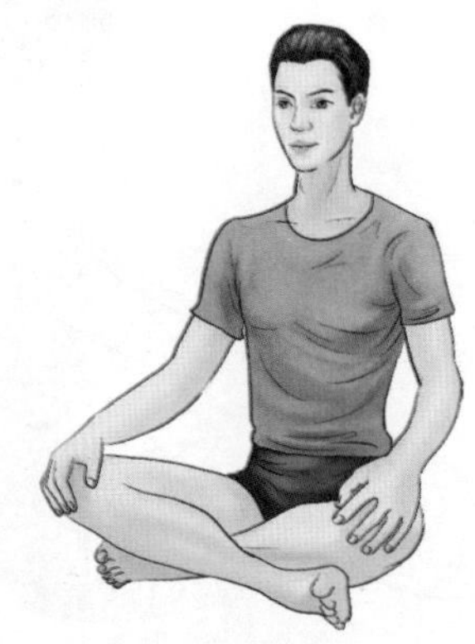

① 坐在地上，两腿交叉。坐直，坐骨向下紧压地面，从腹部找到支撑力。双手放在膝盖上，双肩下垂，颈部、肩膀、下巴保持放松。

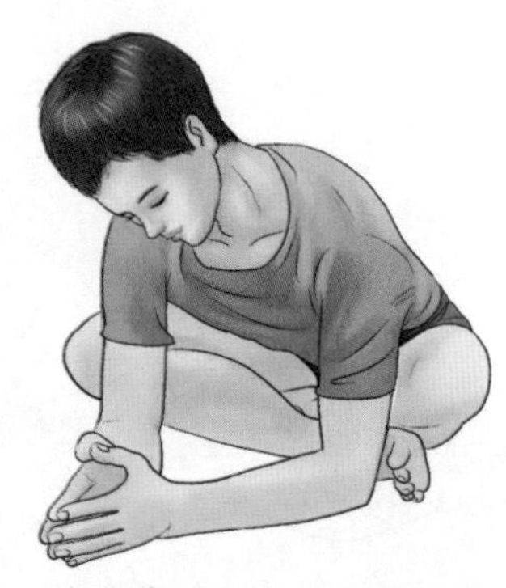

② 现在的一步非常关键，必须像铰链一样从髋部向前弯曲，直至越过双腿，但绝不是简单的弯曲脊柱。同时收紧腹部，坐骨下压。

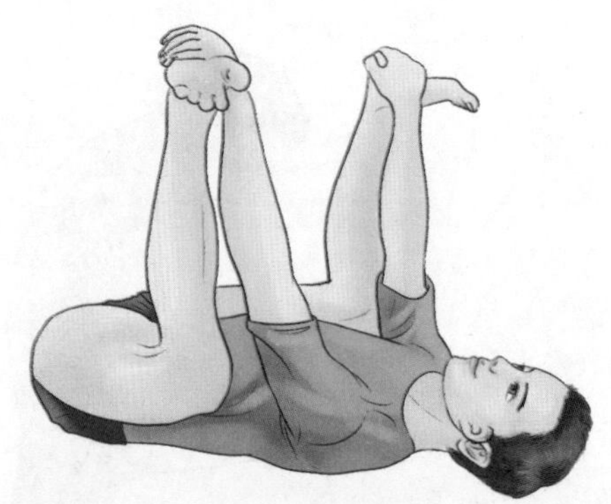

③ 仰卧，双膝抬至胸部，就像婴儿一样。从屈膝开始，双手各自握住膝盖，将其下拉入胸。同时保持臀部、骶骨和尾骨贴住地面。如果可以做到这步，你将感到下部脊柱和臀部的舒展，这正是练习的目的所在。

让动作接近关节部位，使用肌肉，而不是骨头。当你感到下部脊柱稍稍放松之后，可以用手抓住脚跟，双臂靠在双腿内侧，然后将双脚拉向地面。此时，仍然要保持下背部和臀部贴住地面。

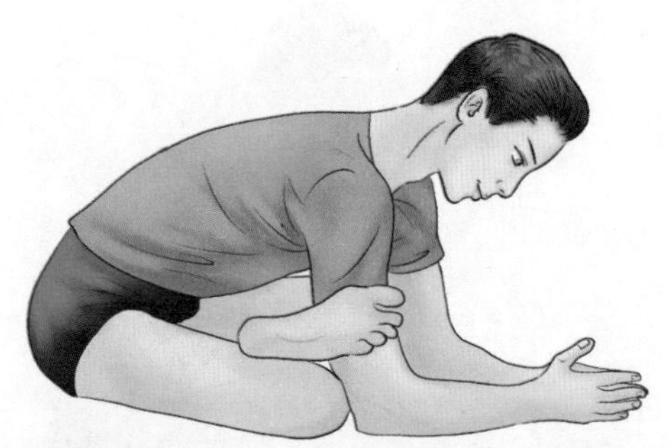

▲高级姿势：如果上面的练习对你来说过于简单，可以尝试这种。把脚踝搁在另一条腿的膝盖上成半莲花式，与前面一样从髋部向前弯曲。如果可以，再把另一条小腿也交叉上来，坐成莲花式。如果这样也非常舒适，就同时向内推动膝盖，直至处于胫骨内侧（双脚伸出膝盖）。你弯曲得越厉害，就越能感到大腿的舒展。

当你完成前曲并打开髋部之后，可以向后翻滚，回到婴儿式，并结束动作。

提 阴

这个练习的动作幅度将由髋屈肌控制，这主要是通过腹部力量、髋部前侧的翘起与打开达到的。不要把这里的上提与骶骨内缩相互混淆。注意下部脊柱的拉伸。

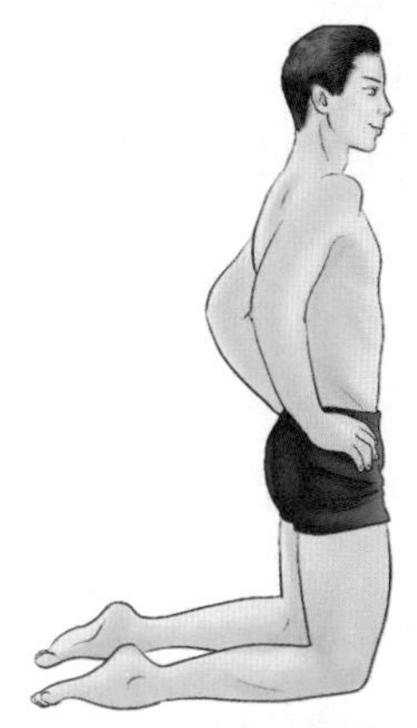

❶ 跪在地上，膝盖位于髋部正下方。此时的感觉应该是用腹部肌肉提升耻骨。不要担心抓握、刺戳某些部位，这能帮助你感知和发现身体的运作状况。

如果仅仅收紧臀部，挤入尾骨，就非常简单。然而，还有一种方法可以告诉你腹部与下部脊柱的关系。那就是腹部内收。

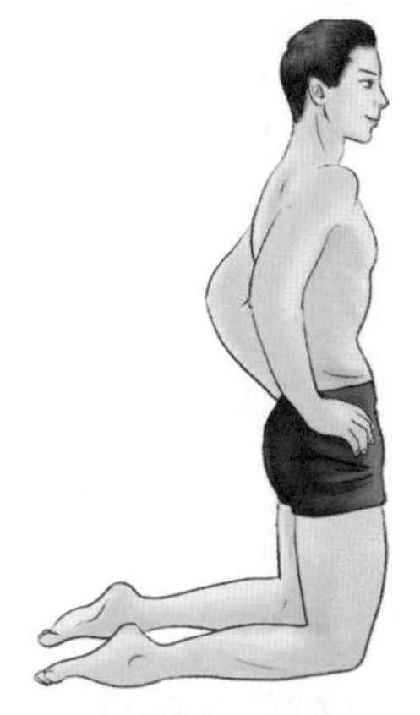

❷ 尽可能使腹部内收并上提，这样，耻骨就能在两腿之间上提。反复练习整个动作，重复21次。可以在吸气时内收并上提腹部，这能进一步锻炼腹肌，并使耻骨提得更高。但是，如果你觉得呼气更易于提升，吸气更易于放低的话，也可以按照自己的方式练习。

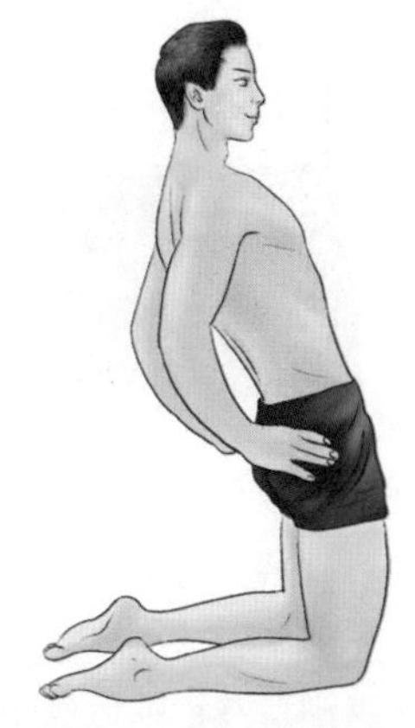

▲**错误姿势：**胸部前突，身体微微后仰，这将使髋部留在原地，骨盆也不会移动。你应该将腹部内收，尤其是耻骨上方的部位。如果找不到这种感觉，可以回到内收和上提的步骤，反复练习，直到感觉出现。

关注背部

背部是美丽的。这是最让人惊叹不已的结构：32块椎骨完美地堆叠在一起，不仅支撑着头部，还保护着脊髓，让我们能够轻松地活动上半身。

如能恰当地使用背部，我们身体的枢纽就将处于正确的位置。双臂从肩膀下垂，所以颈部不会感到压力；移动时应该借助背部力量，而以双腿支撑身体，这能使移动更可控、优雅和轻松。我们看不到自己的背部，但它却是我们力量的源泉。

问题在于，眼睛是向前看的，而背部却在身体后方。我们通常不会注意长久以来所仰仗的背部。由于背部不在我们的视线之内，自然而然就被我们丢到

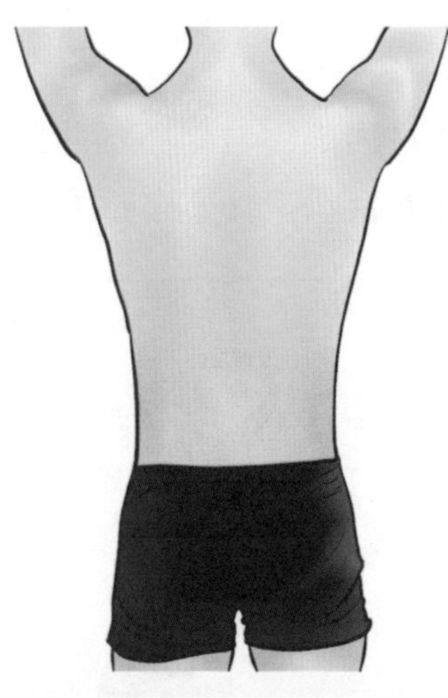

▲站直，双手举过头顶，双臂向外伸展，肘部向两侧弯曲。规律呼吸的同时，感觉肩膀逐渐打开，上半身的肌肉紧张慢慢消退。

了意识之外，以至于我们感觉不到它的存在。如果感觉不到，又如何使用和改变呢？关注背部的两个主要工具是耐心和练习。

回到基础

让我们做个试验。首先，你能否在不动用颈部肌肉、胸部上方肌肉，以及背部肌肉的情况下将双臂举起？大部分人习惯于使用远离轴心的上半身肌肉完成举、拉、推、提等动作，然而，聪明的身体却在肩胛骨之间准备了一些肌肉，可以直接下拉肩胛骨，举起双臂。这个过程的重要性在哪里呢？如果你患有颈痛，甚至头痛，这往往是上背部和颈部的肌肉紧张所致。如果这些部位不再紧张，也就不会再疼痛，这不是很有意义吗？这个简单的练习是减轻身体上积蓄的紧张的最基础的步骤之一。头部周围积蓄的紧张越少，它感受到的压力自然也就越少。

双臂举过头顶，使上臂和身体形成Y字形，并保持住。慢慢地，双肩将会打开，背部力量得到加强，上半身的紧张也会越来越少。这对你的锻炼有很多好处。请记住，所有练习的目的都是要提高你对自己身体的意识。因此，练习时要坚信每个动作都是有目的的。

猿 背

很多瑜伽动作都是受到动物的启发而创造出来的。这个练习是模仿猿。身体前倾，双臂从肩窝处下垂，好像双手要碰到地面一样。这有助于打开背部，缓解肩部的肌肉紧张。

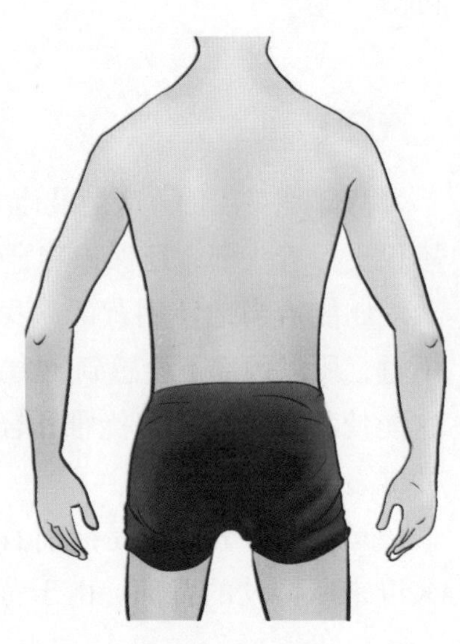

① 身体放松，自然下沉，双膝弯曲，让重心集中在大腿上。身体应该感到有力、舒展。但不要含胸，否则，头部和上半身重量将会压在下背部的肌肉上。

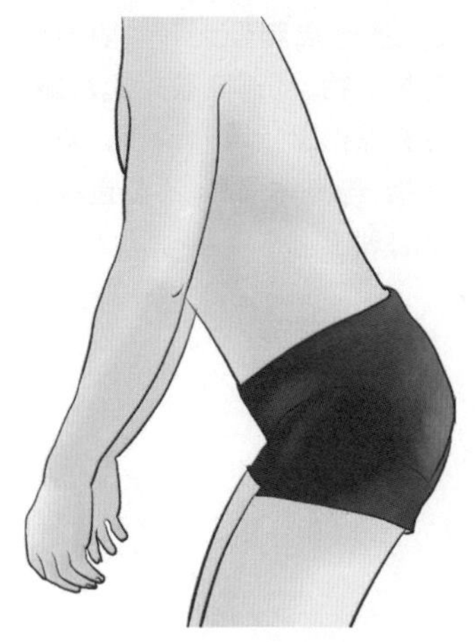

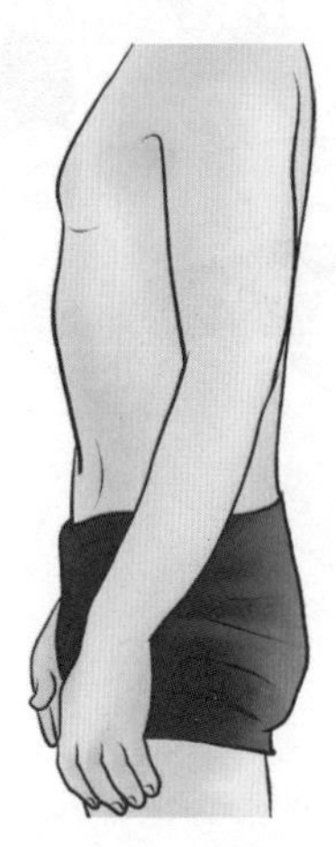

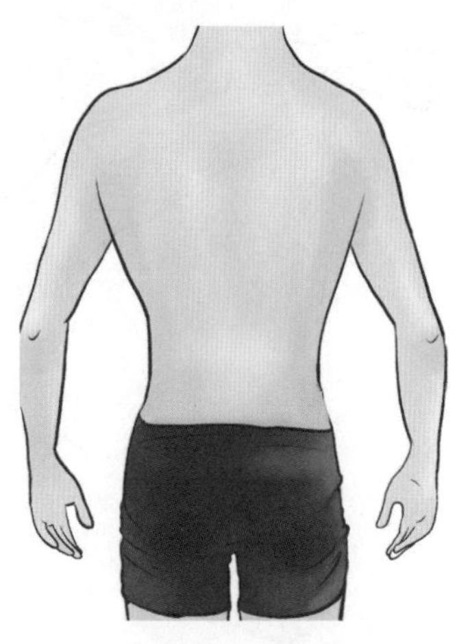

❷ 这个造型抓住了猿人的“悬荡”特征。胸部不能下垂，上半身所有的重量应均匀分布于沿脊柱延伸的背部肌肉，以及髋部和腿部的肌肉。

❸ 从“猿”回到“人”非常简单。腹部内收、上提，这能把你拉回到直立姿势。动作的难点在于维持肩胛骨之间，以及从肩部到手部的舒展感觉。

❹ 从“猿”到“人”而收缩和提升腹部的时候，肩膀不能挤压或收缩。事实上，背部是从髋部笔直上升的，没有任何弯曲、倾斜或凹陷。

挺 胸

挺胸的时候，你会发现腹部内收，背部拱起。但是，还有一种挺胸的方法。让我们回到腹部训练。这个练习还能锻炼脊柱周围的肌肉，缓解背部的紧张和疼痛。

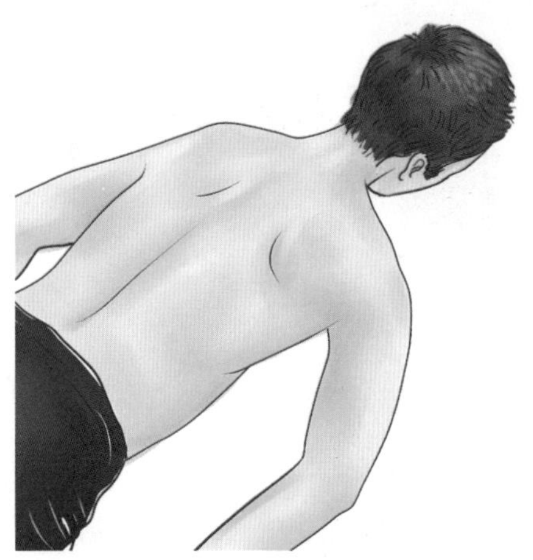

❶ 俯卧，耻骨和底部肋骨贴于地面，脊柱伸展并下压，活动腹部肌肉。肩胛骨后转，双肘抬离地面，继续转动肩胛骨，使之扣入体内。体会胸背部伸展的感觉。

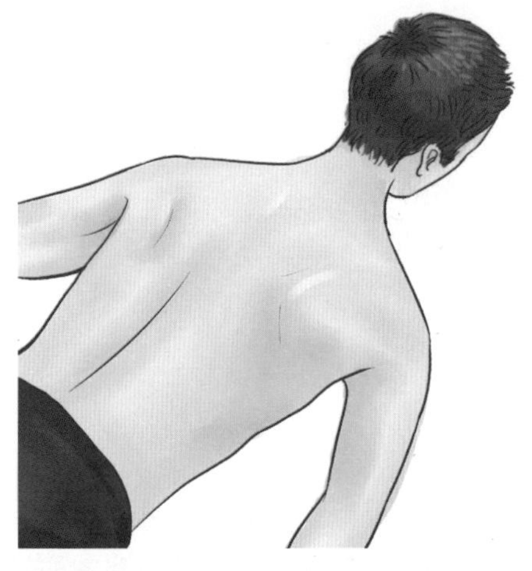

❷ 拉长颈部后侧，继续转动肩胛骨（不要移动太多）。肩胛骨收拢得越厉害，胸部抬得就越高。腹部内收、上提的同时保持肋骨和耻骨下压。吸气时从背部抬升胸部，呼气时慢慢放低身体。

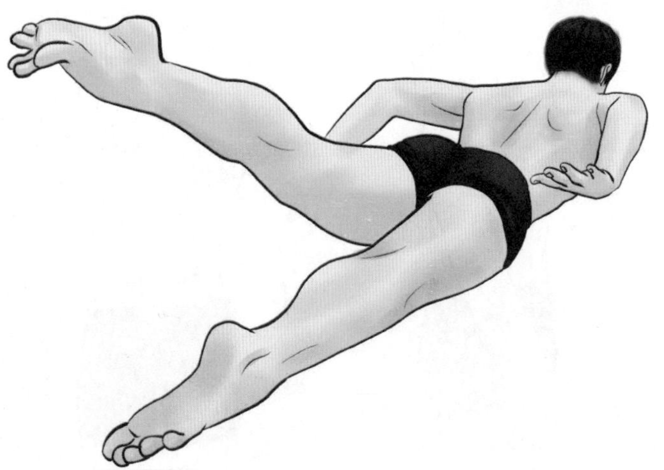

3 通过肩胛骨之间的肌肉使身体上抬，同时交替抬起双腿。保持腹部上提离开地面，双臂上抬，与身体同高（不要过高），掌心朝上。

举臂

坐着和站着的时候都能练习这个动作。但是，不论选择哪种姿势，最好从镜子中观察自己的动作，这有助于确认自己的感觉，并控制自己的运动方式。

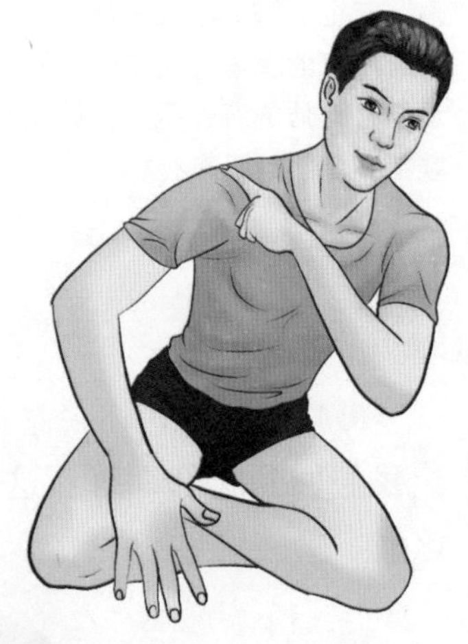

1 从一条手臂开始，将另一只手的食指放在锁骨末端。慢慢举起手臂，直至感到手指也在提升。举臂的同时要保持肩胛骨的下沉。

当你找到单臂练习的感觉后，可以尝试双臂练习。但是，一旦看到胸部或颈部也开始运动，就应该立即停下来。

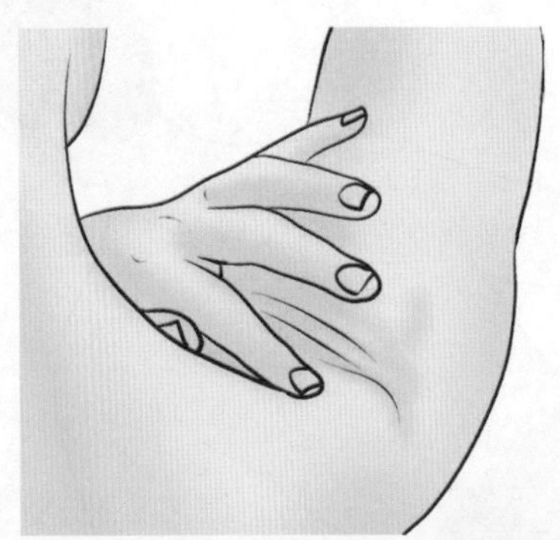

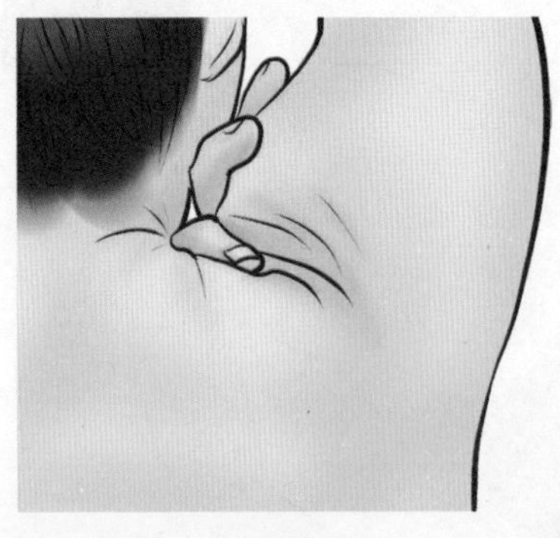

2 举臂的时候要放松颈部和肩膀的肌肉。从镜子中观察，注意举臂时头部和双肩之间的距离。放下手臂时，再次放松颈部和肩膀，感觉紧张的消退。以同样的方式练习另一条手臂。

▲**错误姿势：**如果手指被颈部和肩膀挤压，就说明你的姿势不正确。在这张图中，肩胛骨上抬了，腋窝处没有留下足够的空间。不要自欺欺人，否则将无法获得真实的感觉，而感觉正是你控制和改变运动方式的唯一方法。

弯背

现在，你已经使髋部前侧得到舒展，下部脊柱也能够拉伸至臀部之间。目前所要做的是拉伸髋部上方脊柱的剩余部位，你将感到弯背，但并没有真正弯曲背部。

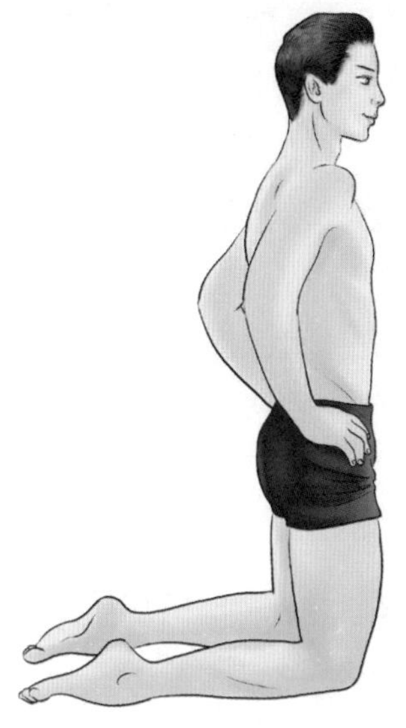

1 与提阴的起始姿势相同，跪在地上，双膝位于臀部正下方，双手放在髋部。

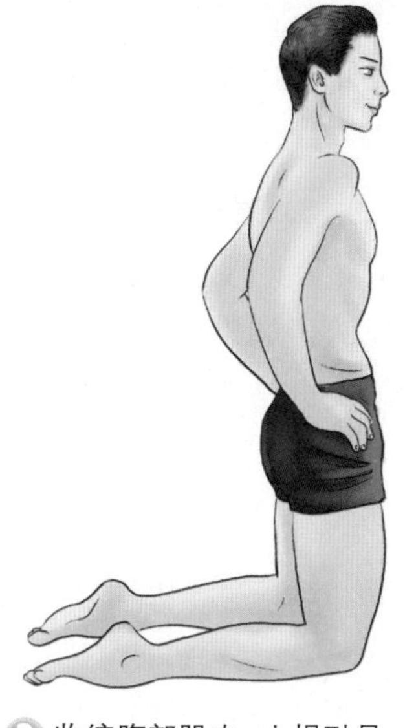

2 收缩腹部肌肉，上提耻骨，使其通过大腿之间，脊柱向上伸展。保持腹部紧张平坦，当你有这种感觉时，就可以确认脊柱处于拉伸状态，并且受到保护。

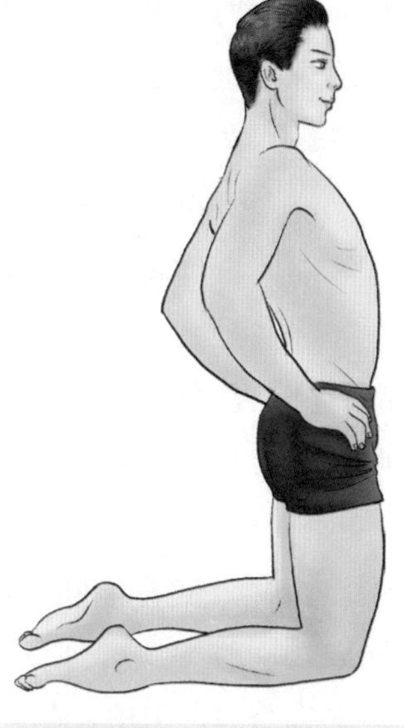

▲**初级姿势：**如果感到弯背比较困难，可以让手来帮忙。将大拇指压入骶骨，帮助髋部上转；用双臂支撑背部，使其从髋部向上拉伸。如果感到下部脊柱疼痛，可以回到提阴练习。

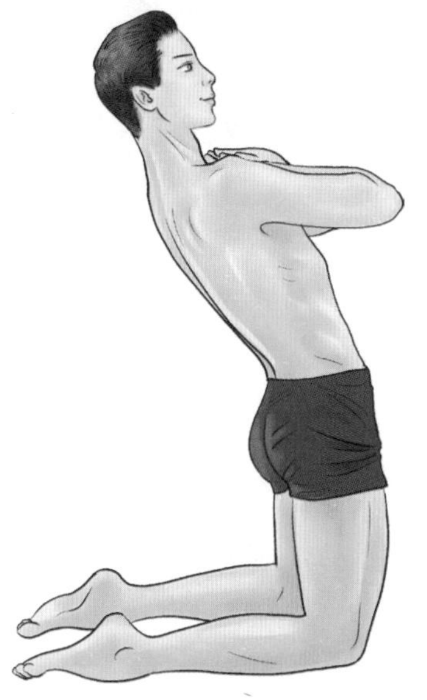

3 双手放在上侧胸部，沿着身体向上推动。保持颈部后侧伸长。不要停止腹部和耻骨的上提。胸部应该感到向前、向上移动，而不是向下或向后。如果下部脊柱感到压力或不适，或者觉得只有下背部在起作用，就请回到打开髋部前侧和大腿的“提阴”练习，这能限制下背部的伸展。

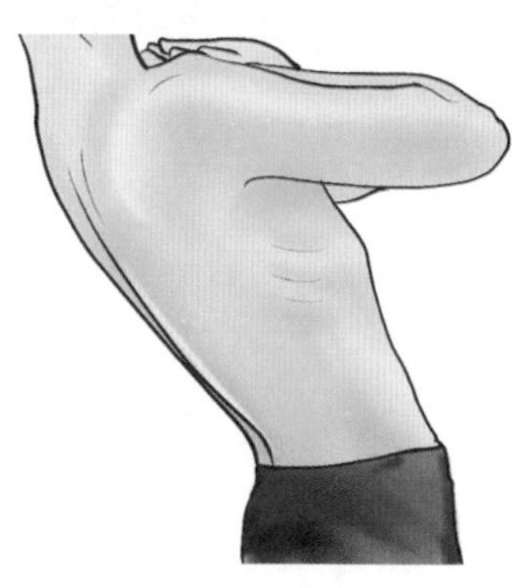

▲**错误姿势：**如果没有上提耻骨，只是简单后仰，你就会发现背部弯曲很大，而正确的动作要求是只需微微后弯。

从前到后

你如何知道背后发生了什么？你能感觉到背部何时伸长了吗？除非借助一些互成角度的镜子，否则，你几乎没有可能看到自己的背部。但是，你确实拥有一面随时可以使用的绝好镜子，那就是你的腹部。当你坐着或站着的时候，注意观察身体前侧的表现。下面 3 个例子将帮助你看清背后究竟发生了什么。

脊柱弯曲

首先，腹部有外突的时候，尤其是肚脐以下的部分。试一下，让腹部放松，自然前突，你将感到下背部开始向前弯曲（见“平衡脊柱”中的图 1）。

这就是由于腹部前突造成的，如果脊柱这样弯曲太长时间，你就会感到下部脊柱的疼痛。显而易见的解决办法就是收腹，继而使脊柱后移，让前后两侧均匀承受身体重量。

挺 胸

其次，试着把肋骨朝前推，这样的胸腔前挺常会伴有肩胛骨的相互挤压。如果在这时下拉肩胛骨的话，脊柱将会有凹陷的感觉。这是中部压缩的必然结果。“平衡脊柱”中的图 2 的背面视图显示了这种明显的凹陷。如果考虑到肾脏正在遭受挤压，这将更加让人担忧。回到正直状态，把手放在肋骨上，并收缩肋骨，使其脱离双手。做这个动作的时候，一定要保持胸部柔软和上背部伸长，以此消除中背部的凹陷。

髋部不平衡

你常常会看到髋部严重不平衡的人，他们腰部的一侧会比另一侧长。如果这样，你就能确信脊柱的一侧长于另一侧，甚至已经扭曲，这会导致背部和髋部的各种问题。为了使髋部平衡，可以将较高一侧的坐骨下压以使这侧腰部伸展。

坐在地上或脚后跟上是练习的最好姿势，因为地面会使你感到坐骨的活动。

练习时谨记这 3 个主要方面，你就会知道当髋部平衡、脊椎伸展时如何去观察。

平衡脊柱

这 3 个例子显示了常见的背部不平衡的错误姿势。也许只有身体前侧的状态才能引起你对此的警觉。只要意识到这一错误，胸部挺出、腹部外突都能使你认识到更加严重的问题。

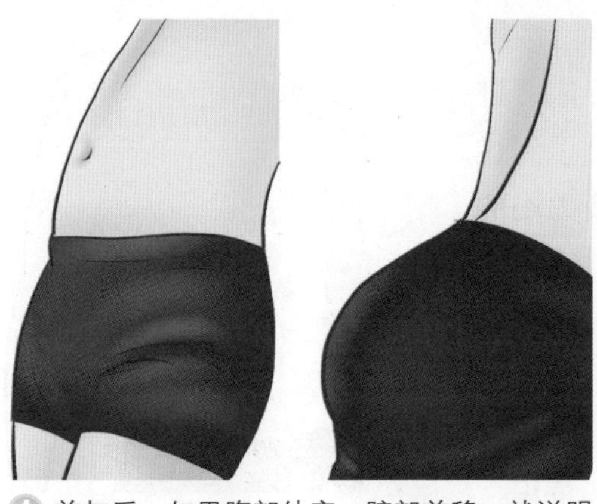

① 前与后：如果腹部外突，髋部前移，就说明下背部存在弯曲。这是众多下背部问题开始的征兆。舒展腹部和脊柱，缓解由这种弯曲导致的压力。

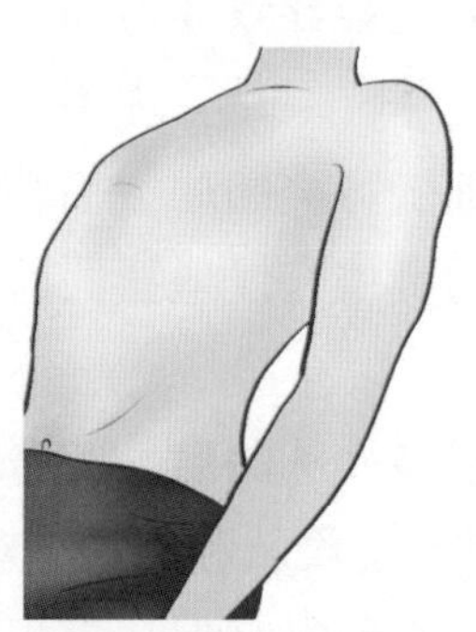

② 前：如果胸部鼓起、上挺，你就应该意识到胸曲被抬高了。你需要放松胸部，并提升腹部。

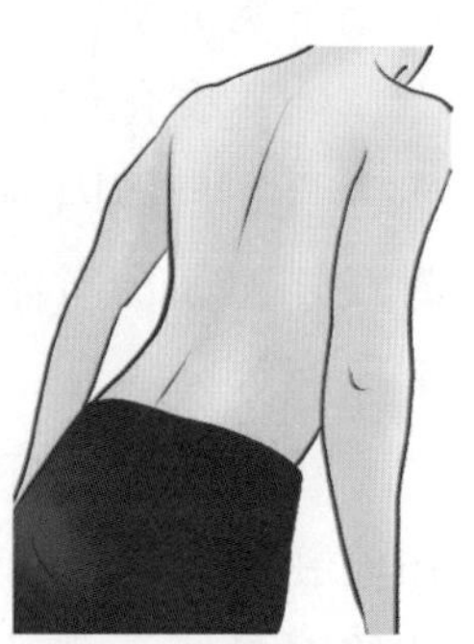

② 后：想象你的肾脏正在被下背部的弯曲所挤压，你将会理解为什么值得纠正这个错误姿势。这是胸部挺出导致的问题。

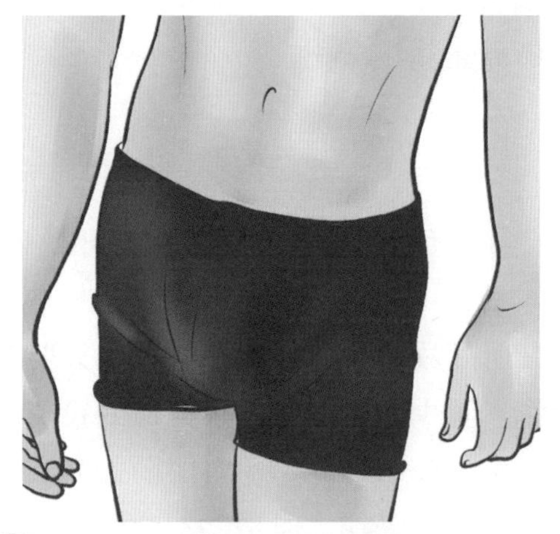

③ 前：身体一侧的外突或扭曲反映出了脊柱的弯曲。你必须找出哪一侧坐骨需要提升，先使其稳固，然后提升至与另一侧水平的位置。

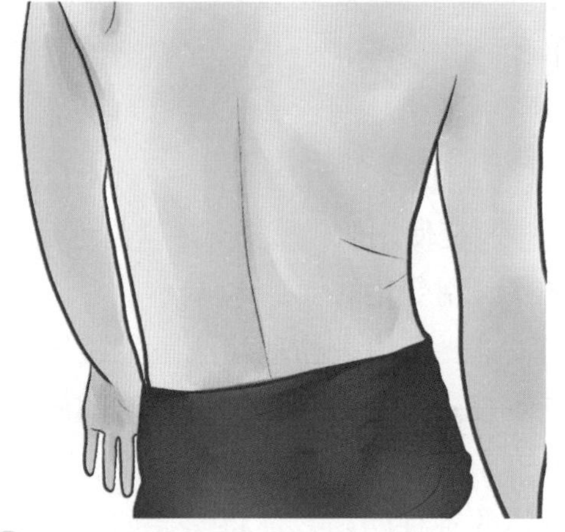

③ 后：如果腰部的一侧比另一侧长，就像这张图片所显示的样子，说明你的脊柱正向较短的一侧弯曲或凹陷。你必须把坐骨下压，伸展这一侧腰部，从而使脊柱恢复直立姿势。

稳固

即使是最完美的身材，也至少会有一个需要特殊关注的地方。读到这里，如果要哀叹自己的身材多么不理想的话，就先想想两件事情吧：第一，你的身材能够维持到现在，就已经相当不错了。第二，改善对任何人来说都是没有尽头的，完美是永远达不到的。

注意身体失衡的威力。持续重复使肩膀或髋部不平衡的动作，无疑会导致坏习惯的养成，进而扭曲、腐化你的身体。但是，你不会意识到这些，直到身体因为细微可笑的原因而精疲力竭的时候。比如，当你的身体奇怪地扭曲着，或当你下床时等。

然而，还是有很多人从曲肩、驼背、弯腰和扭曲变到了修长、伸展、柔软和强壮，对你来说，这绝对是好消息。你必须时刻保持警惕和意识，这将使你更真切地了解身体，了解自己。

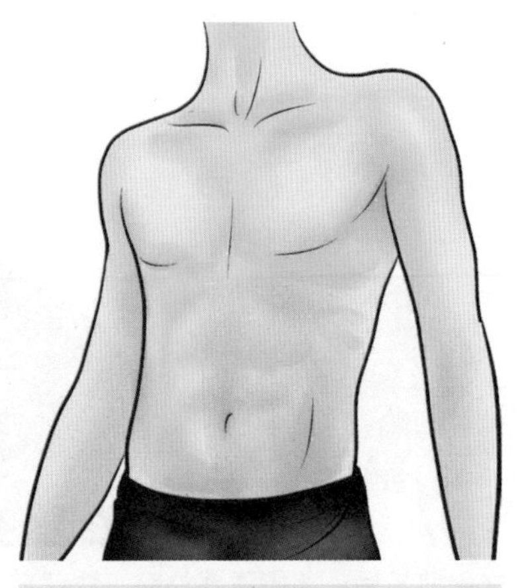

▲单腿站立、穿高跟鞋、弯腰驼背、工作时不健康的坐姿，这些都将导致错误的姿势。长此以往，还会引起脊柱侧凸和弯曲。但是只要你愿意，任何时候都可以改变习惯和身体。

建议你找一位专业的物理疗法医生，他（她）会帮助你找到习惯性紧张或柔软的部位，还会推荐一些锻炼方式（或许和本书介绍的非常相似），你可以进行有规律的练习。当然，仅有一张诊断单和一串锻炼名目是远远不够的。如果不把这些转化成实际的练习，变化就永远也不可能发生。

持续变化

改变使用肌肉的方式，这是你身体走形的主要原因。你的身体并非不可改变，唯一限制变化的就是你自己。

不要害怕去物理疗法医生或按摩师那里通过放松肌肉来治疗身体。只要对身体投资，它必将保持更长时间的正常运作。至少你对汽车做了类似的投资。可以亲自拜访一些专家（医生、物理疗法医生、按摩师等），向他们咨询关于身体的各种问题，你将学会如何对自身的特质产生兴趣。但是，不论他们建议什么，必须确认是适合你的身体的。

应该为自己的特殊感到骄傲。你有最好的理由让自己成为例外：把弱点变成强势。只要你勇敢地去发现、接受、了解并热爱自己的缺陷，你就能获得远比平衡的髋部更为强大的动力。

平足

如果足弓塌陷，弹跳就会受到阻碍。脚底部位的正确位置至关重要，只有这样，才能为身体其他部位提供强有力的支撑。

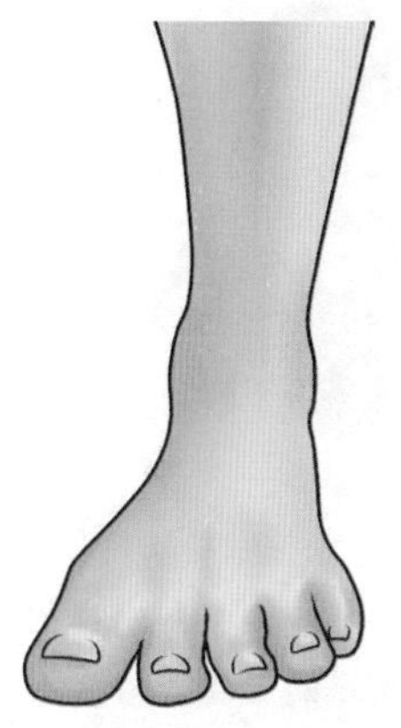

▲**正确姿势：**脚踝位于脚的正中，脚趾张开，身体重量均匀分布于整个脚掌。这时，足部就会有抵抗扁平和束缚的自然支撑力。为了找到这种平衡和脚踝的正确位置，可以参见下文的“吉米·周”练习。

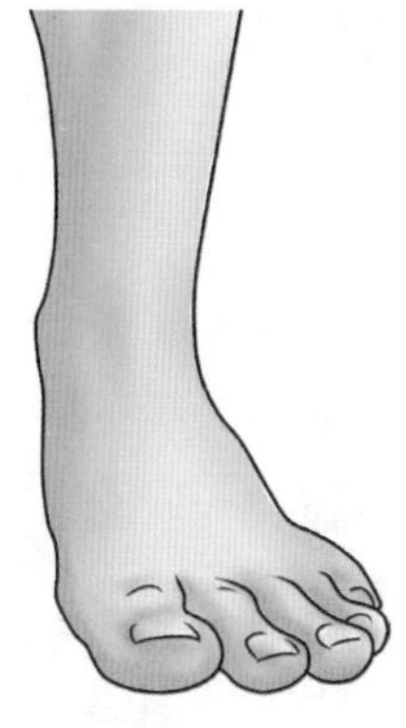

▲**错误姿势：**观察脚踝（跗骨）是如何偏离脚的中心的。这不仅会使足弓消失（平足），还会将大脚趾逐渐拉向脚的外侧，并会最终影响到膝盖内侧（膝外翻），这种影响甚至会沿腿部上传，直至伤害到髋部。

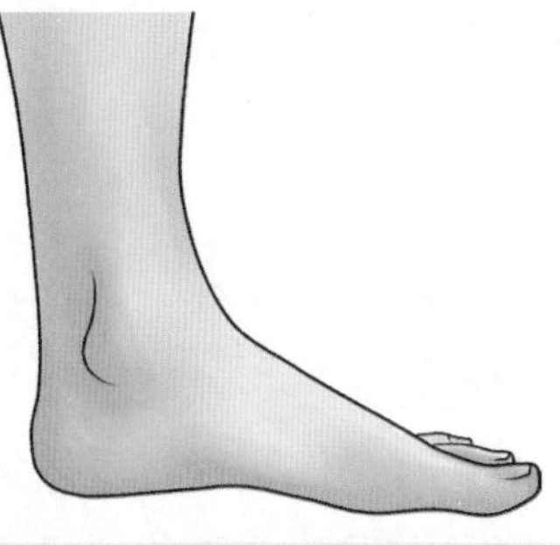

▲**正确姿势：**与右侧的图片相比，你将看到足部肌肉保持着足弓的形状，并使脚踝处于脚的正中。大多数人都有足弓，如果没有，大部分情况下都可以通过调整足部肌肉使其重新出现。

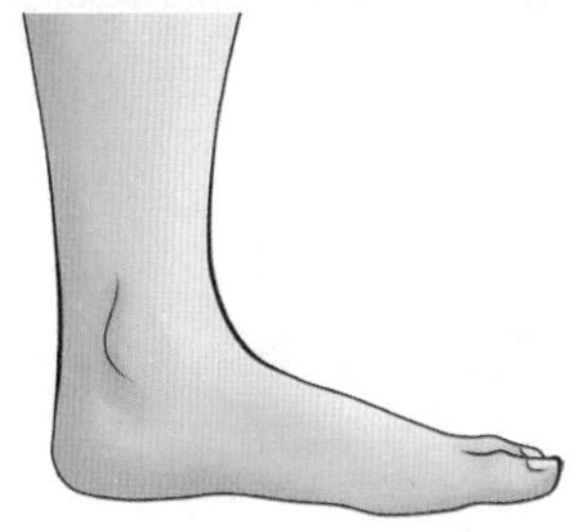

▲**错误姿势：**在脚和地面之间的狭小间隙中，很难感受到支撑力。只有当身体与地面相互接触时，才会产生支撑力，如果足弓下塌，支撑力就所剩无几了。请在任何可能的时候做“吉米·周”练习，这有助于纠正平足。

脚踝、膝部和髋部

脚 踝

让我们从脚踝开始。准备一面镜子，对自己诚实，仔细观察。你的脚踝位置与哪张图片对应？你或许会发现两个脚踝有所差别。站立的时候，双脚前指的角度或许略有不同。这种失衡在你每次跨步、行走、奔跑时不断重复，并向上传到膝部、髋部，直至脊柱。

让我们用镜子、双脚和注意力来纠正这种失衡。

膝 部

不论你是膝内翻（弓形腿）还是膝外翻（O 形腿），只要注意脚踝与髋部之间的联系，就能够拉伸双腿。当你维持足弓上提时，脚踝就不容易倾斜。“下犬式”是锻炼膝盖和脚踝的绝好姿势，因为你可以从最佳角度观察这些部位。反复练习转膝和扭脚，直至能够感到髋部与脚踝之间的联系。

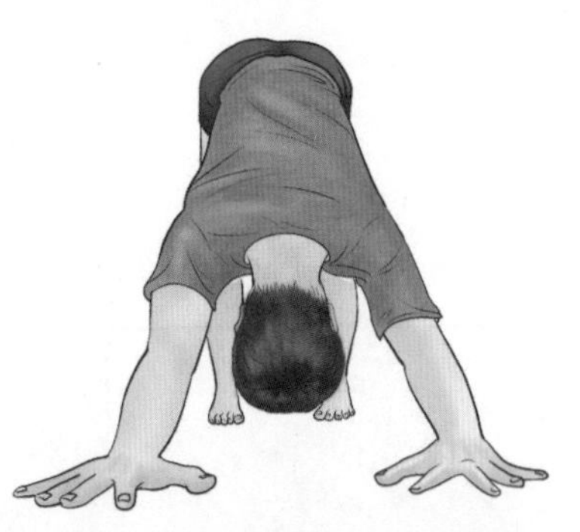

▲“下犬式”是检查双脚、脚踝和膝部之间相互关系的最佳姿势，因为你能够直视这些部位。保持这个姿势，稍做练习。试着让脚踝下压，随即将其拉回到脚的正中位置。这时，你将感到膝盖水平地左右移动，甚至还能感到腹股沟肌肉的运动。你可以自行决定练习时间，并学会如何让身体的运作达到最佳状态。

髋 部

当某人抱怨两条腿不一样长时，多半是因为髋部一侧抬得比另一侧高。你是否偏爱交叉某一条腿？站立时，你是否将身体重量压在一侧髋部上？这些习惯反映并强化了已经存在的失衡。这不是说你今后站或坐都得把坐骨和双脚摆得四平八稳，而只是提醒你要注意自己的身体。

再谈谈感觉。你的髋骨匀称吗？回到本节开始时的髋部打开套路练习。

“吉米·周”练习

这个练习以高跟鞋设计者周仰杰的名字而命名。众所周知，高跟鞋很漂亮，但对身体伤害颇大。这个练习将帮助你纠正足弓的塌陷。简单地提升和放低脚跟，保持一切正直（实施起来要比听着困难），你的双脚将会被激活。可以使用支撑物保持平衡，但如果可以的话，请将双手放在髋部，看看你在抬升、放低身体的时候，能否感到腹部的举力。这会使你意识到自己与双脚的联系。

如果脚跟抬不到图中那么高的位置也没有关系。将大脚趾根部的球状部位紧压地面，感受脚跟处向上的举力。只要有这种感觉，你的前进方向就是对的。这种感觉能够使你的轴心稳定。

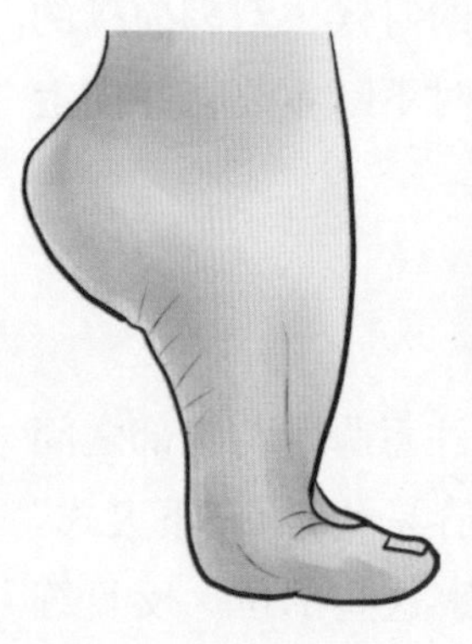

◀①站立，双脚朝前，位于髋部正下方，保持全身平衡对称。高高地抬起脚跟，脚趾着地。将脚踝抬至大脚趾球状部位的正上方，确保其不朝左右倾斜，你将感到双脚充满活力，足弓被伸展和增强，从脚趾到脚踝，再到膝部和髋部，形成了一条坚实的直线。

▶②张开脚趾，扩大着地面积，以获得更坚实的支撑。脚趾下压，帮助你保持平衡。当你多次重复脚跟升降运动并对其相当熟悉之后，可以把注意力集中到向上伸展上，每次抬脚跟时，身体不要向前倾斜。如有需要，可以靠着墙壁，但是独立抬升将让你感到足弓被直接激活。

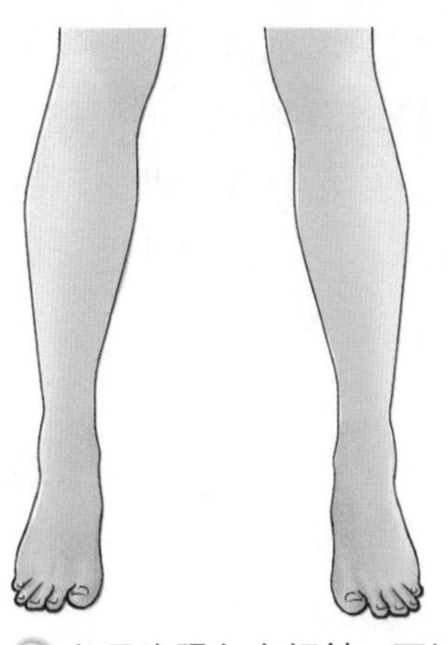

③ 如果脚踝向内倾斜，可以伸展小脚趾，保持脚踝位于正中。

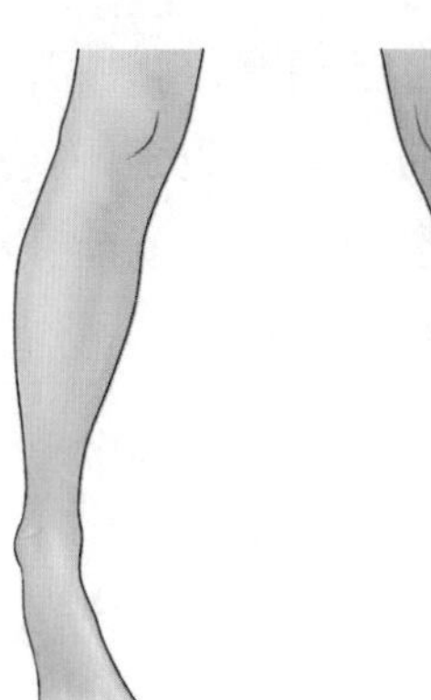

④ 如果脚踝向外倾斜，可将大脚趾的球状部位压入地面，并使大脚趾向前伸展。

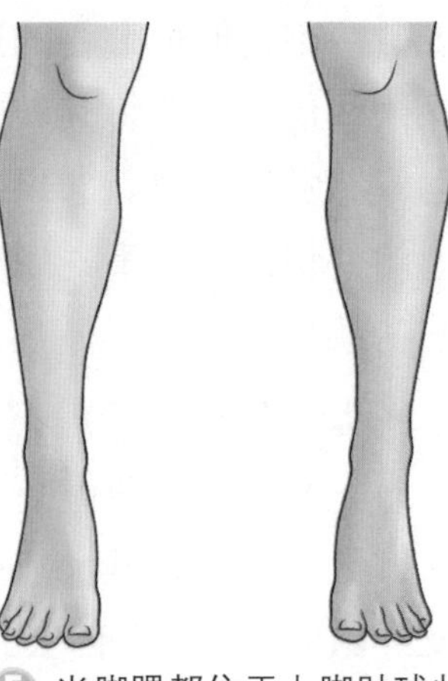

⑤ 当脚踝都位于大脚趾球状部位的正上方时，可将脚踝前挺，进一步激活足弓。

第二节 站式

现在，你已经找到了身体轴心力量的位置，是时候开始站式的练习了。有些姿势对你来说可能比较困难，因此，刚开始的时候应该动作轻柔些，然后逐步提高难度，尽量延长姿势的保持时间。

站立开始

到现在为止，你应该已经成功找到如何感受和运用轴心力量的方法了。你可以支撑、热身、移动，还有最重要的就是能够感知身体在什么时候的运作是协调的。此时，你就可以进入站式的练习了，这将进一步挑战你的身体。

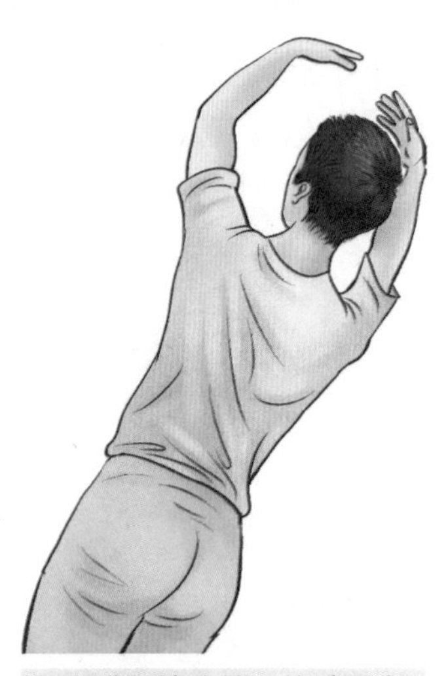

▲在进入站式练习的过程中，要不断积累感知和运用轴心力量的能力。在看过图片、读过说明之后，就应该根据自身情况进行练习了。

开始时，这些姿势对身体的要求可能显得不怎么自然。但是一定要记住全身流动的宗旨。通过轴心力量支撑身体，你将开始把身体作为一个气泵来使用以增加体内能量的流动。因此，你应该用两种方式理解本章的内容，既要看到单个的姿势和动作，又要看到如何在这些姿势和动作之间转换。

虽然有相关说明告诉你在哪个位置对姿势的感

受最深刻，但最重要的还是靠你自己揣摩每张图片，并相信大脑能够感知、编译这些信息，并将其转化成肢体的姿势。镜子的使用或许会有帮助。请记住，自我感觉最重要。如果你仔细观察和阅读，就能获得充分的信息来判断，你所做的一切是否与事先说明的一样有益。记住，只有反复练习之后，你才能全面感受某个姿势。

动作流畅

练习站式时动作必须连贯。你可以先快速浏览，以获得整体的印象。就像你自己是由各个部分组成的，套路练习也同样如此。试着体会组合套路的乐趣，就好像你或许已经体会到的从轴心开始、把自己逐步组合成形的乐趣。

当你感觉到什么的时候，不要惊慌而停止。如果感觉舒适，就好好享受身体运作和流动的感觉，不要屈服于重力。如果某个姿势太难，可以尝试初级姿势。如果太容易，则可以保持更久，并增加动作的难度和幅度。如果感到不适，就要检查轴心是否运作正常，练习是否适合自己的身体和柔韧性。不要坚持做让自己疼痛的动作，可以再次揣摩说明和图片。大多数伤害都是在你不听从、不感知、不诚实的时候发生的。

弓步式

学会喜欢这个姿势。在耻骨的上提和大腿的伸展中，蕴藏着无限的可能性。处于半点（芭蕾舞的一种姿势，半个脚掌着地）状态的后脚脚跟能够激活足弓，从而让你打开髋部。抬升脚跟，推压大腿后侧。

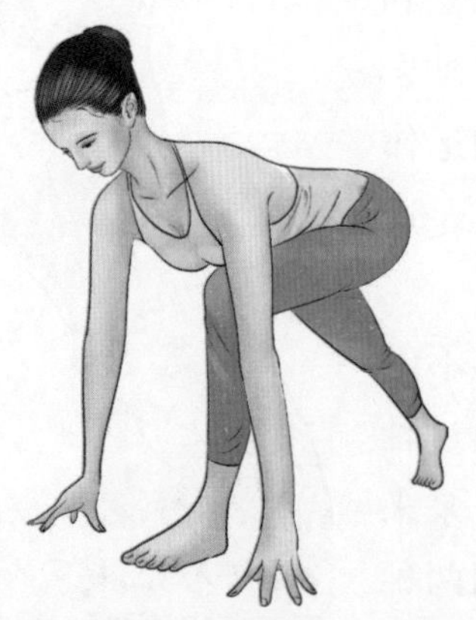

❶ 站立，双脚并拢，朝向前方。弯腰曲身，手指接触双脚两侧的地面。抬头，挺胸，一条腿向后伸直，膝部后推，另一条腿的膝盖向前挺。

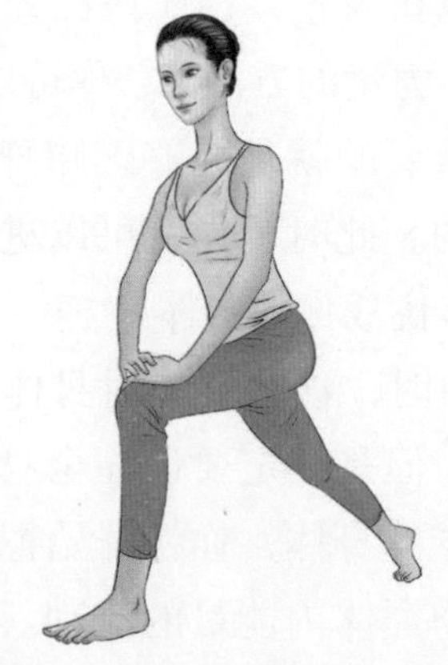

❷ 如图所示，双手放在膝盖上。把注意力集中到提升耻骨、脚跟和打开髋部上。双臂下压，但肩胛骨不要向下。如果感到腿部肌肉疲劳，或者想给腹部一些支撑，练习就不要进行下去了。

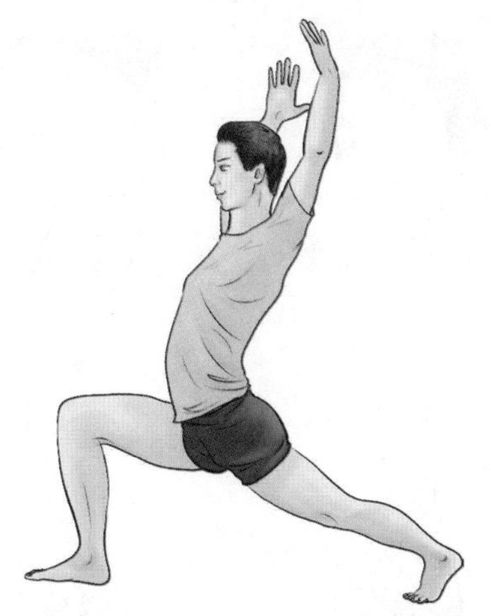

③ 保持肩胛骨不动，举起双臂，颈部和肩膀放松。身体应该有和站立时相同的感觉，双腿应该让你的姿势优雅挺拔。腿部越有力，髋部和身体上提、伸展的程度也就越深。

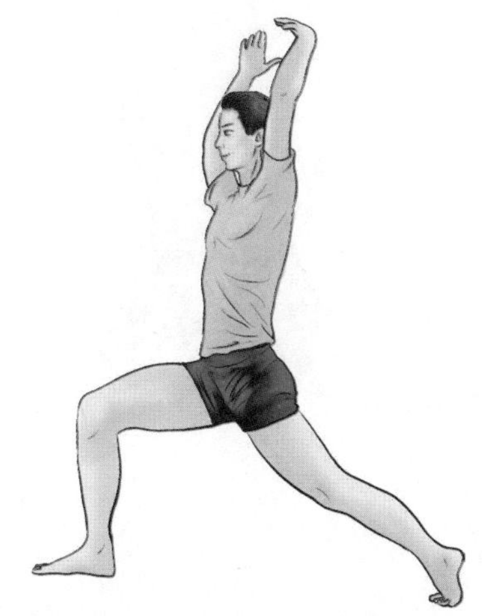

▲**错误姿势：**前面的大腿较低，身体重心集中在了下背部，而不是髋部和大腿。外突的腹部显示了脊柱的过度弯曲，如果长时间保持，肯定会导致下背部不适。还要注意后面的脚，脚跟要抬起。舒展髋部和脚踝，使其舒适。

战士式

这个姿势紧接着之前的“弓步式”。从完整的“弓步式”姿势放下双臂，与肩同高，身体转向一侧，不再朝向前方。这个动作有助于打开髋部，增强腿部和膝盖的力量，并巩固已经建立起来的轴心力量。

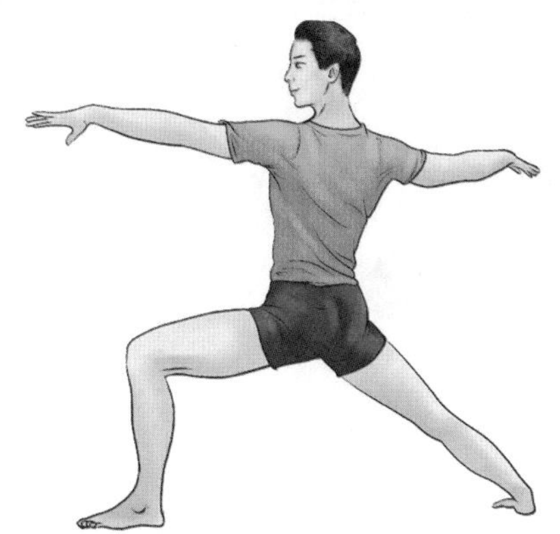

▲**完整姿势：**从“弓步式”开始，后脚脚跟转向地面，髋部紧随其后。前腿膝盖和髋部留在原位，平直转动，这样你就进入“战士式”了。由于耻骨的上提和大腿肌肉的后卷使得臀部坚实有力。这张背面视图展示了耻骨上提带来的脊柱伸展，以及髋部的平衡和背部的变宽。肩胛骨收拢，颈部放松。

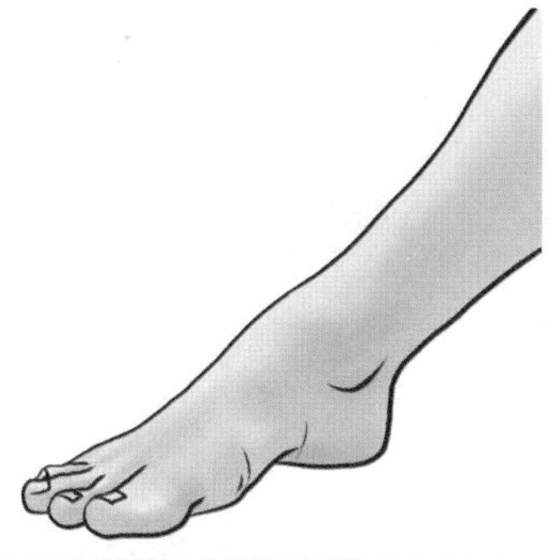

▲**特写：**后面的脚同样非常重要。经过“弓步式”的激活之后，当你把脚跟和大脚趾的球状部位往下压时，可以感觉到踝部的上提。这能让你感到身体重量是由两腿支撑的，而非前面的大腿。越是对后腿肌肉进行锻炼，你就越容易感觉到脚和腹股沟之间的联系。尝试一下，扎稳身体。通过激活后脚足弓，你将感受到来自后腿的支撑。

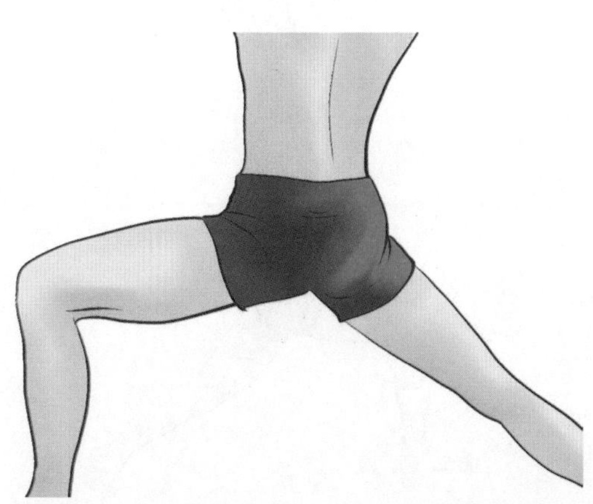

▲**特写：**这是臀部的特写，以便你感受耻骨上提和大腿肌肉后卷对髋部的影响。双手放在髋部，感觉它的运动。这个姿势能将最顽固、最封闭的髋部打开。与优美的臀形相比，膝盖处的直角稍显次要。感受和打开僵硬的髋部要比盲目追求完美重要得多。

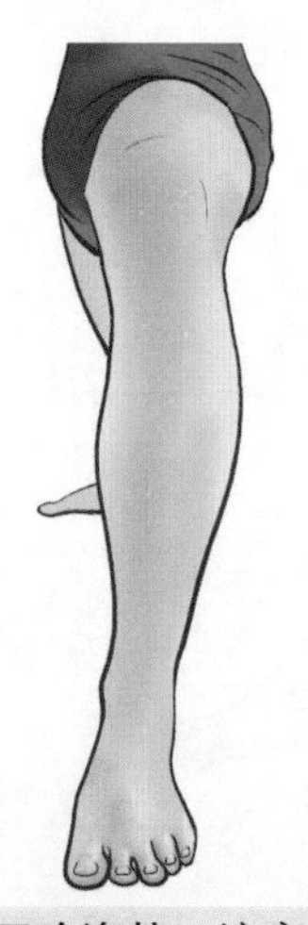

▲**正确姿势：**注意从大脚趾到膝盖，再到髋部的笔直长线，还有髋部的平直扭转。尽量使身体扁平，以提高髋部的柔韧性，增强轴心力量、改善膝关节。

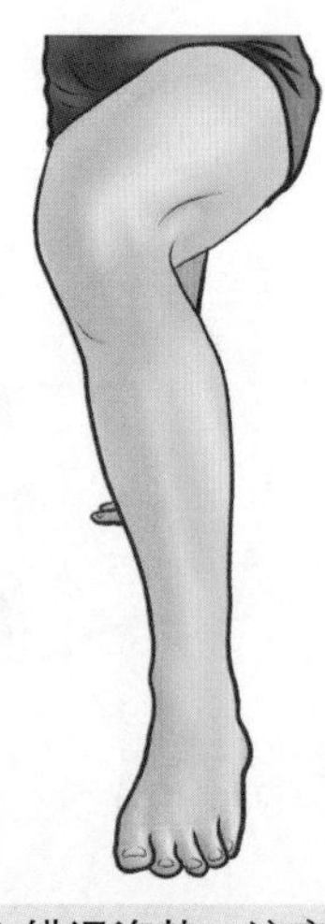

▲**错误姿势：**注意这里的线条。前腿膝盖的内侧积蓄着大量压力，小腿骨外侧显得非常紧张，足弓也消失了。后侧髋部向前翻转，髋部已经无法打开了。

侧弓步式

这个姿势中，前腿的位置与“弓步式”相同，身体稍稍倾斜。当肌肉协同运作时，你将感觉到它们是如何保持身体伸展和直立的，以及来自腿部的抵抗力是如何提供平衡的稳定性的。

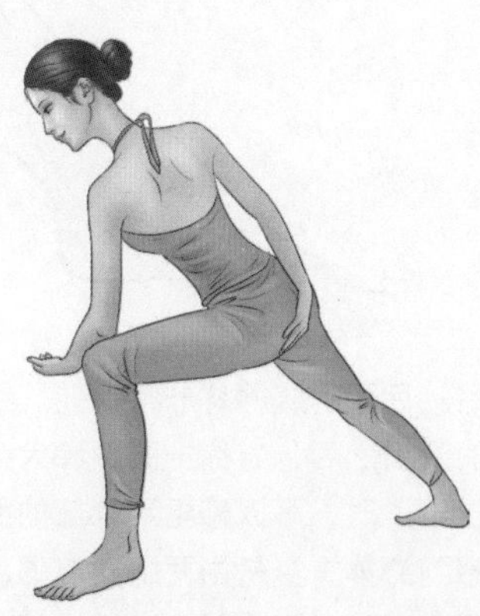

❶ 从“战士式”开始，身体向弯曲的膝盖倾斜。肘部靠在膝盖上，腰部两侧保持伸展。放在臀部的手使得坐骨能够后拉，也使得膝盖可以前推。

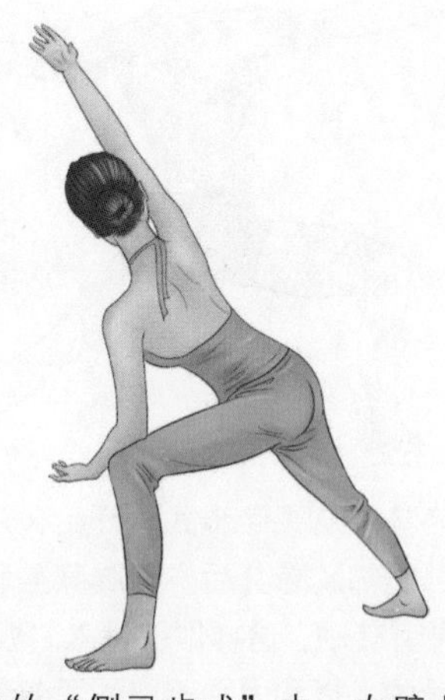

❷ 在简单的“侧弓步式”中，右臂上举，直到上臂内侧碰到鼻子。注意从头到脚的长线，以及背部的宽度。保持肩胛骨收拢，后腿伸长。初学者可以到此为止。

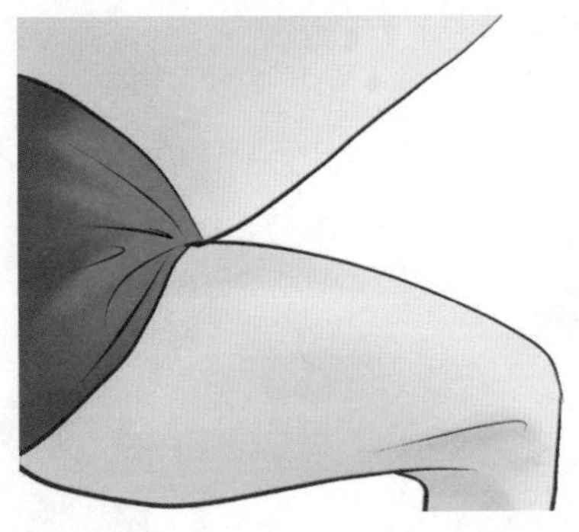

▲**特写：**腰侧长度是脊柱的反映。双膝不论前推还是后拉，都促进了髋部的扭转并使两侧同时变得稳固。两股相反方向的力量相互平衡，创造了稳定性。不要忽视你的腹部，让它与大腿尽量保持距离。

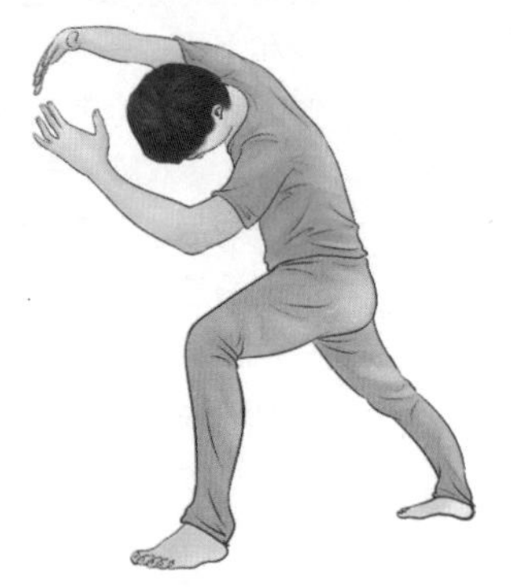

③ 左臂也举过头顶，保持双肩放松下沉。俯视视图揭示了这个姿势感觉舒适的原因。注意观察从后脑勺开始到脚跟的直线，好像是从地面长出来的一样，这使得背部舒展变宽。手臂和耳朵之间留有空隙，说明头部没有压力。

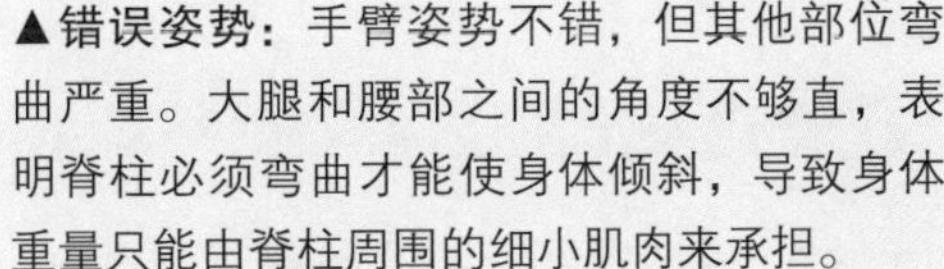

▲**错误姿势：**手臂姿势不错，但其他部位弯曲严重。大腿和腰部之间的角度不够直，表明脊柱必须弯曲才能使身体倾斜，导致身体重量只能由脊柱周围的细小肌肉来承担。

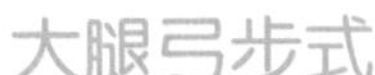

大腿弓步式

从“侧弓步式”开始，扭转身体，使其朝向前面的脚。身体重量应该均匀分布于前后腿之间。这又被称为“膝盖颤抖”。因为躯干位于前腿正上方，当大腿肌肉疲劳时，膝盖就会开始颤抖。

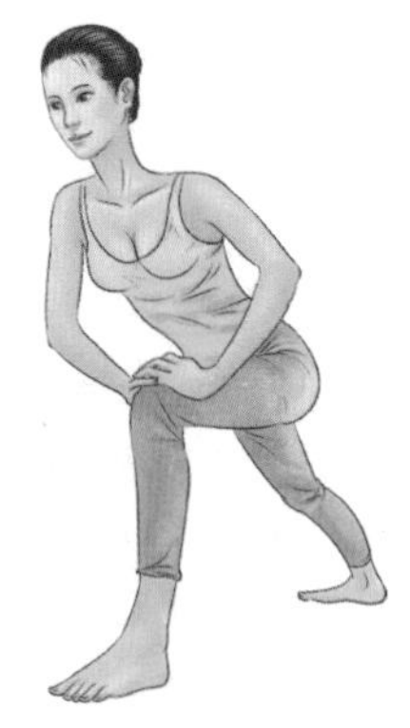

① 保持后脚脚跟平贴在地上，这将让你感受到内侧大腿的动作。虽然双手和手臂支撑着身体，但仍要保持腹部上提和内收。注意上半身不要弯曲，臀部不要外翘。初学者可以到此为止。

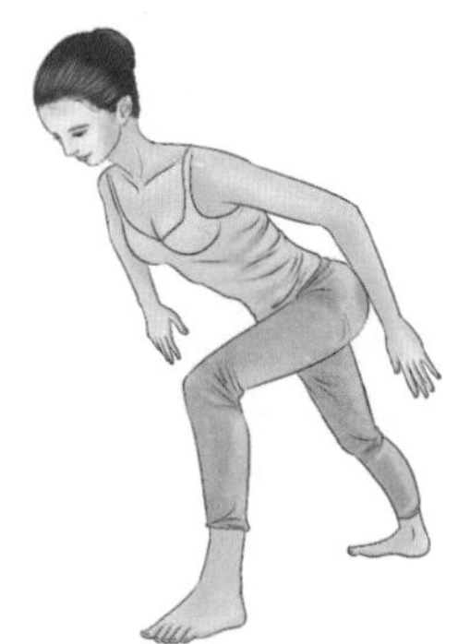

② 双臂自然后摆，就像小鸟一样，打开肩胛骨，舒展后背。永远都不要收缩身体，如果依靠挤压肩胛骨使手臂后摆，只会让颈部肌肉紧张。

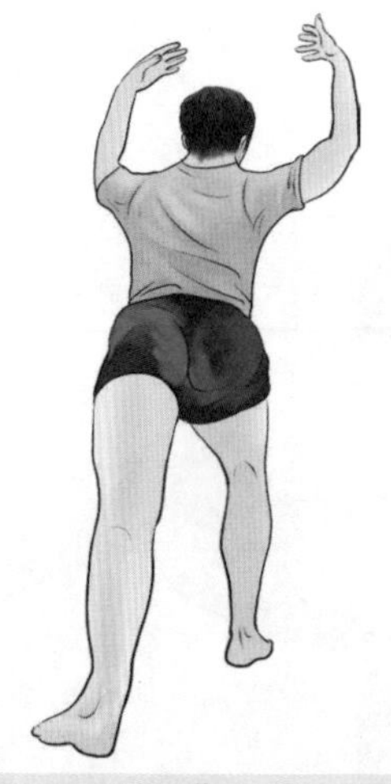

▲特写：这张背面视图阐释了这个姿势的精髓。背部的长度意味着上半身的拉伸。从后脚脚跟开始向前倾斜，但始终保持身体的自由度，让它从前膝和髋部开始扭转。

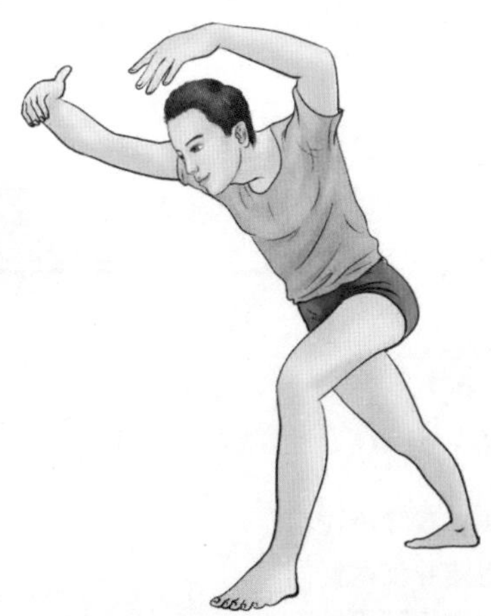

▲错误姿势：上背部的拱起反映了下部脊柱承受的巨大重量。如果背部感到重压，请挺起胸部，并将腹部向内收，直到感觉大腿微微发热。注意双肩相对于耳朵的位置，保持肩膀下沉，颈部伸展。注意从头到脚的长度。

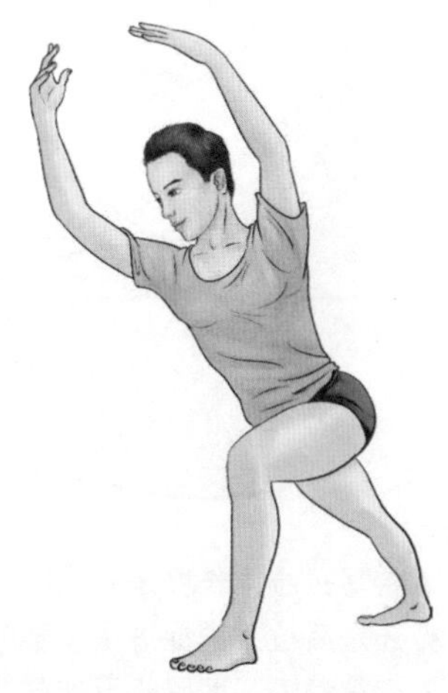

③ 双臂举过头顶。保持颈部伸长，肩胛骨下沉，确保颈部肌肉没有紧张。注意腹部的内收和上提，维持下部脊柱的拉伸。还应注意贯穿全身的长直线。体会双膝分开（一个向前，一个向后）和利用背部保持稳定性的感觉。这里有一个难点：你能否运用腹部让自己感到支撑力的存在？

下犬式（劈叉）

这个姿势是下犬式和劈叉的结合，难度很高。确保从脚跟到脚尖的伸展。一旦你进入姿势，就能体会到其中的乐趣。

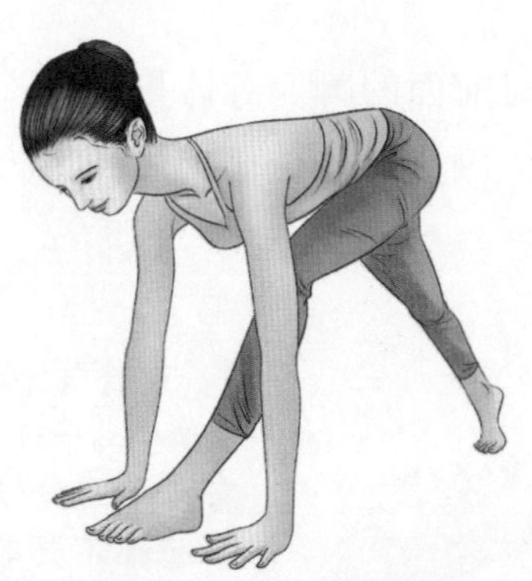

① “大腿弓步式”之后，将双手放在地上，后腿伸直。不要盲目地推挤前腿膝盖，但应该下压后脚跟，使臀部提起。留出一些空间，并从地面获取支撑力。难点：你能从双手之间抬起腿来吗？

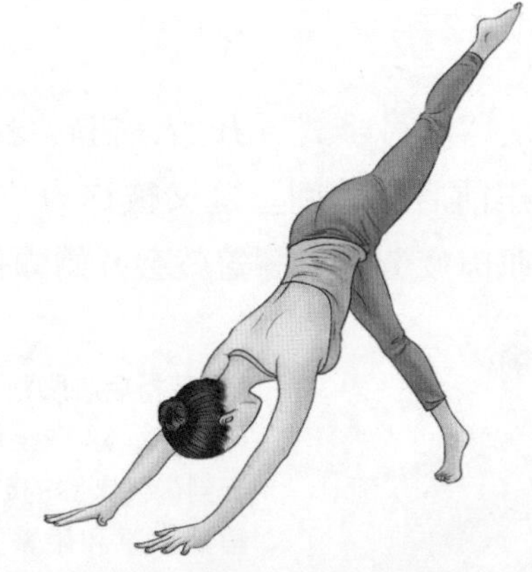

② 这是下犬式（劈叉）最常见的姿势。前腿向后抬起，直至从手腕到脚尖形成一条直线。收紧臀部的同时舒展髋部有助于腿的抬升。观察抬升腿的脚踝。从大脚趾到脚面、膝盖，再到髋骨，是否形成一条直线？初学者可以到此为止。

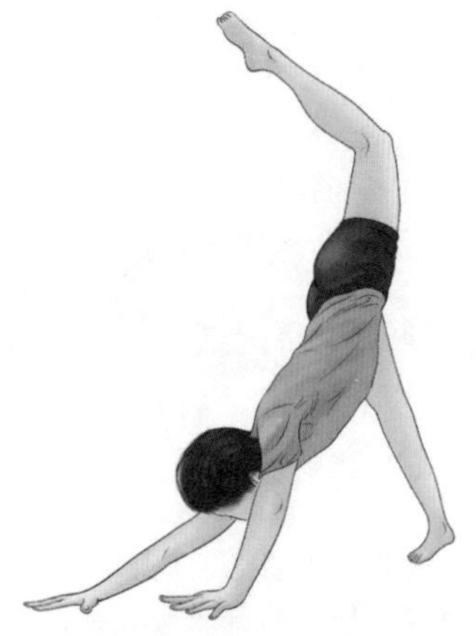

▲错误姿势：这是该姿势常见的错误。胸部缺乏柔韧性使肩膀难以舒展。双臂姿势不正确。抬高后腿的渴望反而导致了髋部的上提，因而无从判断后腿是否伸直。头部上翘会使颈部肌肉紧张。支撑腿的脚跟下压则会加重脊柱弯曲。

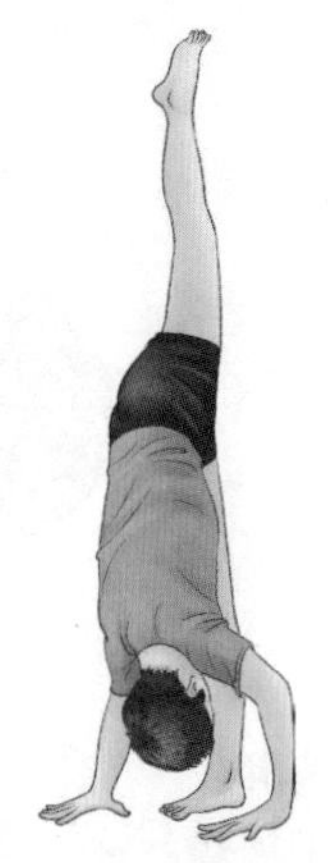

▲高级姿势：在你完成第 3 步之前，不要尝试这个形式。如果可以，将抬起的脚前弹，稳定住脚跟，并通过髋部最大限度地向上伸展。利用大腿将臀部上提（不要使用手臂，这将导致收缩），腹部可以参与其中。可以把头部和放松的颈部作为抬升腿的“秤砣”。

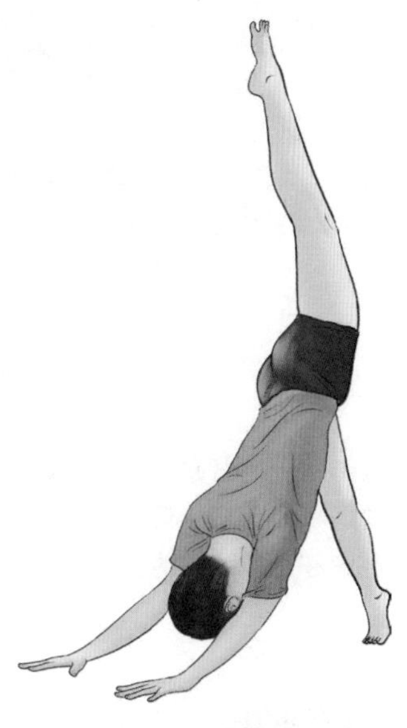

3 双手紧压地面，从手腕开始上推，直至脚尖。保持双手撑牢、均匀用力，并使双肩与耳朵尽量保持距离。保持髋部平衡，肋骨微微收缩。

四肢支撑式

这个姿势的机械本质使其变得极具挑战性。躯干肌肉保持着身体的伸展和拉长，但在姿势最初则是由背部肌肉支撑的。如果你的肩胛骨出现在远离肋骨的位置，那么就先尝试一下吧。

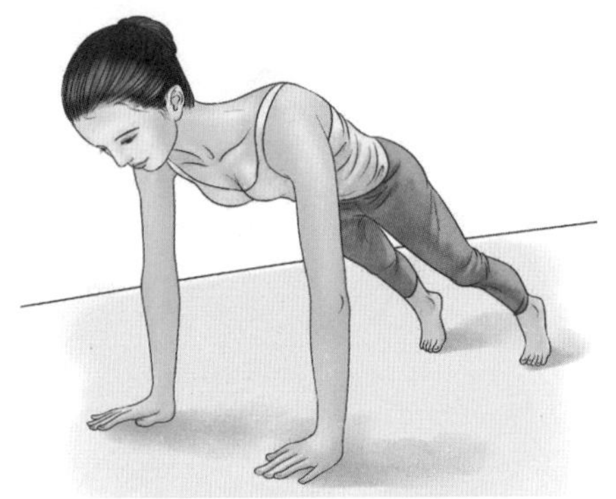

1 从下犬式（劈叉）开始，进入到这个姿势。抬升腿放下来，胸部上推，离开地面，耻骨上提，挤入腹部，保持身体悬空。放低身体的时候只能弯曲肘部，其他部位保持原状。

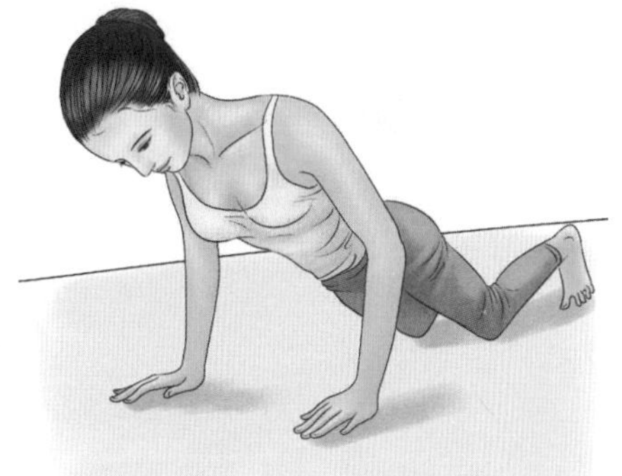

2 弯曲双肘放低身体时，肩胛骨不能收拢，胸部上提，不能碰到地面。在腹部和后背处感受姿势，而不是双肩和胸部。如果你刚刚开始，可以将双膝放在地上。

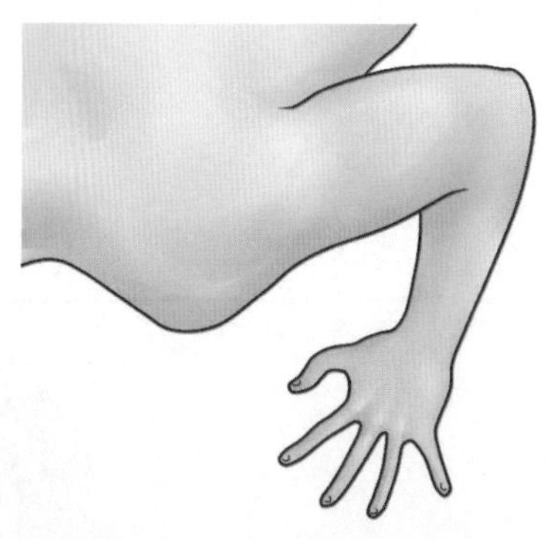

▲**特写：**后背是这个姿势的力量源泉。肩胛骨向下移动，相互远离，来激活后背。仔细观察肩膀和连接颈部的肌肉，它们并不怎么紧张。

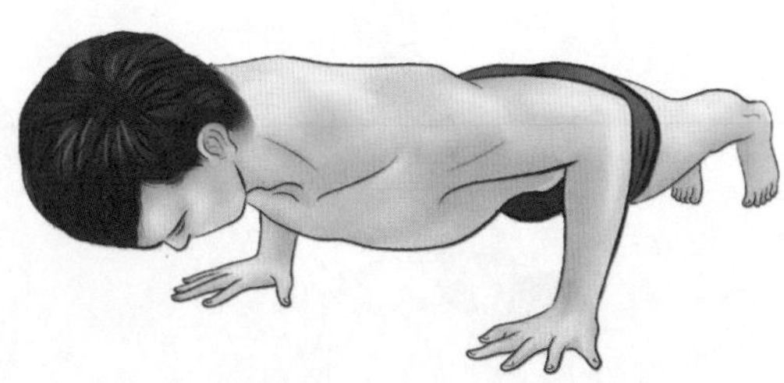

③ 这是双臂压到最低时的姿态，肩膀和肘部成一直线。如果继续下压，胸部就会收缩，肩部不再保持稳定。在这个姿势中，身体的任何部位都不能收缩。你应该主动地打开胸部、肩膀和后背。

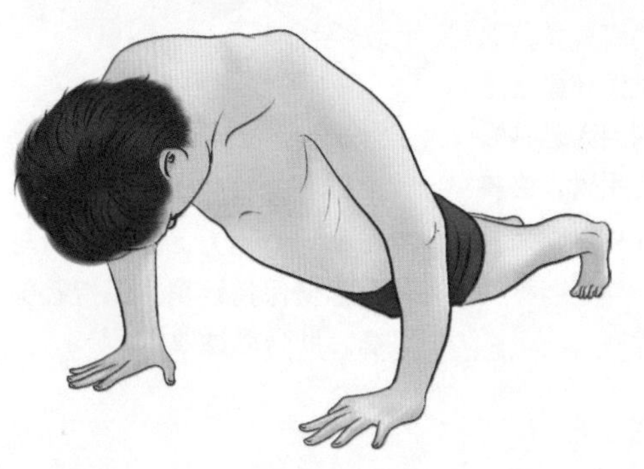

◀**错误姿势：**这种情况被称为“头部绑定”。当你移动头部时，觉得全身都动了。人们常常认为这个姿势的关键是下压，所以舍弃所有的完整性，把身体压到最低。而这会导致大量问题的出现，比如肩膀塌陷，胸部承受重量，双肘外突并使手臂得不到来自背部的力量，腰部出汗等。

上犬式

你对上个姿势的理解越深刻，这个姿势就越容易，也越有趣。由于下压的重点在背部，你应该知道从哪里抬升身体使自己进入这个姿势，并同时舒展胸部和肩膀。

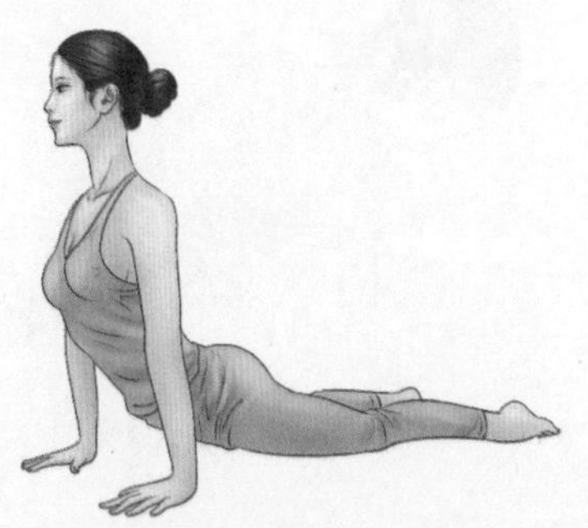

① 只有在背部运作、胸部打开的时候，才能获得肩膀之间的宽度。注意腹部是如何内收并上提的。肘部打开，由肩膀和背部的肌肉承受身体的重量，而不是手臂。

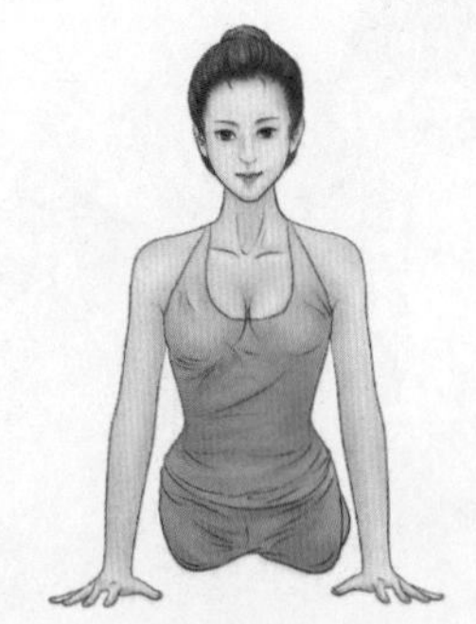

② 大腿抬离地面，双肩放宽，双腿在身后摆成V字形。腹肌内收，耻骨上提，这使大腿保持悬空。

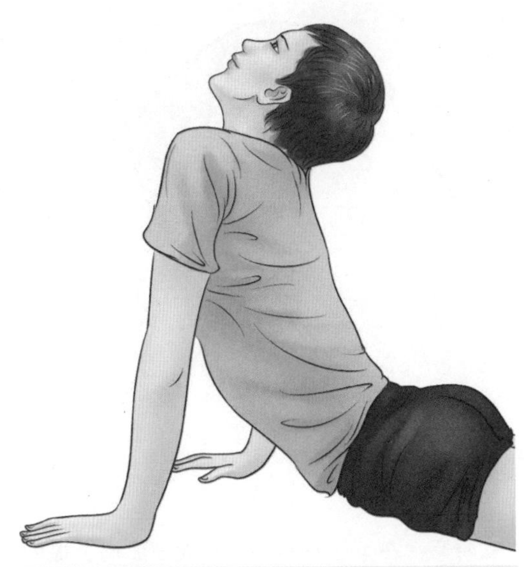

▲**错误姿势：**你能看出错误吗？颈部没有拉长，说明有些部位出错了。胸部和双肩没有打开，还靠向前方。大腿平贴在地上，没有为下部脊柱提供支撑。

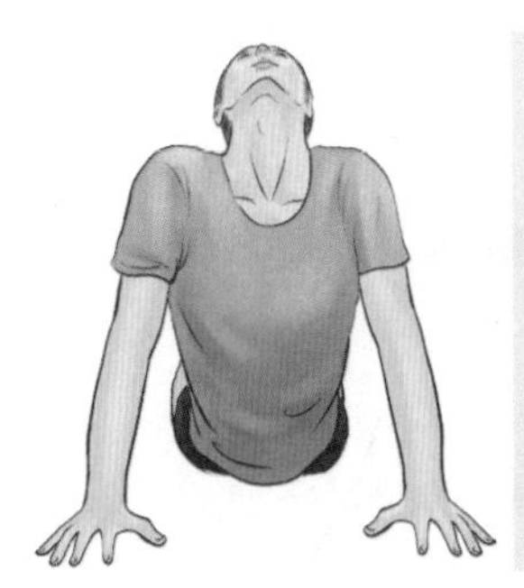

◀**错误姿势：**后仰的头部没有任何支撑，这意味着颈椎受到挤压。胸部明显没有打开，双臂的位置也说明后背没有参与身体的抬升。应把双手放在肩膀正下方的地面上并向下按压。

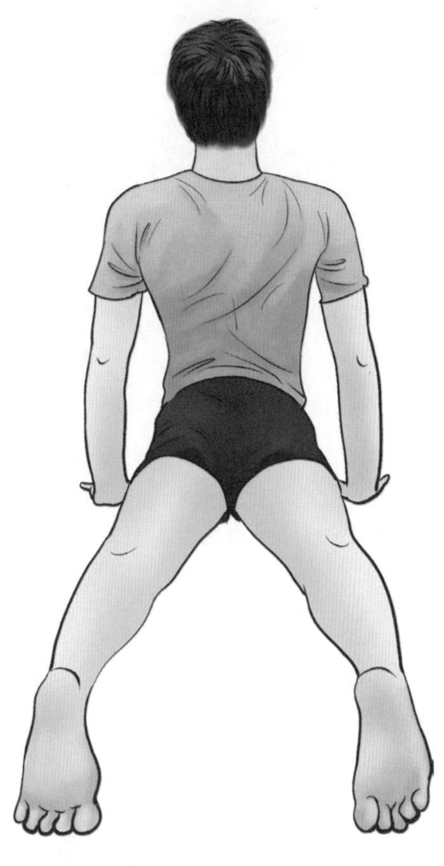

③ 注意背部的宽度。肩胛骨扣入后背，尽量分开，为头部上仰留出空间。背部的泛红显示了你的努力程度。利用肩胛骨上抬身体，保持腹部内收，双腿有力，从而保护下部脊柱。

下犬式

坐骨上翘时，下部脊柱伸展，腹部上提支撑脊柱。这个姿势还有个名字叫作倒 V 字形，下面的图片很好地诠释了这个名字。

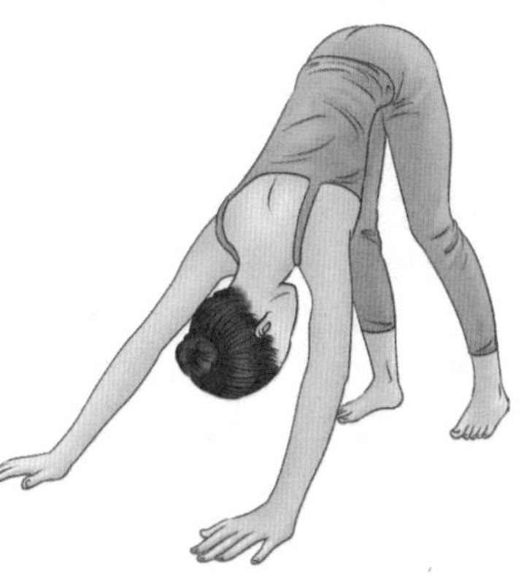

① 下犬式并不容易，因为我们有收缩一切的倾向，尤其当身体和双腿的角度如此别扭的时候。从上个姿势过渡到此，只需翻转脚趾，上提腹部，再双手紧压地面，臀部向上翘起。此时，脚跟并没有着地，因为跟腱和小腿仍然非常紧张。但是，肩胛骨要放宽，并与头部尽量保持距离。注意脚踝。从髋骨到脚跟是否形成一条直线？足弓是否已被激活？

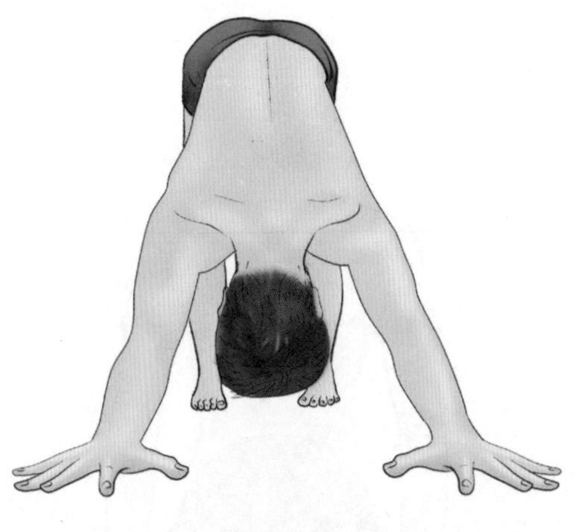

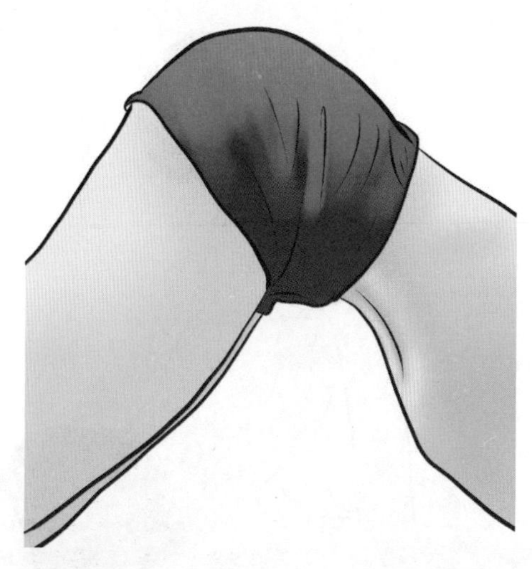

② 后背和肩膀的肌肉几乎不紧张。颈部可以自由转动，肩膀之间的距离要尽可能地大。这意味着胸部的任何伸展都不能以后背的空间与自由为代价。放宽背部，打开肩胛骨，并使双肩与耳朵尽量保持距离。如果双手宽过肩膀，不用担心，这能使动作变得简单。利用后背的宽度打开胸部。

▲特写：在下压脚跟和保持腹部肌肉上提的同时，试着将屁股向上翘起。想象坐骨朝上靠近天花板，这有助于放松双手，拉伸脊柱，并解放腘绳肌。

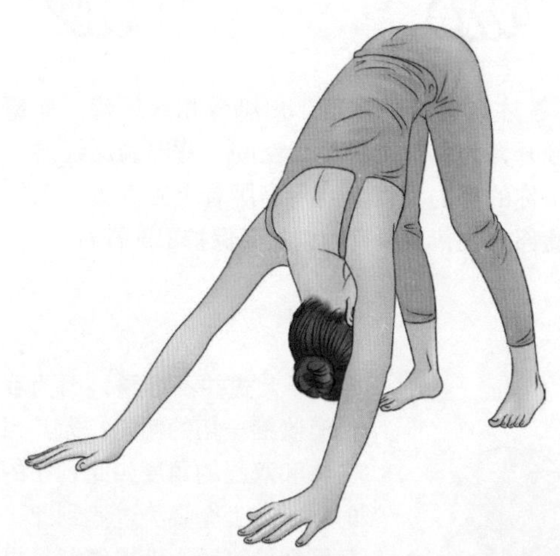

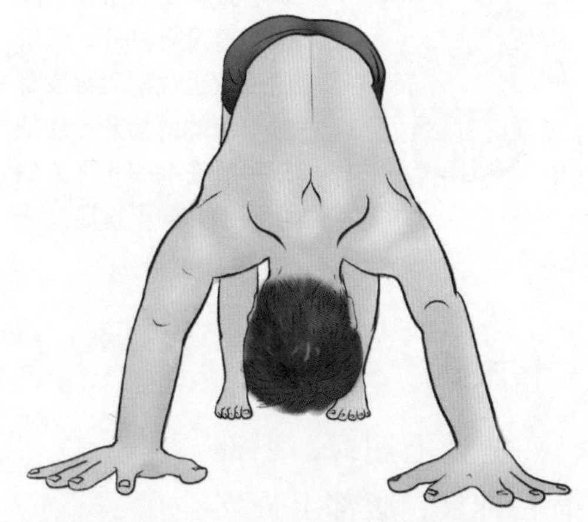

▲错误姿势：这张图显示了这个姿势不该有的动作。后背的拱起使得整个姿势更像倒U字形，而不是倒V字形。颈部确实拉长而且悬空了，但肩部的肌肉紧张了。在这张图片中，更多的重量集中在腕部，而从左边的特写来看，大部分身体重量应该在髋部。不用担心你的脚跟，提起臀部，拉伸脊柱。

▲错误姿势：这张图片看起来非常有力，尤其是上背部、颈部和肩膀处的肌肉。但是，背部非常狭窄，双肩之间的距离已经缩到了最小。这怎么能算打开的姿势呢？不要被肌肉的外表所迷惑，要看到肌肉收缩的存在。

跳跃式

跳跃式连接了下犬式和前弯式。只有当你知道自己能够做到时，你才能练习这个动作。因此，对身体自信些，这样做起来会比较容易，让身体在空中爆发、飞翔、弹起，并在重力的作用下使双脚着地。

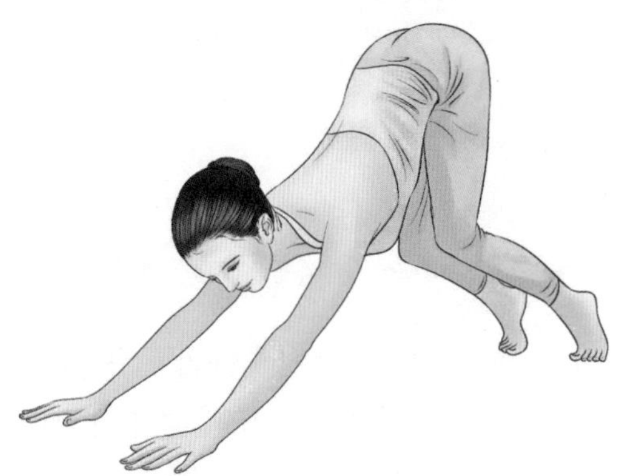

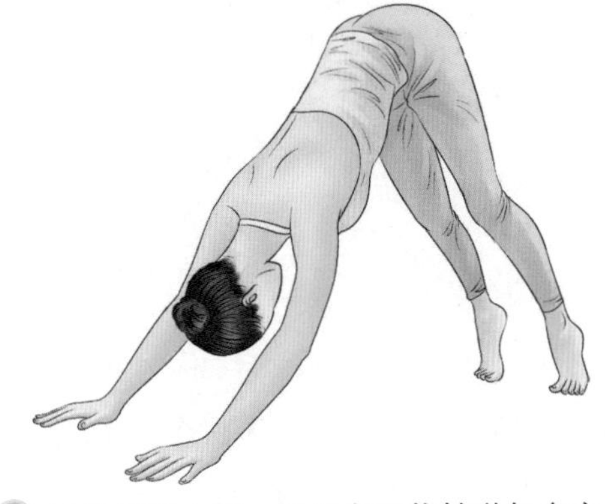

① 从下犬式开始，弯曲双膝，臀部向后上方推。这让你感到腿部肌肉开始活动。身体上抬，尽可能地拉开与双手的距离。腹部内收，使脊柱伸长，脚跟抬高。

② 双腿笔直上挺，看看自己能够弹起多高。抬高脚跟，让腹部内收。看着腹部，找出其运动方向。这看似愚笨，却能帮助你上拉而脱离地面，从而让你感受到支撑力。

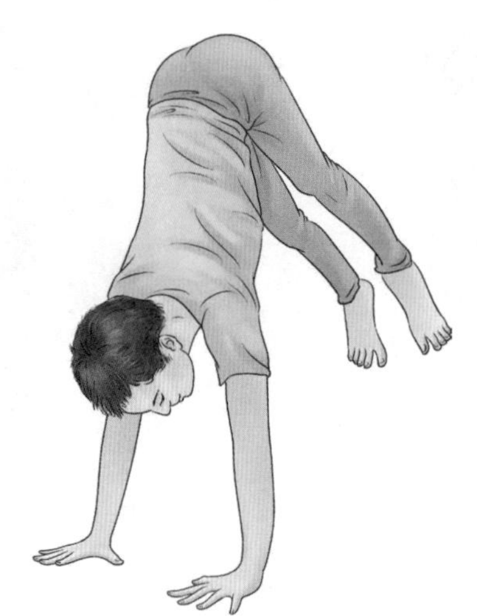

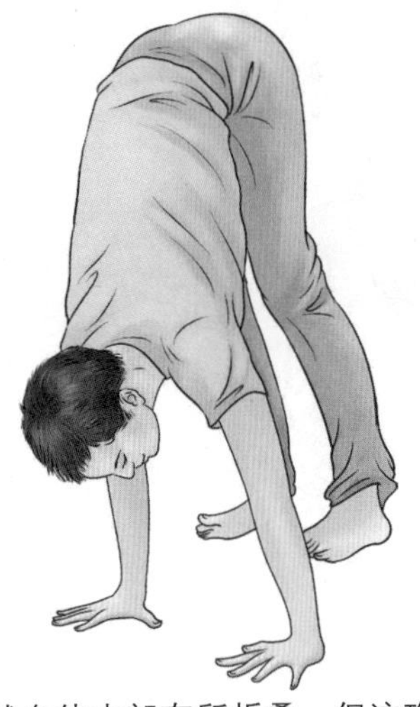

③ 将双臂笔直伸展，因为这是你弹跳时的身体支柱。如果保持双臂有力，脊柱弯曲的可能性就会减小。从拱背姿势开始，双腿向上伸直，尽可能高地跳起。

④ 虽然身体中部有所折叠，但这确实是双脚接触地面的方法。双腿伸直，这使你跳起时感到伸展。尽量收紧腹部，直到产生能够停在半空中的感觉。努力使双脚落于两手之间，为下个姿势（前弯式）做好准备。这个姿势需要力量、平衡性和柔韧性，当你具备这些条件时，就能随心所欲地移动和弹跳了。

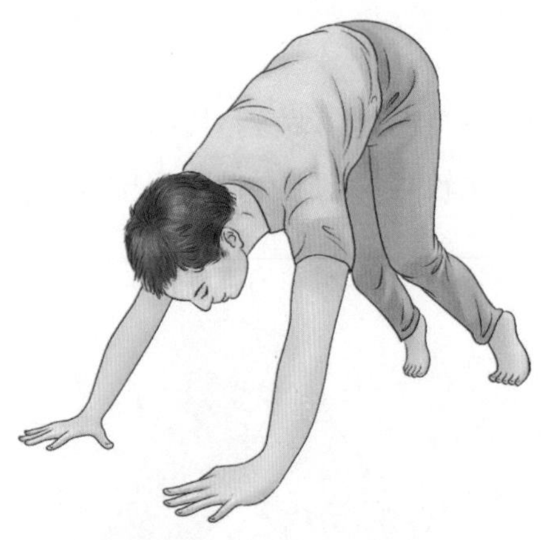

◀**错误姿势：**这个姿态在说：我好害怕。注意拱起的背部和收缩的肩膀，身体也已经靠近双手了。此时，脊柱尚未伸直，手臂不够有力，大腿还没为跳跃而弯曲，你怎能期盼从这种姿势起跳呢？先尝试原地弹跳，然后再向前跳。

前曲伸展式

从“跳跃式”着地后，你差不多就进入“前曲伸展式”了。找到髋部的扭转点，让双腿后侧和下背部从这个最高点两边伸展拉长。你要做的一切就是下压脚跟并提升臀部，就这么简单。

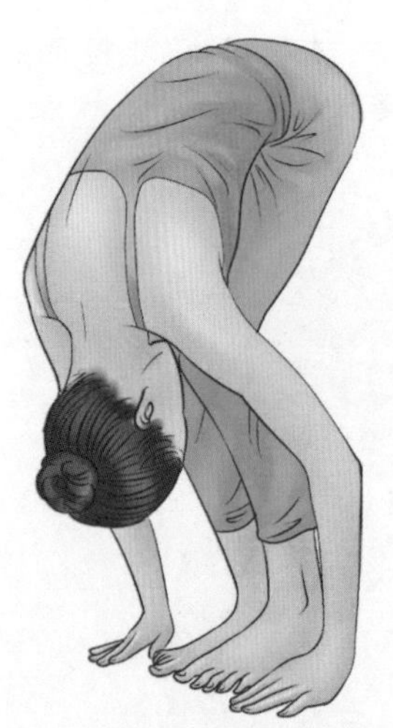

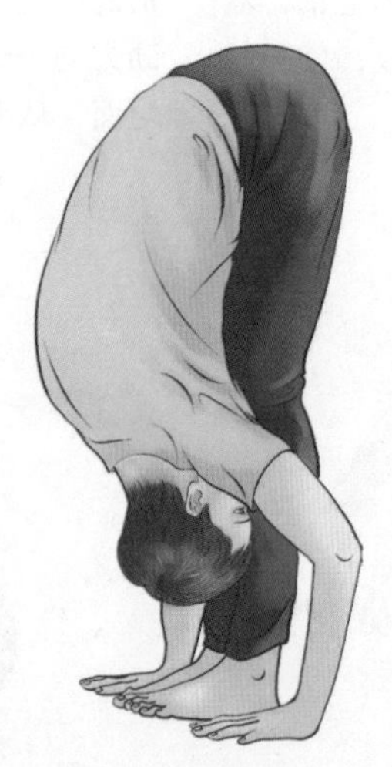

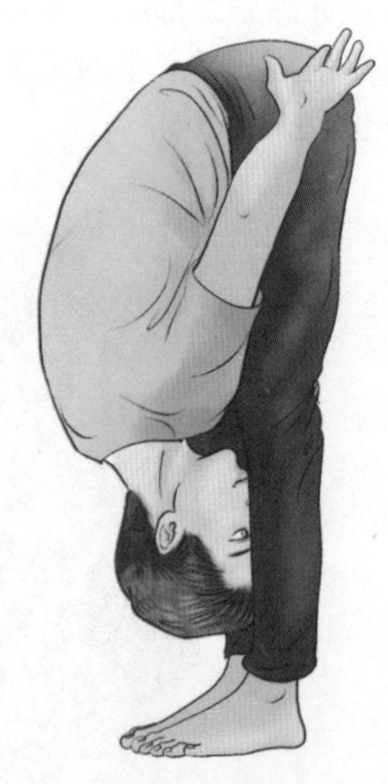

❶ “前曲伸展式”并不要求双腿伸直。始终保持胸部与大腿的接触，使下部脊柱充分伸展。将腹部内收，使之远离大腿，这对伸展下部脊柱也有帮助。然后简单地下压脚跟，提升臀部。不要挺直膝盖，除非你能轻易做到，挺直的唯一结果就是使大腿上部的肌肉不再活动。

❷ 以完美的髋部扭转为目标，腿能伸得多直并不重要。伸直双腿会导致膝关节偏离它最能有效运作的位置。学着让髋部来承受身体重量，而不是膝盖后侧的腘窝。提升臀部的同时保持头部放松。

❸ 如果觉得前弯过于简单，可将上半身撤出平衡体系，并举起双臂。你能否在失去手臂协助的情况下仍保持背部舒展，双腿伸直，以及胸部靠住大腿呢？腹部远离大腿，但将头和胸部靠向大腿。感受大腿和腹部的活动，这将增强髋部力量，进而加深伸展程度。

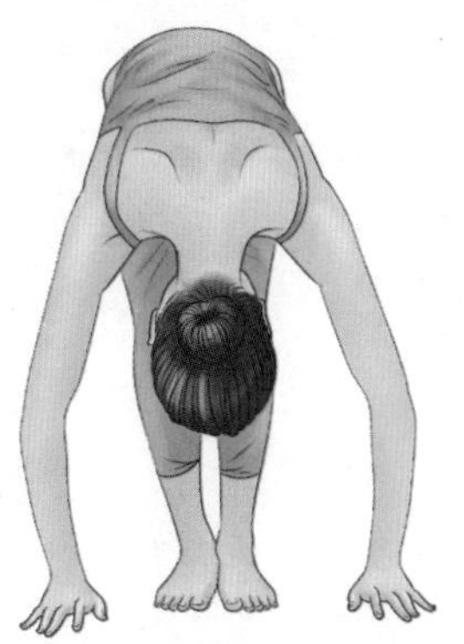

▲**错误姿势：**这张图片旨在提醒你要尽量保持双肩与头部的距离，并将背部放宽。由于急切，你很容易使用错误的肌肉达到弯低身体的目的，而不是依靠髋部的力量完成动作。要利用双腿向前弯曲，因为腿比手臂强壮得多，而且更靠近髋部的扭转点。

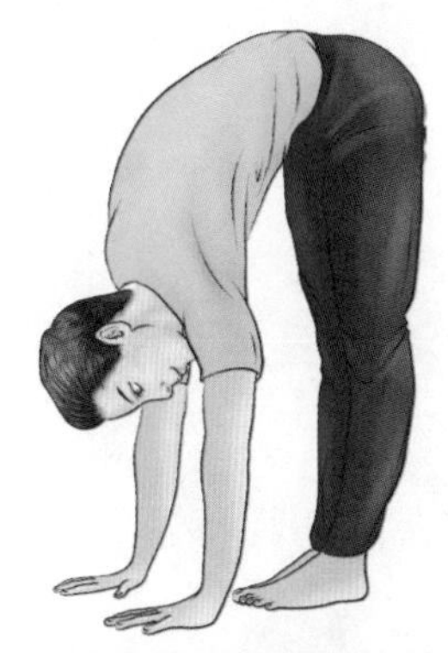

▲**错误姿势：**这张图片看起来很柔软，双手也碰到了地面，但注意脊柱是如何弯曲来完成动作的。这里的髋部扭转点过宽，意味着背部和膝盖处肌肉紧张，这两个部位都比髋部和大腿要脆弱。前弯不要求腿部伸直，关键在于髋部朝向大腿的移动。

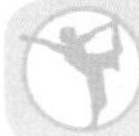

第三节　转体式

这些姿势能够同时锻炼身体的内部和外部。只要有规律地练习，你就会发现消化系统功能和腰部曲线的改善，从而证明真正的美丽是由内而外的。

坐转体式和祈祷式

可能要花费一些时间，你才能熟悉背部的空间感。但是，不要放弃寻找，当你可以将其运用到转体式中时，就能感受到你期盼已久的脊柱自由。

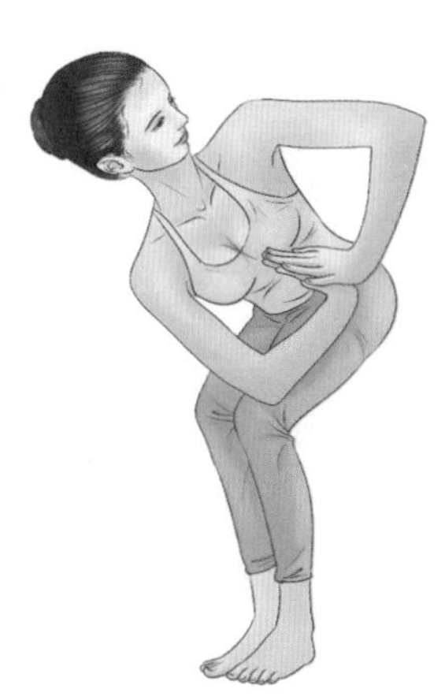

◀ ① 站直，双掌并拢，与肩同高，尽量拉开双肘之间的距离。在屈膝、坐下和转体的过程中，始终保持这一距离，这将帮助你维持大腿和腹部的空间以及背部的宽度。

▶ ② 胸部前倾，稍稍上提，臀部后靠。确认双手和胸部之间留有距离。往背部吸气，然后呼出，同时扭转腹部。保持后颈部拉长。记住，颈部是脊柱的一部分，一旦下垂或偏离转体时的中轴线，就非常容易受伤。注意双腿和双脚是如何靠在一起的，这是保持髋部水平的基准。练习时不应该感到背部肌肉紧张。背部的功能不仅仅是扭转，当其处于压缩状态时进行转体是不明智的。

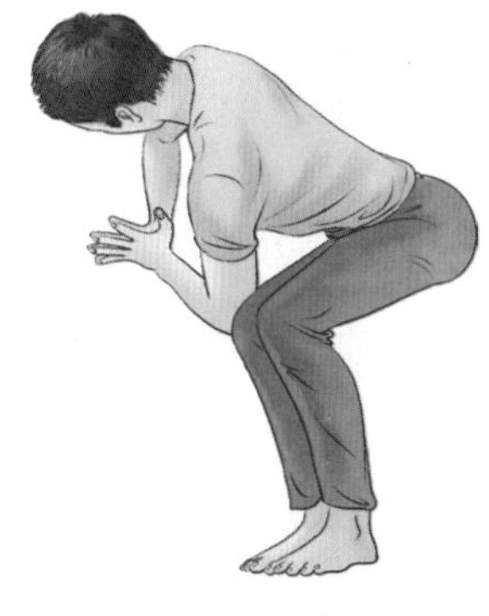

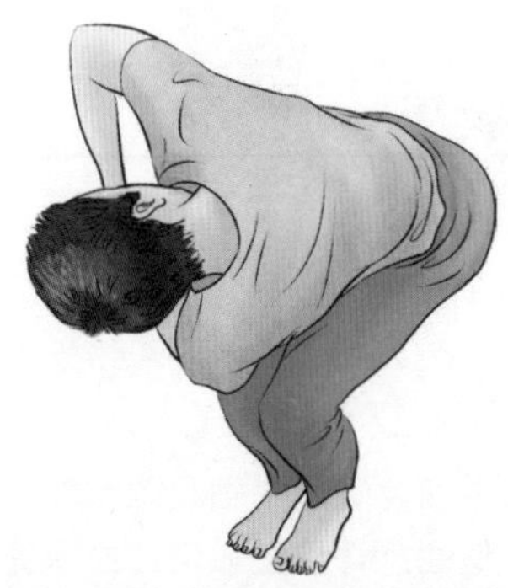

▲特写： 这个角度的视图显示了脊柱的线条。注意看转体的来源。下部脊柱拉伸而平整，由于腹肌的作用而处于安全状态。沿着直线往上，在文身下方，也就是胸椎开始的位置，就是转体产生的地方。让胸部扭转，如果感觉不到转体，可以借助胸骨，将其作为向导。你能保持肩胛骨的打开以及颈部的伸长吗?

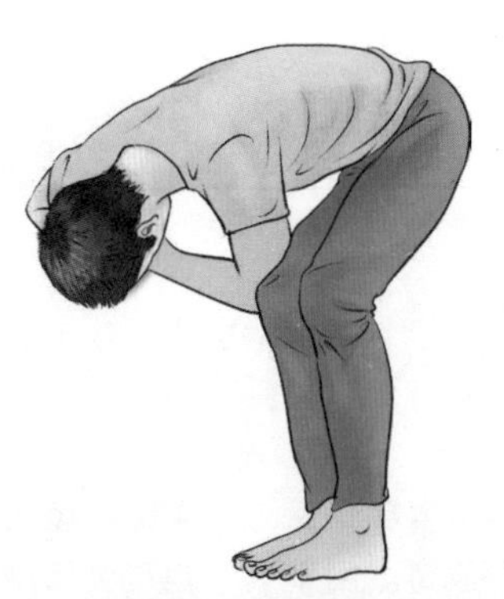

▲错误姿势： 这里发生了下垂。脊柱没有伸展，也看不到任何扭转，中背部承受了所有重量。如果发现自己的动作与此类似，就请压低臀部，舒展胸部。记住，你的脊柱相当长，应该充分利用其长度，否则就会感到压力。

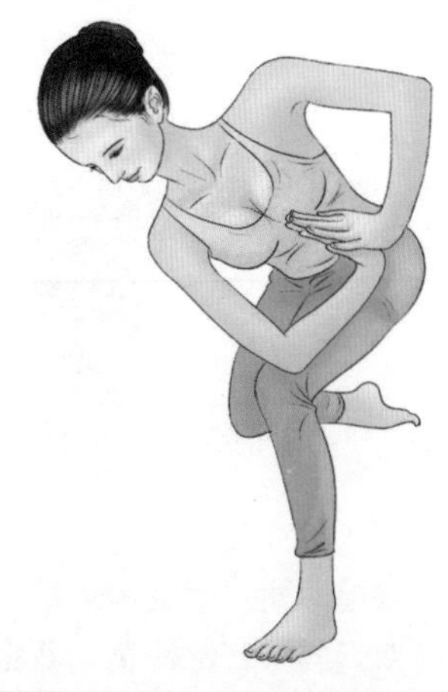

▲高级姿势： 如果你能做这个“伽蓝鸟姿势”，这将是进入下一个姿势的完美连接。凝视肘部下方的脚，另一只脚的脚跟朝臀部方向抬起。双膝并拢，这有助于保持髋部的稳定，并在后脚准备下落之前绷直脚尖。

扭转弓步式

保持姿势的简单，不要转得太过，否则将失去全部的稳定性。把注意力集中在平衡髋部和打开背部上，当一切感觉自然后，开始扭转，试着将肚脐朝向大腿。

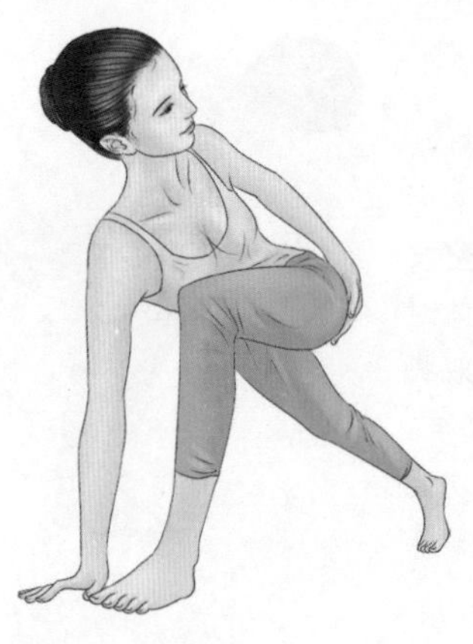

◀ ① 抬起一条腿，完成伽蓝鸟姿势，然后向后伸直，在感觉舒适的范围内尽量拉长，同时保持前膝的角度。用手扶住臀部将帮助你体会同时膝盖前推和髋部后靠的奇怪感觉。

▶ ② 这个角度展示了肩胛骨之间没有压力的空间。手腕贴住地面，处于肩膀正下方，上臂内侧向前翻转，这有助于打开背部，并使双肩下垂，离开耳朵。

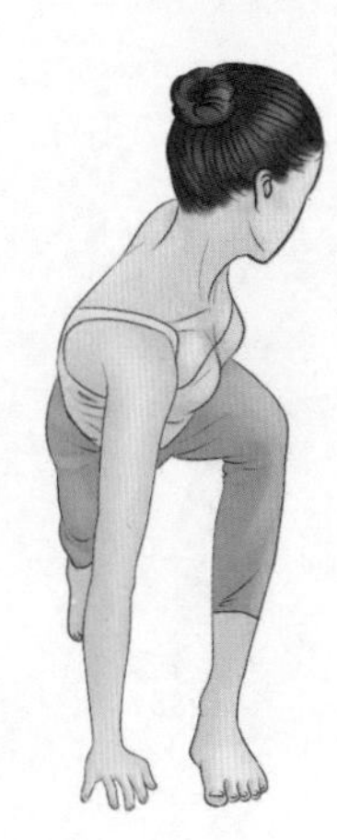

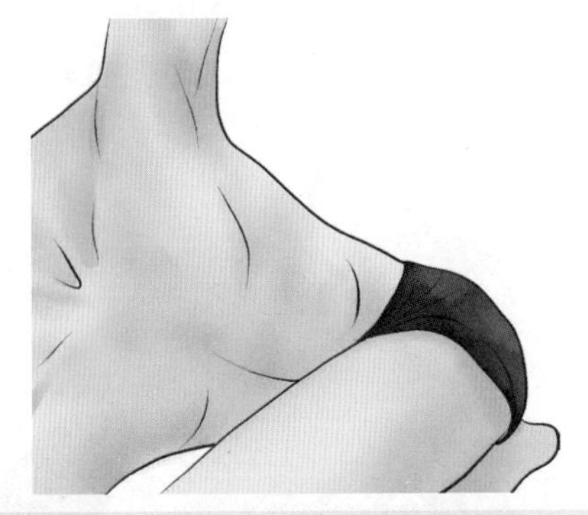

▲**特写：**这个特写展示了扭转弓步的中心，因为急于将双腿、双臂伸向两个相反方向，你很可能会忘记自己在扭转。要做到这点，应该用腹部力量保持轴心的稳定。注意打开胸部，上臂配合肩膀的翻转，不是仅仅向上伸展。关注轴心，不要让四肢分散你的注意力。

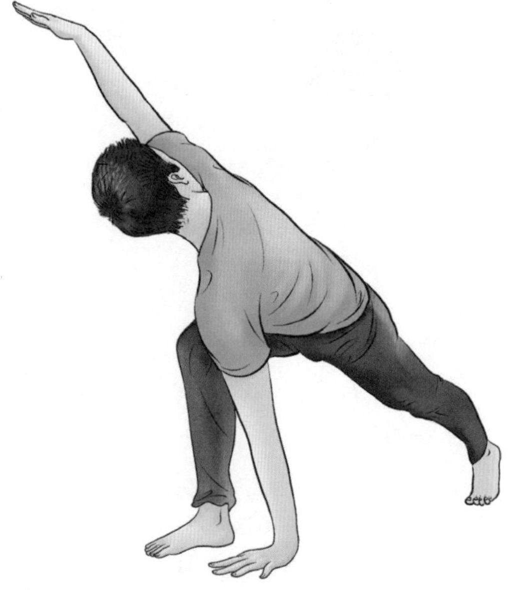

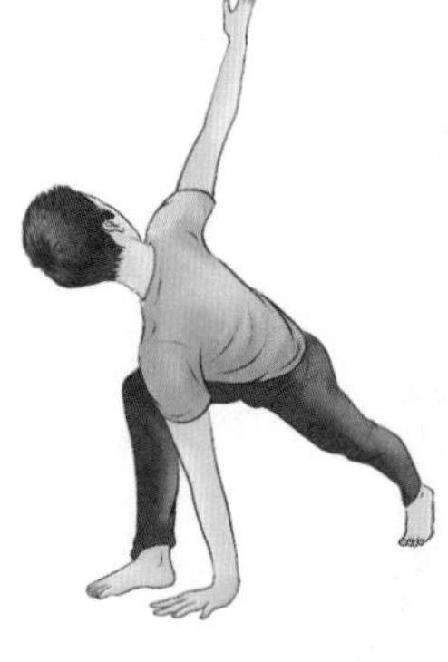

◀**错误姿势：**背部线条不错，但上臂姿势有些问题。为了手臂的上举，背部已经受到明显的压缩。沿着上臂线条进入身体，你会看到手臂并没有配合肩膀的姿势，这对肩关节很不安全。

③ 当你开始转体时，注意身下的空间，不要下垂压迫这个空间。记住，当你拉动扭转的毛巾的两头时，只会加深毛巾的拧紧程度。因此，保持胸部上提、前转，后腿伸直、拉长，从而提高身体的运作效率。沿着上臂的线条，你会看到它与肩关节处于同一直线。肩胛骨没有压力，背部和胸部保持打开，后腿尽量伸长，所有身体部位都以轴线为中心进行扭转。注意你的轴心力量。

侧三角式

当你从体侧保持平衡时，自然会认为是手臂在支撑身体。其实，真正起作用的是坚固的骨头，手臂无须用力太多。你的体侧不会很坚固，因此，注意使用这一侧以下的所有肌肉，使体侧变得稳固。

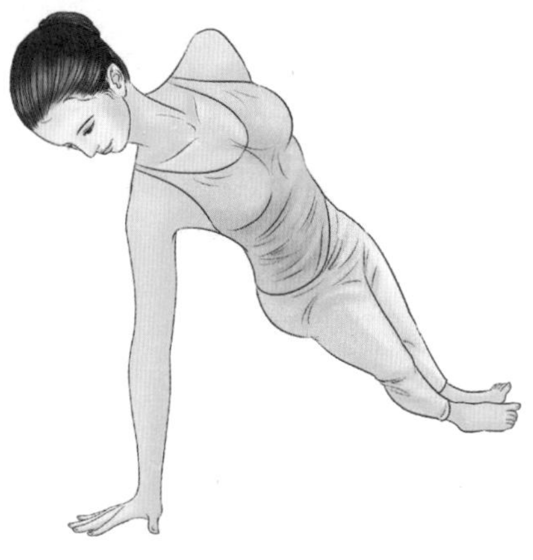

① 从扭转弓步式开始，把举起的手放在臀部，另一只手向下按压地面，稍稍后倾。前腿后移保持伸直。挺直双腿，保持腿部拉伸、腹部有力，这些都有助于支撑身体。

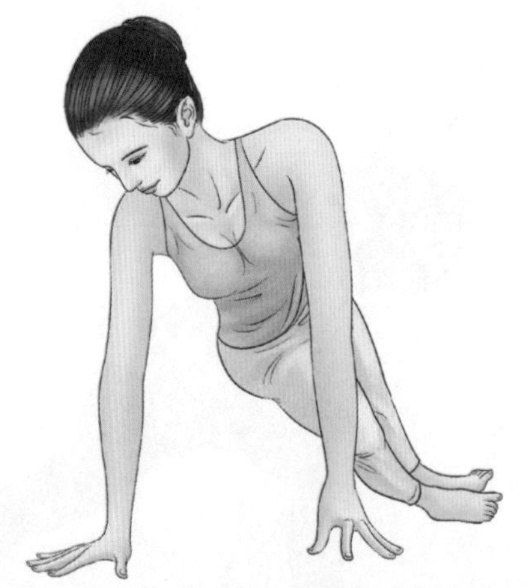

▲**初级姿势：**如果手腕、肘部或肩膀感到任何疼痛，都可以转而练习这个形式。但是，双手支撑不代表可以使身体轴心弯曲。事实上，这意味着轴心的运作更加艰巨。

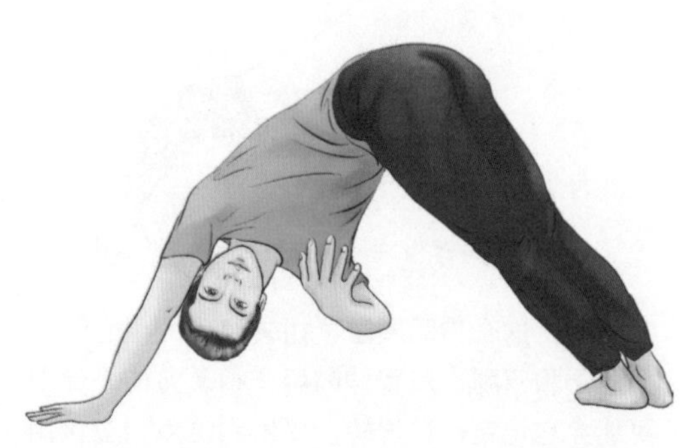

❷ 尝试这个动作，作为高级姿势的前奏。注意身体中部的扭转，这需要所有轴心肌肉的参与，包括腹部、后背和髋部。让这些肌肉联合运作，你才能同时推动和上提身体。

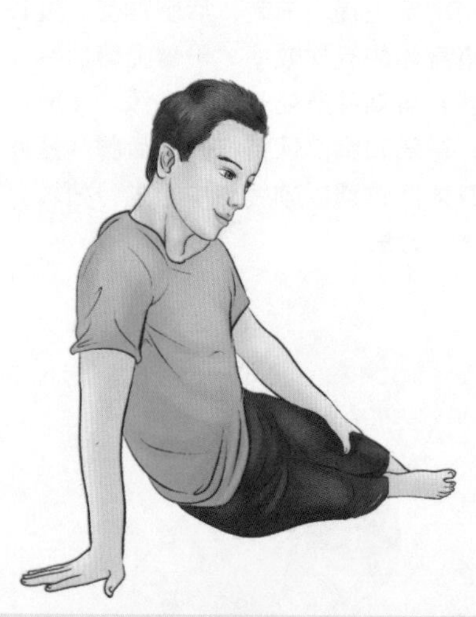

▲**错误姿势：**你可以从第一个姿势放低身体，进入这个姿势，然后再撑起身体，这是相当不错的练习方式。但是，维持这个姿势将一无所获，除了增加身体压力。头部和颈部之间没有空间，也不存在抵抗重力的支撑力的任何征兆。人们初次尝试侧三角式时会觉得非常困难，但是当他们找到轴心后，就会感到轻松很多了。

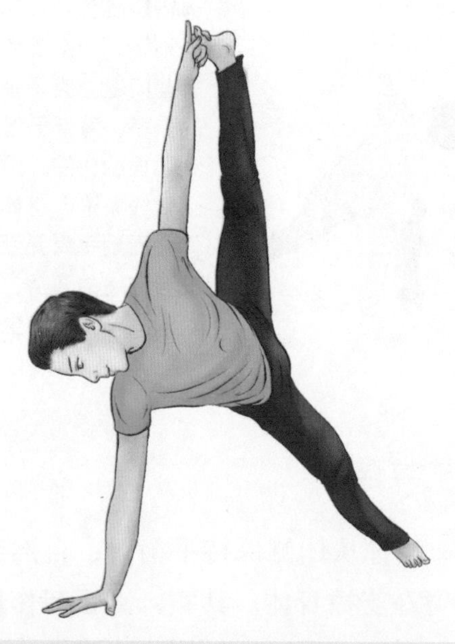

▲**高级姿势：**看似困难，实际上却相当轻松。将身体推离地面，并将侧腹上缩，可以在身体下方创造出巨大的空间。先将左膝弯曲，再用左手钩住大脚趾，然后慢慢抬起、伸直左腿。可能需要一定时间的练习，但并没有想象中那样困难。

三角伸展式

双脚着地，扭转身体，面朝体侧，这就进入了三角伸展式。这个扭转同样始于腹部，终于颈部。练习扭转时，头部向上，仰视屋顶。

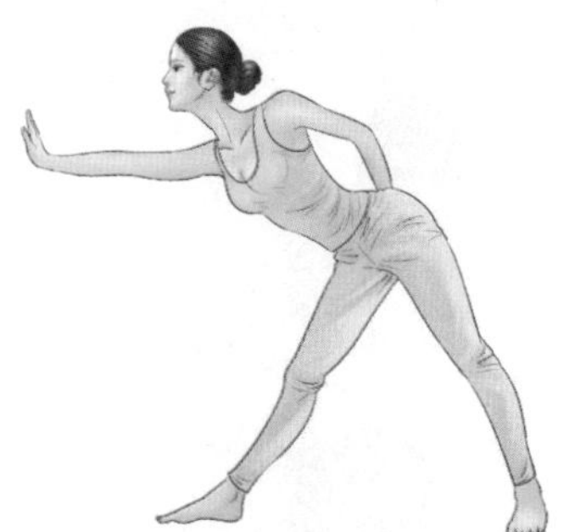

① 从侧三角式开始，一只手放在前侧腿的臀部，起身，开始进入三角伸展式。重点关注腰部两侧的长度。和上个姿势一样，充分激活侧腹肌肉。

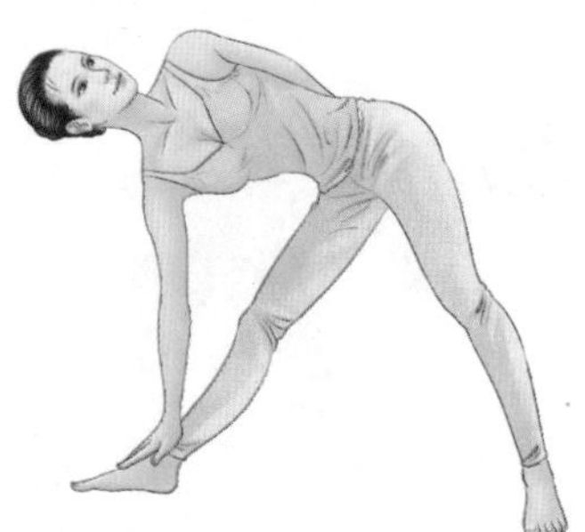

② 保持臀部上提，从髋部开始扭转，直到手能接触胫骨、脚踝或脚。伸展两边体侧。腹部内收，胸部后转。如果大腿肌肉非常紧张，可以将下面的手稍稍上移。

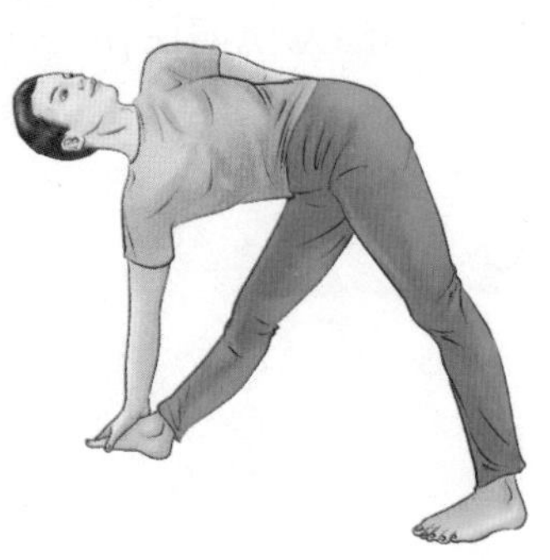

③ 你能看到几个三角形？应该只有 2 个，但其重要性阐释了这个姿势。身体前侧呈直线状，腰部两侧平衡匀称，反映了脊柱的拉伸。因此，这个姿势的柔韧性来自髋部肌肉，而不是背部的弯曲，因为三角形是不应该有曲线的。另一个三角形在腿部，展示了这个姿势对打开髋部的巨大作用。手放在另一侧坐骨上，帮助上提臀部和拉伸前腿的腘绳肌。保持身体舒展，形成三角形。

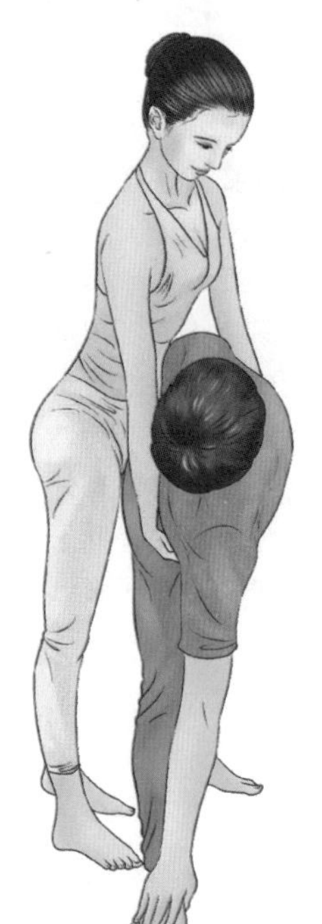

◀**正确姿势：**这张图片展示了身体伸过大腿并保持正直的理想姿势。或许没有人可以协助你完成动作，但仍然可以将前侧肋骨收紧，胸部后转，使之位于大腿上方。这能保持脊柱的伸展。

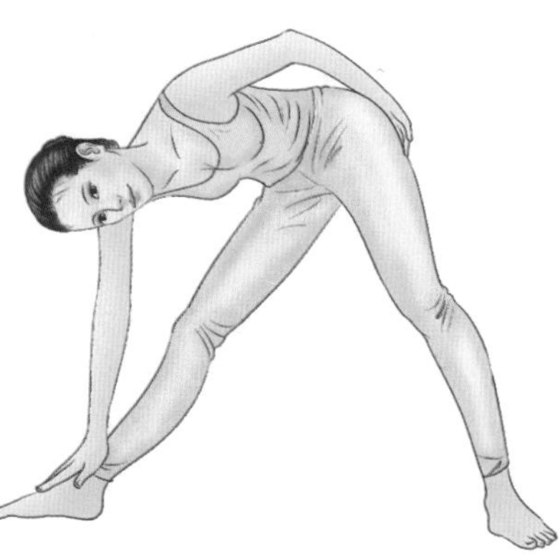

◀**错误姿势：**找找看这里的错误。左手没有放在正确的位置上，说明前腿的腘绳肌没有生物反馈，即使这侧臀部抬得再高也没用。弯曲的脊柱和前倾的身体意味着锻炼部位的转移：从髋部肌肉转到了中背部和下背部。所以要记住伸展，但不要下垂。

三角转动式

这个姿势难度较大，必须小心练习。髋部必须具备足够的意识和稳定性，轴心保持拉伸，直至腰椎，并使你从腰部以上开始扭转。慢慢练习，直到所有部位都能够协调运作。

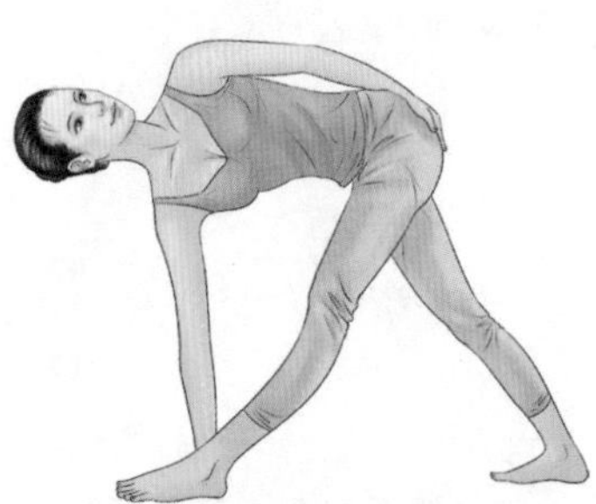

① 从三角伸展式开始，上半身从腰部扭转，使面朝右侧，右手放在右臀，左手伸向右脚，甚至地面。腹部内收，切实感觉前腿的后侧肌肉在活动。脚跟下压，臀部上提，前腿伸长。保持上半身伸展，这意味着脊柱也保持同样的长度。

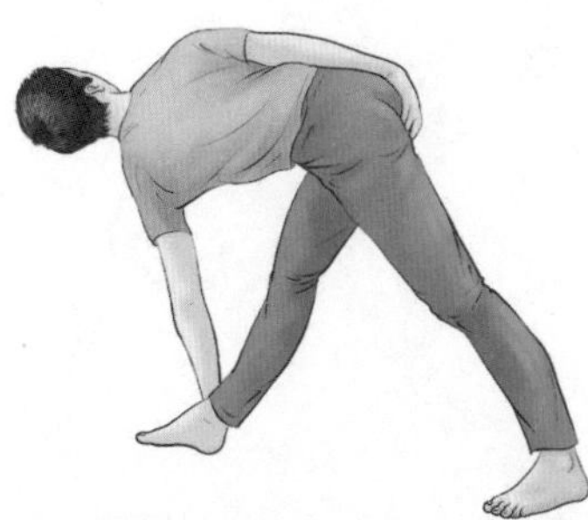

② 现在将手继续下压，试着接触前脚小趾外侧的地面。注意姿势中脊柱处的三角形。腿部力量意味着髋部的打开趋势，这样才能让身体弯得更深。抓紧并提升臀部，这有助于拉长下部脊柱和打开胸部。胸部后转的同时舒展后背，胸部前挺时，用手前推坐骨。你的腿部有什么感觉?

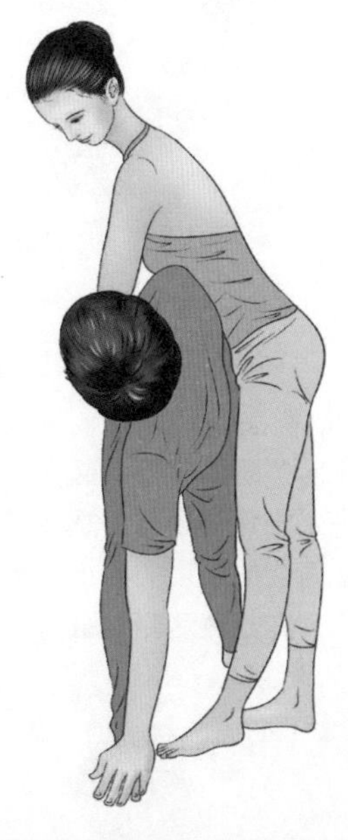

▲**初级姿势：**在这个困难的姿势中，助手显得非常有用。这个角度阐释了肩膀和髋部如何保持正直。因为只有这样，脊柱才能笔直伸展，不会上曲或下弯。转体时注意前侧肋骨，它们有外突的趋势。肋骨内收有助于感受背部的伸展，并使腹部不会凹陷下去。

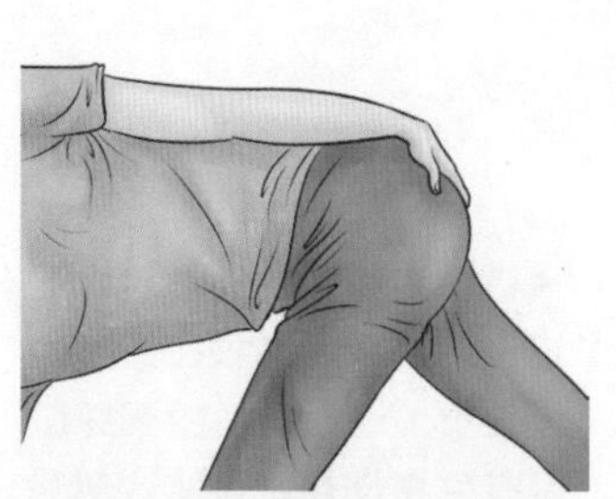

▲**特写：**扭转来自于腹部。你可以从体前找到证据。保持腰部两侧伸展，然后转体。通过手部前推维持这个长度，同时给坐骨一股向上的推力。

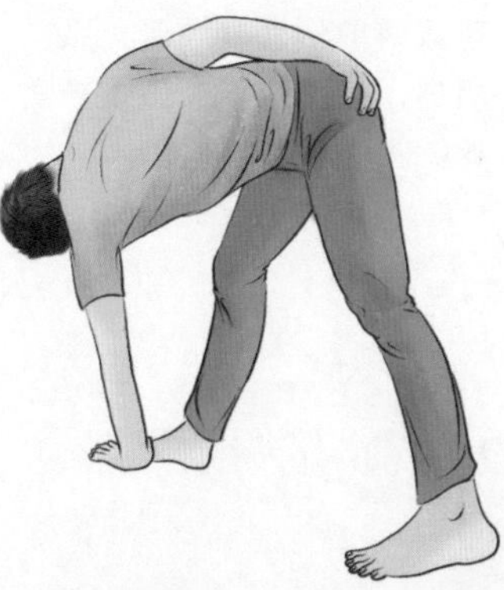

▲**错误姿势：**没有扶在正确的臀部，当你向前推手时，将产生背部的扭转，而不是更多的伸展。同样，如果抬起后腿，如何能够伸展前腿呢？注意脊柱弯向地面的曲线，这导致了头部的松垂。手能否接触地面并不重要，如果你柔韧性不够，可以把手抬高些，但一定要保持脊柱的伸展和身体的打开。

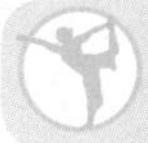

第四节 平衡式

单腿平衡的好处是什么？我们是两足动物，两条腿和两侧髋部提供了主要的活动方式，它们之间的任何不平衡都会影响整个身体。学习单腿平衡，感受身体重量在足部和踝部的均匀分布，这一侧的膝盖和髋部都将得到锻炼。只要保持髋部平衡，不但可以纠正失衡，还能锻炼躯干和轴心的肌肉。

叭喇狗 A 式

到现在为止，你应该已经熟悉腿部的感觉了。前弯来自于髋部，髋部前转越多，你前弯的幅度也就越大。尽管这不是严格意义上的平衡姿势，却是一个很好的中性动作，自然连接了转体式和平衡式。

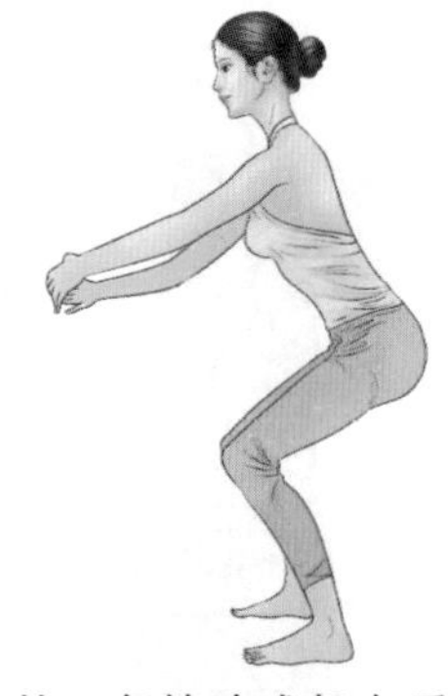

① 从三角转动式起身后，弯曲双膝，使之位于脚趾正上方，保持腹部内收。臀部不要上翘或下压。用大腿支撑身体，直到腿部开始发热。

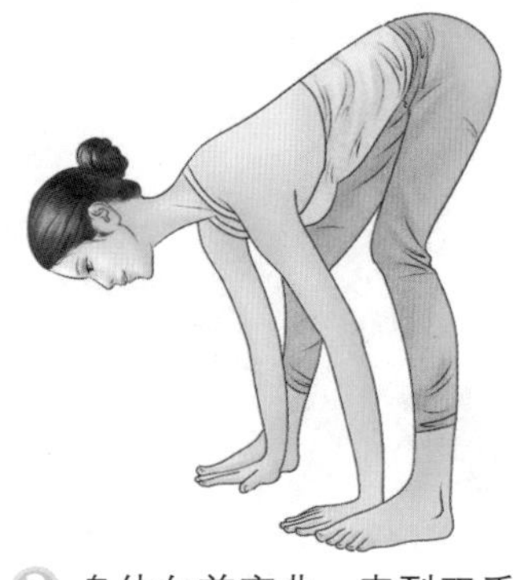

② 身体向前弯曲，直到双手接触地面，并与胸部成一直线。大腿继续支撑身体，这些肌肉是你缓慢提升臀部和拉伸双腿后侧肌肉的源泉。保持背部拉伸，腹部内收。

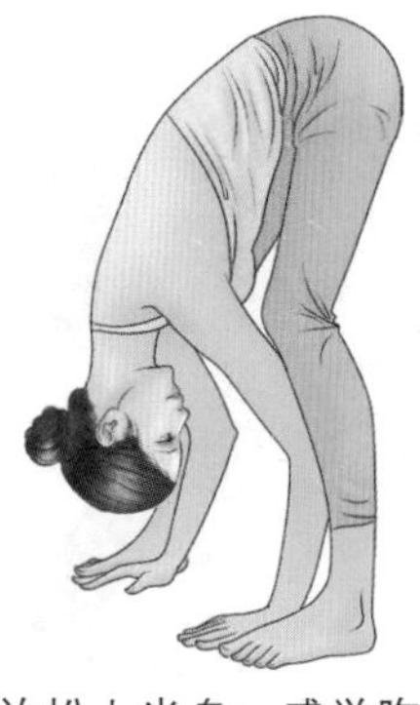

③ 放松上半身。感觉胸部和头部的重量把脊柱从髋部开始拉长。前弯的精华在于双腿后侧的拉伸感。头部下垂，坐骨向上提。

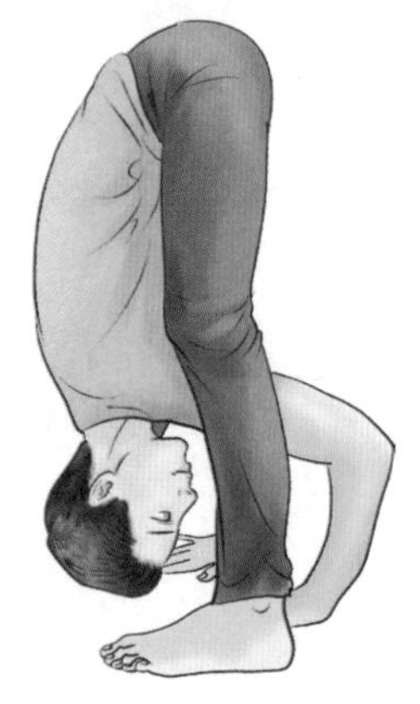

④ 可以把头想象成一个钟摆，从髋部开始，沿着脊柱下垂，这张图片就是一个很好的例子。脚跟下压，臀部上提，让脊柱有向下流动的感觉。尽量增大双腿之间的距离，以便在下弯时让髋部通过。维持所有关节的空间，体会拉伸脊柱和腘绳肌的乐趣。

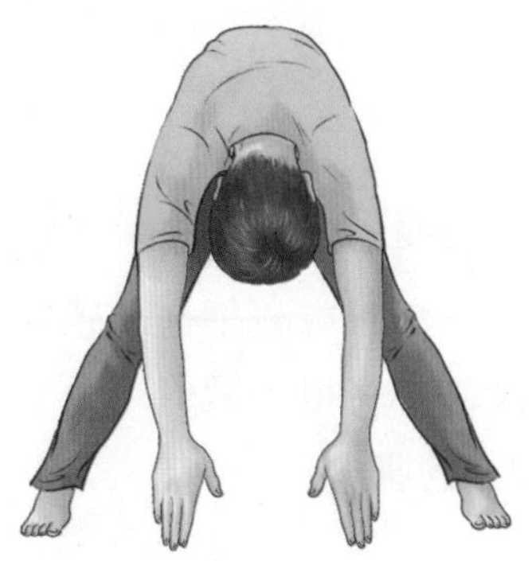

◀**错误姿势**：够到地面的能力值得称赞，但不能以背部紧张为代价。可以弯曲双膝，提起坐骨，从而保持后背的拉伸，否则就会拉扯背部肌肉（这些肌肉比较弱小，无法与大腿后侧的肌肉相抗衡）。要放松双肩，运用大腿肌肉。

鹤 式

每个人第一次尝试这个姿势时都会摔倒，你大概也不会例外。如果你有勇气，但又不想摔在坚硬的地面上，可以在垫子上练习。请坚持尝试，鹤式的关键不是力量，而是平衡。

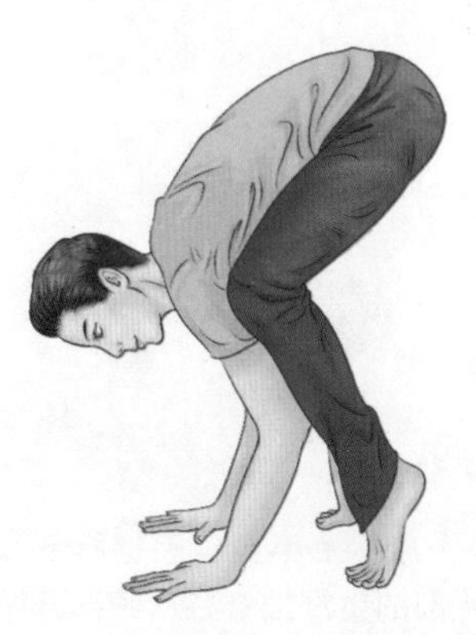

❶ 从叭喇狗A式开始，弯曲双膝，双脚脚跟开始抬离地面。如果手臂无力，或者担心会摔倒，可以停在这一步。抬高脚跟，腹部内收。大腿将很用力，但可以将其忽略，集中注意力提高腹部，腿部自然就会轻松了。弯得越前，腹部收得也越紧。

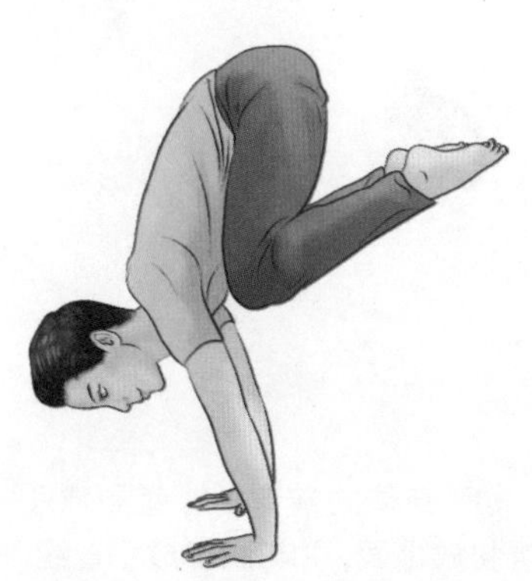

❷ 前倾能让稳定背部的肌肉参与进来，加上强大的腹部力量，意味着你可以将这个姿势保持一段时间。动力来自于腹部，如果没有这种感觉，你是无法完成这个姿势的。这是依靠力量保持平衡的例子，同时展示了练习鹤式时的轻盈感。

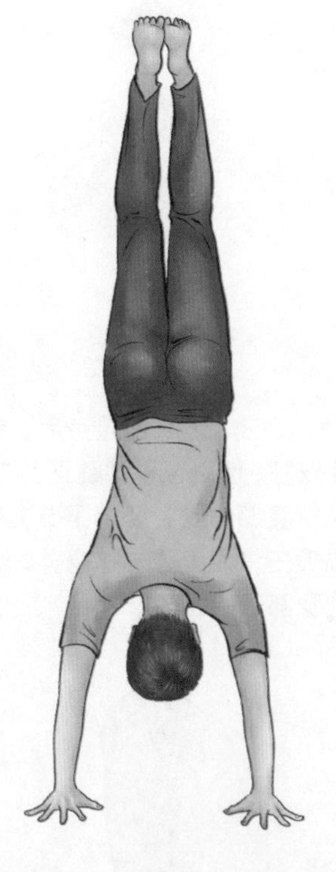

▲**高级姿势**：如果一直保持腹部内收和腿部轻盈，就能进入这个倒立姿势了。倒立很有意思，对身体也很有益处。在众多原因中，最关键的是倒立会使你感觉像孩子一样，并提醒你生活如此有趣味。如果无法靠腹背部的力量完成倒立，可以靠在墙上练习。这时要提醒自己打开背部。

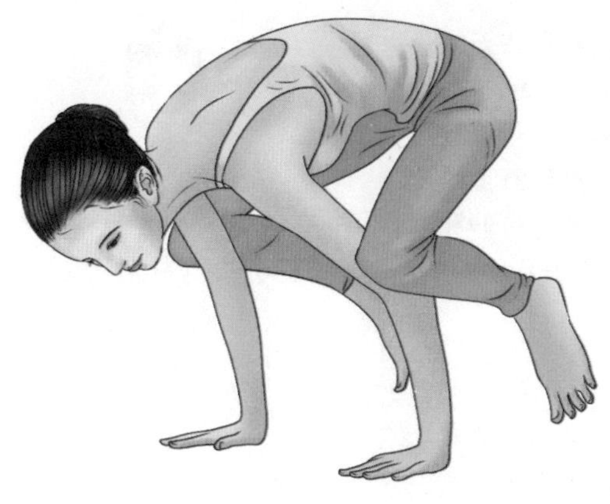

◀**初级姿势 1**：这张图片的位置较低，更多的身体重量将由手臂后侧来承担。你可以试探性地先抬起一只脚使其离开地面。眼睛向下看，这让你关注地面，提醒自己保持平衡。腹部收紧，就像能穿越身体向上升起一样，这能防止你的背部凹陷。

初级姿势 2：一旦找到平衡点，双腿就变得非常轻盈，这使得双腿都能抬起。打开肩胛骨，确保胸部和背部保持舒展。运用轴心力量抬高身体，同时注意腹部内收，不能仅靠手臂支撑。

弯曲肱二头肌单抬脚式

平衡并不容易，尤其是刚开始的时候，因为你会觉得身体中的某些部位好像被拿走了。但是，和最初的努力相比，练习给予身心的益处是非常巨大的。

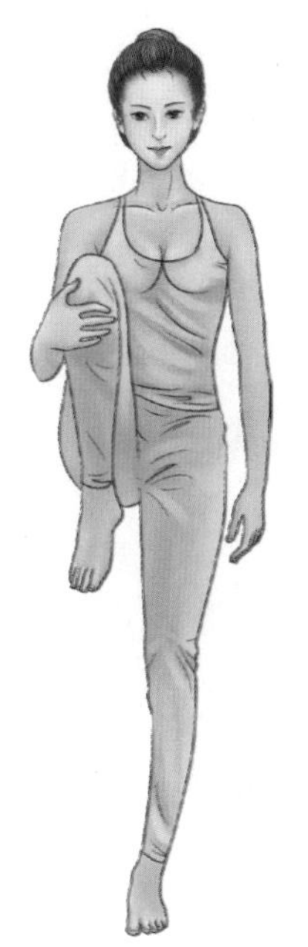

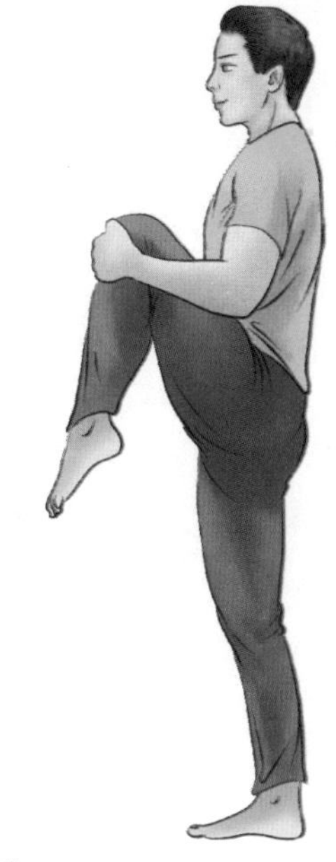

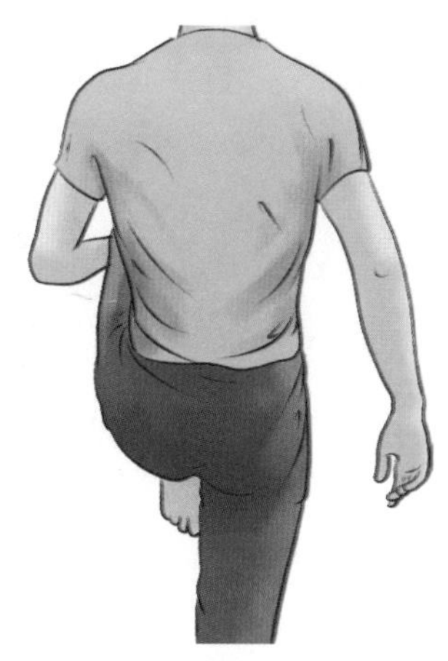

① 从“鹤式”慢慢起身、站直，抬起一条腿，用手抱住膝盖。尽管这一侧的臀部和肩膀很容易也会随之抬起，但还是要保持髋部和双肩的平衡。试着创造锁骨处的优美直线。

② 瑜伽的伟大之处在于把身体当作健身器材来使用。用肱二头肌将膝盖抬高。同时，打开肩胛骨，双肘紧靠体侧，这将使肩胛骨平贴着肋骨，并使胸部打开。头部位于脊柱正上方，这样重力就能直接通过身体下传，将体内的阻力减至最低。

▲**特写**：这张背面视图阐释了为什么上抬膝盖也能让你稳定肩胛骨。背部放宽，肩胛骨下沉，好像扁平的肩胛骨在腋下移动。

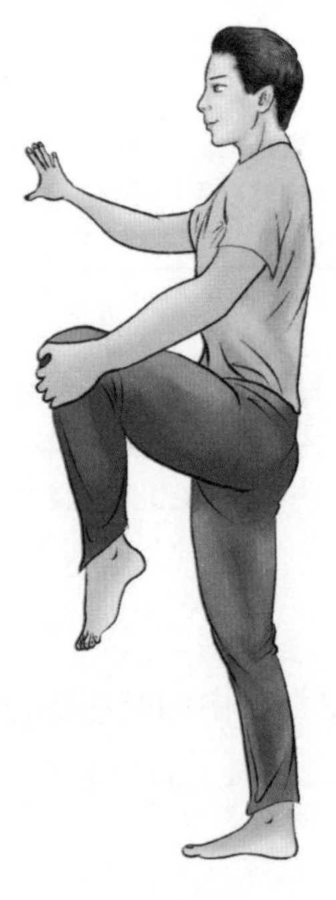

◀**初级姿势：**如果实在无法平衡，可以用墙壁作为支撑。如果感到髋部紧张，可以放弃平衡，将膝盖抬到舒适的高度，并关注背部的拉伸和挺直。腹部内收会有帮助。

▶ **错误姿势：**这是肩膀顶部在抬腿，髋部也不平衡。这个姿势旨在弯曲肱二头肌，而不是耸肩。如果你的姿势与此类似，可以放低抬起的坐骨，这样髋部就会平衡了。记住，平衡不仅仅是保持直立。

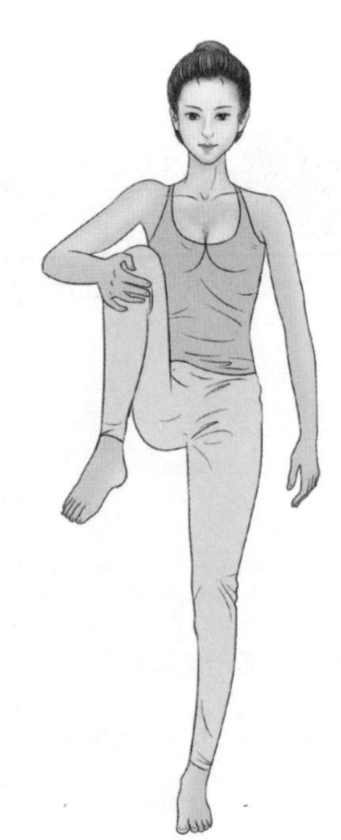

空手道孩子式

这个姿势是力量和优雅的组合，但开始时会感到动作笨拙、困难。先尝试简单形式，直至你发现腹部和髋部的肌肉感到紧张，而非抬升腿的髋屈肌。

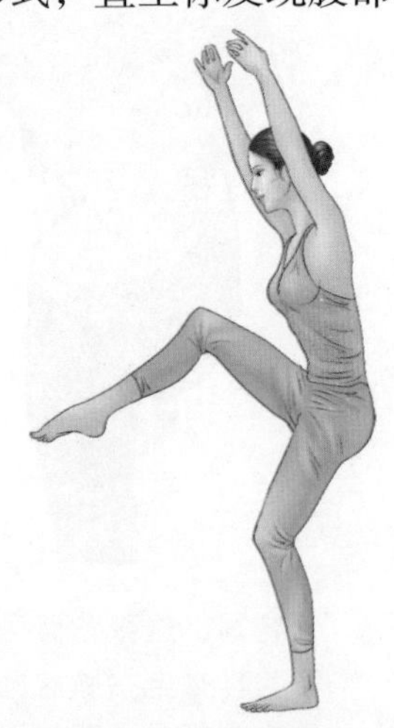

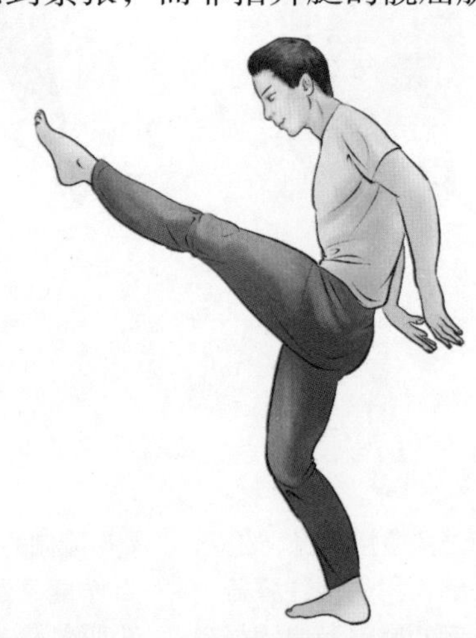

1 从上个姿势开始，提起耻骨，放低胸部，收缩腹部。手放开腿，继续收腹，让膝盖抬得更高。动力来自于腹部，而不是髋屈肌。如果找到平衡，就可以放低肩胛骨，举起手臂。你应该感到腰侧与腹部的力量。让支撑腿弯曲，这有助于压缩轴心。简单形式到此为止。

2 注意腹部，它使腿抬高并伸直。越是收缩腹部、提高耻骨、伸长腿部，舒展得就越高、越久。如果放低双臂，可以让背部参与进来，这将帮助你稳定身体，找到支撑力，产生一种上升的感觉。

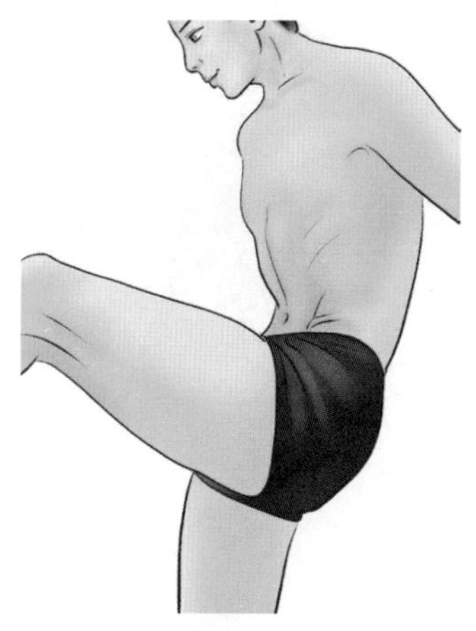

▲**特写**：这张图片解释了这个姿势对腹部的关注。注意腰侧的凹沟，在这里你将找到轴心和支撑肌肉，从而避免髋屈肌的过度使用，后者很可能导致髋部紧张。这还能使腿进一步抬高，让你看起来更优雅。

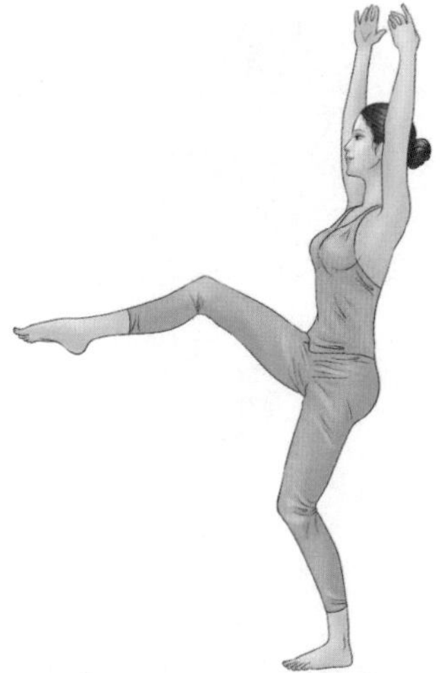

▲**错误姿势**：这个姿势预示着髋屈肌的收缩，因为整条腿的重量都落到了髋屈肌上。注意腹部的突起，这导致下部脊柱必须独立支撑身体。后倾是阻止腹部内收的原因所在。

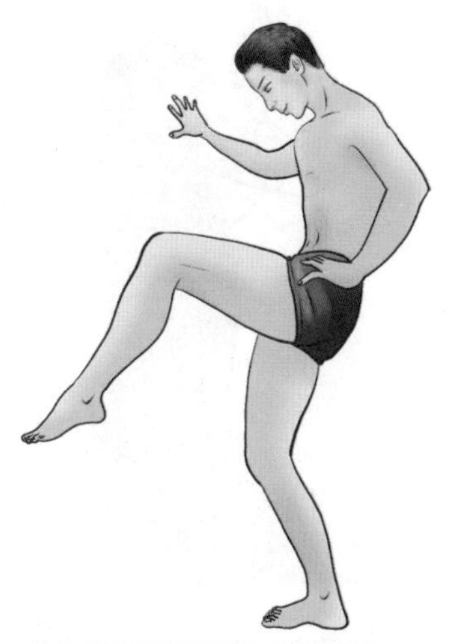

▲**初级姿势**：和上个姿势一样，如果觉得必须依靠什么才能保持平衡的话，可以用墙壁支撑身体。这时，用另一只手感受抬升腿髋屈肌的强烈运动。尽最大努力收紧腹部，这能让腿抬得更高。

鹰式

这个姿势对体内脏器非常有益，因为挤压大腿的动作会增大血流量。完成之后，张开双臂，使之成树状，你将发现平衡变得容易多了，这还能进一步增强髋部力量。

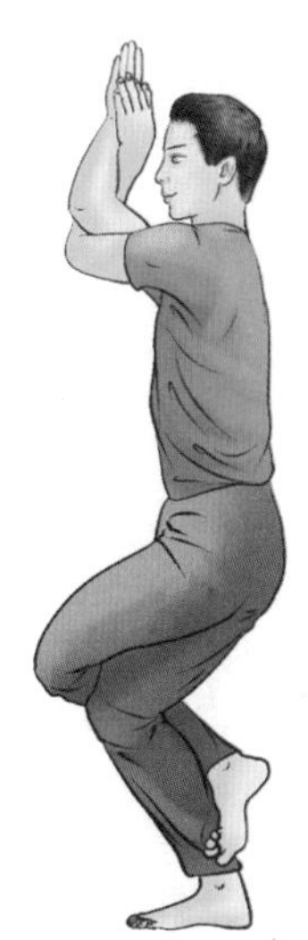

◀ 1 弯曲右膝，左腿交叉盖过右腿，脚趾从后面钩住右小腿。右臂从肘部交叉盖过左臂，双掌合拢。将双肘推离身体，并往上抬，保持手臂和胸部之间的距离。髋部保持正直平衡。

▶ 2 放松身体，腹部内收、上提，依靠直立腿保持平衡。张开双臂，肩胛骨下沉，支持手臂的上举。之前的交叉腿弯成直角，形成经典的瑜伽姿势：树式。

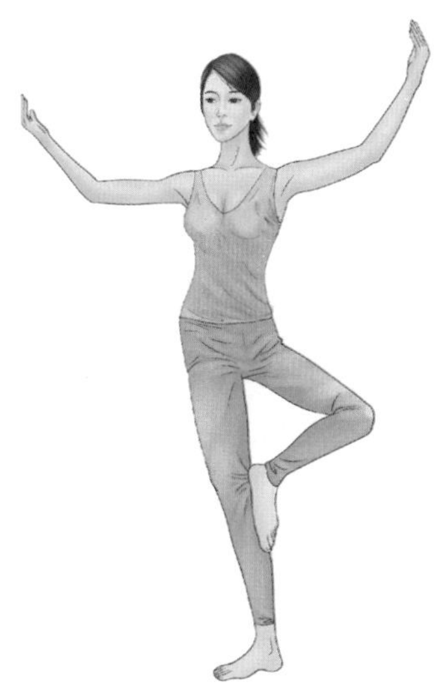

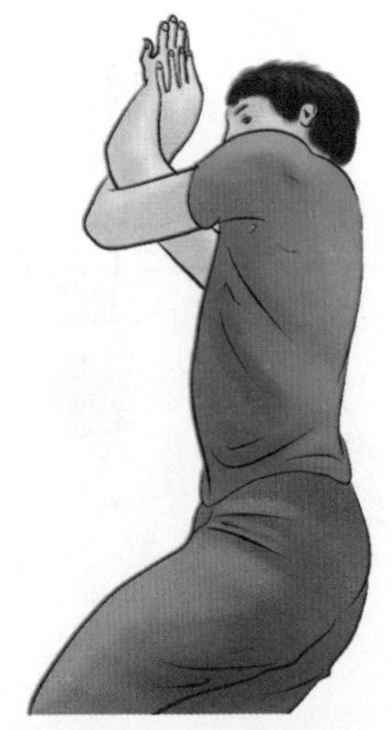

▲**特写：**“鹰式”这个名字的来源虽不清楚，但这个名称确实很有道理。坐在交叉的双腿上，扭转的双臂动作，有助于打开背部和肩胛骨，宛如老鹰在舒展翅膀。身体应在髋部上“坐直”。注意穿过手臂的光线，保持双肘抬高，双手尽量离开身体。

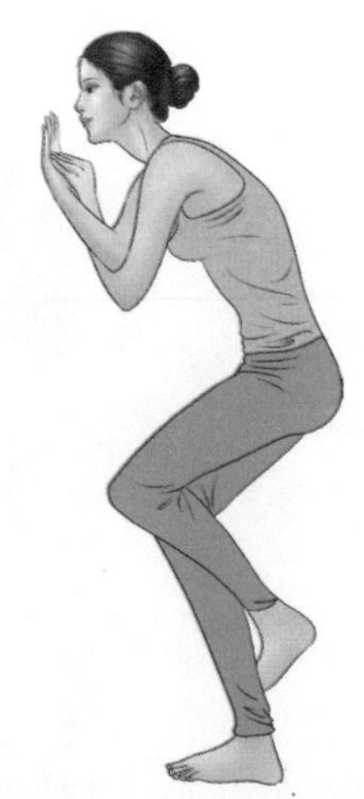

▲**错误姿势：**这个弯腰驼背的姿势，简直成了“坐着的秃鹰”。一旦轴心凹陷，身体前倾，头部仍会保持不动，给你以自己仿佛笔直伸展的错觉。这样的话，大腿得不到锻炼，而你就像一块难看的树节。请打开肩膀，坐起来，不要弯腰。

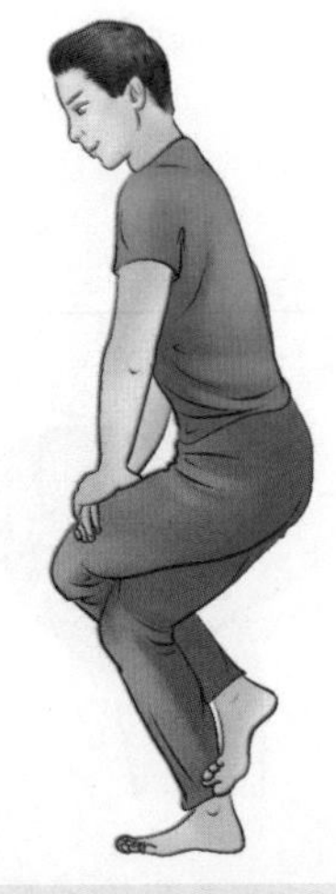

▲**初级姿势：**如果觉得不够稳定，可以把双手撑在大腿上，用手臂帮助脊柱保持伸展。运用这个简单方法可以保持髋部的平衡，并感受大腿的运动。

火箭人式

花些时间进行两腿的交替练习，坚持下来，你将对髋部、腹部和后背有一个更好的认识。同样的，通过这种来自身体的感觉，并将其运用到其他姿势中，你的稳定性和理解力都将得到提升。

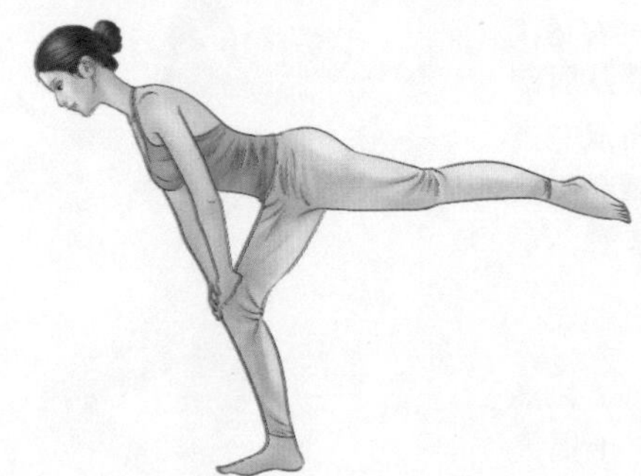

1 单腿保持平衡，双手放在微屈的膝盖上，利用双臂稳定身体。双肩下沉，尽量保持与耳朵的距离，另一条腿向后伸展。伸展髋部和大腿，这将帮助你感受从腹部到脚趾的舒展。

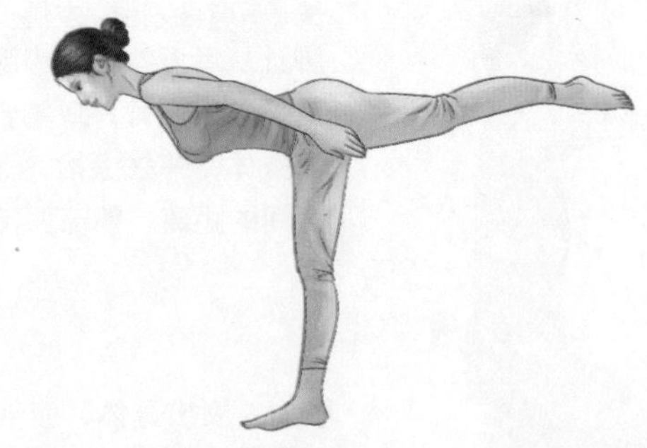

2 胸部微微高于髋部，这使背部拉紧、稳固。腹部内收，使下背部稳定，同时加固支撑腿一侧的髋部。后腿尽量伸直，就像推动火箭向前一样。

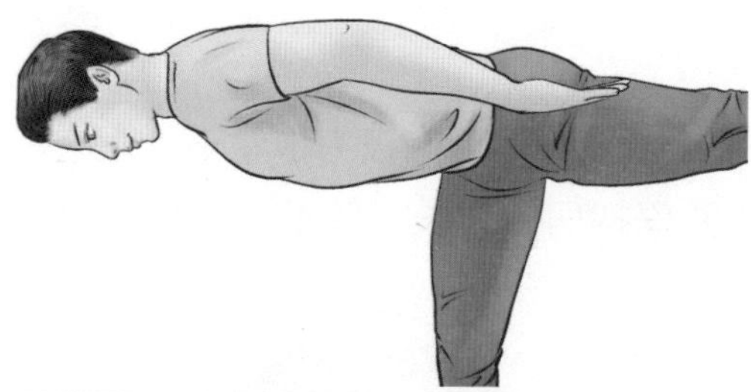

▲**特写：**这个姿势可以称为T字形，因为最完美的时候就应该像一个T字。双肩打开，尽量离开头部，你将感到背部肌肉也在提供那股你正在寻求的支撑力。前侧肋骨的闭合使脊柱能够充分伸展。腹部收紧，以支撑下部脊柱，并有助于伸展后腿，打开髋部。尝试一下，保持髋部平衡。

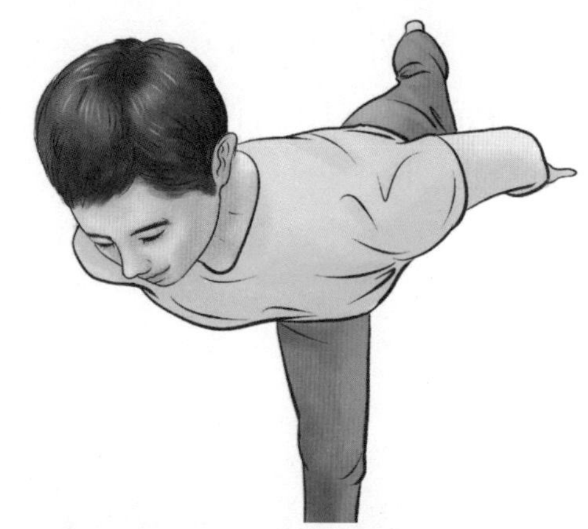

③ 这张图片展示了火箭人式的趣味。你有一种飞翔的感觉，髋部的轻盈让你几乎忘记了支撑腿的存在。胸部和抬升腿分别向前后伸展，使身体变得修长。腹部始终内收，让你感到轻盈，整个身体也处在即将打开的状态。此时，任何事情都变得可能。让自己飞起来吧，哪怕还有一条腿着地。

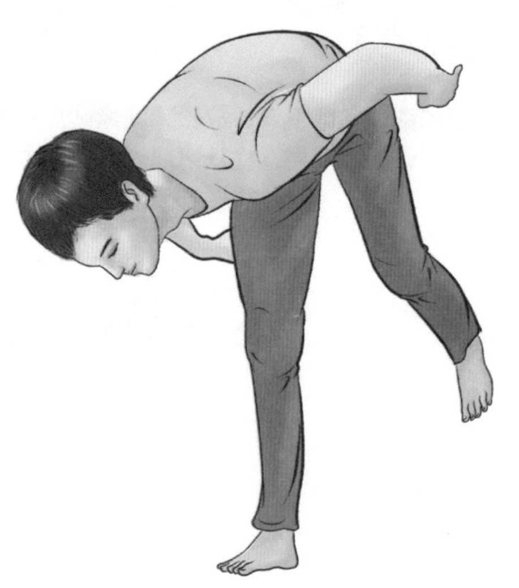

◀**错误姿势：**这是常见的错误姿势，无精打采，根本不像火箭。“蘑菇背”意味着髋部成了最高点，脊柱周围的松散肌肉使用过度。应把后腿伸直，挺起胸部。

第五节 坐 式

练习坐式时，千万记住不能弯曲脊柱。虽然身体的大部分落在地上，但感官反应的增强让你更清楚轴心的位置和支撑力的原理。请在精力充沛的时候练习坐式。坐骨贴于地面并支撑身体。让髋部转动，不能使其凹陷，也不要从脊柱处弯曲。最重要的是，不论腿部长度如何，任何前屈都应来自髋部。

背部前曲伸展坐式

结果只有两个：要么喜欢这个姿势，要么就让身体后侧极力抱怨不喜欢它。请保持耐心。记住身体必须从轴心转动，并保持两侧伸长。躺平，身体后侧必须完全打开。

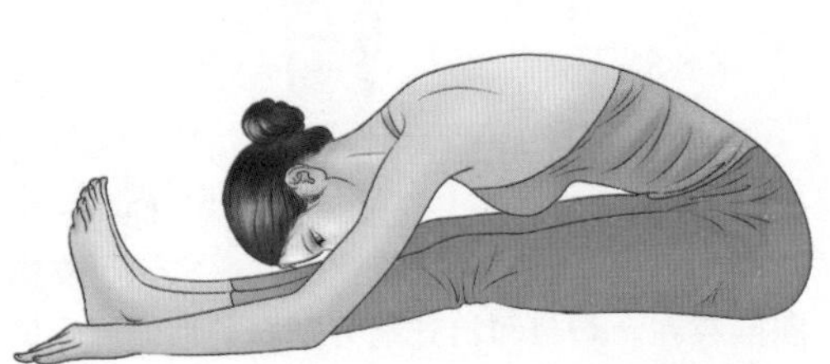

❶ 头部放松，颈部拉长，腹部也要尽量伸展。总之，腹部越长，下部脊柱越长，这意味着前弯也越深。让下部脊柱从髋部向外拉伸，不要用手臂把身体向前拉，这样才不容易受伤。这种感觉就像铰链的转动。有机会的话，请别人推你一下，这很安全，而且感觉不错。

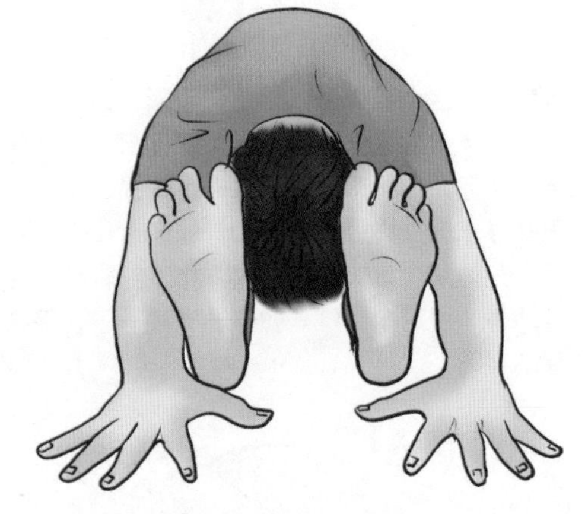

❷ 可以的话，头部下弯、放松，就像站立前弯一样。你应该再次感到脊柱从髋部往外的伸展。舒展手臂，放松，慢慢呼吸。

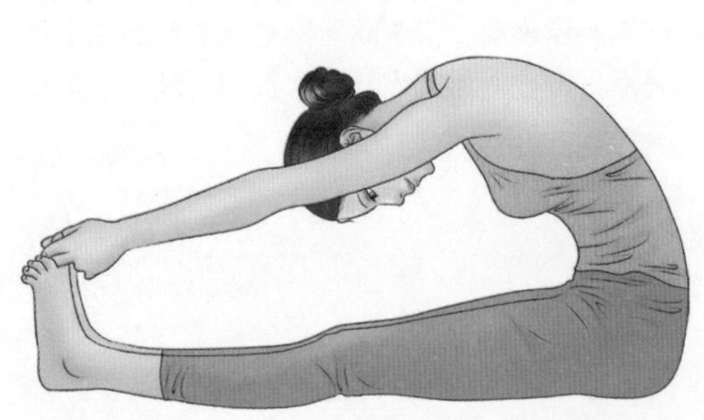

▲**错误姿势：**人们盲目地抓握双脚，显示自己能够碰到脚趾。然而，一旦松手，身体就会立刻向后弹开，因为弯曲的脊柱积蓄了大量的压力。图中的姿势对舒展后背来说不错，但就前弯而言，身体的大部分其实并没有前倾，而背部却过度弯曲了。我们在工作、吃饭和看电视的时候都没有坐直，现在就让自己好好地舒展脊柱，拉伸腿部后侧吧。

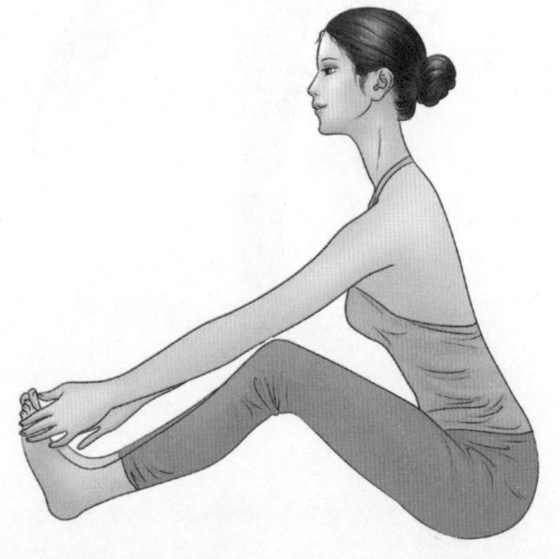

▲**初级姿势：**如果柔韧性不够，可以尝试这个动作。尽量抬高胸部，使之位于大腿上方。你将感到腿部后侧的舒展，即使膝盖像图中一样弯曲也无妨。脊柱的拉伸状况反应在了大腿后侧的伸展中。保持片刻，感受脊柱的自由度和髋屈肌、腘绳肌的舒展。只有当这些提升肌肉足够强壮并能抵抗腿部肌肉紧张的时候，腘绳肌才会真正放松。

后仰支架式

你见过大风天气里的折叠式帆布躺椅吗？看到过椅面被风吹得鼓起来的情景吗？这个姿势最终也应有类似的感觉，背部肌肉将“吹”开前侧肌肉。手脚着地，找到支撑力。

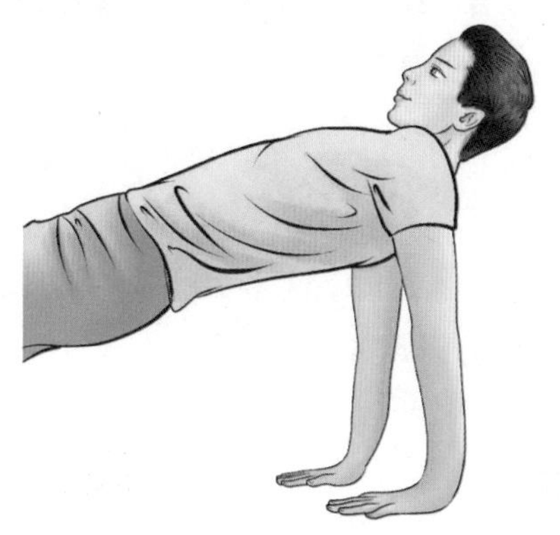

① 这个姿势就像坐前弯的自然延伸，因为所有的舒展都需要巩固。坐直，双手放在臀部后侧的地面上，比肩略宽，这能让你更容易地利用肩膀的柔韧性来找到背部力量。上推时，保持双肘柔软，可将胸部略抬高过双肩。拉长上半身，这将提供更多力量让你保持姿势。如果觉得头部后仰过于困难，可以张开嘴巴，或者拉长颈部后侧。

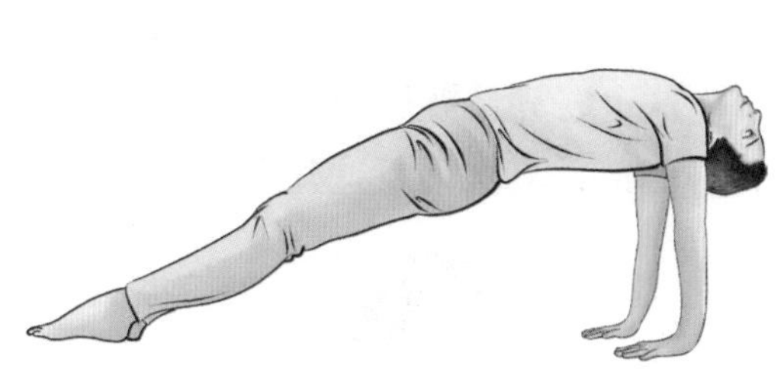

② 身体下方应该留有大量空间，这与“侧三角式”非常相似。因此，必须找到背部肌肉，尤其是那些向下拉动肩胛骨的肌肉。它们能使胸部不断抬高，并能打开肩膀前侧和胸部。双手下压地面，创造空间。

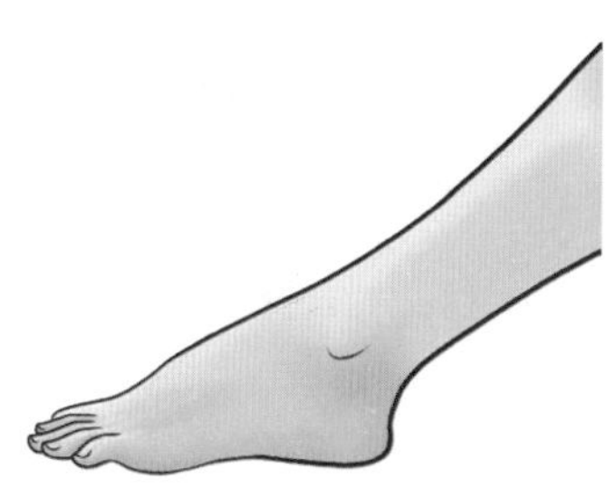

▲**特写：**在这个姿势中，双脚常被忽略。好好利用它们，你将从中获益。如果脚踝比较僵硬，可将脚趾充分伸展，贴于地面，这样不仅可以打开脚踝，还能改善足弓。双脚越是下压，双腿后侧越能帮助你抬高身体。因为它们已经在前一个姿势中被拉长了，现在将在这个姿势中加以巩固。用上你的双脚，感受地面给予你的支撑力。

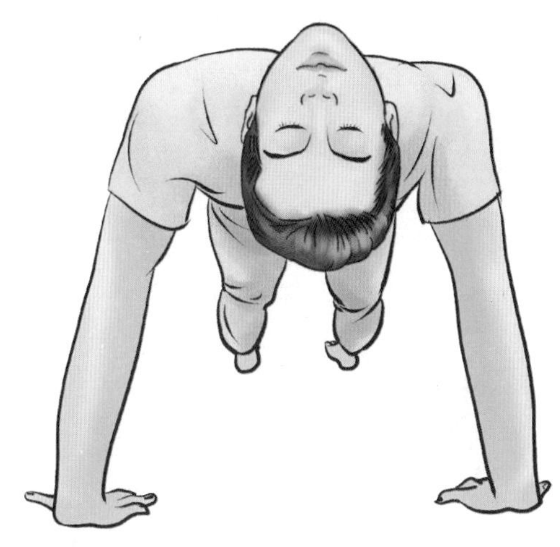

▲**特写：**肘部不要夹紧，这会使其过度拉伸，并将重心从背部肌肉转到关节中。可以的话，让肩胛骨与肋骨处于同一平面，这确实能帮助你打开双肩。

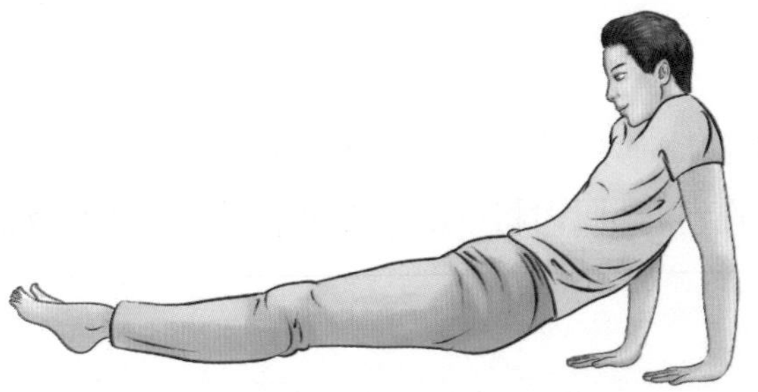

◀**错误姿势：**当人们不注意后背和可以拉伸的双腿时，就会摆出这样的姿势。当你趴着工作感到胸部存在压力时，有多少次会坐直挺胸，消除压力？这个姿势就是这种感觉。让颈部直起来，停止凹陷，这样，你才能理解这种练习会使你精神振奋的原因。

束角式

这个姿势又被称为“蝴蝶飞舞”。双腿打开，就像翅膀，这来自于髋部的放松。打开髋部，多次重复这些姿势，找到当两侧髋骨分开时的轻盈感。

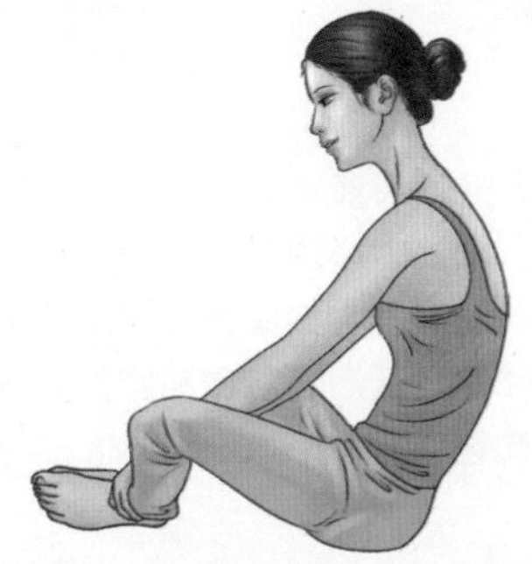

❶ 从上个姿势坐下，用手把脚跟拉向臀部，直到舒适的位置。双手握住双脚或脚踝作为支撑，提升耻骨，但身体不要后仰。耻骨提得越高，双膝分得越开。

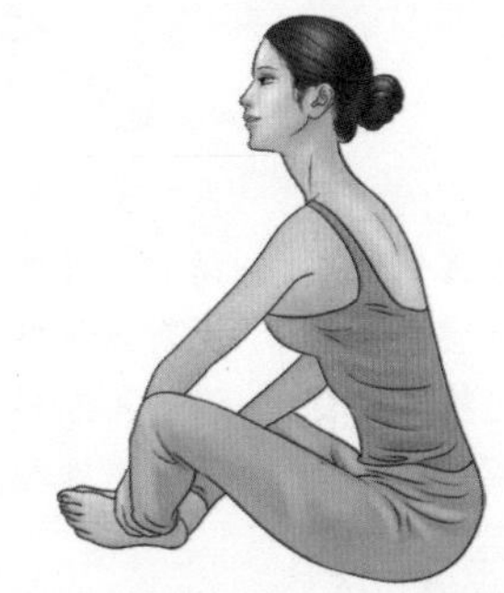

❷ 不要后滚，腹部上提并内收，坐直。维持从髋部往外分开双膝的感觉。这些意识相互独立，看似难以结合，但是练习将展示其相通之处。

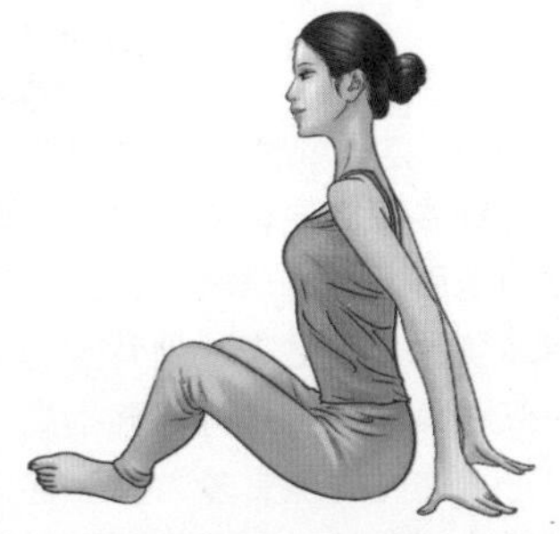

❸ 如果内侧大腿肌肉比较僵硬，可以用手臂维持脊柱的伸展。腹部上提和内收有两点好处：阻止下部脊柱凹陷，放松内侧大腿。

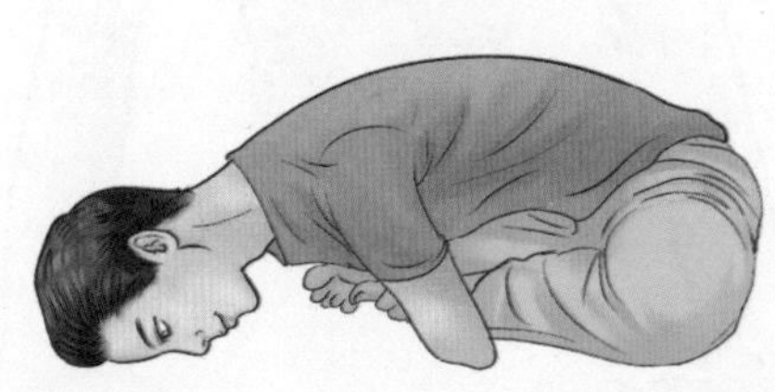

❹ 或许要花很长时间才能让髋部充分打开，并使头部接触地面。但是，在前弯的任何阶段，髋部越是打开，卷曲的空间就会越大。花些时间将膝盖压向地面，这会让你的头部较容易地接触到地面。尽量分开双膝，并从髋部开始转动，脊柱自然会舒展。

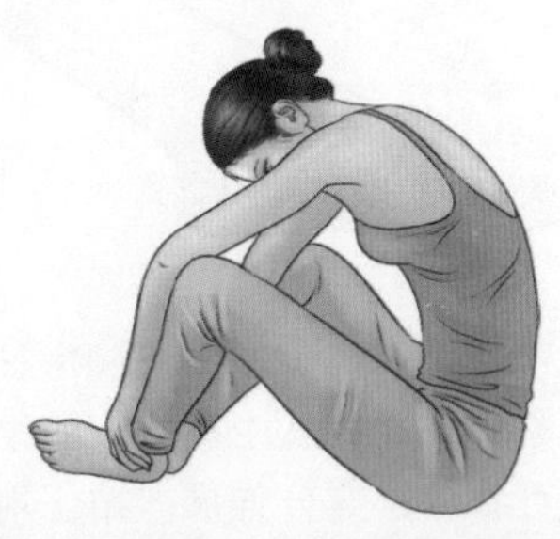

▲**错误姿势：**注意为了努力使上半身伸过髋部而使上背部肌肉紧张，这使内侧大腿不得不参与进来，进而导致膝盖的上翘而非下压。这样只会使原本已很紧张的肌肉更加紧张。请保持敏感和理智，感知支撑力，并体验身体的舒展。

向上弓式

练习这个姿势时，请在背部保持尽可能长的拱形。这能防止只有后背的某个部位在弯曲，而这会导致不适。

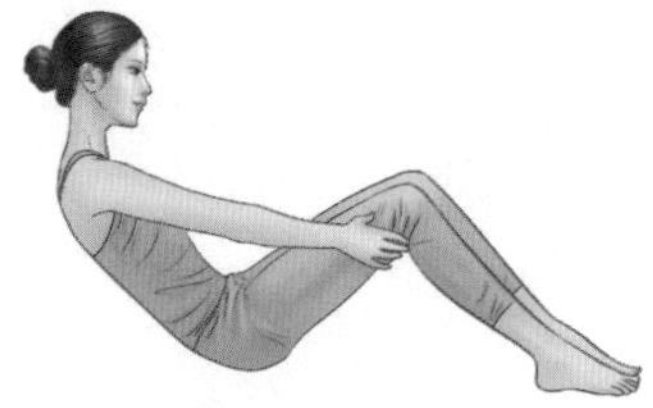

❶ 从“束角式”开始，从两腿之间提升耻骨，你会发现自己开始后滚。随着下部脊柱不断靠近地面，腿部压力减轻，弯曲双膝，保持双腿相互平行。保持耻骨上提，后滚，当脊柱在地面舒展开时，将脚跟拉向臀部，直到舒适的位置。

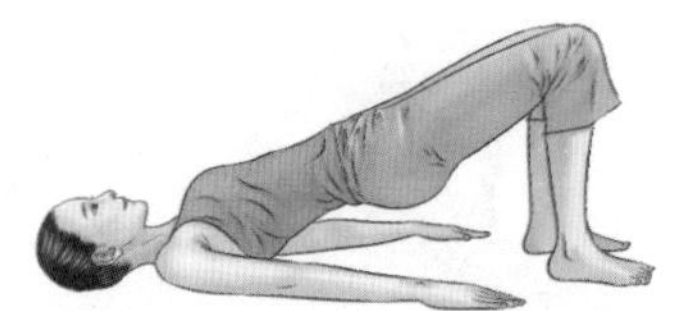

❷ 躺下之后，将双手放在体侧，前臂和手往下压，这能让你感觉到肩胛骨之间的肌肉。脚跟下压地面，保持耻骨在两腿之间上提。大腿将起到主要作用，如果不是，说明耻骨没有提升，而且下背部开始收缩。

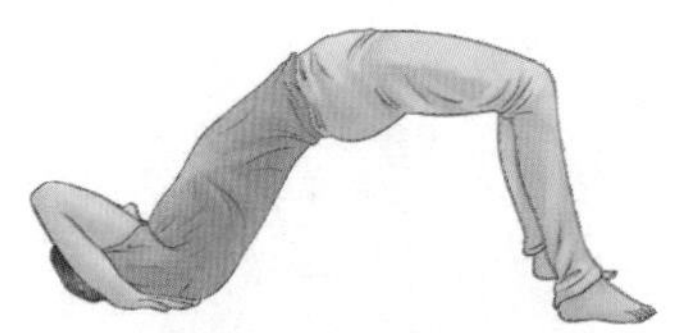

❸ 如果步骤2的姿势很舒服，可以继续抬高肩胛骨，使其离开地面，并继续提升耻骨。如果处在这样的高位仍然感到轻松，那么就把双手分别放在左右肩膀之下。保持片刻。手臂不要有推力。依靠大腿力量和髋部的举力将身体抬高。

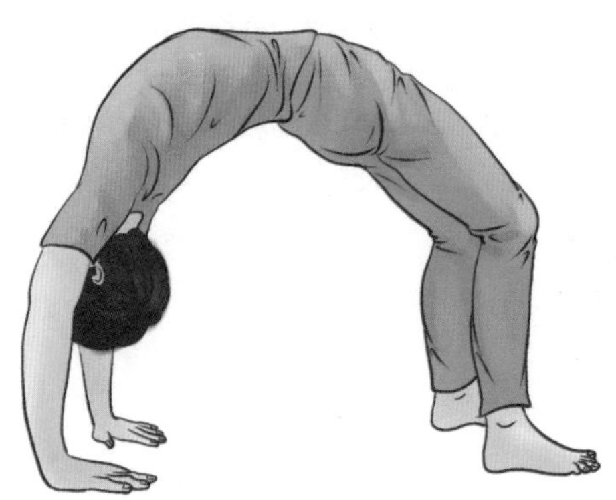

❹ 这一姿势和瑜伽课程中的前曲和倒立具有共通之处，那就是向他人展示你柔韧的后背。可以想着当你四肢着地用手和脚走路的时候，一个巨人把你翻转过来。这让你感到支撑身体向上的不仅是手臂，还有双腿和腹部。如果能够完成这个姿势，可以试着移动或摇摆。将手或脚依次抬离地面，确认支撑力的来源。倒立时要保持轻松的心态。

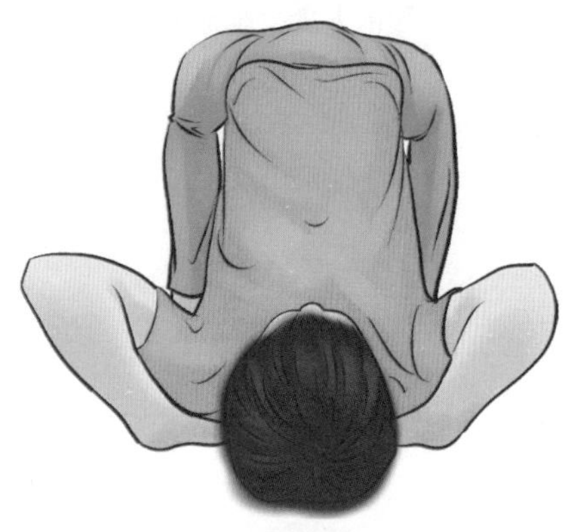

▲特写： 这个角度从视觉上告诉你应该有怎样的感受。和站立前弯一样，髋部处于最高点。大腿和髋部是力量源泉。依靠它们抬高身体，背部压力会远远少于用手臂抬升的情况。这一系列的图片展示了耻骨在两腿之间上提的整个过程。

双鸽式

这个姿势的力学技巧使其很难推拉。为了理解它的重要性，可以在姿势上停留和休息，并谨慎地完成和保持姿势。练习时要保持动作柔和，以免受伤。虽然姿势很有趣，但练习时可能会引发一些强烈的不适感。

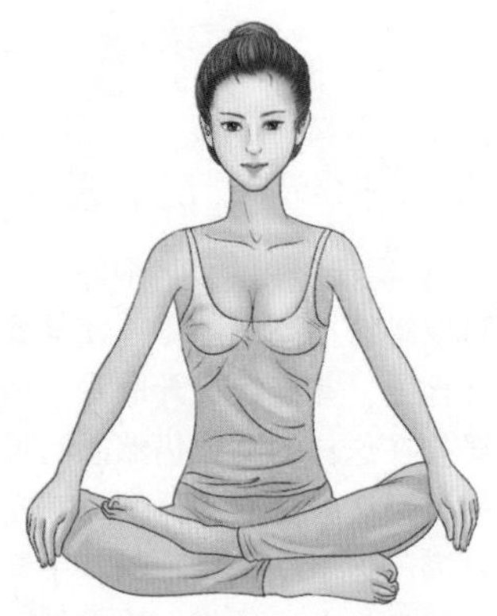

❶ 对有些人来说，小腿平行交叠超出了髋部的调节能力，但是，如果小腿确实能够伸平，就请相信你的腹部力量，髋部也将自然打开。身体从髋部向上伸展，尽量坐直。

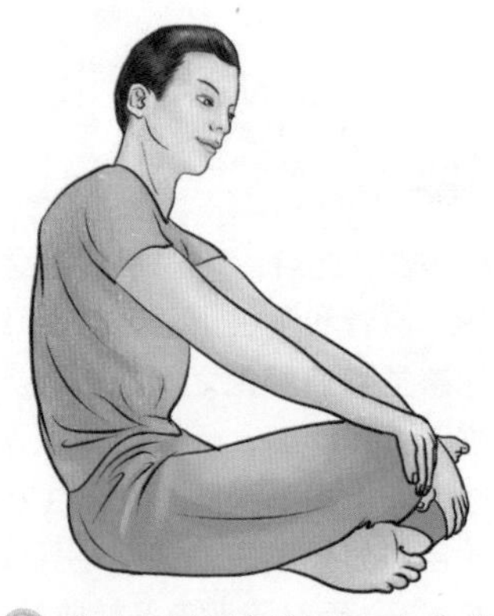

❷ 将上面的膝盖下压（在前文的集合姿势中，应该同时下压双膝），从两腿之间提升耻骨。你将感到腹部的内收和膝盖的舒展。不要后仰，只有髋部向前上方转动。保持片刻，感受腿部的伸展。

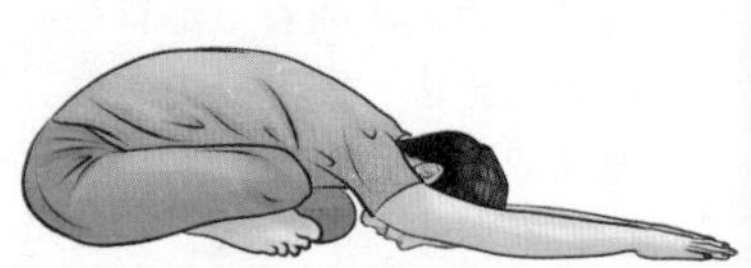

❸ 保持腹部的内收和上提，直到感觉髋部开始前转。髋部向前上方转动，直至上半身伸过双腿。将臀部向后下方压，通过上背部肌肉收紧腹部，并提升胸部和腹部。这将帮助你舒展脊柱，并找到髋部与下部脊柱之间的空间。

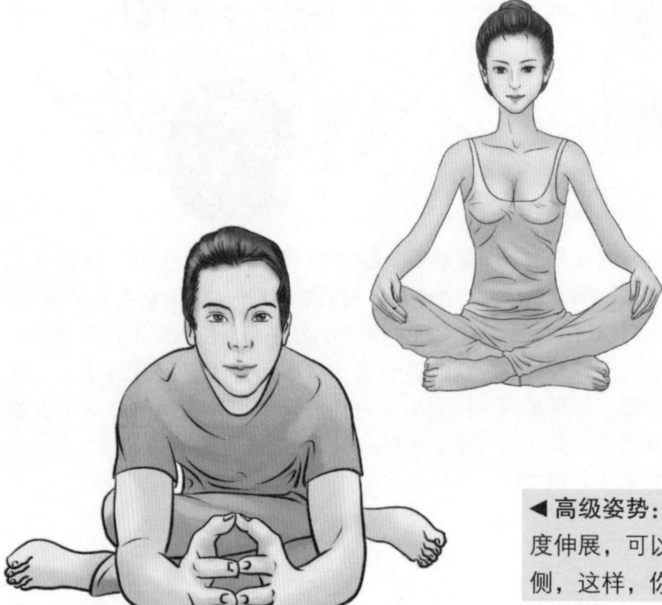

◀ **初级姿势**：如果无法完成小腿交叠，或者完成之后，双膝上翘，脚和脚踝有撕裂感，就请回到集合姿势，完成简单的交叉腿姿势。

◀ **高级姿势**：如果小腿交叠还未能使你感到深度伸展，可以向内推动双膝，使其位于胫骨内侧，这样，你将找到所期盼的深度感觉。

蝙蝠式

在这个姿势中，双臂成环，绕住双腿，就像蝙蝠的翅膀一样将腿部包住。背部打开、放宽，耻骨上提，双膝靠近胸部，腹部内收，与大腿保持一定距离。

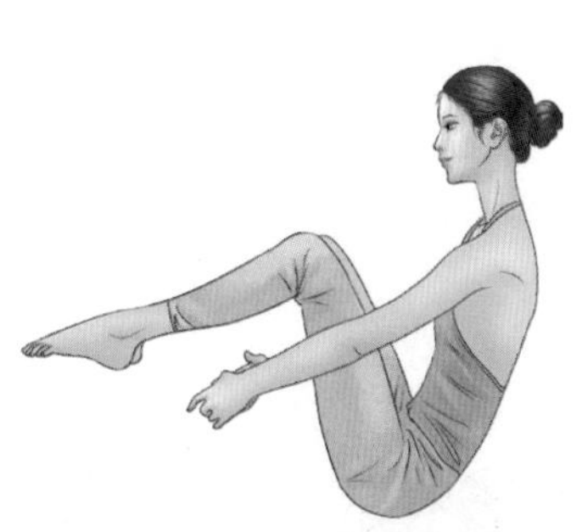

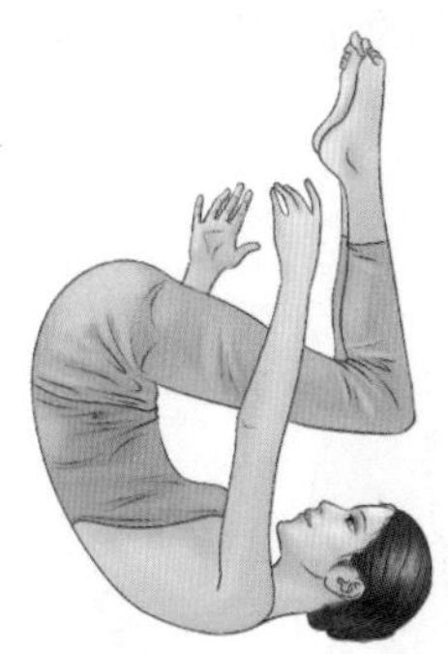

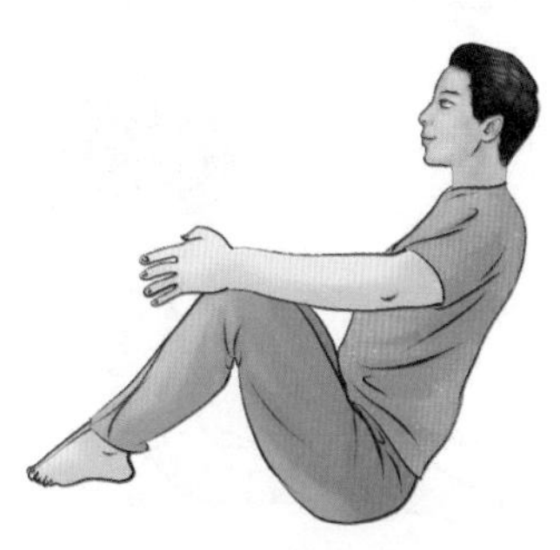

1 通过臀部保持平衡，同时将耻骨上提，使尾骨位于两腿之间，这是伸长脊柱形成C字形的开始。为了从臀部到双肩，再从双肩到臀部形成平滑的曲线，你必须保持这个“C”字形。手臂前伸，胸部后靠，这将使上部脊柱圆润舒展。不要因为腿部动力而上下晃动，因此，在这里多花些时间，直到练出最平滑的C形背。

2 后滚和上翻非常有趣。按摩背部肌肉的感觉十分美妙，你会觉得自己就像小孩的玩具。后滚和上翻的关键是上提耻骨，这能防止背部出现凹陷，换言之，让背部的每个部分都参与到这些动作中来。脊柱从肩胛骨之间穿过，向上翻卷，但始终保持完美的C字形。

▲错误姿势：注意胸部的前挺和腹部的被迫外突，这使下背部不得不承受更多的重量。此外，髋屈肌成了抬高膝盖的主要肌肉。一旦髋屈肌拉紧，就会使髋带前靠，考虑到髋部与脊柱的相连，这将使得下背部出现更明显的凹陷。这个姿势不需要挺拔的感觉，更不能拉紧肌肉，因为直线是无法卷曲的。

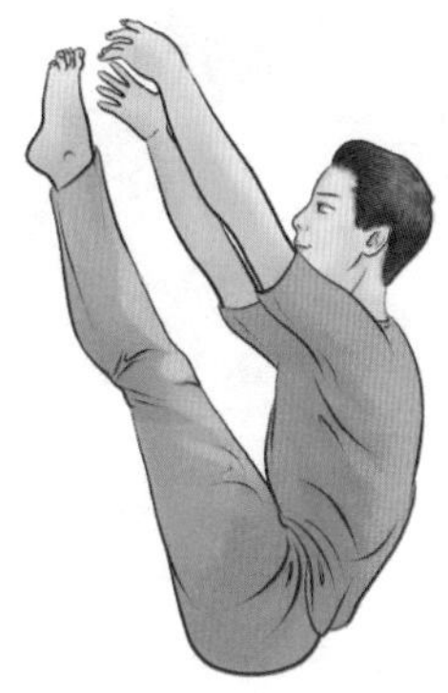

▲高级姿势：如果你能轻松而愉快地完成后滚和上翻并想寻求挑战的话，可以在仅靠臀部保持平衡的情况下尝试前弯。按照步骤1进入蝙蝠式，将弯曲的双膝慢慢拉向肩膀，尽量靠近。双臂上举，通过大腿前侧的肌肉伸直双腿。尝试一下，可先每次练习一条腿。

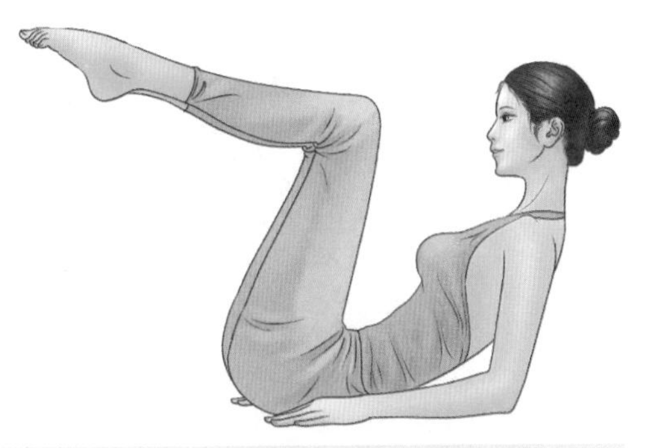

▲初级姿势：如果脊柱不允许你后滚和上翻，可以尝试这个姿势。保持耻骨向腹部上提，放松双膝，使之位于髋部上方。这能增强腹部力量，并最终让你能够通过髋部进行卷曲。

龟式

完成这个姿势需要耐心和时间。当你接近极限时，可以放慢速度，甚至停留片刻。结束时应该像从冬眠中苏醒一样，如果做得太快，你将错过很多细节和感受。该姿势能打开很多隐蔽的积蓄紧张的地方。

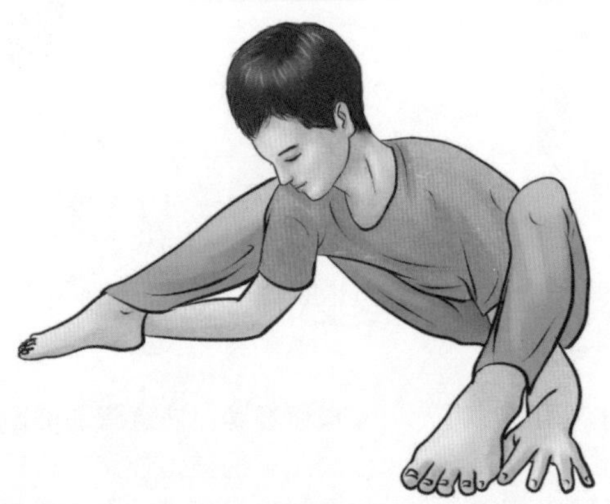

1 龟式的主要内容就是前弯，要做到像乌龟一样将头部伸出保护壳，你必须知道如何从髋部向前上方拉动身体。双手放在弯曲的双腿下面，向前弯曲。这张图片显示的深度弯曲远远超出了大多数人的极限，不仅髋部前转穿过双腿，还有脊柱要从卷曲的髋部向前上方伸展，最终引发髋部和下部脊柱的强烈感觉。

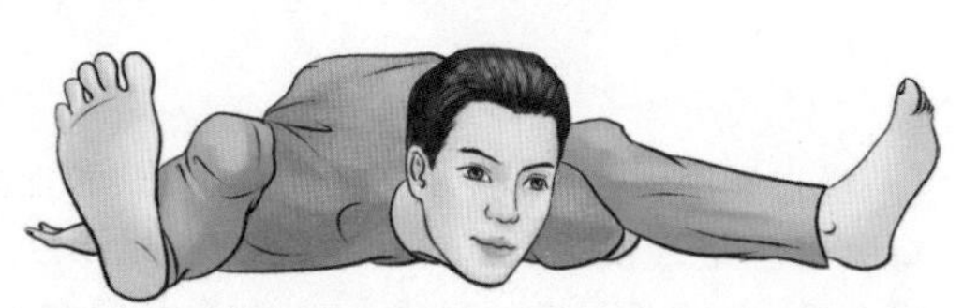

2 这个动作挑战性很大，因为双腿和身体都要从髋部向前伸展。双臂向后伸展，尽量离开头部。这比你所熟悉的前弯更加困难，因为你必须把身体放到双腿下面。但是请记住，弯曲来自于髋部，而不是将脊柱拉到双腿中间。自始至终保持背部拉长，用心感受腹股沟的向上打开，这能为髋部的移动创造空间。

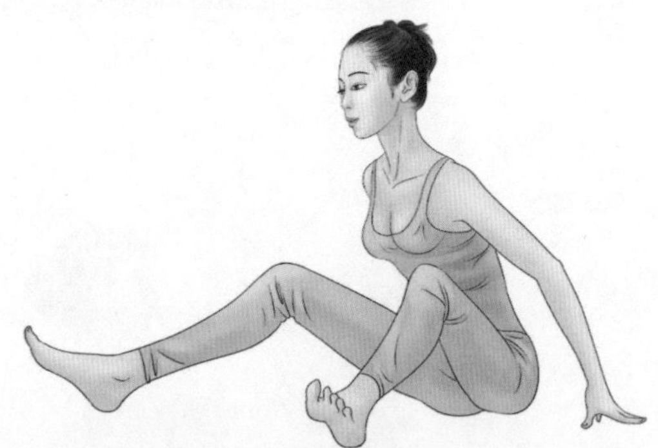

▲**初级姿势：**如果髋部柔韧性不够，可以尝试这个姿势。双臂作为支柱，帮助拉长脊柱，使其从髋部向上提升。这不仅使你感觉更舒服，还能让你感觉到腹部的提升。只要这种提升足够有力，就能使髋部周围的肌肉变软，从而让髋部转动更加靠近大腿。如果你处于这种状态，就应多加注意前弯练习的所有细节。

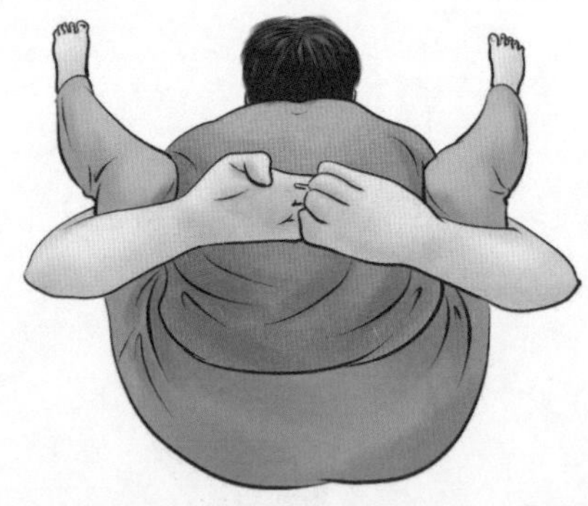

▲**高级姿势：**如果髋部和脊柱允许，就继续向前下方弯曲，翻转双手，手掌朝上，大拇指朝内，试着抱住臀部或钩住双手。肩胛骨抵住双膝，让膝盖当作一个支点来促使身体进一步下压。双手放在下部脊柱处，相互钩住，这有助于抵制身体上抬。沿着地面尽量将身体伸长，你将发现尾骨处压力的缓解。

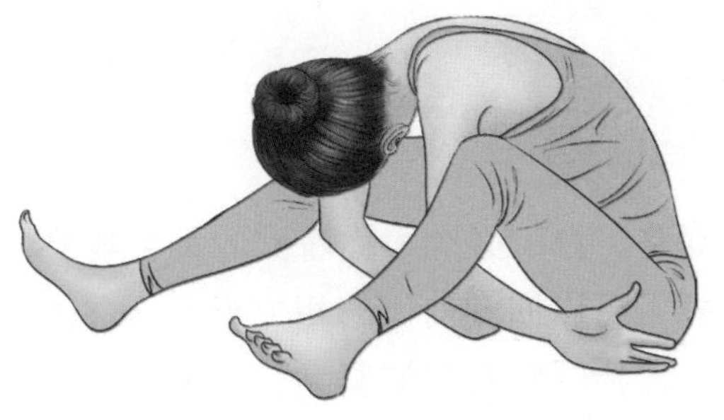

◀**错误姿势：**这是经典的头部绑定错误，用这种方式练习乌龟式必将导致背部上拱。从肩膀开始，逐渐往后，身体全线向前凹陷。或许髋部能感到伸展，但程度不会很深，因为缺乏来自身体其他部位的支持。保持耐心才能赢得最后的胜利。

放松

疲倦时就该休息，休息之后就会感觉舒服，相信谁都不会对此置疑。还有一个简单的事实：当肌肉放松时，头部也会感到放松。完成所有的练习之后，你会感觉非常疲劳。

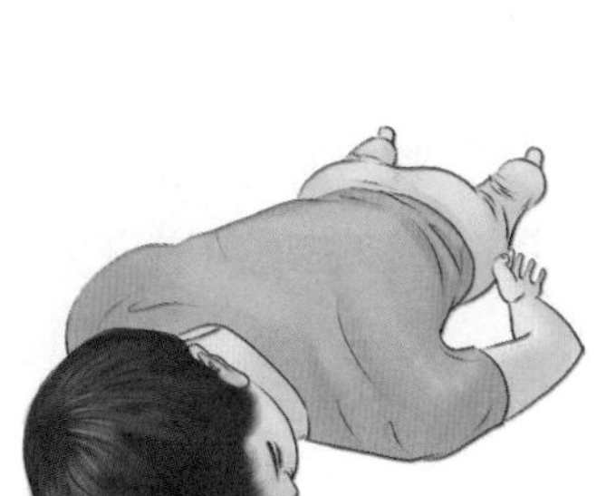

❶ 俯卧，身体的所有柔软部位都贴住地面。如果没有骨骼部位引起不适，你将能很轻易地找到这种下沉的感觉。回到那个科学定律：对于任何一个力，都有一个等值反向的力与之相对。因此，练习越努力，休息也越充分。当你知道疲劳的肌肉在哪里时，就能更好地进行放松。你最终获得的应该是准备就绪且乐意放松的身体。坚持练习，你将理解放松的感觉。这种意识将一直伴随着你，而不仅仅是锻炼之后。

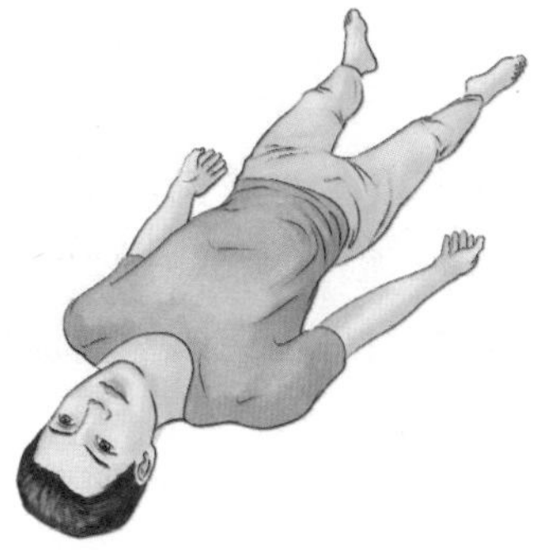

❷ 翻转身体，仰卧在地上，保持腹部的下沉感觉，让身体像木板一样伸展，包括骨骼部位。髋部打开，肩胛骨舒展，打开胸部。全身放松。

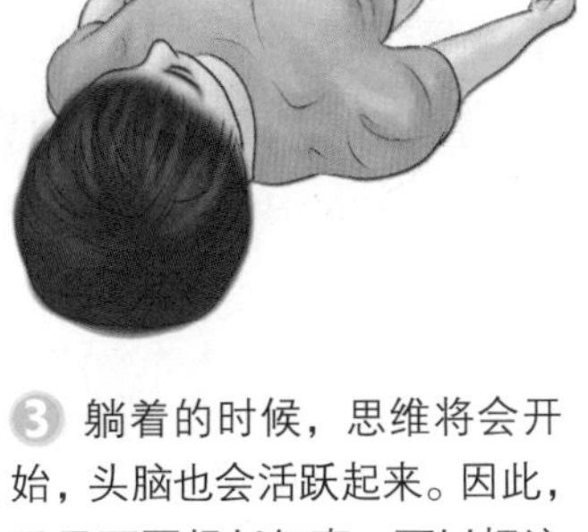

❸ 躺着的时候，思维将会开始，头脑也会活跃起来。因此，尽量不要想任何事，可以把注意力集中在双脚上。身体保持静止，给脚好好地放一次长假吧。心神会使你焦躁、移动、思考或想象。这种精神活动会被任何事物所吸引，甚至你会无聊到数自己的呼吸和心跳。

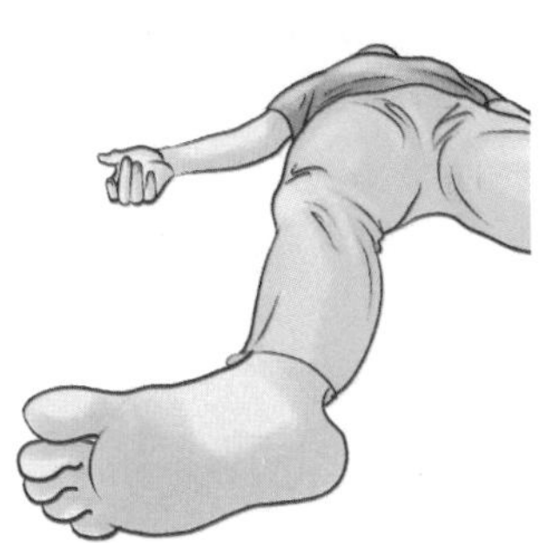

❹ 你有很好的优势来抵制游走的心神。你可以控制自己的身体，及其数以千计的冲动和情感。如果思绪执意忙碌，就让它去观察和体会你的知觉吧。这是真正的放松（或称之为冥想、镇静）。但最美妙的是，你苦苦追寻的那种放松、健康、幸福的感觉其实就来自于你本身。好好放松并体会这种感觉吧。

第六节　套路练习

本节共有 3 个热身套路和 4 个常规套路。你不必练习你看到的每个姿势，而应该练习你能够做到的姿势。如果愿意，可以回到前面的相关章节，重读那些细节介绍。多花些时间揣摩每个姿势，体会呼吸对其的影响，以及如何仅用 1 次呼吸的时间就将其连贯起来。也许在一个套路练习中，每个姿势至少需要保持 10 次呼吸的时间，然而在另一个套路练习中，仅保持 1 次呼吸的时间就够了，这分别对忍耐力和心肺系统的训练有好处。每个套路练习结束时，用 5 分钟让自己放松。

融为一体

仔细观察河流，你将发现中游流速最快，卷着从远方带来的所有沉淀物直奔大海。再看看靠近岸边的部分，流速明显减慢，水流携带的各种物质打着漩儿，并最终沉淀下来。这种累积的沉淀过程会改变河流的形状，因为它们会不断地推动中游的快速水流偏离原来的位置。

脂肪、河流和你

你的身体就是一条巨大的能量之河。哪里循环不畅，哪里就会有沉淀物（脂肪）的堆积。一旦发生这种情况，身体内外部都会有所显现。当你坐着保持静止不动的时候，无论自身感觉还是外表相貌，都不可能是活力奋发的状态。总之，你的肌肉就像是泵，一旦失去活力，不能促进体内能量之河的顺畅流动时，就势必会产生堆积。

为了找到能量之河，并激活这些泵，请把你到现在所学的东西放到一起：在从猿到人的过程中扭转髋部，发现臀部和大腿的“泵”，用后背和腹部保持脊柱拉长和伸展。

把你在这里所学、所读的东西想成一幅地图。每走一步都问问自己：这张地图对我有意义吗？如果没有，就应立即放弃，重新开始，千万不要犹豫；如果确实有意义，就继续走下去，并从身体内部体会这些语言、动作、姿势和描述的意义。保持聆听和感知，直到成为一种自然的感觉。

热 身

下面几页是一些简单的热身套路。它们都很流畅，没有哪个姿势需要保持很长时间。它们的流畅、连贯就像呼吸一样自然，从吸气到呼气，从站立到弯曲，从前进到后退。练习过程中，保持脊柱拉伸，腹部内收，颈部柔软离开肩部，肩胛骨自然舒展。

如果做不到这些，就请回到本章开始的地方，重新学习轴心力量的位置。同样记住，你不只是用 10 ~ 15 分钟来完成这些套路，因此，不要只在练习的时候运用这些规则。开车时，你的双肩是否因为紧张而上耸，贴近双耳呢？如果是，就让它们下沉。刷碗或做饭时，你的脊柱是否拉长，腹部是否内收呢？坐着办公时，你能否感到来自椅子的支撑力？只要不断提高意识，你将发现一切都会变得容易。

热身套路 1：放松

这个放松的热身套路可以在进入后续姿势之前练习。保持动作流畅、连贯，每个动作只停留 30 秒或 2 次呼吸的时间，整个套路只需几分钟。坚持练习，会激活肌肉，降低受伤概率，改善轴心力量，使所有动作都变得简单。

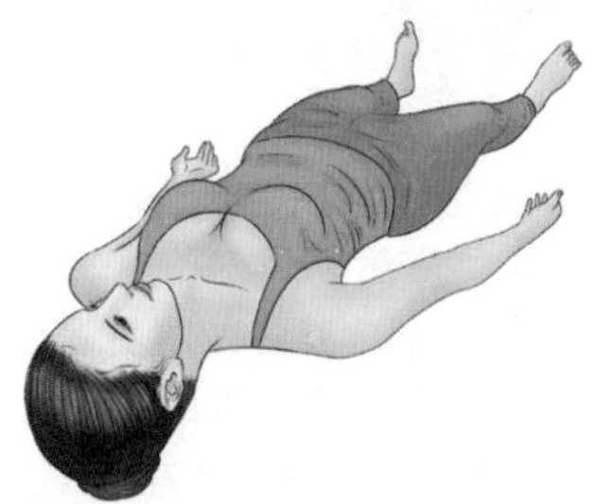

① **躺下：**从仰卧开始，双臂位于体侧。用心感知有多少身体部位平贴到了地面上，每次呼气时，尝试能否再放松一些。

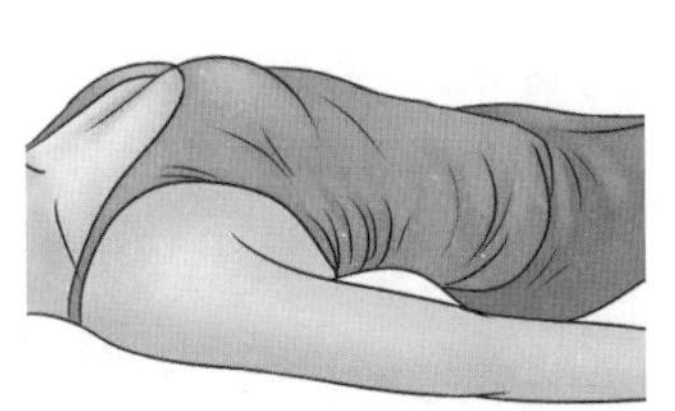

② **上背部拱起（鱼式）：**吸气时，将空气导入胸腔上部，观察能否通过上背部的收缩（沿脊柱分布于肩胛骨中间的肌肉）抬高胸骨。

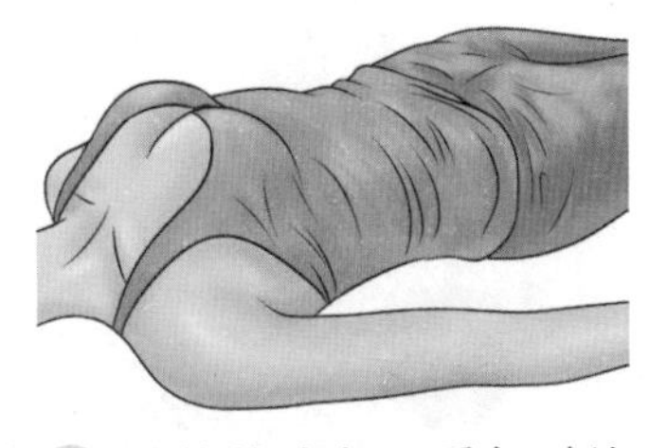

③ **柔软的胸部：**呼气时让胸部和上背部的拱形变得柔软。重复练习，上背部将更灵活。你能否感到只有上背部在运动？

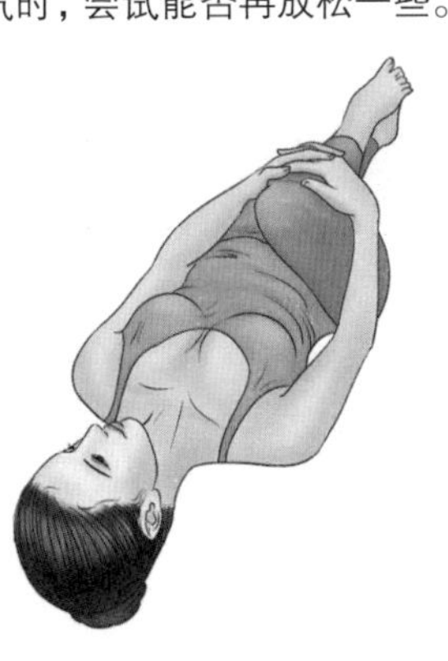

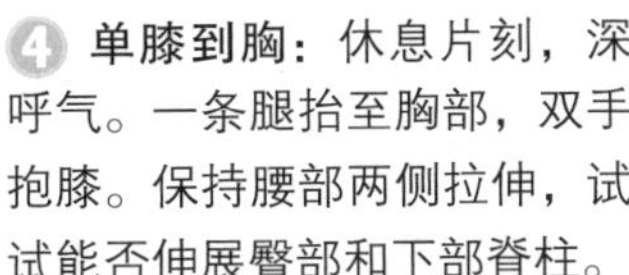

④ **单膝到胸：**休息片刻，深呼气。一条腿抬至胸部，双手抱膝。保持腰部两侧拉伸，试试能否伸展臀部和下部脊柱。

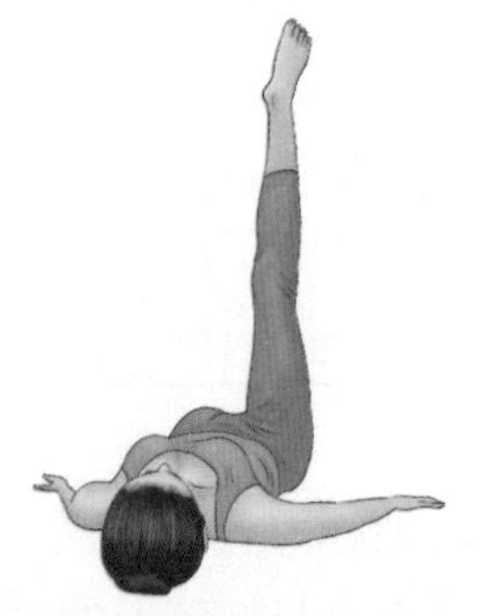

❺ **潜水艇式：**放开膝盖，将腿伸直。如果腿伸不直，可以维持膝盖弯曲，将脚跟推高。这里的关键是腹部不能突起，下背部不能成拱形而离开地面。内收肋骨和腹部，使其尽量远离伸直的腿。

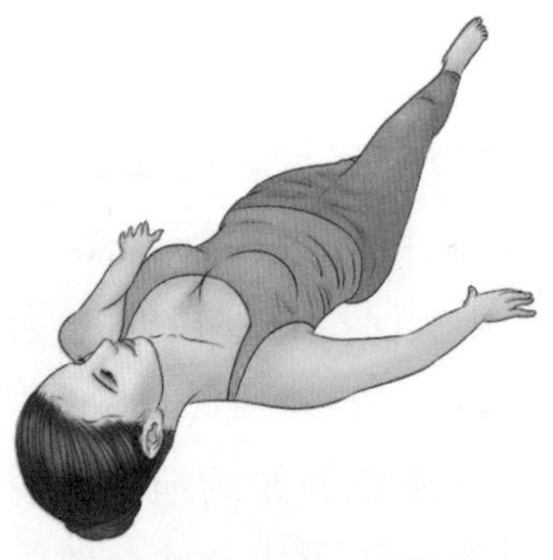

❻ **放下腿：**膝盖弯曲，伸直的腿慢慢放下，同时微微向外旋转，或者保持伸直。维持腹部内收，以免背部拱起、腹部上突。换到另一条腿，重复练习。

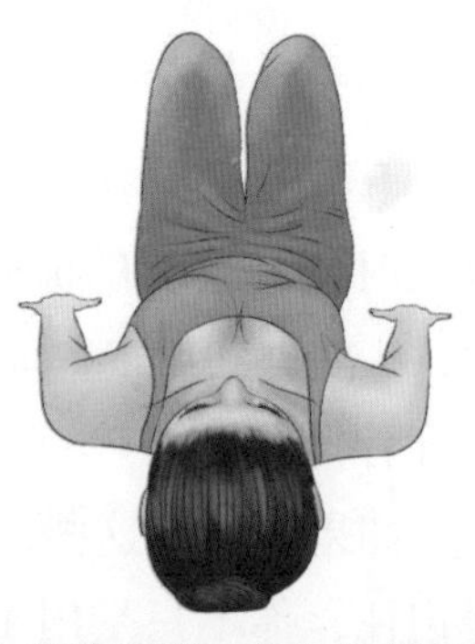

❼ **双膝到胸：**将双膝慢慢拉向胸部。抬起双腿之前，将脚跟拉向臀部，这能让你维持轴心的稳定，以此抵抗背部的拱起和腹部的上突。

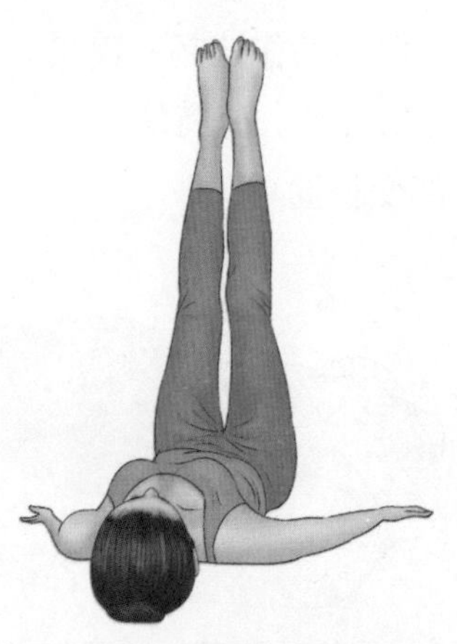

❽ **"L"式：**与双腿伸直相比，感受轴心的运动和髋部的稳定更为重要。双腿是否伸直不是关键，重在保持脊柱伸长，贴于地面，感觉你在舒展身体后侧。配合呼吸，拉长身体。

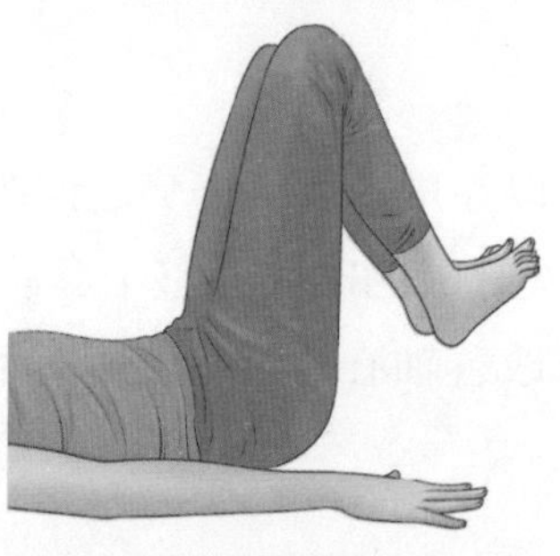

❾ **放下腿：**双膝弯曲、分开，慢慢放低双腿，同时提升耻骨。这意味着主要是轴心力量在放低双腿，而不是腿部肌肉。

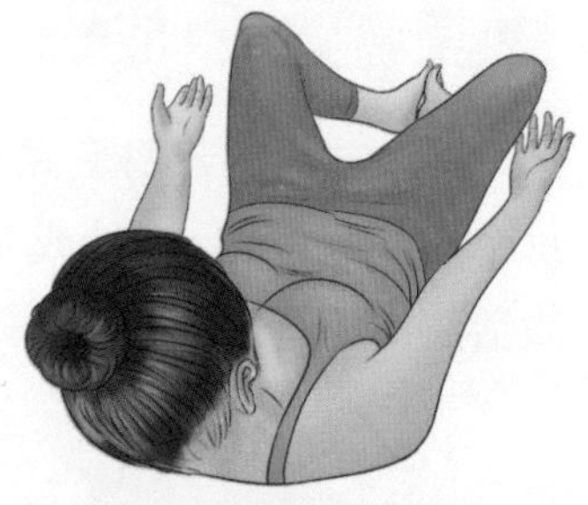

❿ **上翻：**当脚碰到地面之后，让双腿尽量朝外侧翻转，腹部用力内收和上提，使视线穿过双腿之间。借助拉力和上翻的趋势将身体坐直。

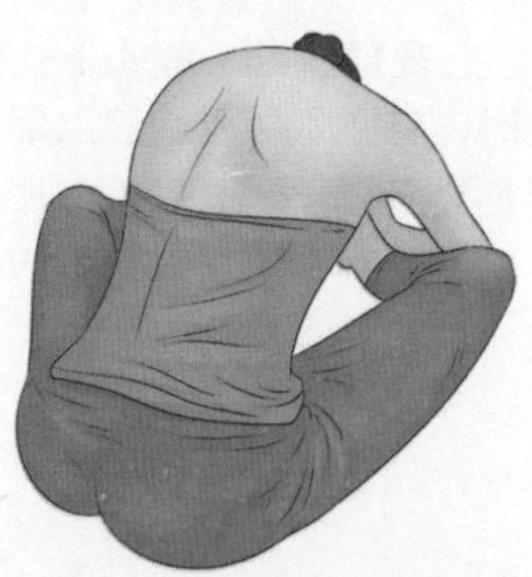

⓫ **弯身：**上翻时注意髋部的运动。当你翻卷伸过双腿时，髋部要紧随其后，不要仅仅依靠下部脊柱向前倾斜。学着像铰链一样转动。重复练习后滚和上翻，直到你能真正感到髋部的运动。

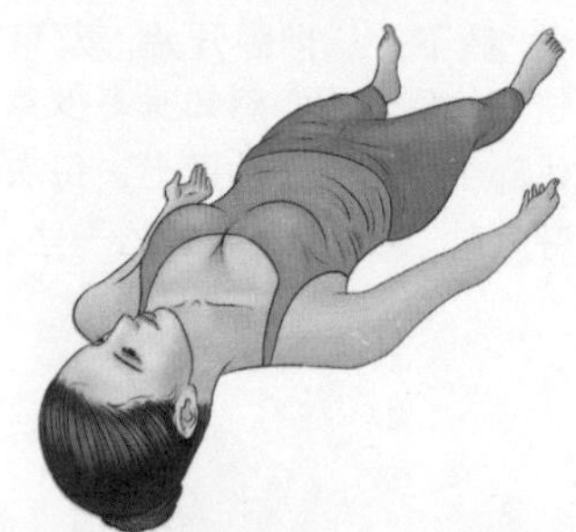

⓬ **仰尸式：**最后，沿着整个脊柱后滚。躺到地上后，两腿依次慢慢伸直，放松。用意识观察，与开始时相比，是否有更多的身体部位贴到了地面？

热身套路 2：静止火箭人

这个套路以活动和放松为基础。由于时间不长，你可以重复练习，直到动作变得非常流畅。坚持练习，你将真正体会到轴心力量获得的益处。

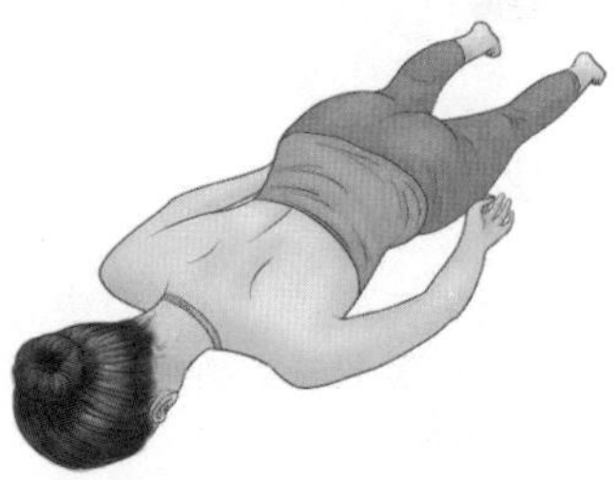

1 **俯卧：**关注接触地面的柔软的身体部位（胸部、腹部、大腿）。试着放松，直到你感到身体前侧尽可能贴住地面。

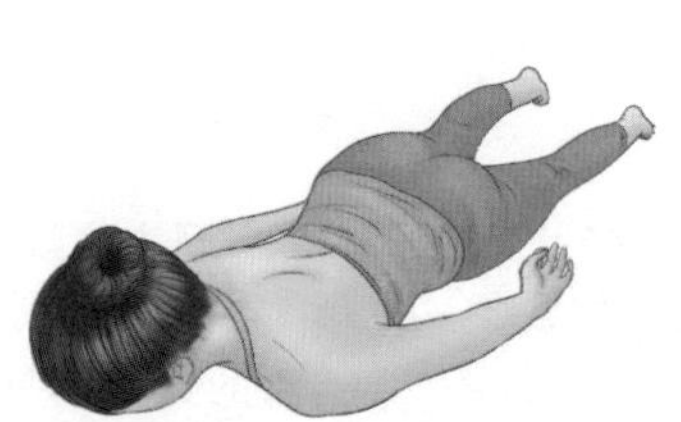

2 **挺胸：**腹部内收，尽量抬离地面，这能保持下部脊柱的正直和身体前侧从胸部到额头的拉伸。打开肩胛骨，放松手臂，使其保持俯卧姿势中的状态。

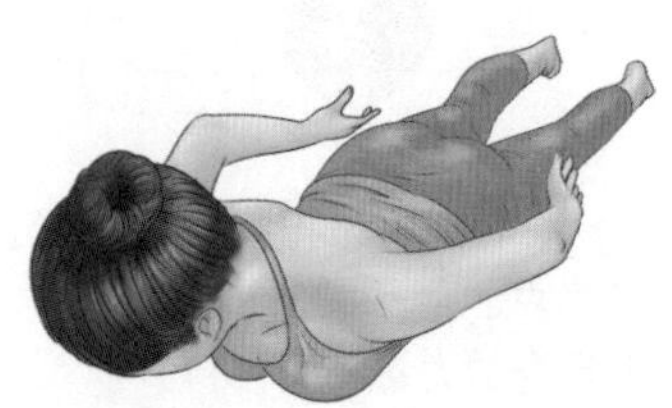

3 **地面火箭人：**保持颈部后侧伸长，腹部内收，双腿放松。双肘抬起，直到大拇指碰到臀部下方。打开肩胛骨。

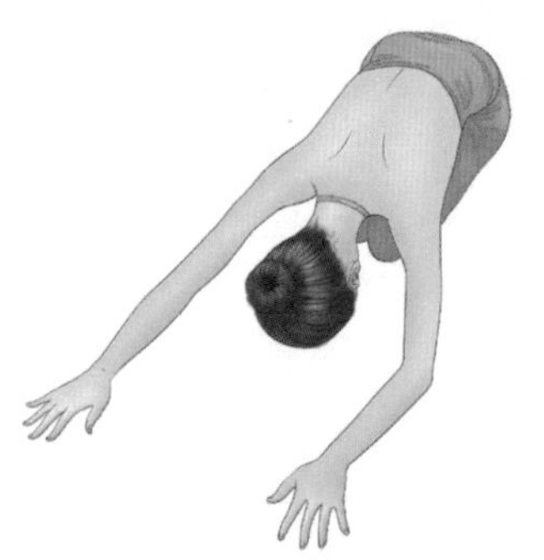

4 **婴儿式：**双手放在肩膀下方，腹部用力内收。这能帮你在把臀部向脚跟推进时撑住背部。如果肩膀非常紧张，可以打开手臂，使其形成宽“Y”形。

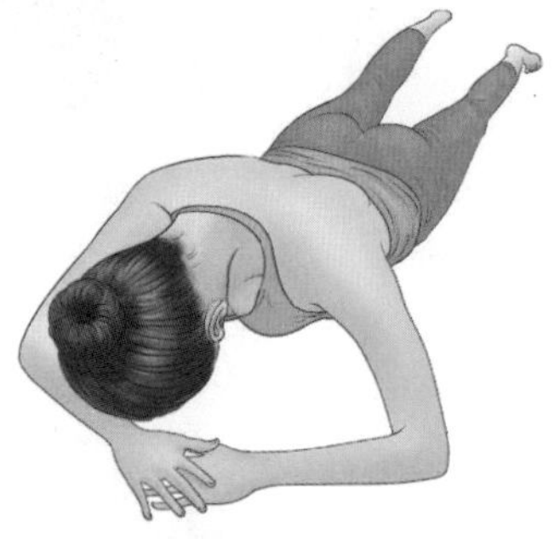

5 **凝视腹部：**练习这个动作前，先回到开始状态，看自己是否比之前更放松。然后将双手放在额头下，双肘下压，朝下凝视腹部，感觉其内收。

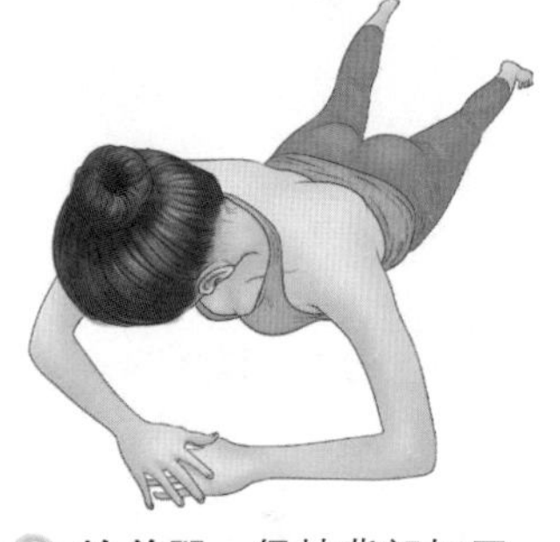

6 **抬单腿：**保持背部打开，上半身拉长上抬，下部脊柱伸展。通过大腿后侧的拉伸将一条腿抬起，收紧抬升腿一侧的臀肌。换腿练习。

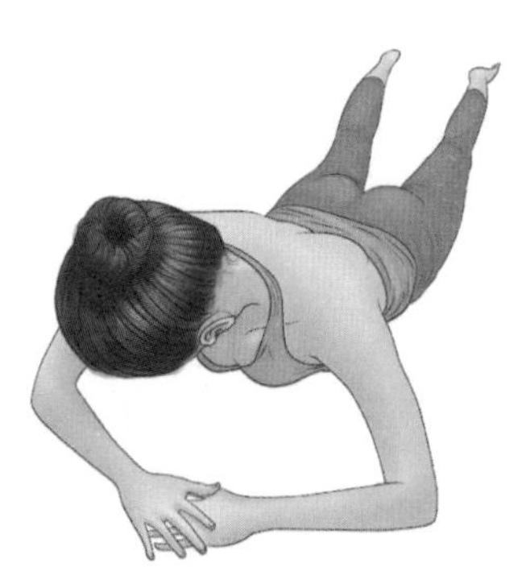

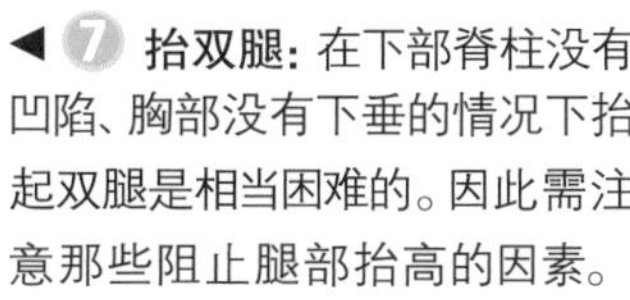

◀ 7 **抬双腿：**在下部脊柱没有凹陷、胸部没有下垂的情况下抬起双腿是相当困难的。因此需注意那些阻止腿部抬高的因素。

▶ 8 **大肚孩子：**将身体后推时，用腹部力量阻止背部的凹陷。双膝分得越开，髋部的打开程度也越深。如果下背部感觉紧张，可以试着凝视腹部，这能缓解压力。

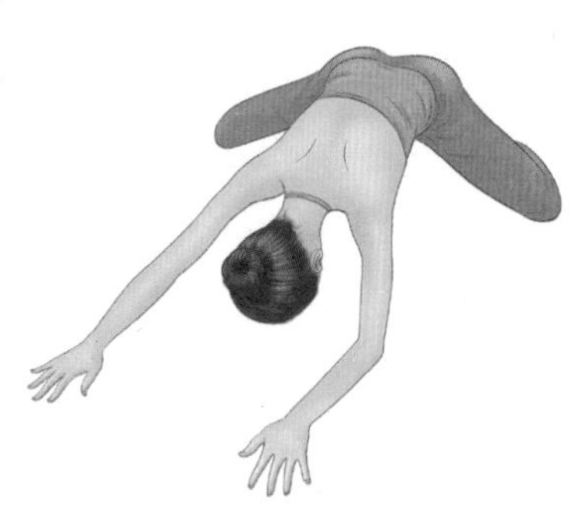

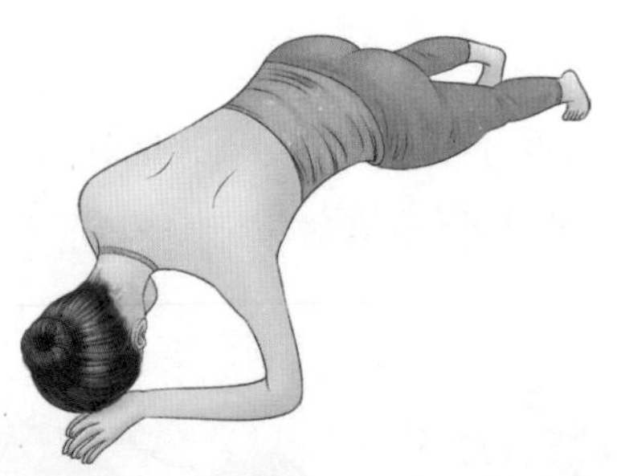

⑨ **提肘：**用大拇指支撑头部，保持肚脐位于最高点。从头到脚形成一条平滑的长弧线，用上半身的力量将背部打开。

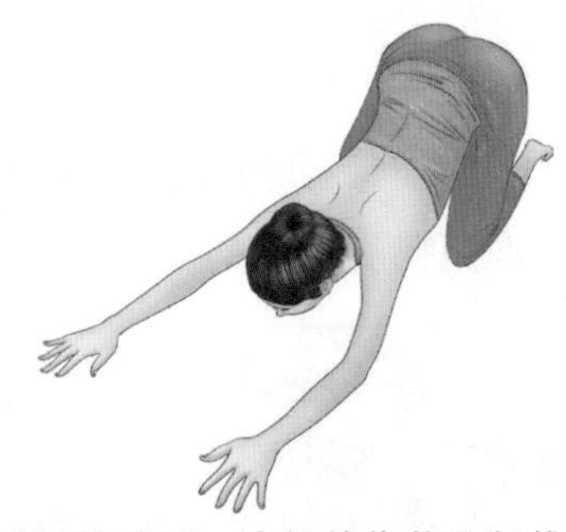

⑩ **顽皮的孩子：**这促使你将臀部推向空中。想着从臀部到手指形成一条长长的弧线，让背部的长度反映体前的拉伸。

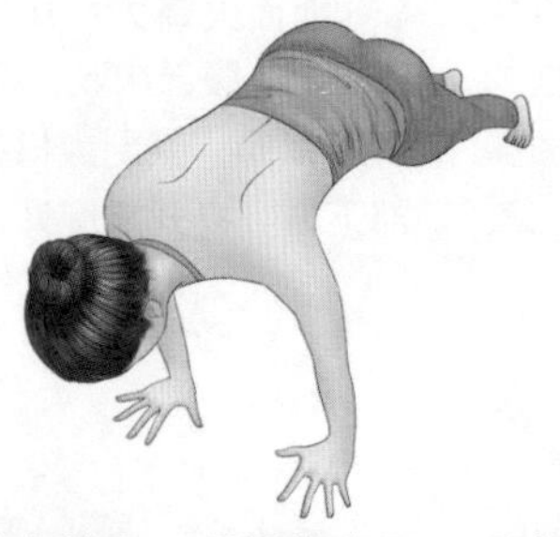

⑪ **四肢支撑式：**理想状态下，双肩应该位于手腕的正上方，身体下方留有广阔的空间。将胸部推离地面，打开肩胛骨之间的空间，再次感受从头到脚的弧线。

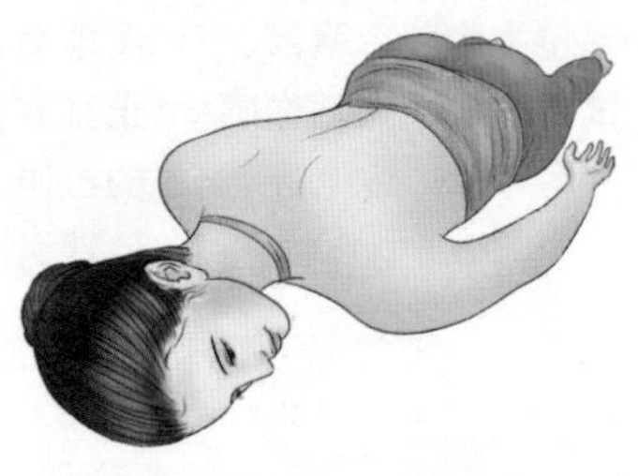

⑫ **俯卧：**看你能多大程度地贴住地面。与开始时相比，有没有更多的身体部位可以接触地面？有意识地收缩肌肉群，然后放松。

热身套路 3：站立

这个热身运动能把你到目前为止所学的有关身体的所有知识运用到其中，并给你机会改变各种习惯动作。反复练习这套动作，保持动作轻柔、呼吸顺畅。

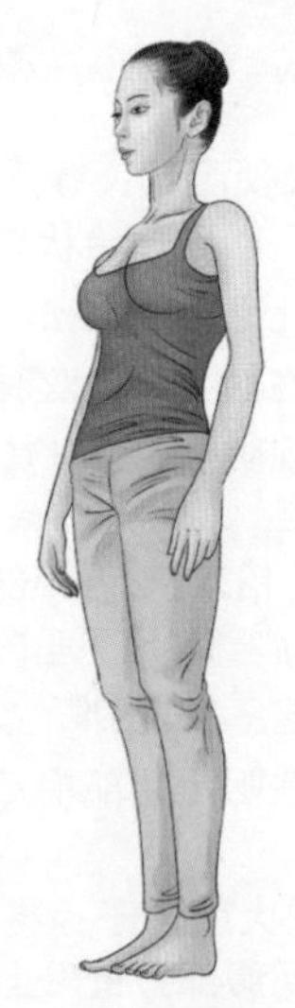

① **站立：**站直，挺胸，双手位于体侧，感受从头到脚地伸直。舒展肩胛骨。呼气的同时使胸部柔软。

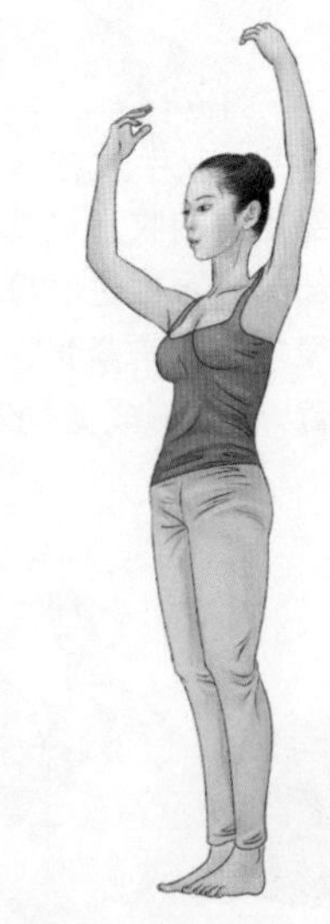

② **举臂：**吸气。双臂上举，同时肩胛骨下滑，使肩膀放松。双臂前伸，感受肩胛骨的运动，然后再举过头顶。

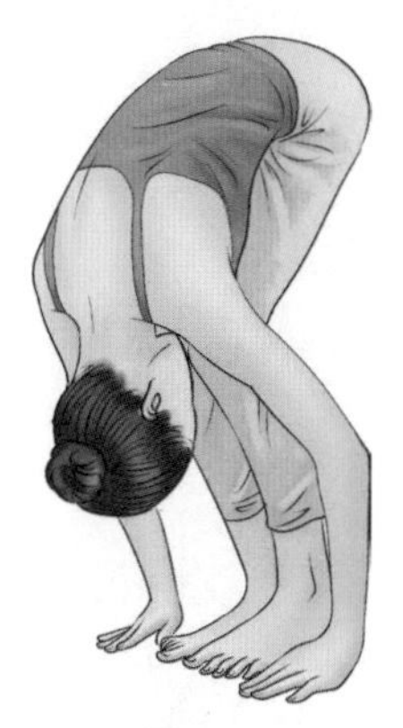

3 前曲伸展式：呼气。保持双膝柔软，臀部上提，使腹部和脊柱能够拉长。这让你能像铰链一样从髋部向前转动，而不会使下部脊柱凹陷。

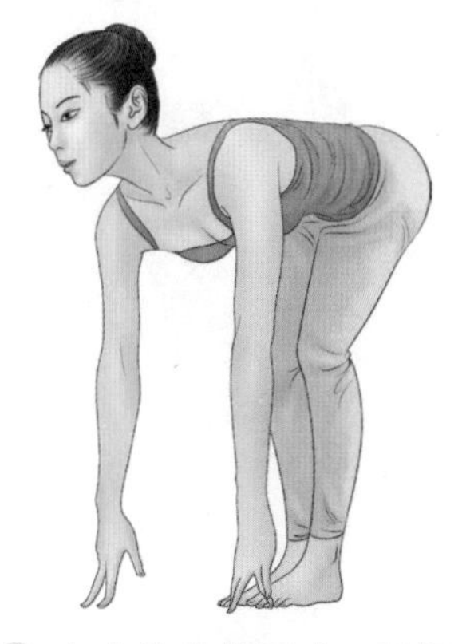

4 向上前曲伸展式：吸气。使用上背部，而不是颈部，仰视，打开肋骨，扩大吸气空间。拉长腹部，提升臀部。

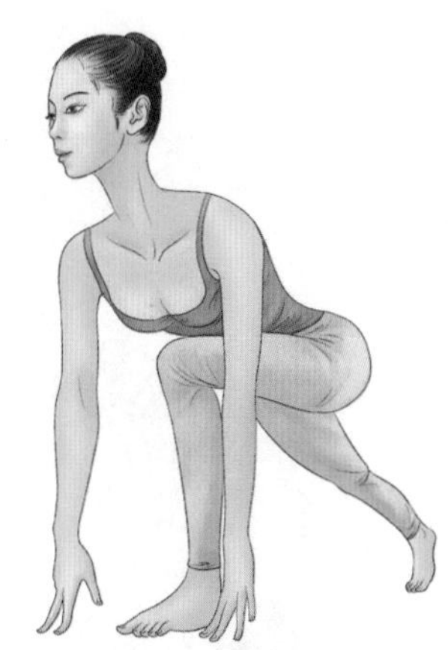

5 弓步式：呼气。保持前腿弯曲呈直角，另一条腿向后伸直，形成弓步。关注经由腹部的腿部拉伸。髋部和膝盖成一直线，同时保持腹部肌肉有力。

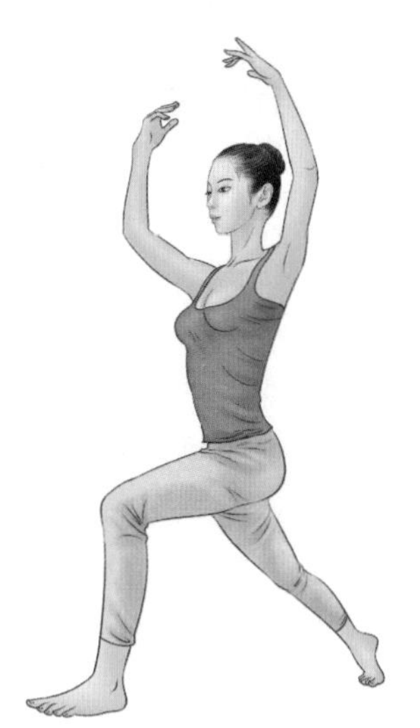

6 弓步式：吸气。双手举过头顶。从髋部开始抬升身体，耻骨上提，以此保持下部脊柱的拉长。后腿伸直拉长，体会髋部的感觉。

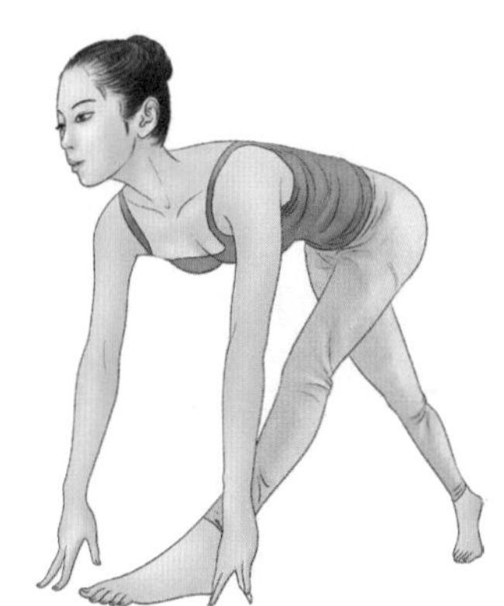

7 单腿伸展：呼气。让髋部像铰链一样转动，后推前腿将其伸直，同时放低身体并伸过前腿。感受伸展的乐趣，但保持前膝柔软。不要过度拉伸。

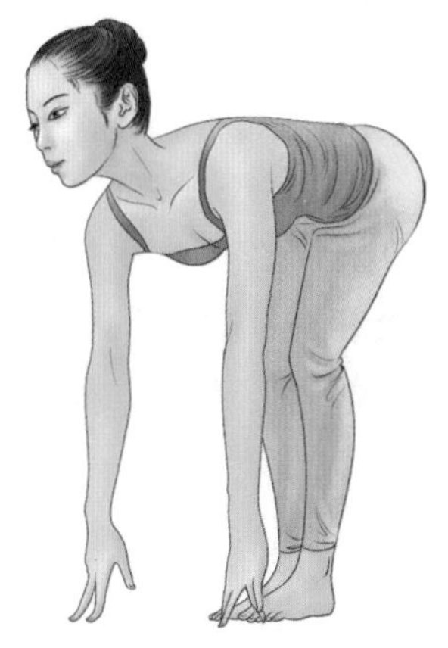

8 向上前曲伸展式：吸气。向前跨步，双脚并拢。做这个动作时，可以弯曲双腿。跨步时，你将感受到后腿一侧的髋部在活动，试着让身体变得轻盈。你也可以经过两小步并拢双脚。

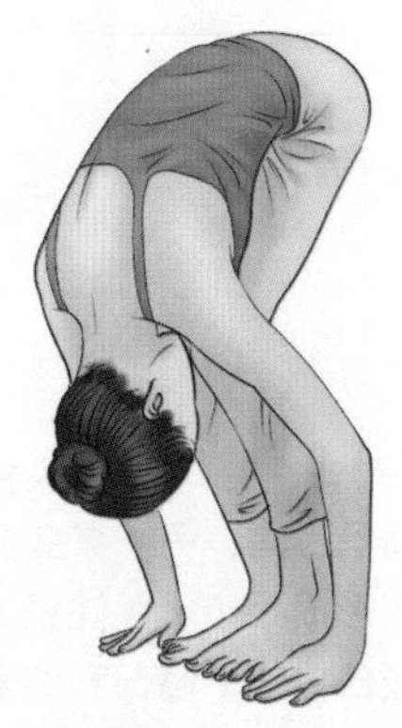

⑨ **前曲伸展式：**呼气。脚跟下压，保持膝盖柔软，提臀，腹部内收，头部放松，垂向双脚。手掌平贴于双脚两侧的地面上。

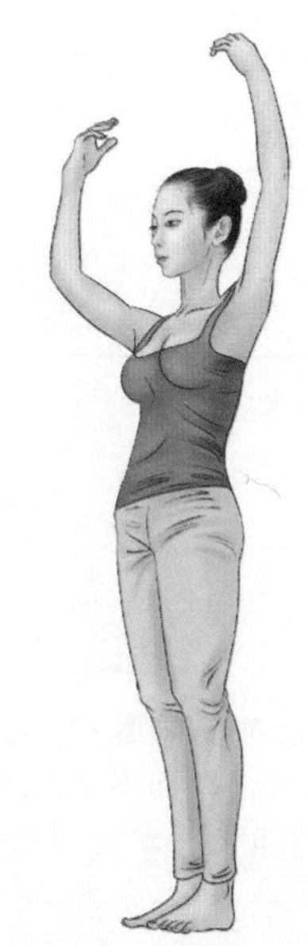

⑩ **平背举臂：**吸气。仰视，伸展脊柱。保持双膝柔软，腹部内收，使你能够从髋部向上转动站起来，同时保持脊柱伸展。肩膀下沉，双臂上举。

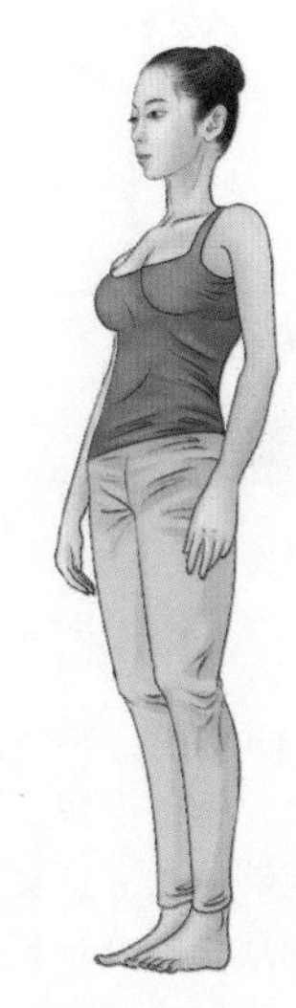

⑪ **站立：**呼气。放松胸部，你会感到双臂的重量集中在肩胛骨之间。双臂放到体前，使肩胛骨与肋骨处于同一平面。换到另一侧，重复这个套路。

地面套路

当你感到疲倦、压抑或焦虑时，如果能够靠近地面，真切感知地面，你的呼吸和情绪将会变得平静。通过这个套路，找到地面的位置，并理解当你练习最简单的姿势时拉紧肌肉是不必要的。

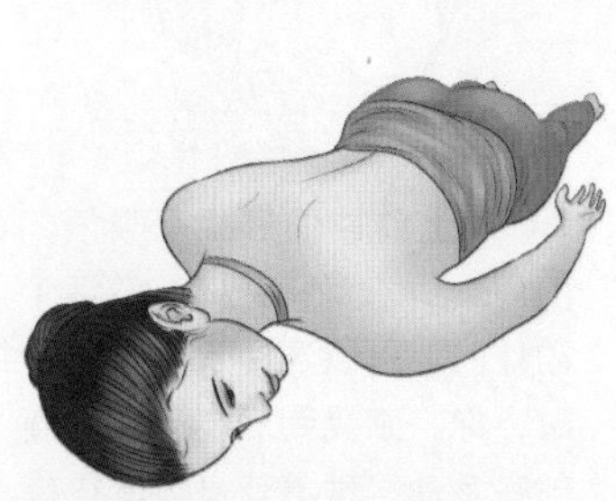

① **睡超人式：**俯卧在地上，感觉自己仿佛穿过地面自由下落。打开上背部和肩胛骨，这将让你感到背部的舒展。

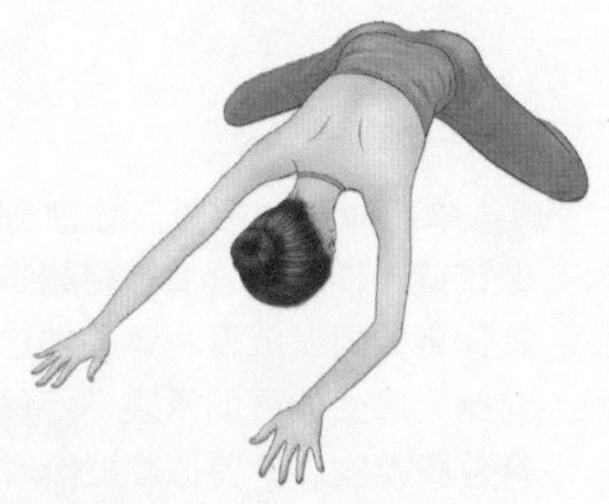

② **婴儿式：**吸气、呼气，放松全身。运用腹背部力量使自己从上个姿势过渡到这个姿势。

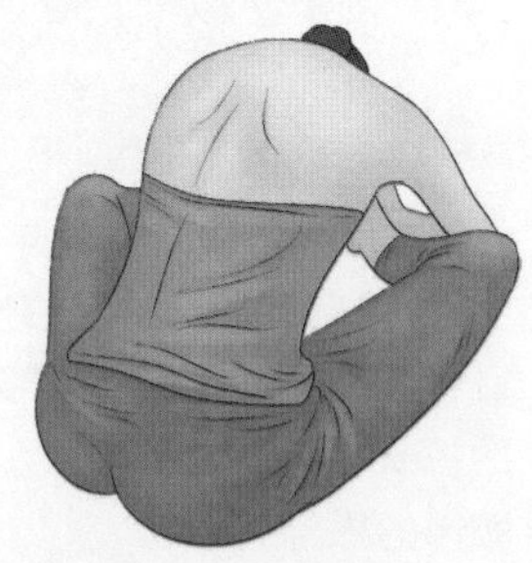

③ **束角式：**后推身体，保持髋部向下伸展。仍用腹背部肌肉使双膝分开。

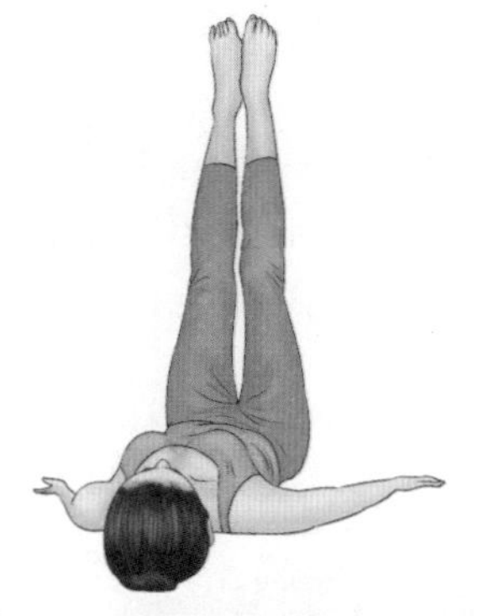

④ **“L”式：**压紧臀部，双腿并拢上举，耻骨上提，沿脊柱后滚躺到地上，形成“L”字形。如果不够柔韧，可以弯曲双膝。

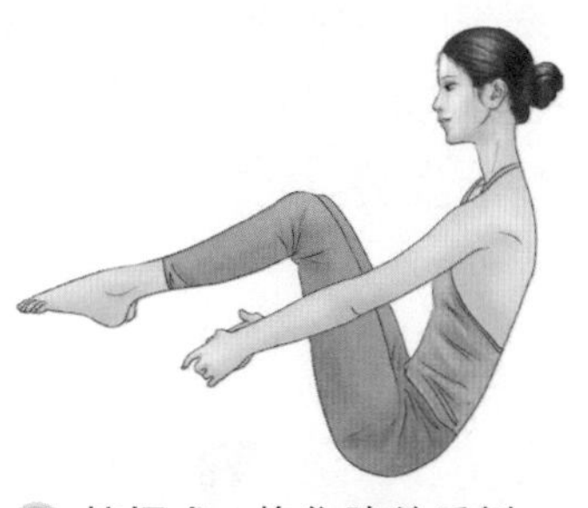

⑤ **蝙蝠式：**抱住膝盖后侧，帮助你起身。整个脊柱都要翻起来，不留空隙，也不能突起。

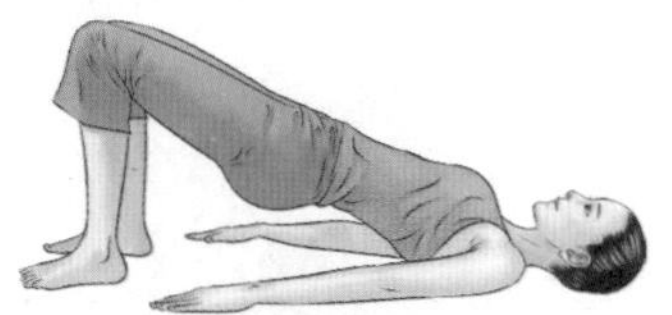

⑥ **桥式：**回到束角式，双脚并拢，屈膝，脊柱下弯向后躺去，髋部向上抬高。利用髋部力量维持动作，保持脊柱伸长。

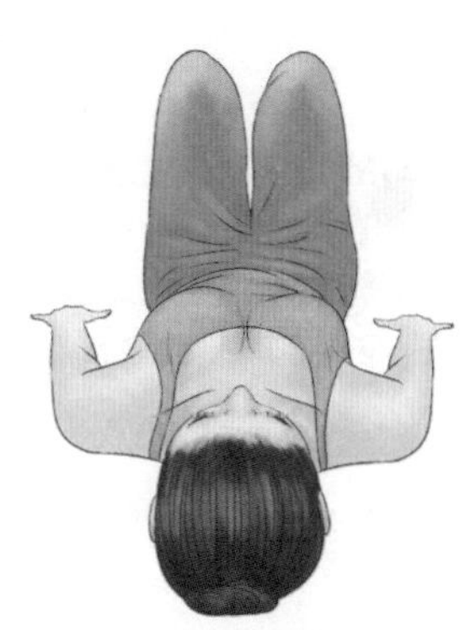

⑦ **抱双膝：**慢慢放下臀部，找到身体重心的位置。抱膝时将注意力集中于髋部。拉伸下部脊柱。

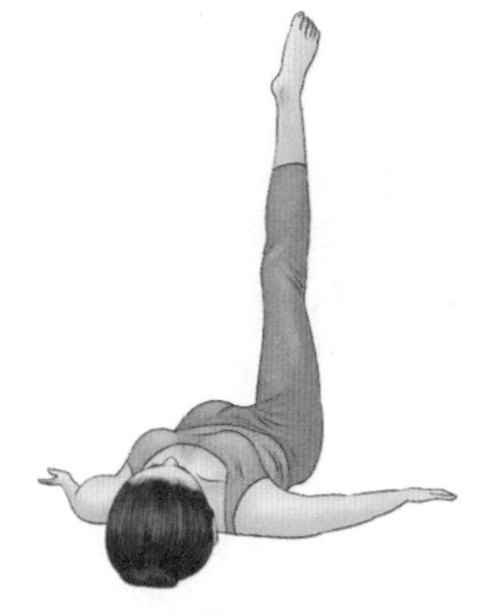

⑧ **单腿“L”式：**一条腿平伸，通过髋部的舒展向上伸展另一条腿。重心位于髋部。放松胸部，腹部内收。

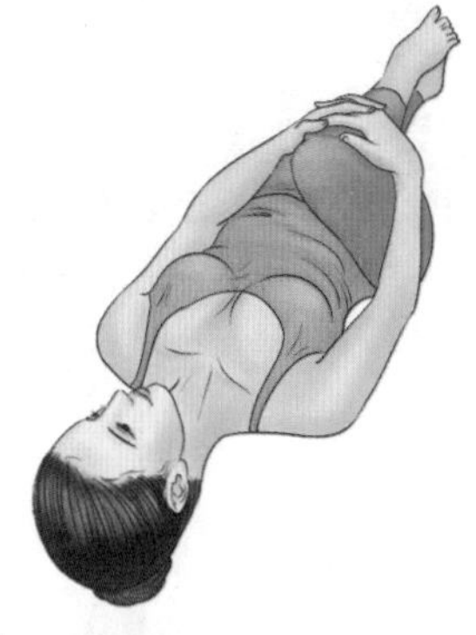

⑨ **单膝到胸：**在空中弯曲膝盖，感受臀部和下部脊柱的拉伸。好好体会这种感觉。换到另一侧，从单腿“L”式开始重复练习。

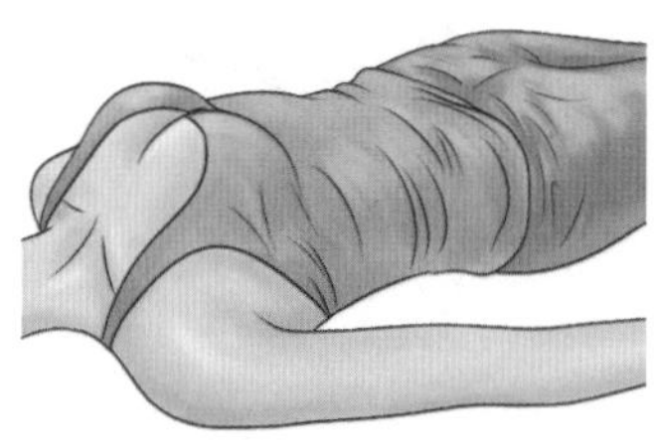

⑩ **上背弓形：**放下双腿，其重量落于髋部和腹部，从而保持背部的伸展。打开双肩，沿地面拉伸上部脊柱。

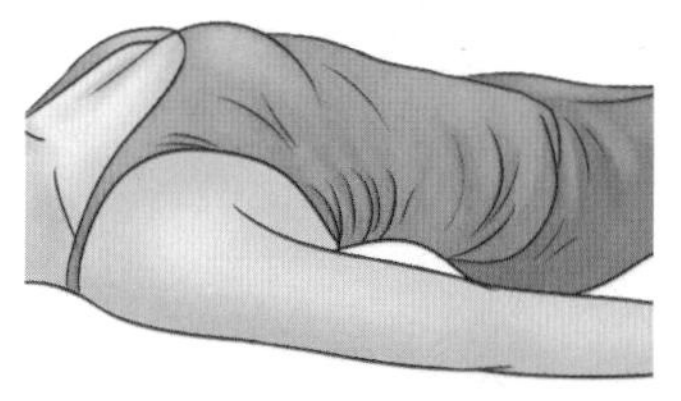

⑪ **上背拱形（鱼式）：**挺起胸部，收缩双肩，使其下压，感受颈部的拉伸和中上背部的拱起。

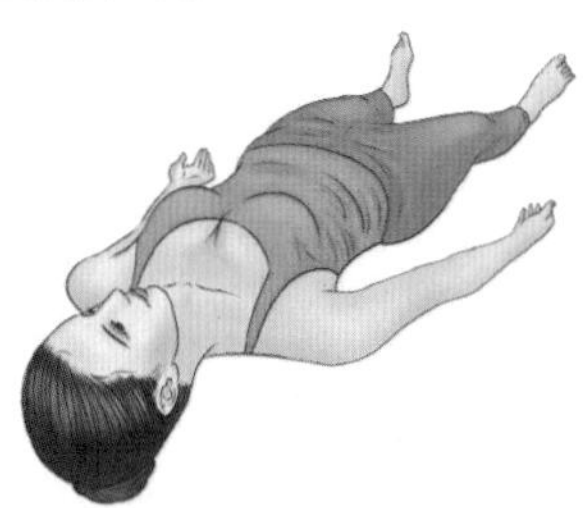

⑫ **仰尸式：**放松刚刚用到的肌肉，使其柔软地贴住地面。再次体会自由下落的感觉，让地面托住身体。

活跃套路

要使身体活跃，必须让一切都动起来。这个套路由大姿势组成，要求采用大幅动作在其间转换。在这些动作的空间里，你将真正感受到对自己身体的控制。慢慢地从一个姿势转换到另一个姿势。

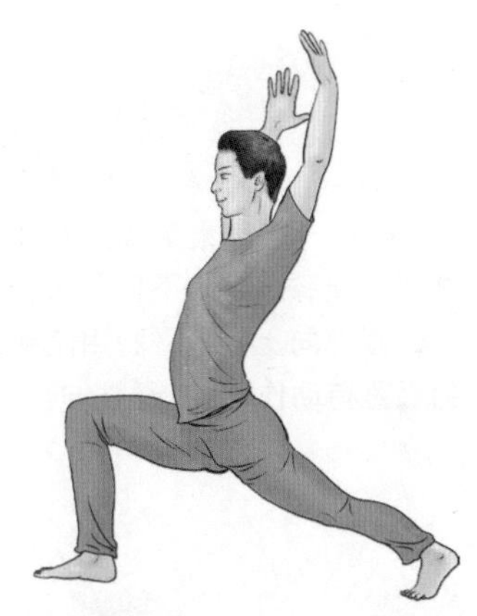

1 **弓步式：**练习 5 次单腿弓步式之后，在这个姿势停留片刻，尽量将后腿伸直。通过腹部内收，用髋部力量完成动作。

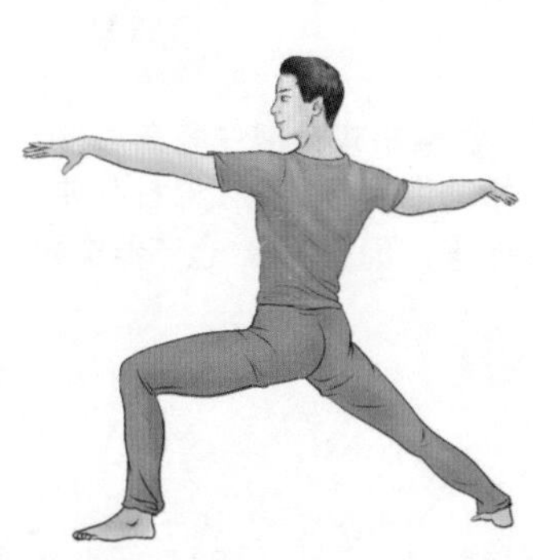

2 **战士式：**转动后腿一侧的髋部，同时保持前膝固定不动。放低手臂，与肩同高，其重量落于肩胛骨中间。

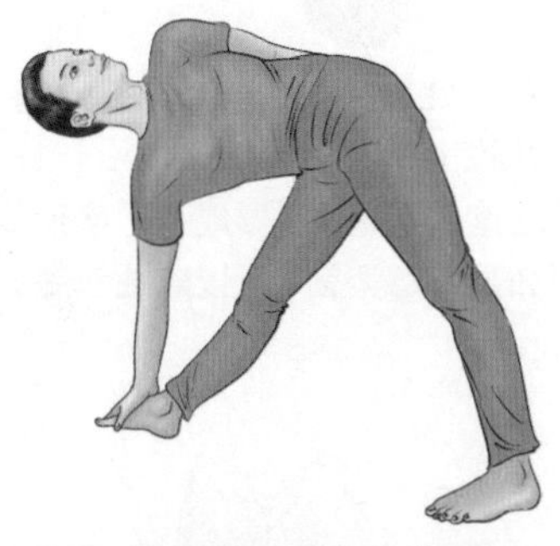

3 **三角伸展式：**推直前腿，让这一侧的髋部像铰链一样转动，使身体转向地面。通过腹肌保持胸部和髋部与地面成直角。

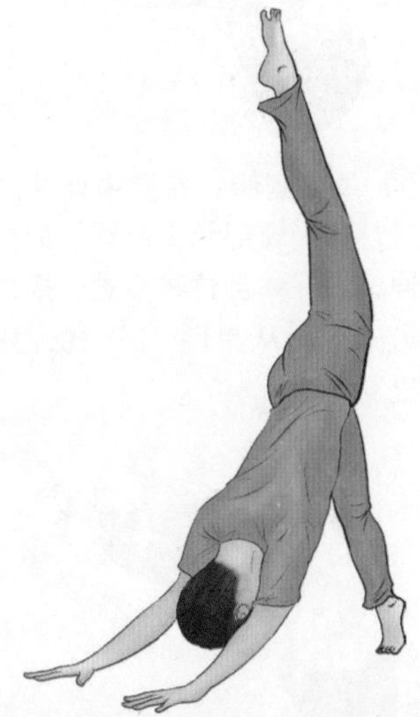

4 **下犬式（劈叉）：**通过腹肌和后臀肌翻转胸部，使之与地面平行。双手按压地面，后腿踢直，与手成自然曲线。

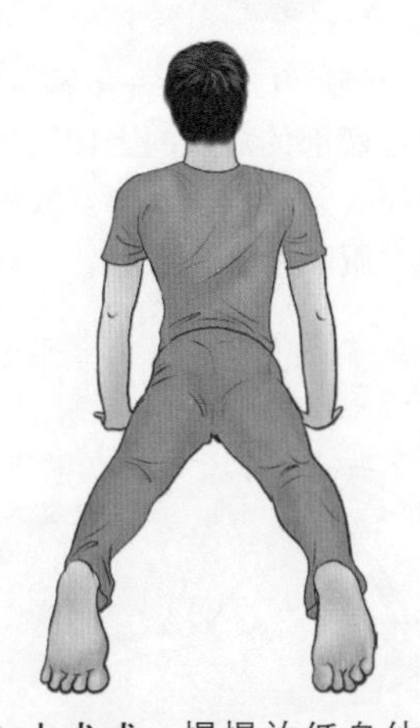

5 **上犬式：**慢慢放低身体，进入下压姿势。双脚贴于地面，放低髋部，抬起胸部。打开后背，双肩下沉。

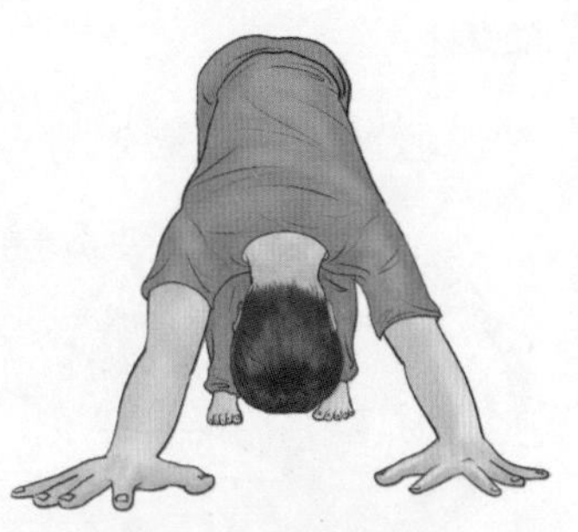

6 **下犬式：**从腹部上抬，回到下压姿势。继续抬高腹部，同时分开双肩，向后上方推动臀部。一条腿向前迈成弓步再伸直，然后用另一条腿重复。

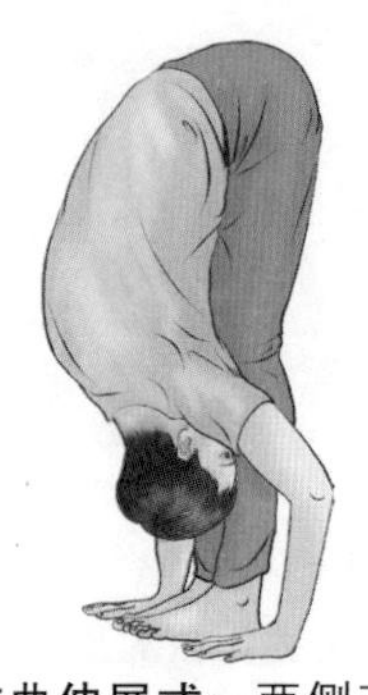

7 前曲伸展式：两侧动作都完成之后，向前迈步，脚跟下压，同时提升臀部。

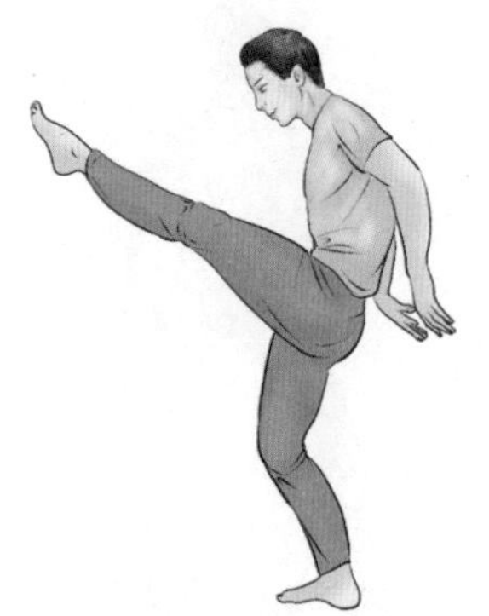

8 空手道孩子式：起身，回到站立姿势。抬高开始时迈出的那条腿。腹部后缩，由腹部肌肉承受腿的重量。

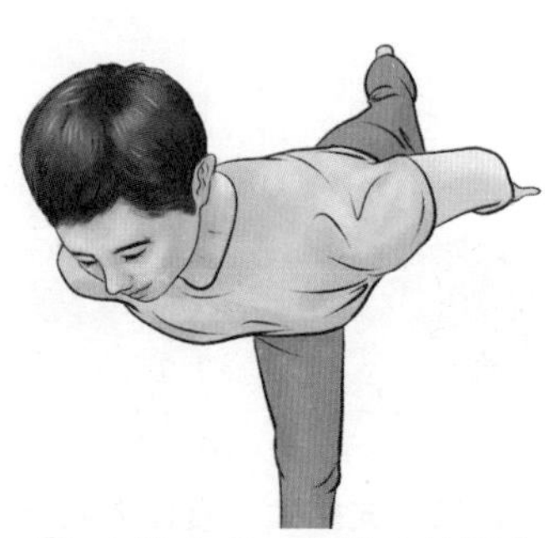

9 火箭人式：将抬高的那条腿后摆并伸直，与身体成一直线。

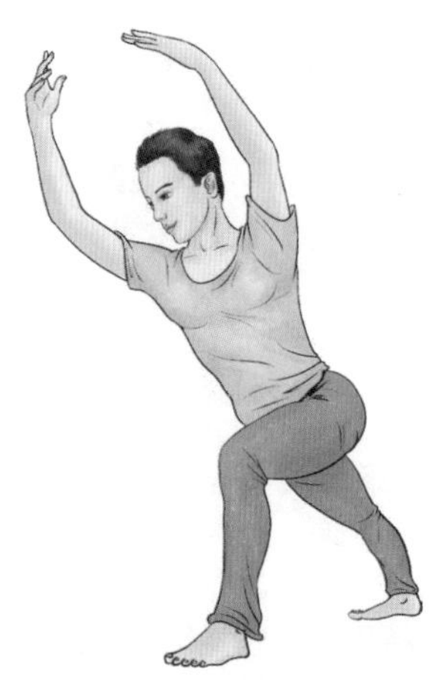

10 大腿弓步式：弯曲支撑腿的膝盖，舒展后背，放低身体，进入这个膝盖颤抖的姿势。确保腹部内收，与前面大腿留有空隙。

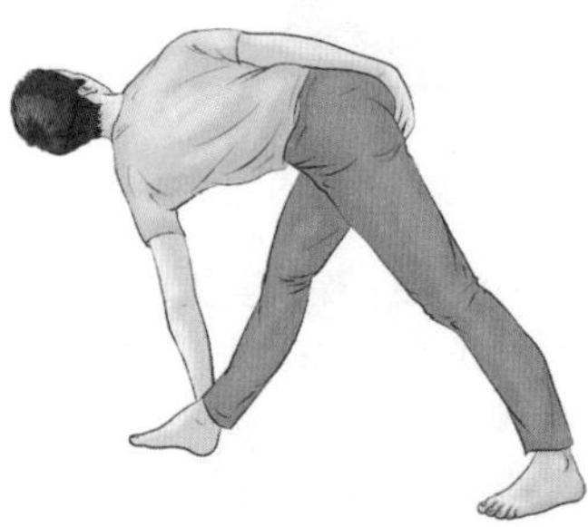

11 三角转动式：一手放在前脚旁边，另一只手将臀部抬高。这将使你朝前腿扭转，但应该利用腹肌进行扭转。通过下压、上犬式、下犬式、跳跃式，回到火箭人式，换成另一条腿支撑。

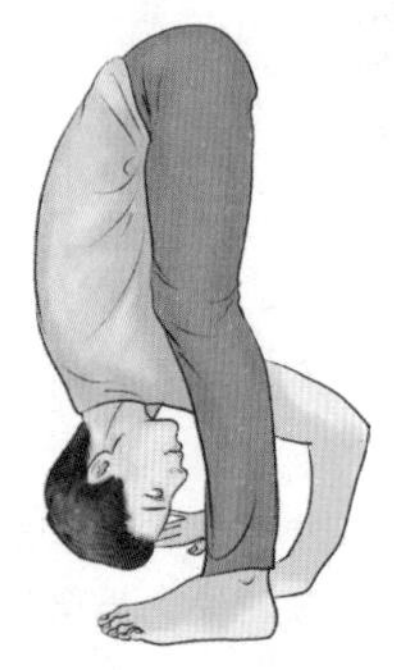

12 叭喇狗 A 式：完成一组套路后站直，然后进入这个姿势。保持膝盖柔软，臀部上提。以一些放松姿势结束，并保持安静。

力量套路

这个套路看似依靠手臂力量，但真正动用的却是轴心力量。当你开始第一个姿势后，试着让背部和腹部支撑身体的重量，而不要用双肩或手臂。

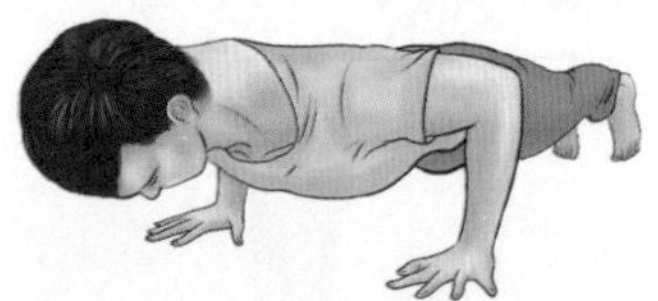

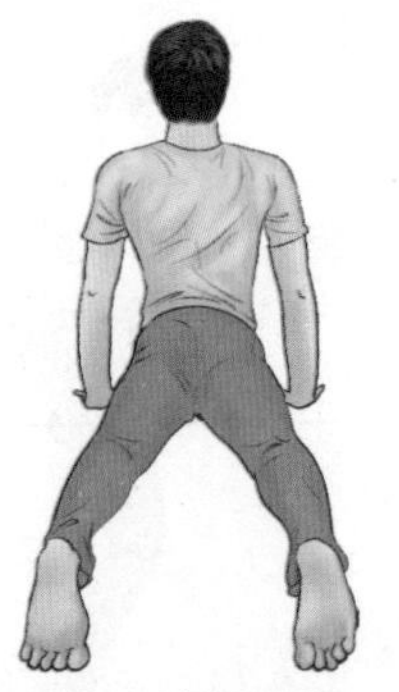

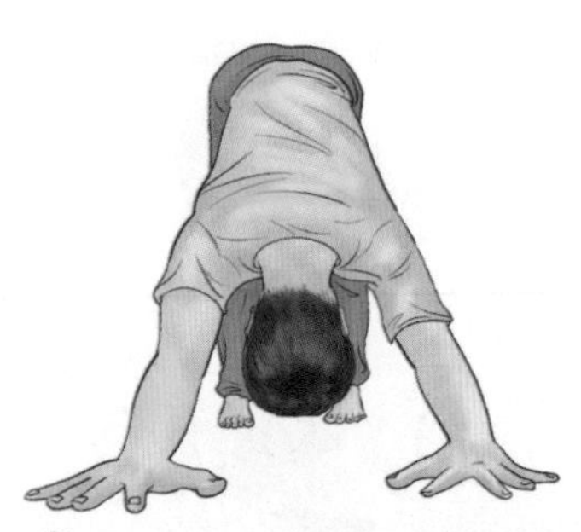

① **四肢支撑式：**腹部内收，肩胛骨收拢。弯曲双肘（不要凹陷），呼气，放松胸部，让背部承受所有身体重量。

② **上犬式：**放低髋部，运用与下压姿势中相同的肌肉将胸部抬高。从腹部向脚尖方向将双腿向后伸展。

③ **下犬式：**依靠腹部短暂停留于下压姿势，抬高髋部，进入下犬式。细心体会手腕、双肩和腹部的感觉。

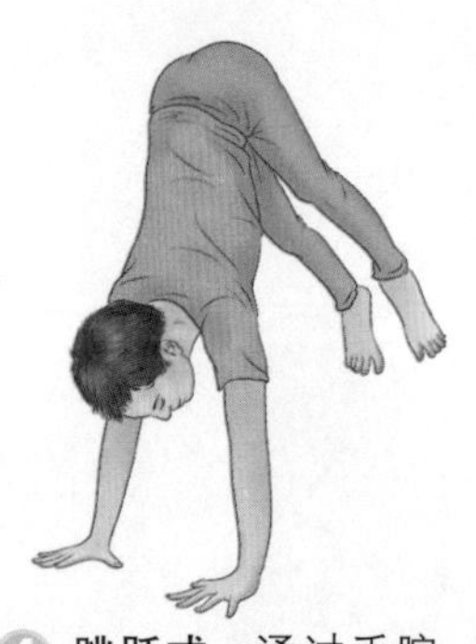

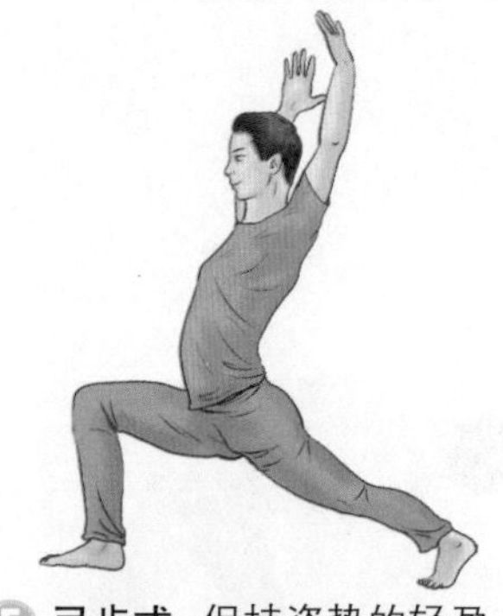

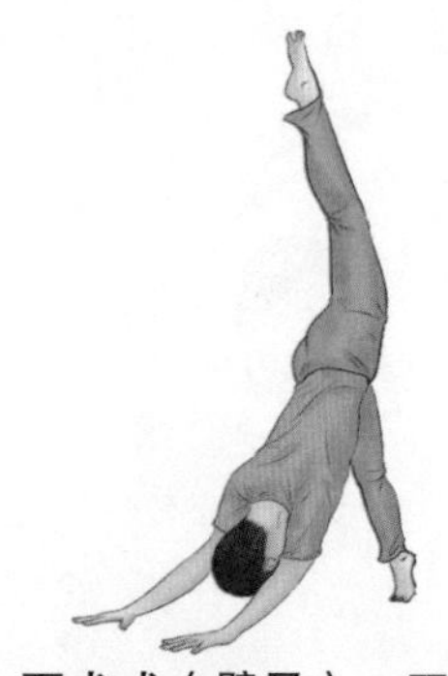

④ **跳跃式：**通过手腕、双肩和腹部感受力量的存在，向上跳起时保持有力。跳至最高点时，一条腿前伸，为弓步式做好准备。

⑤ **弓步式：**保持姿势的轻盈，好像还处于跳跃状态一样。利用背部力量维持双臂上举，通过腹部保持上半身向上伸展。

⑥ **下犬式（劈叉）：**双手平贴于地面，前腿平滑后推，进入狗式（劈叉），双肩和髋部保持平衡，维持轴心力量对姿势的支撑作用。

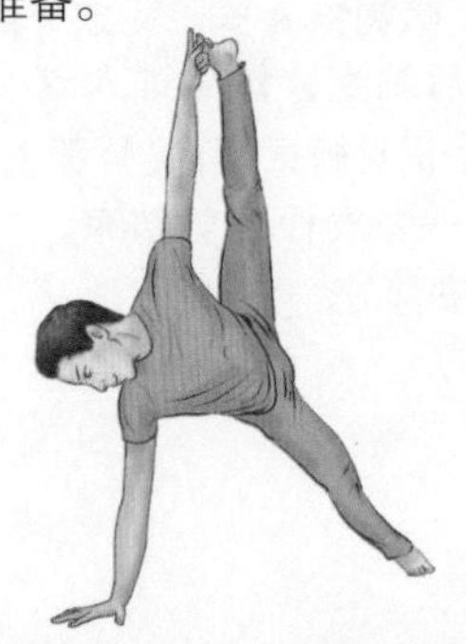

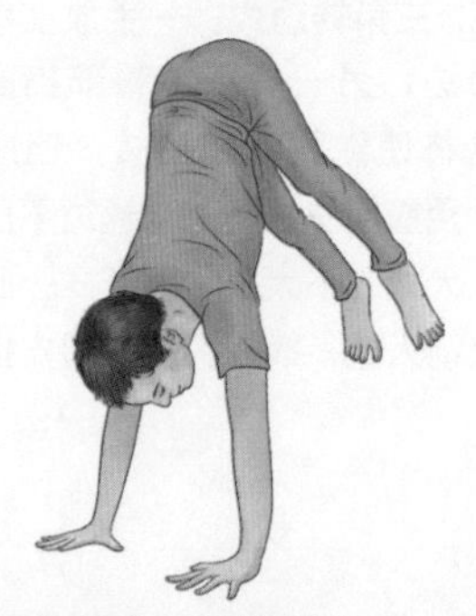

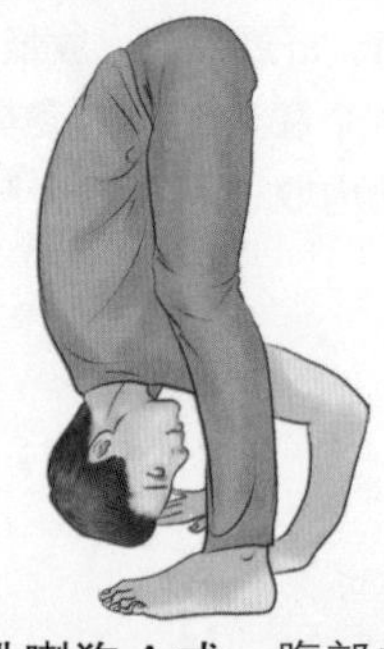

⑦ **侧三角式：**身体向支撑腿一侧向上翻转，保持抬升腿位置不变。看你能否钩住上面的大脚趾，而不压迫身体下方的空间。

⑧ **跳跃式：**跳跃进入另一侧的弓步式，在这一侧重复练习弓步式、下犬式（劈叉）和侧三角式。完成之后，两腿跳至手腕后方，低头，提臀，消除来自下部脊柱的任何压力。

⑨ **叭喇狗 A 式：**腹部内收、上提，提升臀部，并关注这种提升。

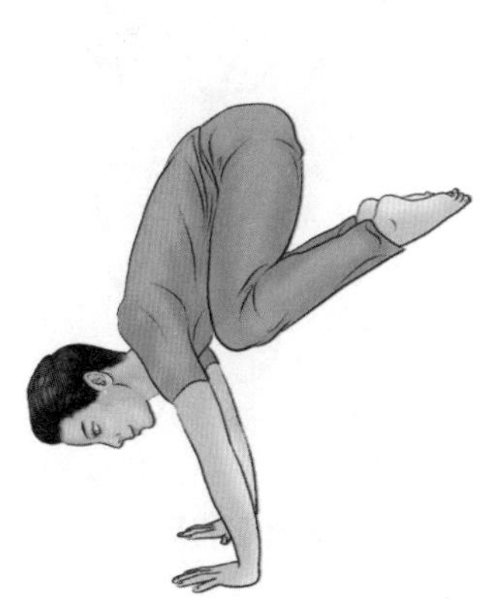

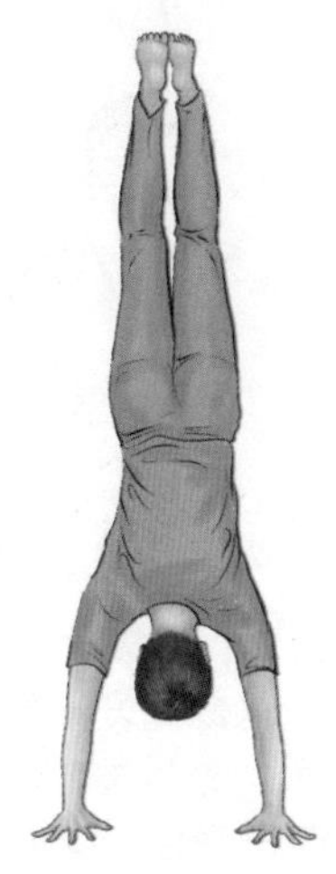

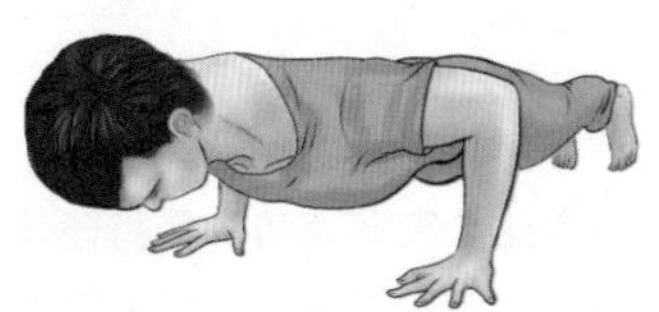

⑩ **鹤式：**双手放在双脚前侧，抬起脚跟。感受支撑力，就像有根绳子缠绕住腰部将身体提升。

⑪ **倒立式（鹤式的高级姿势）：**双手下压，背部收缩，通过支撑力将身体拉直。单独练习这个姿势，如有需要，可以靠住墙壁，但要不断感受来自轴心的举力。

⑫ **四肢支撑式：**让肩胛骨像铰链一样转动，保持双臂有力，放低身体，回到四肢支撑式。如果不怎么确信自己的能力，可以省略这个动作。整个套路必须保持放松和安静。

放松套路

这个套路旨在使髋部保持平衡。倒立可以消除心脏的大部分压力，并为头部提供充足的血液，而在常规的重力作用下，这是无法实现的。减轻双肩和颈部的压力，这会让你感觉更加轻盈。

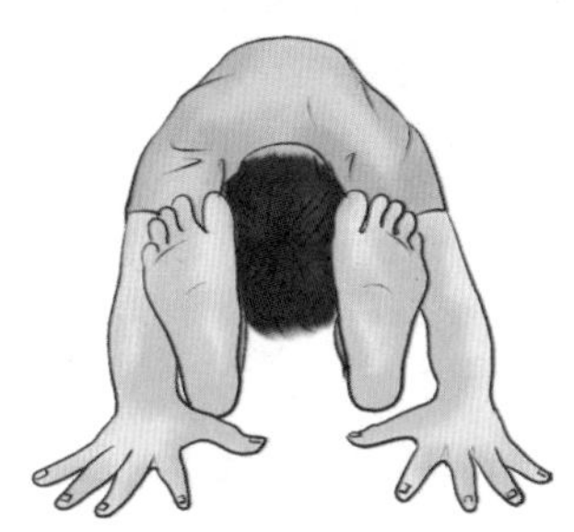

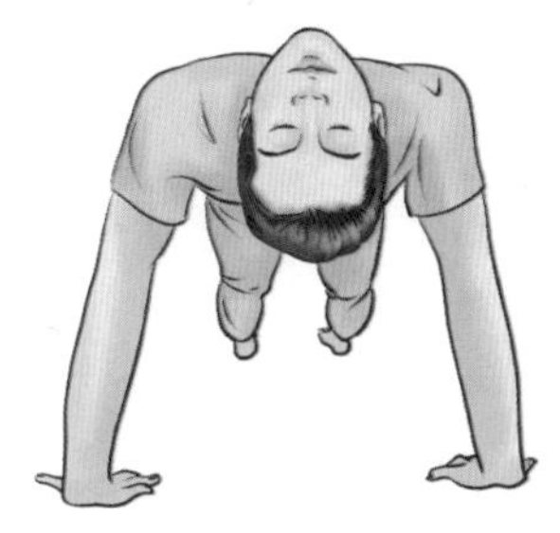

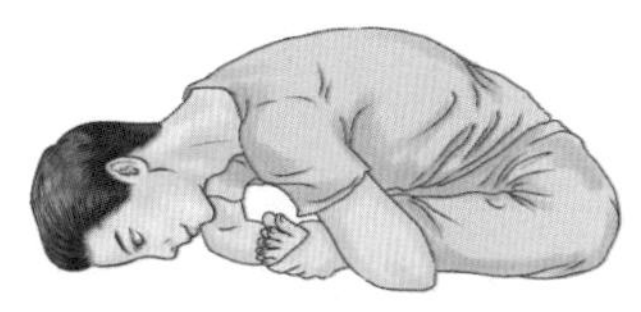

① **背部前曲伸展坐式：**谨记，前弯时并不需要双腿伸直。从髋部转动，拉伸上半身，腹部内收。

② **后仰支架式：**双手垫在肩下，背部打开，依靠臀部和背部的力量将身体抬高，进入这个姿势。胸部保持柔软，以此感受胸部和双肩的伸展。

③ **束角式：**放低臀部，将脚跟拉向臀部。利用臀肌将双膝打开，并使其贴住地面，从髋部向前转动。

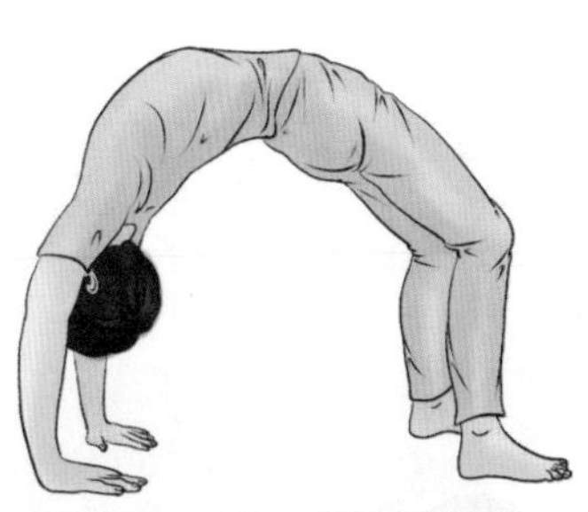

④ **向上弓式：** 脊柱后卷，直到接触地面，髋部继续上抬，进入这个弯背姿势。保持髋部伸展，并学习在这个姿势中如何拉伸下部脊柱。

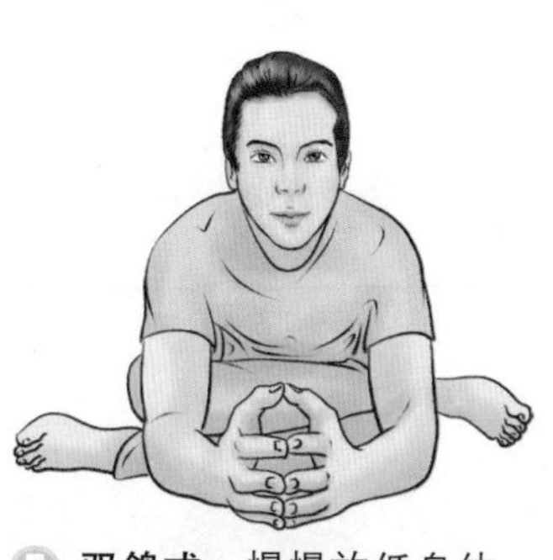

⑤ **双鸽式：** 慢慢放低身体，一条腿交叉放在另一条腿的前面或上面，身体向前弯，打开髋部和下部脊柱。换腿练习。

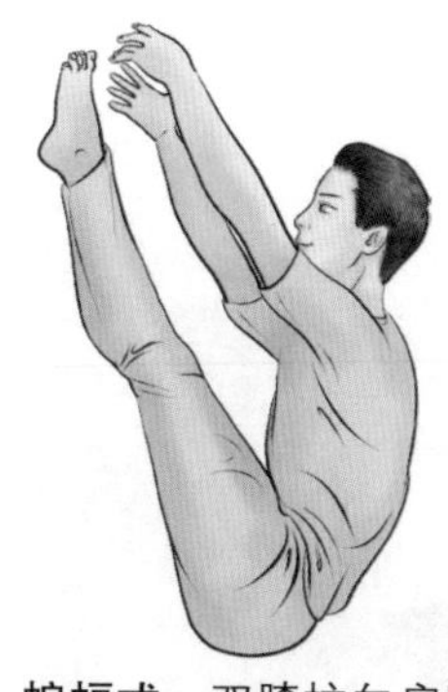

⑥ **蝙蝠式：** 双膝拉向肩膀，同时弯曲下部脊柱。运用腹部力量，使你能够将腿笔直抬起并伸直手臂。

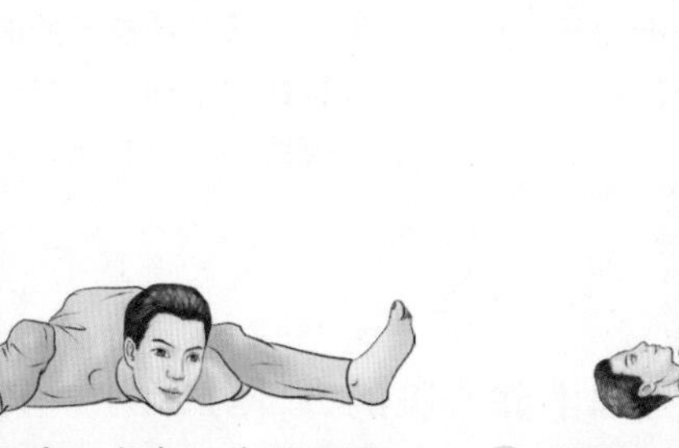

⑦ **龟式：** 坐直，分开双腿，使你能够弯到双腿下面。记住，目的是打开髋部和下部脊柱，不是伸直双腿。

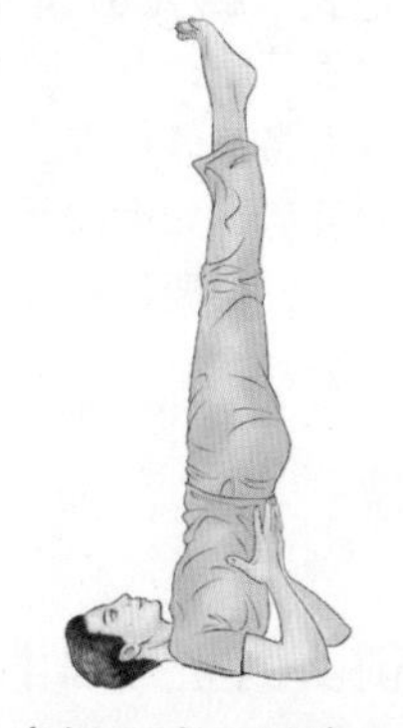

⑧ **肩倒立式：** 后滚，双腿抬高，形成L字形。膝盖和小腿向上提，使腹部参与练习。

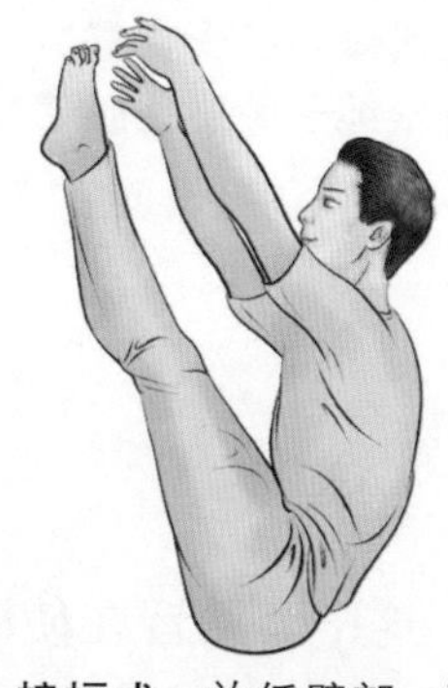

⑨ **蝙蝠式：** 放低臂部，再次形成“L”。然后抬起上半身，双臂伸直。如果后背和脊柱感到有压力时，可以停留片刻。尽量放慢动作。

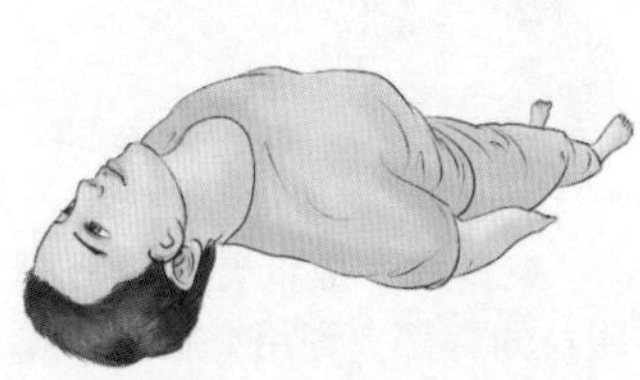

⑩ **鱼式：** 躺下，感觉脊柱弯曲成弓形，注意上背部肌肉。肩胛骨收拢，从而使上部脊柱拱起。

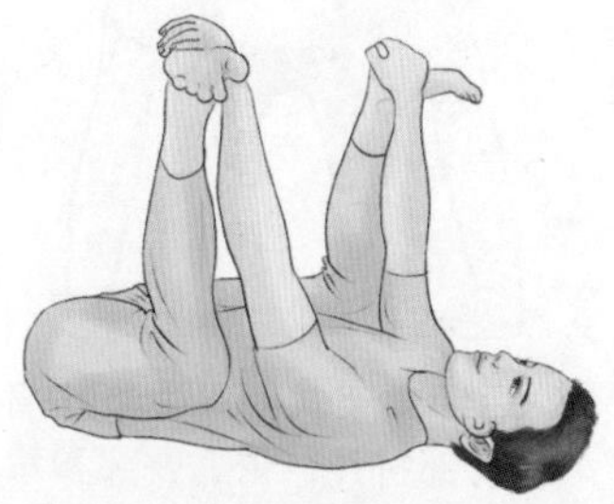

⑪ **婴儿式：** 弯曲双膝，用手抓住双脚将两腿拉向胸部。屈膝使你能够沿地面拉伸臀肌。再次感觉髋部和下部脊柱的打开。

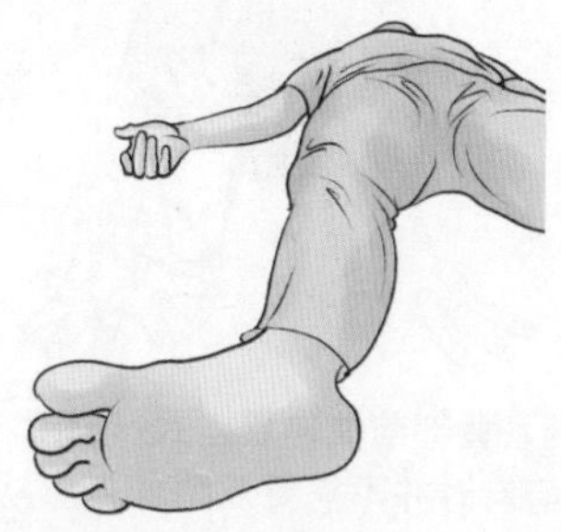

⑫ **仰尸式：** 放下双脚，贴于地面。保持屈膝姿势休息片刻，然后伸直双腿，完全放松。给后背充分的时间来适应新的伸展。

第二篇

瑜伽与冥想

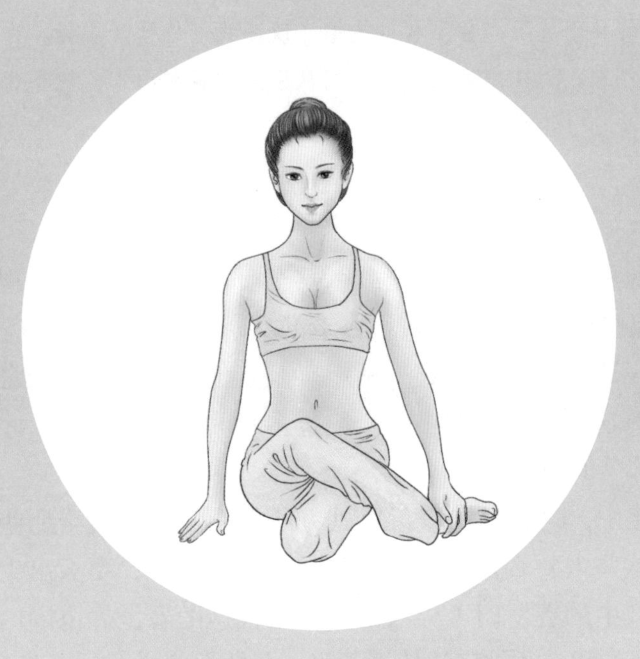

第一章　什么是冥想

冥想的起源

在冥想体验中，人往往会感到平静、精神集中、快乐并充满爱意。卸下了自我的重负，我们来到了一个更为宽阔的意识状态，通过瑜伽姿势练习和调息法逐渐唤醒自我意识。

到达了冥想这片乐土，我们便可以学着将冥想的心态和觉醒转移到日常生活的各个方面，不为我们周遭发生的事所影响。冥想练习可以增强我们对自我和我们与其他万物的联系的意识，让我们学会以一颗知足、平静、充满爱的心充实生命中的每时每刻。

通过有规律的冥想练习，甚至有可能彻底改变我们的生活质量。许多人常年被消极心态压得喘不过气来，而冥想可以帮助我们从压力中解脱出来，找寻到我们认为不可能实现的宁静。

踏寻古人之路

冥想的起源早于人类的文字记载，甚至可以说，自人类出现以来就有人练习冥想。放眼那些现今仍存在着的最古老的文明，如澳大利亚的土著居民和南、北美洲当地的民族，我们了解到，冥想以及其他一些精神修行自古以来都只属于一小部分人。这些人被挑选出来，经过多年的训练和考验，才能领悟到隐秘的智慧，成为部落的精神领袖。

在许多文化中，这种精神修行及其方法只能秘密传授给那些注定要成为精神领袖的人，这些人要么是在很小的时候就被选中了，要么出生在世代传道的家庭（如印度教中的婆罗门）。只是到了近代，随着世界范围内的交流越来越广泛，这种隐秘的智慧才被广泛传播开来，只要愿意学习的人都可以练习。

冥想方法与传统生活方式

褪去传统的象征意义和神秘色彩，其实每种文化里的冥想方法都惊人地相似。这些技巧无一例外都是帮助冥想者抛弃关于过去、眼前和将来的想法，将注意力转移到内心感受上来，找寻身心的宁静。相应地，人体神经系统会转入一种“万事大吉”的安宁状态，大脑电波也从活跃进入沉思。具备了以上条件，

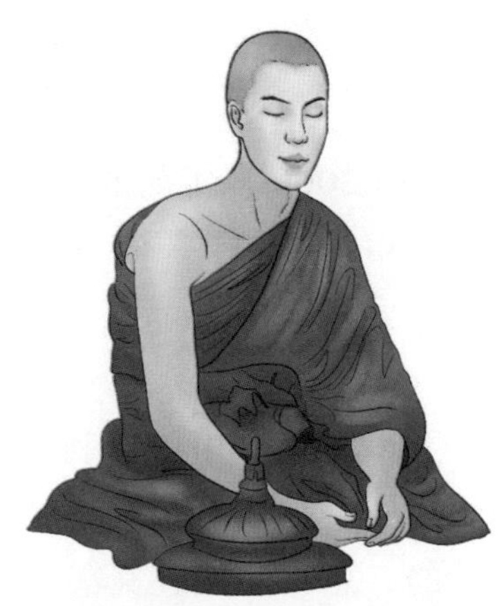

▲在佛教传统中，从冥想中获得的能量与见解应该贡献给宇宙中的生灵，给它们带来开悟。

就有可能进入到冥想的状态。

在许多传统中，精神修行者通常居住在特定的住所，如远离尘世的静修处或修道院。修行者的生活由两部分组成：常规的冥想练习与日常的宗教仪式活动。如果修行者无论在“闹市”还是“山林”都能保持冥想的心态，他就能被派出去传教布道，向更多的人传授冥想的技巧。也有许多精神修行者一旦回到尘世，面临名利的诱惑或是被追随者的花言巧语所欺骗，就走上了堕落之路，有辱“上师”之名。

自古以来，只有很少数的一部分人被允许进行冥想训练。在过去，大部分人都是被拒之门外的，特别是妇女（她们被视为男人们的财产）、农奴、农民和体力劳动者（他们实际上是有钱有势的地主的财产）以及外国人。然而，正是这些被排斥的人群里产生了一些最伟大的修行者，他们克服重重阻力，取得了巨大的成就。在当今世界，我们很幸运，因为每个人——不论国籍、阶级或是性别——都有机会从事这种古代精神传统的练习。

佛教与基督教

佛祖原身是一个印度王子，出生于公元前560年。当他看到宫殿门口的穷苦人民饱受苦难时，他抛弃了奢华的宫廷生活。佛祖练习最严厉的苦行试图达到“觉悟”(enlightenment)状态，未果，可是通过冥想他悟出“适度中庸”才是最好的精神之途。为了将大众从当时印度神职人员强加的约束和礼教中解脱出来，佛祖开始宣扬一种基于对万物的爱与尊重之上的新的宗教。

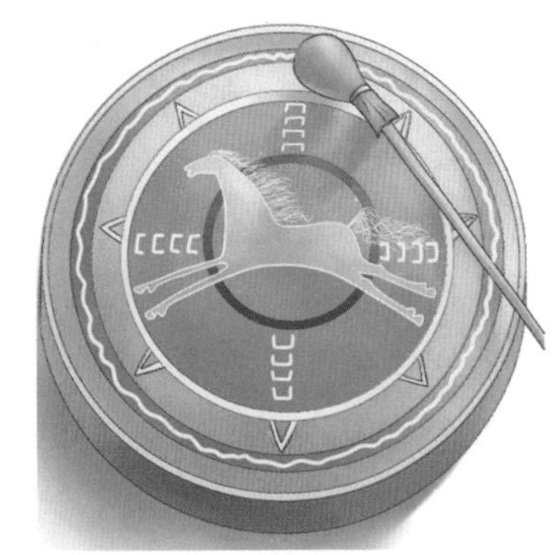

▲在北美和其他地区，有节奏地击鼓是一种与宇宙精神相通的有效方式。

佛教的教义和基督教有很多相似之处，基督创教也是由于耶稣看到犹太同胞被宗教阶层强行施加的严酷法律所统治。佛祖和耶稣都重新建立起了人类的基本自由(basic human freedom)，可惜在他们死后，他们的追随者又以他们的名义建立了新的宗教制度，从而压迫这种自由。今天的我们纵然处在物欲横流的世俗世界的压力下，又重新获得了选择达到内在光芒之路的自由，我们应

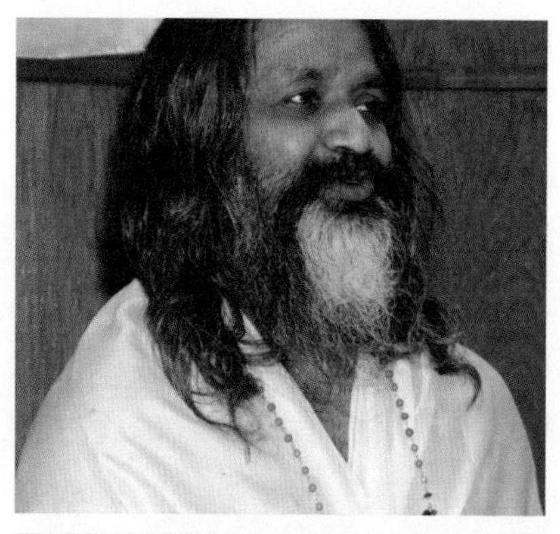

▲20 世纪 60 年代，玛哈社希 · 玛赫西 · 优济的超觉静坐法被一些名人如披头士乐队等在西方推广开来。

把握这个机会。

冥想与印度教

印度教起源于公元前 2000 多年前的《吠陀经》，它就像一个大熔炉，包含了各家思想。当今西方流行的两大冥想流派都来自于印度教。

第一个流派来源于印度上师帕檀迦利提出的阿斯汤加瑜伽。阿斯汤加瑜伽最初是为印度教的僧人所设计的，意味着通往冥想的王者之路。阿斯汤加瑜伽通过传授瑜伽姿势、呼吸法和放松法为冥想做准备，许多派别的瑜伽和其他练习体系都是基于帕檀迦利的教义。另外一个流派则是由印度高僧玛哈社希 · 玛赫西 · 优济 (Maharishi Mahesh Yogi) 于 20 世纪 60 年代引入西方的超觉静坐 (Transcendental Meditation) 法。他提出的超觉静坐法适用于我们的日常生活，提倡精神放松达到冥想状态，主要做法有每日两次静坐，反复默念依据个人而选定的曼特拉或圣音。

通用冥想方法

大部分经典的冥想技巧在所有伟大的精神传统中都很流行，尽管它们的形式可能有所不同。但不管用什么方法，冥想练习都应该以简单的形式进行。

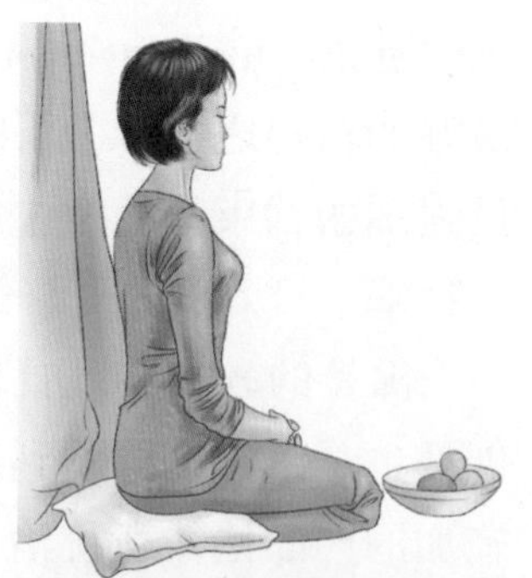

▲传统的冥想姿势可以使身体保持静止不动，同时使脊椎保持挺直。

要想让冥想练习在日常生活中奏效，有 4 个必不可少的元素：把注意力从那些身心内外不断纷扰的事物中解脱出来；为了进入一个扩张的感知状态（冥想状态），要把思维拉回到一个单独的焦点上来；回顾并反省在冥想状态下获得的洞察力；学会把这些洞察力运用到日常生活中去。冥想的最高层次就是一直生活在冥想状态，“人在世间，受到启蒙 (enlightened)”说的就是这个层次。通常说冥想的影响是累积的，而且“所有的努力都不会白费”。

让身体静止

保持在一个姿势（或跪，或坐，或莲花坐）上，必须不用费力就能保持住这个姿势，这意味着你的身体将不再占用你的注意力了。眼睛可以闭上，以避免外界干扰，也可以睁开来凝视一个具体的物体。

呼吸和吟唱

缓慢地深呼吸可以促进神经系统的放松。大声吟唱是延长呼吸的传统方法，而不断地念诵曼特拉或祈祷也能抚慰心灵、振奋精神。念珠经常被用来计算念诵曼特拉或祈祷的次数。

把注意力集中到单个的物体上

当注意力集中起来时，头脑里纷杂烦乱的思绪就能自然地平静下来，我们就能摆脱身心内外的诸多干扰。声音是通用的焦点，它可以是音乐，或是西藏颂钵的音符，真言或纳达（nada，我们内在身体振动发出的神秘声音）。

凝视是另一种通用的方法，通常看着一朵花或燃烧的烛火。基督教徒选择凝视耶稣基督或圣徒的图片，佛教徒选择佛或是菩萨。如果你不喜欢个人化的形象，可以选择其他焦点，这种焦点也可以是触摸或感觉的东西，比如念珠或体内的呼吸。甚至嗅觉和味觉都可以作为冥想的焦点。

观察和接受

“不以物喜，不以己悲”包括放松的观察和宽容的接受，而不是完全根据自己的喜好做出反应、判断和评论。以这种方式观察了内心之后，我们可以在日记里把它们真实地记录下来。一旦我们停止本能的反应，我们就能开始用心看待事物，接受生活真实的样子。这是东西方心理治疗的共同目的。

精神的意想

意想是指有意识地创造一个或一系列形象，这些形象可能是物体、感觉或作为冥想练习焦点的符号。西方的心理医生经常运用非正式的意想，如他们可能运用人体所有的 5 种感觉来构建在海边或乡间漫步的体验。意想能够创造并保持健康快乐的生活态度、思维和情绪，能用积极的感觉取代过去消极的感觉。

用爱来治疗

“把思维放在心中”是最根本的一步，因为爱是心（或感知自然）的一个属性，而不是思维的属性。爱应该为我们的最高志向服务。爱的感觉和思想从内心释放出来，就像光芒从灯塔中放射出来一样，这时冥想者和冥想的事物都能得到治疗。

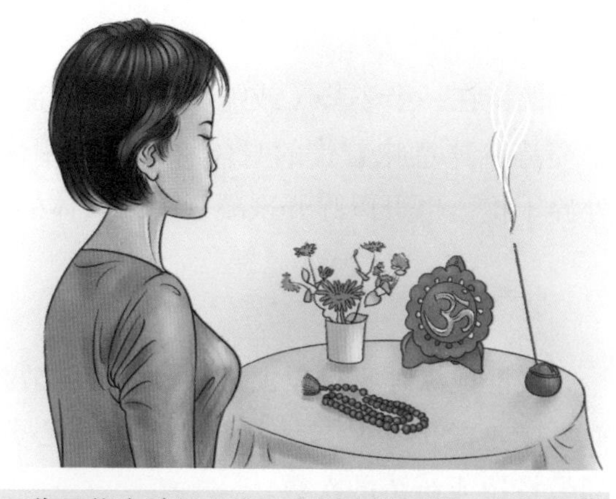

▲你可能会希望坐在一张矮桌前冥想，桌上放着植物或其他象征性的物体以帮助你集中注意力。

生活在爱中

当我们生活在冥想的最高境界时，我们就是在用心生活了。我们会感到强大、放松、集中、乐于接受、有创造力并且快乐。身处在各个时代和传统中的人们都达到了这个境界。佛教徒和瑜伽修炼者则去修炼博爱的冥想，他们的爱从内心释放出来照耀到所有具有感觉的生命上，包括那些遭受伤痛和不幸的生命。耶稣曾说过：“你应该全心地爱上帝，还要用你的灵魂、思想和力量去爱他，并像爱自己一样去爱你的邻居。”另外曾有英国修道士著有《无知迷雾》（The Cloud of Unknowing）一书，书中写道：“不能用思维来了解上帝，而只能用爱来了解。”这样的智慧我们所有人都能拥有；我们可以通过修炼冥想来找到它。

帕檀迦利的冥想体系

印度上师帕檀迦利撰写的《瑜伽经》记录了一系列关于瑜伽冥想（阿斯汤加瑜伽）的箴言，这些箴言构成了今天我们学到的瑜伽的大部分内容以及我们现在所说的冥想技巧的根基。西方的瑜伽教练将研究《瑜伽经》作为日常训练的一部分，尽管他们所教的瑜伽主要以身体训练为主。哈他瑜伽最核心的经文《哈他瑜伽之光》（Hatha Yoga Pradipika）与帕檀迦利的思想一致，即认为“哈他瑜伽的练习只是为了达到阿斯汤加瑜伽的境界”，也就是说，身体方面的练习是为冥想做准备。练习瑜伽的所有益处，如有益健康、缓解压力等都是次要的，瑜伽的最主要目的是为了达到心灵的宁静，进入冥想状态。

帕檀迦利其人

帕檀迦利并非瑜伽的鼻祖，他甚至可能并非指一个人。关于他我们所知道的是，帕檀迦利把他那个时代——公元前100年到公元100年之间——的众多瑜伽传统融合成一套连贯的哲学体系，也就是我们现在所知道的《瑜伽经》。许多学者认为，该经文中关于“八支分法”的部分（哈他瑜伽的重要思想由它而来）是后来加进去的，理由是如果没有这部分，《瑜伽经》可以成为一部内容更连贯的冥想论著。不管《瑜伽经》的作者究竟是谁，它都算得上是一部简练、精确的杰作。最初《瑜伽经》是由老师口述一代代传给学生的，到后来才用梵语记录下来，并翻译成英文引入西方。

阿斯汤加瑜伽：八支分法

根据帕檀迦利的定义，瑜伽练习由8个紧密相连的分支组成，前5个分支“专外”，为外支，是积极的练习部分，为后3个分支奠定基础，而后3个“专内”，为内支，它们共同组成了三摩地的冥想状态。

- 持戒：社会制约，反映了对他人的尊重、体谅和爱，这一点和其他所有伟大的宗教一样。
- 遵行：内心净化，加强了自尊与意识的象征。
- 体位法：完善冥想坐姿，不受外力（如高温或寒冷）影响。
- 呼吸法：调整呼吸，平衡、增加体内能量，有利于把我们带入冥想状态。
- 制感法：将五官感受从外界移到内心世界（目睹和想象）。
- 持执法：集中注意力到一点，排斥精神的嘈杂之音。
- 入定法：通过身体放松，精神专注，达到冥想状态。
- 三摩地：扩张意识，超越一般的思考。

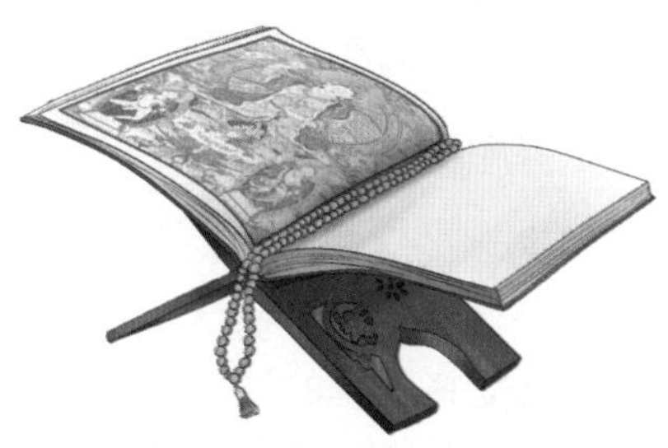

▲瑜伽哲学贯穿于印度经典经文之中，这其中就包括世界上最古老的经文之一《吠陀经》。

帕檀迦利《瑜伽经》的教义

帕檀迦利一直遵循着一种印度古哲学——数论 (samkhya)，也称二元论。这种哲学认为，自然 (prakriti) 与意识 (purusa) 是永远分离的，而我们所感知到的人类存在反映了自然与意识的关系，或者说纠缠。

这种哲学体系认为，大自然丰富多彩、变化莫测，人类思维只是其中的一部分。帕檀迦利详细地描述了人类的思维，以及我们所必须应付的痛苦、困难等。他还概括说，在人类大脑中有一些永远存在的错觉，比如对未来的希望和恐惧、关于过去的回忆，这些错觉会使我们犯错误。

帕檀迦利列举了一系列的冥想练习步骤，通过使大脑放松，集中到一点，这样意识（永恒的自我或灵魂）才能如水晶般清澈。“瑜伽就是使思维安定下来，达到宁静……只剩下纯净、自由的意识，永远以它本来的方式存在着。这就是开悟”——这才是冥想的终极目标。

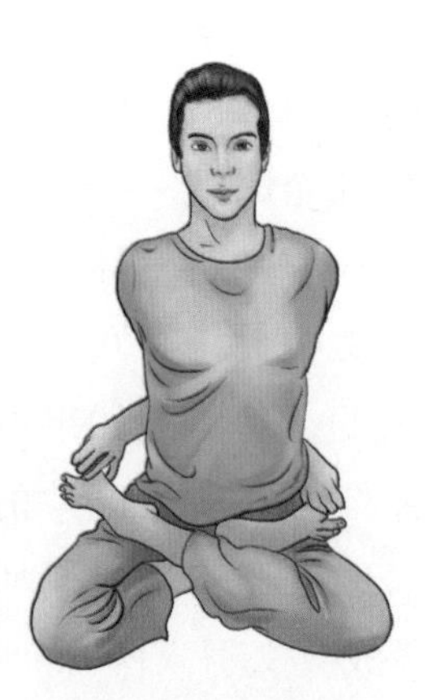

▲闭莲式是一种传统的冥想高级坐姿，闭莲式练习者视达到冥想状态为该姿势的一部分。

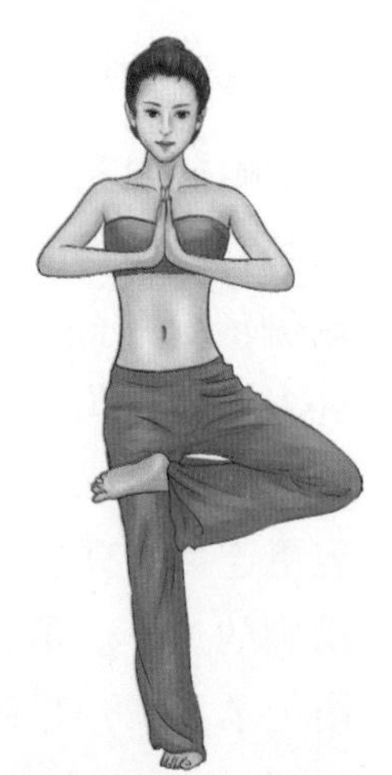

▲树式要求练习者对于身体、呼吸和精神注意力的控制，在这样的情况下，瑜伽姿势本身就可以成为冥想。

接下来的部分详细介绍了瑜伽的八支分法，然后以很长篇幅介绍了大脑通过三摩地的训练所达到的超能，也就是说，通过把注意力完全集中在某件物体上，冥想者与该物合二为一，感知也随之发生了变化。

在《瑜伽经》的最后，帕檀迦利描述了人类感知的顶峰——完全透明的真相。“现在，漫长的进化过程所揭示的真相终于展现在你面前。”

帕檀迦利的冥想

帕檀迦利推荐的冥想练习步骤包括以下方面：

- “反复将思维的注意力集中到单一的焦点上。”
- “培养心的特质：对乐者友善，对苦者同情，对单纯者喜悦，对猥亵者公正。”
- “尝试多种呼吸练习。”
- “体验内心的光芒，免于悲伤。”
- “适应另外一种心态（比如圣人或上师的心态），免于被欲望所扰。”
- “目睹梦。”（看梦如何进入潜意识）
- “任何一种冥想都应该受到尊敬。”（帕檀迦利承认他的冥想法并非是独一无二的。）

剥下层层外壳

根据古印度的吠檀多（Vedanta，又叫智慧瑜伽，印度六派正统哲学体系之一，是构成现代大多数印度教派别的基础）的观点，人体可分 5 层，每一层都把下一层包含在内，这就把不朽的灵魂隐藏了起来，就好像被许多层不同厚度的面纱罩起来一样。这些层被称为“克沙”（kosha）或“鞘”。

通过冥想，我们在自我认知上的进步可以被视为通过这 5 个鞘的旅程，从最外层（肉体层）到最深层（即意识不变的“灵魂层”，在这里我们与所有的灵魂以爱接触）。

5 个“身体层”

离肉体越远，“面纱”就越轻薄。最密最厚的身体层能被知觉感受到，它是“肉体层”(sthula-sarira)，可以被科学仪器来称重和测量。

下三层构成“微身体层”(suksmasarira)。首先是“能量层”，对洞察者而言是可以察觉的，它能被克里安(kirlian)电子摄影（一种技术，用高电压、低电流充电把身体能量用视觉的形式表现出来）检测到。正是在这个层面上，当别人进入我们的“空间”时，我们能在看见他之前先感知到。它包括了一个能量渠道网，使能量流汇聚到“脉轮”（或说是能量中心），它们与神经网络、大脑和脊髓的集中点相符。所有的生理过程都通过这些渠道相互作用。

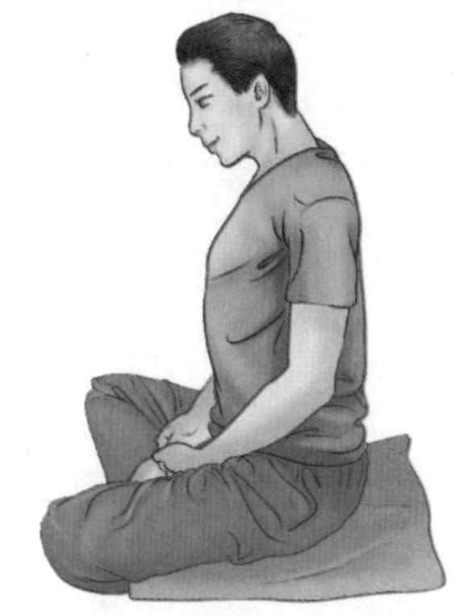
▲5 个“身体层”的概念为我们进行冥想提供了一张心理地图，冥想时，这幅地图有助于我们开始通向内心的精神旅程。

下一层是较低的或本能的“心理层”。这包括了“心理计算机”，它被设置来根据输入的信号做出反应，而输入这些信号的是我们的脾性和之前所受的影响。神经系统运行着这个计算机，但几乎是在本能和习惯的水平上，低于有意识的感知水平。

下一层是“理智层”，包括思维、辨别和选择。它可以不顾心理计算机的设置而进行选择，有意识地对事物做出反应，但不是本能的反应。

最薄的层经常被称为“灵魂层”，它关系到心灵深度，能永垂不朽。如果我们可以在冥想中接触到这一层，就能改变整个的生活态度和生活方式。这是有意识的进化，它开发了大脑中休眠的区域。

本能、互动和推理

我们经常感觉自己体内好像有多种不同的驱动力同时存在，驱动我们走向不同的方向。这是因为我们有 3 个不同的“大脑”控制着我们的行为、感觉和思维。首先是我们古老的“爬行动物大脑”，非常小但很强大。它处在脊髓的顶端，控制着原始的本能和冲动，以此来保证肉体能以动物肉体的形式存活。它驱动基本的需要来保证我们肉体和物种的存活——这需要有食物、安全、避难所、睡眠和繁殖。其二是“哺乳动物大脑”，在爬行动物大脑之上，处在颅腔后部，它是稍晚些进化的并且它加进了群居、部落和社交的本能。头骨的其他地方包容着最新的进化产物——新皮质 (neo-cortex)。这种独特的人类大脑让我们能够思考、推理并在精神上进化。分段大脑皮质进化得太晚，我们目前所能利用的还不到 10%，而这已经能轻松地击败原来的大脑了。不管我们的意图是怎样的无私，一旦考虑到自己的基本需求得不到满足时，我们就会变得害怕、生气，可能把自己沉溺于自私自利的行为中。我们其实需要很少就能生存，但现代社会靠的就是激起我们本能的恐惧和成瘾的贪婪，这样我们就会不断地去购物来让自己生活得更好——长远来说这是承受不起的。

更多地信任，更少地索取

练习冥想能帮助我们在进化的本性和原始的本性之间达到平衡。吠檀多认为，万物都源于对一个绝对事实的渴望，如同生命（自然）和光明（意识或精神）在同彼此交织的关系中（爱）体验自我。如今，这种联系依然存在，而且被视为是人类存在的意义。生命、光明和爱（sat-chit-ananda）的属性是不朽的，因此我们也可以作为这不可分割的整体的一部分而永垂不朽的。信仰生命—光明—爱的神化过程能给我们创造快乐而不是恐惧，能让聚敛功名利禄看起来不及表达自我真实本性那么重要。这就好像我们有金钟罩护体一样，让我们远离消极，这个保护罩向外面的一切放射着善意的光芒，同时也隐藏了我们还无法理解的光辉。

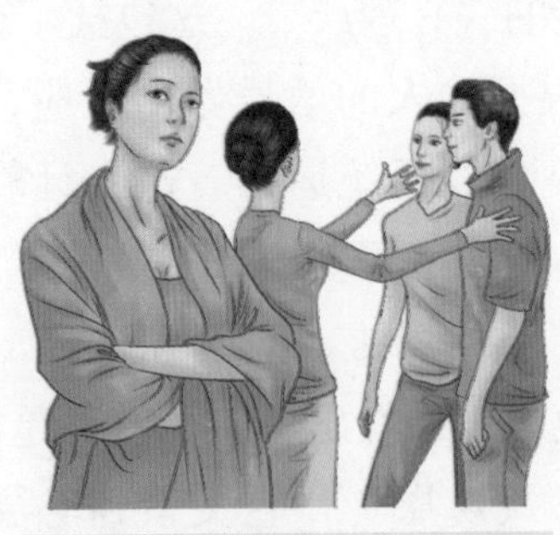

▲在人群中害怕被孤立和排斥都可能源于你在根本上不认可自己。

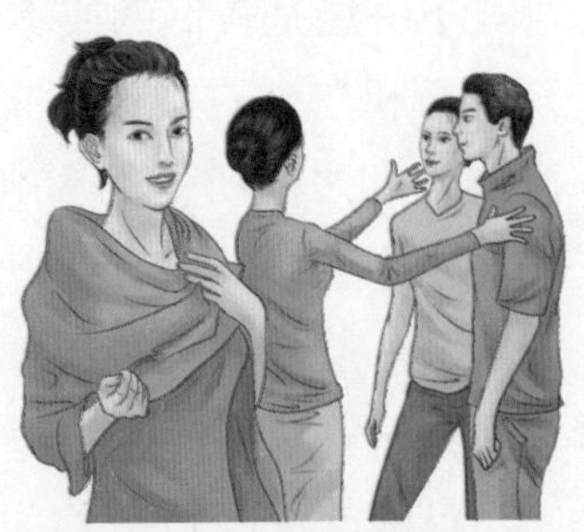

▲达到一种内心满足的状态则意味着你无论是独处还是与人相处时都能感觉到快乐、放松。

第二章 冥想的身心准备工作

人类存在的最外层就是我们的肉身和能量流。通过一系列柔和的运动和技巧练习，我们对呼吸的意识得到加强，同时还可以将身体的这两个层次融合在一起，舒适安详地开始冥想练习。

缓和、加深呼吸的练习可以给我们的身体带来良好的感觉，也可以放松大脑。瑜伽练习可以缓和身体的紧张，打通气脉里的能量流动，本章所述的简单的瑜伽动作也可以作为冥想的准备练习。

选择一种舒适且易于保持的瑜伽姿势是十分重要的。传统的冥想姿势，比如莲花式或英雄式，在维持身体稳定的同时，我们将意识向内集中还有利于能量顺着脊柱自由流动。

第一节 基本的身体意识和呼吸意识

传统的冥想姿势是盘腿而坐，这会形成一个金字塔式的姿势，有一个稳固的三角形的底座，即使在你全神贯注于冥想时，这种坐姿也不会让你摔倒，而且容易保持脊柱挺直。然而，现在西方世界中已经很少有人在平时采用这种坐姿了。

尽管髋部就像肩膀一样是球窝关节，能够向各个方向活动，但是通常在我们站着或坐着时它们移动的幅度很小。想象一下如果你的肘部只能在身体前上下移动而不能左右移动，你肯定会感到有一种被严重约束的感觉——然而这恰恰就是我们坐在桌旁、车内或者扶手椅上时膝盖的情境。在古代印度，盘腿坐在地上就像我们今天坐在扶手椅上一样自然而舒适，所以只要配合适当的支撑物（如垫子），并且稍加练习，你就会习惯这种坐姿。盘腿而坐能让髋关节拥有更大的活动空间，你肯定能感到它所带来的益处。

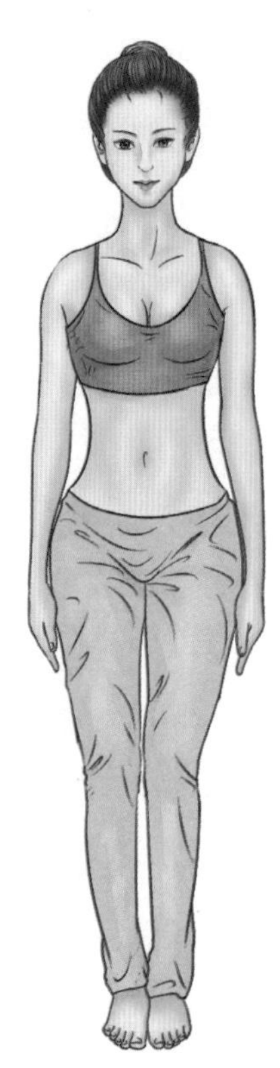

▶山式：身体从稳固的底部向上伸展，身体的两侧、前面和背面形成笔直的线，这个姿势能让人产生一种平和安宁的感觉。

冥想姿势和动作中的呼吸

冥想时或者在进行冥想前的准备活动时，合理的呼吸方式至关重要，因为呼吸

瑜伽姿势

传统的瑜伽姿势（体式）有助于增强体力、提高身体的灵活性和平衡性、改善呼吸，有利于放松身心，凝神静气，可以作为冥想前的准备姿势。另外，只要以与瑜伽相同的意识而进行的伸展运动都可以作为冥想的准备姿势。

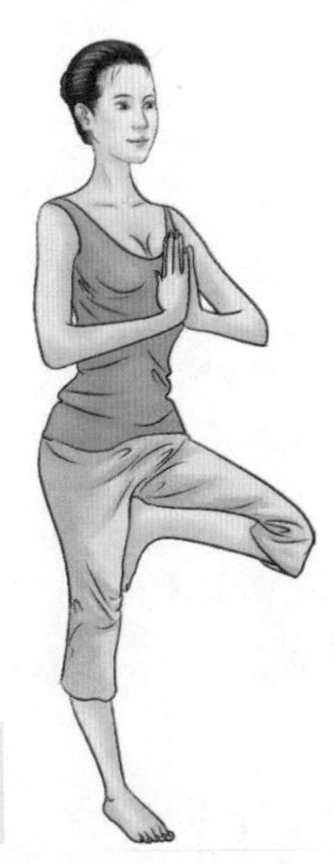

▶树式是经典的瑜伽姿势之一，可以作为冥想的准备姿势。

能带来一种全新的精神意识，并且让人体感受到能量流动，达到放松身心的效果。因此，用自觉的慢呼吸来引导活动，养成这种良好的呼吸习惯很重要。

白天应尽可能多地练习几次下列运动，一次几分钟，用来放松身体，享受练习的乐趣，但是永远不要强迫自己过于坚持某一种姿势。你会为你能很快消除多年来折磨你的肌肉紧张而感到吃惊，同时放松的身心会让你产生强烈的幸福感，觉得做冥想是很值得的。

以经典的山式站立开始——两脚平行，稍稍分开，踮起脚踝，膝部伸直但不要紧绷，保持弹性，尾椎骨收紧，腹部内收，挺胸，下巴与地面保持平行，双目凝视前方。想象一下你的身体两侧各有一条直线，它经过脚踝、膝盖、臀部、腰部、肩膀和耳朵，将这些部位固定好。然后吸气，向上伸展身体，接着呼气，再次站直。你会感觉到自己仿佛被一条从天花板上吊下来的结实绳子吊住，四肢如同木偶一样放松。然后重复一次上述动作，也可以坐在椅子或地板上进行。

摆腿运动

当你感觉不舒适时，可以抽空多做做摆腿运动，下列这套运动能有效缓解肌肉紧张、提高身体平衡性、提升身体意识。在完成这一系列动作之后，注意观察你所能感觉到的身体变化。

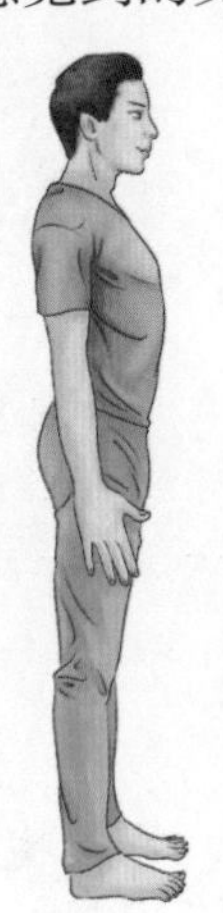

◀ ① 山式站立，让站姿同呼吸、意识和谐一致，这样你就可以在整个运动中都保持舒适。如果感到身体摇晃，可站在桌子、椅子或墙附近，在需要时可以借助这些物体保持身体平衡。

▶ ② 抬起一条腿、屈膝，使大腿平行于地面。用另一只脚来维持身体平衡，在呼吸中伸展身体，保持身体直立。当身体恢复平衡后，轻轻地，有节奏地摇晃抬起的脚踝。

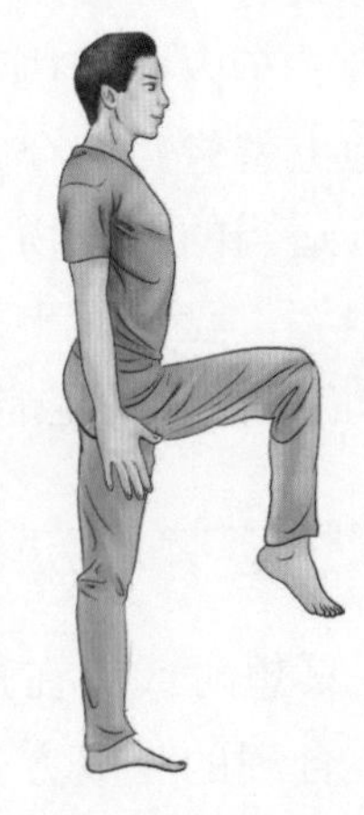

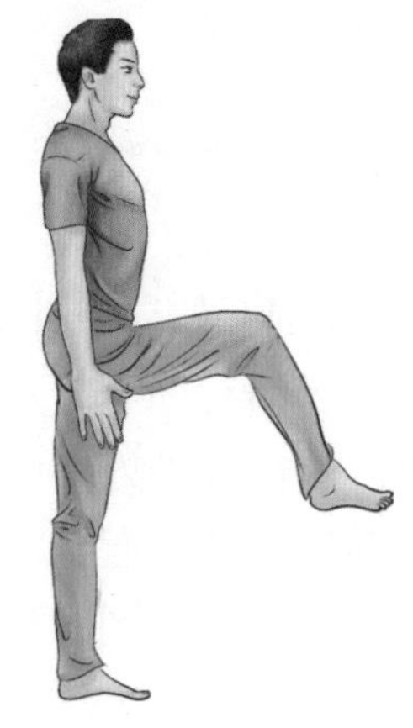

◀ ③ 接着，摇晃抬起的小腿，保持脚踝放松。同时注意力要一直集中在呼吸上，保持山式站立。

▶ ④ 然后，仍以山式站立前后摇摆整条腿，腿部肌肉保持放松。随后，停止摇摆，脚着地，并且深吸气再呼气。接着吸气，换一条腿进行相同的动作。

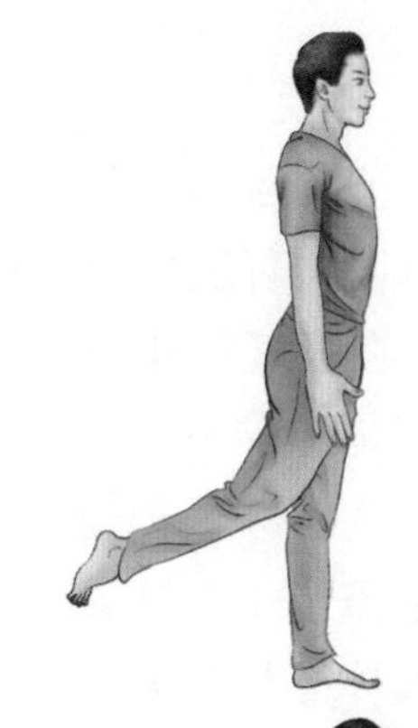

深蹲运动

深蹲运动有助于增强腿部和背部肌肉力量，经常练习还能放松髋关节、膝关节和踝关节周围的肌肉。

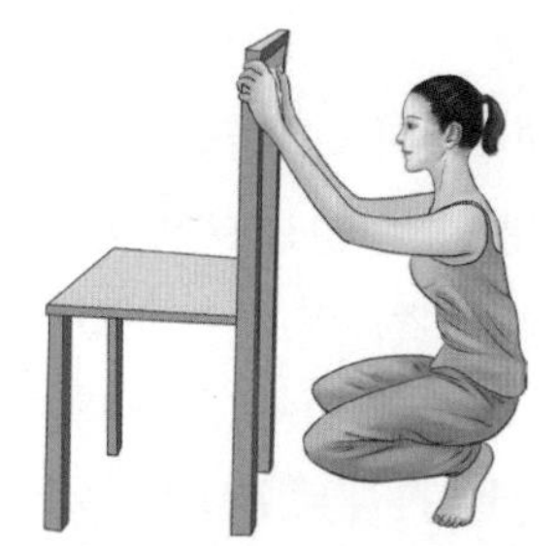

① 站在距桌子或椅子一臂之处，双手紧抓住桌子或椅背，双脚分开呈 90°，保持人体姿势的直线性，这样当你蹲下时，脚踝、膝盖和髋部就能处于同一平面上。同时，保持上身挺直，目视前方。

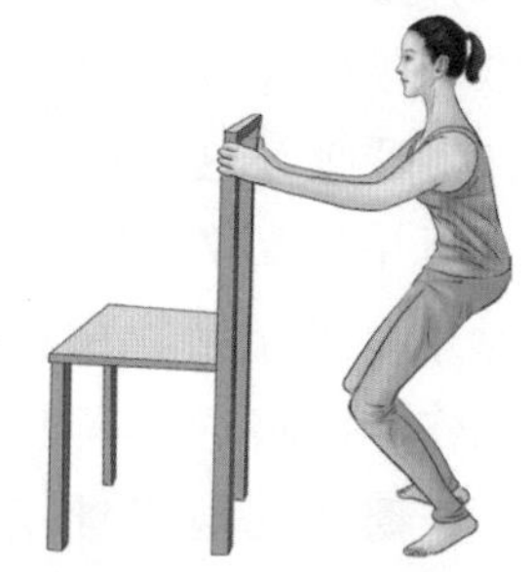

② 吸气，同时向上伸展颈部和脊椎。接着在呼气的同时慢慢尽量往下蹲。如果可能，还可以使脚跟着地，或者可以一直踮着脚直到后背可以自由活动为止。最后，在吸气的同时起身，接着重复上述相同的动作即可。

第二节　打开人体脉轮

在正确的呼吸方式中进行轻缓的伸展运动有利于缓解肌肉紧张，消除能量障碍。吸气时向上伸展身体，呼气时向下舒展，这样有利于增强脊椎处流经 7 个脉轮的能量。

增强人体活力

膝盖、髋部和骨盆部位都是人体较“灵活”的部位，因为这些部位是人体活力的聚集区。大腿和脊椎底端处于根轮控制之下，而髋部和骨盆部位则受到腹轮的影响，所以坐式伸展运动有利于补充这两个脉轮的能量。如果与此同时进行转体运动，则又刺激了脐轮功能。

开阔心胸

扩胸运动有利于改善呼吸状况和人体姿势，而且扩胸运动方式多种多样，既可以站着进行，也可以坐着或跪着进行。

在吸气时开始向上伸展运动。如果你站着或跪着，则先从腿部开始向上伸展，接着是脊椎下端、中部和顶端，然后伸展颈部。向上的伸展运动有助于扩胸，从而为深呼吸创造了空间，同时由于伸展运动伸直了脊椎，使得脊椎处增强的能量流经 7 大脉轮，包括位于胸部的心轮和位于喉咙处的喉轮，从而起到了改善人体姿势的效果。接着，以同样放松的心态呼气，做些四肢运动，同时保持脊椎和颈部伸直。

将呼吸与这些练习中不同的动作相结合，你的身体就会从内而外地发生变化，而并非仅仅是外部体形的改善。通过这种方法，你不仅可以释放身体压力，而且也有助于摆脱精神压力和情绪压力。在刚开始练习时，最好先进行些简单的动作，以将意识集中在身心与呼吸节奏的协调性上。

任何在大脑和身体之间传送的神经冲动都要经过颈部，所以缓解积聚在这个部位的紧张是非常有益的，继续对脊椎、颈部和头颅处进行上述的伸展运动。此外，在做扩胸运动时也要保持身体向上伸展的直立姿势。同时，密切关注喉咙处和脸部的压力，让这两个部位保持放松。

坐广角式伸展运动

坐在地上，双腿分开，尽可能分得大些，但要保持舒适，然后进行伸展运动。练习得越多，就能越快地放松臀部、下背部和脊椎处的肌肉，否则这些受束缚的肌肉会导致疼痛和疾病。

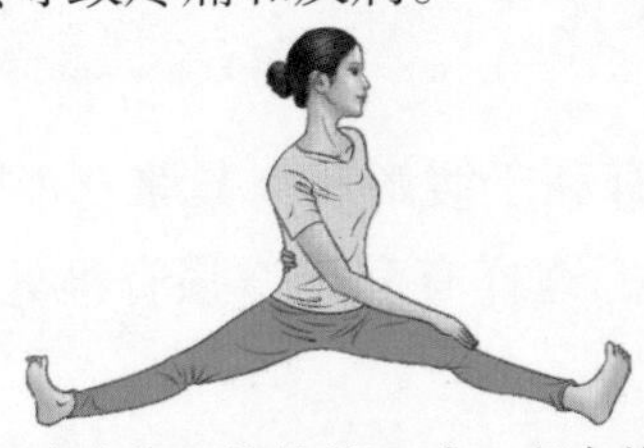

❶ 增强脐轮能量的转体运动：坐在垫子上，后背挺直，双腿分开，脚趾朝上，膝盖放松（虽然刚开始时由于紧张的腘绳肌腱需要弯曲双腿）。吸气，向上伸展脊椎，将右手放在左大腿上。接着，呼气，将身体转向左边，左肩转至体后。然后再吸气，将身体转回，向上伸展脊椎。随后呼气，将身体转向右边，右肩转至体后。重复几次上述动作。

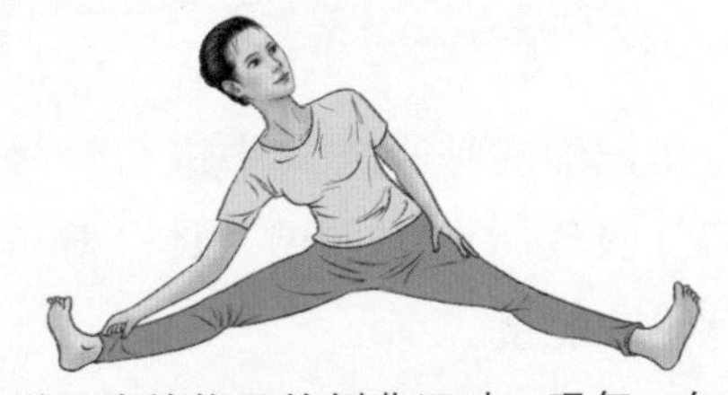

❷ 增强腹轮能量的侧曲运动：吸气，向上伸展脊椎。接着，将双手分别放在同侧的大腿上。然后，呼气，将右手慢慢顺着右腿向下滑动，目视左上方，并且将左肩往后移动，以扩展左胸部。接着，再吸气，在右侧重复上述动作。

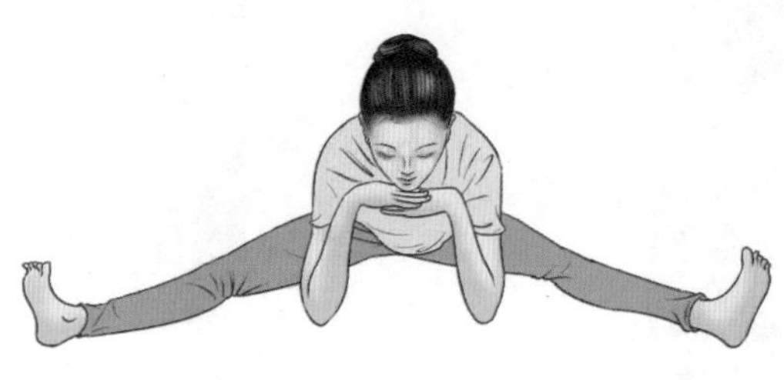

③ 增强腹轮和根轮能量的前曲运动：将双手放在体前的地板上，指尖朝前移动，保持脊椎处于伸展状态，不要将背部拱起，也不要使下巴过于前突，超出人体的舒适程度，否则会导致肌肉紧张，而非释放肌肉紧张。接着，吸气，再次伸展脊椎。当呼气时，再往前倾一点。当你感觉很放松时，可将双肘支在地板上，十指交叉撑住头部。最后，慢慢地起身即可。

开书式运动

可以站着、坐着、跪着进行这个动作，在做这个动作时，要尽量地打开胸腔、提升胸骨。保持脊椎上部和颈部向上伸直，并保持稳固不动。当运动手臂时，手肘应与肩膀同高。

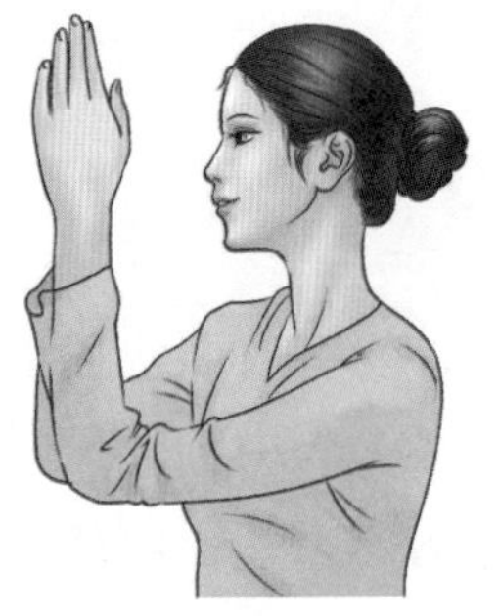

① 笔直站立，脊椎向上伸展，双掌在身前合拢，双肘与肩同高。在这个类似开合书本的姿势中，呼气，伸展后背部。

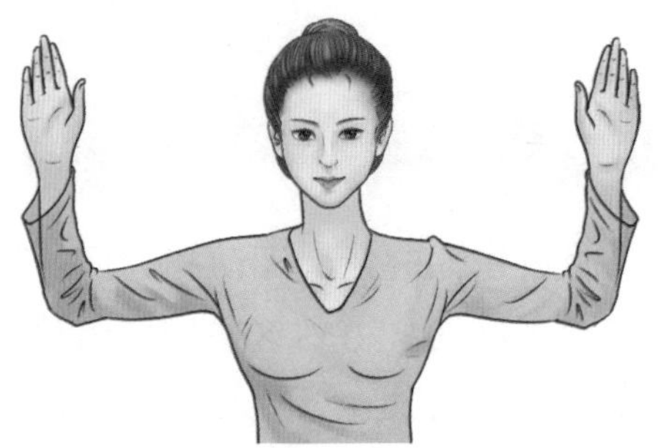

② 吸气，“打开书本”，双肘（仍与肩同高）伸至身体两侧，手掌朝向前方。整个过程中始终保持脊椎和颈部直立不动。将动作重复几次。

肘部旋转运动

在进行任何手臂运动时，都应始终保持脊椎和颈部直立不动。

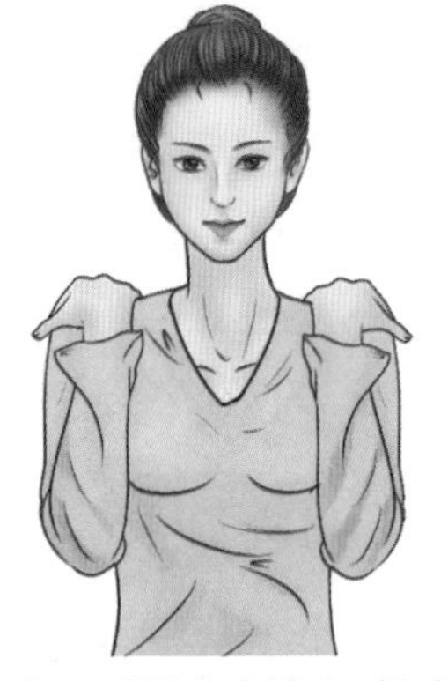

① 将双手搭在肩膀上，提胸，双肘位于体前，越高越好。呼气，伸展后背部。

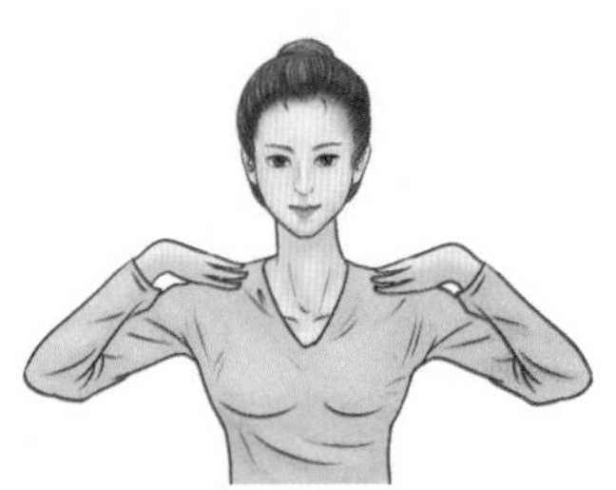

② 吸气，向上、向后（顺时针方向）旋转双肘，这个动作会使肩胛骨收拢，肋骨在身体两侧伸展。整个过程中要始终保持脊椎和颈部向上伸展且不动。重复几次上述动作，不过双肘以逆时针方向转动。

扩胸运动

当手臂上下运动时，应保持脊椎和颈部挺直不动。这对脊椎和颈部是一项静力运动（即无须运动就能加强肌肉力量），而对手臂和胸部肌肉则是一项动力运动（即需要肌肉的伸展和移动）。

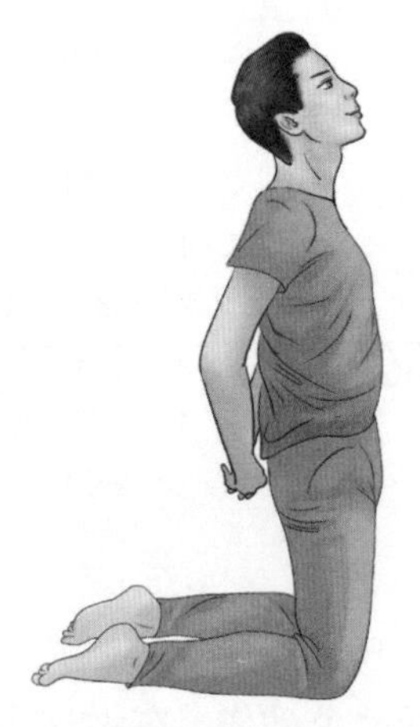

❶ 双手在身后十指交叉，双掌相互压紧，吸气，双手尽可能地往下移动，使肩胛尽量收拢。

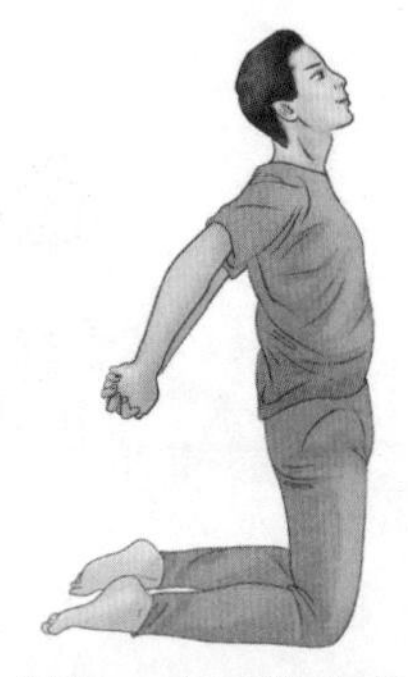

❷ 呼气，将手臂伸直并向上抬起，手掌依旧相互压紧。然后重复几次上述动作。刚开始时，可能手臂只能小范围运动，但同样会效果显著，而且随着练习的增多，手臂的运动幅度也会随之扩大。

第三节　积极做准备活动

将放松式的伸展运动和合理的呼吸方式相结合，能有效而快速地让身心进入冥想的状态。下列这些伸展运动和呼吸方式可以在一天中的任何时间进行，最好每天进行几次，这样就能逐渐消除身体所承受的压力，还能使身心平静、思维清晰，使你感到更放松、更舒适，以更加开阔的胸襟去面对生活，接受自己和他人的缺点。

为冥想做积极的准备

帕檀迦利的阿斯汤加瑜伽中的瑜伽“八支”（eight limb，即 8 个达到人和宇宙精神合一的步骤）前 5 支为外支（Bahir），这 5 个方面需要集中练习，都是帮助人体缓解身体压力、精神压力和情绪压力的必要步骤，也是帮助人体达到冥想状态的必要步骤。

如果我们怒火焚心、贪欲滋生、心烦气躁、呼吸不顺、压力过大或者受外物刺激而心生杂念使得心神不宁，那么在这种状态下是肯定无法集中精力进行冥想放松的。此时可以尝试进行瑜伽“八支”练习，前 2 支分别通过道德戒律来加强对他人的尊重和关爱，通过自律净化来关爱自身。紧接着是舒适、稳定的体位法来为冥想做准备，用呼吸控制来平衡和增强体内能量，最后进行的是放松式感官内敛。完成上述的动作之后，则转入后 3 支，即内支练习，包括专注、冥想、入定。

滑雪式运动

滑雪式运动有利于伸展脊椎处肌肉，消除影响血液流动、能量流通和神经传递的体内压力和紧张，同时还有助于扩展前胸，让胸骨变得更加灵活，从而更利于呼吸。

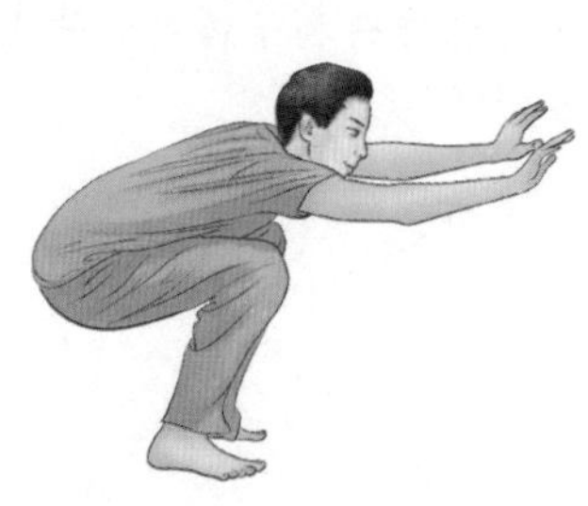

1 双脚分开，平行站立，弯曲膝盖，向下深蹲，手臂向前伸以保持身体平衡。接着，手臂上举，扩展胸部，吸气，扩胸。头脑中想象着自己正手握滑雪杖准备滑雪的情形。

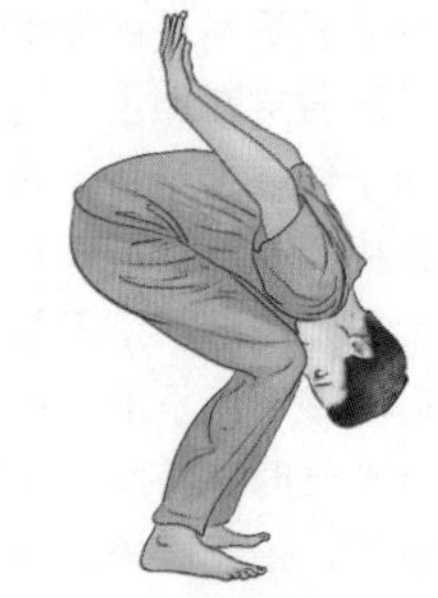

2 呼气，将手臂往后、往下摇摆，并尽可能地在身后举高，就如同用力滑动滑雪杖前行一般，这样的想象会使你感到激动、愉悦。将这个动作重复几次。

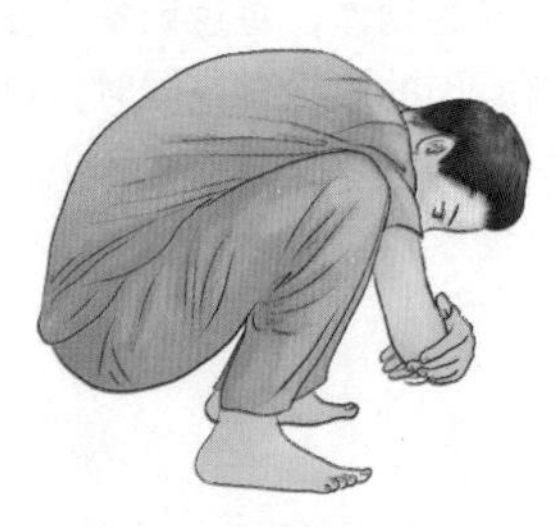

3 当你认为已经达到足够的运动量时，可以深蹲下来，将手臂和上半身夹在双膝之间。休息一下，自然地呼吸，感受身体重量向下拉伸背部和双腿。

放松脊椎和颈部运动

当你躺在地上练习时，重力支撑、托护着你，使你的身体呈摇篮状，你会感到无比的放松，特别是当你感到后背、臀部和颈部肌肉僵化或疼痛时，效果更为明显。在头下（而非颈部）垫上一个软枕可能会增强舒适感，并能使颈部伸展，下巴内收。让颈部能自由活动，在运动中有利于颈部伸展。

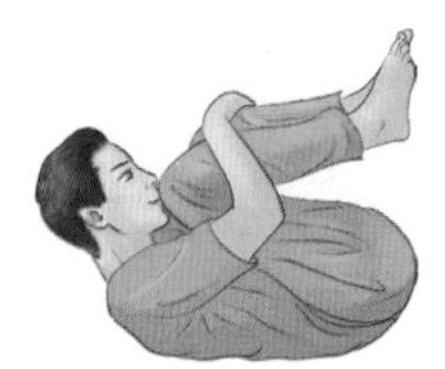

1 在胸前抱膝（或抱住大腿后部），呼气，向上曲起脊椎让鼻子或前额（不是下巴，因为这会使颈部收缩）接触到膝盖。吸气，将头重新枕在软枕上，并保持下巴内收。然后呼气，将上述动作重复几次即可。

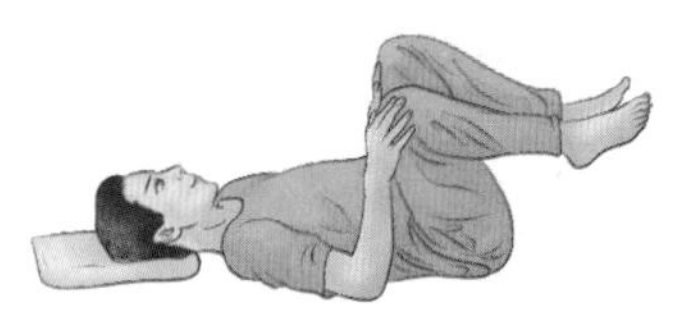

2 平躺在地上，放松下背部和臀部，抬起并分开双腿，屈膝，双手各放在膝盖上，双肘支在地上，这个开放而放松的姿势有利于减轻神经疼痛（如坐骨神经痛）。自然地深呼吸，双手移动膝盖做相向的圆圈运动，然后做相反方向的圆圈运动，这能真正放松背部和大腿肌肉。

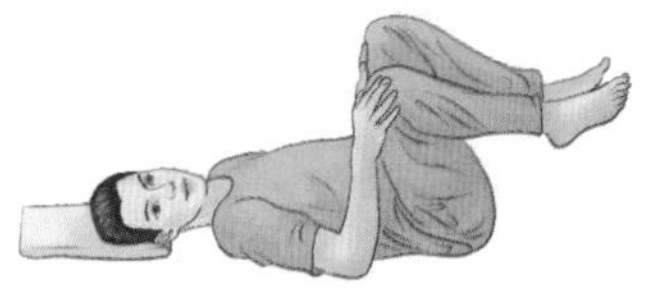

3 保持脊椎放松，用双手支撑住膝盖，双肘支在地上，将注意力集中在颈部。慢慢地呼气，将头转向一边，目视地面。

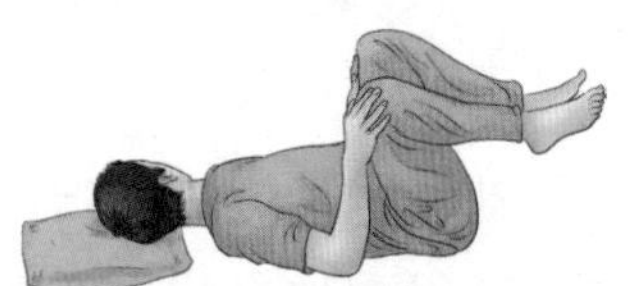

④ 吸气，将头转向中间，接着呼气转向另一边。重复几次这样的动作，将意识集中在颈部肌肉的放松上，同时始终保持脊椎、双腿、双臂和下巴的完全放松。

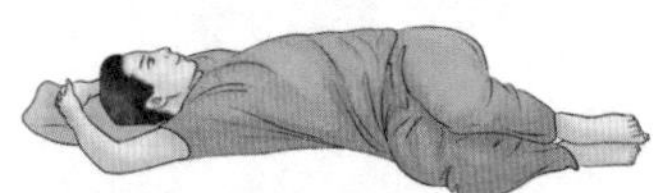

⑤ 将双臂举过头顶，十指交叉，或者只是尽可能高地抬升手臂，双肘支在地上，这个姿势有助于伸展上半身。接着，双脚合拢，并且靠近臀部，保持上半身、颈部和下巴放松，只能运动腰部以下的身体。吸气，当呼气时，将膝盖往右倾斜。吸气，抬起膝盖，然后呼气往左倾斜。

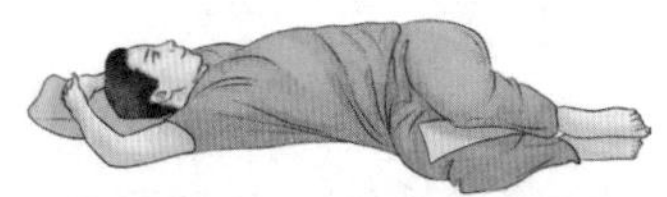

⑥ 双膝夹住一张纸，当膝盖往左右倾斜时牢牢地夹住纸，这样有利于伸展大腿内侧肌肉。

第四节　呼吸练习

把注意力集中到呼吸上是觉悟和养身的通用技巧。很多传统文化都将调息作为冥想的准备活动之一，或直接将其作为冥想的一部分。自觉地控制呼吸是帕檀迦利瑜伽八支分法的第四支。精确地掌握呼吸技巧——不管是吸气还是呼气——已经超越了第二篇的内容范围，因为要顺利地达到这个造诣水平需要一对一的师生传授；但要达到感知呼吸程序并引导呼吸气流这样的水平，每个人还是都可以的。

把呼吸的节奏放慢，延长呼气的时间（就像唱歌或诵经时一样）会让神经系统处于更愉快的放松模式。这样既可以缓解压力，还有助于身体各项功能的恢复，对身心健康都有积极的作用。

帕檀迦利的觉悟之路

对呼吸的运用完美地符合帕檀迦利的哲学。他曾描述出 3 个必要的步骤（它们被称为初步净化修炼）来概括他的觉悟之路。这 3 个步骤如下所述（引自阿里斯泰尔·希尔拉 (Alistair Shearer) 翻译的帕檀迦利《瑜伽经》的第二章）：

“净化（Purification，通过自律实现）、精炼（Refinement，通过自知实现）、臣服(Surrender, 通过自我臣服和不断地放下实现)——这是通向瑜伽的实际步骤，能让人进入‘三摩地’（samadhi）的状态，还能弱化造成痛苦的原因。”

这整个的自我发展过程从有意识地控制神经系统开始，这样我们就能感受更多的专注、愉悦，驱除压力和悲伤。我们的思想观念对事情结果的影响远远大于我们身处的环境对它们的影响，而我们改变呼吸方式的简单动作就可以将思想观念从消极的一面拉回到积极的一面。

在人体的能量层中，呼吸形成了能量层中能量系统和生理过程的一部分，同时神经能量在本能心理层中运行着“心理计算机”。所有的层在能量层的脉轮系统中汇聚、融合，它们都可以通过冥想和调息的练习受到影响。

分段呼吸法：把注意力集中到呼吸肌

脊柱挺直坐下，双手和双眼不动，这种有效的集中技巧可以在任何地方练习。

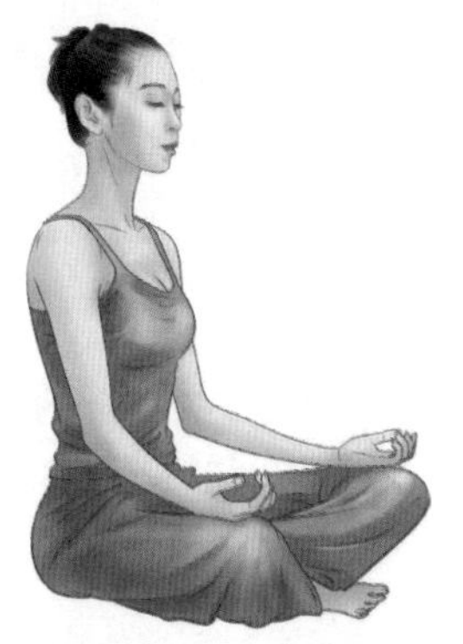

1. 双手放在膝盖上，掌心同时向上或向下，拇指与食指相连，形成闭合的能量圆环。深深吸气的同时，感觉你的肋骨向外扩张，膈肌在你的胃部下方向下收缩。注意这些动作如何使空气流进你的肺部。
2. 当你呼气时，数“1，2…”然后中途停下，数同样的2个数，然后继续呼气，再停下。重复这个过程直到你已经缓慢地、舒适地排出了足够的空气。然后将这个循环重复4次，之后休息。然后反向这个循环，在吸气时数“1，2…”，然后呼气，重复5次。用分段吸气法来开始新的一天，能使你的生命充满能量；分段呼气法则可用来在冥想前放松身体。

呼吸练习注意事项

时常进行呼吸练习能镇静头脑、提升能量水平，而且呼吸能增强肺功能和肺容量。在一天中要不时地练习呼吸技巧，但每次练习的时间不宜过长，这样有助于你进行更长时间的冥想放松法。

- 在饭后不宜练习，因为饭后胃部扩大，挤压住膈肌，引起肺部收缩，不利于呼吸练习。
- 无论是站着、坐着还是躺着练习，都应尽可能地保持脊椎直立，因为这样有利于肺部的扩张，从而使空气和能量能更好地流通。
- 提升胸骨以扩张胸部，同时这也有助于膈肌的活动。即便是在呼气时，也要保持胸骨的提升状态。
- 用鼻孔吸气，因为从鼻孔流经的气流不会令肺部受寒，同时鼻孔能过滤掉空气中的杂质和传染性病菌。呼气也要从鼻孔呼出，而且要一直延续到发出声音为止。
- 让自己有意识地关注呼吸方式，这样你就可以控制呼吸的效果，养成观察自己呼吸的习惯。
- 当感到生气或焦虑时，应减慢呼吸速度，特别是慢慢地呼气，这样可以让自己有意识地控制呼吸，从而自动恢复神经平衡。
- 停止练习，以自然地呼吸休息片刻，待神经系统平静和放松之后再次进行练习。无须时刻观察呼吸，因为熟练之后，你常常会无意识地进行这些呼吸练习。

尽管很多《瑜伽经》的译本都把帕檀迦利的3个“净化步骤”描述为“初步的”，但我们对它们的需求是无止境的。我们必须坚持这些原则，保持注意力集中——并且我们从未停止过要求放下这些或那些。

交替鼻孔呼吸法

这个通用的呼吸练习能很快地平衡神经系统，这样在几个回合之后你就能感到平静、身心凝聚——准备好去进行冥想练习或精力充沛地迎接新的一天吧！

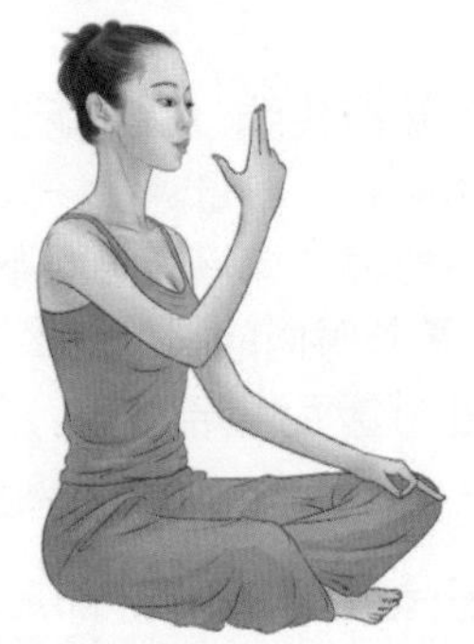

1 身体挺直坐下，左手放在膝盖或大腿上。右手抬起，与面部相对。右手拇指堵住右鼻孔，食指和中指顶着额头上的“眉心轮”处，无名指堵住左鼻孔。

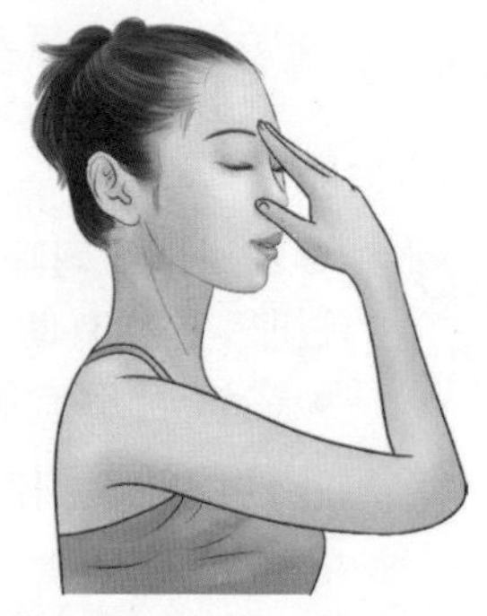

2 双眼可以闭上，也可以轻柔地凝视前方。眼球不动，因为双眼保持平静才会使思维也平静下来。拇指堵住右鼻孔，放开无名指。通过左鼻孔吸入空气。

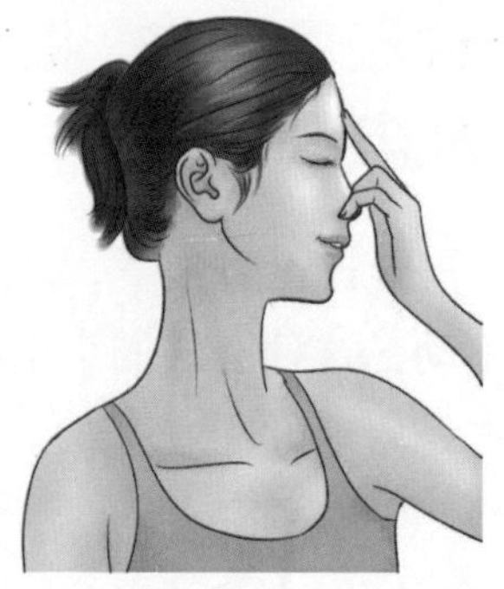

3 松开右鼻孔，用无名指堵住左鼻孔。通过右鼻孔缓慢呼气，然后再次吸气。接着松开左鼻孔，堵住右鼻孔，呼气。以上是一个回合。做5个回合，再用自然的呼吸休息，然后重复数次。

双重呼吸

双重呼吸练习有助于培养自我意识和观察力、锻炼轴心肌肉、补充身体能量和活力、增强自我约束能力、改善身体姿势和促进能量流通。如果站着练习，则从双脚处往上吸气开始。如果是坐着练习，则从脊椎下端往上吸气开始。

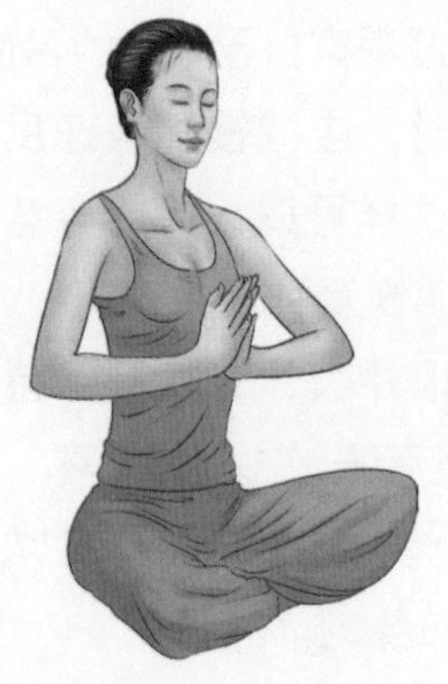

◀1 双手在胸前呈合十礼，双肘持平，胸部挺起，保持脊椎直立。深沉而缓慢地呼吸几次让自己平静下来。

▶2 手指朝向地面，将注意力集中在下半身。吸气时，收紧大腿内侧肌肉和骨盆，同时腹部内收，这样有利于往上传输能量。

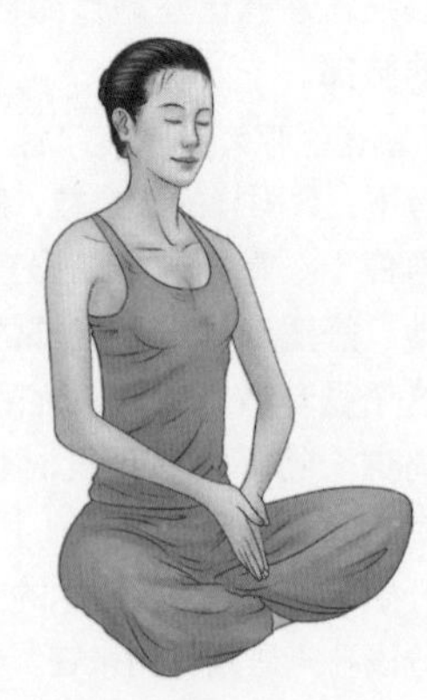

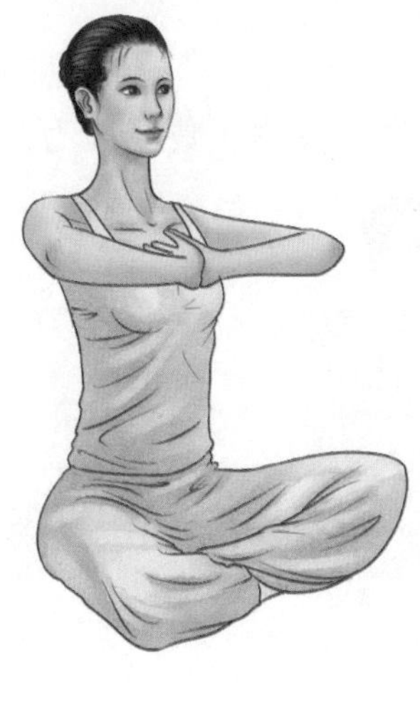

◀③ 呼气时，将手指指向锁骨即喉咙底部，双肘与肩同高。同时，腹肌内收由下向上经过腰部传输能量，抬起下巴将能量传输至头部，并以这个姿势吸气，双掌紧压，使背部肋骨扩张，并且将能量向下输送至心脏处。接着，呼气，放低手指，将能量输送至地面。然后重复 2 次上述动作再休息。

▶如果你觉得舒服的话，呼吸练习可以以跪立的姿势完成。跪立时，人的身体有一个很稳固的基础，同时脊柱也更易挺直，以便最大程度让能量流通过。当你坐立或跪立时，应练习从下往上呼吸，也就是从脊柱底部开始往上吸气。

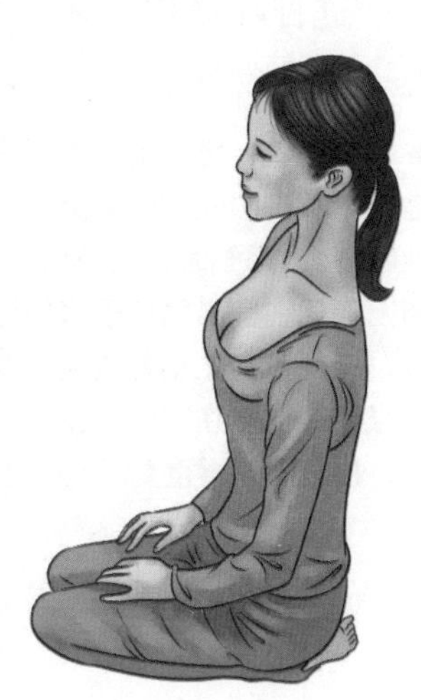

伏地祈祷

这是冥想的最后一个必要环节，通过俯地祈祷，你可以澄清思维，重新充满活力、精神振奋地回到现实，不再暴躁、迷惑。这也是个舍己为人的过程，因为你将在冥想中体会到的放松和愉悦通过大地传输给与你有联系的人，同他们分享这种积极的能量，这也是我们为什么要进行冥想的一个原因。

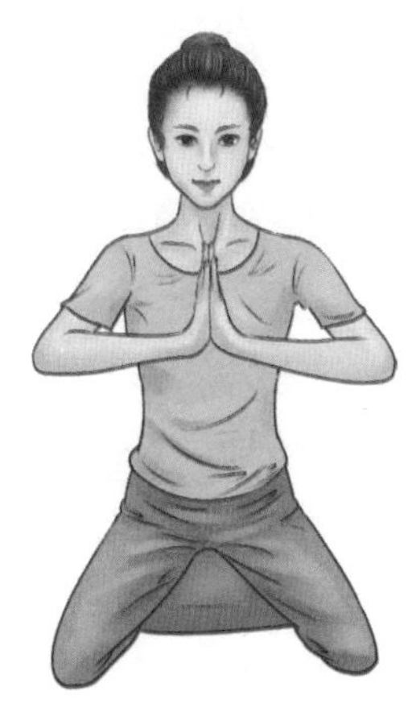

① 在意想或是其他的冥想练习之后，双手合十，吸气，发自内心地感谢这种体验。

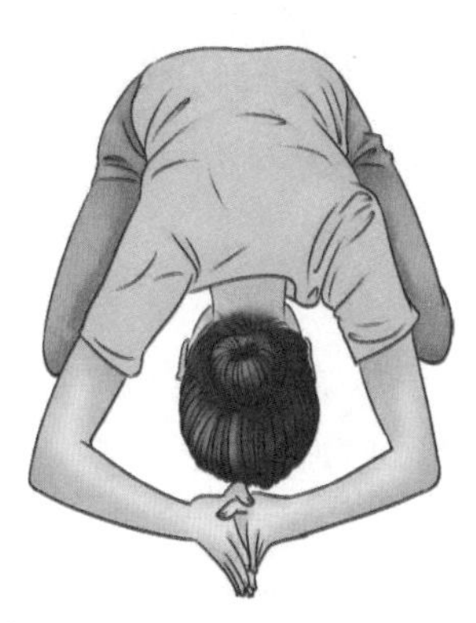

② 呼气，身体前倾至地，将手放在地板上，如果可能也让头部触地，将你在冥想中所感受的一切传达给大地。

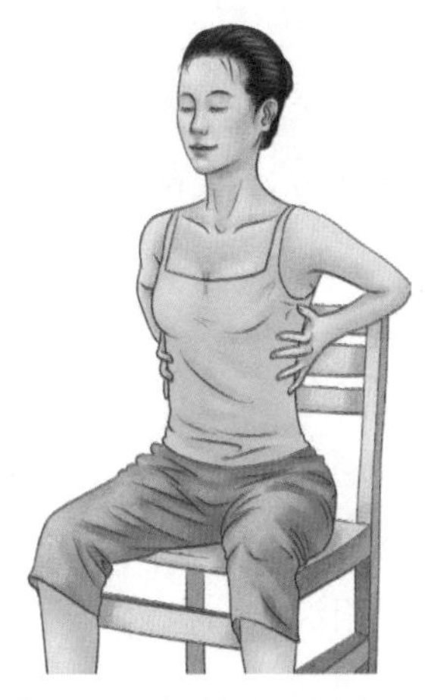

③ 将手先后放在两侧肋骨处、前胸和下腹处可以直观地感受到呼吸对于腹部器官的影响。

蜂鸣式呼吸法

这种呼吸技巧利用声音延长呼气的时间，能有效地放松身体、减轻压力，是一种非常好的放松练习。

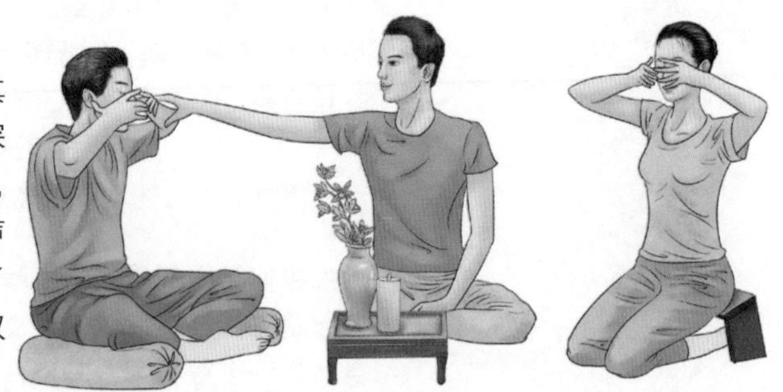

▶笔直坐着，将大拇指放在耳孔旁，其他四指放在眼睑和嘴唇处。然后，深深地吸气。当呼气时，堵住耳孔，合上眼皮，闭上嘴巴，发出类似于蜜蜂嗡嗡叫的声音，感受声音振动着流遍全身，释放了紧张和压力。在呼气结束之前，放开双手，接着吸气再重复一次上述动作。

第五节　冥想姿势

传统的冥想姿势是身体笔直坐着，因为这样天 (光) 地 (生命) 之间的能量就能在身体内自由地畅通。身体需要体内的能量沿着脊柱和经络上下自由流通，只有这样才能充分发挥大脑和呼吸功能，同时平衡人体脉轮，让整个身体都充满活力。如果一开始就使用合适的支撑物，并能正确而规律地进行练习，以锻炼维持脊柱直立、打开髋关节的肌肉，在冥想中就能很容易地保持脊椎直立了。最后要牢记在冥想中应自然放松双肩。

冥想练习与放松练习

放松练习不同于冥想练习，其本身是瑜伽八支中的第五支(控制感官的境界) 的一部分，或者说是让感官远离外物的刺激。往往要躺着进行放松练习，姿势越舒服越好。西方心理疗法专家就经常利用斜倚式，因为心理疗法的治疗需要患者极其放松，然后患者才能被引导着回答关于过去的种种问题或是被引导着进行意想。而在冥想时由于思想高度集中在一个物体上，所以冥想练习能达到更深层次的治疗效果。通常而言，放松练习是指那些能为冥想创造有利氛围的准备练习，如身体的伸展运动、呼吸意识，等等，所以不应将冥想练习同放松练习相混淆。

坐在椅子上

许多人发现笔直坐在椅子上是进行冥想最为简单的方法。大腿应与地面平行，为了达到这个效果，你也许需要脱掉鞋子，将双脚放在垫子上。双手放在大腿上，掌心朝下，双脚平行，脚趾朝前。这个姿势被称为“埃及式”。如果此时你的背部倾斜，就会很快导致背痛，所以要笔直坐立，脊椎下端紧压住椅子后背或是坐在垫子上。

一旦你以这个姿势坐定，你就能很长时间保持不动，而且随着练习次数的增多，你会感到越来越舒服。坐定后，大约花 10 分钟时间关注自己的呼吸，或者进行呼吸练习以便将能量集中到脊椎处，这时你会感到体内充满能量，身体非常的放松。而后你也许会希望将这个姿势保持半个小时甚至更长的时间，来开始你的冥想练习。如果你觉得这样的坐姿非常适合你，你就会经常坐在同一把椅子上以同样的姿势进行冥想练习，或者因为你的髋部通过规律的伸展练习已变得灵活多了，你也希望尝试多种不同的姿势。

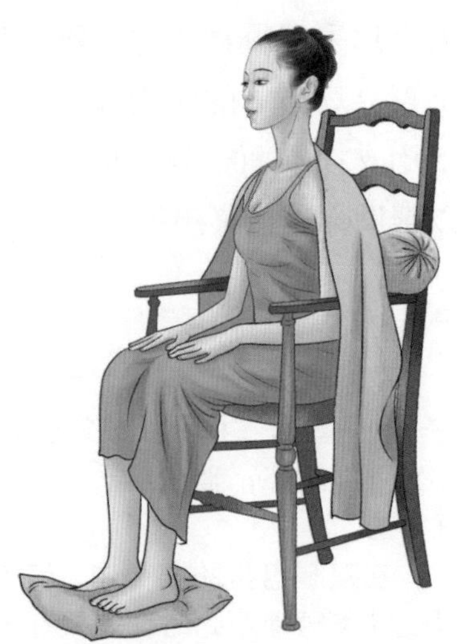

▲如果你想坐在椅子上冥想，则必须确保椅子有坚实的后背，而且高度合适，因为在冥想中你需要保持头部、颈部和脊椎处于同一直线上。

席地而坐

席地而坐是东方人传统的冥想姿势。因为古代东方人日常坐姿便是席地而坐，所以，东方人的髋部比较灵活，能很容易、很自然地盘腿坐在地上的垫子上。西方人可能刚开始需要先放松髋关节才能盘腿坐下来，这是有额外的好处的，能够减少年老后患关节炎的概率。但是，坐在椅子上或是金刚坐姿 (Vajrasana，双膝并拢，坐在脚跟上的坐姿) 要比尝试交叉双腿却导致垂头弯腰的姿势好得多。

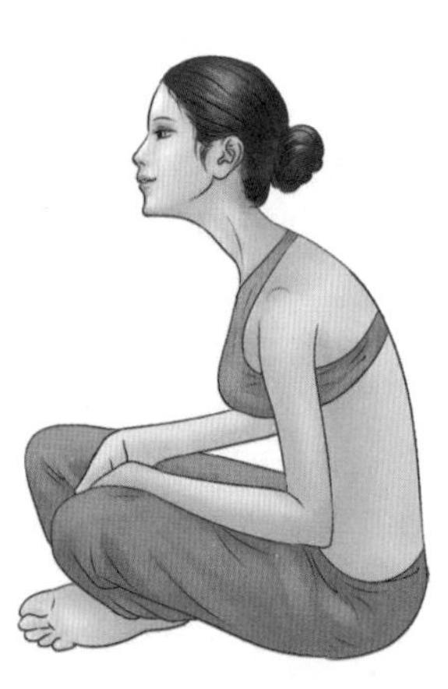

◀脊椎缺乏力量或是没有合适的支撑物往往会导致不利于冥想的坐姿，像图中这样：头部容易往前突出，脊椎无法直立，而且当后背拱起时，人体会自动地收缩颈部，从而限制了能量流动。这样的姿势不可能让人在冥想练习中感到舒适。

▶良好的冥想姿势从选择正确的坐姿开始：头部、颈部和脊椎要保持处于同一直线上，脊椎保持挺直，以防止疲劳。为帮助保持直立，还可以在双脚上垫一个软枕或一条折叠的毛毯来支撑脊柱底部。

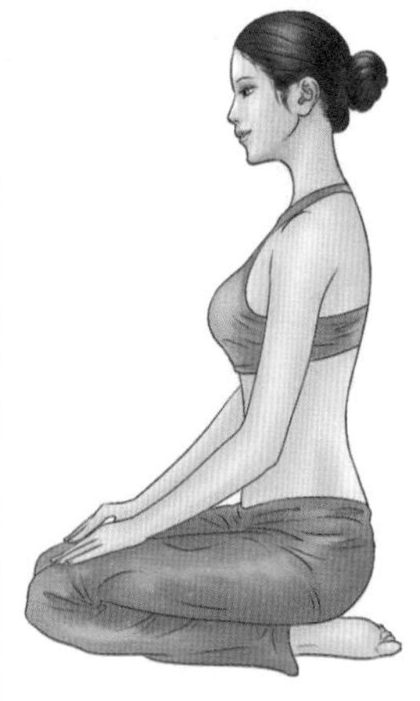

无论你采用哪种姿势，刚开始时最好利用一些物体来支撑住身体，帮助脊椎保持直立。当你的肌肉和关节已经达到一定的灵活程度和强壮程度之后，你就能不用支撑物而很舒适地坐下，这时可拿去支撑物。现在，有许多椅子和工具可以帮助你进行冥想练习。

借助支撑物

你的脊椎也许需要帮助才能保持长时间舒服的直立，你可以将一个靠垫放在椅背处或靠住墙（如果你是坐在地板上或床上）然后坐下。此外，坐在自己脚跟上也许是不用支撑而保持直立的最好办法。

在双腿盘坐的姿势中，髋部可能无法自由地张开到一定程度以使膝盖触地。此时，如果在两侧大腿下各垫上一个软枕则能使你从下背部向上伸展，而如将一块厚实的垫子垫在臀部下面来支撑尾骨，由于垫子的高度而使膝盖处于下方，从而有助于消除后背下端的压力。垫子的合理摆放能让坐姿无比舒适。

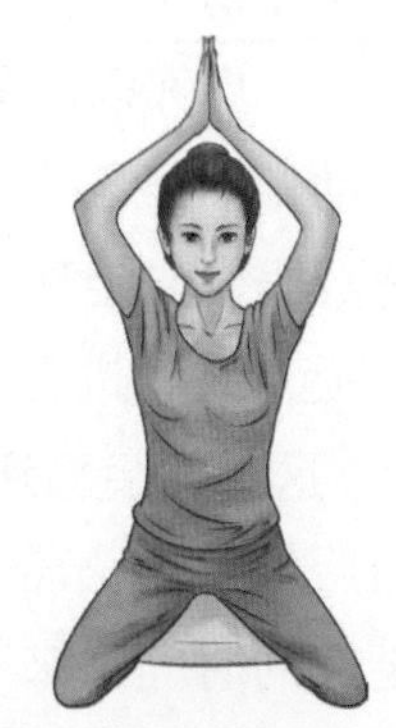

▲在臀部下面垫一块垫子能有效消除下背部压力。

第六节　冥想姿势的选择

熟能生巧，经常练习能使你的身体很快适应冥想所带来的变化，并且能更容易地进入冥想状态。当你发现某个姿势能让自己感觉很舒服时，就要不断练习它直到你能保持住这个姿势，而且可以一动不动、放松而警觉地保持半个小时或更长时间。当你坐在家里进行冥想，肌肉开始酸痛时，更换一下姿势是很有帮助的，但不要打扰你的内在凝聚。否则由于长时间静坐，注意力会不由自主地集中到身体的疼痛上。

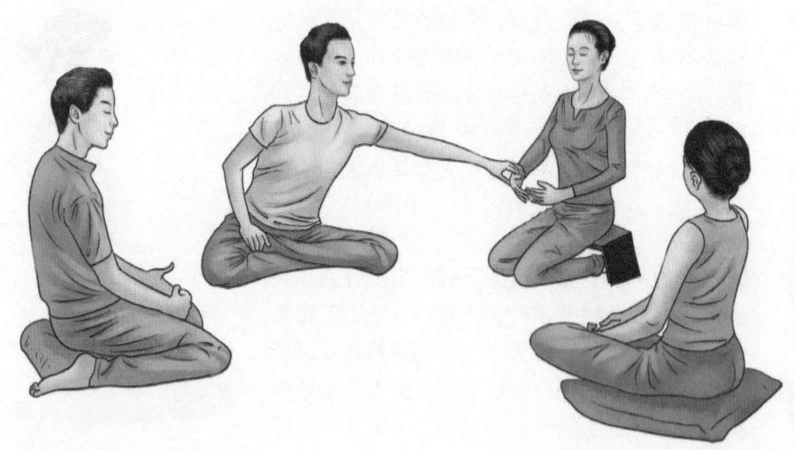

◀参加冥想练习班可能对你很有帮助，在那里你有机会了解到多种坐姿，并可尝试各式各样的支撑物。

简易坐

挺直身体坐下，髋部放松，双膝分开。每只脚都塞到对侧的大腿下面，这样双腿的重量就落在双脚上，而不是膝盖上了。在大腿下放个软枕，或者如果你感觉后背部有压力的话也可坐在软枕上。尾骨自然放松，让“坐骨”来承担身体的重量。双手放在膝盖或大腿上，掌心向上。

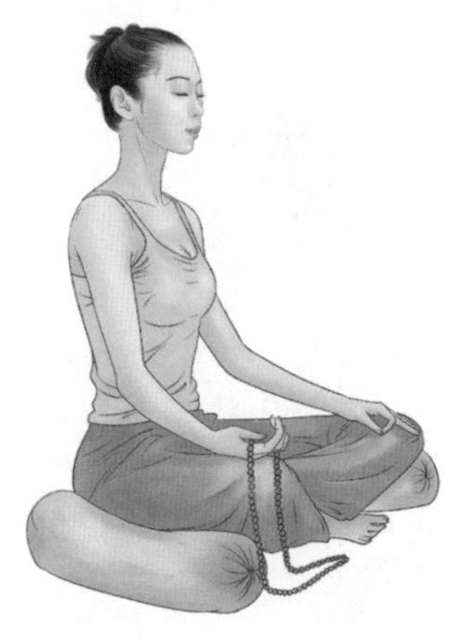

◀双腿交叉坐下，如果髋部不够柔韧无法将膝部贴住地面的话，就用一对长枕支撑它们。掌心向上握住一串念珠或玫瑰经念珠（由 5 ~ 15 颗珠子串成的一串念珠，念《玫瑰经》时用来算数的念珠）。

▶这个轻便折叠型的矮凳子是专为冥想练习而特别设计的。当你双腿交叉坐下时它能支撑你的背部。双手成启蒙契合法（Gyana Mudra，心灵指锁法的一种），拇指和食指指尖相连，形成一个能量圆环，掌心向下。

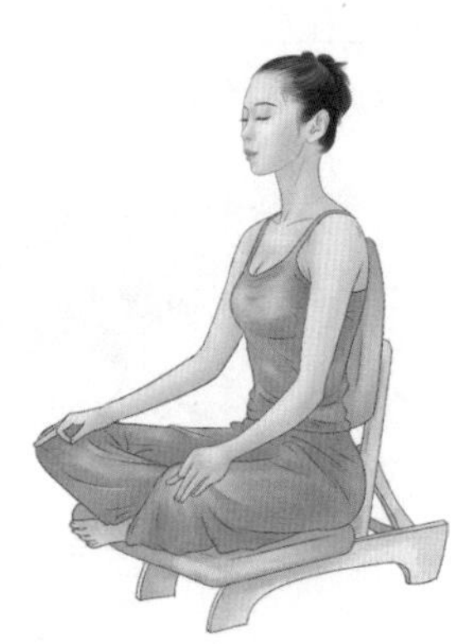

佛教徒坐式

有时候瑜伽中的“英雄式”也被用来作为冥想的一种姿势。佛教徒经常选择坐在一个结实的坐垫上，它能提起臀部，让膝盖靠在坐垫两侧的地面上，小腿和双脚向后指。以这种方式提臀有助于保持脊柱的自然曲线，而且只要你的膝盖非常柔韧，这个姿势就会很舒服。

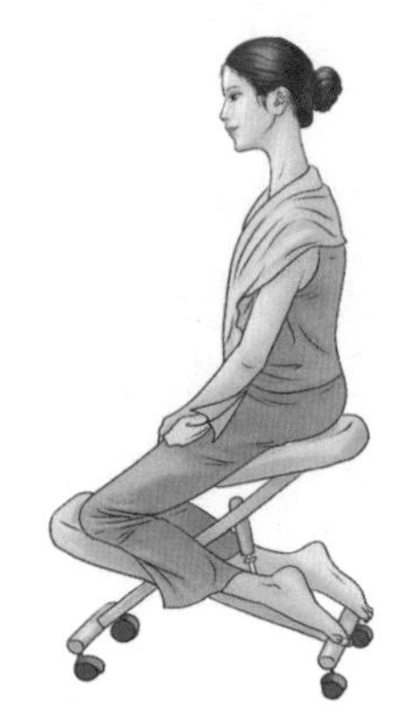

▲坐在专用的“跪椅”上可有助于保持脊柱挺直并得到一个舒服的、良好支撑的姿势，它与佛教徒坐式很相像。

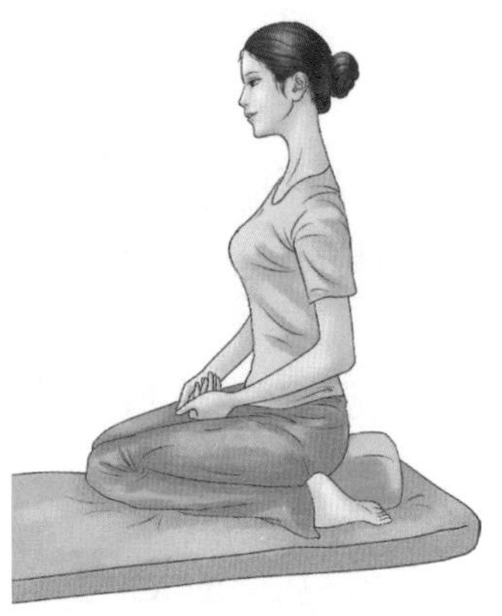

▲坐在一个结实的坐垫上，身体成“英雄式”，双膝和双脚则用一张厚垫子支撑。注意是坐在双脚之间，而不是脚后跟之上。双手成“拜拉维式”（Bhairavi Mudra，双手重叠，掌心朝上），为冥想积聚能量。

早晨冥想

很多人喜欢早上起来先做冥想，因为这时候头脑是安静的，不像白天有很多事情会扰乱心境。如果你在床上冥想，可以用一个 V 形枕或是普通枕头来支撑你的背部，这样你就可以双腿交叉，上半身挺直坐起。肩上披一条围巾，被子盖住双腿，这样你就能在练习冥想时感到温暖。选择一个能给你注入能量而不是让你放松的练习，比如手持念珠吟唱或诵经。你也可以睁开眼睛，温柔地凝视一样东西。

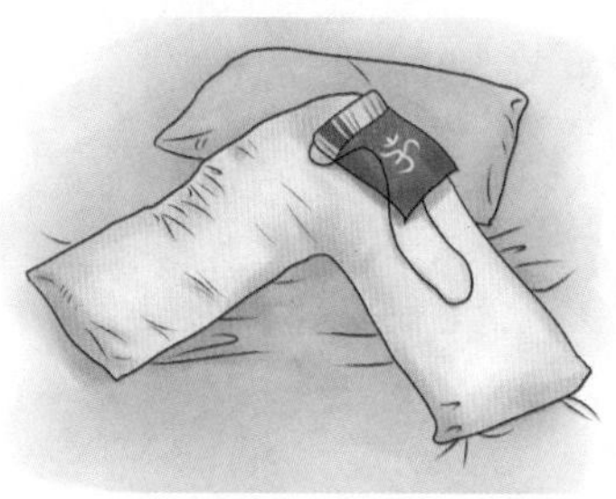

◀V 形枕可帮助你在床上做冥想时保持挺直的姿势。一条念珠，可以用来计算诵经的次数，当不用它时最好把它收藏在特制的小袋子里。

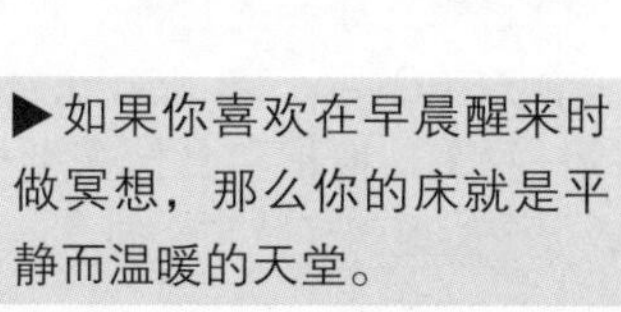

▶如果你喜欢在早晨醒来时做冥想，那么你的床就是平静而温暖的天堂。

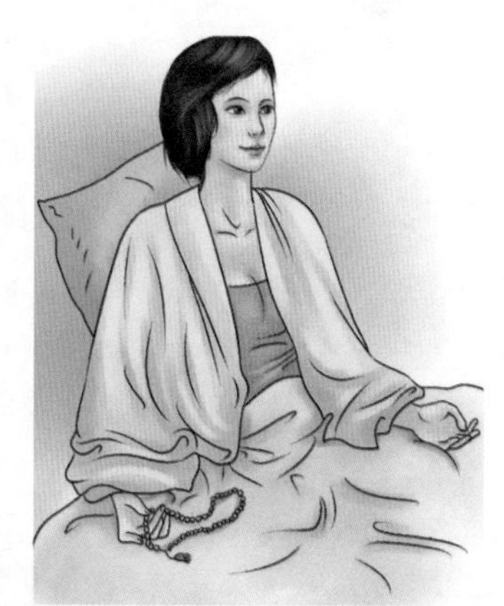

第七节　选择冥想时间、地点

要培养一个新习惯，需要下定决心在生活中给这个新的定期活动腾出时间和空间来。在一个合适的时间和地点定期地做冥想，有利于你更快地适应冥想状态。也许有时候你不想做冥想，而想做点别的事，但当你错过了练习时间，身体就会开始感到不舒服。而当你不得不放弃自己正常的冥想习惯时，可能需要花几天时间，但这是一个有意识的决定，而不是简单的遗忘或耽搁。

在固定的时间冥想

把冥想练习放在一个长久养成的习惯前后是很有帮助的——比如放在早晨梳洗之前，刷牙之后，或午饭、晚饭前。正因为你每天都要做这些事情，那么你自然也都会每天去做冥想练习了。早上醒来时或吃饭前（因为在饭后容易犯困），或晚上散步之后，或者聆听了具有抚慰作用的音乐之后，这些都是练习冥想的好时候。你也可以先在床上看会儿书，然后在睡觉前练习冥想。总之，要选一个不受打扰的时段——你的生活越是繁忙，你的冥想练习就越有益、越能帮你消除压力。夫妻可以在共同的空闲时间里一起冥想，或者在一家人醒来之前早起一会儿进行练习。不管你选择什么时间，一定要持之以恒来养成你的冥想习惯。

在床上冥想

如果你喜欢一大早练习冥想的话（最好身上披一条围巾，并把对角系起来），你的床就可以成为你的冥想空间了。先梳洗一下，喝杯水，再伸个舒服的懒腰让自己真正清醒过来——并且要保证坐下时脊柱挺直。

如果你每天早上都在床上练习冥想，而且在床上你才有打开心灵的习惯，那么晚上睡觉前在床上练习一些简单的冥想可能也会让你倍感舒适。

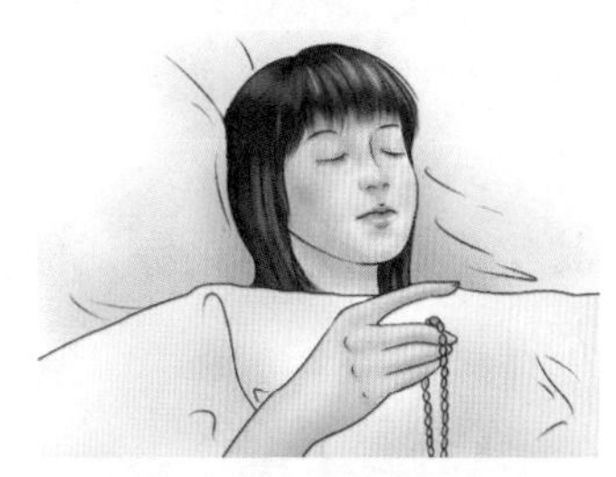

▲手持念珠，重复一段曼特拉或几句简单的祷告再安心入睡。

创建你的冥想空间

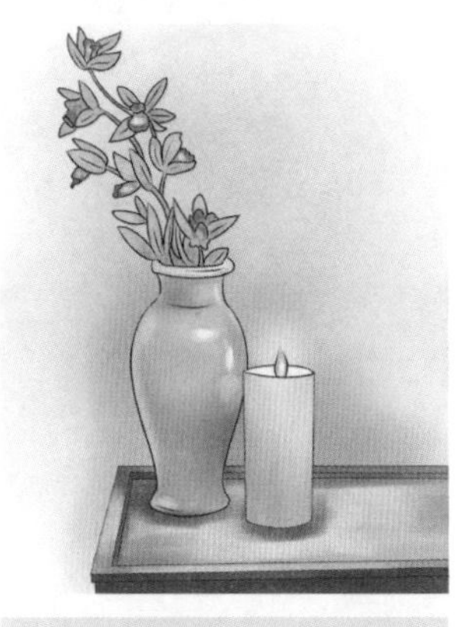

▲你的冥想空间应该要包含一些物品来让你凝神集思：任何物品都可以引导你进入冥想的良好心境中。

如果你一直在同样的地方进行冥想练习，那么这也有利于你培养冥想习惯。选一个安静、整洁的地方，这样当你坐在那儿的时候，就能保持心情平静，思维集中。要确保自己的身体足够暖和，因为当你放松并进入冥想状态时体温会下降。

可以在你的冥想空间放一张特别的椅子，或者你最喜欢的坐垫、靠垫，或一块舒服的毯子。还可以准备一张摆有香烛和鲜花的桌子，或者任何你觉得具有抚慰身心、启发心灵的物品。

选择冥想物品

利用自己放在冥想空间的物品来进行一项经典的冥想练习吧，这种练习被称为特拉塔克 (Tratak)，或“凝视”。这需要你坐直不动，同时凝视一件物品。

通常凝视的焦点是一根点燃的蜡烛。如果你练习这种形式的冥想，要确认一下房间内无风，因为风会吹得烛焰摇摆不定，让人头痛（癫痫和偏头痛患者应该避免凝视烛焰）。要柔和地凝视，而不是瞪着眼睛看。片刻后，闭上双眼，在头脑中想象蜡烛的形象。当它逐渐淡化时，重新睁开眼睛，凝视蜡烛，并重复这种意想过程。几次之后，你头脑中的形象就会逐渐巩固，而集中的程度也会加深。

你可以在开始冥想前先点燃蜡烛，在结束时吹灭它，同时心中默念“谢谢你”。

烛焰通常代表着神性显灵。如果你会真心喜欢去培养这种对神性的更强烈的感知力，那么神性就会存在于你体内并围绕在你身边。

特拉塔克的形式有很多种。你可以手拈一枝花，在手中把玩，观察它的颜色和结构的每个细节。或者手中拿一块水晶，感觉它的形状和清凉，这是另一种形式的特拉塔克——不过在这个时候，你的双眼要一直闭着，所谓“凝视”其实是通过触觉来完成的。你也可以选择任何能启发你心灵的物品来“凝视”，都同样有效。

姿势的伸展

如果你整天都驾车出行或伏案办公，你可能希望在开始晚间冥想练习之前先伸展一下自己的身体，以重新得到一个有力的挺直姿势。你可以试着在站立时用头顶着一个重物，以此来强化脊柱，提高平衡感。古代的人常用头顶着一堆书围着屋子转来学习“行为举止”；全世界的搬运工背部都挺直有力，这也是由于他们头部负重而形成的。

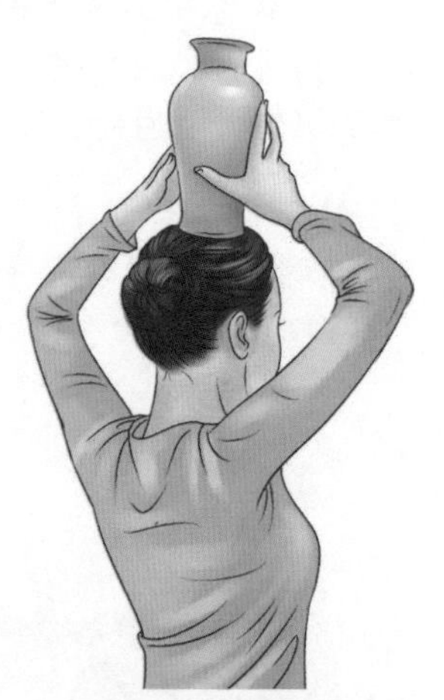

▲对着重物的重力向上伸展脊柱，让你的冥想姿势“稳固而舒服”，这也正是帕檀迦利推荐的做法。

放松的水平伸展

伸展背部是绝好的冥想准备活动。在地上躺10分钟，伸展背部，轻柔但稳固地把思想集中到此刻的呼吸上，同时放松身体，这能迅速恢复你的身体活力。

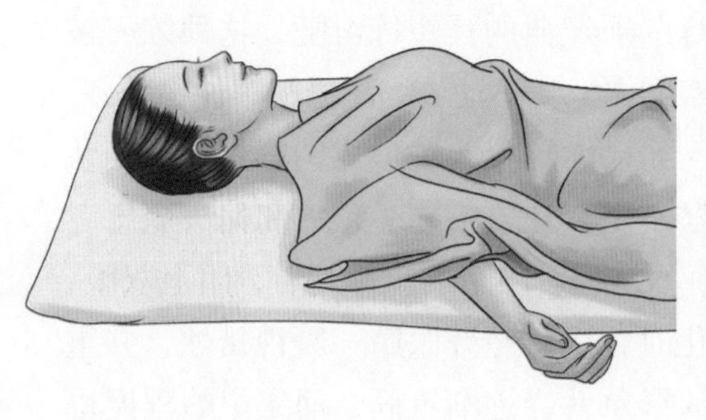

◀仰面躺在地上的时候要保持警觉、温暖。用这种姿势伸展能保持脊柱挺直——因为冥想的时候，脊柱总是要尽量保持挺直。仰面躺下，放松身体，有很多冥想技巧可以用来保持头脑警觉、注意力集中，比如数自己呼吸的次数，从1数到10，再从10数到1，或者想象能量沿着脊柱移动，又或者想象乡间或海边的一幅宁静的图景。放松之后做几个深呼吸，活动你的脚趾和手指，伸个懒腰，打个哈欠，然后慢慢坐起。你现在就可以真正开始做冥想练习了。

第三章　动用五官感觉

我们都是通过五官与周围的世界发生联系的，它们将人人都能感觉到的外部物质世界与只有我们自己了解的内心世界联系在一起，告诉每个人自己的所想所感。

冥想修行通过增加我们的洞察力和想象力使我们的五官感觉更加敏锐，进一步改变我们的内心体验。

“执持法”为帕檀迦利八支分法瑜伽体系的第6步，意为“专注、集中”。不管是通过凝视蜡烛火焰、聆听钟声或曼特拉的吟唱声，还是去闻一闻花朵，如果注意力集中到某一种感官上，我们就能感觉到这种集中，渐渐排除外部物质世界的干扰，将注意力转移到内心世界中来，为进入冥想状态做好准备。

第一节　冥想与五官

人体的五官感觉是心灵用来探测外部世界和内心世界的天线，正是有了五官的存在，我们才得以感知到周围在发生着什么，我们自己在做什么、想什么。我们无法看见、听见、触摸到、品尝或闻到的东西，也是不可能描述或理解的。没有了五官感觉，我们就无法获得一手信息，对一切事物都只能是懵懵懂懂，甚至可能对自己的身体都无从了解。然而，五官所及范围毕竟有限，即使借助了现代科技，我们所能了解的也只是内心和外在世界很小的一个部分。

我们可能会说那还有“第六感”或者直觉呢？可是第六感也是来自五官感觉综合发挥作用的结果。比如，你可以试试在思考某事时，你有可能做到不去“听”脑中思想的声音，或者不在想象中把它描绘出来吗？当我们在心中对某事打不定主意的时候，我们甚至可以“听”到脑中反复争辩的声音。

脉轮与五官感觉

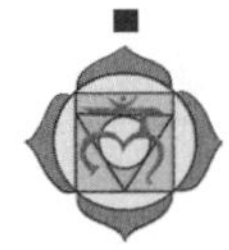

1. 根轮：土元素，嗅觉。

2. 腹轮：水元素，味觉。

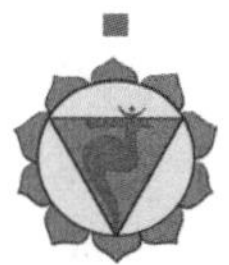

3. 脐轮：火元素，视觉。

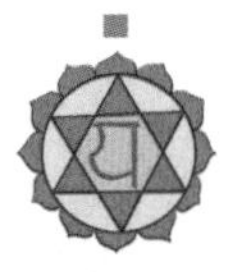

4. 心轮：大气元素，触觉。

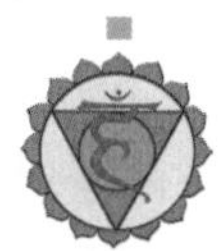

5. 喉轮：空间元素，听觉。

制感法——集中意识

冥想是一种意识扩张的状态，当日常生活的嘈杂静下来后，意识里就只剩下特定感官所传达的信息。

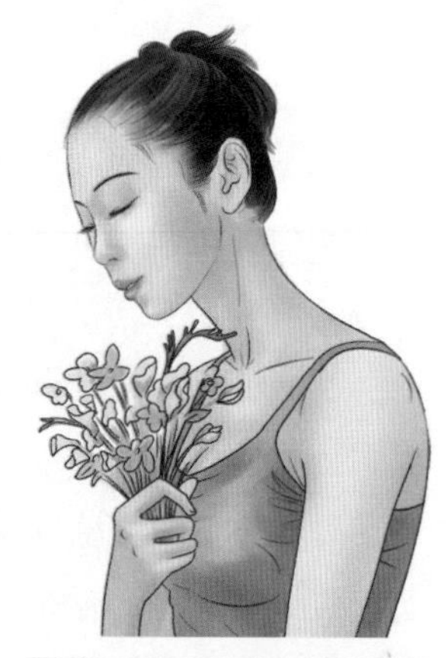

▲我们对外部世界的认识——从一束花的香气到我们自己的心跳——都是通过感官来传达的。

制感法是帕檀迦利八支分法的第五步，通常被理解为“将感官从物体中撤出”，使得我们免于被身边发生的事所干扰。然而，在焦虑或恐惧的状态下，神经系统很难放下警惕，一刻都不行。焦虑的状态容易给人压力，消耗人的身体系统能量，最终导致疾病。

制感法需要身体的彻底放松，与“充满警惕”相反，只有身处一个被保护的环境比如家里的冥想角落，感到绝对的安全和自如时，我们才可能卸下防备，达到彻底的放松状态。可是如果身体五官都停止了工作，这时候的人体应该是属于睡眠状态的。所以，最好的办法是把注意力集中到一种感官上，或者将感官关注转向内心，练习视觉想象和思想观察，这些技巧都有利于我们为进入冥想状态做好准备。

普拉纳手印法：能量流过脊柱的姿势

通过想象能量流上下穿越脊柱、流经脉轮，可以训练身体对与中央神经系统相对应的能量脉络的敏锐性，最终达到把想象中的能量流运动视为实际存在的境界，这时的你就可以开始把冥想的焦点放在脉轮的特性上了。这种练习可以加深你对于五官感觉的体会。

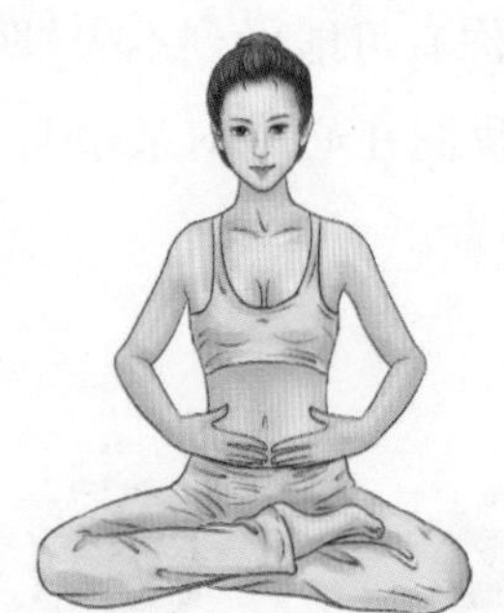

① 盘腿笔直坐立，手掌正对下腹，指尖轻触腹部即可。吸气，感觉自己通过下半身从土地中吸取生命能量，使其进入到腹部位置的腹轮。

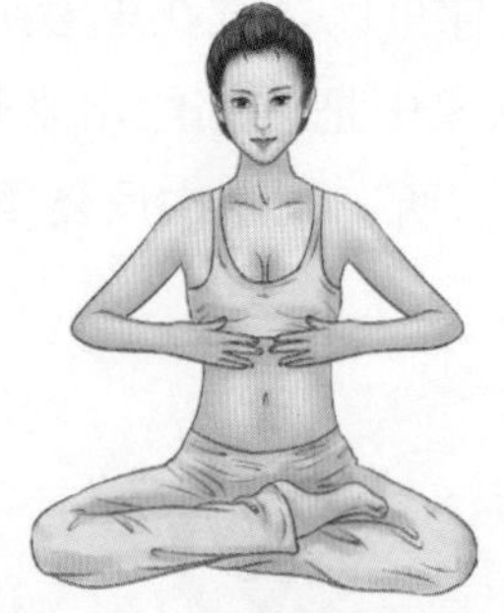

② 继续吸气，双手缓缓抬起至前胸，沿着脊柱将能量往上提升，使之流入位于心脏处的心轮。

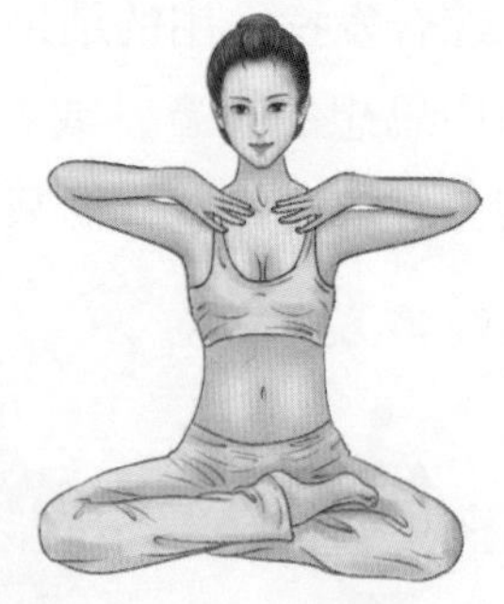

③ 继续吸气，双手进一步上抬，能量流也进入喉部。

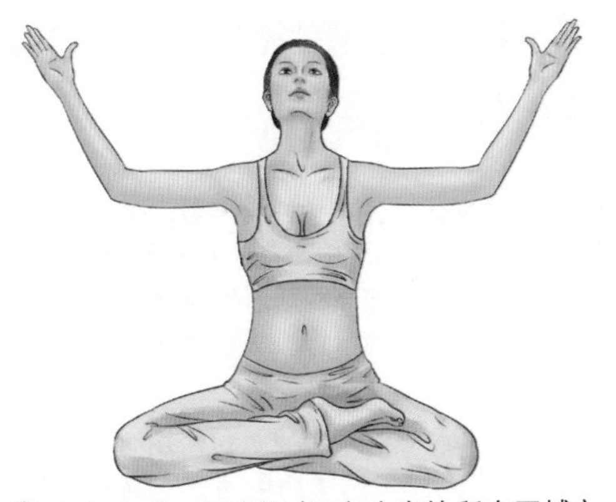

④ 吸气完成，双手举过面部（光轮所在区域），手臂打开，眼睛向上看。该姿势代表了喜悦与鼓舞。

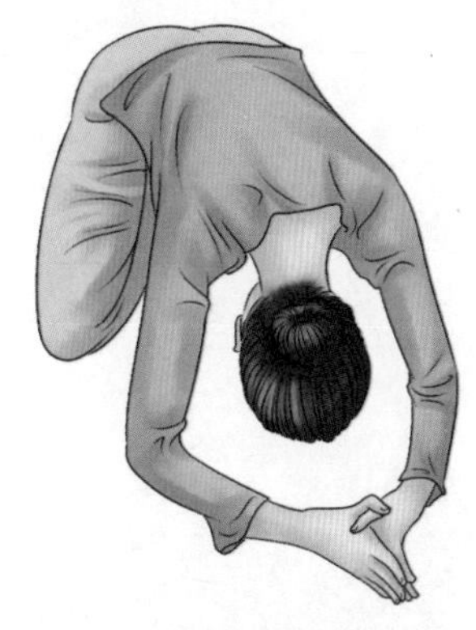

⑤ 缓慢呼气，身体随之前倾，双手合十，与头部一起放在地面上。该姿势代表着放松和充满信任的忍让，也是基本的着地姿势。重复整个系列 1 ~ 2 次。

第二节 视觉、味觉和嗅觉

许多传统冥想技巧的基础都在于通过制感法将意识集中在五官感觉中的一项或者几项上。在帕檀迦利阿斯汤加瑜伽体系中，制感法是活动分支，或者说外支中的最后一个，而之后的 3 个分支都转向了内心体验。

视 觉

在当代社会，视觉可能是我们了解最多、使用最多的感官。我们每时每刻都会受到视觉信息的"炮轰"，从交通灯到广告牌，从电视机到电脑屏幕，各种各样，纷繁复杂。除了在家中，很难找到一个光线柔和、让人感到舒缓的地方。大多数人都感觉在"想象中"描绘出某物比感觉到或听到某物更容易做到，因此视觉想象在制感法中应用十分广泛。

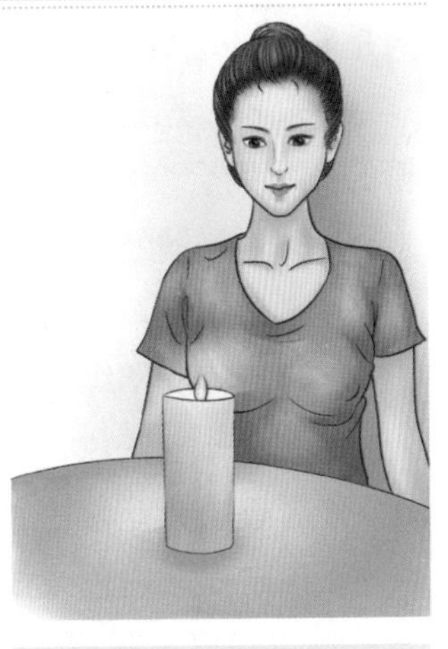

▲将所有的视觉强度集中到一个蜡烛火苗上是一种流行的冥想方法。蜡烛离人一臂远，火焰与眼睛平行。（练习者如患有偏头痛或癫痫症应避免凝视蜡烛火焰。）

通过视觉进行冥想

特拉塔克——凝视一件物体比如蜡烛的火焰或一朵花——在许多传统中都是

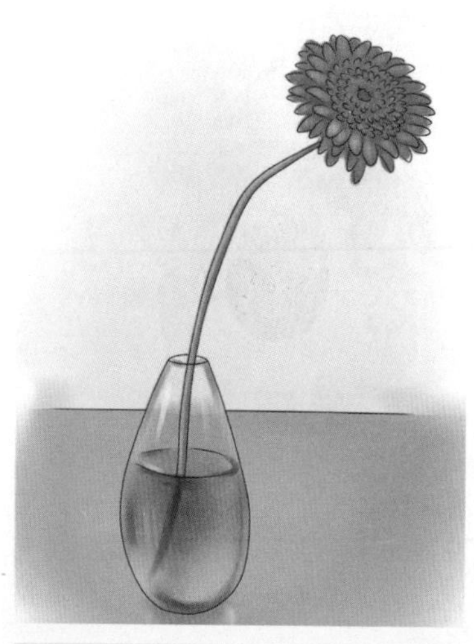

▲凝视一朵花，集中所有注意力观察花的外观的每一个方面，如错综复杂的花形、颜色和质地等。

最为常见的冥想技巧，也是虽简单却十分有效的让大脑休息的方法。

① 柔和地凝视选定的物体，注意应避免瞪视、眨眼或思想打岔。感觉需要闭眼时则可以闭上眼睛稍作休息，但应在心中保留该物体静止的画面。当该画面渐渐模糊时，睁开双眼，重新将目光投向该物体。反复该过程，大约持续 10 分钟。

② 练习特拉塔克时可能容易流泪，这可以起到湿润眼球的作用。实际上，古印度人民由于长期生活在充满灰尘又缺乏干净水源的环境中，经常通过练习特拉塔克来洁净眼球。有时候眼泪能冲掉之前的悲伤情绪，对于身体有一定的治疗作用。

脉轮的颜色

西方人的看法与东方人不同：东方人用图表来表示能量，即我们所说的扬特拉 (yantras)，而西方治疗圈则通常认为脉轮对应的是彩虹的七彩色：

- 根轮：燃烧的深红色，如煤火余烬一般；如身体感觉不适或运转不畅，根轮的颜色则会变成发黑的红色。
- 腹轮：橘红色；缺乏能量活力时呈土褐色。
- 脐轮：亮黄色；心怀怨恨或嫉妒时稍带绿色。
- 心轮：翡翠绿或是与其互补的浅粉色；能量流通不畅时颜色会暗淡下去。
- 喉轮：宝蓝色，尤其是受到鼓舞或捍卫真理时颜色会更加突出。
- 眉心轮：蓝紫色，有时呈靛蓝色（三原色红黄蓝的混合体）。
- 顶轮：亮白色或淡紫色，如灯塔散发着光芒。

随着呼气、吸气运动，能量流也随之上下流过各大脉轮，你看到的它们是什么颜色呢？完成视觉想象后，别忘了坐下来进行普拉纳手印法的练习。

味觉和嗅觉

味觉和嗅觉紧密相连，互相影响很大。由于它们关联着爬行动物的大脑和人体最底部的两大脉轮，因此也被认为是人类最原始的感官，在人类的生存中发挥着至关重要的作用。哪怕是最短暂的一缕芬芳也可能释放我们的情绪和回忆，而许多宗教传统都会利用薰香来提升人的灵魂或者改变意识状态。冥想者在练习过程中可以通过点燃薰香、香油，或者下意识地吃点什么或喝点什么将味觉和嗅觉调动起来。

想象古那

通过视觉想象更容易形象地理解自然中的三德，在心中形成我们自己的意象。

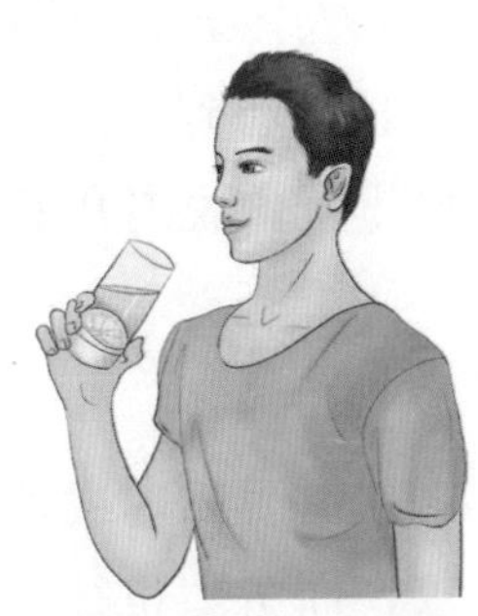

▲尝试将注意力集中到味觉上，图中的练习者在全神贯注体会柠檬水的味道。

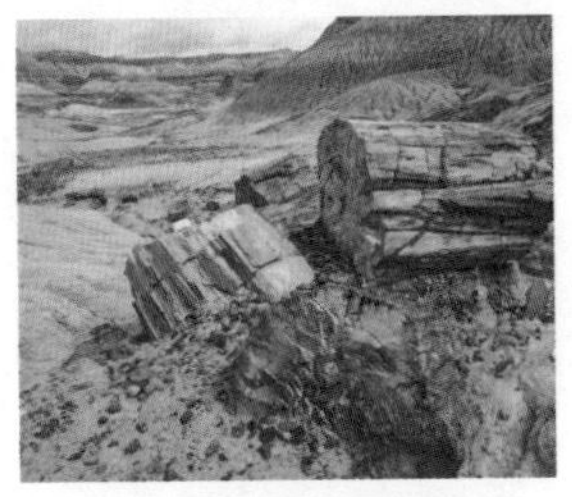

- 翳质（惰性，压抑，障碍）：翳质看上去阴暗沉闷，就像一动不动的石头或是一潭死水。当我们感到不开心时，世间万物都变得阴沉沉的。

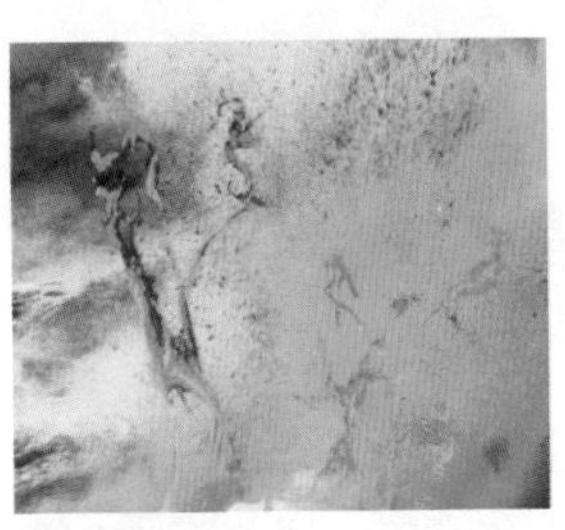

- 激质（运动，激情，着迷，愤怒）：激质看上去像一团失控的烈火，火热、凶猛、似乎能把一切吞噬。这也解释了为什么人们喜欢用“冒火”“火冒三丈”来形容自己的愤怒。

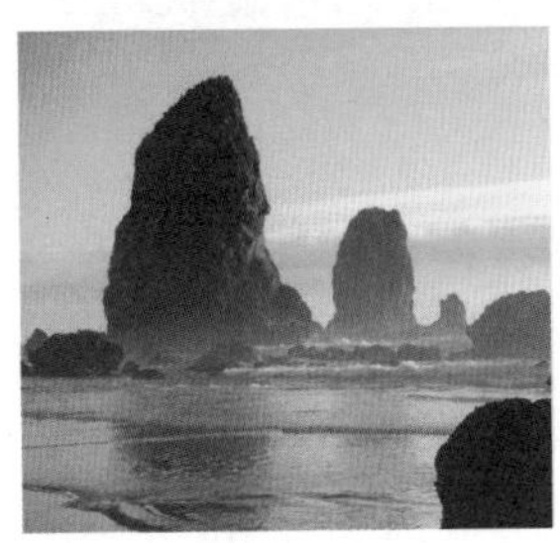

- 纯质（平衡，和谐，宁静）：纯质如抛光的金银器一般闪闪发光。我们可以看到某人的脸上“散发着”爱之光，而天使通常也是披着亮闪闪的白色长袍的。

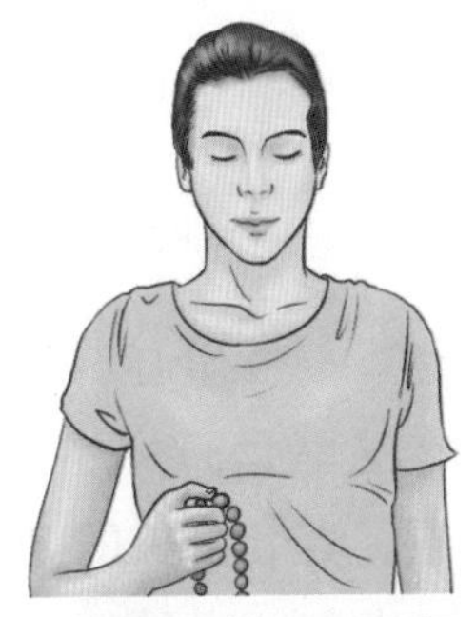

▲薰香是传统的冥想辅助物。在冥想角落点上一支香既可以净化空气又有助于集中嗅觉。

在上面的这些景象中，有没有哪一幅正好符合你现在的心境呢？古那贯穿于自然界的方方面面，但是往往只有一种古那占据着主导地位。纯质是唯一适合冥想状态的古那，而其他两种都不能带给我们安全、放松的体验。

第三节　听觉和触觉

人体五官不断地受到来自外部世界的各种干扰，同时又将各种转瞬即逝的信息传递到人的大脑，制感法就是要求练习者有意识地将大脑从来自五官的各种干扰中脱离开来，将思想聚焦到一起。

听 觉

生活在现代社会的我们不断地遭到噪声污染的围攻，而听力也往往因为长期暴露在各种刺耳杂音中被损坏。实际上，一旦我们真正掌握了专注倾听的窍门，且能进入完全的放松状态，相对其他五官而言，听觉便可以更快地将我们带入更深入的冥想状态。哈他瑜伽的经典著作《哈他瑜伽之光》中认为，一切动作都是为了一个目的——进入瑜伽冥想状态，而唯有心中听到了这个声音，哈他动作才算完成。

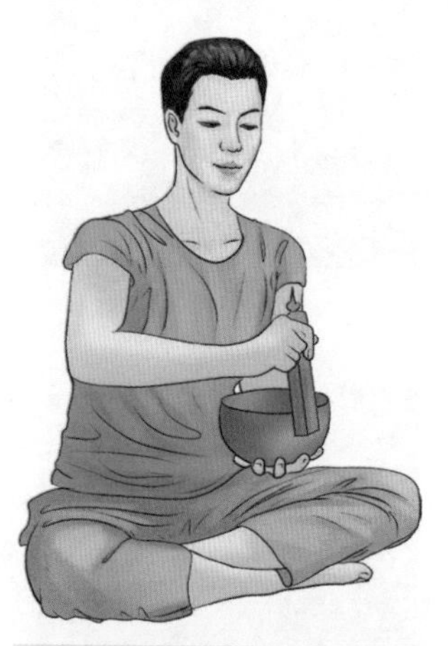

▲一手持颂钵，一手紧握一根木棒，用木棒敲击颂钵边沿，聆听颂钵发出的响亮的声音。

内心的声音

一旦知道了怎么去聆听，你就能听到内心的震颤，在这里我们称之为“纳达（nada）”。纳达分为许多层，从最粗犷的到最微弱的，这些声音依次被比作“海洋的咆哮……霹雳雷声，铜鼓声……螺号声，铜锣声，号角声……叮当声，笛声，七弦琴声和蜜蜂嗡鸣声”。

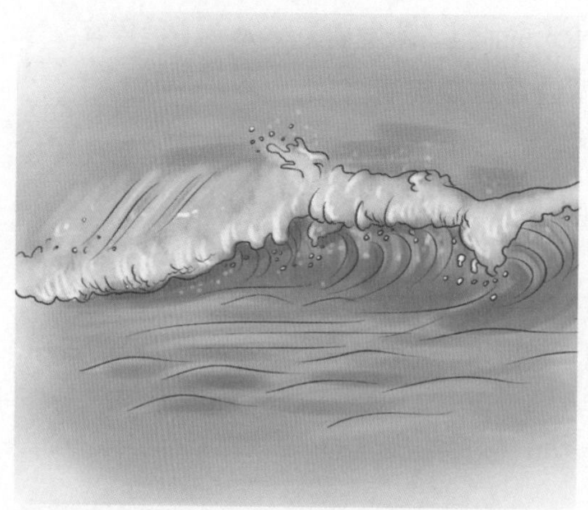

▲当颂钵发出最响亮的声音时，内心的声音，或纳达，与海浪的声音相似。

只要学会放松身体，平静嘈杂的思想，真正静下来聆听，任何人都可以听到纳达。最初听到的纳达很可能是一种音调稍高的嗡嗡声，有点像在电缆附近听到的那种震颤声。而一旦学会了聆听纳达，应该尽量尝试去聆听那些藏在底层的更为微弱的声音。

原始的声音

人们常听说："万物始于声。"圣约翰福音书的开篇就写道："太初有词。"这种神谕和其他所有的声音一样，都是由震颤引起的。

培养聆听的能力

有一种有效的制感法就是安静地坐立，注意力集中到听觉上，完全不用调动大脑思维。从最明显的声音开始，比如大街上的汽鸣声，角落里的狗吠声等。聆听这些声音，只是有意识地去听，不要在大脑里做出"这是狗叫"这样的判断，也不要试图用"难听"或"太吵"去描述它们。过一段时间后，尝试去听一些更微弱的声音，比如你自己的呼吸、心跳或者消化的声音，还是不要加入任何大脑的评价。然后再尝试不做任何评价地聆听自己的思想。最终，当你有一天学会了不带任何偏见地去聆听任何声音时，你就能听到纳达了。

学会自己发声

学会了不带偏见地去聆听声音，就可以开始学习轻松地发出自己的声音了，卸下"精神包袱"，抛开一心想制造出如歌唱或乐器演奏那般悦耳声音的念头。你可以选择一段简单的曼特拉，用木棒敲击西藏颂钵，沿着八度音阶上下吟唱或者击鼓掌握节奏，不管你是独自一人还是与人一起，都应放松，而不应感到任何的紧张或是尴尬。聆听与发声都是绝佳的放松方式，可以迅速将你带入冥想状态。

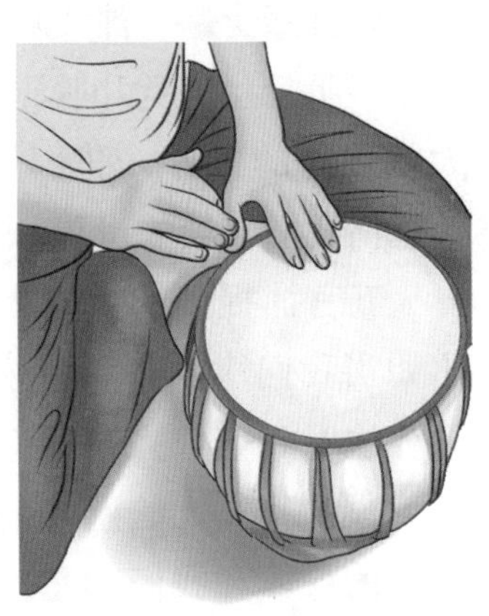

▲通过击鼓可以制造出复杂的节奏，但你可自己掌握节拍的复杂程度。击掌也是一种简单且有效的保持节拍的方法，自己单独一个人或一群人在一起时都可以运用。

触 觉

每一种情绪反应都是一种"感觉"(feeling)，涉及身体触觉的某些方面。感觉到安全得就像被爱抚的双手抱着，或者有一大群朋友在身边一样。感觉振奋鼓舞时，内心可以明显感觉到轻松与扩展。还有，无论你感觉炎热还是寒冷，舒服还是痛苦，身体是静止还是移动，你都可以感觉到这是一种"和自己身体的接触"。

大多数这些感觉都未被察觉，除非我们不得不去注意。在日常生活中，我们只有在被绊倒或者面临跌倒的危险时才能意识到支持人体直立的肌肉的存在；只有当我们跑得太快，上气不接下气时也才能发现自己的呼吸循环规律。在保持专注与清醒的状态下学会有意识地找寻安全感和放松感是缓解压力的一剂良药。

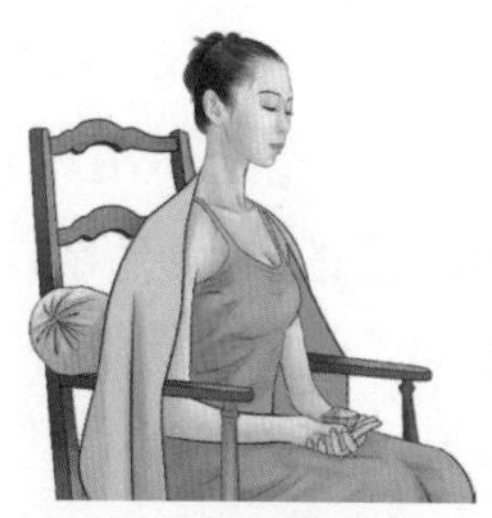

▲用心感觉某个物体，比如水晶制品的形状、重量、温度和质地等也是一种十分有益的冥想法。

一起体验触觉

通过按摩可以挖掘和促进触觉体验，不管你是按摩者还是被按摩者。你并不需要是按摩方面的专家，只要牢记手是心轮的延伸，在按摩过程中随时询问同伴的感受，注意其反应。如果能和同伴统一呼吸节奏，即同伴呼吸放松时按摩的手往下压，同伴吸气时放轻手力，则可以大大促进双方的沟通。

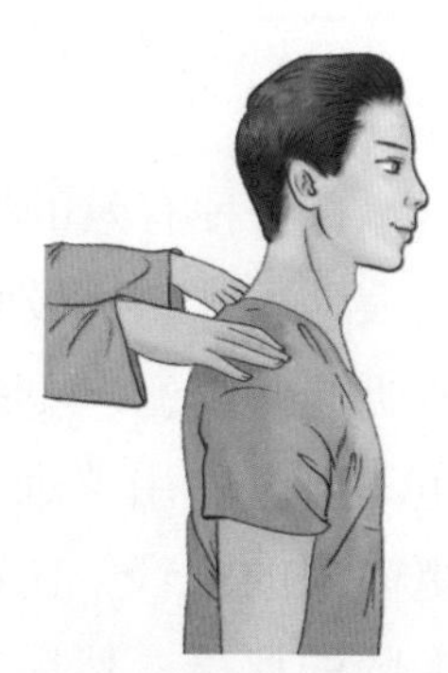

▲按摩可以帮助按摩双方将注意力集中到触觉上。

第四节　五官感觉的结合

感官感受是一种大脑活动。大脑不断地将来自身体的神经脉冲转化成触觉、视觉、听觉、味觉和嗅觉，用内在的知觉理解外在的世界。我们无从真正知道大脑之外的世界，我们所知道的世界只不过是大脑通过解读神经末梢捕捉到的信息向我们描绘的世界。

五官捕捉到的信息大部分被意识过滤掉了，比如当我们津津有味地读着一本书时，我们可能不会注意到其他人在我们身边的走动。宇宙中存在着很多我们无法感知的力量，比如能够径直穿透人的身体和我们的星球的被称为“中微子”的宇宙射线。

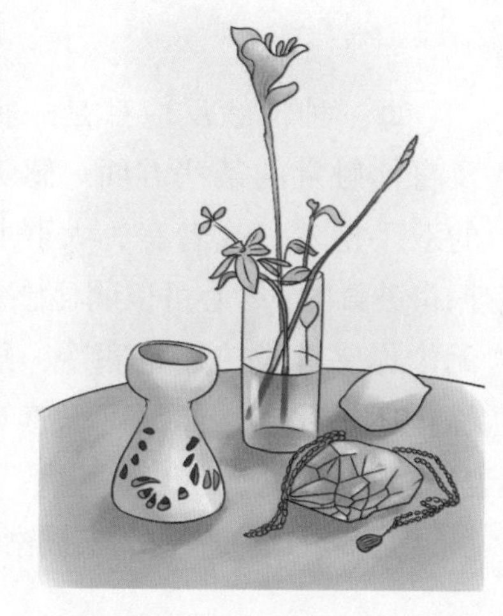

▶一张冥想桌可以满足所有感官的需要：一朵花，用来“看”；一个柠檬或一根带叶的散发着香气的枝条，如罗勒，用来“嗅”和“品尝”；一些放在炉子里的油，其所产生的香气有助于将人带入冥想状态；一个晶体状的物体，以供“看”和“触摸”；一串念珠，以供你在诵念梵咒时使用。

占主导地位的感觉

人们往往会更偏爱五官感觉中的某一个。在现代社会，大多数人可能都认为视觉是最主要的感官。事实上，很多人对于听觉和触觉的依赖远大于视觉，而其他几种感官发挥的作用也远比我们想象的重要。

如果我们听不到外面世界的声音，就无法描绘它的美妙；没有触觉帮助我们度量自己身体与周围一切的关系，就无法自在行走。同时，味觉和嗅觉也比我们想象的要活跃得多。因此，在冥想练习中同时调动各种感官比单单集中在某种感官上能发挥更为有效的作用。

调动各种感官深入冥想

从仅运用一种感官的简单技法开始，直到你学会了能一次连续数分钟将注意力集中在该感官上，再逐渐加大练习难度，探索哪种方法最适合你，即可以吸引你最长时间的注意力。

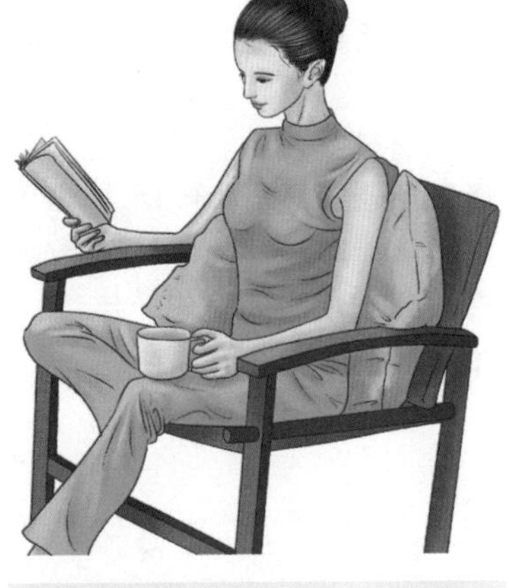

▲当你完完全全沉浸在一本书中时，尽管身体五官还在接收着来自外界的各种信息，但是大脑可以做到完全忽略外界的干扰。

定期练习某一个简单动作，比如用心感受呼吸在体内的运动（需要调动触觉），最终你会对该动作熟悉到一定程度，甚至可以边做边开小差。当你发现集中注意力开始变得困难，这时就可以考虑换另一种动作了，比如和默数鼻呼吸的练习（触觉和听觉结合）交替进行，然后尝试去“看”或“感觉”普拉纳，即生命能量。在呼吸过程中，普拉纳可能表现为眼前看到的光亮或者身体上的温暖或刺痛感。吸气时有意识地引导，在呼气时再将普拉纳引至体内某处（动用视觉和触觉）。

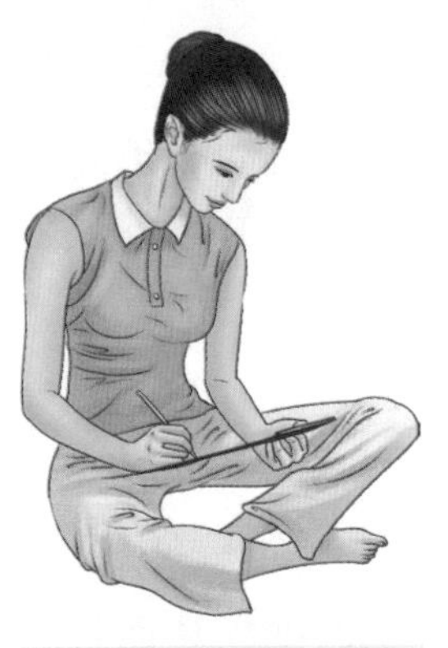

▲当你看着自己写字，并感觉手在指挥着笔时，你同样能够倾听脑中的声音。

上述为达到冥想状态而调动感官看似简单，但从长期来看对身体作用很大。假如三个深呼吸成为你触发冥想的感官调动，那么深呼吸 3 次，可以立即帮助你摆脱焦虑，恢复内心的宁静。其中的秘诀就在于将多种感官结合在一起，保持大脑的清醒与集中，以免陷入白日梦中不能自拔。

所有的冥想练习都需要调动触觉、视觉、听觉等自然感官，并且往往是多种感官的结合。你可以学着有意识地训练各种感官使之强化，比如每次训练一种，这样当你想创造一个宁静的内心世界时，就可以任意切断对外部世界的感知了。视觉想象是一种创造自我的方法。“我思故我成”（“As we think so we become”），所以一颗轻松快乐的心可以让你浑身散发着光与爱。你周遭的世界其实也可以折射出你内心的想法和态度。

念珠与曼特拉

手持念珠（一串传统的冥想念珠）同时吟唱一段曼特拉是将各种感官结合在一起的经典冥想方法。该方法同时调动了听觉和触觉：在动用手指的触觉挨个拨动念珠并记录曼特拉吟唱次数的同时，也需要动用听觉聆听自己重复曼特拉的声音（大声吟唱或心中默念皆可）。

背部挺直，身体放松，坐立在安全的冥想角落。最常用到的曼特拉包括：“噢姆”“和平与善良”“噢姆！平静吧！平静吧！平静吧！”或其他能给心灵带来慰藉与欢愉的短句。手指轻拨念珠时，应真切地去体会每一粒念珠的存在。

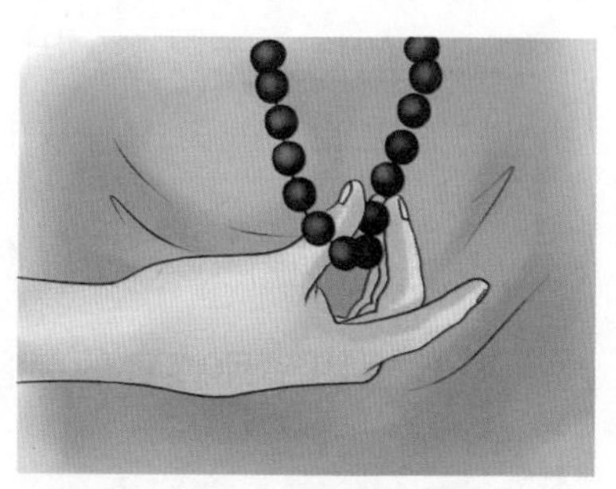

▲通常是右手持念珠，指位也有其象征意义：大拇指（代表宇宙意识）与中指（代表纯质古那）拨动念珠，食指（代表自我或个性意识）与念珠保持一定距离。

第五节　意想艺术

意想调动着人体的感官，能为我们营造一个愉悦的内心世界。在很多不同种类的其他疗法中也经常用到意想技巧，它通过改变我们感知内在自我的方式来改变我们的世界观。意想能以不同的姿势进行，你可以躺着或倚靠着，或挺直坐着。当我们身心疲惫时，当我们卧病在床时，或当我们准备入睡时，意想都能改善情绪、平衡心境、助人入眠。

确立一个内心宣言

在练习意想时，你可以通过确立内心宣言来创造持续性的改变，从而长期获益。第一个步骤就是要确立一个内心宣言，或决心（sankalpa，意为目标、决心），当你处在深度放松的状态下时不断重复它。你需要问你自己，在你的日常行为（生活）、观念（光明）或态度（爱）中，什么样的积极改变能让你变得更像自己

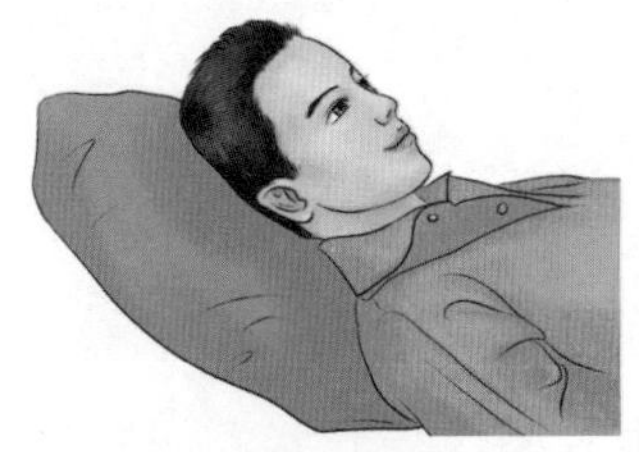

▲一旦你完全放松之后，就可以集中思维想象自己正身处在自己创造的意想情景中。

希望做的人。要得到答案需要诚实地反映和评价你的人品。确立了你的“内心宣言”之后，你就可以着手通过利用自己的想象力和五大感官来创造一个合适的意想情景，以此来让你完全身临其境到自己选择的场景中，在那里你会感到自然、安全和放松。一旦创造好了这个情景,你就可以更深地想,并且在自己的态度、展望和目标上实施那些早已决定好要做的改变。你的潜意识头脑会很乐意地回应有意识头脑给它施加的建议，前提是你的神经系统必须处在完全的放松和信任状态下，而且必须用下列方式来表达自己的内心宣言。

● 尽量简洁明快地表达你的内心宣言，避免使用“如果”和“但是”之类的词语以及描述性语句和限定句。

● 一次只确立一个内心宣言。当这个内心宣言实现之后，你才可以用新的将其替换，因为原来的将会是多余的了。

● 用现在时态来表达你的期望，比如“我现在……（高兴、健康、自信、在……方面成功了，或原谅……）”或“我正一天天地变得……”。潜意识只关注现在，而无视过去时和将来时。明天仍是个未知数，而且潜意识也不会对它产生兴趣。

● 用积极的语气来表达你的“内心宣言”，因为潜意识会被消极的词汇所迷惑，如“不”或“从不”。

● 避免使用像“尝试”“努力”或“困难”一类的词语，因为它们能立刻激起神经系统的防范意识，让你功亏一篑，使所有良好的放松努力都成为泡影。

● 缓慢而果断地将你的“内心宣言”重复 3 次，这样你的潜意识就知道这回你是认真的了。这样一来，即使你非常繁忙，无暇顾及你的内心宣言，你的潜意识也会一刻不停地为你实现你的目标。这就是为什么“内心宣言”有如此强

创造性的想象

一般说来，我们不能想象出没有经历过的场景——不管是直接经历还是间接经历。但我们有无限多的记忆可供选择。我们的生活发生在头脑中，因此我们应该尽可能地为自己营造一个和谐的内心世界。一旦我们知道怎样去改变一个混乱的内心世界时，我们就没有必要继续忍受了。选择在我们自己手中，而冥想可以作为我们实现目的、改变心境的工具。

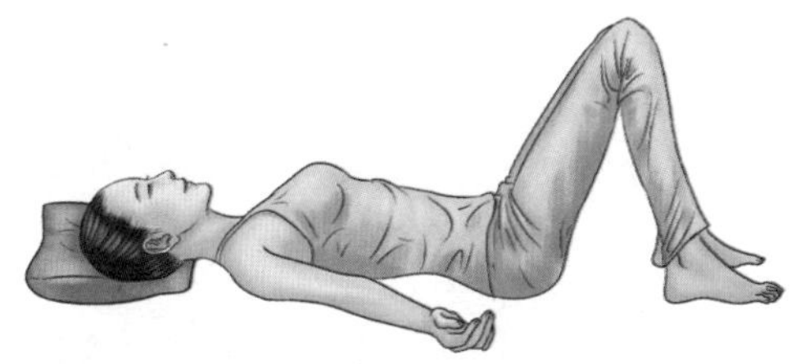

▲采用一个舒服的姿势放松，仰面躺下，双膝弯曲，双脚在地面平伸。头下枕个软枕可防止颈部肌肉紧张。

大的影响力的原因了。

意想海滩风景

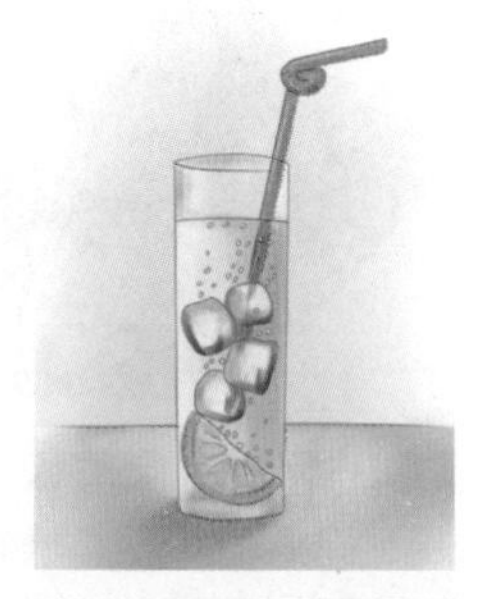

▲视觉想象越详细，你就越能融入想象的场景中去。这种体验就好像大夏天喝冰饮的感觉，清爽怡人。

你已经深度放松了，也许还做了伸展活动或深呼吸练习。那就以舒服的姿势坐着或躺着，开始意想自己正身处在一片美丽的海滩上吧！想象自己正沐浴着美妙的阳光，躺在海边柔软的细沙上。利用所有的感官来享受这个场景里所有的细节，这样你才能完全地体验这一过程。

你能感觉到身子底下沙子的质地和潮湿，把脚趾埋进沙里，让沙子在你脚趾间穿过。欣赏你周围的景色——蔚蓝的大海和天空，金黄的沙子，遥远的地平线，洁白的云朵，海鸥在你头顶飞翔。你能听到海鸥鸣叫的声音，海浪拍打沙岸的声音，还有清风拂过身后树叶的声音。你可以闻到空气中的咸味，用你的双唇去品尝它的味道。你还能感觉到什么，看到什么，或听到什么吗？也许你还能感觉到微风正吹拂着你的身体，你能触摸到大小不一的沙粒和小贝壳，能听到从远处传来的孩子们的嬉笑声，能闻到海的味道，能感觉到热情的海风吹拂起你的头发。

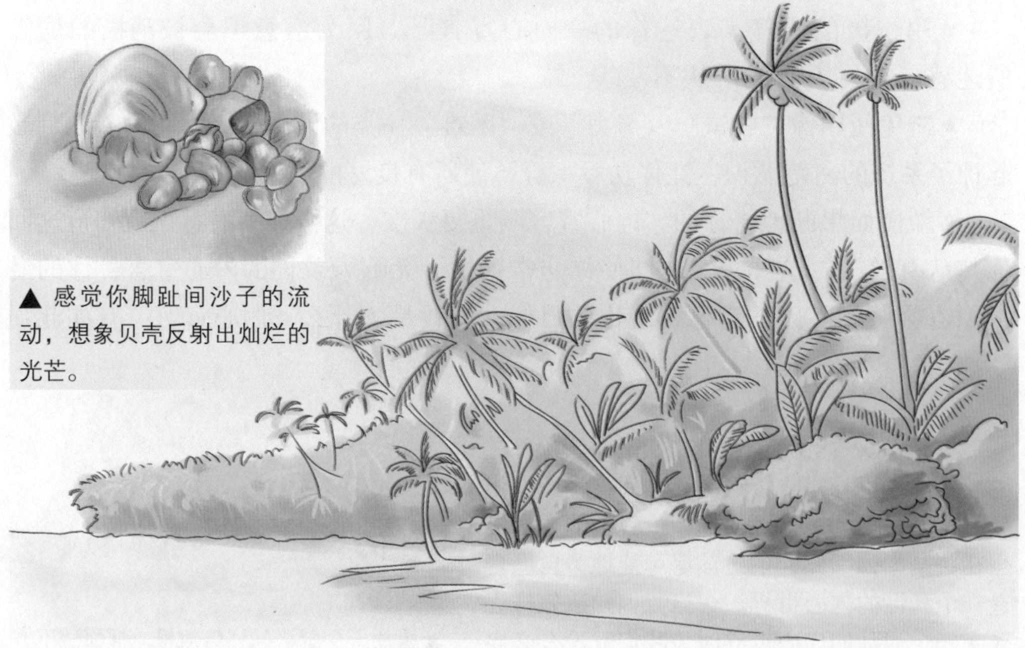

▲ 感觉你脚趾间沙子的流动，想象贝壳反射出灿烂的光芒。

▲热带海滩风景秀丽、气候宜人，能愉悦我们所有的感官，因此它是意想的理想场景，可用来帮助我们营造愉悦的内心世界。

当你建立起这个可爱的场景里所有的细节之后，享受一会儿，去感觉平静和满足、感激与放松。意想的所有目的就是要把你带进这个你知道“所有都会好”的内心世界，不仅是现在，而且以后也可以经常去。在你决定要离开这个海滩前，缓慢、清晰地将你的“内心宣言”（你已经决定好的主意或决心）重复3次，然后逐渐地让整个场景消失。要知道不管外面的世界发生什么，这个内心世界永远为你敞开大门。

第六节　意想旅行

在完全放松的状态下进行意想不仅令人愉悦，还能展现出令人惊讶的景象，而且能为传统的冥想做准备。

下文所描述的意想能够带你开始一段旅行，从你的日常意识开始，然后将你引向更高水平的意识，就像你漫步穿越田野，然后爬上一座小山，到达目的地，最后又很快地沿原路返回。佛教漫步冥想法（Buddhist walking meditation）是一种以类似于走路的动作来集中意识的练习，而且能为你的穿越脉轮意想之旅做好准备。在每次意想结束之后，应做一次伏地祈祷以避免产生灵魂分离感。

佛教漫步冥想法

这个流行的冥想法充分结合了人体的视觉、听觉和触觉。漫步时需要集中注意力，同时步伐应同呼吸节奏、念诵经文合拍。

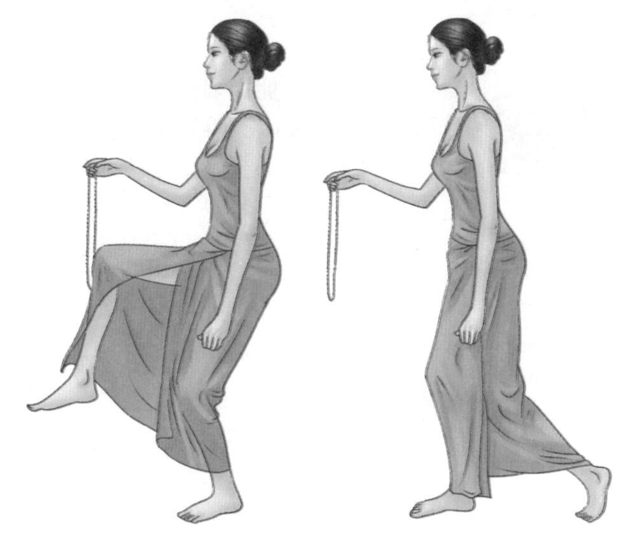

1 站直，手持念珠，于心轮处持平，慢慢地抬起一只脚，向前屈膝，并弯曲后腿膝盖。当你向前迈步时，将身体重量平均分配在双脚上。

2 重心移至前脚，踮起后脚，站直，始终目视前方。重复几次上述动作，在迈步的同时念诵经文。

穿越脉轮的意想之旅

完全放松身体，保持感官警觉，这样你就可以注意到你意想情景中的所有细节。

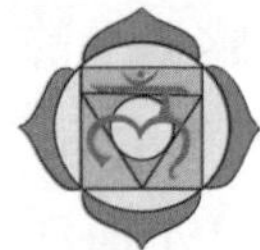
▲根轮

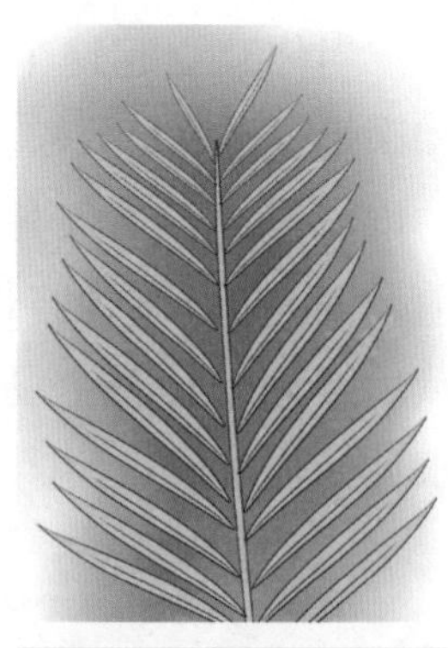
▲仔细观察意想旅行中路边茂盛的植物。

开始：意想你在一条很短的小道上行走，尽头是一个小栅门，推开走进去是一片辽阔的草原，在草原上，遍野红色的花朵争先开放，它们象征着生命力，象征着根轮的活力。其间有一条小道穿越花丛，你走在小道上，感受你脚下的土地，享受着花朵鲜艳的红色，呼吸着欣欣向荣的花草所具有的天然气息，慢慢地走到另一个小栅门处。

▲腹轮

推门而入，你来到一片橘林，橘树上结满了成熟的果实，象征着腹轮的感官享受。享受大自然的丰富多彩，敬畏大自然强大的生命繁衍力。你可以摘几个橘子吃，让美味的橘汁在口中流淌。然后愉快地走向另一个栅门。

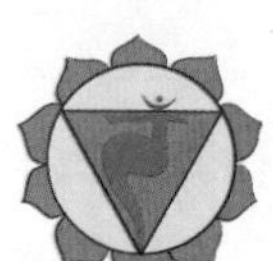
▲脐轮

接着，你来到了一片金色的向日葵地，象征着脐轮（太阳轮）的光和热。在这里，你开始储存能量，就像向日葵充分吸收太阳光一样。尽情地欣赏这美景，并享受阳光的温暖。当你充满能量时，你会信心大增，因为它会支持着你完成所有的目标。然后，接着往前走，你又会看到一扇门。

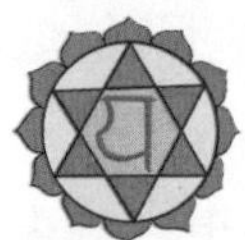
▲心轮

进门之后，你来到了一个四面围墙的花园，中间有一条长长的拱门小道，在拱门上挂满了玫瑰花，绿色的叶子衬托着粉红色的花朵，散发着淡淡的清香。这个美丽的花园代表着心轮的平静和愉悦。你触摸着柔软的花朵，玫瑰花也乐于同你分享它的美丽，你可以采撷一朵，让它伴随你走完院中的小道。

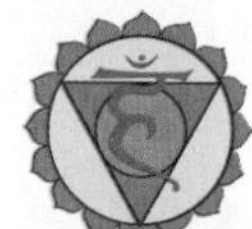
▲喉轮

随后，你发现自己来到了一片高原之上，头上是蔚蓝的天空，鸟儿在自由地飞翔、鸣唱。天空倒映在积雪融化形成的湖水中，蓝色的龙胆根也竞相开放，拥抱阳光。这样的场景代表着喉轮，象征着喉轮纯净的声音和空间的能量。你听到有人在呼喊自己的名字，于是你继续前行。

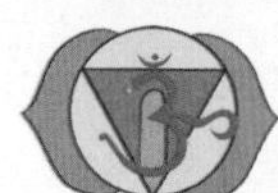
▲眉心轮

有人过来迎接你，引着你向前走去。这象征着眉心轮的智慧，眉心轮又被称为第三只眼，一只洞察内心、连接左右大脑（分别控制人的逻辑思维和想象创造力）的眼睛。你的向导会告诉你一些事或者给你某件物品让你对其沉思。

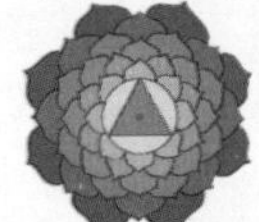
▲顶轮

远处是一片林间草地，中间还有一幢白色的小房子，很明显，这是一个非常特别的精神空间，象征着顶轮。你的向导示意让你独自进入房中，你非常恭敬地走入房子，坐下，慢慢地、清晰地将你的内心宣言默念 3 次。你静静地坐着，吸收着这里的精神能量，直到你意识到应该回到现实为止。在起身离开之前，你应该郑重地说声“谢谢”，然后慢慢地沿原路返还。你知道不管什么时候只要你想回来，你都可以再次光临。

按原路返回到你开始进行意想之旅的起点，再一次感受身体的感觉，做几次深呼吸，动动手指和脚趾，打个哈欠，伸个懒腰，做伏地祈祷来结束整个意想旅行，然后慢慢起身。

第四章　日常冥想练习

不管是在西方还是东方，从传统智慧里我们都能找到平和快乐的生活方法，知道人们各种行为背后的简单原因，从而更好地理解、接受和原谅自己和他人。当冥想成了日常生活的一部分，它可以帮助我们改善与周围世界的互动关系。

我们可以专门留出一段时间，远离外界的侵扰与压力，集中思想进行冥想。但是冥想并不是逃避现实，而是一种拓展我们的意识、将整个世界纳入内心，与无限的宇宙合二为一的方式。养成了好的冥想习惯，我们可以把这种集中注意力的方式运用到日常生活的方方面面，以一种坦然的自知状态去体验我们的生活。

第一节　日常生活中的冥想

很多人把冥想状态看作是“脱俗的”，认为必须与世隔绝才能实现。尽管有规律的冥想练习需要你安排单独的时间来把注意力转向内心世界，但它也是可以融入日常生活的。比如说，你可以通过练习“用心”（把注意力集中到生活中的事物上）把处理凡尘琐事转变成某种形式的冥想；你可以从欣赏周围万事万物的美丽中体验到一种心灵顿悟的感觉；你也可以运用冥想来调节、控制自己的情绪；你还可以把冥想的元素引入到你与他人的交际中。

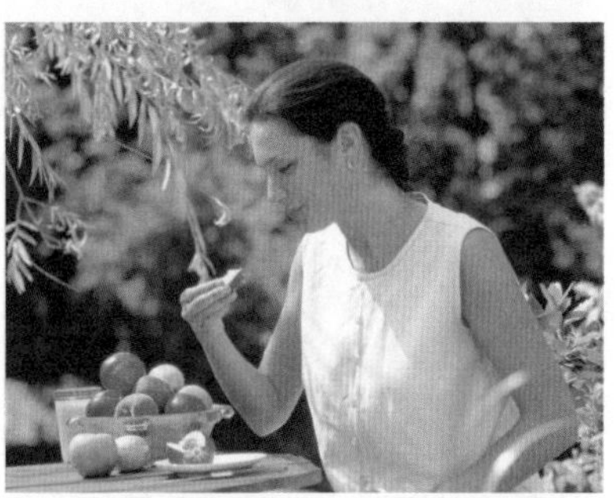

▲全身心地将注意力集中在你正在做的事情上，比如饮食，此时你就是在以冥想形式处理日常事务。

与感觉共处

下面这些基于体验“对立事物”的传统技巧能让你客观地认识自己的感觉（很多感觉经常是潜意识的）。

- 深度放松——可以坐着、斜靠着或躺着。
- 想象不同的“反义词”，并注意它们引起的身体反应有何不同。
- 开始时用一些没有积极或消极情绪联系的“反义词”——比如“冷和热”“硬和软”“亮和暗”——并观察你的身体感觉怎样，同时保持深度放松。

- 然后选择一些更能激发情绪的反义词，以积极的那个词开始，并观察它引发了身体什么样的感觉：比如“生和死”“广阔和狭窄”“愉悦和悲伤”“喜欢和生气”以及“欢迎和排斥”。
- 仍然保持深度放松，观察当你注视反义词中消极的那个词时，身体会产生什么样的感觉——这样从今以后你就能认识并辨别它们，并且当你情绪消极时就能够理解是什么让你感到不适以及当你不高兴时的感觉。这样你就可以做出欣赏（他人、事物）的行为来让自己感觉更好，消除在你体内和围绕着你的紧张压力。
- 在继续下一对反义词前，重复这一对反义词中积极的那一个。
- 用你的“内心宣言”和几次柔和的深呼吸来结束这种放松状态，并伏地祈祷。

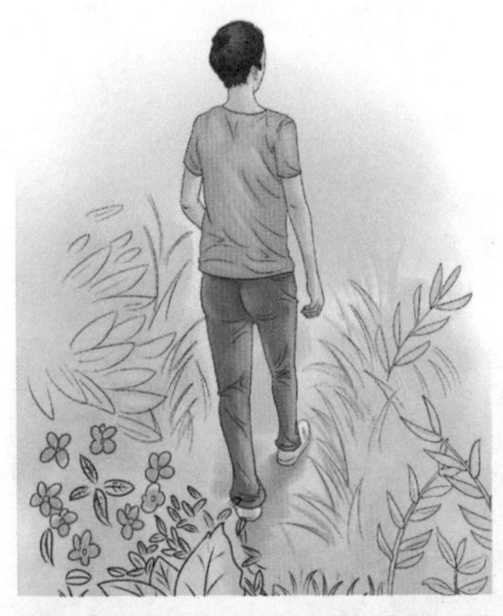
▲当你漫步在树林或植物丛中时，集中所有的意识和感官去体会这种经历，一路留心各种各样的美。植物可以告诉我们如何“顺应自然，随遇而安”。

关键元素

你要想把冥想融入日常生活中的每个方面里去，有很多方法。

- 把身心完全集中到你此刻所做的事情上，不要受到干扰而分心。
- 尽量活在当下。
- 试着从你周围的万事万物（及每个人）中感受其美丽和价值，不管它们有多世俗。
- 学会全面调动你的感官。
- 培养自知力，适应感情自我和肉体自我之间的相互影响，与之和平共处——举例来说，注意某种呼吸练习和姿势是如何影响你的心理状态的。

你感觉如何

自觉地观察你的感官给你的大脑传递了什么信息，这是一种连接生理和心理的方法，养成这样的习惯是非常重要的。当你的情绪受到刺激时，这能让你更容易掌控它们，因为你能通过感官感受到它们。实际上，没有什么别的方法能让你感知自己的感觉。因为每一种心理都有相应的生理反应：比如当我们生气时就会“眼睛发红”，当我们害怕时腿就“像灌满铅一样沉重”，悲伤能让我们“心痛”，

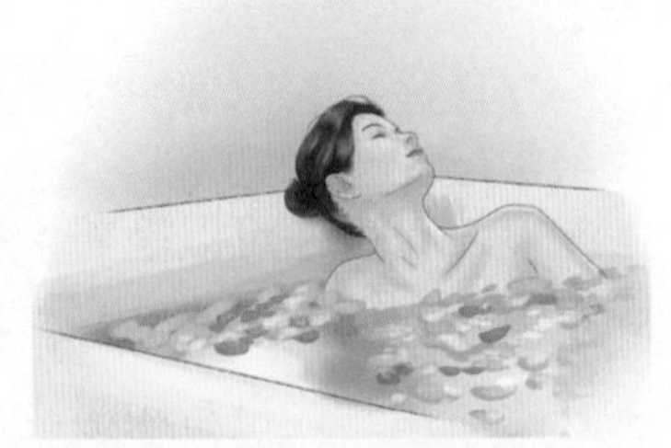
▲利用每天洗浴的时间放松身体，享受眼前的时光。

当我们感到迷惑时就像“处在黑暗中”。

一旦你学会了认识自己的真实感觉，你就能避免对每天的状况做出消极的反应。不管什么时候当你感到消极的情绪受到激发，就暂停一会儿（“从 1 数到 10”），放松并想象相反的、积极的情绪，然后用积极的态度去回应，把你在平常的冥想练习中所学到的东西运用到日常生活中去。

关爱他人

佛教的“博爱”冥想能帮助你更好地与身边的人相处。将博爱和善意吸入体内来帮助和支持你，然后把它们呼出去，把它们引导到一个具体的人或人群上去。经常重复这种冥想，直到给予和接受博爱成为你的第二天性。把它变成你日常生活的一部分：它的任何一部分都可以用在任何情况下，来促进和平与和谐。

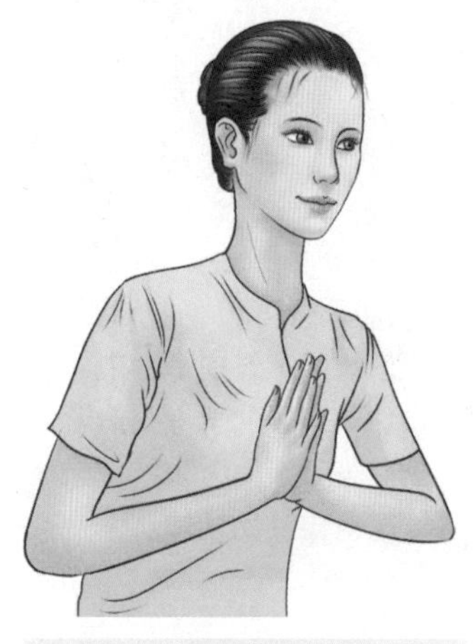

▲传统的印度问候手势“合十礼”是这样的：在问候的时候鞠躬，同时双手合十放在“心轮”前。这表示对每个人心中神性存在的承认，并传达了这样的感觉——每个人都是宇宙的一部分。

- 以坐式深度放松，脊柱挺直。
- 吸气，同时把“博爱”从宇宙中吸入你的体内。
- 呼气，用感恩的心将博爱引导向一个具体的人，或所有曾经教导过你的人（他们曾用很多方式给予你光明）。然后吸入更多的善意。
- 呼气，用感恩的心将博爱引导向一个具体的人，或所有曾经养育过你的人（他们曾以很多形式给予你生命）。然后吸气……
- 呼气，用祝福的心将博爱引导向一个人，或所有你深爱的人。然后吸气……
- 呼气，用祝福的心将博爱引导向你的熟人、邻居和同事。然后吸气……
- 呼气，用宽恕的心将博爱引导向那些曾经干扰或阻挠过你的人，那些曾经对你无情或轻视你的人。然后吸气……
- 呼气，用宽恕的心将博爱引导向那些曾经伤害过你的人。然后吸气……
- 呼气，把祈祷散播出去：“祝福世界上所有的人都快乐！”吸气，并对所有你接受的博爱表达感激。休息片刻，结束冥想，做伏地祈祷将自己与大地相连。

第二节 认识你自己

养成认清影响你思维、感觉和行为的各种力量的习惯能让每个人都受益，这时候我们可以参考脉轮、身体层次和古那。甚至当我们独自一人时，我们的行为、思想和态度也反映了各大脉轮中不断进行着的身体各层次之间的互动。

改善身体的不平衡

根据3种古那描述内心的各项活动有助于我们察觉身体的不平衡。3种古那互相交错，在身体的5个层次——肉体层、能量层、本能心理层、理智层和灵魂层——发生作用。

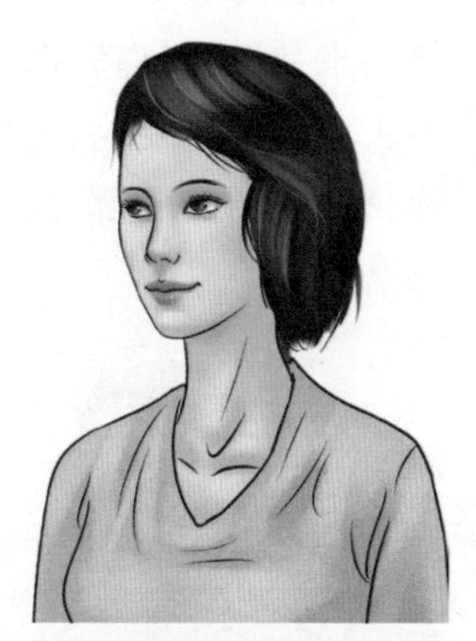

▲冥想可以使扰乱你的思想的声音安静下来，使你对问题的思考更清晰、更公正，同时可以使你提高对自我的认知。

我们不能摆脱翳质、激质或是纯质，但是通过冥想，我们可以影响某种古那使其占据主导地位。当翳质主宰着我们时，我们被牢牢地拴住，无法前进，一无所获。我们需要激质的欲望与能量引导我们前行，但是激质太多又会让我们成为热情的奴隶。而翳质和激质的平衡，或者说休息与努力平衡的结果就是第3种古那——纯质，这时候我们的身体是被安宁与平衡主宰的，这也是冥想所需要的状态。最初的伸展、呼吸练习都是为了达到和保持纯质，而保持一个平衡的神经系统可以帮助我们适时地在纯质出现时做出反应。

冥想可以让我们退后一步，就好像一个局外人一样，从更客观的角度观察自己，接受、反思我们发现的一切，并做出改变。每当感觉内心的平衡被打乱时，我们都可以迅速找回内心的和谐，达到帕檀迦利所描述的境界：

“……培育如下的心灵特质：
对欢乐的人友善，
对痛苦的人同情，
对纯洁的人喜爱，
对猥亵的人公正。”
——《瑜伽经》第一章

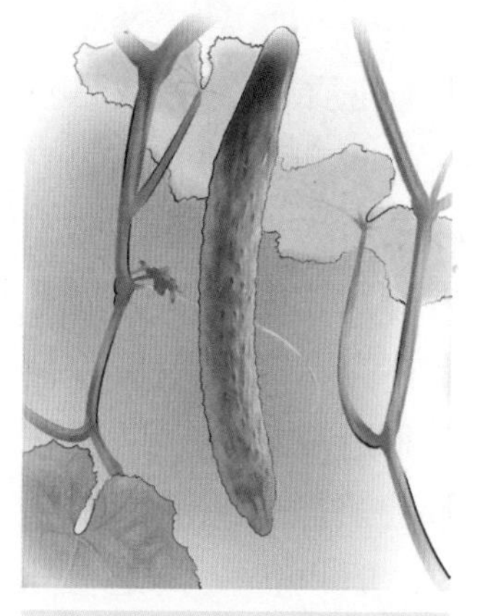

▲从对古那的依赖中解脱出来求得自由，就好像黄瓜成熟到一定时候会自然地掉下藤蔓。

避免过分依赖

过于依赖某一种古那，哪怕是最美的纯质古那都是错误的。古那是自然的一部分，是时涨时落、永远变化的能量流，因此也是看不见摸不着的。传统的祈祷通常是为了消解我们对于自然和古那的依赖，以便集中关注意识（或者说灵魂）这个永恒的真实。下面的几个曼特拉（梵文翻译而来）就经常用于个人或集体冥想：

请带领我们从虚假走向真实，
从黑暗走向光明，
从死亡走向不朽，
……

愿主希瓦（超意识）解放所有的生灵，
愿他把我们从死亡（自然和古那的无常）中解救出来，
让我们得到永生（活在永远的当下），
一切都好像瓜熟蒂落那么自然。

主奎师那 (Krisna) 的舞蹈——培养和谐与平衡

奎师那是印度爱神，也是神性美与欢乐的象征：他通过动作来表达永恒的爱流。空气流过芦笛，奏出迷人的音乐，身体也随之欢快地舞动。这是一种积极的平衡冥想，有助于促进身体和大脑的平衡。

跟踪记录你的存在状态

一定程度的翳质和激质是生命中必不可少的，只有当它们中的某一种占主导地位时才会对身体造成不利影响。我们一般是从翳质过渡到激质，最后达到纯质的平衡状态。

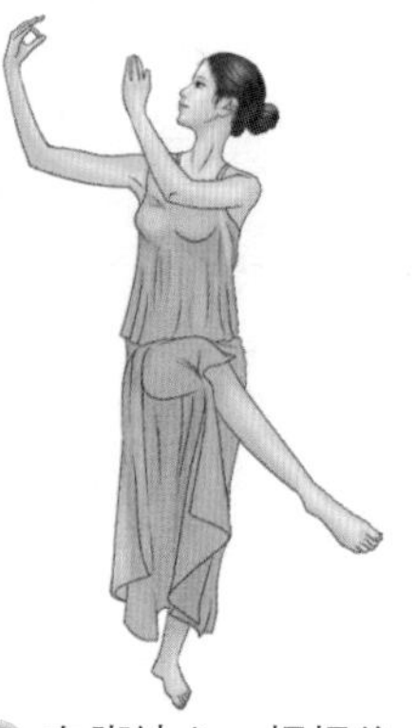

1 左脚站立，慢慢往左脚抬起右脚。上身朝右转，手臂右抬，好像正在吹笛。“聆听”你奏出的音乐，“感觉”奎师那的欢快。

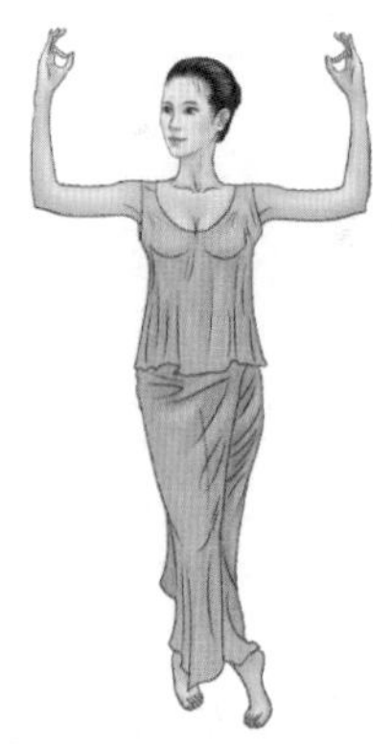

2 右脚优雅地放回地面，越过左脚放在身体左侧，手臂保持上提。身体的重量转移到右脚上，抬左脚，重复舞步，身体同时往左转。

翳质	激质	纯质
翳质是自然中的惰性，是一种困乏和停滞，处处限制我们的发展。翳质阻碍了生命—光—爱的流动，使我们难以体验到自然与我们分享的启发和欢乐；它消耗着我们的精力，在我们四周筑起了一座情绪的高墙。	激质带给我们的总是过量，特别是过多的，像林火般迅速蔓延难于控制的热情。激质让我们充满了欲望和不安，争强好胜而不考虑他人的需要和感受。当激质占据主导地位时，在我们眼中，其他人都成了可以被操纵、被利用的工具。	纯质代表的是自然平衡与和谐的一面，它可以用光明驱逐黑暗与热情，让翳质和激质互为补充，产生积极作用而非造成破坏。纯质古那是镇静、纯洁而友善的，但也仍然只是变化莫测的大自然的一部分，而不属于永恒的意识或灵魂。
陷于各种常规惯例。 愚昧、无知、偏见。 羞怯、畏惧、牺牲者的心态。 依赖他人。 缺乏活力，自我忽略，饮食不健康。 疾病，无助，痛苦。 悲伤，后悔。 绝望。 贫穷。	以自我为中心，对他人冷漠、缺乏耐心。 蔑视传统，冒险。 自信，傲慢，进攻性。 野心，任性，想要主宰一切。 贪婪，冲动，最终精疲力竭。 生存的决心，对生活的渴望。 专注未来。 狂热的欲望。 不惜一切决心成功。	自觉与合作。 理解与尊重。 信任与分享。 自力更生与自我引导。 健康平衡的生活方式。 乐于接受人和事，充实地生活。 愉快地活在当下。 相信过程与天意。 知足常乐。

第三节 活力运动与冥想

如果你的生活方式十分紧张，则会很容易感觉没有时间休息或锻炼，其实一整天保持高度紧张的脑力活动有害无益，只会让你极易感到紧张、疲惫，甚至会生病。

有规律的运动不仅可以使你保持身体的健康，还有利于培养一种平衡的生活方式，在紧张充实的生活中把压力减少到最小。活力运动会刺激大脑中安多酚的分泌，这是人体的天然镇痛剂，可以缓解精神压力，带给人一种自然的幸福感，甚至是一种陶醉的感觉。当你的身体处于翳质状态，或者说感觉疲倦和懒散时，运动可能显得尤其困难，但一旦运动成了你日常生活的一部分，它就可以促进人体内翳质和激质的平衡，达到纯质状态。

内心的平衡有利于促成冥想——无论是在旅行中，工作中，待在家里，还是在玩耍时，只要保持内心平衡，随时随地都可能进入冥想状态。爱、开放、集中、体验占据了主导地位，而沮丧、易怒、情绪多变则离你越来越远。

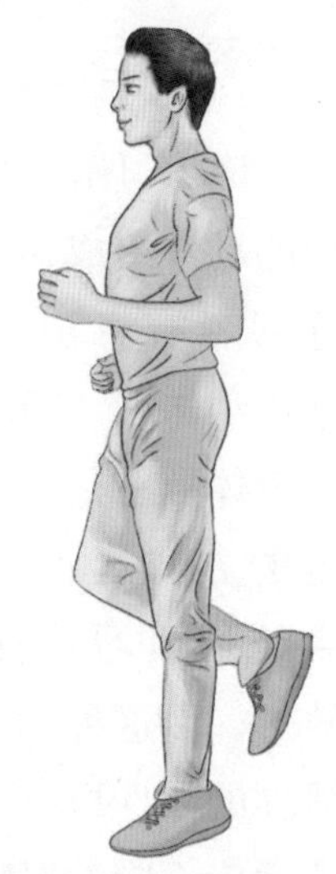

▲将锻炼纳入日常生活中可以帮助你在工作和休息之间找到平衡，变得更加有活力。

放松练习

如下所示的活力运动可以消除肌肉紧张，缓解压力，促进体内的能量流动。无论你选择去健身房还是参加集体运动，无论你是练瑜伽还是跳舞、游泳、跑步，任何一种方式都可以缓解压力，让你得到彻底的放松，为进入冥想状态做准备。

培养空间意识

瑜伽练习中，真正地理解经典瑜伽姿势的细微之处可以培养我们的身体意识和精神意识，这对于成功地进行冥想是至关重要的。对于同一个姿势，尝试用不同的方式进行练习可以让我们得到不同的体验，比如下犬式，它是一种强度较大的姿势，可以促进能量的流动。

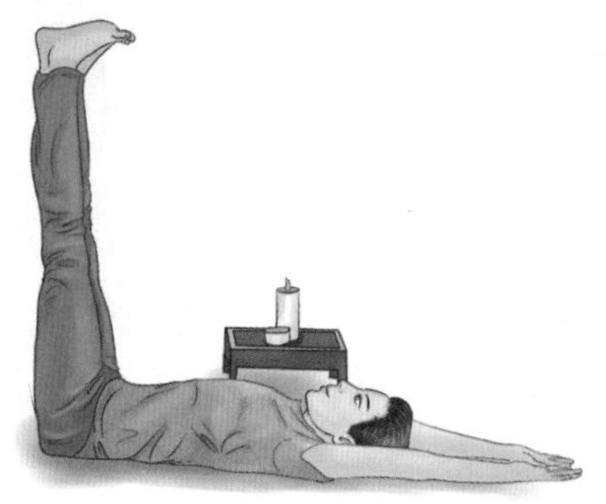

① 平躺着练习：由于重力的作用，脊柱拉伸，使背部紧贴地面，双臂置于头的后方，肩部到指尖部位触地，胸腔打开。两腿向上伸直，与脊柱成 90°，脚跟朝向天花板。留心身体哪些部位得到了伸展，哪些肌肉得到了活动。

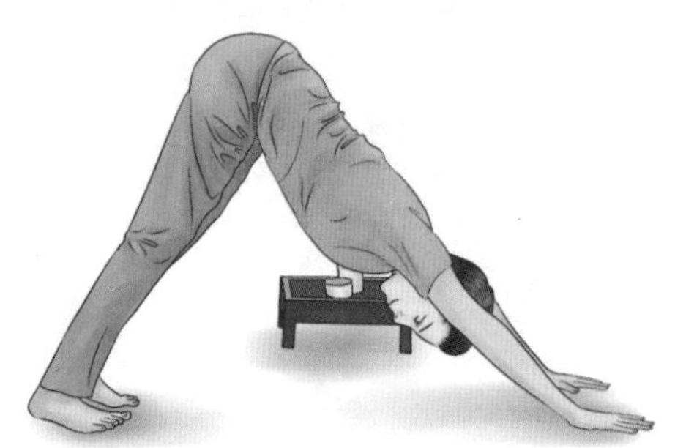

② 站立着练习：这样强度更大，因为用手臂和腿部将身体上撑的同时需要抵抗住重力的吸引。身体成 90° 拱起，感觉到脊柱拉伸，胸腔打开。倒过来练习同一个姿势可以让你体会到不同的空间概念。

交叉练习

该练习由一系列舞蹈般的动作组成，通过要求练习者有意识地进行非常规动作来“唤醒”大脑和身体。总是按照某种特定的方式运动会让神经系统形成习惯性的运作轨迹，而这种练习旨在挑战你的惯性思维，让你学会适应不同的事物。大家熟悉的类似练习包括：一只手拍着头，另一只手打着圈按摩小腹；或者一只手臂绕圈三次，另一只手臂以同样的方式绕圈四次。

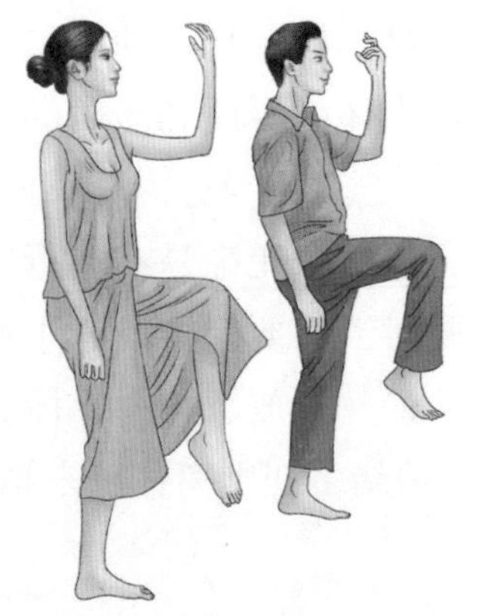

1 原地踏步，抬右腿，举左臂与地面平行，持续几个拍子。

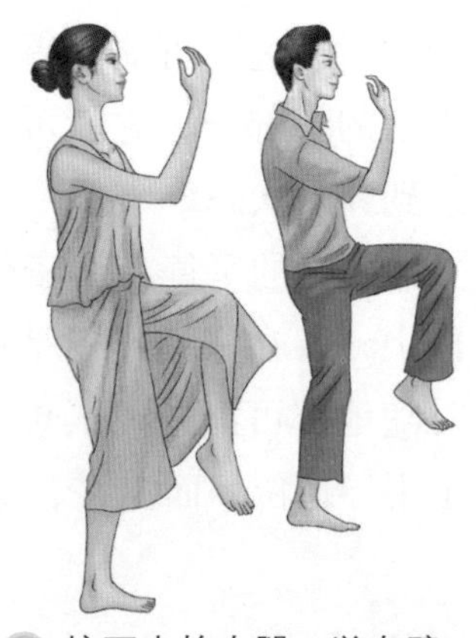

2 接下来抬右腿，举右臂，然后抬左腿，举左臂。继续原地踏步，每一种动作持续的节拍应保持一致。然后回到第一个动作，反复几次。

能量球

该练习是一种动态的视觉想象，有利于促进身体的自发性和灵活性，为活力运动热身。该练习动用了所有的脉轮，给腹轮（小腹、腿部和脚部）以坚定而有弹性的力量，使心轮（胸部和颈部）开放和伸展并可自由地表达，同时也带给顶轮（头脑）专注与想象。

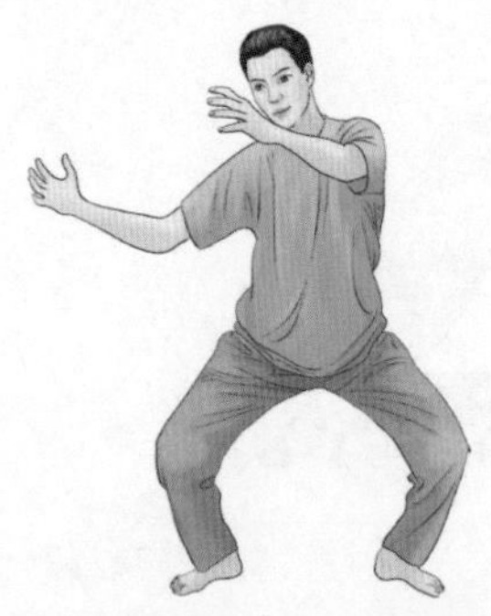

1 站立，膝部放松但保持弹性，脊柱拉直，胸腔打开。开始想象手掌之间有一个“能量球”，你轻轻地揉捏着它，过一会儿，你会感觉到手掌间有能量流过。

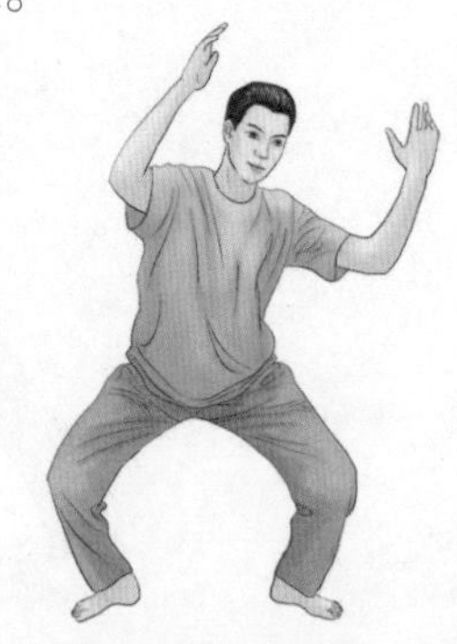

2 把能量球抛入空中，再用手接住，身体稍微放松，膝部保持弹性，双脚牢牢地站稳，不要移动。

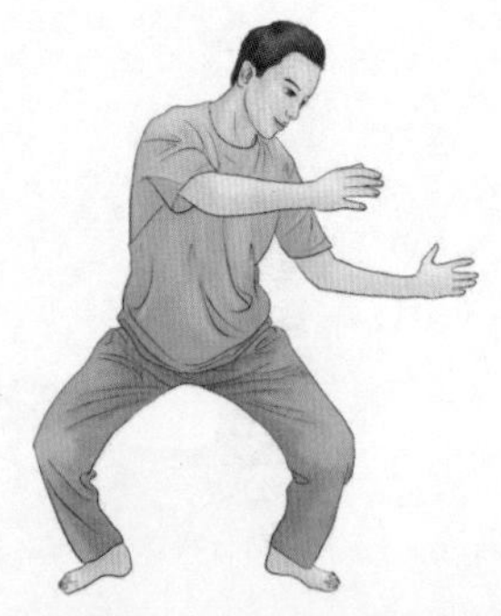

3 双手大幅度活动，把能量球推向一侧，再往下，往前，然后推向另一侧。注意力始终放在能量球上，并学会享受整个过程。下半身始终站稳，上半身可以自由移动，所有动作都应自然。

第四节 重复性的工作与冥想

从事简单的重复性工作也可以成为冥想的方式之一。重复劳动也可以让人心情舒畅，这一切都取决于你的态度。如果你心情放松，拥有纯质心态，无论你是在散步、切菜，还是在给花园除草、整理文档、织毛衣、做手工活，甚至是打扫屋子、清洗衣服时，都可以集中精力学会欣赏其中的节奏美。相反，如果你感觉到翳质，比如感觉疲惫和厌倦时，这些工作看上去可能就不过是些苦差事，只会让你感觉到束缚。而如果是处于激质状态，你则可能被这些琐事弄得心烦意乱，思维也可能会抛锚，幻想着什么时候能做一些更有意思的事情。

专 注

把所有的注意力都放在一个简单的重复性工作上可以让你注意到你手头工作的每一个细节，充分地活在当下，调动所有的五官感觉体验这个过程。在放松的意识状态下，大脑只是作为一个冷静的、关注的接收者和旁观者，见证着你的所做所思，而不去评价或做出反应。

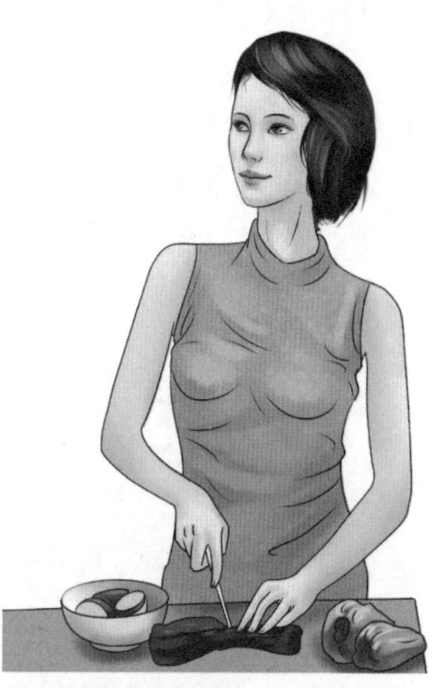

▲仔细地准备食物可以成为理想的冥想专注练习，当然你不能像图中那位女士那样，被其他事情分心。当你削皮、切菜时，动用所有的感官去充分感受食物的质地、颜色、气味和形状。

笔头曼特拉

书画 (likhit japa) 是一种传统的冥想方法，它跟大声吟唱不同，而是要求练习者反复记录或画下曼特拉。这种冥想最常用到的曼特拉则是噢姆（OM），即在每一次默念噢姆的同时，在纸上把它记录下来。

跟其他重复性的工作一样，书画有助于思想的集中与安定。同时它还能增强默念曼特拉的习惯，被认为是一种有效的曼特拉冥想方式。既可以一组人一起练习，比如午饭后大家都希望放松一下时，也可以独自在家单独练习，以放松紧张的情绪，总之书画都可以成为一项愉悦身心、充满创造性的体验。

书画可以有多种练习方式。比如印度教的僧人往往会在口袋里带上一个笔

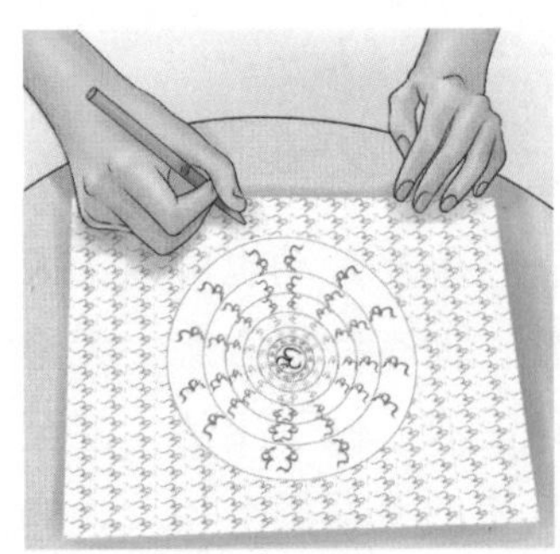

◀笔头记录曼特拉可以加入自己的创意，比如记录嗅姆标志时可以用不同颜色的铅笔勾勒一定的图案甚至自创一幅画。印度教徒有时候会用桦树皮或者树叶代替纸，或者直接用这些标志组合成一幅神的画像。

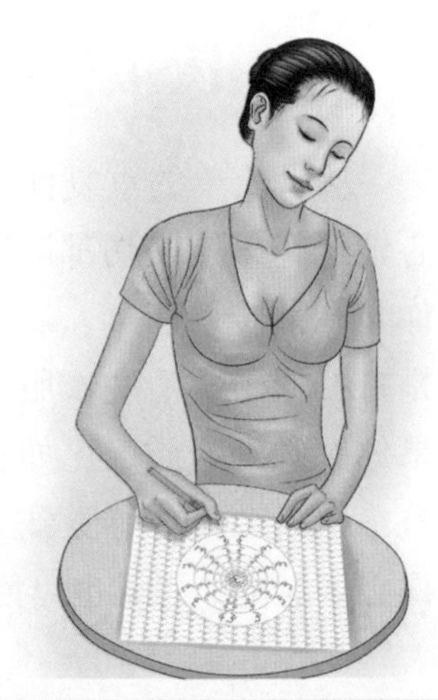

▲进行书画冥想时，每画一次标志，就在脑子里默念一次曼特拉，这样做的目的在于保证笔头曼特拉跟吟唱曼特拉一样按照一定的节奏进行。

记本和一支笔，什么时候有空就在纸上写下几行噢姆。这样做的目的是为了完成自己给自己定的任务，比如一共写 10 万遍噢姆，再规定每一页固定写多少遍。

这样的方式同样适用于其他的曼特拉，或者任何对你有意义的词句，比如“世界和平”，重复该词，心里认定世界会因为你思维的震颤而变得更加平和。任何行为都是从思想开始，如果有足够多的人思考着同一个问题，世界就可能因他们而改变。你可以用一个标志来代表你重复的词句，比如在纸上画一群象征世界和平的鸽子，它们会在你进行书画冥想的过程中随时提醒你别忘了让世界变得更美好。还有其他许多我们熟悉的标志可以代表精神的觉醒，比如玫瑰代表“无条件的爱”，火焰代表“人内心的神性”，祈祷或打招呼时双手合一代表“我们是一体的”，通过在纸上按一定的样式重复这些标志可以巩固我们心中相对应的感受。

▲创造一个象征宇宙的曼特拉图案是另外一种有用的冥想方式。

扫地和尚的故事

曾经有一位和尚被指派每天负责打扫寺庙的小花园，就是那种典型的小花园，铺着碎石的院子，几块大石头，一些盆栽植物，简简单单，却是一片安宁和谐的气氛。院子中央立着一棵大树。

那个和尚扫干净地上的落叶，摘掉植物的枯花，然后把碎石都耙平了，就在他退出院子，正关门时，一片叶子从树上掉了下来，落在院子正中央。其他的和尚都对他表示同情：“真可惜！本来很完美了啊！”

“不是这么回事，”扫地的和尚面带微笑说道，“我只不过是又被赐予了一次为大家服务的机会。”他重新打开门，走过碎石路，捡起了那片落叶，离开的时候又重新把碎石耙平了，还是微笑着，还是那么专注，还是享受着一个人的劳动，还是沉浸在安宁与欢乐中。

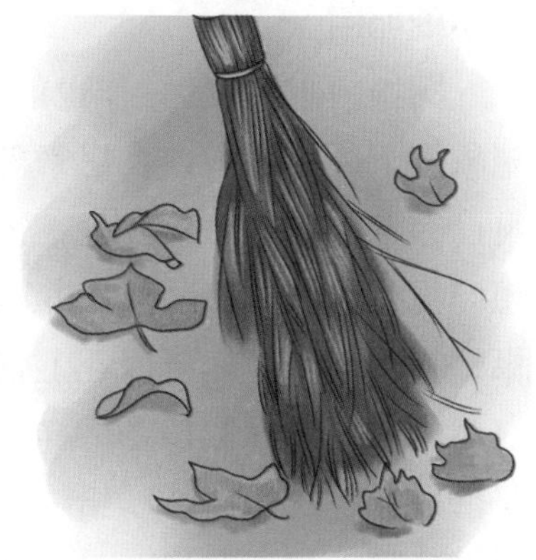

▲扫地和尚的故事告诉我们，精神顿悟可能就来自于日常琐事中。

第五节 爱好、技能与冥想

和运动、休息一样，花一点时间在培养兴趣爱好或专业技能上是和谐、平衡生活的重要因素，可以让我们远离翳质的消极情绪和激质的执着妄想。只是为了其中的乐趣而去学习新技能，干一点自己真正喜欢的事情，都可以是我们放松心情、培养纯质心态的途径，而纯质也是我们通往更高意识、进入冥想状态的必经之路。

忘我境界

一旦领悟到在日常生活中要进入冥想境界，那么怎么做比做什么更重要，世界就向我们敞开了无限可能。这也是卡玛 (Karma) 瑜伽的精髓所在，即行为在忘我中进行。纯质状态让你以一种放松的心态集中注意力到手头的工作上，只是为了享受工作本身而去工作。

翳质和激质都只会增加人的自我意识，而纯质却是以开放的心态拥抱每一刻，用无条件的爱对待人与人的关系。在纯质状态下，你可以在手头的事情中忘记自我，且怡然自得。这也是为什么

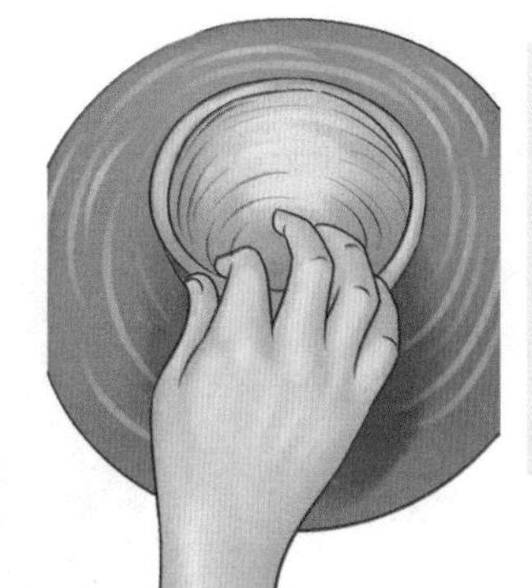

◀陶艺制作能给人带来极大的满足感和放松感，因为你所有的注意力都集中在了陶器的对称美和泥土的质感上。

我们总是能从爱好中找到满足感，并培养起纯质品质的原因。

例如，创造性的写作也能成为一种冥想体验。想象一下，你一个人在思索着，需要真正地认识自己，拿起笔来写篇日记，记录下你的情感、梦想和见解，可以帮助你培养自我意识。又比如如果你喜欢绘画，你可以花上很多时间观察、记录自然的美，或者像孩子一样，任想象驰骋，画笔飞舞，这些经历都可以给你启迪，让你更好地认识自己。

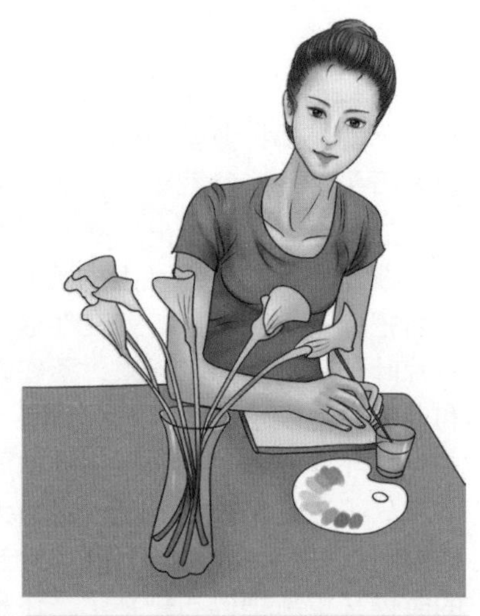

▲创造性的爱好比如绘画可以培养一种忍让：重要的并不是你做得多么好，也不是最终的结果，而是你能从中找寻到快乐。

把工作变成娱乐

经过一段时间的练习后，你可以用另一种心态，把本职工作转变为你的“最爱”。你甚至可以宣称：“我真幸运，有机会做我喜欢做的事情还有人付我薪水。”冥想练习可以帮你从赖以谋生的工作中找到更大的快乐。

反之亦然——如果你把某个爱好当作不得不完成的任务，那么本来有意思的事情可能就变成了无聊的负担。如果带着一种消极的心态去做事，哪怕最有意思的工作或者最巧妙的消遣都会沦为枯燥的琐事。帕檀迦利的3个“预备练习”——自律(self-discipline)、自知(self-awareness)和自我臣服(self-surrender)可以帮助你重新建立兴趣，发现其中的乐趣。

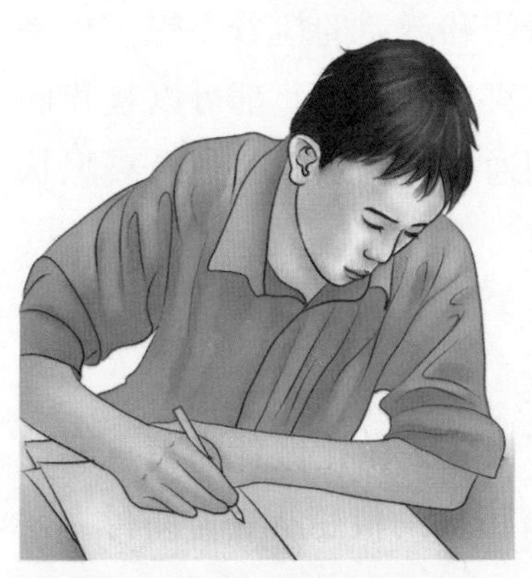

▲注意工作中创造性的一面或有趣的一面，让工作成为让人兴奋的娱乐，在这个过程中你也会获得更多的回报。用自律的态度去做一些困难或者枯燥的工作，会帮助你将工作做到最好。

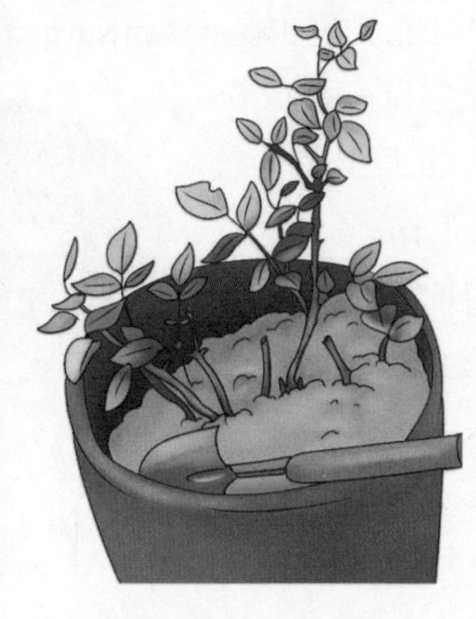

▶园艺可以带给你看着植物一天天生长的快乐和与自然和谐共处的感觉。

自律是你跟自己订的合约，不管别人对你做出什么样的要求，你都应该完成手头的工作。自我意识的艺术在于，把勉强和拖延看作翳质的一方面，想办法重新燃起你对手头工作的兴趣（和激质平衡），这样你才能以忘我的态度（纯质）重新开始工作。跟古那划分一样，帕檀迦利的三大特质也互相交织，缺了哪一个都无法实现工作的真正价值，或从中找到真正的乐趣。

第六节 集中注意力

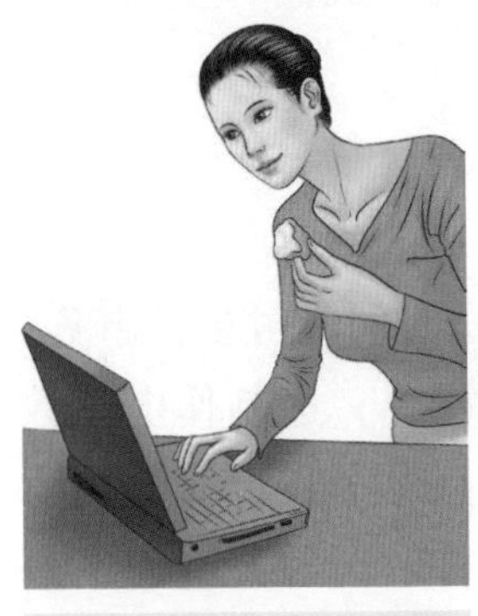

▲由于现代科技的发展，使得人们可以在同一时间处理多件不同的事务，这也让现代人的生活变得更加复杂和凌乱。请记住：应集中注意力，一次只做一件事。

现代生活的高要求时常让你在同一时间同时处理多件事务，结果导致精力分散，无法将所有的注意力集中起来干好每一件事，同时还会让你认为生活不再愉快。经常做冥想练习能帮你集中注意力，全身心地处理事务。

注意力功能分类

根据瑜伽理论可以把注意力的功能分为两类，一类是能量向心力 (centrifugally)，另一类则是能量离心力 (centripetally)。

当能量从中心向四周扩散时就产生离心力，此时能量被逐渐分散，失去原本的作用力。当你被外物所烦扰时，或情绪消极时，或者心急地想立刻完成某件事情时，就会出现注意力的离心现象。能量离心力将体内能量稀疏地分散在各个部位，造成能量的流失，就如同把水洒在沙堆里一般，因此你会感到精疲力竭、疲惫不堪，最后还可能导致疾病的产生。

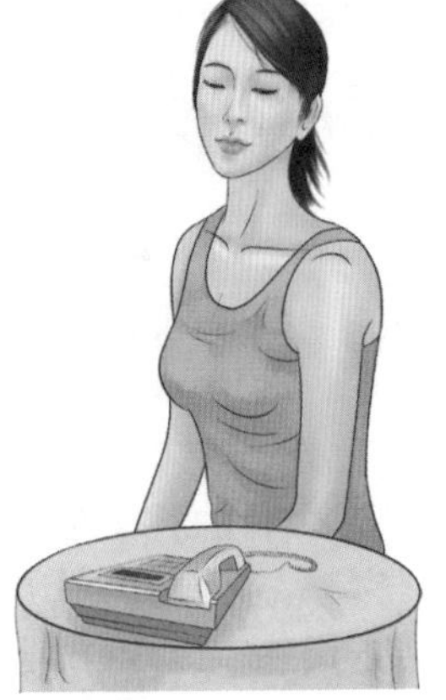

▲当电话响起时，不要立即抓起话筒，应该集中注意力，待稳定情绪之后再接听。

当能量从四周向中心积聚时就产生向心力，比如当你感觉良好，并且有意识地将良好的感觉灌输入大脑时，就会产生向心力作用。为冥想而做的各种准备练习都能将能量向中心输送，并在中心积聚，从而让你能以饱满的精神和富有爱心的方式来面对生活，集中注意力去处理生活中的每一件事。

引导注意力

可以用主体（我）与客体（你）之间的“心智流”（alternating current）来

简单描述所有的人际关系。如果需要培养感情，则需要集中心智流，这在梵语中被称为“ekagrata”，意为精神专一，仅专注于一点，即将注意力从四周汇集起来，然后将集中的注意力引向某一特定客体的过程。

精神专一法（ekagrata）是一种双向性的有节奏的精神交流过程，就如同生理上的呼气、吸气和情感上的接受、回应一样。我们很少能完全意识到究竟有多少能量被我们的恐惧、希望、憎恨等外物所束缚，从而让我们一直停留在过去或幻想未来，而无法真正地享受当下。

正确应对生活事务

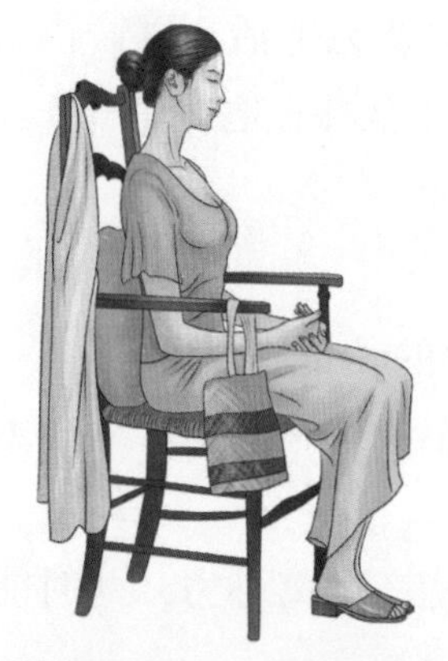

▲在出门赴约之前冥想片刻，有助于使你的能量集中、思维清晰。

现代高科技让人们能够在同一时间应付多件事务。在办公室，你可以边听着上司的指令，边制作电子数据表，同时还能再接个电话，但是你很有可能会漏掉某些重要的信息、搞乱表格，对打电话的人也起不到任何帮助。同样家庭事务也会分散你的精力，当你一边开车行驶在拥挤的马路上想着约会要迟到了，一边心不在焉地回答着孩子的问题，那么你就很有可能会忘记一些事情。总之，如果你能越多地释放因维持消极情绪和不良思维方式而受到束缚的能量，你就能越多地将这些能量用在支持你的繁忙的生活事务上。

为了防止精疲力竭而休息一下

我们中的大多数人都需要为自己多花点时间来独处，通常可以根据以下帕檀迦利的建议来达到这个目的：学会自我控制，自律能让你拒绝某些事情并为自己留出一些必要的休养时间；培养自知，从而能自发地意识到注意力的分散，停下手中工作进行些伸展运动、呼吸练习或者念诵曼特拉，重新集中注意力；自我臣服让你能抛弃所有不必要的消极事务、感觉、想法，简化生活方式，相信上苍的指引和自己内心一直等着你去利用的支持力。内心深处的超我从来不会将它的注意力强加于自身，需要你去内心寻找，去请求帮助，去腾出时间做冥想来被内心的呼唤所接受。

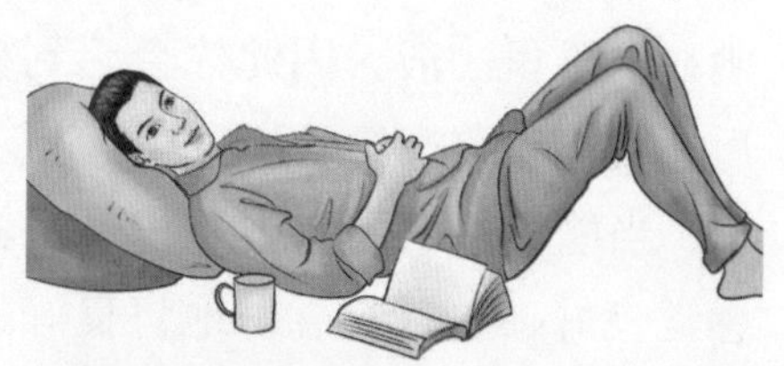

▲每天抽出点时间，为自己找个不被人打扰的私人空间，远离生活的喧嚣和烦恼。培养自我意识，让自己能在繁忙的生活和工作中得到休息、放松。

第七节 学会使用手印语言

梵语中“mudra”（手印）一词指的是“态度”或“手势”，即反映我们心情、改变我们呼吸方式或意识状态的肢体语言。态度往往在无意中影响了我们的肢体语言，这也揭示了身心是一体的：思想（心情）会影响能量，而能量（运动）又反过来影响思想。

▲传统的冥想姿势用来促进身体各层次的能量流动，但经过常规练习后，你的姿势成了一个“触发器”，能让你迅速进入冥想状态。随着身体进入最熟悉的姿势（或手印），你的呼吸慢慢放慢、加深，大脑的嘈杂渐渐平息，然后开始了内心之旅。

肢体语言和古那

心情处于翳质状态的人往往无精打采、弯腰驼背，看上去疲惫不堪或百无聊赖，一副不予配合的样子。而处于激质状态的人往往表现出怒气或兴奋，下颚微扬，张牙舞爪，拳头紧握。这两种情况下，姿势的稍微改变都能改变心情。不同的姿态不仅向他人传达了不同的信息，还能让你完全换一份心情。感到无聊或烦躁时，停下来，深呼吸，全身放松，看看此时心情有些什么变化。

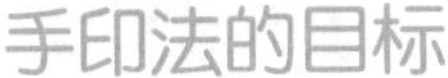

手印法的目标

如果你的心情处于纯质状态，简简单单的坐姿和站姿就能看出你内心的安静和放松。如果你能做到平静呼吸、思维敏捷但身体放松，实际上你已经通过一举一动达到了纯质状态，这也是手印法的目的所在——通过改变普拉纳的流动，平衡神经系统，在肢体语言中达到特定的目的。

手印法

手印法（hasta mudras）意义重大。许多日常的姿势都代表了一种纯质的心态：比如握手象征着信任和友谊（伸出本来拿武器的手致意），双手合一放在胸前并鞠躬——印度人的“合十礼”——表达了对他人的敬意与爱。

许多能量循环都止于指尖，这一点在许多“推动能量流”或“重新平衡能量流”的疗养法比如针灸、指压按摩法、发射疗法中都得到了认可。通过不同的手位法产生的积极能量流，我们可以减少消极情绪，增强积极情绪。

▶一旦习惯了手印练习，可以尝试排列一系列不同的姿势创造你自己的冥想顺序，或发明一套你自己的手印。你还可以设计一套优雅的“手操”营造宁静、沉思的内心境界。

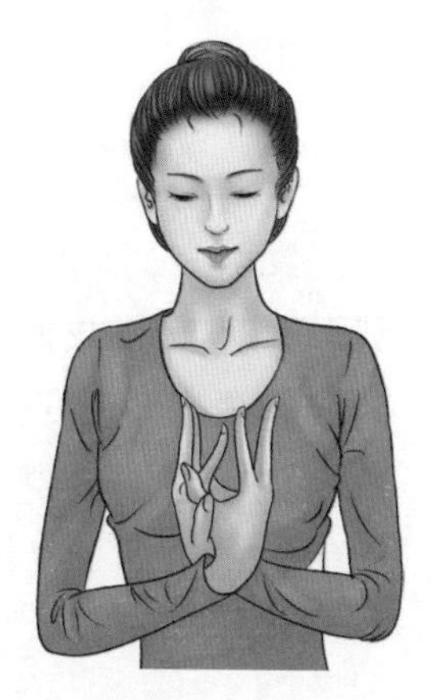

刚开始练习时你可能需要每一种手印持续半个小时左右以体会其中的细微差别，但经过一定量的练习后，每一种手印都可以让你很快进入纯质状态。

你可以用一种隐秘的手印法作为迅速改变能量流的触发器，使用念珠就是一例。如果能坚持练习，在条件不允许的情况下，简单地视觉想象手持念珠（调动内心的视觉和触觉）的情景就足以让你集中注意力，找到内心的平静，进入纯质状态。

手印法

有许多种手印可以帮助你在任何情况下都保持平静的纯质心态。

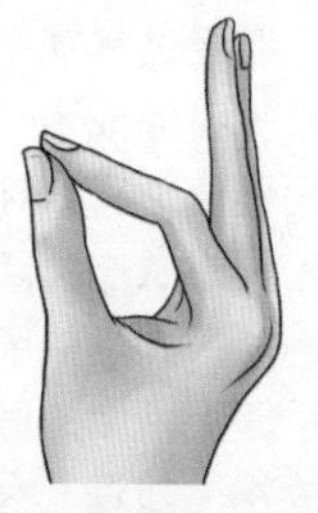

▲启蒙契合法(gyana mu-dra)：该手印用于冥想。拇指指尖（连接宇宙意识）与食指指尖（连接个人意识）相连，宇宙能量与个人能量得以协调。通常食指指甲轻按拇指根部代表着放弃自我，服从于更高的神。该手印可以帮助你在感觉到威胁时，抑制以自我为中心的冲动。

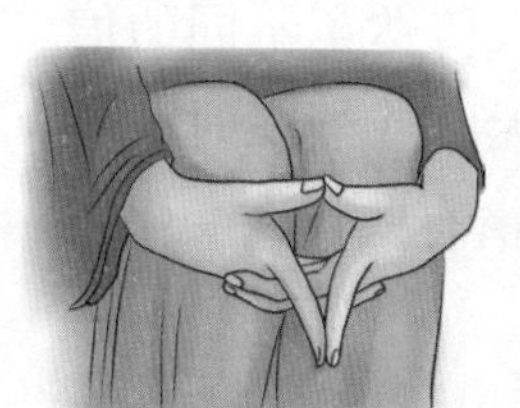

▲母胎契合法（yoni mudra）：合掌，中指(纯质)、无名指(激质）和小指（翳质）扣在一起让各种能量交错。打开手掌，两手食指和拇指相对，食指（自我）朝下，拇指（宇宙意识）朝上。该手印将能量往内引，带回到最初的发源地（“yoni”意为“子宫、发源地”）。当你身处人群、在旅行时，或在任何能量受到干扰的地方时，可以尝试该手印。

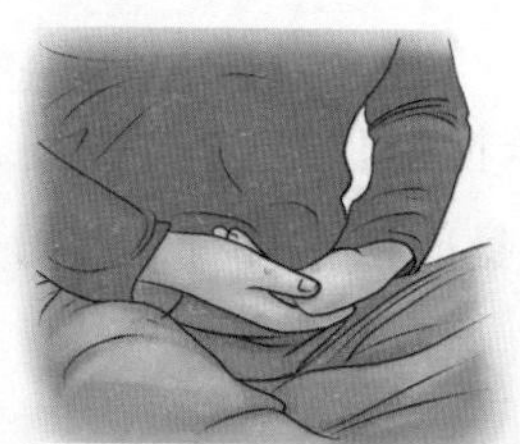

▲空杯手印(Bhairava mudra 为男性手印，bhairavi mudra 为女性手印)：很多人认为佛祖就是使用该手印。男性右手掌置于左手掌上，女性左手掌置于右手掌背部，手心朝上，手指放松。可以将两手拇指合在一起以形成一个闭合的能量循环。该手印有助于冥想时集中精力，或在与他人相处时保持内心的宁静。

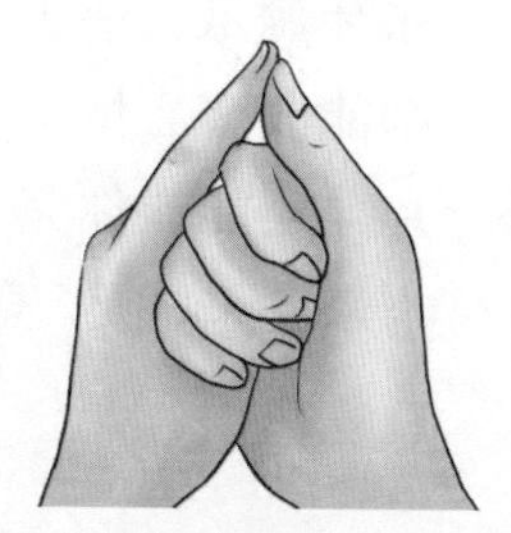

▲海螺手印法(the conch shell)：右手指握住左手拇指，左手指环绕在右手背上，右手拇指指尖接触左手食指指尖，双手放在大腿上。我们都知道，把海螺放在耳边时，会听到类似海浪的声音，这其实是我们内心的震颤声——纳达之音的一种。而当我们向海螺吹气时，听起来又像噢姆音——原始震颤的一种，这提醒着我们，宇宙所有的现象都是基于震颤（声音）的。

第三篇

神奇的瑜伽疗法

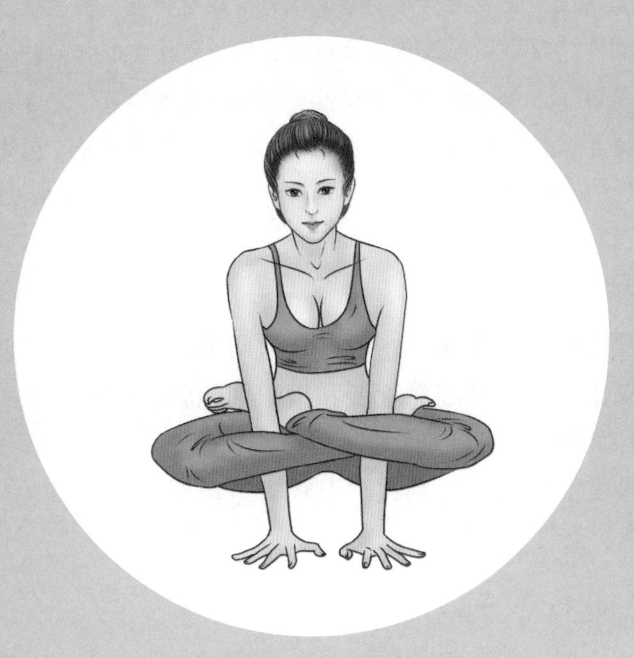

第一章 呼吸系统疾病的瑜伽疗法

呼吸如同生命的潮水，滋养着我们直到永远，呼吸的节奏影响着我们的意识状态。瑜伽认为呼吸是精神状态的直接写照。不规律、不恰当的呼吸反映出人的精神分散、精神与身体的不协调。因此，呼吸预示着人健康与否，呼吸杂乱最终意味着疾病的产生。因此，学会自由呼吸、意守呼吸使它逐渐渗透到身体的每一个细胞成了治疗的根本。

生理、精神及情绪压力都会对呼吸方式产生影响，同样，我们呼吸的方式也会影响我们的身心。呼吸对可以分解的意念波有抑制作用。在瑜伽练习中，我们的目的就是逐渐重塑呼吸方式，解开其中的脉络并逐渐消除习惯性的、能反映精神紧张的“屏息”方式。以亚历山大·罗文博士为代表的生物能学派认为不规则呼吸是内在情绪如气愤或憎恨的一种体现。这些内在情绪会引起人体功能紊乱，它包括哮喘和伴随抑制性呼吸的习惯性肌肉紧张，这都反映了人体潜在的不协调性。练习调息法可以恢复吸气与呼气的平衡。吸气给人精力，是扩张性、创造性的；呼气使人平静，是集中性、固定性的。扩张性的吸气称为“加强”（太阳）呼吸；深呼气称为“净化过剩”（月亮）呼吸。

呼吸系统

呼吸不仅仅是呼气和吸气，它可以分为两种类型：体内呼吸是指气体（主要是氧气和二氧化碳）在毛细血管壁和组织细胞膜之间的扩散；而体外呼吸是指这些气体在毛细血管壁和肺泡（肺上的微小气囊）之间的扩散。要想有效运作，这两种呼吸都必须依赖心血管系统。上呼吸道包括鼻窦、鼻、口和咽；下呼吸道包括喉、气管、支气管和肺。

腹式呼吸法和胸式呼吸法

身体不健康可能是由呼吸机制（胸式呼吸或腹式呼吸）引起的，也可能是由吸气与呼气关系的特点引起的。在此，腹式呼吸法（有时也称为“膈肌”呼吸）可以解释为在吸气时占主导地位的腹部扩张方式；胸式呼吸法可以解释为在吸气时占主导地位的胸腔/肋骨扩张方式。

对于一个健康的身体来说，任何一种呼吸方式都应同样畅通。然而，如果一种呼吸方式出现困难，另一种方式也会不运作，这种不运作会自动转化成一种不平衡的“呼吸”方式。应遵循的一个一般规则就是在任何一种方式出现问题时都要加以改善。

腹式呼吸法 腹式呼吸法是身体处于静止状态时的一种自然呼吸方式，它对人的身体动力要求较少，身体的放松以及副交感神经系统与之相关。

胸式呼吸法 胸式呼吸法是一种积极的呼吸方式，主要与运动和“格斗－逃避”反应有关，主要在需要利用肺部所有潜能来输送氧气的时候才进行胸式呼吸。例如，赛跑选手必须进行胸式呼吸，但是如果有谁在看电视时使用胸式呼吸法那就确实太奇怪了。此处需要指出的是，胸式呼吸法可以以一种平静的方式进行，而且并不一定会导致肾上腺素的介入。只强调放松的腹式呼吸法有时会掩盖胸式呼吸法的功能和益处。

造成腹部无法进行呼吸的原因

◇习惯性紧张的浅短呼吸型。

◇腹部情绪控制型。

◇轻度背痛或间盘病史对腹壁的影响。

◇腹部锻炼过度造成腹壁收缩。

◇出现如哮喘病发作时的喘息等呼气困难的状况，这时腹部肌肉习惯性地急促(强制性)呼气，这会导致腹壁慢性绷紧。

有些人无法充分扩展胸腔的原因

◇缺少持续性有氧锻炼。

◇吸烟。

◇上背、肋骨或胸骨损伤。

◇胸骨或脊柱先天性畸形，如脊柱侧凸（脊柱侧向弯曲）。

◇腹部肌肉无力，例如由腹骨盆手术造成腹肌无力。

◇长期便秘或腹胀，如大肠激躁症（IBS）。

◇有慢性肺病病史。

◇缺乏自信／动力。

腹部和胸腔其实是一个由肌肉架（膈肌）隔开的密封容器，膈肌主要起到类似于汽缸的活塞的作用，形成一种与原始蒸汽机相似的气压更替系统。如果胸部活动由于结构（肋骨关节和脊柱）或器官（肺部）失调而受到限制，膈肌的向下运动就变得至关重要从而得到加强，腹壁也会因此向前膨胀以容纳膈肌从垂直方向扩张胸腔容量时产生的额外气压。

所以在多种呼吸紊乱的情况中上述结构会导致腹部膨胀并不奇怪（哮喘和肺气肿除外）。如果没有诊断出任何肺功能失调，很多人完全意识不到他们胸部呼吸能力的下降，因为呼吸方式需要很长时间才会有微小的变化，这通常要几年的时间。胸腔无法进行较大幅度的扩张可能是人体生命力下降的一种内部表现，因为这预示着充分吸气能力的降低。

腹部膨胀也会带来后遗症，例如下腹骨盆区域充血、下背紧张等，还常常会有颈部疲劳的感觉。这只是一个系统出现功能紊乱对其他系统产生影响的例子。

在吸气过程中控制腹壁是使胸腔容量最大化从而增强肺部功能的最有效的自然方法。在瑜伽中，向贴近脊柱的方向收腹或“凹腹”称为收腹收束法，这是吸气的一种方法。

常见的呼吸疾病

哮喘 哮喘是在呼吸过程中，由于小支气管或支气管平滑肌痉挛及伴随产生的过量黏液而引起的一种可逆性气道障碍疾病，黏液会阻塞部分气道。哮喘病发作的主要特点是呼气困难。哮喘最常见的形式是对环境中某些刺激物的过敏性反应，例如，对室内粉尘、花粉和某些食物过敏，而最常见的过敏食物是牛奶和小麦。过敏性哮喘还与湿疹和干草热有关。其他刺激性因素包括环境污染、吸烟（不管是主动还是被动）也会引起哮喘病的发作。同时，这种疾病还与个人情绪压力有关。

对呼吸疾病有帮助的生活方式

◇避免饮食过量，过量饮食会导致胃肠膨胀，抑制肺部功能。

◇避免食用会分泌较多黏液的食品，如面食、奶制品、油煎食品和腌制食品。

◇饮用榨取的新鲜水果和蔬菜汁，既可以减少黏液，又可以提供较多的营养成分。多喝水也有助于减少黏液。

◇饭后洗手、洗脸，以舒适的姿势静坐 10 ~ 15 分钟或者在新鲜空气中轻松漫步，从而“净化”肺部和呼吸道。

◇休息日禁食 24 小时，只喝果汁和水，这样可以清除体内毒素。

肺气肿 如果肺泡壁失去固有的弹性并在呼气过程中一直充满空气，就会出现肺气肿，所以肺气肿最常见的症状就是呼气困难。随着受损肺泡聚合形成更大的功能紊乱的气囊，肺部持续膨胀，于是会形成桶状胸来容纳变大的肺脏，变大的肺又会开始形成纤维组织。这时呼吸气体的扩散就变得更加困难。肺气肿最常见的致病原因就是吸烟，但是环境和工业污染物也能引发肺气肿。

支气管炎 支气管炎是支气管感染，它会导致支气管黏膜黏液分泌增多和腺体发炎，主要症状是咳嗽并带有黄色或绿色的痰。感染可能是急性的也可能是慢性的，最常见的致病原因就是吸烟和环境污染。

鼻窦炎 鼻窦炎是指鼻窦的感染，经常与感冒一起发作。如果身体抵抗不住滤过性毒菌感染就会感冒，一般在紧张压力过后人体免疫力下降时发生。最常见的症状是鼻、喉、鼻窦的炎症，引起不同程度的打喷嚏和咳嗽以及痰液增多。

治疗和疗法

传统疗法和药物包括使用支气管扩张术、类固醇、抗生素、解充血药和消炎药物。逐渐采用本章所提供的瑜伽练习方法再配合使用上述药物，坚持按要求做，注意观察收到的效果。这样可以逐渐减少对药物的依赖性，但是必须事先向医生咨询。

清洗呼吸道之盐水净鼻术

传统的哈他瑜伽净化练习也称为内在净化，能把毒素和杂质从人体系统中排除，可以增加体内能量，促进身体健康。练习方法有 6 种，但并不建议人们使用所有的方法。净化练习应该在专门的老师的直接指点下进行，不过此处介绍盐水净鼻术是因为它可以以一种自然的方式净化呼吸道。

盐水净鼻术 对于预防感冒、清除多余分泌物来说，盐水净鼻术是一种极好的练习方法。它包括鼻灌注法，是借助一种称为净鼻印度圆水壶的小壶，用低盐冷水溶液轻轻冲洗鼻道（或者你可以拿一个早餐用的小碗，用鼻孔吸水）。

把 1 茶匙盐溶解在 1 升冷水中，把水倒入净鼻印度圆水壶或另一个类似的小容器或小茶壶中。头歪向一侧，把壶嘴插入一个鼻孔，把盐水溶液慢慢倒入鼻孔中直到溶液从另一个鼻孔流出为止。用嘴呼吸，盐水大概应该流 20 秒钟，然后换另一侧重复进行。

基本瑜伽的动作序列

这一动作序列是一组比较谨慎的练习动作，适合初学者和患病初愈者。这一动作序列主要功能是扩展并打开胸腔，提高肺功能，有助于治疗呼吸不规律、哮喘、肺气肿和支气管炎等疾病。瑜伽动作序列的意思是“以专门的方式放置”。我们把瑜伽的一系列动作称为动作序列过程，是因为它能逐渐地、小心地把身体展开，把呼吸与动作的协调结合起来。

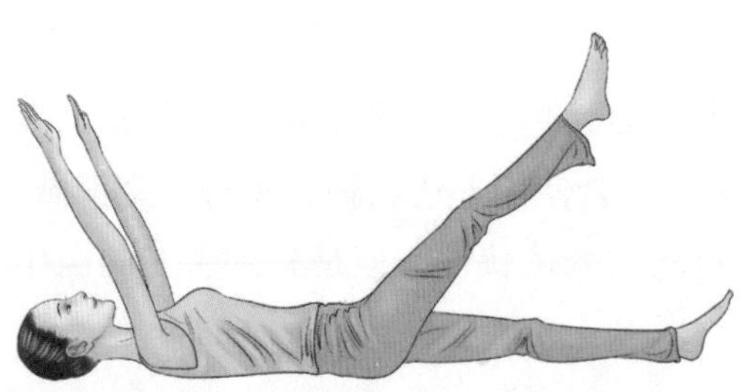

❶ 身体平躺，手臂置于体侧。练习腹式呼吸，收小腹。吸气，双臂举过头顶直到触到地面。呼气，同时放下手臂，抬右腿。

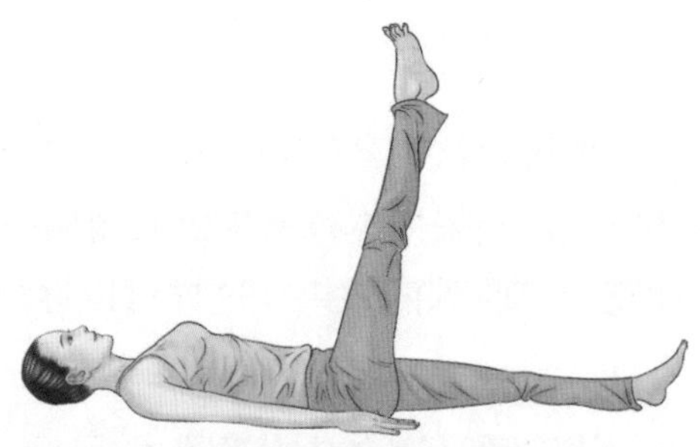

❷ 呼气完毕时，右腿垂直抬起，体侧手掌下压。呼气，放右腿，双臂举过头顶。换左腿重复练习。

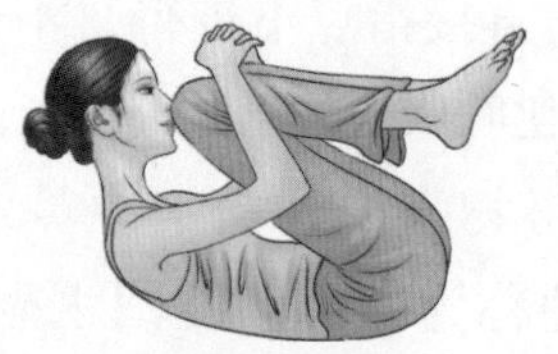

❸ 呼气，抬头，双膝提至胸前，双手抱胫骨。这就是膝盖碰胸式，即祛风式。屏息，深呼气。吸气，把腿松开，头和肩回到垫子上，放松。重复 3 次。

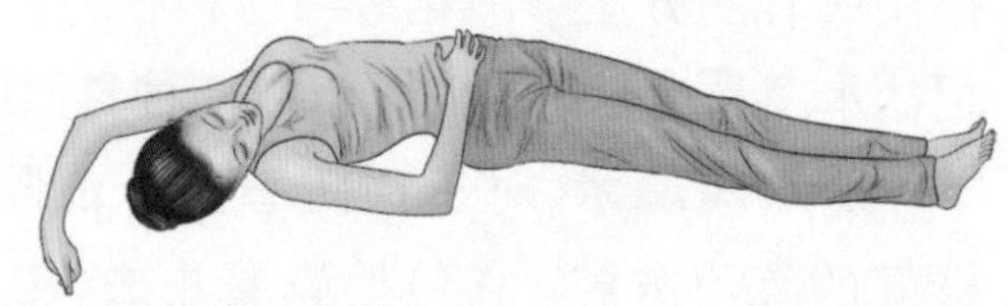

❹ 仰卧，头和脚向右、臀部向左，身体拱成香蕉形。左臂弯于头顶，右手置于腹部。进行完整的吸气、呼气练习，体会肚脐的升降。扩张左肺呼吸 10 次，换右侧重复进行。

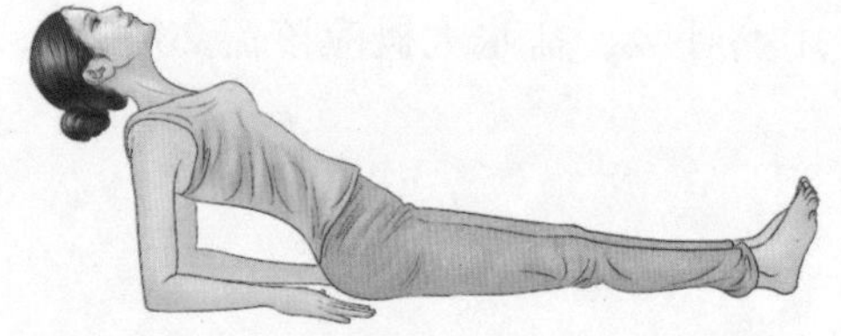

❺ 胸部扩张，练习鱼式。身体仰卧，吸气、躯干上部抬起，双肘撑地，手掌在臀部两侧放平。胸部高高挺起，下颌朝天，向后缓慢低头。

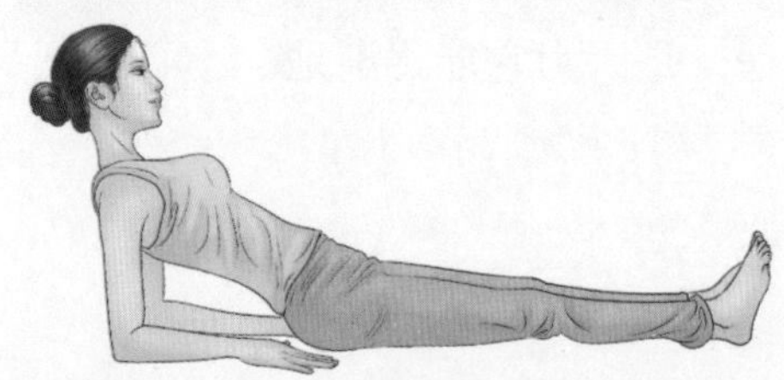

❻ 呼气，下颌向前收至胸口。吸气，脊柱上拱、下颌朝天；呼气，下颌回收至胸口。重复呼吸 5 次，然后以仰尸式平衡片刻以体会效果。

益处与效果

◇按祛风式（见第 3 步）双手抱膝，挤压腹部器官，将横膈膜推向胸腔，充分呼气，促进体内废物排泄和排毒。

◇第 4 步中的侧弯抬臂式拉伸肋间肌（肋骨之间的一组肌肉），在呼吸时使气体进入肺部相应位置。

◇鱼式使前胸张开，拉伸肋间部位（特别是胸骨旁边），呼吸时利于气体进入肺脏的中间部位。肺部这种扩张还有按摩心肌的作用。气管伸展，支气管树上升。健康的肺的运作应该像氦气球，使身体产生一种上浮性。如果出现黏液过多的情况，例如由于患支气管炎或吸烟造成不能充分摄入氧气，支气管树就会对胸腔和颈部产生一种向下的拉力。

中级瑜伽动作序列——坐式

中级瑜伽动作序列有助于增强生命之气和下行之气，对哮喘、肺气肿和支气管炎患者尤为有效。

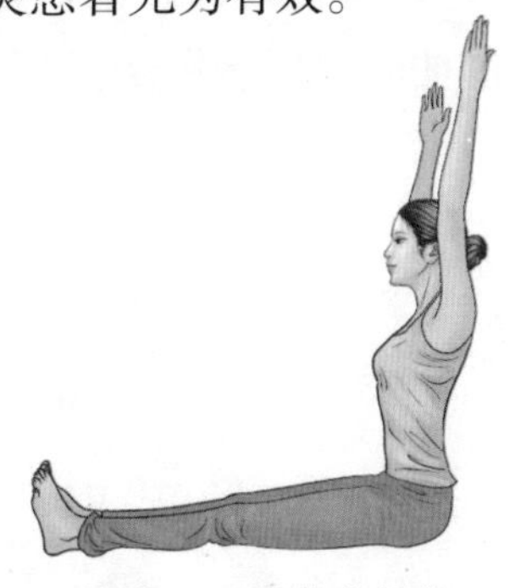

1 平坐于地面，两腿伸直并拢，双臂置于身体两侧。这就是手杖式。脚弯曲，坐骨触地，胸骨上提、扩胸。吸气，双臂举过头顶。

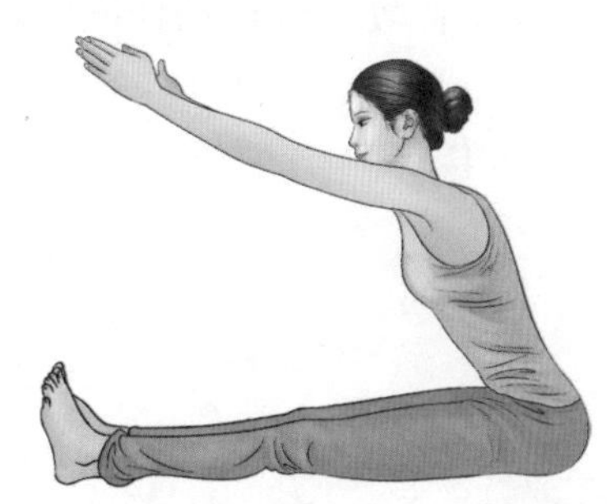

2 呼气，同时胸骨向前倾斜，以髋关节为轴静坐前曲，即背部前曲伸展坐式。肩部放松、远离双耳。继续向前弯曲，集中意念呼气。

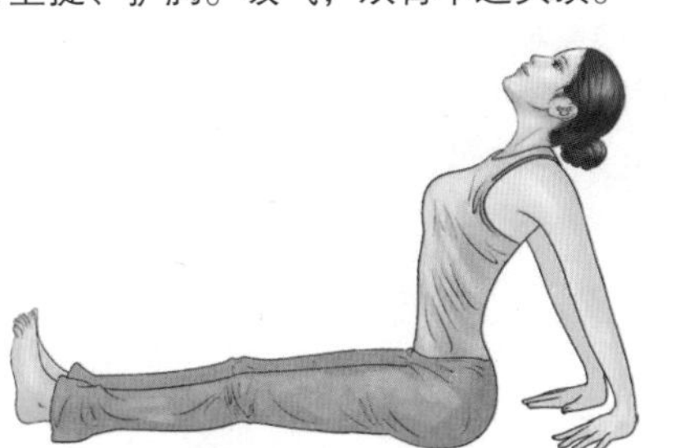

3 吸气，恢复坐姿，手心向下，手掌平放，置于臀部后面约 30 厘米处，指尖向前。肩膀转回原位，前腋上提。呼气，气入双手，脚趾向上指。

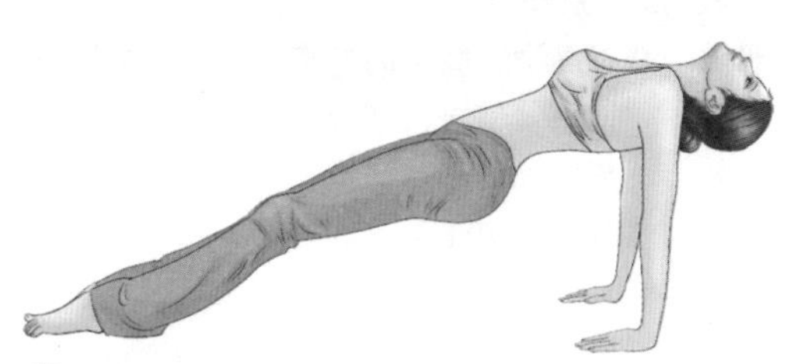

4 吸气，抬臀，转到后仰支架式。依自己的能力呼吸 5 ~ 10 次。

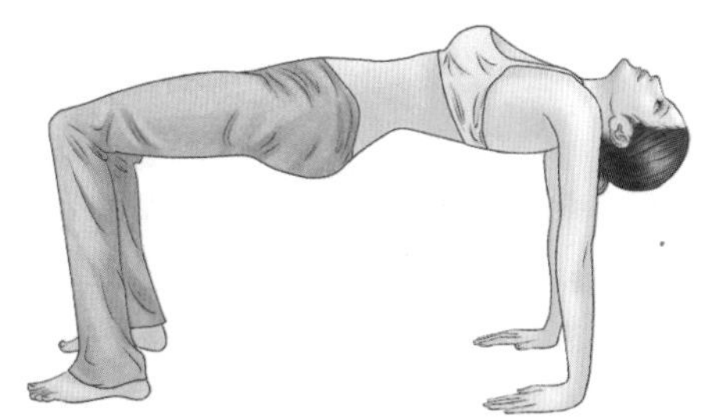

5 改进：吸气时转成后仰支架式的初级姿势。双脚平行，膝盖弯曲，臀部抬起，下颌向天。呼气，臀部放低，回到席垫，反姿势慢慢转成祛风式。

益处与效果

◇在坐式中，吸气时手杖式（第 1 步）刺激膈肌向腹部移动，在引力作用下，与腹部器官的重力方向相反。

◇吸气，手臂向上向外旋转，扩张胸脉和肺脉，可以促进生命之气的流动、增强自信和自尊。

◇深呼气可以驱除浊气、增强身体（生命之气）的排泄和排毒功能。

◇身体前曲时向前弯曲可以促使吸入的气体进入肺的后面。

◇后仰支架式（第 4 步），促使吸入的气体进入全身。可以伸展前身、拉伸上呼吸道，使吸入的气体集中于胸腔上部。

中级瑜伽动作序列——站式

这一系列包含 4 种运动路径：向前（弯曲）、轻度向后（伸展）、侧曲（肺部交替伸展扩张）以及扭转（净化）。如果出现头晕、头痛现象，前曲动作时间稍长些或者缓慢进行动作间的转换，特别是深度前曲时更应缓慢恢复。

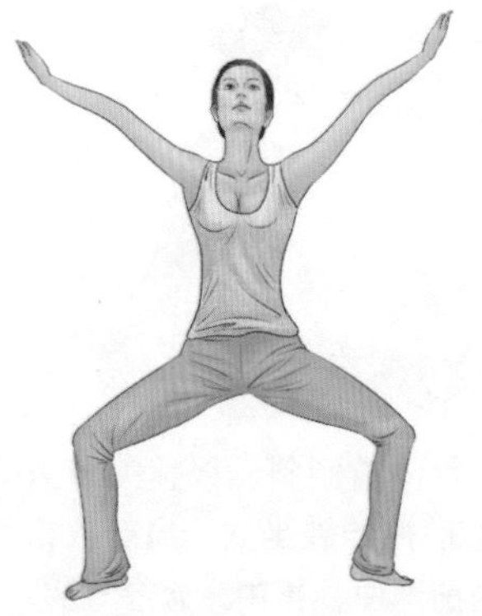

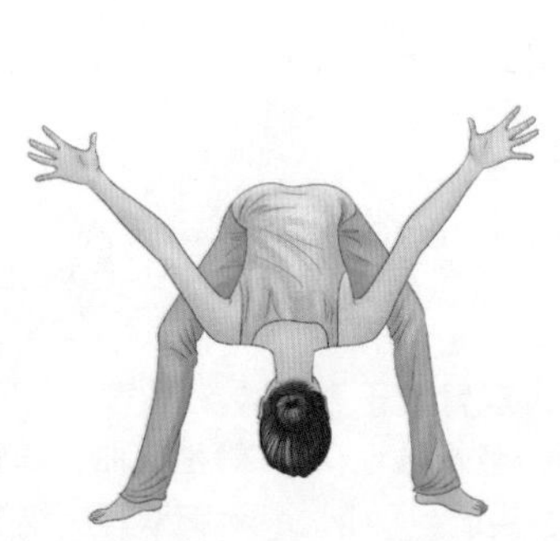

1 两腿跨步叉开站立，脚趾稍微向外、双腿伸直，成马式。吸气，双臂高举，膝盖向外弯曲。同时，手臂前拱，螺旋状向外伸，成斜线伸展。拇指在眼前划过时要特别注意一下。

2 深呼气，从臀部和膝盖处向前弯曲，双臂反方向伸展，手掌向外，拇指朝上。两拇指相勾，收小腹（收腹收束法）以加深呼气。两段动作伴随吸呼重复 5 ~ 10 次。

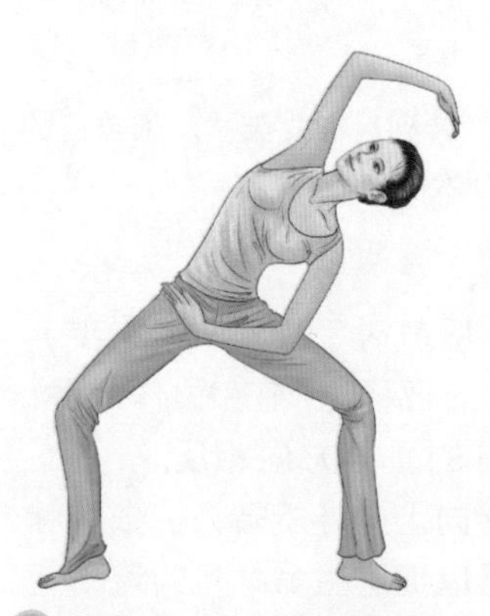

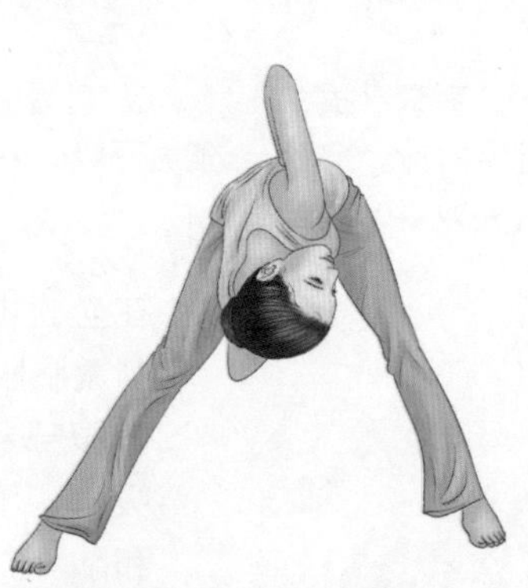

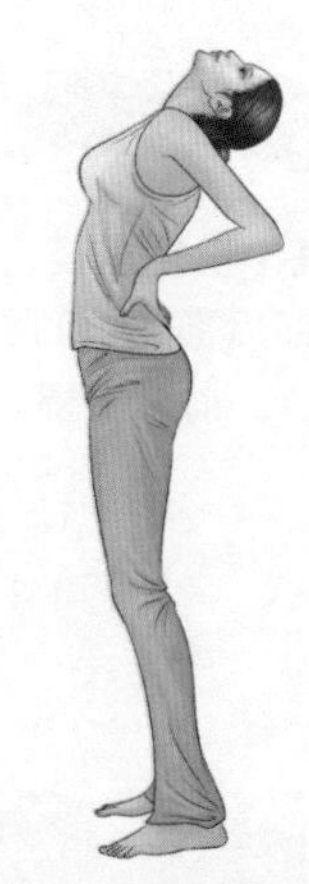

3 恢复马式，手臂伸展于体侧。呼气，右臂弯过头顶，身体向左倾斜，左臂于腹下弯成圆形。倾斜肩膀，使右肩高于左肩，保持这一姿势坚持呼吸 5 次。吸气，恢复到中心位置。反方向练习，每侧练习 2 次。

4 两腿叉宽、伸直，两脚平行，手臂伸展于体侧。吸气，提胸、扩胸。呼气，以髋骨为轴，左手置于地上正前方，右手置于后背下部骶骨上。以右手控制髂骨，防止髂骨有丝毫翘起（想象你可以在髂骨上平放一个茶杯）。吸气、呼气，反向重复一次。

5 两脚叉开，与臀同宽。手掌置于骨盆后部，肘向后指。吸气，提胸，下颌上扬，后仰，使背部稍微弯曲。收小腹腹壁，舌顶上腭以保护颈部。呼气，恢复到中心位置。深吸气、呼气 5 次，如出现轻度头痛则停止练习。

益处与效果

◇吸气，手臂向外上方旋转，扩张胸腔和肺脉。这一动作促进生命之气的流动，并且可以帮助培养自信和自尊。

◇深呼气，向前弯曲，有助于驱除浊气，增强人体的排泄和排毒功能（“净化”下行之气）。

◇翘臀，双臂伸展，那么身体前部特别是胸部和腹部就会扩展开，能促进肺的扩张和冥想的自由。

◇马式中的蹲式使主要肌肉群运动起来（臀肌、股四头肌和后背肌），这需要耗费较多的氧气，因此会刺激人进行深呼吸。

高级瑜伽动作序列

这一系列动作有助于扩展整个胸腔，促进深呼吸。对治疗哮喘、肺气肿和支气管炎有特效。举臂后弯动作能通过促进深吸气（生命之气气流）来增加体内能量、增强自尊心。如果抬臂动作太剧烈，就像第 4 步中一样，练习时把双手放在脚踝上。

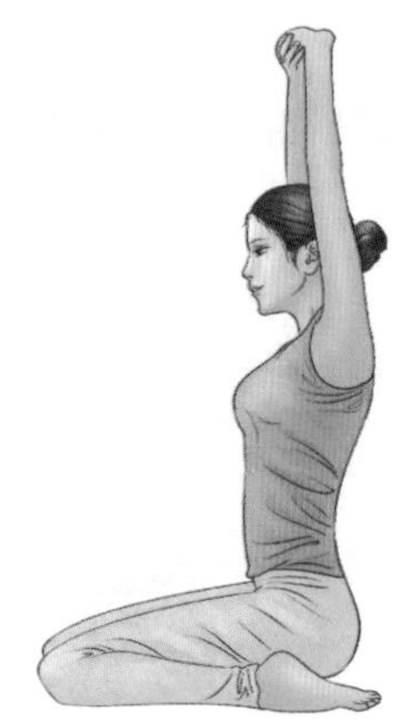

① 以英雄式（高级姿势）坐好，臀部放在两脚脚心之间，脚跟顶住臀部两侧。或简单地跪下即可。膝盖脆弱的人可以在臀下放一块木板。胸骨提起、后背挺直，双手置于膝盖上，掌心向下。吸气，双臂举过头顶，手心向上，手指交叉，呼吸 10 次。

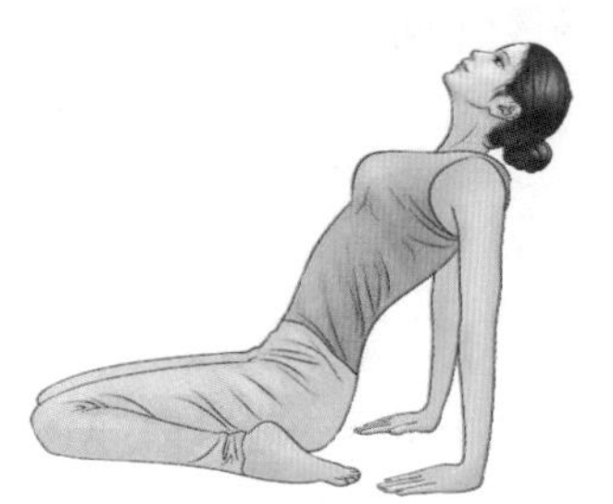

② 手掌在身后平放于地面上，指尖向前、身体后仰。下颌向上抬起，深呼吸 8 次，前胸向身体的两侧向外扩展。必要的话，在臀部下垫一块木板以保护膝盖。

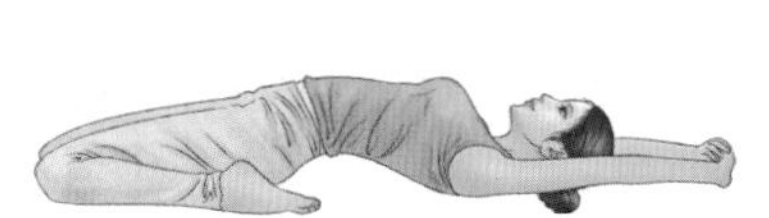

③ 成仰卧英雄式，不要绷劲儿，尽可能躺下去，保持膝盖着地且双膝紧并。深吸气，呼吸 30 次（你可以在此停止练习，这时反姿势为婴儿式）。

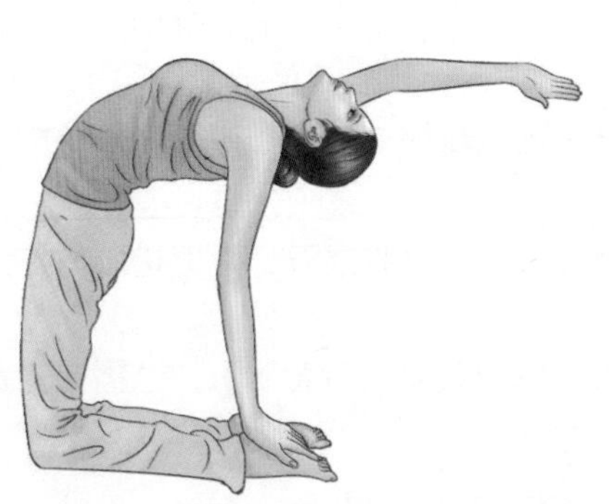

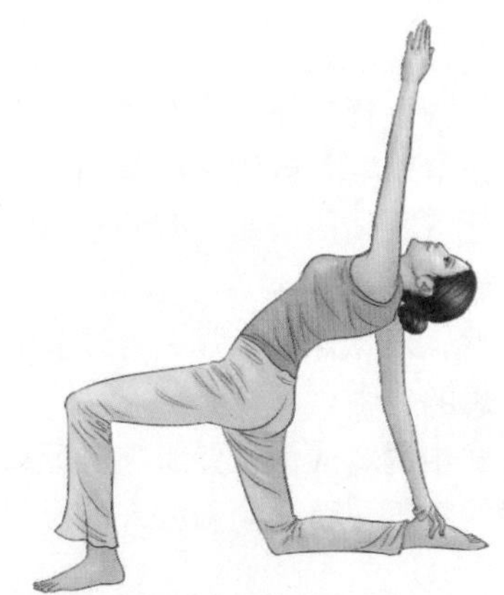

④ 恢复到第 2 步中的姿势，提臀准备骆驼式。保持臀部向前，深吸气，提胸。呼气，后背拱成弓形，左手握左踝，右手指天。颈部不要打弯。保持这一姿势呼吸 8 次。可能的话，右手臂在头上方拱起，伸展右侧身体。吸气，回到直跪式，呼气，成婴儿式或下犬式。换另一侧重复练习。

⑤ 左脚前跨，成勇士跃进式。呼气，左脚蹬地。吸气，左臂竖直指天，身体抬起，右手置于右踝上。保持这一姿势呼吸 8 次。换另一侧重复练习，放松成婴儿式或下犬式。

益处与效果

◇一只手臂抬起，伸展肋间肌（肋骨之间的肌肉）和腰侧肌肉，使呼吸的气体轮流集中到两肺。

◇伸展气管，刺激呼吸系统肌肉，把空气吸进支气管，这有助于排出黏液。

◇这一系列动作充分地介绍了胸式呼吸法，以及胸内气压达到最高时的肺泡灌注法。

◇通过胸部扩张练习可以提高肺脏功能。

◇这一动作序列使前身和胃肠得以伸展，有助于消除体内滞塞。

脑部净化调息法

这种练习即“发光的头颅”，是一种呼吸练习（呼吸法），也是一种净化过程（净化术），它可以净化大脑，为大脑提供氧气。可预防心脏病、高血压、疝气或胃溃疡。

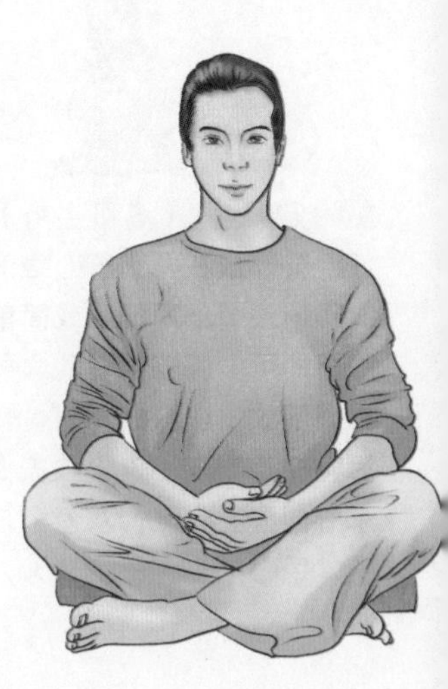

▶① 挺直脊椎，以一种舒适的姿势盘坐，双手放于膝盖上或拢在大腿前面。双眼微闭，全身放松，集中意念呼吸。

② 伸展腹部，用鼻孔深吸气。腹部肌肉向脊柱收缩（像六角手风琴），然后鼻孔深呼气。

③ 重复一次有意识的深呼吸，腹部向内收缩。连续呼吸 10 次，然后深吸气、深呼气。这就完成了 1 轮的练习。练习 3 ~ 4 轮。

④ 完成后，意守眉心和大脑前部。

平静的腹式呼吸法

冥想呼吸或呼气、吸气使气体沉入身体重心，这是消除忧虑和压力的理想方法，适用于紧张、焦虑的人群，特别是心脏病人以及那些进行浅短呼吸、气体只能进入到胸腔上部的哮喘患者。腹式呼吸法锻炼了人体的下行之气和净化方式，因此有解毒、放松的功效。斯旺米·拉玛（1925 ~ 1996 年）访问西方时传授了腹式呼吸法，而没有采用有刺激的胸式呼吸法，因为他发现西方人需要缓解压力、关注自我。

1 首先，身体平躺，姿势如同僵尸，成仰尸式。双臂放于身体两侧。吸气，气沉小腹，体会肚脐地鼓起和腰部两侧，下背伸展，气沉肺叶底部。

2 呼气，肺部缓慢腾空，体会肚脐下凹。练习呼吸 10 分钟，意守肚脐的升降。

坐式脊柱扭转式

扭转可以使脊柱扭向外侧，除可以扩展肺部外，还可以减轻背部疼痛并按摩腹腔。这种坐式脊柱扭转式即半脊柱扭转式，可以锻炼人体躯干，包括胸腔。

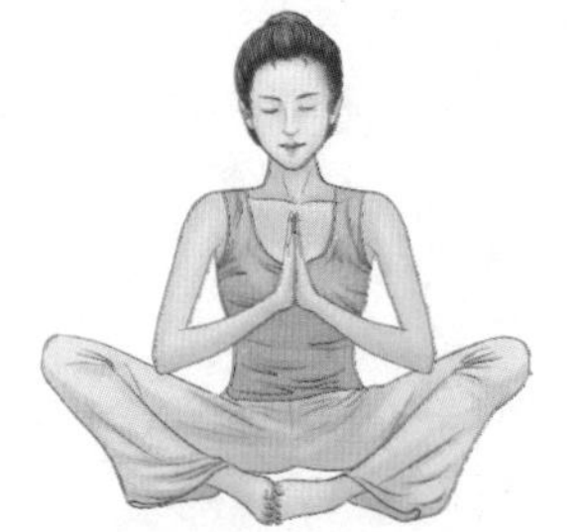

1 静坐，脚心相对，双手合十呈合十礼，双肘置于大腿上半部。深呼吸 10 次。

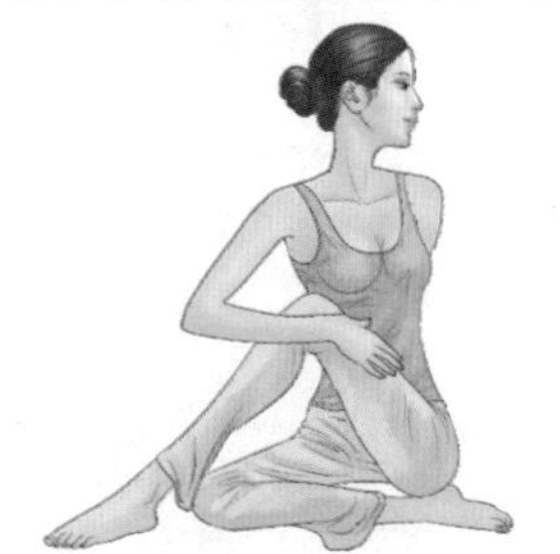

2 左腿抬起置于右膝上，左脚置于右腿的大腿外侧，平放在地上，脚趾向前，左膝弯曲直指上方。右手放在左膝上，向左轻轻扭动躯干，胸廓上提并伸展。头左转，眼观左肩上方。自由深呼吸，不要绷劲儿，扭转并伸展脊柱，坚持呼吸 8 ~ 20 次，气聚左肺。

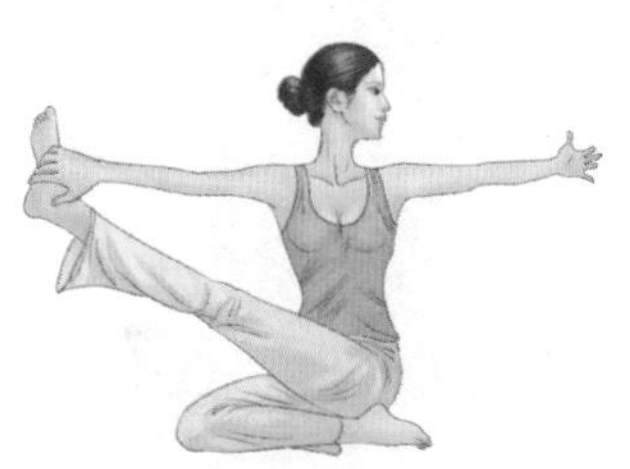

3 右手握左脚，左腿向外伸直，左臂反方向伸展，使胸廓完全展开。坚持深呼吸 8 次。反向重复练习。形成祛风式或蜷缩成宇宙蛋状，恢复身体的对称。肩胛骨向后下方沉，肩膀远离双耳，放松。

生命气契合法

在一次均匀吸气中，练习整个序列动作，体会这一阶段气的运行。吸气达到最大化时，闭而不吸（屏息），冥想能量进入；呼气，体会气流通过手臂的运动沉入肚脐源头处，与身体之源再融合。

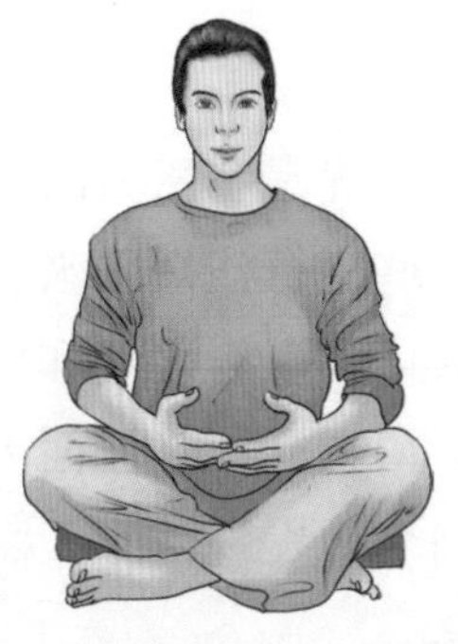

❶ 于一安静处静坐，脊柱挺直，感受呼吸和脊柱，意念观于内。肩膀放松、伸展。面部放松，眼观鼻或双眼微闭。双手微拢，置于小腹，手心向上，深吸气，自然提胸。呼气，体会会阴收束。随着气体呼出，肺部腾空，收缩腹部肌肉。

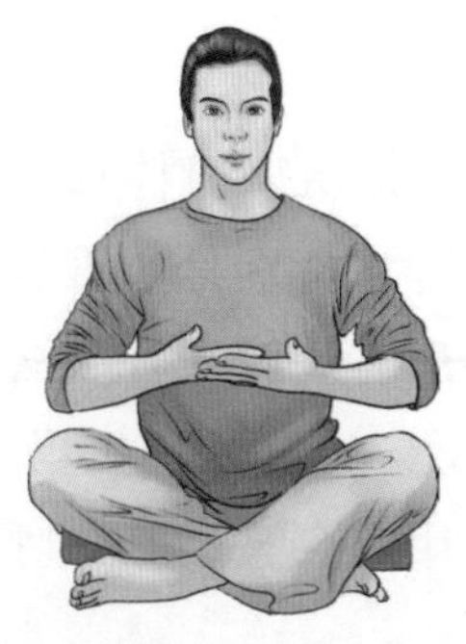

❷ 腹部阶段：吸气，腹部放松。双手提到腹腔神经丛的位置，体会气的运行，气沉入并充满肺叶下部。

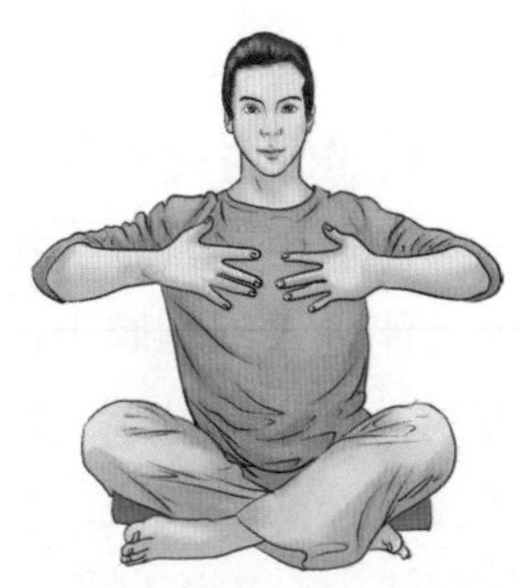

❸ 胸部阶段：继续吸气，双手提到锁骨，调节气流的进入。

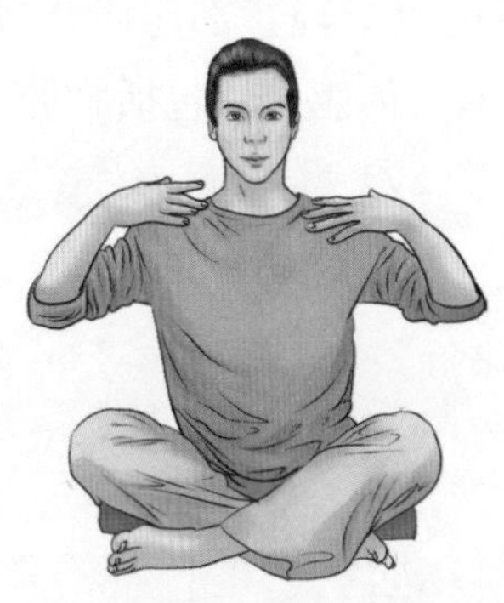

❹ 锁骨阶段：在吸气接近充分时，臂肘伸展，与肩成一条直线，指尖位于咽喉前方，促进胸部的伸展。双手从面前划过，面部放松，表情平静，眼观心。

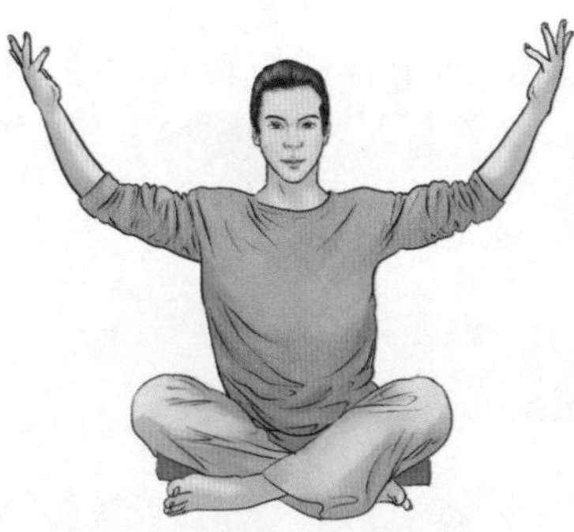

❺ 呼吸最大化时，姿势成开放式，两臂张开，手指向上方。屏住吸气，想象医治之能通过头顶进入体内，沿脊柱下行，渗透到身体的每个细胞。开始呼气，双手慢慢回复到起始动作，肺部之气排出。重复进行。

益处与效果

◇生命气契合法是充分、自由的呼吸中的冥想，这时扩张性吸气与深呼气之间达到平衡。

◇手势体现了气的运行，使生命之气进入身体的各个封闭部位，增强呼吸的意识。

◇腹式呼吸可以降低心率，增强副交感神经系统的反应，减少强力呼吸、惊慌及哮喘病的发作可能。

调息法练习

瑜伽动作练习进行完后，可以放松大概 10 分钟（挺卧式）再进行 10 ~ 15 分钟的平静呼吸。练习腹式呼吸法和脑部净化调息法并且练习一下喉呼吸法。哮喘患者、焦虑症患者和换气过度者可以练习清理静脉调息法和蜂式调息法。

第二章 脊柱疾病的瑜伽疗法

脊柱是大脑向身体向其他部位传输信息的非常复杂的系统，也是通往大脑的中枢途径。一个健康完整的脊柱可以自由轻松地移动而且不会破裂，它可以从后面支撑我们的身体，使人体以尾骨（根轮）为基点达到平衡，并使人通过头顶向上延伸。当人坐立不端时，就说他们没有脊柱——“无脊骨的”。脊柱脱节的姿势表现为向前拉紧（下巴向前突出）或者是要向后倒（耸肩、弓躯）。

向前弯曲时，我们弯腰成求知式或神秘式，头部放松，为脑干和骼骨部位的副交感神经丛提供养分。头盖骨和骼骨相连能使人平静。我们屈膝时就表示屈服。身体向后仰成弓状时表示庆祝生命和吸入新鲜空气。如果在练习的过程中固定不动或紧张，那么就会阻塞体内的生命脉搏。

脊柱中有脉轮，要想在世界上生存，我们必须以尾骨为根基使身体固定。以此根基开始，沿精神中枢盘旋上升，生命走向卓越。

脊柱的发展

人的胚胎的发展遵循一个详细、系统的过程，所有的脊椎骨也都遵循这一过程，即“发育体制”。早期胚胎的形成伴随着大量极为复杂的细胞运动，称为原肠胚形成，形成一个 3 层的胚胎细胞“三明治”：外层原生皮肤、神经组织以及内部的内脏组织。胚胎如同一张平放的磁盘，从头到脚、从左到右折叠在一起，左右折叠时两边对称，这就是椎骨的特点。

从头到脚的折叠沿脐带形成了一弯新月，从而构成了最初的脊柱曲线。早期的脊柱最初是一块连续的组织，逐渐分割成不连续的骨块，称为体节，最终发展成为脊椎骨。这些分段不仅使脊柱连接在一起，也使脊骨神经从包围的脊髓中萌芽，向与分节相关的具体结构发展。

成长期满后，胎儿与母体的腹部器官争夺空间，手臂和双腿巧妙地交叉折叠于身体前，瑜伽课程的最后阶段经常采用这一象

脊柱由 5 个主要部分组成，形成 4 条自然曲线即颈部曲线、胸椎曲线、腰椎曲线和骼骨曲线

◇颈椎（颈部的 7 节脊椎骨）
◇胸椎（胸部后面 12 节脊椎骨）
◇腰椎（组成后背下部的 5 节脊椎骨）
◇骼骨（在 16 ~ 30 岁之间合并的 5 节脊椎骨）
◇尾骨（在 20 ~ 30 岁之间合并的 4 节脊椎骨）

征性姿势，象征着回到生命的开始和新生。

胎儿出生后，第二脊柱曲线开始在颈部和腰部形成。随着感觉器官的迅速发展，颈部曲线开始形成，然而刺激腰椎曲线发展的是早期独立活动练习中至关重要的爬行动作。随着神经系统的日益成熟和完善，人的活动的复杂性也不断增加，在战胜人类自身时达到顶点——以两腿平衡身体并且能直立行走为标志。

人体脊柱的几大主要功能

◇包围并保护脊髓。

◇支撑头部，通过椎骨和间盘承担脊柱的重力，平衡身体。

◇为肌肉、骨头和附着在骨上的韧带提供“脚手架”。

◇为躯干和四肢提供能量，进行一系列不同的动作，包括要求复杂的形体变化姿势如瑜伽练习、舞蹈及其他运动中的动作等。

◇发挥减震器的功效，在走路、跑步和做耗费体力的重力运动时保护大脑。

脊柱和躯干的解剖学构造

脊柱由一系列椎骨形成。神经在椎骨中穿过，椎骨使脊髓与身体的其他部位相连。脊柱运动的主要方向是向前、向后弯曲，向侧面弯曲和扭转。脊柱也允许身体有一定程度的纵向压缩和拉紧。

通过这些脊骨曲线和左右对称的作用，人体在重力作用下在三维空间保持垂直的姿势。身体理想的站姿从侧面看的话，脚踝、膝盖、臂部、肩膀和耳朵都应在一条直线上，从正面和背面看应该是两侧对称的。

髂骨为大部分脊柱提供了一个平台，它在盆骨的骶骨关节之间形成一个牢固的三角状支撑，就像一块楔石，这反过来又在臀关节处以双腿为平衡点。如果因为受伤或姿势变化而破坏这一平台，它上面的脊柱部分就必须进行弥补，继而对头部形成撞击。

脊柱要靠大量软组织支撑，通过非收缩性连接组织即脊柱骨内圆盘、韧带和肌束来实现被动支撑。椎间盘缓冲并隔开脊椎骨，韧带使脊椎骨纵向连接在一起，肌束具有更强的附着性并使脊柱有层次，而且肌束比较薄，分布也更广泛。

各种肌组附着在脊柱、骨盆和肋骨上形成积极支撑，这些合起来称为竖脊肌群。这一层下面是较小的肌肉，它可以使各节的活动更加复杂，从而调节竖脊肌，使其更强有力地活动。与运动和姿势都相关的关键肌肉是腰肌，它从腰椎前面延伸出来，附着在大腿上侧。这些肌肉拉紧的时候，就像拉紧竖脊肌群，这时会引起姿势的偏差并导致背痛。

要想形成一个紧凑、稳定的站姿，间接支撑也很重要，它主要由胸部和腹部的腔压提供。这会受到肺部器官（内脏）的健康状况及胸肌、腹肌、膈肌及骨盆底部健康状况的影响。

常见的背部问题

背痛和颈部疼痛有多种表现形式，不过最常见的是与脊柱结构相关的生理问题，主要是由某些活动引起的。现代医学经常把这些疾病分为几类，如肌肉、关节和韧带拉伤；间盘损伤和坐骨神经痛等。但是，在现实中往往是部分或全部上述疾病的综合作用导致“机械性”背痛。不过，也有“非机械性”背痛的可能，这包括内脏的牵涉性疼痛、感染甚至是癌症。

肌肉和韧带 肌肉和韧带是最容易受伤的组织。扯伤或其他损伤是骨架内部结构（很可能是脊骨关节）失衡的外在症状。另外，胸部疼痛可能还会与肋骨或呼吸系统疾病有关。颈部和腰部脊椎骨后面较小的“凸线”关节经常是致病的罪魁，它与更持久的椎间盘疾病相抵触，不过也可能二者同时构成致病原因。

间盘疼痛 间盘疼痛一般是由纤维环软骨的纤维损伤或扯伤引起的，持续时间长而且易复发。间盘也会向一侧凸出，一般称之为“椎间盘突出”。这种疾病会引起局部背痛，或者坐骨神经到腿部突然的剧烈灼痛感——坐骨神经痛，坐骨神经痛也可能是关节受刺激或肌肉陷压引起的，手臂也可能会遭受与坐骨神经痛相同的痛苦。间盘下垂通常在当神经核跳出周围软骨时出现，是最严重的间盘损伤，一般由外伤事故引起，如重重摔了一跤、车祸或扛提重物等。不过，间盘下垂需要几年的时间才会形成。

骨关节炎 骨关节炎又称为椎关节强硬，是一种骨关节变质情况。主要特点是关节周围软骨磨损或扯伤。脊骨关节炎是由缓冲垂直冲力的椎间盘受到腐蚀而引起的。这些间盘的逐渐退化就是我们随着变老而逐渐变得矮小的主要原因。骨关节炎常见的症状有骨节僵硬、严重酸痛和疼痛，轻度活动和使其受热都可以减轻这些症状。一般来说受影响最严重的部位是腰椎下部和颈部。

治疗与疗法

针对背部疾病最常开的“药方”就是休息，再加上止痛药或消炎药，不过在个别情况下也建议进行手术。其他治疗方法包括结构性治疗例如整骨疗法等。

压力和紧张是导致背痛和颈部疼痛的主要原因。在今天，缺乏锻炼和在椅子上或车上静坐的时间过长也是非常重要的原因，而走路会涉及大量的脊柱活动，特别是腰椎关节在运动中发挥着主要作用。当出现下背严重疼痛时，本来很简单的走路就成了一个很不错的治疗方法。

本章的瑜伽动作序列是专门挑选出来用于减轻背部不适或疼痛的，这些动作也可以针对发病点与内视理疗调息相结合。

可供采取的其他措施

◇避免长时间在椅子上坐着，在家中可以换多种不同的姿势坐在地上。
◇每天至少走路 30 分钟。
◇夏天，赤脚在草上或沙上行走。
◇要穿不夹脚的鞋，鞋跟高度要适当。鞋跟太高会使脊背下凹过大，这也是影响下背疼痛的一个重要的不确定因素。
◇减少糖类和酸性食物的食用量。
◇身体水合作用良好也有很大的治疗效果。

初学者背部瑜伽动作序列

缓慢、逐渐地练习拜日式可以增强脊柱的柔韧性。第 1 ~ 3 步适于所有水平的练习者，中级练习者则可以练习所有动作。早晨起床时，可以重复练习几次这一系列动作以使你一整天精力充沛。它有助于缓解脊柱及其周围肌肉的僵硬状态，促进身心的协调。如果有任何疼痛现象，以婴儿式休息并调息。

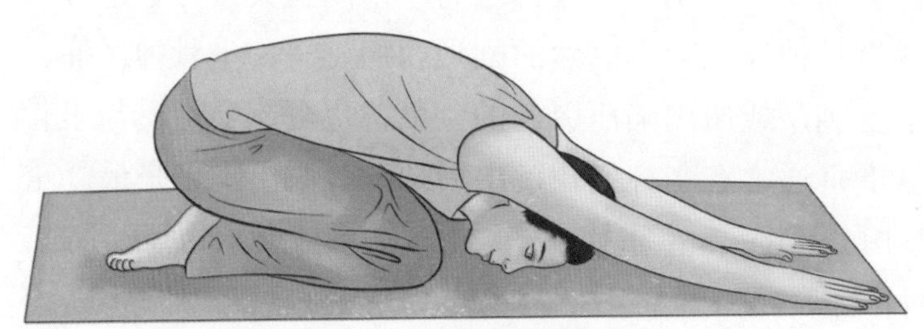

❶ 以婴儿式坐好，臀部置于脚跟上。双臂于体前伸展、手掌平放在地上，伸展上半身，拉伸腹部，下背和腹部放松。练习腹式呼吸法，呼吸 10 次。

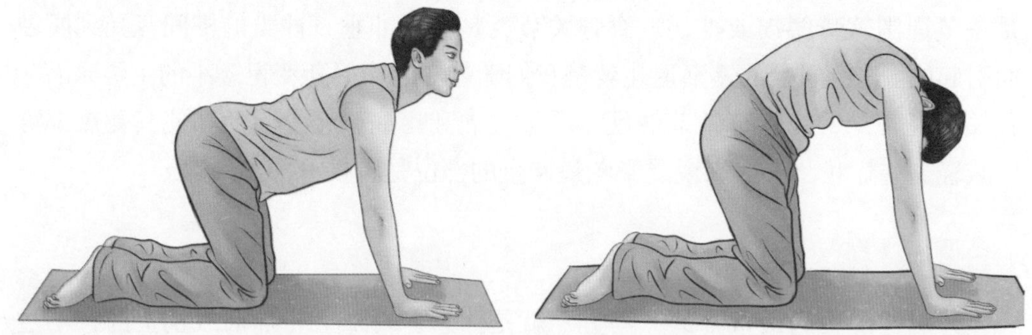

❷ 吸气、四肢着地，成猫式。双手位于肩膀下方，膝盖位于臀部下方，手掌向下压地。吸气，脊柱下沉，头往上抬，伸展腹部、胸部和咽喉。尾骨尽量向上提，越高越好。呼气，脊柱拱起。尾骨向下探，下颌向胸部收，肩胛骨向两侧伸展。运用 3 种收束法，把气挤出体外。配合呼吸重复这两个动作，练习 10 ~ 20 次，直到后背柔韧、心情平和。

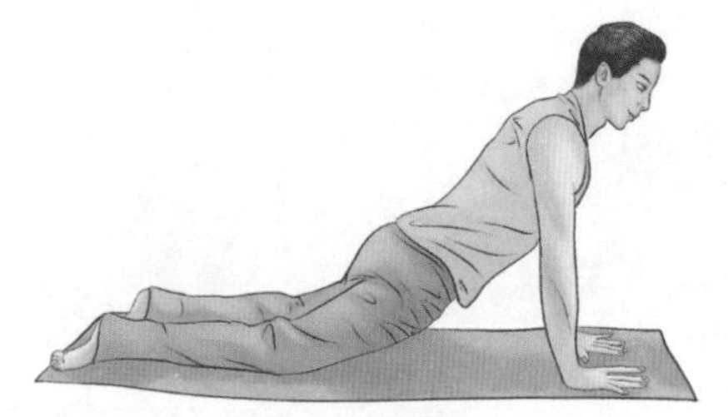

③ 在瑜伽垫上双手继续向前放。吸气，胸部前移至双臂之间，成简化的木板式，身体上提，使膝盖和头之间成一条直线。眼向前看，体会下背是否有不适之处。呼气、背部放松，脊柱反姿势成伸展的婴儿式（见第 1 步），保持这一姿势呼吸 10 次。重复第 1 ~ 3 步 3 ~ 5 次。这一伸展式能让紧绷的后背放松下来。

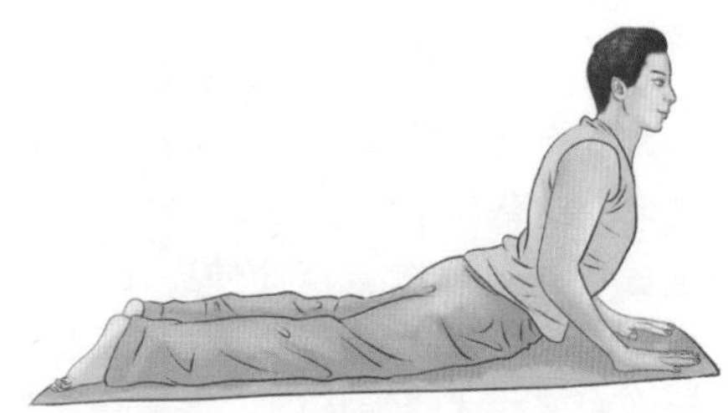

④ 不要绷劲儿，从第 3 步开始上身下沉，胸部前挺，手臂于腰侧弯曲成婴儿眼镜蛇式。使胸椎位于肩胛骨之间并下沉，胸部扩展，直视前方。体会下背是否有不适的感觉。保持这一姿势呼吸 10 次。

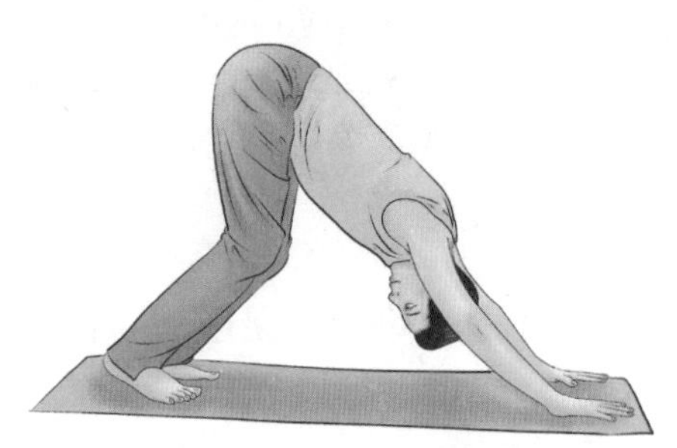

⑤ 从婴儿眼镜蛇式开始，脚趾向下踮起。吸气。起身成小狗式。小狗式是通过弯曲膝盖、伸展并拉长脊柱，“调整”腿筋和下背，对下犬式进行改进的姿势。保持这一姿势呼吸 8 次或者（不绷劲儿）持续时间越长越好。

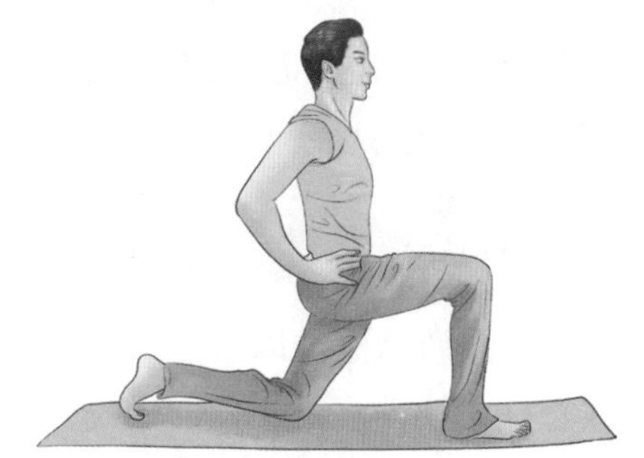

⑥ 吸气，右脚前跨一步成跃进式。躯干垂直，双手放在臀部，腋窝前部上提。尾骨向地面方向固定，直视前方。保持这一姿势呼吸 3 次。

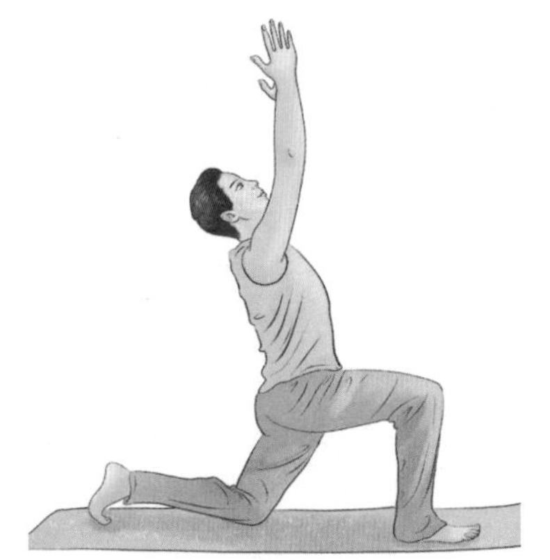

⑦ 吸气、双臂从肩膀上方竖直向上举起，收小腹，肩胛骨扩展并下沉。旋转二头肌使手心相对。保持这一姿势呼吸 5 次。

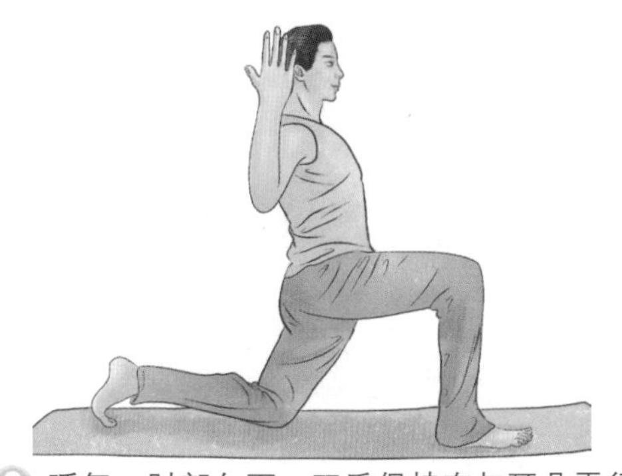

⑧ 呼气、肘部向下、双手保持在与耳朵平行的位置。吸气，双臂伸展，恢复到第 7 步的姿势。重复 3 次。

益处与效果

◇婴儿式有助于伸缩下背，对减轻过度脊柱前弯症（脊柱弯曲或背部下凹）特别有益。
◇猫式能通过收缩、延伸使整个脊柱变得柔软，把新鲜血液导向脊柱的深层结构和肌肉，活动颈部。
◇后仰支架式式能锻炼胸、腹和骨盆压力系统的核心力量，增强上身力气。
◇婴儿眼镜蛇式能拉伸腹部，同时伸展脊柱。
◇跃进式与抬臂动作结合能增强臀部的柔韧性，伸展腹部肌肉，提升内脏（腹部器官运行不畅会对下背产生压力，这一动作系列有助于增强腹部器官功能）。
◇扭转主要在于伸展腰肌，帮助挤压椎间盘，促使血流进入脊柱部位。（腰肌和腹肌同时作用，腰肌向前拉抻腰椎，腹肌帮助抵抗这一拉力——这对平衡两组肌肉都很重要）。

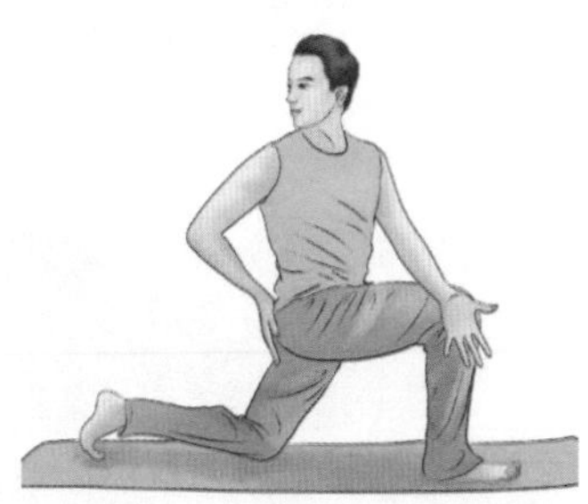

⑨ 呼气，身体向右扭转，左手手背贴在右膝外侧，右手手掌放在骶骨上。缓慢向右扭转，保持收腹收束的状态，呼吸 10 次。半边臀部和下背不要向下沉。复位时以婴儿式坐于脚跟上，呼吸 10 次。然后，提臀成向下的小狗式，换左侧重复第 5 ~ 9 步，然后以婴儿式放松。

中级站式瑜伽动作序列

这一系列动作可以增强踝骨、大腿、小腿和脊柱的功能，促进动态协调、增强脊柱柔韧性。椅式（即幻椅式）以一种有力的半蹲式使膝盖固定在平行的双脚上方。这对于固定尾骨、利用盆底和小腹保护腰椎曲线至关重要。同时把体内提供核心支撑力的“内部组织”与下背的健康结合起来。

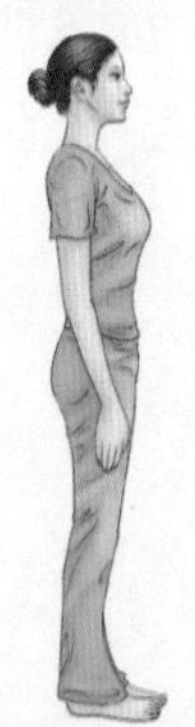

① 以山式站好，双臂垂于体侧，两脚平行叉开，大脚趾和脚跟内侧固定不动，脚踝内侧上提。

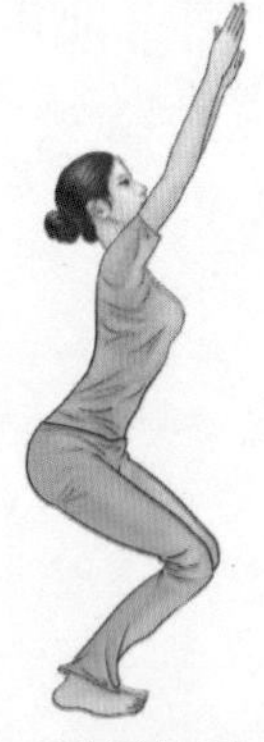

② 吸气，肩膀不动，手臂向上抬起，双臂平行向前，手心相对。呼气，膝盖弯曲，成椅式，大腿尽量与地面平行，躯干在大腿上方稍微前倾。保持这一姿势呼吸 5 ~ 10 次。

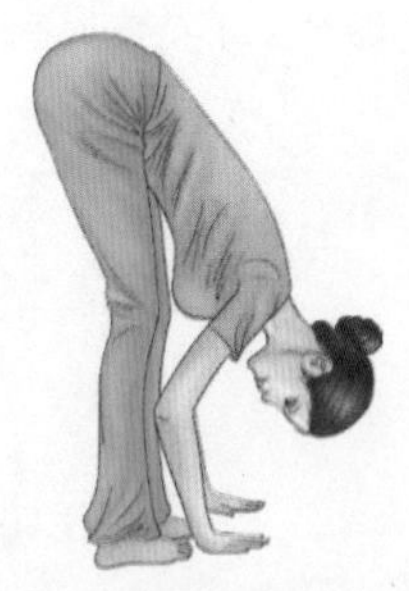

③ 呼气，双腿稍微伸直，手臂向下放，转成前曲伸展式。必要的话，膝盖弯曲，手掌平放在地上。颈椎放松，腹部压于大腿上。保持这一姿势坚持呼吸 5 ~ 10 次。然后吸气，恢复到山式。

典型脊柱扭转

这种强有力的动作适合高级练习者练习，沿穿过脊柱的很长的重力路径进行练习，与呼吸同步配合。这种向上、向下的对角线运动使人自由放松、充满活力。不过，背痛患者不要做此练习。

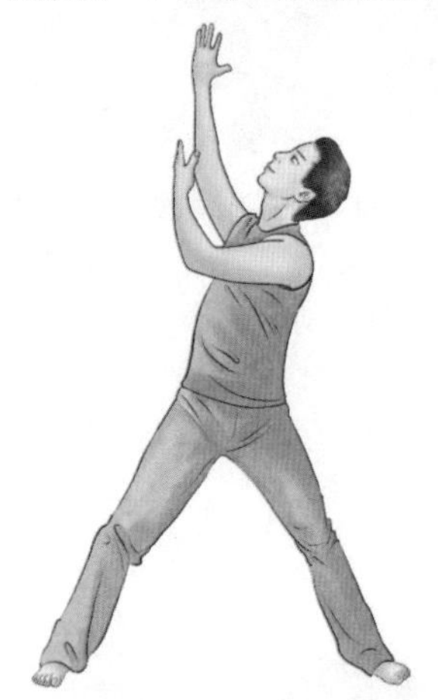

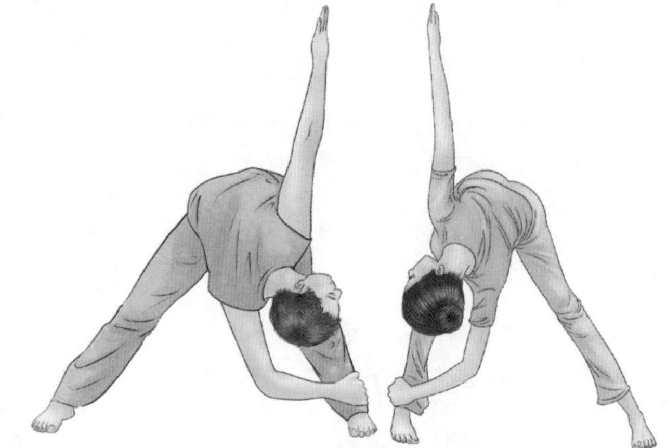

1 双腿叉宽站立，双臂垂于体侧。吸气、身体转向右对角线顶端，双臂向上举起，就好像要扔标枪一样，头向上仰，眼观双手。

2 呼气，上身和手臂沿对角平面向下转，直到右手握到左腿胫骨，左手在身后向上指。头朝左脚方向，必要的话膝盖弯曲。重复这一系列动作练习5次，然后换另一侧重复练习。

益处与效果

◇这一系列姿势可以通过侧屈和旋转动作展示典型螺旋，人的体型就是围绕这一螺旋形成的。

◇“扔标枪”动作要求脊柱首先向远离目标的方向旋转，身体重心稍微后移。然后再向目标方向旋转，身体重心稍微前移以增强身体的本体感受能力，实现自我平衡。

◇这一姿势交替伸展、收缩腹壁和椎间盘的毗邻层（因为这两种结构都有成对角线的纤维）。

◇这一系列动作以交替的深度螺旋伸展和挤压腹部内脏，促进内脏的自由活动和循环。

中级侧身瑜伽动作序列

这一系列动作把对称的弯曲即头倒立变化式与不对称的侧身动作即侧角转动式相结合。侧角转动式能扩展脊柱、调节臀部并扩张肺的上部。二者都可以拉伸脊柱、增强背部功能。以双手为支撑可以增强安全性，也可以作为反姿势复位。如果下背有问题，在叭喇狗 A 式（第 2 步）中弯曲膝盖，对这一系列动作进行简化。

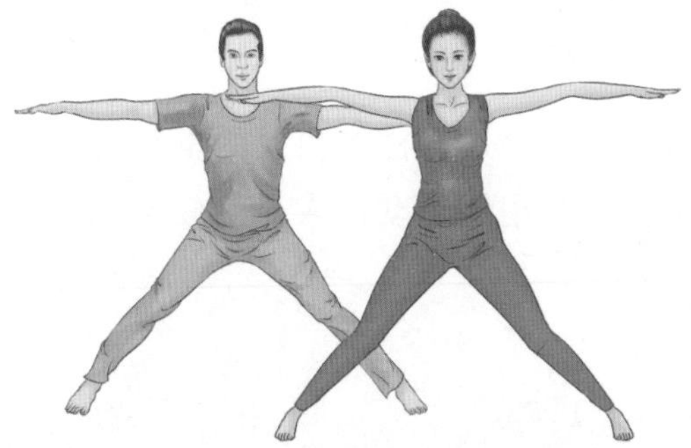

① 站立、双脚打开大约 1 米宽，双脚内侧平行，手臂垂于体侧。吸气，手臂向体外伸展，指尖伸展，向前看。深呼吸 3 次。

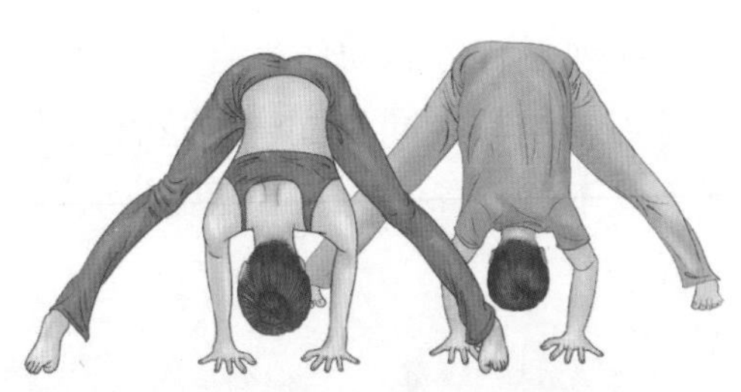

② 呼气，膝盖向前弯曲。以髋骨为轴前曲，双手放在地上，位于双脚之间。为减小后背的紧绷感，膝盖尽可能弯曲。颈部放松，头部自然地下垂于肩膀之间。从指根处伸展手指和脚趾。这称为叉腿前弯曲。保持这一姿势呼吸 10 次。

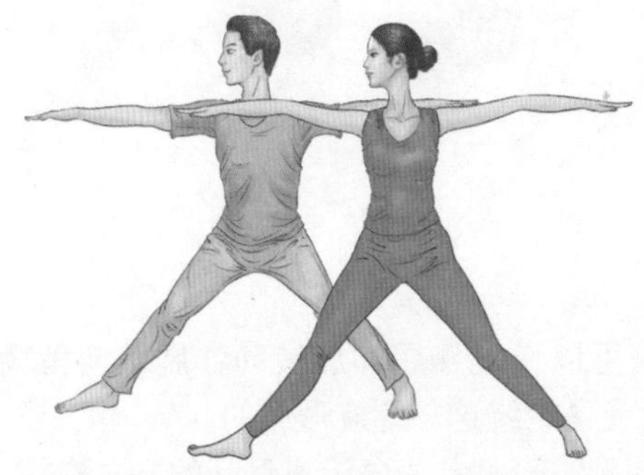

③ 吸气，恢复到站式。上提并拉伸躯干前部，双臂向两侧伸展，和第 1 步一样。呼气，左臂和左脚向内侧旋转，右脚和右髋骨向外旋转 90° 。直视右方，即右脚和伸展的右臂的上方。

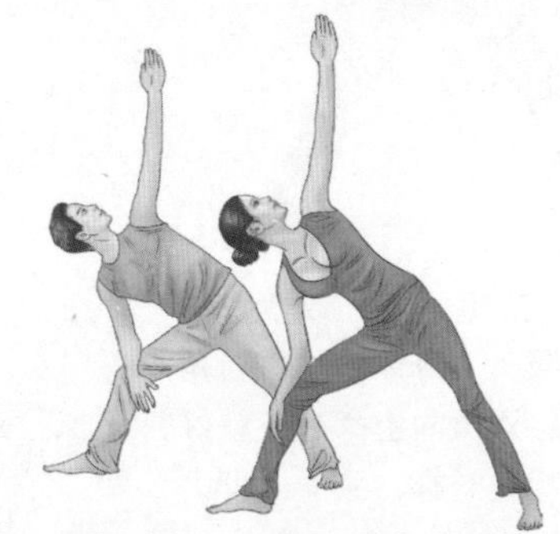

④ 吸气，胸部上提，尾骨固定。呼气，不要绷劲儿，上身向右倾斜。右腿稍微弯曲，右肘置于右腿大腿上，左臂向上伸展，指向上方。膝盖弯曲，尽量放松后背，抬头看左臂，保持这一姿势，依据个人能力呼吸 5 ~ 8 次。重复第 3 步和第 4 步，练习几次后恢复到中央位置。换左侧重复练习。想象自己在两片玻璃之间移动。

益处与效果侧屈和前曲

- ◇头倒立变化式通过重力缓慢伸展下背，尽量减小腿筋承受的压力。
- ◇在前曲式中，脊柱的分段关节和囊受到牵引（减压）力。
- ◇弯曲动作会拉伸大腿的内侧和后部以及脊柱。
- ◇侧身运动即侧角转动式（第 4 步）伸展身体的一侧，为外部肌肉组织和内部器官创造自由空间。而侧身练习可以帮助矫正身体的不对称性，特别是躯干和脊柱侧肌的不对称性。能调节腹部器官，并使大脑平静、温和，减轻头痛。

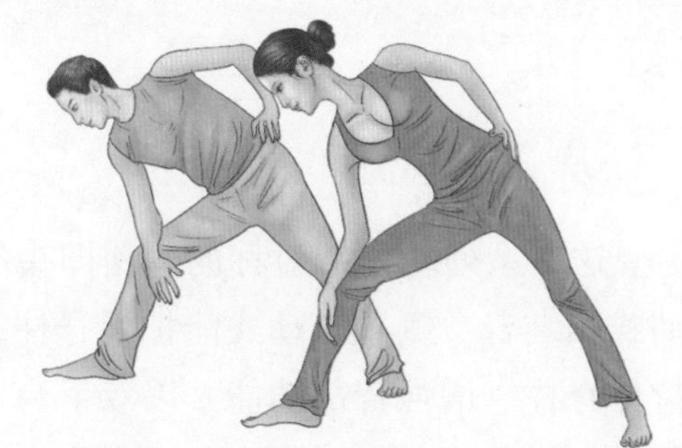

⑤ 头朝下，向右脚方向看，左臂放在左髋骨上使身体稳定。颈部放松，吸气，恢复到第 1 步，换左侧重复一系列动作。

第三章 心血管系统疾病的瑜伽疗法

瑜伽修行者认为人的意识位于心脏后腔内，他们称之为“梵光”，即永不灭的火焰或“圣火”。瑜伽修行者认为意识的莲座是心脏而非大脑。在瑜伽练习中，我们通过意守气的运行来达到心神合一，意随气动、浮于气上，就如同莲浮于水中。

心血管系统是人体的传输系统，由心脏、血液及无数血管组成。心脏是一个“泵”，通过血管为血液循环提供动力。血管与心脏一起形成一个封闭的管状网络，把血液输送到身体各个部位（动脉向身体组织输送含氧血，静脉把已不含氧的血液输回心脏）。血液传输的主要作用就是把氧气和营养成分输送到身体的几百万个细胞中，并清除细胞内的废物和二氧化碳。在健康的身体中，不管分布于什么部位的血液都有这些功能。

心脏

心脏是一个空的肌肉组成的器官，每天跳动 10 万多次，通过近 10 万千米的血管抽吸 7 吨的血液。心脏被包在一个两层的液囊内，这个液囊称为心包膜，心包膜位于肺之间。心包膜外层固定在胸部（胸骨）前面，下面是膈肌。心包膜有一个充满液体的腔，在每次收缩时都可以使心脏扩大，使其与体壁的摩擦最小化。医学认为心脏部位的肌肉（心肌）是无意识的。然而，据证明有些有经验的瑜伽修行者可以随意利用心肌控制心跳。

心脏有 4 个腔：两个心房，用于接收血液；两个心室，用于输出血液。右心房接收不含氧气的静脉血，这些静脉血又通过右心房进入肺部重新携氧。左心房接收来自肺部的含氧血，并通过左心室把这些含氧血输入动脉进行循环。心脏中有 4 个瓣膜，可防止心房与心室之间以及心室排出口出现血液倒流的现象。

血液及其功能

血液包含一种称为血浆的液体，由多种溶于其中的物质和细胞组成。血浆中 90% 的成分是水，另外还包含在免疫系统、血液凝固过程及渗透压力中发挥重要作用的蛋白质。血浆还包含调整性物质如激素和酵素，营养物质如氨基酸以及一些呼吸所需和产生的气体。红细胞也称血红蛋白，含有铁色素，负责输送氧气。白细胞负责抗击炎症和感染，血小板掌管血液的凝结，这对于受伤来说是一种非常重要的反应，因为它可以防止血液流失过多。血液是人体各种器官和系统之间相互联系的最基本方式。

血液循环系统

在血液循环系统中，大动脉分成中小型的以肌肉为外壁的动脉，最终形成更加细小的动脉，即微动脉，循环系统通过大动脉从心脏左心室输出血液。在毛细血管壁和细胞膜分界面处，由于液体压力（液静压）以及溶质浓度（渗透压）的不同，无数物质在血液与体细胞之间进行交换。毛细血管再次融合形成很小的脉络，称为小静脉，又注入新的不含氧血液和细胞废物。这些小静脉又聚合在一起形成较大的静脉，其主要特点是有能防止血液倒流的静脉瓣。系统循环的两个主要分支是为心肌提供能量的冠状循环和肝门循环，能把静脉血从肠、胃、胰腺和脾引入肝脏。肺循环也是一种至关重要的循环方式，静脉血通过肺循环在肺的气囊中携氧，然后回到心脏。

血液的功能

◇传输：血液把来自肺部的氧气传送到各个细胞，又把细胞中的二氧化碳输送到肺部；把内脏的营养成分传递给细胞，并带走细胞中产生的废物。激素可以通过血液从内分泌腺进入细胞，新陈代谢产生的热量也可以由血液带走。

◇调节：血液可以通过钠和钾调节水量，通过水的含量调节体温，也可以使 pH 值趋于稳定（酸碱平衡）。

◇保护：白细胞和一些专门的蛋白质对免疫系统有促进作用，并能防止免疫系统感染，血小板能通过其凝结机制防止血液过量流失。

血 压

血压直接受心跳强度和心率以及随之产生的对血管壁的压力的影响。血管内部空间（管腔）的大小以及血管壁的弹性也是影响血压的主要因素。临床中，测量血压是指测动脉系统的血压，因为动脉系统中的血压值更能反映出身体的健康状况，血压一般记录为心脏收缩压和心脏舒张压。一个健康的年轻成年人的平均血压为 16.0/10.6 千帕（120/80 毫米汞柱）。

某些化学物质、情绪变化及运动都能使血压立刻发生变化。另外，长时间的不健康饮食也能改变血压。为使血压的变化保持在很小的范围内，在进化中神经系统和循环系统内部形成了极其精巧的构造。

血压太低会引起头晕，血压太高就会有引起脑溢血的风险。血压由脑干中枢、颈动脉大动脉和右心房的感受器控制。颈动脉穴反射和右心房（心脏）反射与瑜伽动作联系最大。在所有倒立式中，心脏高于头部时，因为颈部动脉压力增加，颈动脉穴反射就会降低血压和心率。反过来，颈部动脉血压降低也是这样的道理，例如平躺后站起身时血压就会降低。有平衡血压作用的拜日式的两种方法也可以刺激这一反射。在高血压或心脏病、中风复原时，是不能练习完全倒立姿势的。

常见的心血管疾病

除以下描述的情况外，还有更多常见的、严重程度各不相同的心血管紊乱现象，它们也常是下列情况的潜在病因。从实际形势看，这些情形都是医疗中的紧急情况，应视为急诊，不过，在恢复阶段，可以谨慎地把瑜伽疗法与医疗方法结合使用。

中风 供脑血管出现紊乱时就会出现中风，中风会导致脑组织损坏。中风一般会对身体的一侧造成影响，其症状包括肢体功能丧失、言语不清及协调能力下降。

心肌梗死 一般认为心肌梗死是一种心脏病，当对心脏的动脉血供应受到阻碍或心肌细胞死亡时多会出现心肌梗死。其症状包括严重的胸口疼痛，这会使一只或两只胳膊都受影响。

冠状动脉疾病 冠状动脉疾病是指动脉对心肌的供血不足现象，其主要特点是休息时或用力会引起胸痛。在心绞痛发作时，胸痛还经常会伴有左臂疼痛的现象。

动脉硬化 动脉硬化是脂类物质在动脉壁沉积的过程。动脉硬化会导致血管痉挛，血管痉挛又会引起高血压、中风以及冠心病。

过度紧张 过度紧张主要是由压力及饮食含钙量高引起的。

高血压 高血压会提高心脏病和中风的发病率，最终损害眼睛和肾脏。其症状包括心跳压力加大、头晕时间延长。

血压过低 血压过低（低血压）的主要特点是头晕，其致病原因可能会有遗传因素。

深静脉血栓 深静脉血栓是指

有益的生活方式

◇根据自身条件进行强度适当的足够的有氧锻炼，例如散步、慢跑和游泳，每周至少3次。

◇避免接触刺激交感神经而使血压升高的刺激物。咖啡因、糖和烟草都是主要的刺激物，另外还要注意控制饮食中含盐量。

◇某些鱼类等食物中的Ω-3必需脂肪酸(EFAs)可以降低血脂含量，从而降低患动脉硬化的风险。

静脉中出现血块，在胳膊的深静脉中经常出现血块会导致深静脉血栓。其症状是跳动性疼痛和发热，病因主要有高血压、动脉硬化、外伤、长时间用力拖拉及手术后的卧床休息。

静脉肿胀 静脉肿胀的主要特点是由静脉血淤积引起的静脉肿胀或膨胀，其致病原因可能有遗传性易患病体质、长期站立、缺乏锻炼以及怀孕等。

治疗与疗法

治疗高血压的传统方法包括用 β —受体阻滞剂降低心率或以利尿剂减少血浆含量。另外，这两种药物也可用于降低血压，不过其副作用包括打乱原有睡眠规律以及降低新陈代谢的速度。其他疾病可以人造扩张血管神经药物（能促使血管壁膨胀的药剂）、抗凝血剂（血液稀释剂）和抗胆固醇药物治疗。

瑜伽的作用就是通过心理练习增强人体抵制对心脏的压力的心理和生理能力。应养成一种与大自然相关的平衡的生活习惯，因此可以把冥想与放松引入生活中，试着按本章列出的瑜伽动作做每日练习，每天早晚练习20分钟至1小时。之后进行瑜伽调息，恢复心跳的自然节奏。瑜伽休息术让人深度放松，能使心跳平稳，消除焦虑和压力的刺激。

拜日式

因为拜日式适合不同人的需求，所以每个人都可以练习，但拜日式不适合中度高血压患者。一直以来，拜日式都是在黎明练习其他动作姿势之前的身体祈祷动作，它由一系列动作组成，适于所有年龄段的人。

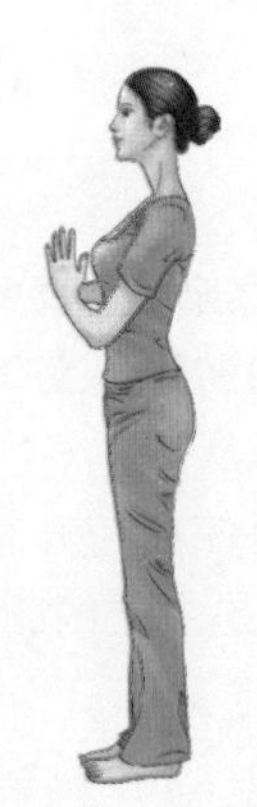

❶ 以山式站立，双脚并拢，脊柱挺直，充分深呼吸，呼气，双手呈合十礼。

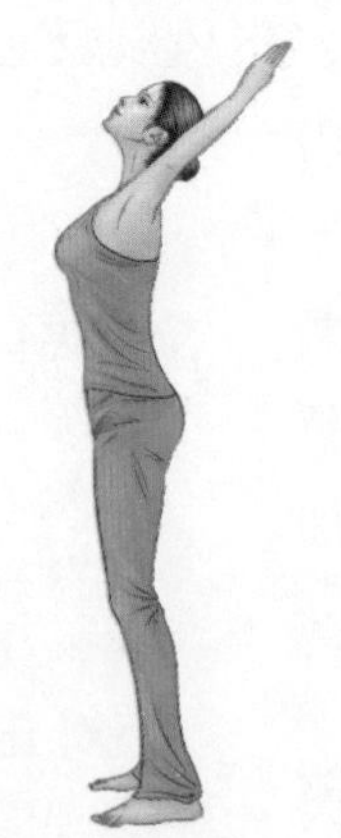

❷ 吸气，双臂举过头顶，伸展脊柱，仰头向上看，展开双臂，沿胸部向外扩展。

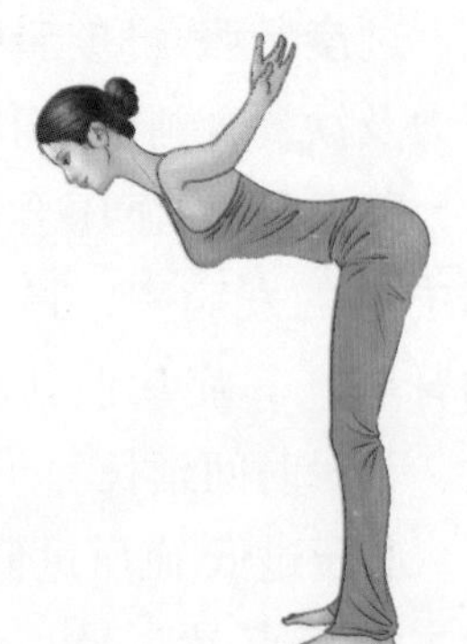

❸ 呼气，向前半弯身体，脊柱与地面保持平行。

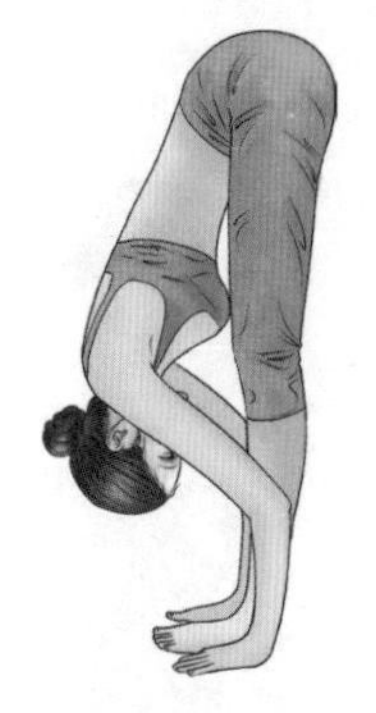

4 充分呼气，身体完全弯曲，手掌于双脚两侧平放在地上，如果后背或脚筋感到绷得很紧，可以弯曲膝盖。

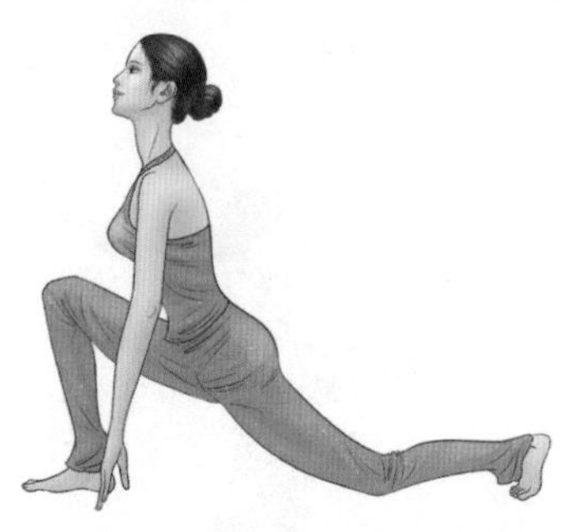

5 吸气，左腿向后伸，左膝贴地。仰望，双手分别放在腿两侧，指尖触地。

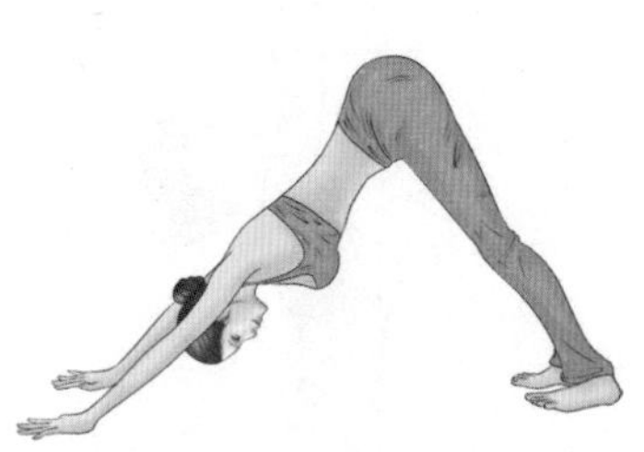

6 呼气，手掌压地，右腿向后伸，成下犬式，臀部朝天翘起。

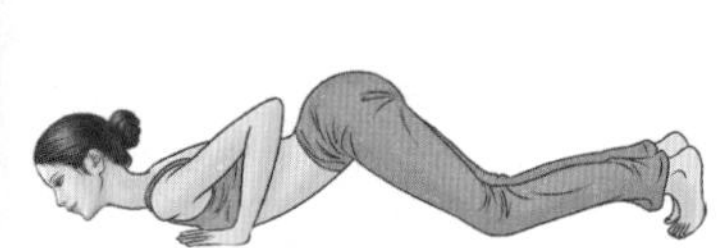

7 呼气，双膝触地，胸部缓慢向下放于两手之间。下颌或额头置于地上。

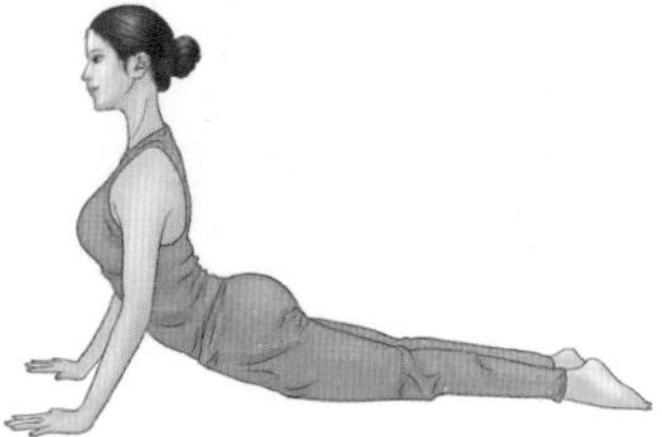

8 吸气，身体向上、向前滑行，脊柱拱成眼镜蛇式。腹部伸展、胸部扩张，仰望，同时双腿仍置于地上（手掌于身前平放，手指叉开成海星状）。

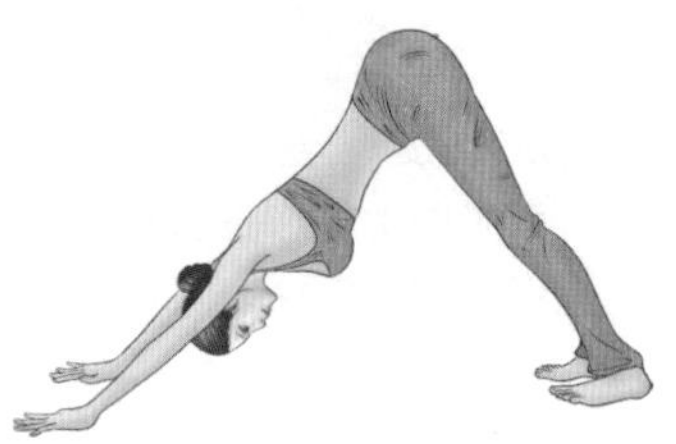

9 呼气，臀部翘起，成下犬式，头向下置于双臂之间，后脚跟着地。

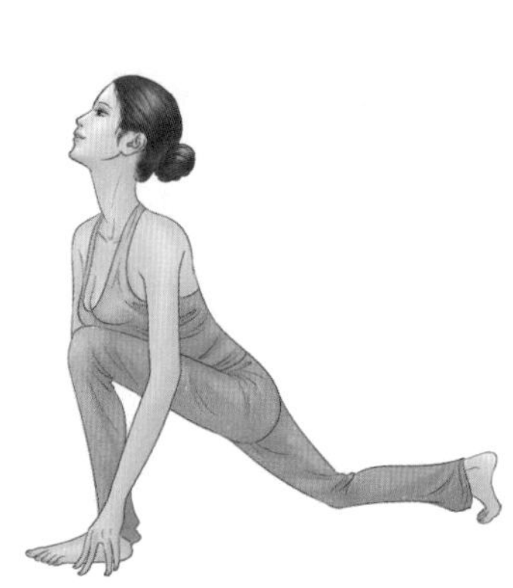

10 吸气，左脚向前，置于两手之前，右膝置于地上，头向上仰。

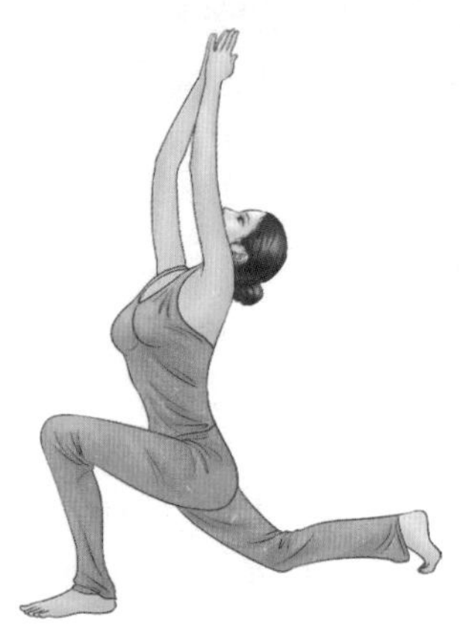

11 双臂向上划过，头随双臂向上抬起，直到双手合十，双手向上指。

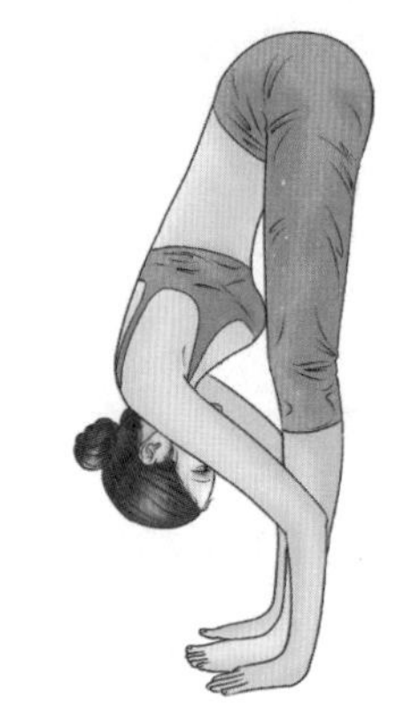

12 呼气，右脚上前，身体折成前曲伸展式，头碰膝盖。

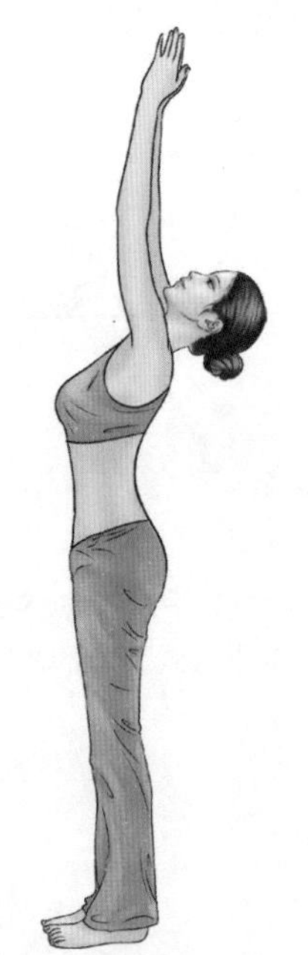

⑬ 吸气、上半身尽力向上伸展，双臂向上伸展过头顶。头向上仰，伸展脊柱。

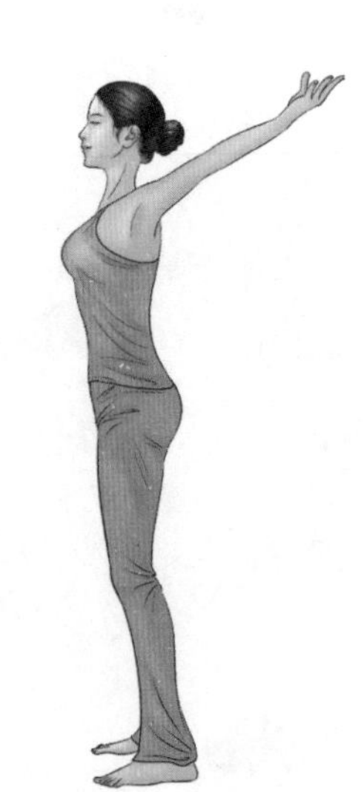

⑭ 双臂划向身体外侧，扩展胸部。

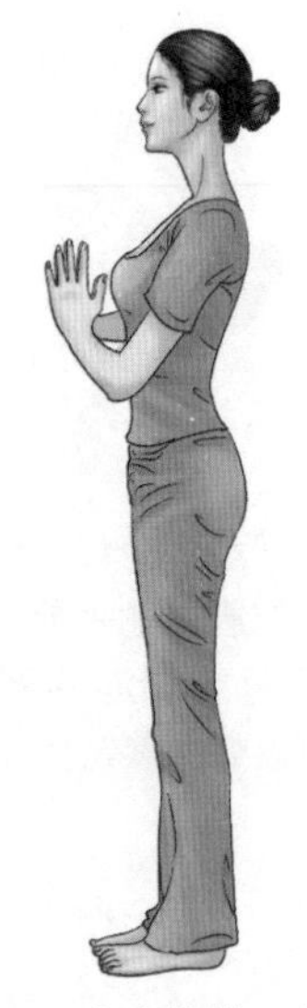

⑮ 呼气，手臂放松，收回成合十礼。

益处与效果

◇能刺激心脏、促进身体的循环。
◇是使血压恢复正常、改善协调功能与呼吸功能的极佳的练习方法。
◇头部、心脏和腿部方位的改变能刺激心血管系统反射，以适应血压特别是头部血压的变化。
◇血压过低（低血压）的状况可以得到有效改善并保持理想的动脉压。
◇伸展体内所有肌肉，激活整个身体，使之恢复活力。
◇拜日式是以太阳为“智力”——未受玷污的发光的智慧（高级精神），并向其致意的身体祈祷式。
◇形成人的内部元气和稳定性——生命力。

复位动作系列

这些动作缓慢、简单、有节奏，是针对呼气编制的，同精神联系在一起，可用于疾病的恢复阶段，不过在实际病例中并不推荐使用这些复位动作。除了适用于心脏病、中风和外科手术的恢复阶段外，这些动作对传染病和某些严重缺陷也有帮助，例如前期肺气肿。

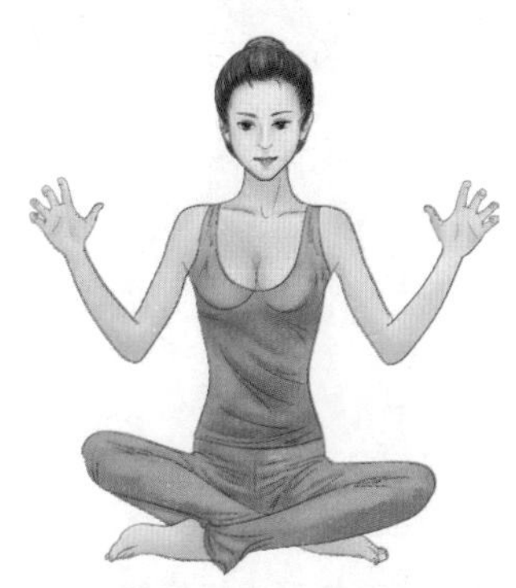

▲**手指屈展：**十指如蜘蛛般活动，也像在弹钢琴，坚持呼吸10次。

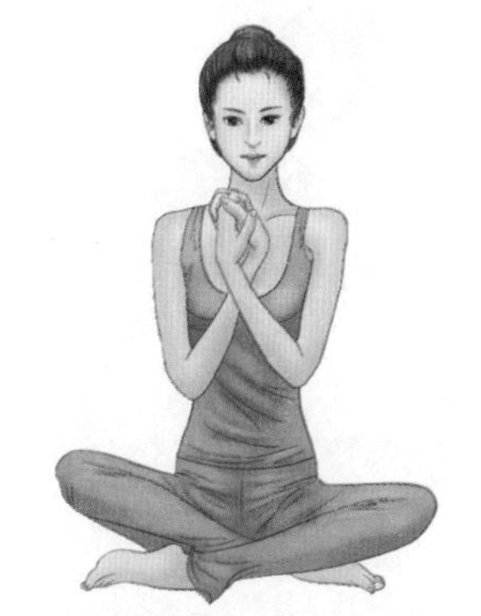

▲**手腕伸展1：**弯曲、伸展并旋转每只手腕。然后，双手紧握、左腕交叉叠于右腕上，手臂叠置于下颌下方。

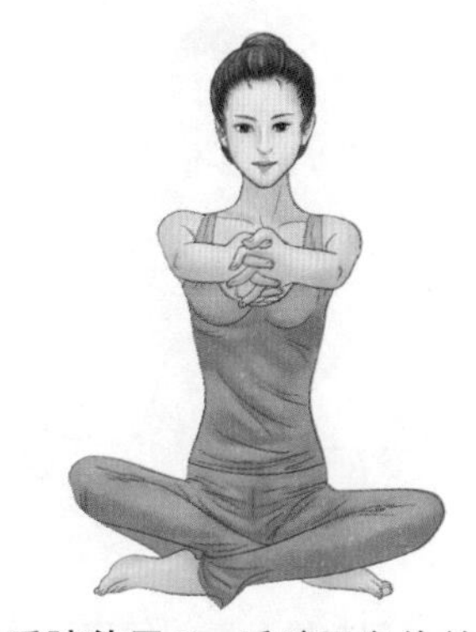

▲**手腕伸展2：**手臂于身体前展开，双手仍然紧握，活动手臂上的关节。

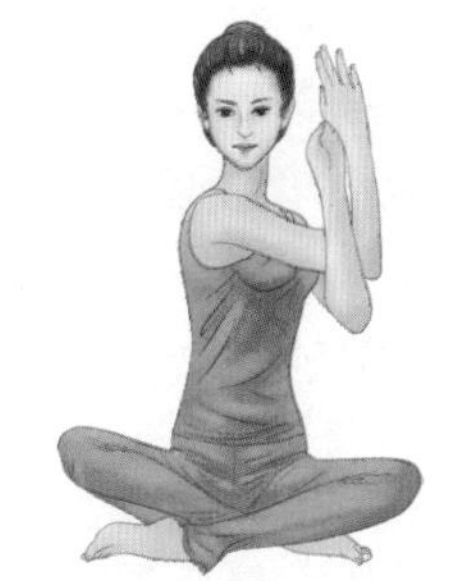

▲**手腕伸展3：**右肘勾于左肘之上。胳膊向左转动、眼睛凝视右方。换左侧重复1次。

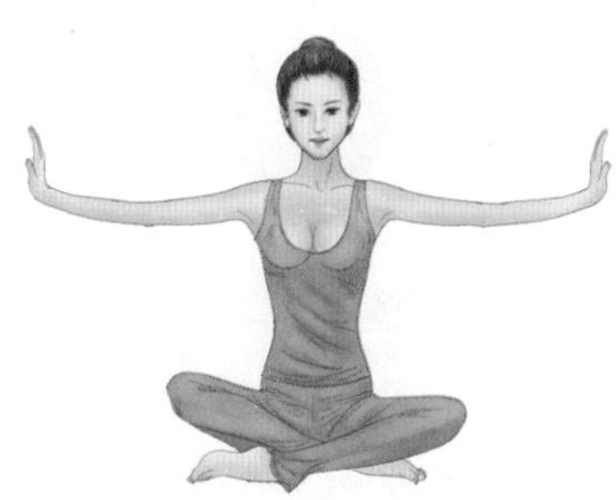

▲**手腕屈伸：**手臂向体侧伸展，手心向下。吸气，双手弯曲，掌心向外；呼气，指尖向下。继续呼吸，练习5次。

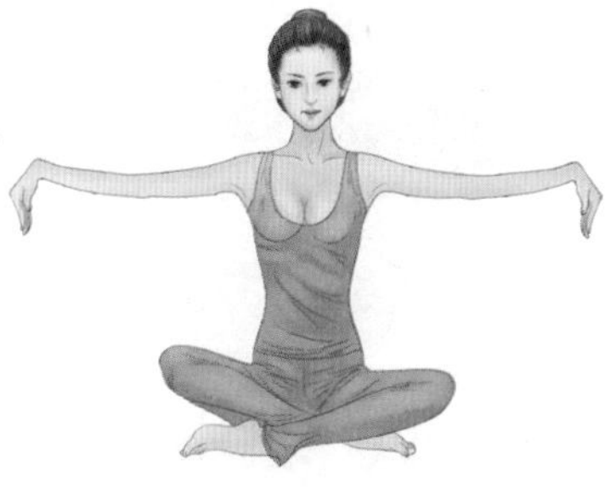

▲**手腕旋转：**手臂保持伸展于体侧，双手转圈来旋转手腕。旋转5次（做这一运动时手臂也可以不伸出）。

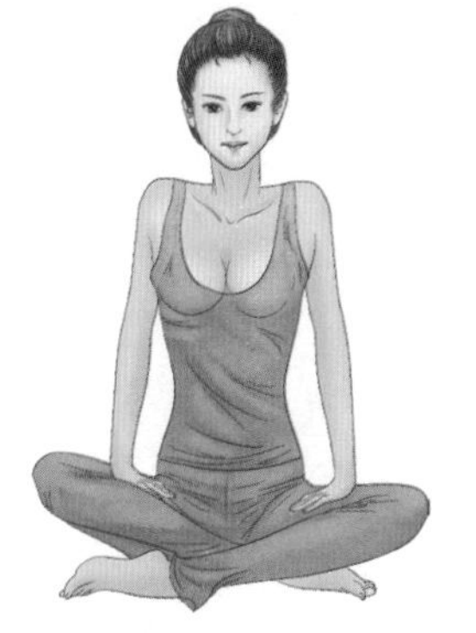

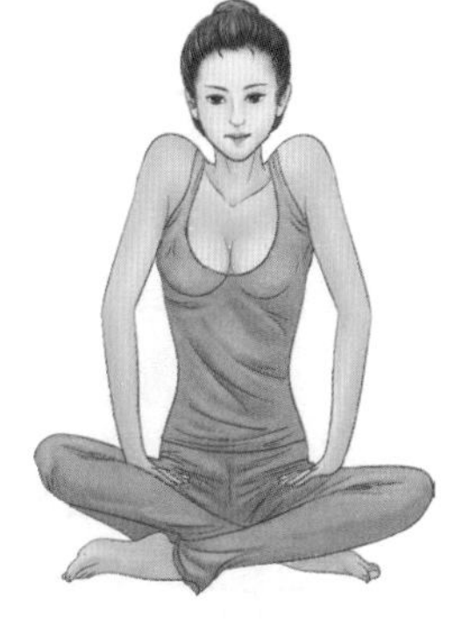

▲**肩部放松：**直视前方，放松颈部，手掌用力压在大腿内侧。吸气，肩膀向上耸，呼气，慢慢放下肩膀，肩胛骨向后旋转。每个方向重复5次。向上方耳朵部位提肩，按压大腿以伸展双臂。

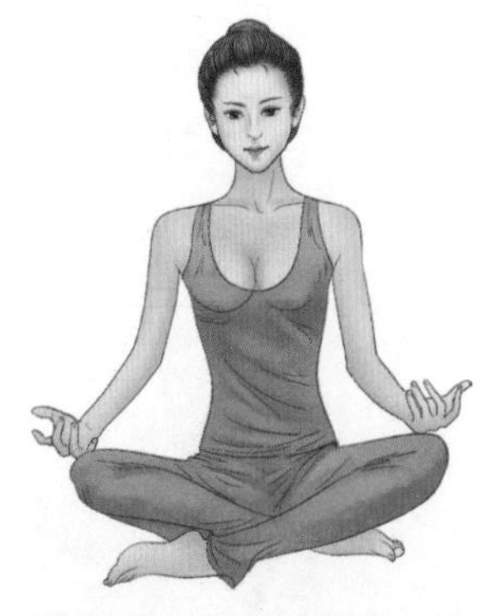

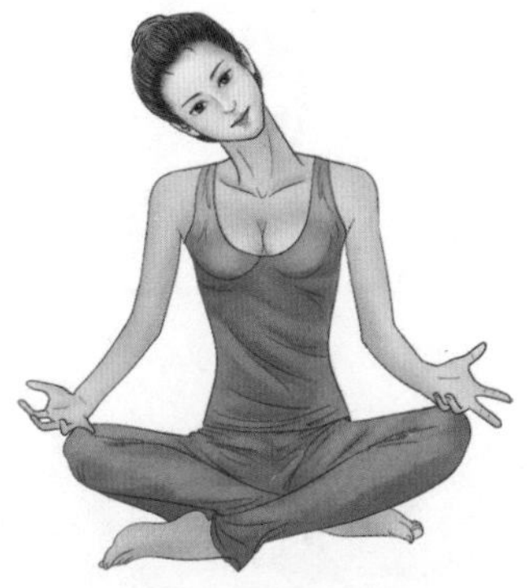

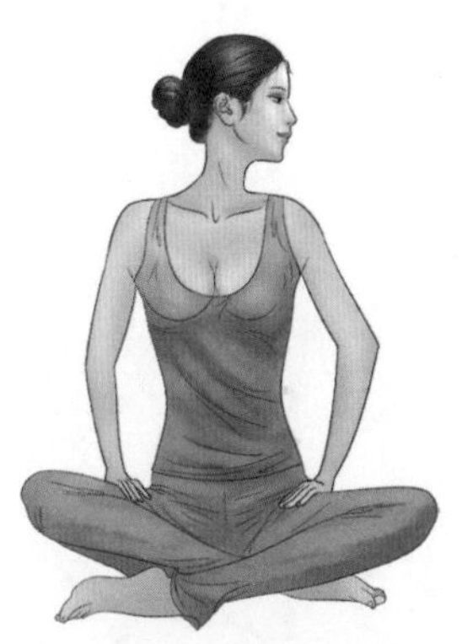

▲颈部放松：直视前方，放松颈部（上图左）。呼气，右耳靠在肩膀上。回复到中间位置，左耳置于肩膀上（上图中）。重复3次。呼气，眼睛向左看；吸气，回到中间位置然后向右看（上图右）。重复3次。

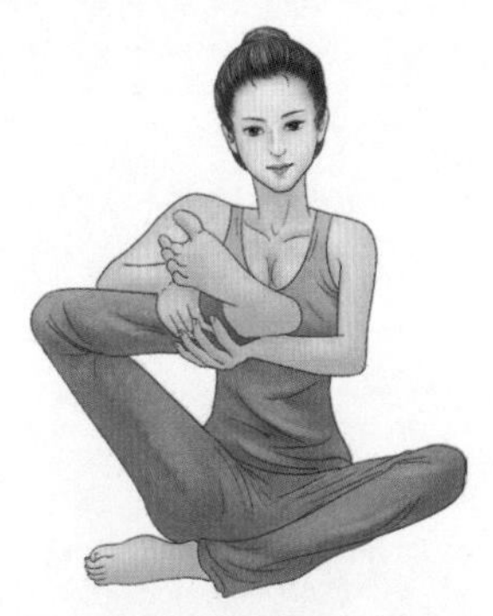

▲脚部伸展：弯曲和张开每只脚的脚趾，练习5次。收缩并伸展双脚5次，向左右绕圈旋转脚踝。换另一只脚重复5次。

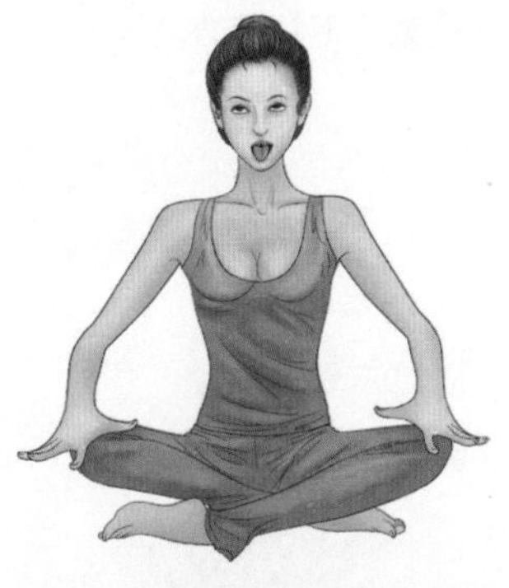

▲狮子式伸展：深吸气，呼气，舌头伸出，伸展面部，眼睛向上看。手指叉开如同狮爪，坚持片刻。收缩会阴，练习收腹收束法。

益处与效果

- ◇复位姿势可用于解决各种问题，特别是循环和神经问题。
- ◇能活跃大脑，刺激外围循环，消除反应迟钝现象。
- ◇手、足和面部活动能刺激大量大脑运动神经皮质。
- ◇眼部运动能刺激大脑的综合通道，促进收缩。
- ◇凝视眉心契合法能平衡左脑和右脑。
- ◇狮子式中舌头的伸展能净化并且促进咽部和舌的循环。
- ◇肩部运动可以消除积压的压力。

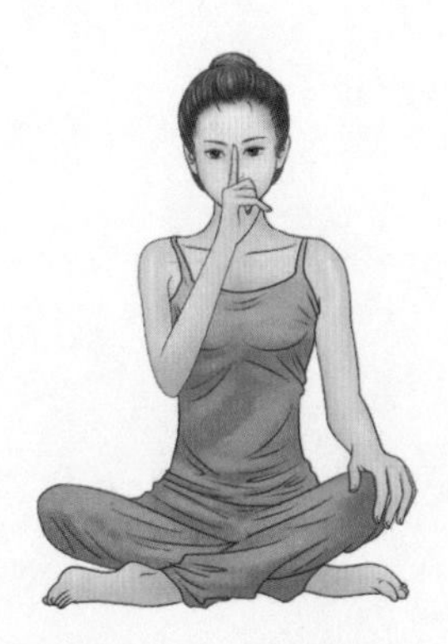

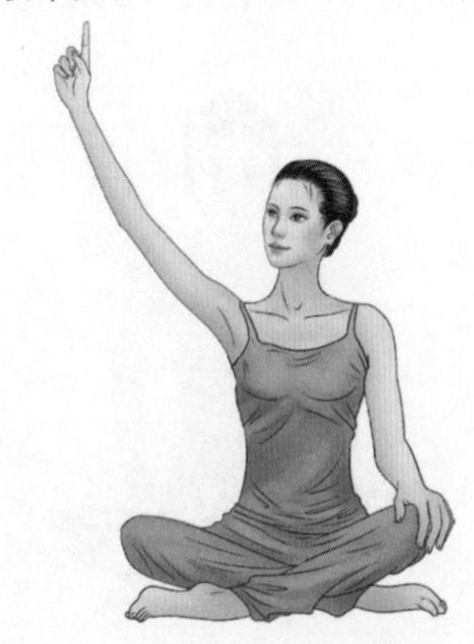

▲眼部运动：头部稳住不动，眼睛向上、向下、向左、向右看，重复3次。在鼻子前举一只手指，手臂距鼻一臂宽，另一只手放于大腿上，手指在鼻梁上方拉近、拉远，眼随手动。重复5次。双手置于左膝上，右手沿斜线向上划直到最高处，眼随手动。换左手反方向重复。

基本仰卧动作序列

这一系列动作适于初学者，特别适合心脏病和中风的复原。仔细逐步练习每一个动作，动作与呼吸相协调，不要勉强做任何动作。

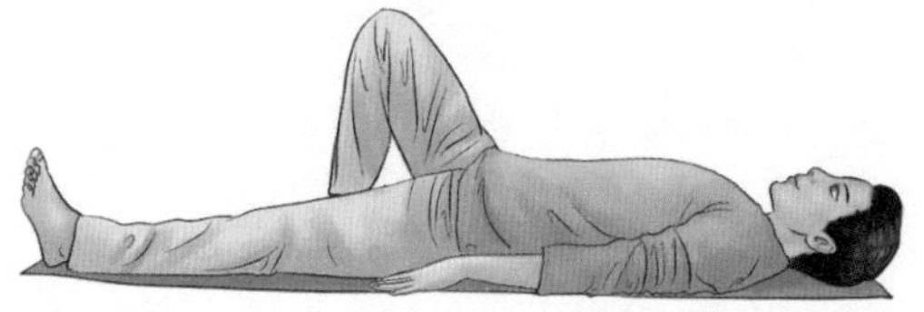

1 以仰尸式躺好。平躺在地上，双臂置于体侧，肩部放松，远离双耳。体会呼吸。呼气，右膝弯曲直到右脚底平放于地上。

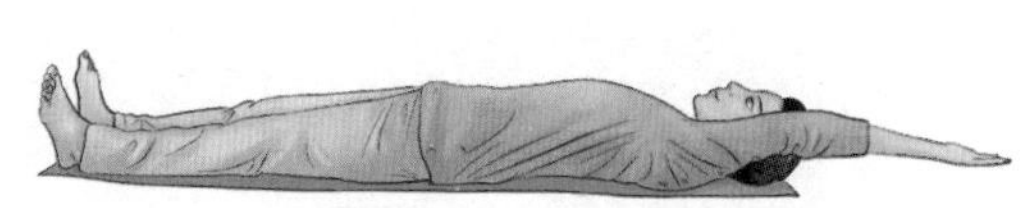

2 吸气，右腿伸直，左臂置于头顶。右腿、左臂重复 5 次动作。

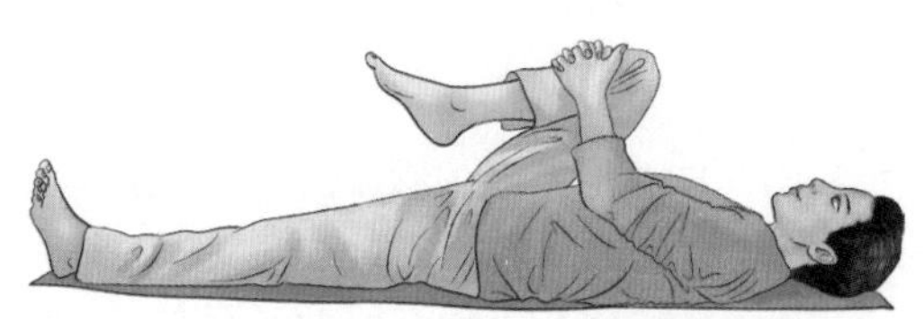

3 呼气，右膝弯曲，左臂向腹部挤压大腿，充分呼气。换左腿、右臂重复 1 次。

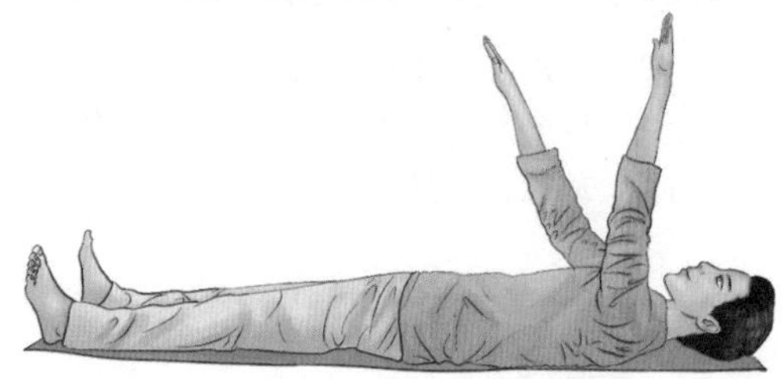

4 吸气，右臂抬起，伸至头部上方，不要绷劲儿，呼气，放松。换左臂重复一次。双臂轮流一上一下。吸气，双臂抬起，伸至头部上方。呼气，双臂放松，恢复到体侧。重复 5 次。

中级仰卧动作序列

中级仰卧动作序列也适用于心脏病和中风的复原，但与基本仰卧动作序列稍有不同。它可以逐渐改善体内血液循环。

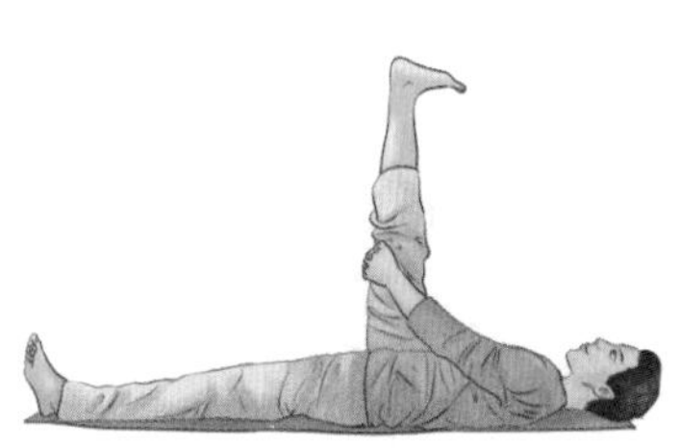

1 重复基本仰卧动作序列第 1 ~ 3 步。吸气、双手扶在右大腿后侧，右腿试着朝上伸直。

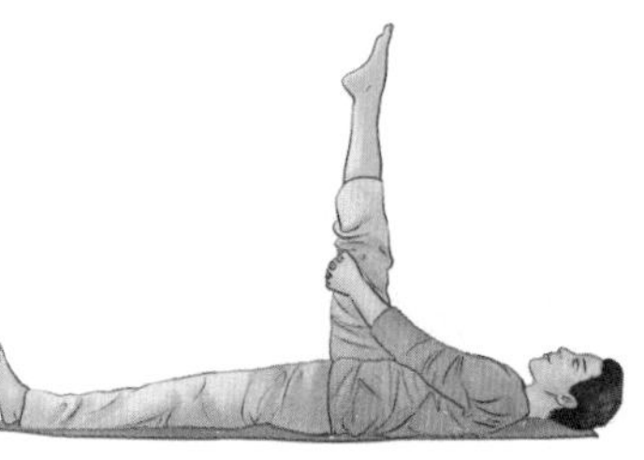

2 吸气，伸右脚、脚尖上指，练习 5 次。

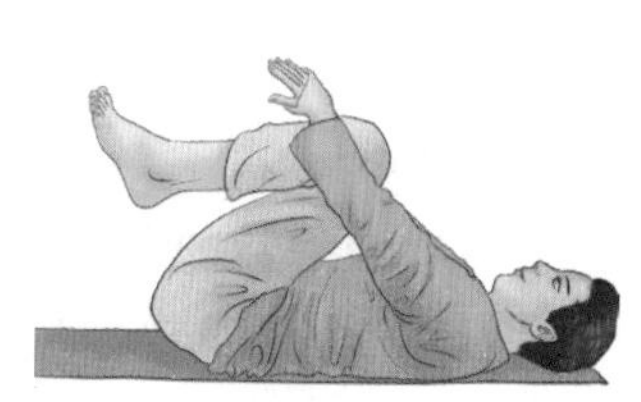

3 呼气、双膝弯曲，向腹部挤压大腿。轮换双腿，换左腿重复一次。每条腿重复 5 次。如果出现呼吸周期不规律就停止练习，恢复到仰尸式。

高级仰卧动作序列

适于不严重的高血压和心绞痛患者。不过，中高度高血压患者或近期正处于心脏病或中风的恢复阶段的人群应避免练习这一系列动作。如果头部血压升高或感到不适，把头枕在一个枕头上。如果出现胸口疼痛或呼吸困难的状况，立即停止练习。

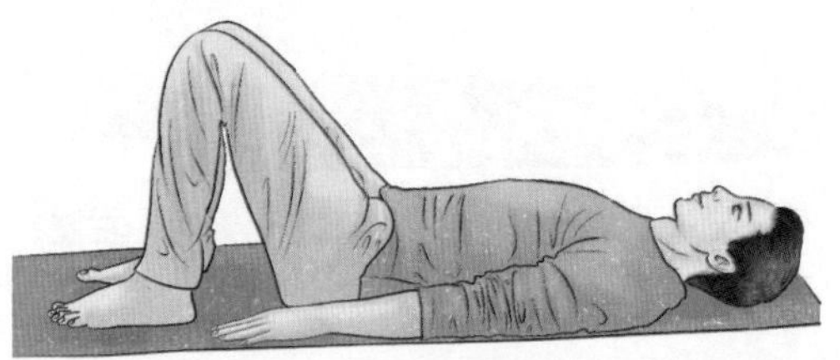

① 以仰尸式躺好，体会呼吸。呈半仰卧式，膝盖弯曲，双脚叉开与臀同宽，双臂置于体侧，手心向下。放松，以腹式呼吸法吸气。

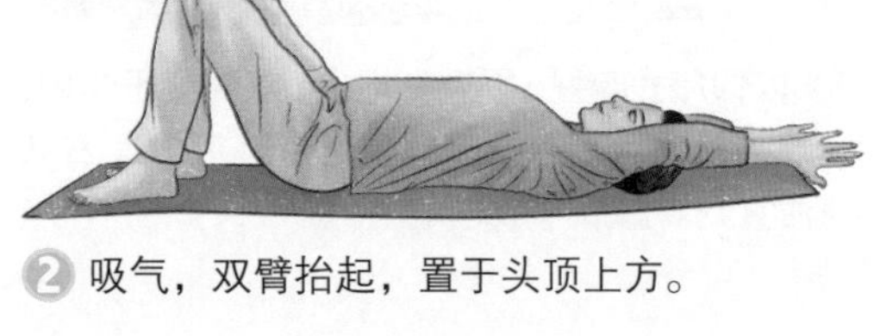

② 吸气，双臂抬起，置于头顶上方。

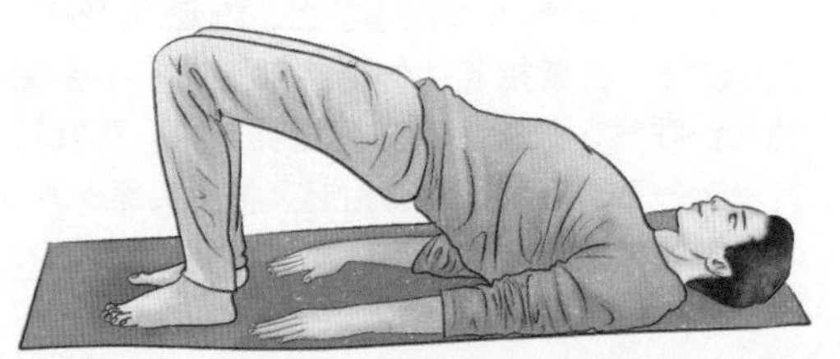

③ 呼气。双手向下伸，置于身体侧面，同时提骨盆。吸气、将臀部放下，双手举过头顶。重复 5 次。以半仰卧式躺好。

益处与效果

◇腿部的挤压会增加腹部压力，促进腹部静脉血的回流。

◇垂直举腿能在不使心脏超负荷的情况下进一步促进静脉血液回流。

◇双腿轮流向上举以及伸缩脚踝的动作能刺激小腿肌的力量，向身体挤压静脉血，这对治疗静脉曲张非常有益。

◇左图中第 3 步的动作，能增强肝和脾的功能，肝和脾对维持血液成分十分重要。

支撑仰尸式

支撑仰尸式是一种有下落阻力的状态，形成动态静止，有自我治疗和自我接受的功效。这种姿势能使神经放松、忧虑减少、高血压降低、低血压上升。这种支撑的形式可以使心脏得到休息、改善心脏功能。可以在床上练习，在头部和双腿下面用枕头垫起可以促进静脉血从腿部流回心脏，以免出现头痛或头晕现象。孕妇以这种方式练习也是比较理想的。在练习完其他瑜伽动作之后，以这种放松、悠闲的姿势放松至少 10 分钟。

心脏治疗意想

◇这种心脏治疗意想在于引导医疗之能（生命之气、积极的意念力和生物能）更新、补充血管。开始时，意守肚脐中央，呼吸时气沉于此。想象着金光聚集在脐轮即肚脐中央并从脐轮散发出来。吸气、意念从肚脐向心脏移动，就如同拖着金色尾巴的彗星。把这股热能聚于心脏，想象这种光开始充满血管，沿着金色的静脉扩散，渗入肌肉和细胞，就好像自己被供奉于一层金光罩之中。体会每次呼吸时血液都在进行净化，并注入整个身体……这样全身都得到了净化。

▶平躺于地上，头和脚用枕头稍微垫起。双脚稍微分开并向外撇。双眼微闭，眼观颅骨后方，从有意识到无意识。现在开始使用上面介绍的心脏治疗意想练习瑜伽净化术。

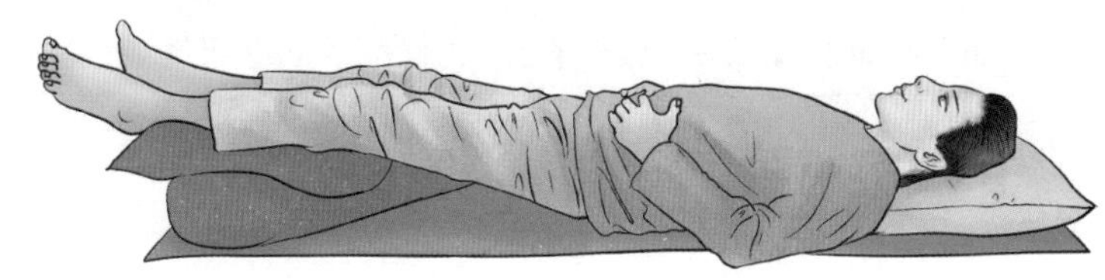

高级犁式

在犁式动作中，双腿轮流抬起，使静脉血从腿中流出。这样可以促使血液流回心脏而又不使心脏超负荷。

一个比较容易的缓和一点儿的方法就是在整个练习中保持膝盖弯曲，以双手支撑后背下部。不要绷劲儿，双腿缓慢提起。

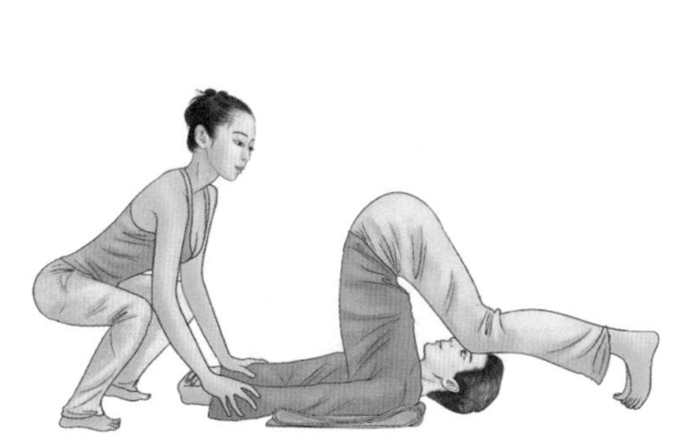

① 平躺于垫子上，使肩膀和后背上部略高于头以保持自然颈部曲线的完整。吸气，双腿抬起。呼气，双腿缓慢越过头顶，成犁式。双手支撑后背，使肩肘成一条线，或者伸展双臂、紧握双手。可以找一个搭档帮你把手臂直立于肩膀上方，使肩臂成一条线。

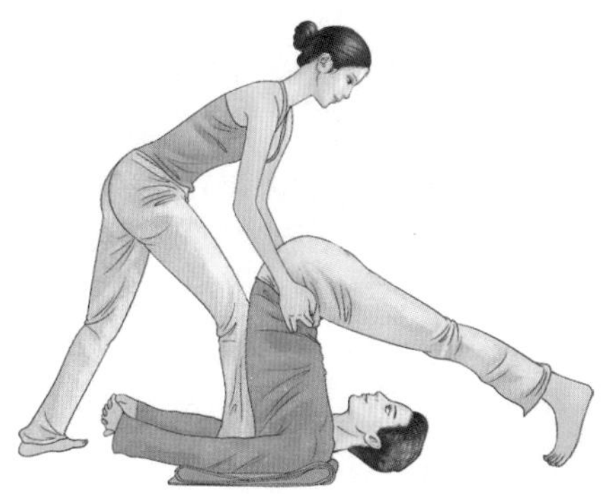

② 吸气，脊柱伸直，胸部扩展。双腿伸直，脚趾压于垫子上，耻骨提起、离开胸骨，并伸展阴腹。

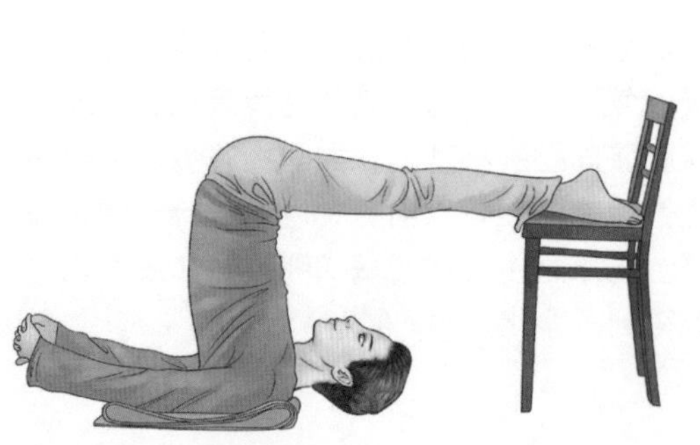

③ 改进：双脚向下，放在一张椅子上，成犁式。双手支撑后背下部或者于身后紧握，这一变化可以减小后背的压力，确保颈部放松，保持下颌放松。

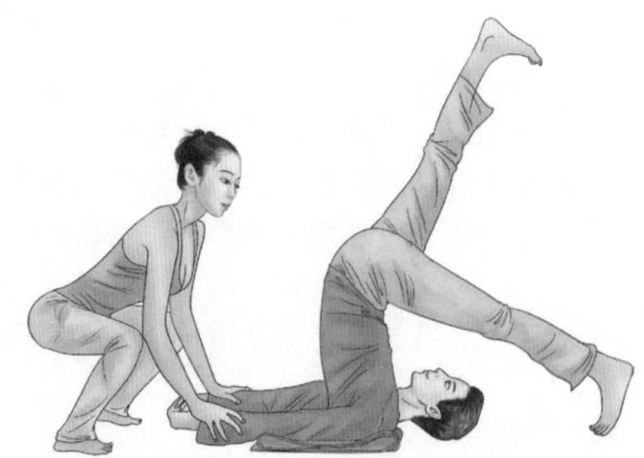

④ 吸气、提左腿成垂直式。呼气、恢复到犁式。换右腿重复进行。交替重复 3 次。

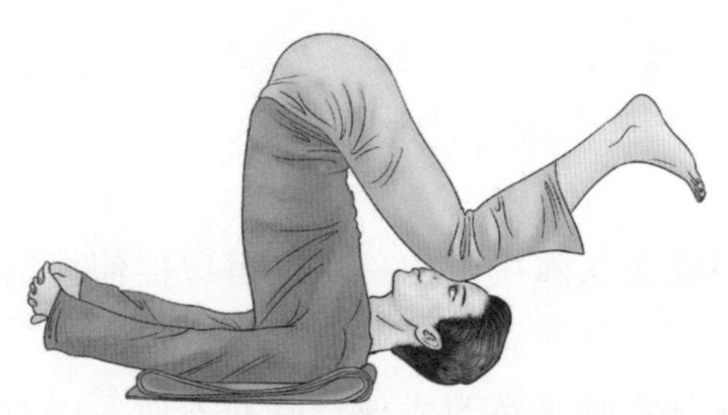

⑤ 缓慢放松身体，双膝弯曲碰头。

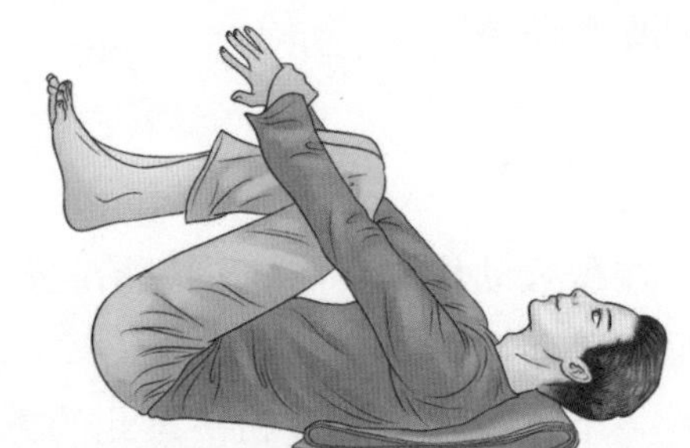

⑥ 双手抱膝置于胸部成祛风式，放松，呼吸。

益处与效果

◇倒立式对心血管系统的主要作用就是完全逆转循环动力，主要可以从倒立姿势中体会。除了犁式动作外，治疗低血压和静脉曲张可见肩倒立式和头倒立式。

◇能够大大加强腿部和腹骨盆器官的静脉血流量。

◇腹部（肝、脾和下腔静脉）血液的排流量可以大大增加静脉向心脏回流的血量，这可以刺激右心房反射和肺部循环。

◇心率会开始增加，这也是为什么中高度高血压患者不宜做倒立式动作的一个原因。

◇在完全倒立式中，颅骨内动脉血压会大幅度升高。倒立式虽然对健康人有益，但对高血压患者来说却是有潜在危险的。

◇能够刺激颈动脉穴反射，心率开始减慢，血压降低。

第四章 消化系统疾病的瑜伽疗法

一般认为强烈的消化之火对人体健康是非常重要的，这种火称为生命火。如果生命火由于身体内环境失衡而受到损害，人体的新陈代谢就会受到影响。未消化的食物会堵塞肠道，生成的毒素能引起各种内部紊乱。印度草医学认为疾病的根源在于毒素的积聚，消除肠道内的这种淤积物对保持身体健康十分重要。将瑜伽中称为摩腹术（收腹收束法的一种发展）的一种净化系统的方法与瑜伽动作相结合，特别是与扭转和后曲动作相结合可以帮助清除毒素，给肠道增添活力，这样肠道又可以正常运作了。

在大多数情况下，消化不良是由于紧张、焦虑和挫折感引起的。因此，情绪上、生理上和精神上的消化也非常重要，在进食过程中可以试着进一步放松，并且慢慢享用，使吃也成为一种灵性戒律（一种瑜伽方法），因为我们每天至少要吃两顿饭。

消化系统和器官

从本质上讲，消化就是把来自食物的能量转化到人体细胞内。这通过一种称为分解代谢的过程来进行，在这一过程中复杂的分子分解为更小的微粒，微粒小到可以在细胞膜之间传输。在这一过程中发挥作用的器官组成消化系统，消化系统分为两部分：胃肠道和“辅助”器官。

胃肠道是从嘴延伸到肛门的一根管道。其结构包括嘴、咽、食管、胃、小肠和大肠。肠道内壁有一个黏液层，可以吸收营养，一个光滑的肌肉外层可以进行消化的机械运动。腹膜是腹脏内的一个双层内膜，腹膜包裹着腹部的大多数器官，允许导管和神经进行传输，有助于遏制感染和溢血现象的发生。

消化的辅助器官包括牙齿、舌、唾液分泌腺、肝脏、胆囊和胰腺，所有这些器官在消化过程中都发挥各自的作用。

平均来说食糜在小肠管道里停留 3 ~ 5 个小时，从而使营养成分被吸收。针对不同种类的食物有不同的消化酶

◇糖类食物分解为单糖，以葡萄糖的形式被吸收和使用。

◇蛋白胨分解为多肽，最后分解为单个氨基酸而被吸收。

◇脂肪分解为短链脂肪酸、长链脂肪酸和甘油一酸酯。短链脂肪酸通过血液来吸收，长链脂肪酸和甘油一酸酯再合成甘油三酸酯，再通过血液进入肝脏，最后被输送到淋巴系统。

嘴 嘴通过面颊、舌头、牙齿和下巴的共同作用进行消化中的机械运动，唾液在消化中通过酶发挥化学作用。

食管 食管是一根连接嘴和胃的肌肉管道，通过肌肉收缩（蠕动）把食物推进胃里。

胃 胃通过波浪式的搅拌动作把食物与胃酸和胃蛋白酶混合。胃酸和胃蛋白酶把蛋白质分解为更小的蛋白胨。食物经过胃部的消化后就成了一种被称为食糜的液体。

小肠 小肠分为3部分：十二指肠、空肠和回肠。小肠的内黏膜极适于消化，几乎所有营养成分都在此处被吸收。小肠腺体可以产生有用的酶和黏液，小肠的绝对长度、肠褶和微小绒毛都为优化吸收提供了巨大的空间。小肠内的机械消化包括分割和蠕动。分割是小肠各交错部分的圆周式收缩，蠕动推动食糜向前移动，不过小肠的蠕动比食管的蠕动要弱得多。

大肠 大肠可以分为盲肠、结肠、直肠和肛门管道。食物首先通过上行结肠向上走，然后穿过横结肠，接着通过下行结肠向下行，到达乙状结肠后停止。乙状结肠与直肠相连。几个常见的梗死点是回盲管、右肝屈曲(弯曲部分)、左脾屈曲和乙状结肠。

结肠系膜带 结肠系膜带是结肠内的纵向肌肉带，使结肠呈袋状（结肠袋）。其机械消化作用包括吸器搅拌、蠕动和参与集体蠕动，集体蠕动与净化有关。最后，一些水分、无机盐、上皮细胞、未消化的食物（通常是纤维）和细菌作为排泄物被排出体外。

肝脏 肝脏位于身体右侧、膈肌下面，有两片。肝叶分泌胆汁盐，通过肝脏输送管输送到普通的胆汁输送管，在这里普通胆汁与胆囊分泌的胆汁混合。普通胆汁输送管也与胰腺管相接，使得胆汁盐能够在进入十二指肠之前与胰汁相混合。肝脏的主要功能是参与糖类、蛋白质和脂肪的新陈代谢；分泌胆汁盐以及储存维生素（维生素A，维生素B_{12}，维生素D，维生素E，维生素K）、矿物质（铁和铜）和肝糖；转化人体所需的氨基酸；将氨（蛋白质分解代谢的副产品）转换成尿素并从尿道排出体外等。另外，它还可以清除药物、酒精和激素，并影响维生素D的代谢。

胆囊 胆囊是一个位于肝脏表面的长梨状液囊。胆囊光滑的肌肉层在激素的刺激下向胆囊管分泌胆汁。胆囊通过吸收水分储存和浓缩胆汁，通过分泌黏液增加胆汁含量并把胆汁注入十二指肠。

胰腺 胰腺是位于肝脏下面的腺体，胰岛（胰腺细胞的1%）的岛体负责该腺体的内分泌部分，在血液中分泌激素胰岛素和胰高血糖素以控制葡萄糖含量。腺泡细胞（胰腺细胞的99%）负责其外分泌部分，分泌用于消化的胰液。这种胰液包含水分、盐、酶和碳酸氢钠，可以缓解胃蛋白酶的酸性影响。

常见的消化疾病

溃疡 溃疡是一种弹坑式结构，是胃液中胃酸过多的结果。溃疡一般出现在胃部（胃溃疡），更常见的是出现在十二指肠（十二指肠溃疡）。溃疡与焦虑、紧张以及交感神经长期受到刺激有关。在交感神经形成反应的过程中，胃肠道内针对胃酸形成保护层的腺体的黏液分泌受到抑制，使得胃部及其邻近的结构极易受到腐蚀。其他致病原因包括吸烟、喝咖啡、过多食用油炸食物和辛辣食物以及过多服用消炎药物（如阿司匹林）等。一般吃完饭后不久，溃疡部位就会出现疼痛现象。真正的危险是流血或穿孔，这会使细菌和食物漏入腹膜腔，引起有生命危险的腹膜炎（腹膜发炎）。

对消化系统有益的生活方式

◇进行24小时斋戒以净化身体系统，其间只食用新鲜果汁和水果（在休息日做此练习）。
◇改善饮食，确保饮食平衡。
◇清洗（净化术）和盐水净化法。
◇练习收腹收束法（腹部的“精神吸气”）和摩腹术。

大肠激躁症 大肠激躁症（IBS）是一种常见的大肠功能中断现象，主要会影响结肠。其症状要么是便秘、腹泻，要么是便秘和腹泻交替发作。最主要的病因是压力，压力会抑制消化过程中副交感神经系统功能的有效发挥。对食物过敏也是一种原因，这可能表现为大肠肿胀。

炎症性肠病 炎症性肠病（IBD）不会与IBS相混淆，因为IBD更加严重。IBD以两种形式出现：节段性回肠炎和溃疡性肠炎，每一种都会出现肠内流血。节段性回肠炎是从嘴到肛门的胃肠道的任意部位发炎。最常见的感染部位是小肠尾端、大肠起端和直肠。溃疡性肠炎只发生在结肠。

憩室炎 憩室炎是一种结肠壁轻度向外鼓成袋状的紊乱现象。一般饮食过多或过量食用动物蛋白质高、纤维素含量低的食物都会引起憩室炎。进食时处于承受压力的状态下而导致的机械消化不良也可能会引起憩室炎。

消化不良 当身体不能充分消化食物时，就会出现消化不良。消化不良常在饭后出现。这也可能是癌症等潜在疾病的一种症状，不过，其常见致病原因是饮食过量或食用了一些不适合自身消化系统的食物，其中过量摄入脂肪过多、油炸或辛辣的食品是最常见的致病原因。

治疗与疗法

治疗消化疾病的传统方法包括使用消炎药物和解酸药，也有用类固醇治疗IBD的个别病例。逐步进行下列瑜伽练习也有助于增强消化系统的功能。但是，在未向医生咨询的条件下不要停止服用处方药物。

以下所讲的瑜伽动作，特别是扭转和向后曲身转动的动作有助于强化调息（灵感）、脐腹之气（消化）和下行之气（排泄）。呼吸练习将会给身体系统增添活力、净化并舒缓身体系统，瑜伽净化术会净化大脑，促使全身放松。

饮食冥想

在用兔子进行的实验中发现，由于咀嚼动作对颅骨多骨结构的摩擦作用，兔子在嚼草时处于一种平静、沉思的状态。为重现这一结果，在吃东西之前先进行5分钟的短暂活动，这会使控制消化的副交感神经系统相对于交感神经系统处于优势地位。像牛反刍一样缓慢充分地咀嚼食物会给情绪、精神和物理消化提供时间。

基本仰卧蝴蝶扭转式

蝴蝶扭转式适于上文所讲的所有消化疾病，也是适于初学者的安全的基础动作序列。蝴蝶扭转式动作是对“脐腹之气”的活动冥想，也是一种消化式的生命之气模式，通过调息之中的连绵不断的气流促进消化。这一系列动作姿势可以增强脐腹之气、生命之气和下行之气（抽离、消除和解毒模式）。这种扭转式可以伸展股四头肌、腿筋、腰肌和臂肌，刺激穿过身体中心直通腹部的胃脉。

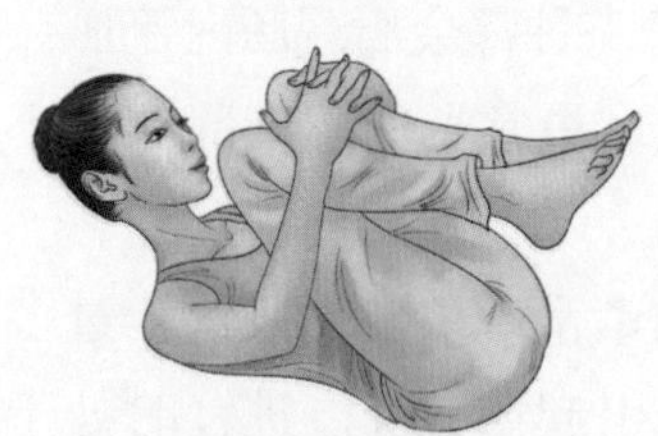

❶ 仰卧于地面（面部向上）。双手抱膝，使大腿置于腹部成祛风式，挤压时深呼气。吸气、腿放下。同时肩部放松。重复呼吸10次，意守净化，长呼气以排毒。

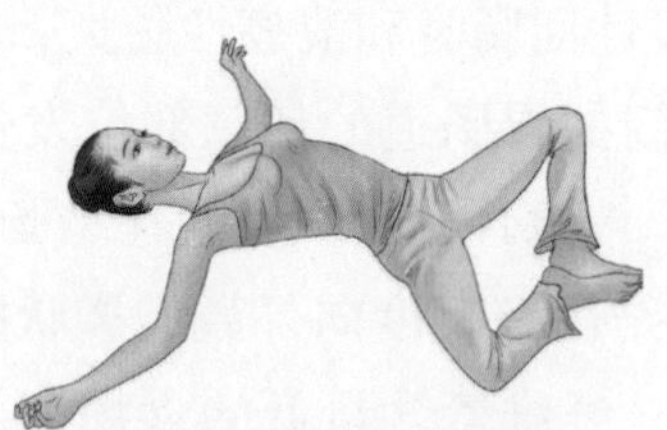

❷ 膝盖弯曲，如同双翼般展开，做蝴蝶式即仰卧束角式。脚底并拢、双臂向两侧伸展。体会呼吸，在整个自由呼吸过程中保持胸部张开。吸气，结束瑜伽呼吸；呼气，收缩肺部的同时进行收腹收束和会阴收束。

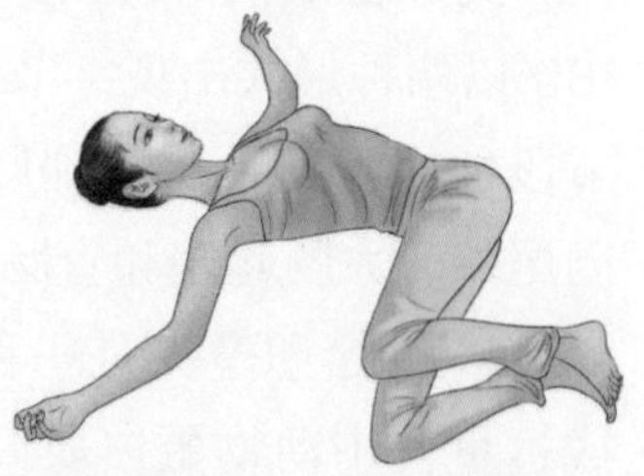

❸ 吸气，提左膝。呼气，把弯曲的左膝置于右膝上，成仰卧扭转式。脸向左、肩膀着地、胸部展开、双臂向外伸展，保持这一姿势呼吸5次。进一步扭转，使双膝靠近右肘。

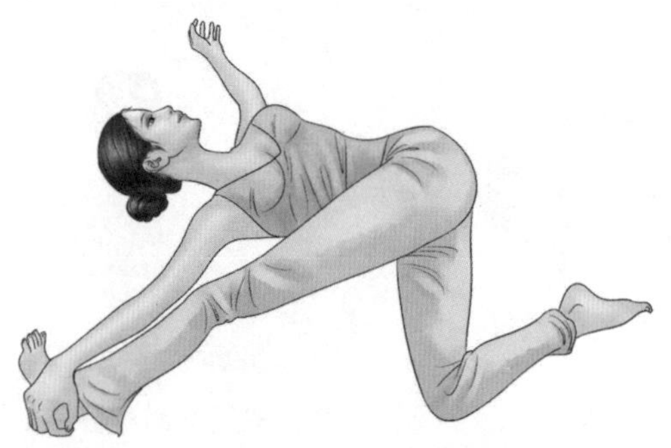

❹ 吸气、上侧腿伸直，以右手握左脚（或腿）。这会加强扭转的挤压作用，伸展腿的后部和同侧的臀部。保持这一姿势呼吸 5 次。

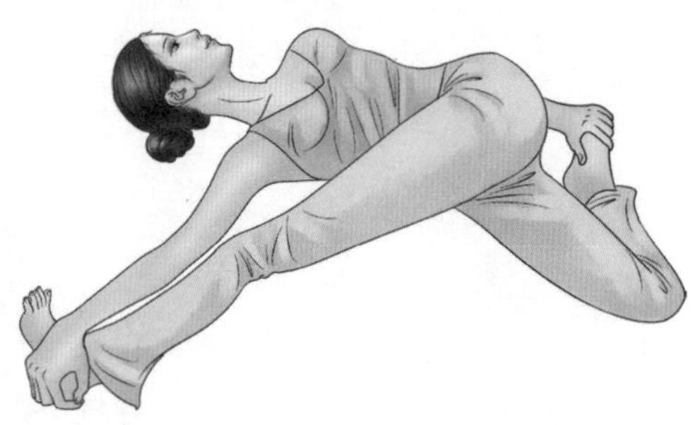

❺ 高级选择：左手握住另一只脚，这样双脚都被固定住。呼吸 5 次。吸气，恢复到蝴蝶式（第 2 步）。呼气，放松。换另一侧重复第 3 步和第 4 步。

益处与效果

◇祛风式（第 1 步）是典型的排除式动作，能促进总体放松并排毒，是治疗便秘和肠道阻塞的上好方法。

◇蝴蝶式会伸展臂部和腹股沟，为腹部器官和肌肉提供空间并使之放松。

◇吸气和腹部的伸展能促使膈肌下降，这会按摩腹部内脏器官。

◇扭转动作挤压右侧的肝脏和上行结肠（膝盖向左弯曲），并且挤压左侧的胃、脾、胰腺和下行结肠（膝盖向右弯曲）。因此，膈肌的活塞式动作随着呼吸可以有节奏地按摩这些器官。

◇由扭转动作使腹斜肌交替伸展，能改善腹壁的状态。

◇双臂向外伸展以促进深呼吸，有助于消化。

中级猫式到英雄式

这一系列动作包括从猫式到扭转的眼镜蛇式，再到典型的英雄式。这些动作适合中级学者，可以减轻大肠激躁症、炎症性肠病、轻微的憩室炎和消化不良等的症状。这些动作可以通过伸展并调理腹部区域以及消除肠内气体阻塞而起到减肥的作用。如果背部、膝盖或踝骨有严重的问题，应避免做眼镜蛇式和英雄式中的扭转动作。坐在一块木板上，请一位有经验的指导老师检查你动作的协调性，避免做向下弯曲的英雄式动作。但是，如果要做这一动作，需收缩尾骨、放松并拉伸后背下部。胃溃疡、腹泻或严重炎症性肠病患者不要练习收腹收束法。

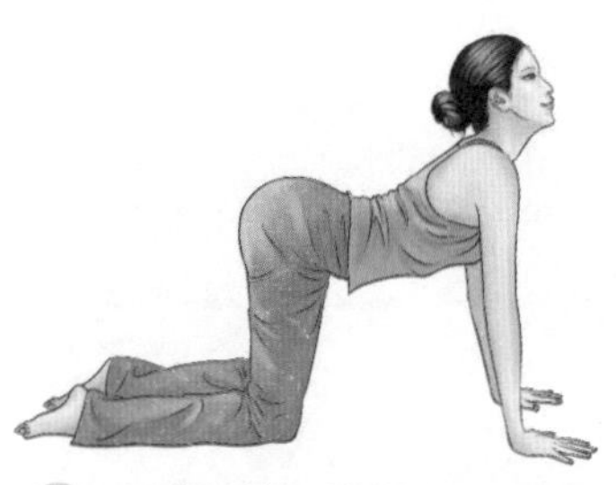

① 四肢着地，确保双手垂直位于肩膀下方，膝盖位于臀部下方。手掌压地、手指张开。吸气，脊柱下沉，成蛇状，伸展腹部、胸部和咽喉，头向上仰，尾骨尽可能向上提，但颈部不能弯曲。

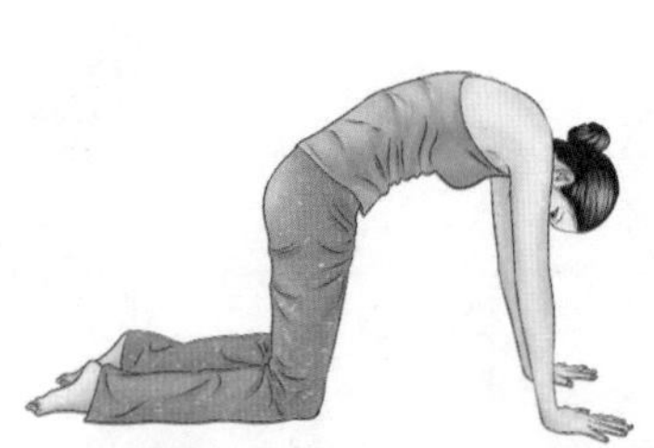

② 呼气、脊柱尽可能拱起，下颌向胸部缩，尾骨向下收缩成猫式，腹部收缩，练习成收腹收束法。放松、第 1 步和第 2 步重复 5 次。最后，脊柱下沉，练习狮子式，净化舌头，眼睛向上观眉心（凝视眉心契合法），练习 3 种收束法。坚持片刻，然后放松和呼吸，再次下沉脊柱。反姿势成伸展的婴儿式，呼吸，气沉腹部。

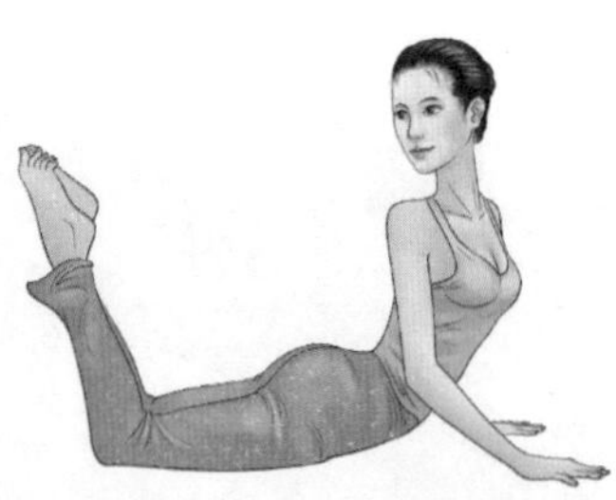

③ 吸气，成婴儿眼镜蛇式。如果后背出现任何不适，双手再往前放一些。肩胛骨向下拉，坚持 5 次呼吸的时间，保持左右对称。然后，双肘放到地上，前臂于身前保持平行，呼吸 10 次。双臂提起，只用双手着地（眼镜蛇），膝盖弯曲，成垂直式，把头扭向一侧，呼气。吸气，恢复到中心位置。呼气，头转向另一侧重复 1 次，练习 5 次。反姿势成下犬式或婴儿式。

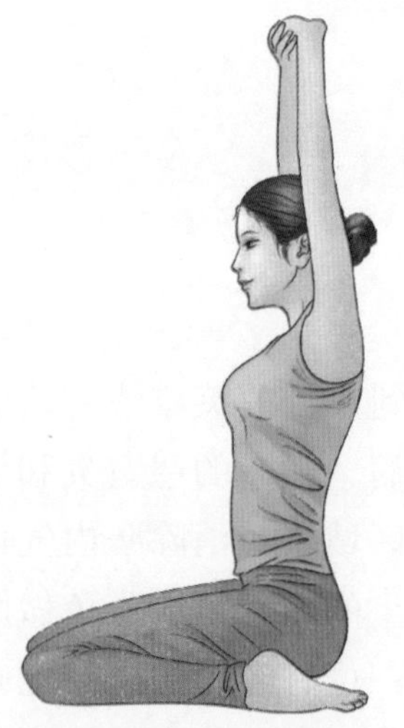

④ 以英雄式坐好，成下跪式，这样屁股坐于两小腿之间，脚后跟指向大腿两侧。双臂举过头顶，双手交叉，掌心向上。脊柱挺直，以微妙的收腹收束法伸展整个腹腔，呼吸 20 次，脚尖伸展并保持不动。

益处与效果

◇猫式可以交替伸展和挤压腹部器官，使腹部血液得以净化，促进血液循环。

◇呼气时练习收腹收束法能进一步挤压腹部器官和静脉血液，这可以使动脉血进入腹部，赋予腹部活力。

◇狮子式呼吸（狮子式）即伸展舌头的动作可以刺激上消化道，清洁舌头，清除口臭。

◇由于骨盆底部对腹壁形成阻力（骨盆底部阻止腹部膨胀），眼镜蛇式对膈肌有按摩作用。头部旋转的扭转动作可以把这一作用轮流作用于腹部两侧。

◇一般认为英雄式是基本的消化姿势，是唯一可以在饭后直接练习的消除消化不良的动作。

◇英雄跪式控制腿部的循环，从而促进消化器官的血液流动，同时伸展整个腹部。

◇这一系列动作刺激脐腹之气，即消化平衡的生命能形式。

❺ 呼气，上身贴近地面，成仰卧英雄式。首先要向后仰于手上，然后仰于前臂上，逐渐使全身后仰躺下，必要的话膝盖稍微抬起但不要让双膝间的宽度宽于臀部，这会使臀部和后下背紧张。保持这一姿势，坚持呼吸 10 次。起身成英雄式结束这一动作。

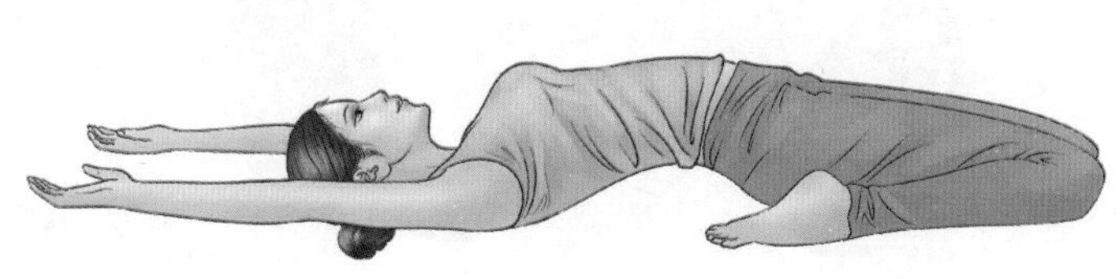

肩倒立式、半肩倒立式和犁式

肩倒立式是一种极佳的消化姿势，塑绳瑜伽经常把这一姿势描述为所有姿势中的女王。这一倒立式极有助于心脏和大脑疾病患者的康复，并且促进循环。这一系列动作包括从完全肩倒立式到半肩倒立式再到犁式，再到身腿结合压耳式（膝碰耳犁式）。倒立式可以平静、平衡神经内分泌系统，净化腹部器官。

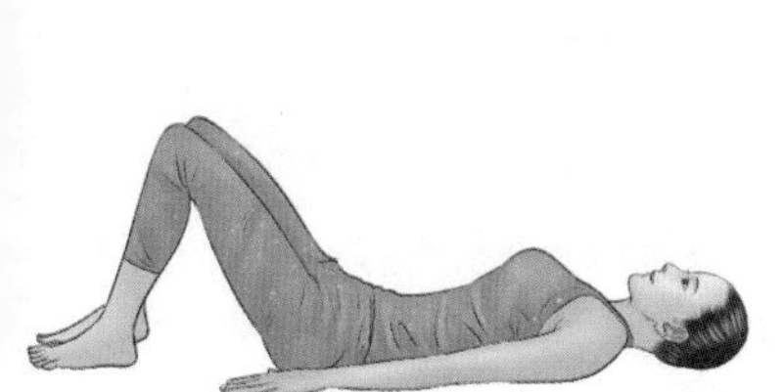

❶ 以半仰卧式躺好（膝盖弯曲、脊柱挺直），肩膀置于一个垫子上（头部应该稍微低于肩膀以保持颈部曲线）。双臂置于体侧，手心向下。

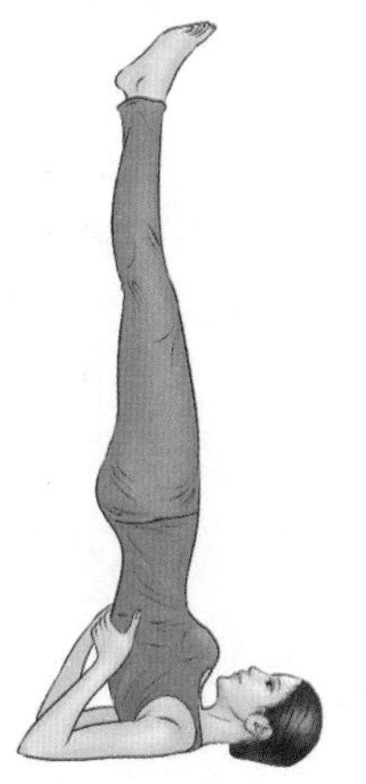

❷ 吸气，双腿向上抬起，膝盖向额头方向动。双腿提起，骨盆底部向后。双手紧紧支撑后背下部，拢住肾脏的部位，使肩和肘成一条直线。双腿伸直并拢。咽喉、下巴和脸部放松。保持这一姿势，坚持呼吸 30 次的时间，内视上面的脉轮。

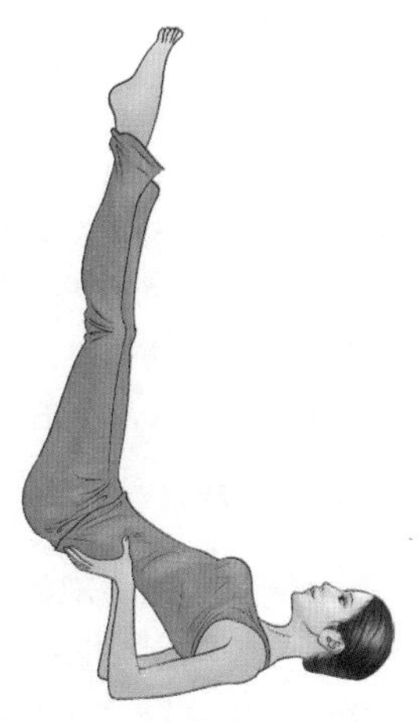

❸ 缓慢放下臀部，拢住骶骨，支撑后背，保持半肩倒立式坚持呼吸 15 次，或者只要感觉舒适坚持时间越长越好。保持臀部挺直，拉伸双腿，眼观肚脐，胸部和耻骨分离。

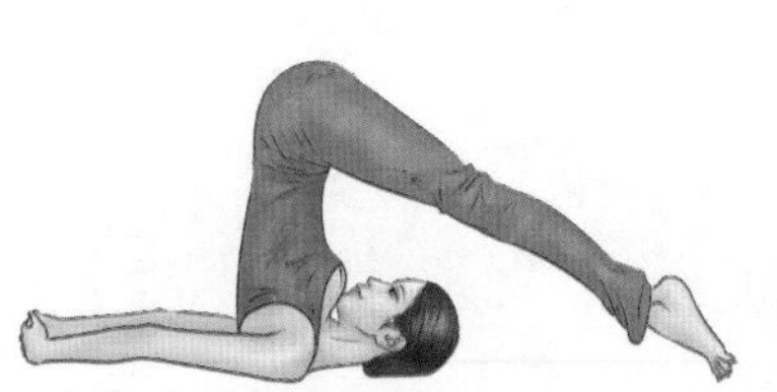

④ 把伸直的双腿越过头顶向下放，成犁式。脚趾触地或者把脚趾放在椅子上。反方向伸直双臂，手指交叉。保持这一姿势，坚持呼吸 10 次。

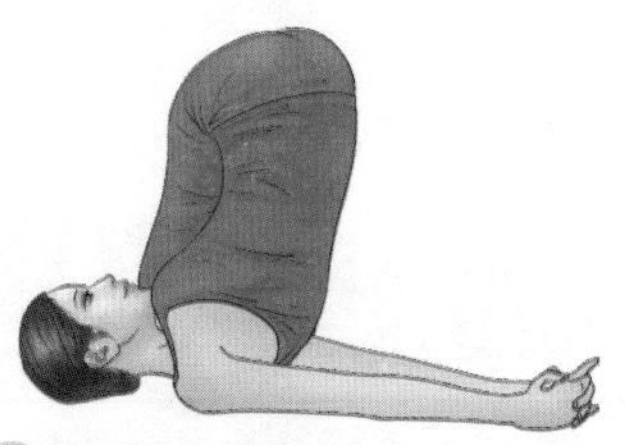

⑤ 为促进腹部恢复，以脚趾带动双腿向右侧移动，不要绷劲儿，移得越远越好。面部继续朝上，使双肩所受重力相同，保持根基坚实。保持扭转的犁式，坚持呼吸 5 次。然后，双腿移向身体左侧重复 1 次。

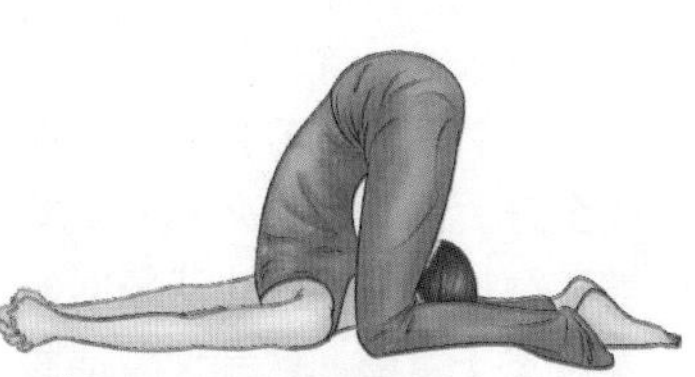

⑥ 双腿回复到犁式，膝盖向头部弯曲成身腿结合压耳式（膝碰耳犁式）。呼吸时气沉肾脏以挤压两耳（注意不要扭伤颈部），也可以把膝盖曲向额头，放松膝盖。放松呼吸 10 次。

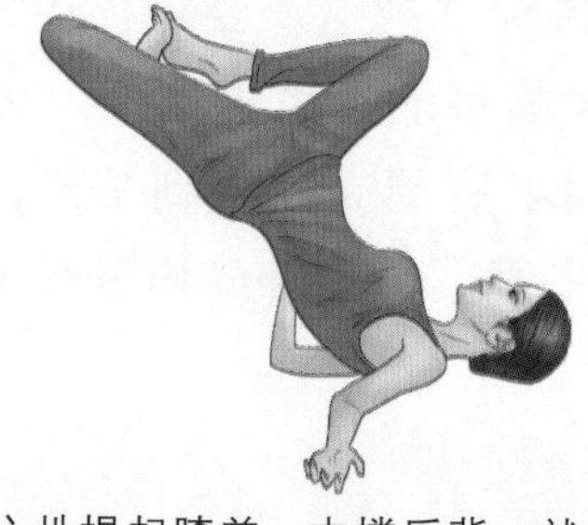

⑦ 小心地提起膝盖、支撑后背，就像再次进入肩倒立式（第 2 步）一样，但是保持膝盖弯曲。脚底相对（有技术的人可以成莲花式），臀部展开成蝴蝶状。向右转动骨盆，以右手拢住骶骨，左臂向另一侧伸展，手心向上。保持这一姿势坚持呼吸 5 次，换左侧重复 1 遍。

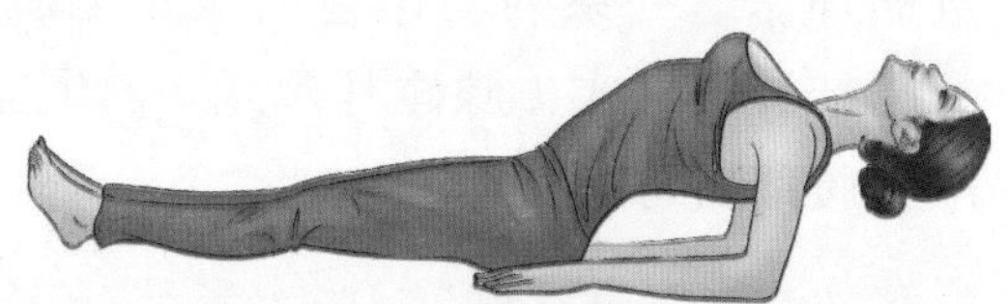

⑧ 后背和双腿向下放成仰尸式，保持这一姿势坚持呼吸 10 次。反姿势转成鱼式。上半身提起，置于肘上，放松，在体侧压手掌，头部慢慢后仰。胸部向上高高挺起，后背拱成桥形，为心脏开启后部之门。保持这一姿势坚持深呼吸 10 次，然后躺在地上放松。

益处与效果

◇半肩倒立式使腹部器官（脾和肝）的静脉血排出，从而刺激动脉血流入腹部。
◇这一套姿势刺激脐腹之气和与脐轮相关的生命火，即消化之火。
◇通过使用收腹收束法，在第 2 ~ 5 步中膈肌的按摩作用得以增强。这一按摩作用也进一步刺激了对腹部器官的净化。
◇净化小腹和大肠可以促使血流进入上部器官如胸部和头部，并且使肺部、心脏和大脑充满活力。

摩腹术

这种“搅拌式”按摩是收腹收束法的一种发展，也是一种中高级的练习动作。一旦掌握了收腹收束法，腹直肌得到了加强，就可以着眼于这一呼吸练习。这种按摩把肌肉进行了分离，以它们为搅拌器进行强有力的腹部按摩。

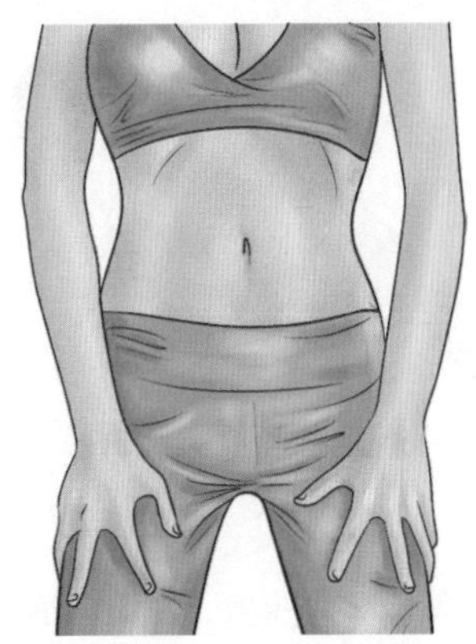

▲第一阶段（收腹收束法）：站立，双脚叉开，膝盖弯曲，双手置于大腿上。深呼吸。通过口腾空肺部，用收颌收束法持续呼气。收缩直肌，形成一个横亘腹肌的中心下凹的曲线。坚持的时间越长越好，然后放松深吸气。放松。重复练习 5 次（月经期或怀孕期不要做此练习）。

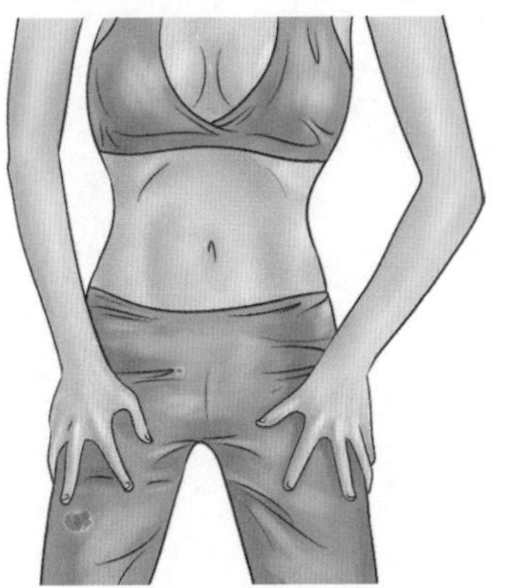

▲选择：吸气时，双手向上抬起成一个大圆，然后呼气，这时，双手绕过身体前中轴，手心向下。

第二阶段（摩腹术）：熟练后，隔断腹直肌使其移向腹部右侧。向左（左摩腹术）向右（右摩腹术）练习搅动肌肉，每侧 3 次。以前屈式放松。重复 5 次，但是不要在 24 小时内重复练习这一动作。

益处与效果

◇腹部内脏在一种类似于洗衣机的作用下得到按摩，消化道通过腹直肌（垂直于腹部的长带状肌肉）的作用而得到挤压。

◇消化物得以清除，便秘、胃酸过多和腹胀可以得到缓解。

◇一股强有力的净化波通过深层腹肌的作用净化内脏，增强心理和情绪上的消化功能，平衡生命之气的各种形式（在整个系统中流动的能量），并且使人与自身的根源连在一起。

高级扭转瑜伽动作序列

这一动作序列适合所有患有不太严重的消化疾病的人群。如果你觉得这一动作要求太高，就把两个扭转动作分开来练，第 1 步和第 3 步每步做 3 次。为了进行更具挑战性的瑜伽练习，以 5 轮拜日式或者以原螺旋形开始。

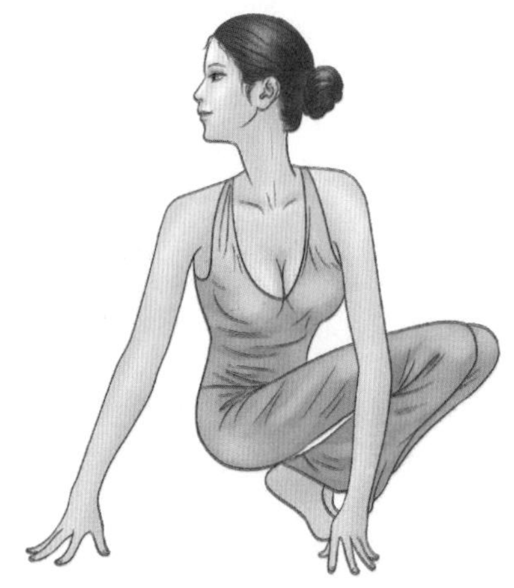

① 双脚并拢抬起成圆球状，身体蹲于脚上，面部向前，脊柱挺直。吸气、提胸伸腹。呼气，上半身向右转，十指触地，下巴向右转，越远越好。也可以右手手掌置于后背下部，肘放在身后并向外指。以双手为杠杆加强扭转幅度。在蹲坐扭转式中练习收腹收束法，保持这一姿势坚持呼吸 10 次。换另一侧重复 1 遍。

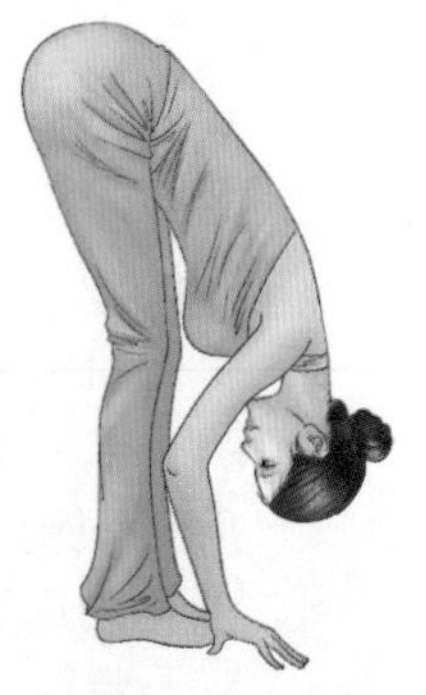

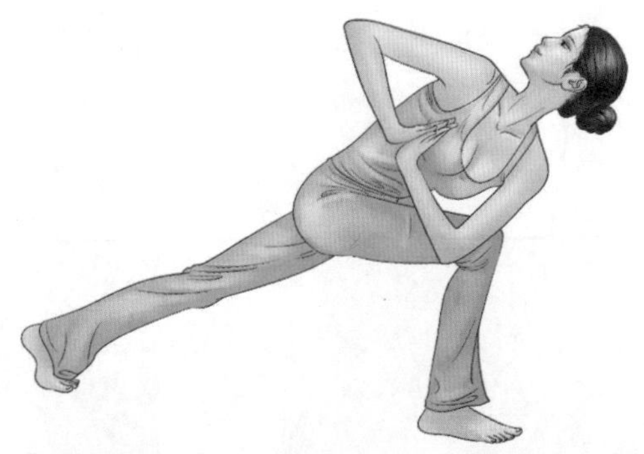

② 现在，成前曲伸展式，双脚固定于地上。头部向地面弯曲，同时弯曲双臂。脚跟着地，放松后背，必要的话膝盖可以弯曲。上提双脚的弓形圆骨，形成“跃起式”。保持这一姿势坚持呼吸 10 次。

③ 从前曲式向侧角转动式转换。左腿向后滑动，右膝弯曲，成跃进式。呼气，上半身向右转，左肘置于右大腿外侧。手掌合十，双肘弯曲，分别向外伸展。左上臂置于右大腿外侧，右肘向上指。伸展头颈，肩胛骨向下拉伸，眼睛从右肩向上看。呼吸 10 次。吸气，恢复到前曲伸展式，换另一侧重复 1 遍。

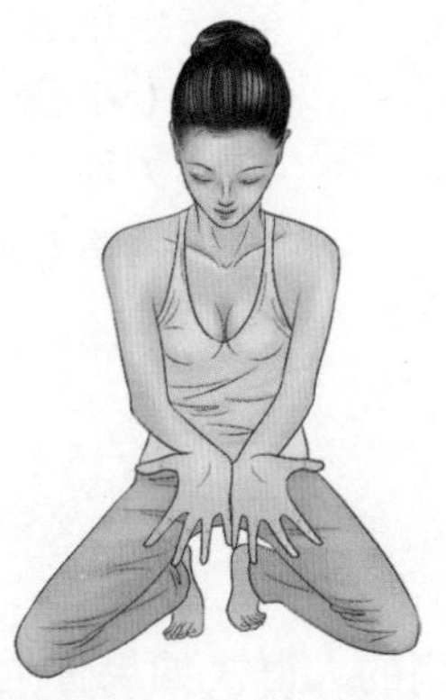

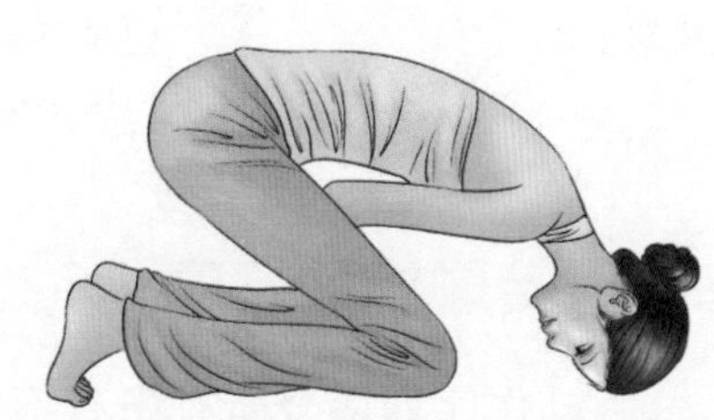

④ 跪下，双膝叉开，准备孔雀式。跪在一块垫子上，双手外侧边缘并拢，两个拇指向外指向相反的方向，手指尽可能叉开。手指转而指向体后，双手置于地上的两膝之间，臂肘向腹部弯曲。前额置于垫子上，臀部抬起，向前倾斜，双手、眉心、膝和脚趾之间达到平衡。

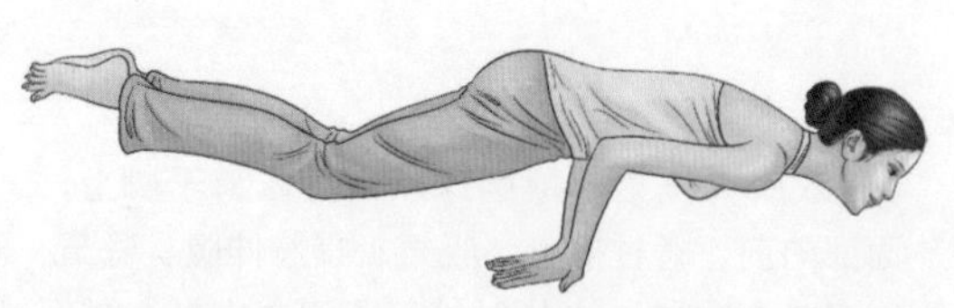

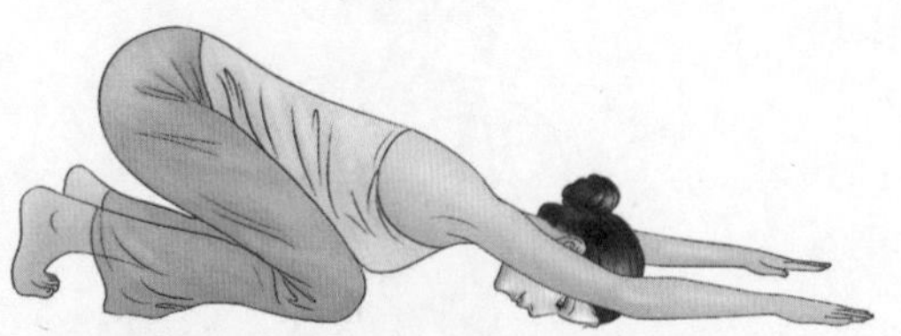

⑤ 膝盖逐渐向后伸展，成完全的孔雀式。眼睛看地面，臂肘向身体内侧弯曲，保持这一姿势坚持呼吸 5 次。双腿于体后伸直，使身体成一条直线。保持平衡并呼吸。

⑥ 放松成反姿势，即伸展的婴儿式，腹部伸展，压于大腿上，保持这一姿势坚持呼吸 10~20 次。

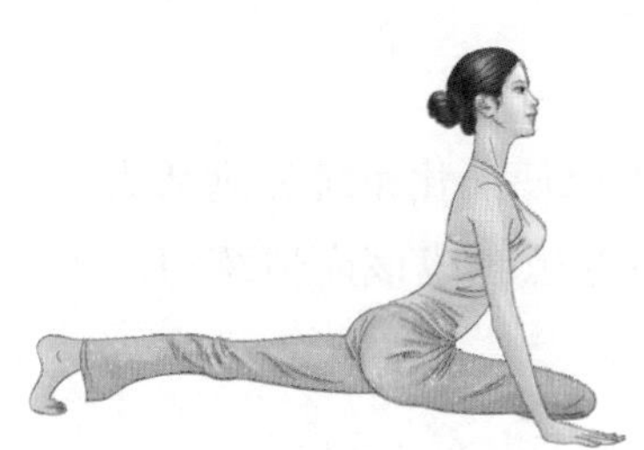

7 右腿向前滑动。双手置于膝盖旁边，手掌放平，后脚脚趾在下面踮起，右膝指向前方，右脚脚跟蜷进耻骨左侧。后腿伸直、脚趾在下面踮起可以加强这一瑜伽动作的作用。胸部和头部抬起，肩胛骨向下压，像天鹅一样伸展颈部，眼睛向上看，保持这一姿势坚持呼吸5次。换另一侧重复1遍，把这一动作与下犬式联系起来。

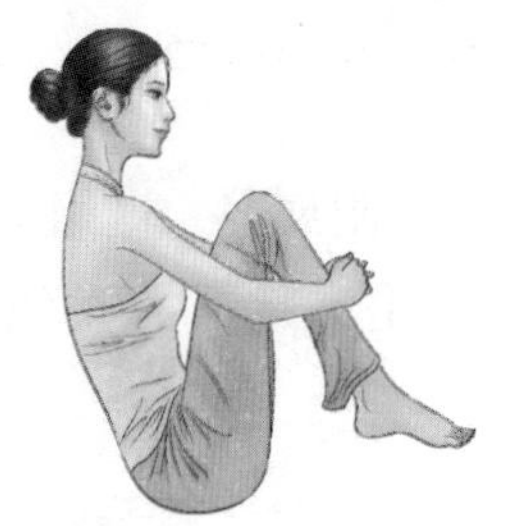

8 后腿向前滑动，休息一下。膝盖弯曲，蜷成宇宙蛋式。双臂抱住胫骨，坐骨平衡，保持这一姿势坚持呼吸5 ~ 10次。体会呼气，重点练习会阴收束法和收腹收束法以增强生命之气和下行之气。

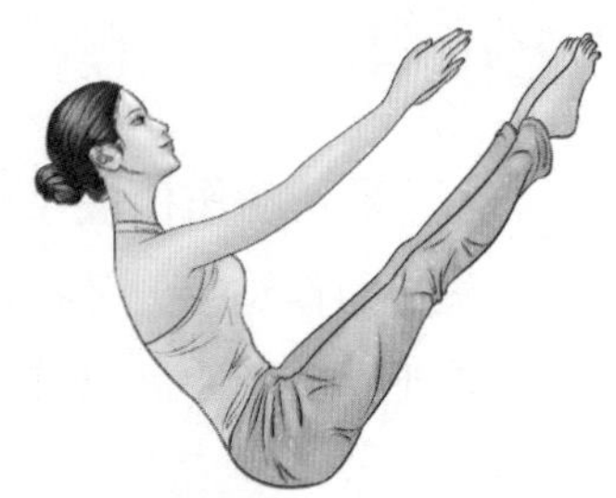

9 转成船式。吸气，胸骨向上提起，伸展脊柱，身体后仰。呼气，锁骨放宽，腋窝前部提起，双手向脚的方向伸展。拉伸双腿使身体形成一个“V”形。如果这种动作太难，就弯曲膝盖，胫骨与地面平行成半船式。保持这一姿势呼吸5 ~ 10次。宇宙蛋式和船式（第8步和第9步）交替练习3 ~ 5次，吸气时成船式，呼气时成宇宙蛋式。

益处与效果

◇蹲式可以减少通往腿部的血流量，增强腹部的循环，为腹部器官输送氧气，促进废物排泄。

◇蹲式和扭转式与收腹收束法结合练习可以挤压体内器官，使膈肌像降落伞一样下沉，有节奏地按摩这些器官。

◇幅度较大的前曲伸展式和下犬式都向前弯曲，这促使静脉血从腹部器官排出并且净化大脑。

◇如第7步中所示，不对称的臂部伸展式可以为与向后伸展的腿同侧的结肠增加能量，消除紧张或滞塞。

◇宇宙蛋式能强化下行之气这种排除模式。下行之气有使身体放松和排毒的功效。

◇船式通过吸腹壁、骨盆横膈和呼吸膈肌从而挤压腹部器官，巩固身体的核心。

能量控制调息法

这一练习可以促进消化系统功能并为消化系统提供更多氧气，对祛除体内有毒气体、消除口臭和便秘、协调消化器官、刺激食欲（加强生命火）特别有益。心脏病、胃溃疡、甲状腺功能亢进或腹泻患者不要做此练习。

1 以一种舒适的姿势坐好，可简单地跪下，双膝打开，双手置于膝上。深吸气，然后呼气，尽可能腾空肺部。身体向前倾斜，双手按在膝上，舌头伸出（见狮子式）。如同气喘一样吸气和呼气，同时扩张（吸气时）和收缩（呼气时）腹部，坚持呼吸20次。不要紧张。

2 在进行更高级的练习时，以同样的方式练习，但要持续呼气，这被称为腹部净化或腹部收缩。

净化消化

这一系列动作构成了摩腹术的附属品，这组动作可以使消化系统充满活力。这一系列动作适合所有的人，但是溃疡或有类似病情的患者应该谨慎练习。可以试着进行全身伸展动作。

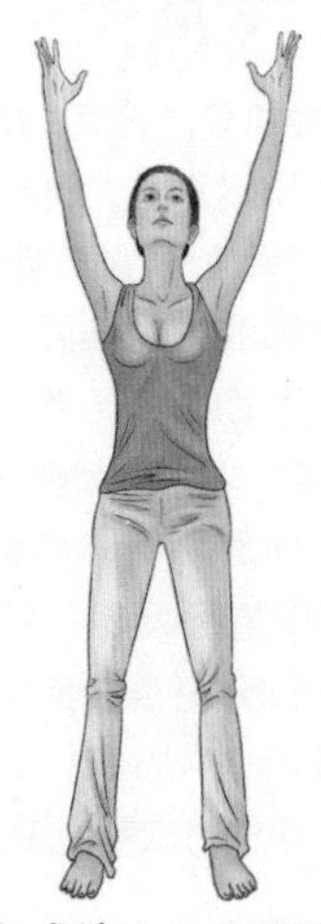

❶ 以山式站立，双脚稍微叉开。吸气，双臂举过头顶，手心相对。想象一股积极的能量进入体内。身体向上伸展，脚尖着地。仰头直向上看，保持这一姿势坚持呼吸 5 次。呼气，放松，恢复到站式，手臂放下，垂于体侧。

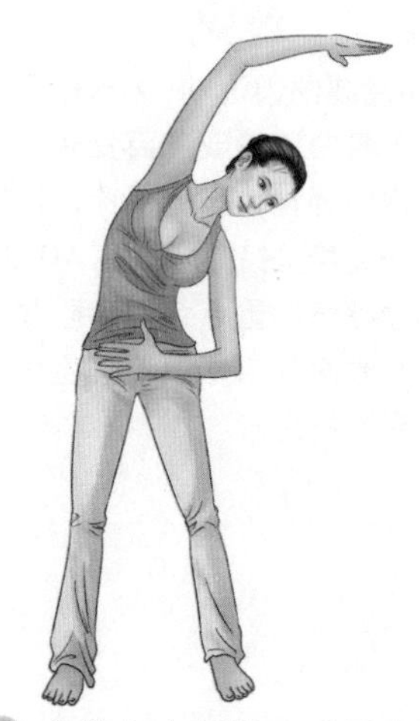

❷ 身体向右侧拱，成风吹树式。双脚叉开，与臀部同宽，右臂抬过头顶。左手置于小腹上。呼气，身体向右倾斜，手臂弯过头顶，持续呼气片刻。低头向下看，放松颈部。吸气，回复到中央位置，换另一侧重复 1 遍。

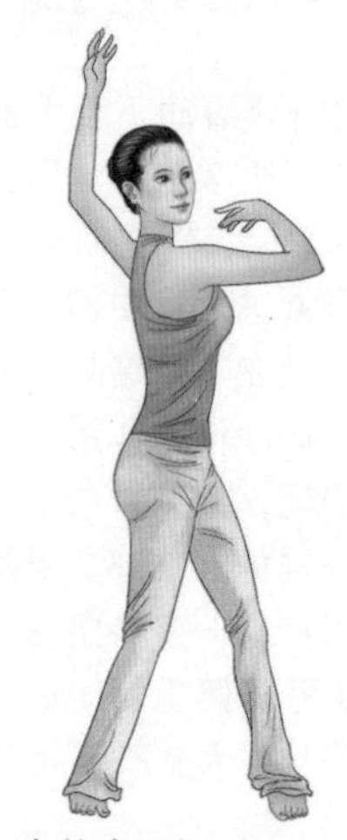

❸ 先恢复到山式，再转为腰扭转式。吸气，手臂抬起，向体侧伸展，与肩同高。呼气，身体左转，右手移向左肩处，左手置于身体左后侧，下巴指向右肩。持续呼气，增大扭转幅度。吸气，回复到中央位置。换另一侧重复 1 遍（有节奏地左右扭转）。

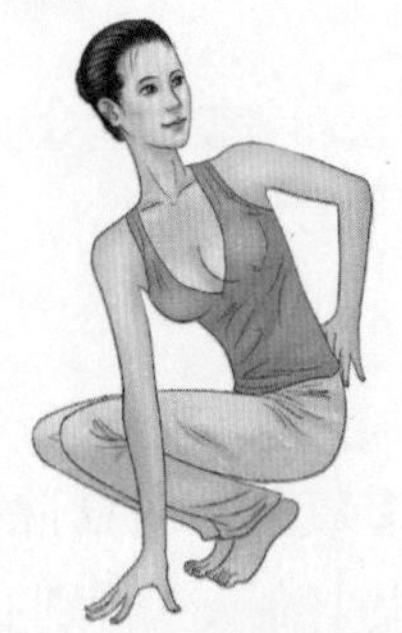

❹ 蹲式扭转：双脚并拢，蹲于地上，右手臂置于左腿大腿外侧，身体向左扭转以按摩腹部。右手置于左脚旁边的地上，左手放在骶骨（身体的重心）上。保持这一姿势呼吸 5 次，然后换另一侧重复 1 遍。

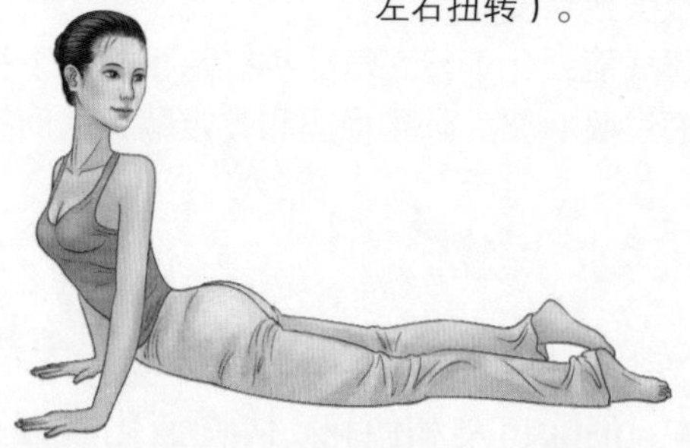

❺ 眼镜蛇扭转式：以俯卧式起，面部向上。双脚叉开与臀同宽，脚尖叉开并指向外侧。双手置于肩膀下方，吸气，脊柱挺起。呼气，头和上半身向左侧扭转，眼观左脚脚后跟，腹部沿对角线方向拉伸（肘部稍微弯曲）。然后，身体向右侧扭转，动的时候吸气，扭转时呼气，膝关节牢牢地固定在地上，胸部沿双臂向外扩展。

第五章 生殖泌尿系统疾病的瑜伽疗法

生殖器官是一个具有生殖和以尿的形式排泄体内废物的双重功能的泌尿系统。瑜伽认为，生殖系统与第二个脉轮——腹轮（“人”的真知所在）相关，主要涉及下意识期望的满足、性和创造力的表达、直觉以及情欲，同时生殖系统又与水这种液体元素有关。土和水（本能和性欲）所代表的两个较低的脉轮构成了人性的根基，也构成了人类进化的起点。由于内疚、恐惧或不足等在这一复杂的精神－情绪根基中根深蒂固的影响（习惯性倾向），这些压抑的或习惯性的固定特点就会对人产生抑制作用。

对需要滋养的层次（外壳）——能量层（能量外壳）和本能心理层（精神外壳）来说，保持通往生殖器官的生命能和精神能的流动是非常重要的。复原性瑜伽动作、调息、契合法、决心、放松、冥想特别是复原姿势中的长悬息等相结合可以达到治疗的效果。

泌尿系统

泌尿系统的有效运作对人是至关重要的，因为它可以在含盐的体液环境下维持人体组织的液体中电解液和水的平衡。泌尿系统其他重要功能包括通过清除和收集不同量的水和溶质来调节血液含量和血液浓度。泌尿系统由肾脏、输尿管、膀胱和尿道组成。

肾脏位于脊柱下端左右两侧，由其自身血管和腹膜腔后面的肾带悬挂着。它一方面受肋骨的保护，另一方面受到脂肪囊缓冲作用的保护。由于肝脏位置的影响，右肾比左肾稍低。

肾脏由被称为皮质的红色外层和褐色的内层髓质两部分组成。其功能部位是肾元，这是一条为营养物质的过滤、再吸收和分泌提供最大空间的复杂管道。一个肾元有两个主要部分：肾小球（一丛毛细管）和一个包膜的肾小球囊，肾小球囊是肾小管的一部分。在滤出液穿过肾小管的过程中，某些物质被再吸收或被排出去。99% 的滤出物得到再吸收，只有 1% 被排出体外。

肾脏必须极其努力地运作才能使一小部分但却是至关重要的一部分废物以尿的形式排泄出去。心脏输出血液的 25% 通过肾动脉进入肾脏，这样整个身体的血液每天要过滤 60 次！

再吸收包括把滤出液中的有用物质再吸收进血液中，这些有用物质包括水、葡萄糖、氨基酸和钠离子、钾离子、氯离子、重碳酸盐离子及磷酸盐离子等。同时，小管的分泌把其他物质从静脉血送入滤出液中。这一特殊的再吸收和分泌过程保持着身体酸碱的平衡（pH），同时生成尿液这种副产品。

通过调整存留在滤出液中的钠离子和钾离子的比例，肾脏还起着调节血压的重要作用。

如果患有糖尿病、高血压和动脉硬化，肾循环系统中的微动脉会首先受到影响从而导致肾功能紊乱。压力是对泌尿系统有重大影响的另一因素，压力会引起蛋白质和脂肪分解量的增加，导致肾脏排泄废物的压力增大，这些废物主要包括尿素和氨（蛋白质分解的副产品）以及酮体（脂肪新陈代谢过量的副产品）。

输尿管把尿从肾脏输送到膀胱，膀胱位于耻骨粘连处骨盆前的关节后面。尿液的积聚会刺激膀胱壁平滑肌的伸张感受器，膀胱壁在副交感神经刺激的影响下开始收缩。同时，膀胱内部括约肌放松，允许尿液进入尿道（尿道是从膀胱底部通向外部环境的一条窄小的管道），这一过程称为排尿。

生殖系统

生殖腺是成年人性腺的最初形式，出现在子宫内生命的第5周。Y染色体（男性）上基因的出现刺激生殖腺发育为睾丸，睾丸在胎儿出生前通过腹股沟管排出体外。女性没有腹股沟管，生殖腺发育为卵巢。输送管汇聚处为子宫和阴道，输送管分为左输卵管和右输卵管，每条输卵管与各自的卵巢相连。在男性体内，类似的管状结构发育为精巢管。同时外部生殖器的外表也不一样——从普通的生殖结节开始，要么长成阴蒂和阴道，要么伸长成为阴茎。

青春期睾丸激素分泌量的增加会刺激男性性成熟，开始生成男性精子细胞，而且这会持续整个成年时期。不过，对于女性来说，所有的卵细胞都在胎儿期生成。从青春期开始，激素之间复杂的相互作用促使女性性成熟，每个月都会刺激一些“睡眠的”卵细胞，但每月只有1个卵细胞会完全成熟（排卵）。但是，除非受精，否则月经只不过是子宫内膜脱落（子宫壁）、为下一个月经周期做准备的过程。

常见的生殖泌尿疾病

肾炎 肾炎是一个概括性术语，包括一系列复杂的肾脏疾病，有发炎、感染或二者兼有。其可能的致病原因有盆腔感染、前列腺阻塞、肾结石导致的阻塞、饮食中动物蛋白质摄入过量、与药物相关的问题或糖尿病等。

膀胱炎和尿道炎 膀胱炎和尿道炎比较相似，都是由感染或发炎引起的，只是发炎部位不同。其主要症状是排尿疼痛，尿液浑浊一般说明是感染所致。膀胱炎和尿道炎可能的致病原因有饮酒过量、饮食的酸性过高或含糖过量、长期服用避孕药片以及大肠杆菌感染等。

前列腺疾病 前列腺是一个比较小的核桃状腺体，可以分泌构成精液的液体。前列腺正处于膀胱下面，在此处环绕尿道。最为常见的前列腺疾病是由前列腺增大引起的（也称为前列腺肥大），前列腺肥大会缩减尿液流量，使人难以充分排泄，这会导致前列腺炎。前列腺炎使人在排尿和性高潮时出现疼痛，而且总想排尿。

酸性食物、营养不良、腹部不健康、大肠反应迟缓、血流不足、职业性久坐以及缺乏锻炼都会引起前列腺肥大。前列腺问题引起的任何尿液流通阻塞都可能引发膀胱、输尿管和肾脏感染。身体的任一部位感染、腹部或盆底健康状况较差或者普通的缺乏锻炼都会引起前列腺炎。营养不良，特别是缺少锌和必需脂肪酸（EFAs）都可能是导致前列腺炎的主要因素。

子宫内膜异位 子宫内膜异位也称为子宫外部子宫内膜组织（子宫壁）增生。这一子宫内膜组织通过输卵管“逃入”同肾脏、膀胱和乙状结肠一样形色各异的部位，更为常见的部位是卵巢和输卵管。子宫内膜异位会疼痛是由月经期或月经前该组织的移动引起的。

男女不孕不育 如果经过 1 年以上的尝试后仍然无法怀孕，这时就应该考虑是否患有男女不孕不育。女性不孕一般是由于输卵管阻塞或不能排卵，常见的原因有盆腔炎（PID）、长期服用避孕药、卵巢囊肿、子宫内膜异位、压力或运动过量。40% 的不孕问题都是男性不育引起的，吸烟、服用合成类固醇、饮酒或喝咖啡过量、饮用对雌性激素有污染的水，或者精子总量小等自然原因都可能导致男性不育症。不易达到或保持阴茎勃起也会对不育产生一定的影响，男性阳痿一般是由压力或性功能忧虑等精神因素引起的，前列腺疾病引起的性欲低下也可能是一个原因。

治疗与疗法

治疗上述常见疾病的传统医疗方法差异很大，可以用外科手术和激素疗法治疗子宫内膜异位，用抗生素治疗泌尿系统感染，用激素疗法或药物治疗男女不孕不育。

把瑜伽练习和收束法、契合法、瑜伽动作、调息法、冥想及深度放松进行综合，并融入日常生活，这有助于改善自身健康状况。某些练习是针对特殊的病情的，但是下列给出的建议，特别是盆底练习和收束法都是比较普通的练习。注意在开始自助治疗前列腺疾病之前，应排除患癌症的可能性。

一般认为性能量运行契合法是一种针对生殖泌尿疾病的强有力的瑜伽工具。这一练习包括有意识地收缩整个泌尿生殖器官，可以使人掌握生命本能，这是一种使基本能量产生动力并使之向更高层次升华的能力。

另一种直接的自我治疗方法就是对饮食进行再评估。在一两天内只喝果汁有助于缓解严重病情，有助于在重建身体系统之前对其进行净化。酸果蔓、西瓜汁和欧芹茶特别有效。多摄入新鲜水果和蔬菜、全谷物以及必需脂肪酸也有极大的功效——特别是对于肾脏、膀胱和尿道的发炎和感染。增加必需脂肪酸和锌的摄入量对治疗前列腺疾病也非常有益，这些脂肪酸可以从葵花子、芝麻和鱼油中获得，而食用糙米、鸡蛋、南瓜子、坚果和麦芽可以获得锌。还应注意要充分饮水，特别是在感染时更应饮水，这一点常常会被忽略。

提肛契合法

这一契合法通过收缩肛门括约肌部位改善其下面肌肉的健康状况和功能。收缩的作用是有节奏地挤压骨盆器官，改变通往这一部位的血流量，从而达到滋养、净化、治疗的效果。下行之气（排毒，见生命之气的5种形式）会提升，这一提升使人充满活力。这一练习适于分娩前后的护理，也有利于男性前列腺疾病的康复和一般的自信心的建立。在此，我们把提骨盆和肛门括约肌的内部收缩相结合。按照典型的哈他瑜伽所述，“这种提肛契合法是一种重要的契合法；它为人体提供力量和活力，防止过早死亡”。但是，高血压、痔疮或肛瘘患者不要做此练习。

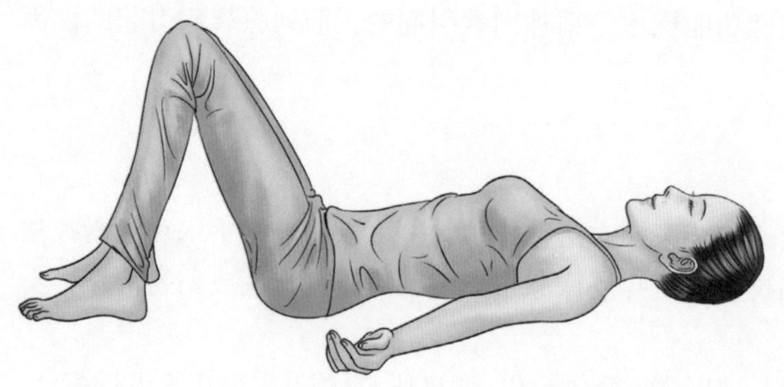

❶ 以半仰尸式躺好，膝盖抬起，手臂于体侧向外伸出。练习整套喉呼吸法。呼气，开始准备练习收腹收束法和会阴收束法，这样呼气结束时，这两种收束法已进行到一定程度。完全按瑜伽的方式吸气，重复一个循环周期。

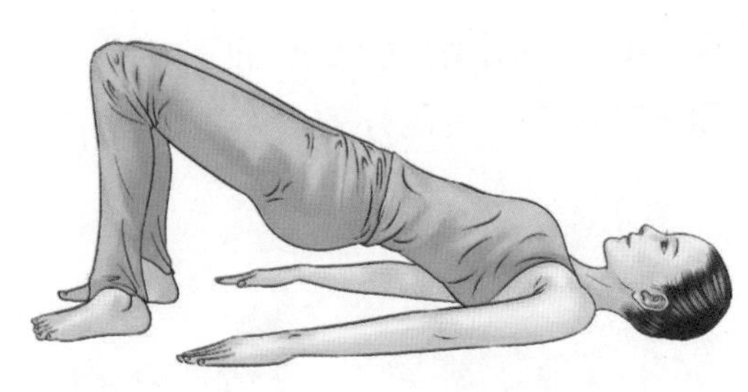

2 吸气，双脚、双臂置于地上，骨盆向上提起成桥式，脊柱离地。保持膝盖与双脚平行，膝盖位于脚跟上方，远离臀部，与脚趾成一条直线。慢慢收缩和放大肛门孔，就好像要抑制大肠的活动，重复 10 次，每次收缩时都持续几秒钟。呼气，放松，骨盆向下放回到地上，结束这一姿势。有节奏地重复每个动作，练习 10 次。身体其他部位放松，可能的话也放松其他生殖泌尿肌。

高级动作：收缩括约肌时屏住呼吸（悬息）。重复练习这一系列动作 25 次。

坐式契合法

这种盆底（括约肌）练习（肛门－会阴－性能量）有助于区分、隔断和加强盆底的各种肌床。它能刺激整个盆底，对预防和矫正失禁以及前列腺问题有帮助，而且在怀孕和分娩后都可练习。

1 双腿伸展，坐好，左腿交叉过去使脚底压住右腿的大腿内侧。男性左脚后跟压进会阴。女性左脚后跟压住阴道，右脚置于左腿小腿上，右脚跟位于生殖器上，直接压住盆骨（右脚跟应该垂直于左脚跟上方），这就是至善坐，是契合法和调息法的坐姿，会感觉身体如同固定在地上一样，体会骨盆的 4 个骨关节向下行：耻骨、尾骨和 2 块坐骨。

2 意守根轮。脊柱挺直，双手放在膝盖上。意守盆底，快而有节奏地练习提肛契合法（肛门收缩），练习 10 次。然后，把意念转入会阴收束法的练习，重复 10 次收缩的动作，这比肛门收缩更加微妙。接着，把意念转向性能量运行契合法，意守盆底生殖泌尿肌前面，重复 10 次收缩的动作。

3 重复这一系列动作，配合呼吸进行：吸气、收缩、屏息上提；呼气、放松。每个部位重复 5 次。

4 结束时放松，意守觉性空间，即微闭的双眼前面的精神空间，分别回想每种不同的感觉。

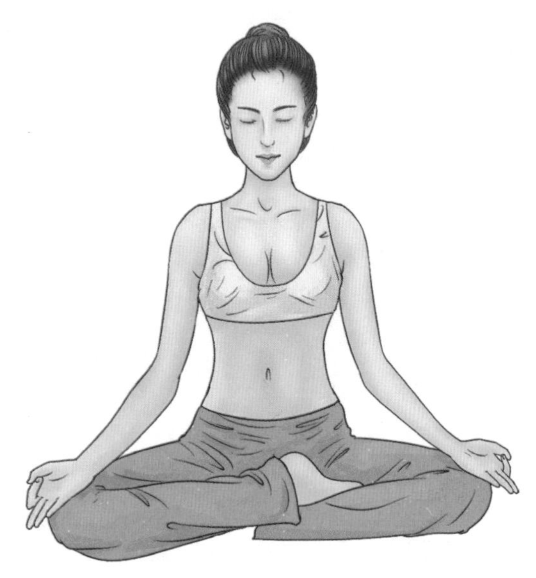

蜥蜴契合法

这一练习对治疗与骨盆相关的问题都有帮助，包括性活力低下、前列腺疾病、男女不孕不育以及月经不调。对治疗背痛和哮喘也有一定的疗效。

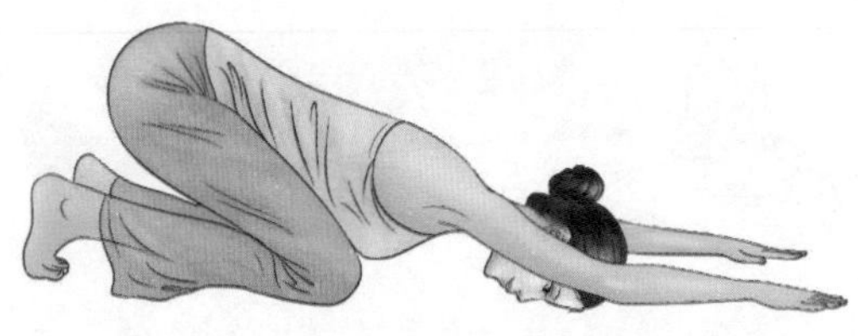

① 双膝跪下，成蜥蜴式。臀部上提，前倾，双膝叉开与臀同宽，胸部下沉，下巴向地面方向动，脚趾向下踮起。双臂置于体前、手掌平放于地上成温和的背部弯曲伸展式。躯干伸展。

② 练习会阴收束法，意守会阴，呼吸时缓慢挤压盆底肌，练习 10 次。

③ 恢复到坐式，练习性能量运行契合法。意守前面的生殖泌尿肌，就好像要抑制排尿一样，收缩 10 次。

坐式瑜伽动作序列

坐式扭转，即身躯转动式，能活动脊柱、按摩腹部器官。在这一系列动作中，臀部伸展与扭转结合，能净化小腹和泌尿生殖器官。意守垂直的脊柱、水平的骨盆和宽阔的肩带。

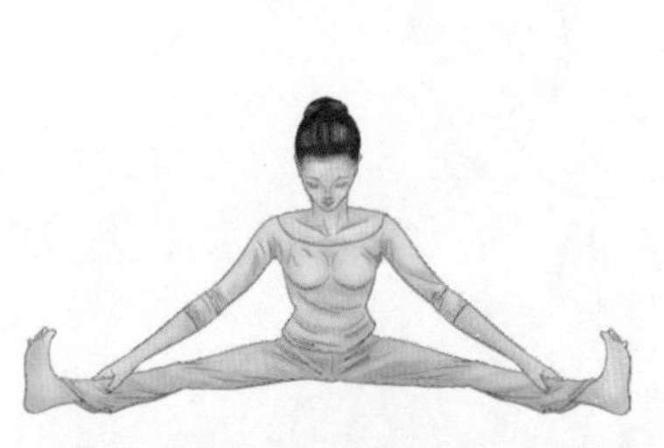

① 以手杖式坐好，双腿于体前伸直。吸气，双腿叉开，大腿向外侧伸，膝盖指正上方，双脚弯曲（坐广角式）。双手置于膝盖下方，双腿尽量叉开，从臀部腿根处伸展，向前伸展时拉伸后背。保持这一姿势坚持呼吸 10 次，每次吸气时上提会阴，扩展腹部和胸部。吸气，上半身提起，双手向上举。呼气，折成前曲式。坚持呼吸 10 次。

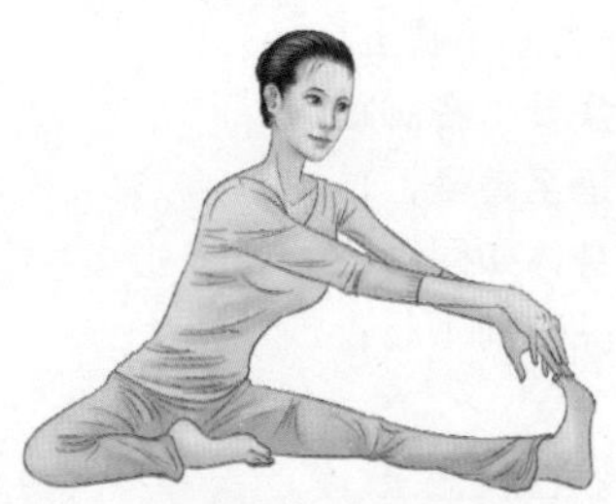

② 吸气，恢复到手杖式。右膝弯曲，右脚跟指向腹股沟，左膝在上，准备第 3 步（头碰膝扭转前曲式）。吸气，提胸，躯干向两侧伸展。呼气、双手触摸左脚脚趾。保持这一姿势，坚持呼吸 20 次。

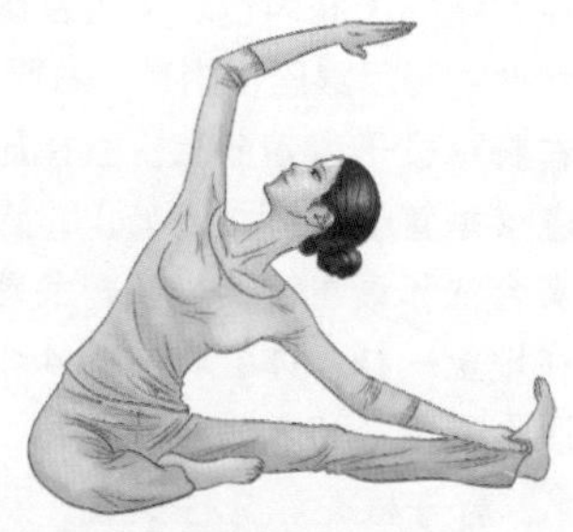

③ 吸气，恢复到手杖式。上半身扭转使身体左侧与左腿成一个垂直面。呼气、躯干在左腿上方侧拱，右肩向后收。右臂在头顶上方曲臂伸展，头部同时移动，这样眼观举起的右手。左手向左脚踝滑动，右侧坐骨固定不动，这样骨盆不会向一侧下沉。保持这一姿势，坚持呼吸 10 次或更多次。恢复到直视右腿上方的姿势，呼吸 10 次或更多次，每次呼气时提升并挤压肾脏右侧。

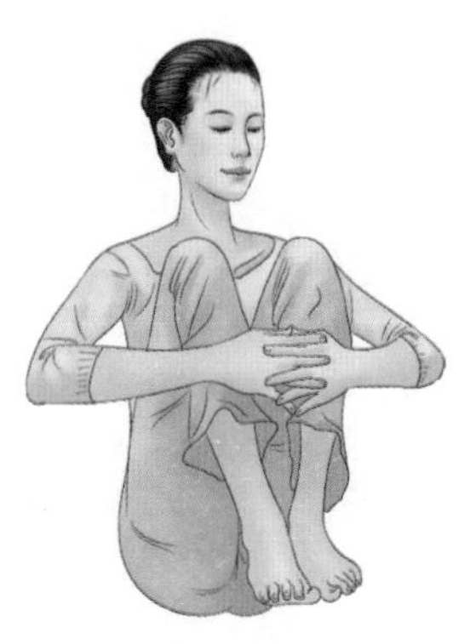

④ 双膝弯曲，置于胸前，成宇宙蛋式。双手抱住小腿，脚跟着地，以坐骨为平衡点。练习呼吸直到感觉已经恢复且放松。这是一种放松式，可以在两组难度较大的动作之间练习，以缓和后背下部和肾脏部位。右腿伸展，重复第 1 ~ 4 步。

益处与效果

- ◇头碰膝扭转前曲式，通过极度伸展背部肌肉为肾脏提供空间。同时，它也可以伸展脊柱、肩膀、腿筋和腹股沟。
- ◇臂部伸展扭转动作能净化骨盆中的器官。
- ◇为避免突然跌倒，重心向坐骨前移动，同时在整个扭转系列动作中保持骨盆后部不动。

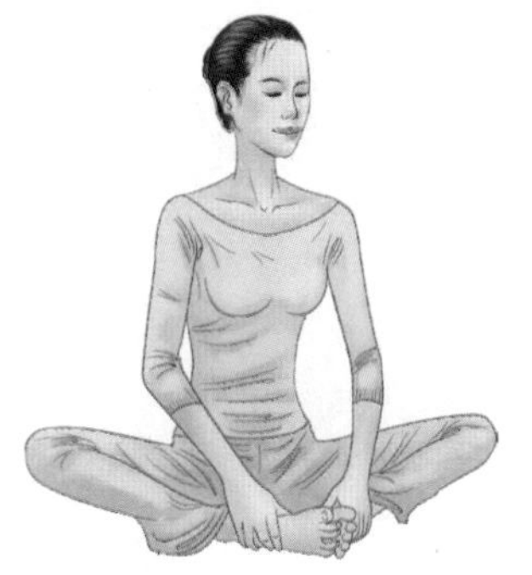

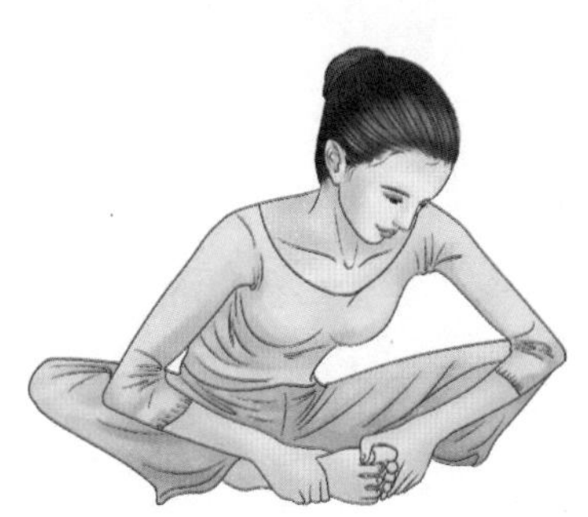

⑤ 以蝴蝶式坐好，脊柱挺直，膝盖弯曲，双脚并拢。以喉呼吸法吸气，深呼气，排空肺部。盆底提起、小腹内凹，下颌向胸部收，坚持呼吸 10 次。肘部弯曲，上半身向脚部前倾成向前弯曲式。每次吸气时肾脏上提，气沉两肾。肘部向膝盖处下压，以谦逊式深入练习这一姿势，保持这一姿势坚持呼吸 10 次。放松，转向第 6 步，即下图的高级动作。

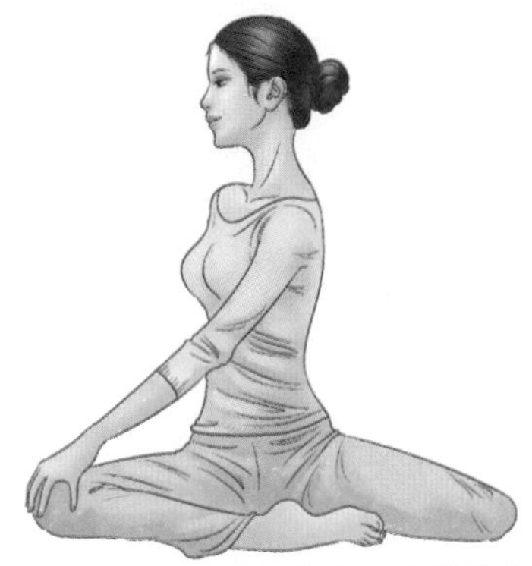

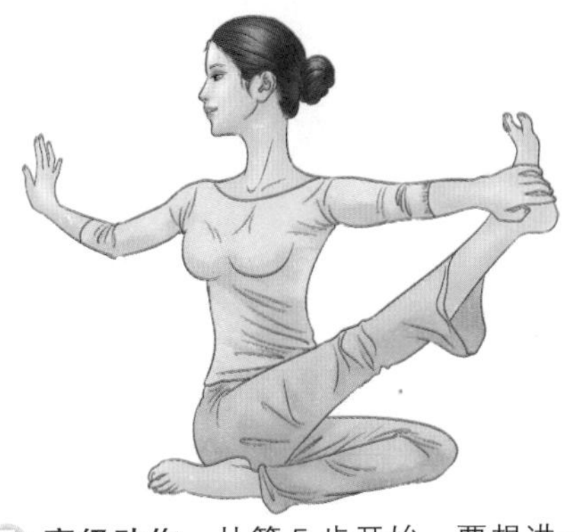

⑥ 吸气、小心恢复到蝴蝶式，后背伸直（第 5 步）。左腿小腿向后盘起、左脚跟触碰左臀外侧，成坐式脊柱扭转式（身躯转动式），固定两块坐骨。左手放在右腿大腿上，右手置于身后地面上，躯干向右侧扭转。吸气，伸展时肾脏上提，呼气时身体扭转。重复呼吸 10 次。恢复到蝴蝶式，换另一侧重复第 5 ~ 6 步。

⑦ **高级动作：**从第 5 步开始，要想进一步伸展和按摩腹部，左手握右脚踝、右腿抬起，伸于体前并笔直向外伸展。上半身反方向扭转，右臂于体后伸展，眼观右手，左腿盘于身体下面。保持这一姿势坚持呼吸 10 次。然后放松，换另一侧重复 1 遍。